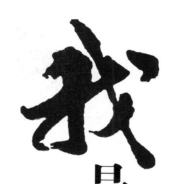

我是铁杆中医

（增订本）

——彭坚学术观点与临床心得集

彭 坚 ◎ 著

U0391843

人民卫生出版社

图书在版编目（CIP）数据

我是铁杆中医：彭坚学术观点与临床心得集 / 彭坚著 .
—2 版（增订本）. —北京：人民卫生出版社，2014

ISBN 978-7-117-18574-5

Ⅰ.①我… Ⅱ.①彭… Ⅲ.①中医学 – 临床医学 – 经验 –
中国 – 现代 Ⅳ.①R249.7

中国版本图书馆 CIP 数据核字（2013）第 321489 号

人卫社官网	www.pmph.com	出版物查询，在线购书
人卫医学网	www.ipmph.com	医学考试辅导，医学数据库服务，医学教育资源，大众健康资讯

我是铁杆中医
——彭坚学术观点与临床心得集（增订本）

著　　者：彭　坚

出版发行：人民卫生出版社（中继线 010-59780011）

地　　址：北京市朝阳区潘家园南里 19 号

邮　　编：100021

E - mail：pmph @ pmph.com

购书热线：010-59787592　010-59787584　010-65264830

印　　刷：北京铭成印刷有限公司

经　　销：新华书店

开　　本：787 × 1092　1/16　印张：35　插页：4

字　　数：829 千字

版　　次：2007 年 11 月第 1 版　　2014 年 1 月第 2 版
　　　　　2022 年 12 月第 2 版第 10 次印刷（总第 12 次印刷）

标准书号：ISBN 978-7-117-18574-5/R · 18575

定　　价：98.00 元

打击盗版举报电话：010-59787491　E-mail：WQ @ pmph.com
（凡属印装质量问题请与本社市场营销中心联系退换）

培养铁杆中医以振兴中医

　　立足于中华文化深厚的基础之上暨善于继承又勇于创新的人才。他们有深厚的中医理论,熟练掌握辨证论治能运用中医各种治疗方法为病人解除疾苦的医生;他们有科学的头脑有广博的知识能与二十一世纪最新的科学技术相结合以创新发展中医药学的优秀人才,乃**铁杆中医**也。

邓铁涛　2006 年 1 月 7 日

本文是邓铁涛教授对自己提出的"铁杆中医"作出诠释。
刊登于 2006 年 2 月 6 日《中国中医药报》头版。

国医大师邓铁涛关于铁杆中医的题词(2006 年 1 月 7 日)

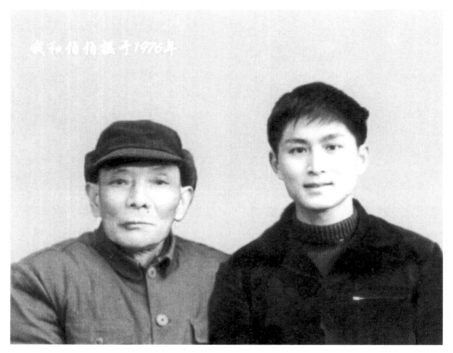

作者与启蒙老师彭崇让摄于 1976 年

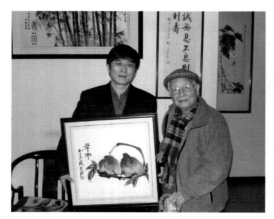

作者与国医大师邓铁涛合影

（2008 年 12 月 6 日）

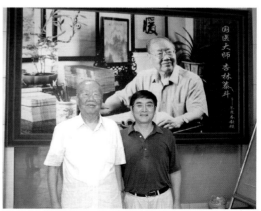

作者与国医大师朱良春合影

（2010 年 8 月 25 日）

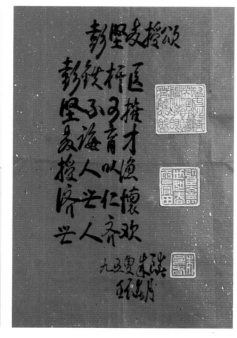

国医大师邓铁涛来信、题词（二则）

国医大师朱良春来信、题词（二则）

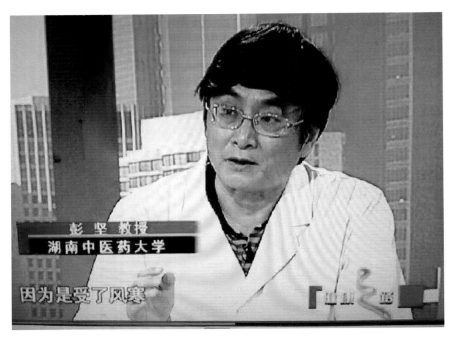

在央视 10 台健康之路做中医节目（2011 年 7 月 13—14 日）

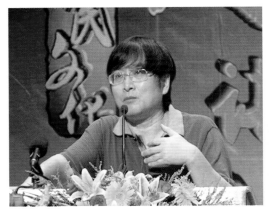

在深圳市民文化大讲堂做讲座

（2009 年 7 月 26 日）

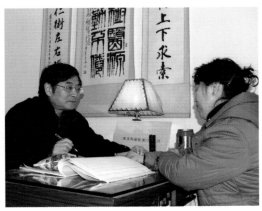

在门诊部看病

序

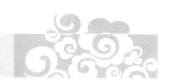

我是铁杆中医

山东中医药大学　祝世讷

　　阅读彭坚教授的《我是铁杆中医》，有一种期盼多年而难得的欣喜——终于看到了一位现代式铁杆"纯中医"的范例。早在30年前，我就对于教过的每一届硕士、博士研究生，都郑重地提出过一项建议和希望——博学多才，做个"纯中医"，在未来世纪里将是"国宝"。但是，各种潮流和时髦在冲击，各种条件在诱惑和制约，在今天要做一个"纯中医"越来越难。

　　中医传统的成才之路是家传、师承、自学、临证，彭坚教授从这种传统道路上走来，又接受了现代式的中医规范化教育，但其传统的根底没有被"现代规范"所扭曲，没有被各种潮流和时髦所动摇，相反，他用西医和现代科学的多种新知，来灌中医之根，固中医之本，从比较中认清中西医之别，领悟中医之"纯"的价值、优势、必由，炼得中医之心铁、道铁、术铁。彭坚教授以亲身实践证明，在现代条件下，可以培养和成长为"纯中医"，并且可以用现代科技条件把"纯中医"锻造得更铁。

　　在西医东渐之前，中医"纯"了几千年，只是近百年来，因为西医进到中国，才在中国形成了中医、西医、中西医结合"三支力量"，形成了三条不同的发展道路。西医自然要发展"纯西医"，中西医结合则要把中医和西医统一起来，那么，中医要不要像西医发展"纯西医"那样，坚持和发展"纯中医"？这本来不是什么问题，现在却成了问题。有些人否定中医的自主发展，反对发展"纯中医"，这不像"废止旧医"、"远离中医"那样公开地取消中医，而是在从内部瓦解中医。奇怪的是，中医界的有些人也持这种观点，使人不能不问，这些人是不是真正的中医，难道糊涂得迷失了自我。

　　近50年来，关于中医在当代条件下如何发展，在指导思想、学术思想上，发生了战略性的偏差或失误——模糊甚至背离了中医的自主发展之路，自觉不自觉地把中医的发展合并到中西医结合的道路上去，出现了两种时髦。一是学术研究搞"以西解中"——用西医的知识和方法来验证和解释中医，有些较为表浅的内容被西医化，而那些基本的核心性内容根本不能做这样的验证和解释，近年来立项的几个重大课题几乎都无果而终，事实证明了中西医"不可通约"，证明了向中医掺杂掺不进去，不能掺杂就必然是纯的。二是临床防治搞"衷中参西"——中医辨证与西医辨病互参，中医治疗与西医治疗并用。许多中医师不以中医特色为本，反以"中医不丢，西医不低"为豪，搞亦中亦西、半中半西，实则不中不西；有些人打着中医的旗号搞西医辨病中药治疗、西医之病中医辨证分型治疗、中西医诊断互参中西药并用治疗；有些中医专科把中西医结合作为特色，专攻某某病的中西医结合治疗；有些中医院把"中西医并重，中西医结合"列为办院宗旨,甚至加挂中西医结合医院的牌子。有人立志要搞中西医结合,应当支持;但是,有些人却在以中医之名,务中西医结合之实,说当代中医就是这个搞法,这就把事情搞乱了,把思想搞乱了,把方向和道路搞乱了。这种做法至今有增无减,许多人乐此不疲,但从历史的角度看,这不过是20世纪末叶出现的一种浮躁,是在历史洪流的潮头上翻滚的泡沫和垃圾。应当需要指出的是:决定历史进程的不是这些漂浮物,而是沉在潮头之下的深流。

为了纠正这种不健康的混乱态势,人们才提出要坚持和发展"纯中医"。所谓"纯中医",就是不掺杂西医、未与西医混合的中医,就是原汁原味、不掺杂、不变质、不异化的"纯正"、"纯真"的中医。"纯中医"之"纯"有两个重点:

第一,经典学术要纯真。原版的、本义的中医学术要原原本本地、不走样地保持,可称之为经典中医学。不能用西医的知识和方法,把经典中医学术验证、诠释的掺杂、变质、异化,更不能"解构"、"重建"。要把纯真的经典中医学术千秋万代地传下去,让子孙后代都能学到原版的、本义的经典中医学,而不是把掺了杂、变了质的东西当作中医学传给后代,以讹传讹。中医历来主张博采众方,现代发展更要借他山之石,中医学术的纯真并不排斥外来的东西,而是要吸收、同化,为中医所用,推动中医的突破和创造,建立和发展现代中医学。现代中医学是中医学的现代发展阶段,它以经典中医学为基础,掌握和运用现代科技条件,研究和揭示新规律,创立新理论,形成新体系。现代中医学是中医独立自主地创新和发展的成就,绝不是对经典中医学进行的西医式验证和诠释,绝不是中西医两种理论的混杂。

第二,辨证论治要纯真。辨证论治不纯、不真、不准,是目前严重束缚中医临床疗效的一大瓶颈,限制着中医特色和优势的发挥。有些中医师学识很丰富,但不善辨证论治,或虽讲辨证但是不纯、不真、不准,嘴上千百良方,手下辨证茫茫,举方难应其证,效如隔靴搔痒。病人们日益厌倦了那种亦中亦西、半中半西、不中不西的把式,欲求纯正的辨证论治就像大海捞针一样困难。当非典流行、甲型H1N1流感到来时,人们特别怀念50多年前的蒲辅周们那一代中医大家,希望中医真正拿出过人的杀手锏。"纯中医"并非要中医师只懂中医,其他的一概不要学。不,中医历来讲究多才多艺、学识渊博,当代的中医师需要或应当懂得西医、中西医结合等,但是,纯正的辨证论治是第一位、核心的,是立身看家的本事,要将西医、中西医结合的知识和方法服从和服务于辨证论治,通过比较研究使辨证论治更纯、更真、更准,特别要靠纯、真、准的辨证论治解决医疗难题。

坚持和发展"纯中医"不是什么门派之争,而是一种客观规律。因为,中医是中国古代的第五大发明,其基本理论和实践包含着一系列重大发现和发明,但都远在西医的视野之外,西医迄今无法企及、无法理解、无法研究。人们用了一个世纪的努力,希望将中西医汇通、结合,结果是"汇"而不"通"、"结"而难"合",实践证明中西医"不可通约"。"不可通约"就是"纯",中医无法不纯,不能不纯,不纯也得纯。坚持和发展"纯中医"是不以人的意志为转移的客观必然,不论绕多少弯,都要走上这条必由之路。

弗·培根当年曾说:"若期待用在旧事物上加添和移接一些新事物的做法来在科学中取得什么巨大的进步,这是无聊的空想。我们若是不愿意老兜圈子而仅有极微小可鄙的进步,我们就必须从基础上重新开始。"不要再枉费劳动去兜圈子了,中医的自主创新和现代发展,应当从坚持和发展"纯中医"这个基础上开拓。

憾于未曾与彭坚谋面，但读其书深于见其面，趁大作再版，应约坦言为之序，以寄所望。江山代有人才出，一批又一批有胆有识的纯正中医，一定会冲破各种羁绊成长起来，把纯正的中医学术、纯正的辨证论治坚持和发展下去，走向现代化、国际化，把纯正、纯真的中医贡献给世界人民。

祝世讷
2009 年 6 月 16 日于山东中医药大学

六 年 回 眸

　　《我是铁杆中医》一书，于2007年11月中旬问世，一晃已经将近六年多了。当时我正在北京开会，取到人民卫生出版社赠送的18本样书后，除了留给自己一本外，其余悉数送给了国家中医药管理部门的有关领导。2007年11月底，第一批书运抵长沙，我陆续赠送给一些同行好友。广州中医药大学的何弈婷博士收到赠书后，立即打电话给我说：广州正在召开老中医传承拜师大会，全国名医汇集羊城。让我赶快寄给她30本书，由她代赠给与会的各位名老中医。

　　我收到的第一封"读者来信"，竟然是国医大师、中医临床大家朱良春老寄的。一看来信日期，更令我吃惊不小：写于2007年12月4日。这说明朱老在广州得到我的书后，从读书到写完信，用了还不到三天时间。特别是在信的结尾说道："我不喜欢好讲空话，不做实事的人，我乐意与务实的人交朋友，您也算是一位吧，您以为如何！？"这一反问，让我受宠若惊，老人家对后辈关爱鼓励的拳拳之心，令人感动。国医大师、中医教育大家邓铁涛老的来信写于2008年元月15日，寄到了北京我的学生傅俊英博士那里，托她转交给我，因为拙著是由傅博士送给他的。后来得知邓老写信时还在病中。邓老以惯常的直率指出："我提倡要靠'铁杆中医'以振兴中医，有人不以为然，您却以之为荣，幸得知音故喜甚。"邓老、朱老还嘱托河北中医药研究院的曹东义教授，特地为拙著写一篇书评，曹教授三易其稿，最后以"大道不孤，德必有邻"为题，发表在2008年2月22日的《中国中医药报》上，在中医界产生了很大影响。

　　2008年12月6日，我应广州中医药大学"仲景学术研究会"李赛美教授的邀请，给"经典与临床"第七期学习班学员授课，课后由广东省中医学会秘书长金世明教授引领，见到了钦慕已久的邓老。邓老肯定了我在《科学》杂志上的三篇系列文章写得不错，嘱咐我继续在《科学》杂志上为中医写一篇文章，题目就叫："中医：中国古代的第五大发明"。邓老对金秘书长说："能不能请彭坚来给我们广州中医药大学的博士讲一讲'什么是中医'呢？"遗憾的是，邓老的两个愿望都没有实现，其中之一，责任在我。我深知自己的理论水平不高，在给《科学》杂志撰写第三篇文章《当代中医的反思》之前，感觉有些问题把握不准，就把初稿寄给邓老、朱老求教，请他们为论文中的重大问题把关。邓老仅就其中的一句话，即写了四页纸的修改意见，指出锋芒太露，不利于团结。事后证明：邓老的考虑是有远见的。我至今愧对邓老，因为始终没有大气魄、大智慧，写出他老人家所期待的这篇大文章。

　　邓老出生于1916年11月，按照中国祝寿的传统习惯，是"男做进"，老人家刚过93岁不久。我特意在长沙绣坊挑选了齐白石老人于93岁画的一幅"千年寿桃"湘绣送给老人家，作为见面礼，以表示湖湘中医学子对邓老的敬意。

我第一次见到朱老则是在 2010 年 8 月 25 日,当时,中央新闻电影制片厂在南通拍摄纪录片《国医大师》,朱老特地吩咐摄制组,接我到南通参加他那一集的拍摄。朱老设家宴款待,促膝交谈,情同父子。几年来,朱老与我的书信往来不断,我每有成文的心得体会,总是不忘寄给朱老看看;当我遭遇挫折和打击,情绪低落时,总是愿意找朱老倾诉。而朱老则或写信,或题词,或写成条幅,极力开导我:不必计较个人得失,要看到中医的光明前途。我多次听到周围的同事们讲到:他们在出席各种会议时,经常颇感意外地从朱老口中听到我的名字。无论是在深圳李可老中医学术经验国际会议上,还是在北京风湿病年会上,或是在同济大学讨论中医的学术会议上等等,朱老总是利用自己讲话的机会推荐我的著作,他曾多次自己掏钱购买拙著送给他的门人、朋友,购书的总数量不下数十本。为这次拙著的再版,他特意撰写了条幅相贺,以资鼓励。这一切都令我既感动,又忐忑不安,虽然这应当看作是朱老对所有中医后辈的一种鞭策、激励,但作为我个人:一个中医界的小人物,总是觉得做得不够,深感内疚,担当不起邓老、朱老的厚爱。

两位长者的睿智、博学、幽默、开朗、和蔼,高尚的人格魅力,强烈的历史使命感,对中医事业的高度关注、一往情深,对中医后辈的热情扶助、不遗余力,都令我终身难忘。首届国医大师们的评定,使得当代中医事业有了擎天柱,他们的健康长寿,是中医后辈的福气!

拙著是在近年来中医事业跌宕起伏的波涛中应运而生的,因为高举邓老所提出的"铁杆中医"旗帜,引起了社会各界瞩目。中国科学界在时刻关注着中医动向。就在拙著刚刚出版后几天,《科学》杂志编辑部即与我约稿,并迅速在《科学》2008 年第一期、第二期、第四期,以显著的位置,连续刊登了我的三篇论文。安排足够的空间,让我畅所欲言地阐述了中医与西医的区别、中医的科学方法、当代中医的反思等。在我的朋友中,第一个读到这些文章的,是中国科学院院士、国防科技大学于起峰教授,他在省图书馆报刊阅览室读到这三篇文章后,特意来门诊部告诉我。

文学界最早关心中医事业的,是海南省文联主席韩少功。这位当代著名作家中的思想者,长期思考中国传统文化中的深层次问题。早在 10 多年前,在我毫不知情的情况下,他将我的一篇准备在英国参加学术会议的演讲稿,推荐发表在《天涯》杂志 2001 年第 6 期上,题目为《中医:一个实践者之路》。记得当我接到一个家乡口音的陌生电话,询问稿费寄到哪里时,才知道是这个大作家亲自打来的。2008 年 11 月 13 日,我接到韩主席的邀请,给海南省作家协会的会员们作一次中国传统文化的系列讲座。这个讲座,分儒、道、佛、医,各请一人主讲,我先讲中医。前任海南省作协主席蒋子丹,特意从广州赶到三亚,为我主持讲座。我们坐车从海口到达三亚,已是晚上 7 点钟了,8 点开讲,到 10 点结束。第二天一大早,有作家来告知:"昨夜无人入眠"!许多人读书到半夜,被拙著中的深深忧虑所感染。他们鼓励我:不要泄气,我们都是中医的粉丝!蒋子丹就是一个中医的"铁杆粉丝",她天资聪颖,无师自通,偶尔开方,时或命中,欣然自得,被圈子里人封为"健康顾问"。听我讲到"秀才学医,笼里捉鸡"时,兴致更加高涨,执意拜我为师,要到百草堂来跟诊。会后,她真的到长沙来设宴拜师了。后来,她还参加过中医高层论坛会,与中医界许多名流结成了朋友,了解到了中医界的各种复杂情况。为了给中医事业助威鼓劲,蒋子丹曾打算借助文化名刊《天涯》杂志的平台,邀请学界关心关注中医事业的学者,以及中医界的有识之士对中医的现状与未来进行研讨。经过几番磋商之后,感觉时机尚不成熟，只得按下不表。但她自己仍痴心未改，一直在为写一本与中医有关的书稿做准备。

此后，2009年6月15日，在上海作家潘肖珏教授的引荐下，我在上海普陀区的《名家课堂》为西医作了一次讲座，题为"中医：中国古代科学文化的活化石"；2009年7月13日，在深圳市南山区图书馆馆长余子牛研究员的安排下，我在《深圳市民文化大讲坛》的龙岗区图书馆做了一次题为："我是铁杆中医——兼谈中医的养生保健"的讲座；2011年4月28日在长沙快乐老年报《养生学堂》、2011年7月23日在湖南省博物馆《湖湘国医大讲坛》、2012年在全国交通银行为期两年的《养生保健万里行》等，我先后进行了多次讲座。特别是在湖南民达医药公司的策划下，我于2008年到2009年，利用周末休息时间，到湖南、江西的十几个县市为基层一线中医师，举办了二十多场介绍个人临床经验的专题讲座。2011年4月、12月，在孙光荣教授的邀请下，我分别到杭州、广州，为国家中医药管理局第二批"全国中医优秀临床人才班"学员，作了两次讲座。以上所有讲座的主要素材，都取自《我是铁杆中医》一书。

近年来，中医事业在发展过程中所遇到的曲折与艰辛，一直受到中央媒体的高度关注。早在有人试图通过网络联名取消中医事件发生之前的一年，即2005年初，新华社记者汤延娟就中医问题进行了深入调查，采访了我，以及邓铁涛、吉良晨、贾谦等几位中医界前辈，她以极度忧虑的笔触发问："中医中药，何时走出现实的困境？"以此为标题的评论文章，刊登在《半月谈》2006年第21期上。而恰逢其时，取消中医的网络风波骤然掀起了！由于这次风波的源头在湖南，这位始终关心家乡动态的记者，很快打电话给我，询问湖南中医界的反响。得知我同熊继柏教授已经在第一时间写出文章反驳，及时刊登在10月份的《中国中医药报》上时，她由衷地感到欣慰。并且告诉我：中央领导是坚定支持中医事业发展的，对这种兴风作浪的人要痛击，但不要给他们炒作的机会。拙著在出版前后，也一直得到她的关心、鼓励与支持。

拙著引起中央电视台的注意是在2010年。这一年的5月，央视10台科教频道《健康之路》栏目组的年轻导演李抒忽然打电话来，问我对于藿香正气丸、逍遥散等千古名方有何心得？作为常年从事医学史教学的老师和临床医生，我当然熟悉不过，遂对其一一进行解答。没有想到摄制组第二天扛着摄影机，说来就来了。猝不及防，随意找到一个茶馆作为拍摄场地之后，我在聚光灯下如数家珍地将历代名方介绍了五六个小时。7月份试播3集，反响尚好。等到计划中的6集拍完，已经是12月份了。我建议加拍1集，因为千古名方的源头不在宋代，而在汉代，是《伤寒论》的经方。可以选择"小柴胡汤"作为主拍内容，既能够展现古代中医治疗流感的伟大成就，又极具现实意义。等到建议被采纳，离计划播出的春节期间只有20多天了。在借用我所在的湖南中医药大学1105阶梯教室，请校宣传部工作人员丁光明老师帮忙拍了几个镜头之后，我便匆忙赶赴北京。央视10台《健康之路》栏目组的负责人吕芸亲自出面招待，谈到了找我来做节目的过程：他们非常关注中医发展的动态，很想帮中医说话，但总觉得中医概念不易讲清楚，又难以物色到合适的人选。她在详细读过《我是铁杆中医》之后，对书中"学术篇"的一系列观点非常赞同，决定邀请我参加拍摄。这一年春节期间的7天，央视10台《健康之路》每天晚上6点半，播出一集《千古名方》，创下了不俗的收视率。2011年7月，《健康之路》又邀请我作为改版后的第一个中医嘉宾，拍摄《中医看过来：小孩发烧感冒咳嗽》。摄制组打算拍摄这个节目的灵感，来自于我在拍摄"小柴胡汤"那一集时提到："现在很

13

多医院滥用抗生素,造成了一大批'抗生素儿童'。"为了回避触及西医的敏感话题,摄制组巧妙地把题目改了一下,直接介绍中医是怎样治疗小孩感冒发烧咳嗽的。在这个节目里,中医的"阴阳"、"风寒"、"风热"、"火体"、"寒体"等等这些令现代人听来高深莫测的名词术语,变成了一个个能够感受到的生动画面,那些渲染中医"不科学"的阴霾,也在主持人与嘉宾的笑谈声中烟消云散。时至今日,我还经常在邮箱、博客中收到全国各地的妈妈、爸爸、奶奶、爷爷们看到节目后给我的来信。特别是每当学生们在教学视频中,看到就在自己上课的阶梯教室拍摄的镜头,就是自己的老师在中央电视台侃侃而谈时,无不欢呼雀跃,掌声雷动,感到了作为中医学子的光荣!

毋庸讳言的是:拙著出版六年多以来,赢得的不都是鲜花、掌声。出于对当前中医状况的忧虑和责任感,我在书中毫不掩饰地揭示了中医事业发展过程中的一系列重大失误。虽然不涉及任何个人恩怨,但必不可免地触及许多人的难言之隐,不可避免地会有人对号入座。我个人在工作和生活环境中,感受更强烈的是来自中医体制内部的排斥与冷落。讲真话,将要付出代价,写书之前,早有思想准备。"无人喝彩",本在意料之中;"无人理睬",则出意料之外。半个世纪以来,中医违背了自身发展的规律,被强行纳入现代科学体系之中,中医的科研、教育、临床、管理、评审等一概按照西医的模式进行,也按照这个模式塑造出了几代人。他们中许多人,既没有学懂中医,又缺乏临床实践,甚至从骨子里不相信中医能够单独看好病,在西医面前,挺不起脊梁,在屡次发生攻击中医思潮时,不敢站出来理直气壮地为中医说话。他们只热衷于利用手中掌控的资源、头上笼罩的光环,为自己捞取名利,并不真心关心中医事业的命运、前途和人才培养。他们屈服于现实利益的需要,把西医的模式搬来作为套住中医的紧箍咒,任凭中医事业日益衰落,不去寻求变革振兴之道。他们长期的"作为"与"不作为",导致中医队伍人心涣散,临床水平急剧下降,许多人对本学科的前途丧失信心。积习成弊,已经长达数十年,中医内部早已失去了改革的原动力。中医事业的衰落,不能归咎于外部的环境,问题就出在中医本身。现实的情况是:全国人民都看好中医,对中医的今天、明天,寄予了莫大的希望,而我们自己始终底气不足,腰杆不硬。这是为什么? 因为大部分中医没有把看病的本事学到手,南郭先生居多,真正会看病的好中医太少! 太少! "中医的生命力在临床"! 倘若我们几十年来不跟着西医邯郸学步,失去了自我,按照中医自身规律,培养出了一支临床过得硬的庞大队伍,看病的疗效获得广大人民群众的普遍认可,老百姓怎么会对中医不满意? 又有谁敢用所谓不科学来四处诋毁中医呢? 几十年来,国家坚定不移地要发展中医药事业,近几年来,国家中医药管理局为促进中医事业的进步做了几件大事、实事,这都有目共睹,但中医事业仍然上不去,这是为什么? 这说明要纠正中医界半个世纪以来业已形成的各种失误,单靠国家中医药管理局一个部门,权力有限,力不从心。说明振兴中医不应当停留于各省召开声势浩大的誓师大会,不应当再将大批资金盲目投入到"只开花、不结果"的中医科研之中。总之,不应当重走老路,必须彻底反思! 抓住中医事业衰落的最根本原因,摆脱西医模式对中医的限制,建立中医自己的评估体系,以提高治病疗效为目标,以临床人才培养为核心,通过顶层设计,高屋建瓴,大刀阔斧地从教育、科研、管理等各方面全面调控与改革,中医事业才有振兴的可能。

"中医的希望在民间"! 话虽不错,却无异于一种悲情表达。当经历了半个多世纪的努力,仍然使中医教育培养不出大批合格的人才,科研很难结出真实有用的成果,管理限制了医生的临床作为之外，民间确有一大批热爱和从事中医的人士，不计名利，埋头苦干，大胆突破，试图延续中医的血脉，创造治病的高效。尽管也有人打着民间中医的招牌招摇撞骗，浑水摸鱼，但那毕竟是少数。人们朴素地认为：只要能够看好病，中医就不会灭亡！不必在意受到当代社会某些人士的排斥，不必去为中医是否"科学"而论争。这种看法，显然是迫于无奈。试问：对于我们这样一个正在复兴古代优秀文化的大国，怎么能够让中医这部分最宝贵的文化遗产流落民间，备受委屈，不采取更有力的措施来振兴它呢！？由于中医这门学科的独特性，加上近百年来"科学主义"思潮在中国余波未息，使中医在当代社会遭遇冷落，不被兼容，其发展举步维艰。如果国家再不采取强有力的综合措施、制定特殊的政策来进行彻底的改革，中医事业很可能断送在我们这一代国人手中。这绝非危言耸听！复兴中国古代优秀文化，应当从振兴中医开始。中医的希望既在民间，更应该寄望于我们已经强大起来的国家和民族！我们应当有这个信心！

　　拙著出版以来经历的风风雨雨，难以尽述！鉴于中医事业发展的形势仍然严峻，许多根本性的问题没有得到触动，拙著修订本保留了上卷"学术篇"的主体部分，即"导论"和第一篇："一个铁杆中医的心路历程"，第五篇"中医属于世界文化遗产"。原来的论文共五篇，现增加至十四篇，学术部分的内容，因此得以全面充实、完善。下卷"临床篇"，除了更改一些少量过时的名词和不太适合的内容之外，补充了大量验案。书的最后，附"方剂索引"。全书由原来的 60 万字扩充到 80 余万字。

　　在本书的修订过程中，我要重点感谢两位"一字之师"：一个是我的同辈同行朋友、中国科技开发院芜湖分院中西医结合研究所所长江厚万教授，另外一个是我的学生、湖南中医药大学 2004 级中医七年制张雯禹同学。

　　江教授同我素不相识，是多年好友马继松教授送了一本拙著给他，才开始交往的。江教授读过拙著之后，马上写了一封长信给我，指出书中的一些用词不妥、西医概念不够准确之处，他从拙著中读出我对中医发展前景的迷茫，特意寄来山东中医药大学祝世讷教授的新著《系统医学新视野》及其十几篇论文，并请祝教授给拙著写序。他又与马继松教授共同署名，为拙著写了一篇书评："时代呼唤铁杆中医"，刊登在 2008 年第 12期《中医药导报》上。在马继松等主编、由人民军医出版社出版的《名家教你读医案》丛书（第 2 辑）中，他亲自撰写了一篇长文"千家妙方解疼痛：彭坚痛证医案理法方药思路述评"，向全国中医界推介我的临床经验。

　　我的学生张雯禹来自东北，上课之余，经常随我坐堂。在反复阅读、仔细钻研拙著后，她挑出书中的一些错别字，还为拙著编写了一个方剂索引，囊括书中 500 多首方剂，工作量很大。我有些不忍心地说："你身体本来瘦弱，学习这么忙，不值得花这么多时间和精力来为我做这个工作。"她回答道："我得病多年，服药罔效，老师几十剂苓桂术甘汤，使我身体逐渐变好；我母亲病危，发短信求教，又是得您一剂参附龙牡汤，转危为安。我立志将来要以老师的书为临床指南，必须先反复读熟，花这个时间值得。读出了书中的错处，当然要告诉老师，不一定都对的。至于编方剂索引，则是为了今后便于自己查阅。"江教授、张雯禹等指出的错误，在拙著第 1 版第 2 次重印时均已更正，方剂索引则附在这次修订版的书末，希望为广大临床学习者提供查阅的方便。

　　他们对拙著所花费的心血、所作出的贡献、所倾注的情感，岂是古人"一字之师"所能概括的？在同行相轻、于斯为甚的社会，有江厚万、马继松这样正直、热情的诤友，何

15

增订本前言

幸如之！在雾失楼台、月迷津渡的今天，有张雯禹这样忠诚、勤奋的学生，何愁中医事业后继乏人！

前言的初稿，在几个月前寄给邓老、朱老，请他们审核、斧正。朱老很快回信，除肯定之外，也指出其中欠妥之处。邓老则委托工作人员寄来《国医大师邓铁涛之"铁杆中医"说》。邓老最先提出这个响亮的口号，此书汇集了邓老多年来关于"铁杆中医"的全部论述。我是初次读到，深感邓老提出的"铁杆中医"这一概念，内涵深刻，范畴明确，正本清源，不容混淆。以此为鉴，自己尚有诸多不足，值得随时反省。邓老以书相赠，不发一言，而勉励与期盼之情，尽在不言之中。可谓"此时无声胜有声"！书后附有邓老写的一则关于铁杆中医诠释的条幅，虽然曾刊登在 2006 年 2 月 6 日的《中国中医药报》头版上，但我认为：在没有完成振兴中医事业这个伟大目标之前，其中的内容永远不会过时，铁杆中医的历史使命始终不能放弃！我把这一墨宝放在修订版的扉页，作为自己的座右铭。同时，希望广大中医事业的继承者、热爱者、拥护者，都来响应中医前辈们的号召，做坚定不移的"铁杆中医"！只有更多的队伍云集在这面色彩鲜明的旗帜下，中医事业的前途才大有希望！

伴随着所挚爱的中医事业，我已经走过了 40 余个春秋，蓦然回首，不由得感慨万千。此时，我想起了《国语》中的一句话："上医医国，中医医人，下医医病。"学中医的人是幸运的：无论生活在什么社会，无论生存环境如何险恶，我们仅凭一把草、一根针、三个指头，就能够在最起码的层面，以仁术实现自己的理想和抱负，不会被埋没一生。我还想起了孟子留给读书人的那句箴言："穷则独善其身，达则兼济天下。"一个医德好、会看病的中医是幸运的：既不必奢望达，也无须畏惧穷，尚可以保持真，堂堂正正做人，老老实实做事，不趋炎附势，不随波逐流，在自己所从事的领域，坚持独立之精神，自由之思想，维护专业的尊严，学术的良知，谨守道德的底线，极尽人格的舒展。世间没有比这弥足珍贵的了！

杜鹃啼血，只盼唤来中医的春天，岂为个人的不平而鸣？令我倍感欣慰的是：话已说出，了无遗憾，知我罪我，一任当世！我选择了一个终身可以依托的事业作为安身立命之本，职业是崇高的，精神是充实的，生活是宽裕的，胸怀坦荡，体魄健康。只要源头活水不竭，生命之树常青！

——人生有此，夫复何求？！

彭　坚

2013 年 8 月 28 日于梨子山

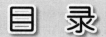 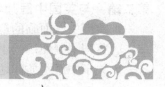

目 录

上卷 学术篇

上 卷

学 术 篇

导　论

　　我是铁杆中医,在湖南中医药大学校园内,师生皆晓,在百草堂药店里,医患俱知。

　　我是天然的铁杆中医,因为我出生于薪火相传的中医世家,伯父彭崇让教授生前是湘雅医学院的中医顾问,湘雅医学院 1959 级(首届)西医学习中医班导师,湖南著名的中医临床家。我从小生活在湘雅医学院的大院里,后随伯父当学徒,走上中医之路。中医治病的卓越疗效,中西医结合治病的好处,20 世纪六七十年代湘雅医院老一辈中、西名医相互之间虚心学习,真诚以待的情景,是我亲眼所见,亲耳所闻,亲身所历,由此铸就了我对中医事业的忠诚,终生不变,对中西医临床结合的主张,深信不疑。

　　我是当然的铁杆中医,因为我主讲的课程是中国医学史。倘若一个中医院校的老师,对自己从事的学科尚无信心,讲不出中医的科学道理,中医的优势所在,中医无法被西医所淘汰或取代的原因,又怎么能够让自己的学生热爱中医,献身于中医事业呢? 当然,我对中医的信心,并非出自盲目。一方面,我的专业是医学史研究,这使得我对人类医学发展历史的了解和洞察,比一般人清楚得多,另一方面,我又是一个中医临床医生,我可以拿出足够的临床例证,说明中医治病的疗效,中医所具有的优势。在主讲中国医学史的同时,我还兼授世界医学史,中国古代医学文化、科学技术史。从这样的高度和视野来考察中、西医学的过去、今天与明天,就不会被当前中医事业发展中的一些风云变幻所困惑,就可以理直气壮地回答学生:以近现代科学为背景的西医,在取得极其辉煌成就的同时,为什么在对疾病的认识和治疗方面,还会留下了许多误区和遗憾? 而经历了两千多年风雨沧桑的中医,在经受了近代科学毁灭性的冲击之后,为什么还能够立于不败之地,并且日益传播全球,受到全世界人民的欢迎? 历尽艰难的中西医结合,为什么代表着未来医学发展的方向? 妄图取消中医的言行,为什么是极端错误的? 我把自己临床治病的心得体会,贯穿到医学历史上的人物、事件、思想、规律的讲解中,使得刚开始踏入中医科学殿堂的学生们,对这门学科的陌生、敬畏、怀疑之心,逐渐冰化雪消。在我近 30 年的教学生涯中,几次被全校同学选为"最受学生欢迎的老师"、"学生最爱戴的老师"。当然,我有自知之明,这只是类似于一种非官方的"民意调查",并不是对一个教师教学水平的客观评估,不值得张扬。学生们说得好:"是老师对中医事业铁的信念感染了我们!"早在几年之前,学生们就称我为"铁杆中医"。

　　我是必然的铁杆中医,由于特殊的师从、自学之路,使我不具备西医的系统知识,只有较扎实的中医功底;没有在分科严格的中医医院出门诊,进病房,只是在"百草堂"药号这样的诊所坐堂,是沿袭中医传统的治病模式,是地道的中医全科医生。所治疾病,不分内、外、妇、儿、五官、皮肤、骨伤、肿瘤等科;诊断疾病,全凭望闻问切;遣方开药,纯用汤散膏丸;不会看片子,不用听诊器,不开西药,治病的成败得失全凭中医的本事。多年来,我所治疗的疾病,大部分是找西医治疗效果不好,用西药副作用大,或西医诊断不明,转而"慕名"来找中医治疗的。在知识爆炸、专业分科越来越细的现代信息社会,一个中医大夫,甚至连西医的解剖、生理、病理都没有系统学过的中医大夫,怎么会看病？怎么可能"百病都治"？单凭望闻问切、汤散膏丸这一套看似原始落后的诊断治疗方法,怎么能够治好病？心存疑惑的人当然不少,只有亲身经历过,才了解到这并没有什么蹊跷,这其实就是纯中医,本色的中医。自古以来,中医不就是这么看病的吗？

我认为:铁杆中医之"铁",不表现在排斥西医,而是指铁心搞中医,对中医事业充满信心,并且有能力运用中医自身的一套方法治好病,即对中医,既要有坚定的信念,又要有过硬的本事,才"铁"得起来。中医是独立的医学体系,即使不学西医,不靠西医,用纯中医的方法也能够治好病,正如学好了西医,不必懂中医,也能治病一样。中国古代哪有西医呢,不同样可以治好病吗？但这并不意味着一定要固守本学科的既成体系,不思改变,不图进取,拒绝接受西医知识和现代科学技术。在现代社会,即使作为一个纯中医、本色中医,在临床中了解一些有关的、必要的西医临床知识,参考西医的检测结果和治疗药物,不是坏事,是好事,这有助于提高对疾病认识的精确性,有助于检验中医的用药疗效,有助于医患之间的交流与沟通,但不能让西医的观点主宰或干扰中医的辨证思维。中医的病名可以变,剂型可以变,投药方式可以变,这些都可以学习和吸取西医的长处,可以权变,唯一不能变、不能丢的是"辨证论治"的方法论,这是中医学术体系的核心和灵魂。我赞成并奉行"衷中参西"的学术主张,既然学的是中医,就应当以中医为本,花大力气,扎扎实实打好中医的功底,用纯中医的方法治病,在临床中也可以吸取并参考必要的西医知识,以期获得更好的疗效。中医和西医毕竟是两个完全不同的学术体系,无一不博大精深,一个医生穷毕生之力,能够精通中、西两种医学体系,并且完美地结合运用于临床,固然是上乘之选,但绝大多数中医、西医难以做到。我并不忌讳自己在西医知识方面的缺陷,常自嘲是一个"跛足"的医生,既然不能两条腿平均施力,就只能让中医这条腿踩得更踏实,让西医那条腿起到辅助支撑的作用。我对"衷中参西"的理解,即作如是观。

作为一个铁杆中医,对本学科的长处与不足,西医的优势和短处,要有清晰的认识和估计,知己知彼,才能领会中医体系的精髓,在临床中做到扬长避短。

西医与中医,在认识疾病和治疗疾病方面有着完全不同的方法论。西医是近代科学,是在近代西方征服文化的背景下产生的学科,"对抗治疗"是其对付疾病的主要手段;中医是古代科学,是在中国古代和谐文化的背景下产生的学科,"调节平衡,扶正祛邪"是其治病养生的主要方法。西医建立在近代科学的基础之上,"原子论"是其哲学基础,"还原论"为其主要方法,近代科学强调精确和清晰,长于实验与数理统计,长于微观认识;中医建立在古代科学的基础之上,"元气论"是其哲学基础,"天人合一"、"阴阳五行"为其主要的方法论,古代科学强调和谐统一,长于动态观察,长于整体联系,长于宏观把握。西医对人体和疾病的认识,是从生理和病理解剖出发的,西医重实体,重形态,近百年来,更借助于现代仪器的发明,从器官、组织一直认识到细胞、基因,微观的认识论几乎登峰造极,因此,西医重视检测指标,注重疾病的病因和结果;中医对人体和疾病的了解,建立在对生命活体的考察之上,中医重结构,重功能,通过望闻问切,面对面地收集患者体内发出的动态信息,由于重视个体差异、气候环境、心理因素等对于发病的影响,中医才有了因人、因时、因地制宜的临床要求,才有了"辨证论治"的思维方法。因此,中医重视证候表现,注重疾病的过程和趋势。由于不同的文化背景和不同的方法论,导致中、西医形成了各自不同的特点、优势和不足。

西医是当代主流医学，其优势是通过与现代科学技术的结合而体现出来的。它的长处在于有不断创新的外科手术与检测仪器，有一套成熟的常规抢救和生命维系措施，在对一些严重的器质性疾病的治疗和对疾病实质性的诊断方面，在接种疫苗、预防大规模疾病传播方面，在整体上占有绝对优势，中医无法替代。中医的优势则是通过对传统的继承而体现出来的，其长处在于有几千年来积淀下的丰富理论与临床经验作为后盾，无论是药物还是针灸，都有副作用小，价格低廉等优势。中医不但长于治病，而且长于养生，对于人体亚健康状态，对于许多需要通过服药治疗而不是手术治疗的疾病，特别是许多慢性病、退行性疾病、功能失调、内分泌紊乱、老年性疾病、诊断不明的疑难疾病等有很好的疗效。总的来说，微观认识是西医所长，而宏观认识、整体联系，是其不足；宏观认识是中医所长，而微观认识、定量研究，是其不足。这两者都能从东西方哲学科学史上找到根源，从临床中找到实证。

总之，由于医学研究的是人，是人动态的生命活动和疾病规律，并非一种完全可以在实验室里进行静态研究的纯自然科学，故医学应当是自然科学和人文科学的结合，是科学、技术、经验三者的结合。以自然科学精神和方法为特长的西医，往往在人文科学方面有所缺失，而以人文科学精神和方法为特长的中医，往往在自然科学方面有所不足，这就导致不论是西医还是中医，其本身都不是完美的科学，都存在缺陷，有的疾病用西医治疗效果好，有的疾病用中医治疗效果好，有的疾病西医与中医共同治疗效果好。因此，纯中医、纯西医、中西医结合，这三种医学都有存在的必要，我国三种医学同时并举，这实在是中国人的福气！

4

尽管中西医两大体系具有一定的"不可通约性"，目前在理论上不可能结合，但两种医学可谓殊途同归，都依靠自身的方法论和长期积累的经验，认识到生命和疾病的一部分规律，两种医学的最终目的都是治病救人，两种医学具有很大的互补性。如果中西医结合起来，在疾病的诊断、治疗方面，特别是在对付威胁人类健康的各种严重疾病方面，充分发挥各自的特色，相互尊重，不存偏见，取长补短，同心协力，争取创造单纯用中医或西医达不到的效果，不仅是必要的，而且是可能的。这正是中国医学在全世界医学领域中所具有的潜在的、独到的优势所在，这难道不是好事吗？然而，现实的情况是，我国的中医与西医，互相之间成见很多，误会不少，加上近年来，少数别有用心的人在其中挑拨离间，中西医之间的团结面临着考验。面对着人类大量尚未认识、无法治愈的疾病，中、西医为什么不能暂时摆脱文化上的差异、理论上的分歧、学术上的偏见，在临床治疗方面互相结合起来，为人类的卫生保健事业作出更大的贡献呢？这不正是全世界人民所憧憬和期盼的吗？尽管中西医结合事业的发展目前还不够理想，但是，从长远来看，它代表着医学发展的未来方向，符合世界文化发展的潮流和趋势。它是现代东西方文明汇合的第一次大规模尝试，是花开第一枝，遭遇碰撞的痛楚和早春的严寒在所难免，但前景一定是辉煌灿烂的。

作为一个铁杆中医，应当了解中医在中国乃至整个人类文化科技史上的地位，了解中医目前的处境和前景，才能清楚自己所担负的历史责任。

中医是中国古代传统文化中最重要的一个组成部分。人类古代科学的门类本来不多，在古代中国，中医历来是一种"显学"，几千年未曾间断地积淀下来，形成了一个"伟大的宝库"。一个世纪以前，当西方文明冲决了中国封建王朝的堤坝时，中国古代所创造的一切科学成就，都被近代科学淘汰殆尽，幸存的是中医，中医成为中国古代科学活的化石、活的熊猫,中国古代科学的全部要素都保存在中医之中。然而,随着中国传统文化的整体式微,中医在自己的国家屡受压制,命运多舛。中医至今能够存在于现代社会,除了我国政府一贯高度重视与支持之外,是因其在广大人民群众中享有崇高的威信,具有西医所不可替代的疗效,临床疗效始终是中医的生命之源。

进入近现代社会的中医,百年以来,最大的痛苦,不是看不好病,而是"秀才遇到兵,有理讲不清"。这些兵不是老百姓,而是个别具有"唯科学主义"思想的中国人。他们打着科学的旗号,把衡量西医的近代科学方法作为衡量中医是否科学的"金标准"。即使读不懂中医的语言,无法解释中医的科学原理,也千方百计要将中医纳入"科学"的轨道,使其窒息和消亡。

中医到底是不是科学?这个问题,至今一直困扰着中国人,甚至本身就是从事中医的人。毋庸置疑,中医是科学,不过,中医不是实验科学,不是像数学、物理那样的纯自然科学,是经验科学,是一种"复杂科学",这就与建立在近代科学基础之上和主要使用近代科学方法研究人体的西医有了很大的区别。人体的生命活动和疾病发展是一个动态的过程,与情感、环境、气候、饮食等各种内外因素密切相关。人体患病时发出的是一种动态的信息,这种动态的信息是很难用实验室的方法、动物模型完全做出来的。中医通过直接接触患者,用望闻问切这种感知的方法来收集这些信息,予以诊断和治疗,这个过程称作"辨证论治"。这当然需要经验,需要感悟能力,但可贵的是中医并没有停留在纯经验的低层次水平,1800 年前东汉末年的张仲景,在《伤寒论》中创造了"辨证论治"的临床思维方法。通过"辨证论治",把这种动态考察的经验上升为科学,使得掌握了这一方法论的医生能够将历代积累的有效经验方重复使用,认定中医属于经验科学并不贬低中医,掌握了辨证论治这样一种从经验中升华的科学认识方法,中医的治疗经验,于是经得起重复,经得起亿万次重复,经受了上千年的历史考验!中医大量的古方,比如《伤寒论》中的经方,后世的藿香正气散、逍遥散、六味地黄丸、安宫牛黄丸等,至今在临床上疗效卓著,说明了中医经验的可重复性。然而,中医的经验科学不可能在实验室里重复,不可能用按照西医标准设计的统计学方法来处理,因为西医不是采取活体研究、动态考察、经验体会的科学方法。中医通过辨证论治取得的疗效,用西医的研究方法衡量,当然不可能得到阳性结果。有一个最明显的例子,说明生搬硬套"统计学原理"对中医的伤害。50 多年以前,受周恩来总理的委托,名老中医蒲辅周深入北京各大西医院,治愈了 167 例已经昏迷的乙型脑炎患者,他不是用一个处方或一种药物,而是按照辨证论治的方法,使用了 98 首不同的处方,并根据患者个体的差别,进行了适当加减。当时的卫生部某负责人竟然认为患者救活了不能算数,符合统计学原理才能算数,一首方子的治愈率还不到两个病人,这不符合统计学原理,也就是"不符合科学",凭此否定中医治疗乙型脑炎的疗效。50 多年以后,一个文化和经济学者韩德强先生读到这则资料时,不由得发出这样的感慨:"用西医的这种机械论方法来领导、评价中医的整体论,如同让幼儿评价成人行为一样,可笑复可叹!"[1]

然而,"唯科学主义"思潮在现今中国仍然有很大的影响。"唯科学主义者"乘近百年来中国传统文化的衰落和西方科学文化在中国迅速传播之机,利用中华民族在振兴国家过程中对西方科学所怀有的特殊的"科学情结",动辄以"科学"的名义打击中医,阻止中国传统文化的复兴。那些动辄挥舞"科学"大棒打击中医的所谓科学家,其言行完全违背了真正的科学精神。

5

受到这种思潮的影响,几十年来,我们一直按照西医的模式进行中医的科研、教学、临床、管理,完全违背了中医的自身规律。导致科研出不了成果,或者出的大部分是假成果,没有临床推广运用的价值;教育出不了人才,培养不出真正能看好病的中医临床医生;中医院办成了西医院,失去了中医的特色和优势;管理成了紧箍咒,扼杀了中医临床的灵活性。随着大批名老中医年事已高,相继离开人世,许多宝贵的临床经验无人继承,白白流失,中医几乎陷入万劫不复的境地。这一切失误的根源,就在于"唯科学主义"的思潮。

"唯科学主义"在全世界流行了一百余年,这种思潮把伽利略、牛顿时代所创立的以"还原论"为主的方法论,当作检验科学与否的唯一标准,认为所有的科学成果,都必须经过数学处理、实验室的证明。"唯科学主义者"不仅否认人类历史上所有的科学创造,而且窒息了当代科学的发展。这种极其有害的思潮在西方科学界已经没有市场,因为这种方法主要适合于"简单科学",相对于宇宙、气象、人体、生命等这些"复杂科学",还原论的研究方法已经远远不够,而在中国却时有人拿它打击中医。

由此,我们可以看到一种十分奇怪的现象,一方面,中医在自己的国家一直被人指责为"不科学",中医发展的方向始终被人误导,中医临床医生中纯靠中医治病的高手不多,整个中医界的处境窘迫,直到最近,仍然有人在网上炒作,提出取消中医,让中国人"告别中医中药"。另一方面,在近代科学的故乡,最讲究科学与严谨的欧美国家,中医中药,特别是针灸,受到了普遍欢迎。西方科学界并没有因为用现代科学方法找不到经络的实质而否定针灸的科学性,相反,他们从中看到了现代科学的不足,他们对"纯中医"表现出极大的兴趣,希望了解中医是通过什么方法找到了通向生命之门的途径。欧洲许多国家开办了中医诊所,这种中医诊所有严格的规定,不准做西医检测,不准开西药,否则违法。即使如此,中医在国外并没有遭遇到生存危机,有一句俗话叫"墙里开花墙外香",尚不足以形容中医目前的生存状态,中医这棵在自己家园生长了两千多年的大树日渐凋零,移栽到国外反而生机盎然了,岂非咄咄怪事?

中医的问题盘根错节,积重难返,一些重大失误并非出自中医队伍本身。近百年来,在中国传统文化受到毁灭性打击,东西方文明激荡冲突的大环境下,失去精神支柱、文化家园的中医,遭遇生存危机是不可避免的。但因为中医治病有疗效,在广大人民群众中享有崇高威信,特别是得到我国政府的坚决支持,将中医纳入宪法保护范围,明确指出西医、中医、中西医结合三支队伍都要发展,才使得中医不至于被"取消"、"消灭"。面对中医事业的日趋衰落,早在20世纪60年代就有"五老上书",80年代又有"八老上书",21世纪初又有"十老上书",至今仍有几位中医老前辈,如邓铁涛先生,虽然已是耄耋之年,仍然像带领以色列人走出埃及的摩西那样,高举火把,引路在先,召集队伍,大声疾呼,唤醒世人,力图使中医脱离困境,其情景感人至深!他们呼吁进行中医教育、科研、临床、管理改革的努力,持续了近半个世纪。

多年来,我由衷钦佩中医老前辈严谨的治学精神和对中医事业的执著与热爱。但在熙熙攘攘的中医高层次队伍中,在自诩为"现代中医"的眼光中,像我这种"纯中医",一个普通教师和普通医生,由于不懂西医,不搞科研,长期被视为"另类"、一个落伍的拾荒者、一个孤独的麦田守望者,几乎没有中医问题的话语权。从事中医30余年,作为一个中医临床医生,我的精神世界是充实的,我能看病,拥有自己的患者群,到老都能充分体现出自己的人生价值,执此为业,夫复何求?但作为一个中医教育工作者,我的内心是愧疚的,因为目前的教育方法,很难培养出真正的中医人才。我担忧学生的前途,在走下讲台之前,希望能给他们留下一份个人的诊疗经验与心得体会,以便帮助他们在临床上尽快成熟;我也担忧国内外真正关心、爱好中医的人们,生怕他们在踏进这个圈子时,因为读不懂中医的语言,不明底细,误入歧途。对当前中医面临的许多重大问题,我试图通过进行一次系统的清理,对"什么是真正的中医",作出一次全面的解读。总之,我想点燃自己的一盏灯,照亮周围的一点路,一盏灯也许不亮,点的人多了,路就能看清楚了。

于是,在五年前,围绕着"中医的科学方法和治疗优势"这样一个主题,我动手将30多年来学徒、读书、治学、临床以及与朋友的学术交流所得,写成答卷。答卷共分成两个卷轴:上卷谈学术观点,主要从东西方文化、哲学、历史、科学史、医学史的角度,进行系统的阐述,试图回答:中医的科学道理是什么,中医的优势有哪些,中医问题的根源在何处,中医发展的出路在何方。下卷谈临床心得,通过我自己的医疗实践和治愈的案例,试图证明:中医的治疗优势是确实存在的。下卷共选择了七大类疾病,即慢性疼痛,慢性炎症,病毒性疾病,增生性疾病,恶性肿瘤,妇科内分泌失调与功能性疾病,老年性疾病,全面系统地介绍了自己的治疗方法和心得体会。这七大类疾病,并未包括每一类中的所有病种。有的病种较多,如慢性疼痛,慢性炎症;有的病种较少,如病毒性疾病,只选了两种,不求全,但求真,完全是根据自己真实的临床实践而选定。作为一个坐堂的中医全科医生,我治疗的疾病当然不止以上这些,有些疾病,例如甲状腺功能亢进、高血压,我认为西医治疗效果同样好,甚至比中医好;有些疾病,例如慢性肾炎、乙型脑炎等,中医有优势,但我只有个别治愈的案例,整体经验不够,因此均未选入。我所选入的这七类病,大部分是西医治疗比较棘手,而中医相对具有优势或部分具有优势的疾病,都是我在门诊亲手大量治疗过的疾病。对于这七大类疾病中的每一种病,我都从临床思维的角度,避开了烦琐的病机分析,介绍了最简捷的辨证论治要领,列举了我常用的有效治疗方剂,并附有本人的治疗验案、用方心得、治疗心得、用药心得等。毫无疑问,这些验案与心得,是我多年来临床的心血结晶,是书中的精华所在。我尽可能把自己的思维途径、独到的经验体会归纳出来,详细地介绍出来,提供给学生们参考,让他们在初出茅庐之际,对这七大类、几十种疾病的治疗,做到心中有底,全局在握,一份真实可靠的记录,可以充当他们临床的参考和依托。当然,任何经验都不能够照搬,必须经过自己的消化吸收,才能真正有用。同时还要指出,个人的经验毕竟有限,再好的医生也不可能治愈所有的疾病,我在临床治病过程中,遭遇过无数的挫折和失败,书中也存在着诸多错误和不足,期待学生和中西医同行们,今后在自己的临床运用中去检验审核,予以批评指正。

在当今中国,位卑者言轻,曲高者和寡,做学问难,讲真话更难。何况中医问题一旦深究,就有许多忌讳和难言之隐,对个人来讲,沉默是金,实属明哲之举,但在关系着中医事业生死存亡的关头,群体失语,意味着这个阶层知识分子的良知、独立人格和社会责任感的泯灭。在开始构思和动手撰写本书的初期,中医事业已经持续跌入了低谷,我的心情是沉重而复杂的。由于书中表达的许多观点,可能与当今中医队伍中主流意识的看法相左,有些见解可能会触动某些人的神经,有的人可能会大为恼火:"谁动了我的奶酪?"我不怕听到批评、反对的意见,甚至准备承受可能招致的无妄之灾,但为了免去一些不必要的烦恼,我计划在离开教学舞台前夕,才拿出这本著作。

7

导论

令人欣慰的是,中医问题的解决在几年前出现了重大转机,转折点是 2003 年发生的重症急性呼吸综合征(SARS)之后。SARS 是新中国成立以来我国政府在卫生领域中首次遇到的公共危机。在西医治疗该病疗效不佳、预后不良的情况下,广东中医药大学第一附属医院用中医方法为主,成功治疗了 60 例 SARS 病人,取得"三无":即无一例 SARS 患者死亡,无一例转院,无一例医护人员感染的杰出成就。[2]

我国政府最高决策部门的领导人,通过对这次传染病的传播、控制、治疗全过程的深入了解,不仅发现我国在大规模传染病预防方面存在重大漏洞,而且也看到了中医、中西医结合治疗疾病所显示的强大优势。此后的一系列重大举措,表明了中央对中医问题的全新认识。

首先是在 2005 年 1 月 5 日,中央电视台播出一条新闻:我国政府正准备将中医药、针灸申报世界文化遗产,同年 2 月,申报工作正式启动。

我不知道这一则新闻对别人有何触动,但对我来说,犹如黑夜中的一道闪电,刹那间一切都豁然开朗,无数疑团烟消云散。这则新闻明确地表达了一个信息:在付出了几十年的代价之后,我们,准确地说,是我国政府,终于认清了中医的本质,给予了中医准确的定位:中医是属于中华民族,同时也是属于世界的宝贵文化遗产,与西医不一样,不属于现代科学。

中医当之无愧地属于世界文化遗产。世界上每一个古老民族都曾有自己的传统医学,但是,随着近代科学的产生与传播,绝大部分国家的传统医学被西医所淘汰和取代,被视作旁道医学、替代医学,只有西医成为当前全世界的主流医学。除了中医(包括藏医等少数民族医学)之外,没有任何一个国家的传统医学两千多年来未曾间断地积淀保存至今,没有任何一个国家的古代医学文献有中国这么丰富,没有任何一个国家的传统医学被正式列入宪法保护的范围,与西医具有同等的地位,没有任何一个国家把中医、西医、中西医结合三支队伍同时发展,作为国家卫生事业的方针政策。

众所周知,对待"文化遗产"的基本态度,应当是保存、保护、保持原貌,尽量不要用现代人的设想去改造它、破坏它,更不能用近代科学标准去衡量它。以此来审视我们对中医所做的一切,在保存、保护方面,我们下了很大的力气,但是在"保持原貌"方面,我们则没有做到,甚至没有想到,因为"推陈出新"是几十年来我们一直崇尚的时代潮流。现在想来:原貌俱失,哪里还有中医?面目全非,哪里还是中医?几十年来,中医科研、教育、临床、管理方面的失误,中医始终未能摆脱后继乏人、乏术的困惑,其源盖出于此!既然意识到中医属于"文化遗产",而不是与西医相同的近代科学,那么,有关中医的科研、教育、临床、管理等,一切都应当颠倒过来,重新认识,重新开始。

其后,2005 年 9 月 25 日,国家科技部负责人在"第二届中医药现代化国际科技大会"上所作的主题报告中指出:目前正在制定的"国家中长期科技发展规划纲要",已将中医药现代化作为未来中国科技发展的重点。政府推进中医药现代化发展的总体思路是:"以中医药理论传承和发展为基础,通过技术创新和多学科融合,丰富和发展中医药理论,构建适合中医药特点的研究方法体系,提高临床疗效,促进中医药产业可持续发展。"[3]特别值得注意的是:这里明确提到了"构建适合中医药特点的研究方法体系"。换句话说,几十年来,我们始终没有找到一种适合中医药特点的研究方法体系,我们过去沿袭西医的研究方法基本上是错误的。

2007 年 1 月 11 日,我国公布了以科技部领衔、16 个国家级部门联合制定的《中医药创新发展规划纲要》，展现了我国在 2006—2020 年间大力发展中医药事业的宏伟蓝图。就在同一天，吴仪副总理在全国中医药工作会议上发表了长篇重要讲话。吴仪副总理旗帜鲜明地表示："我注意到近一段时间以来，个别针对中医药的极端言论引起了社会广泛关注。我来参加这次会议，就是要表明坚定支持中医药事业发展的态度。""我以为，应该用历史的眼光、现代的思维，以更宽的视野、从更深的层次看待中医药事业的发展。"[4]

　　这几年的多次重大决策，说明我国政府对中医药事业给予了史无前例的关注，对于中医遇到的问题有了清醒的认识，找到了正确的解决途径。既要把中医当作一种世界文化遗产来完整地继承好，又要运用高科技手段，尽快使中医实现现代化，还要找到一种适合于中医药特点的研究评估方法体系。这是一种高瞻远瞩的思路，大规格、大手笔、大智慧，定位准确，内容全面，继承与创新并举，是总结了半个世纪以来中医发展的经验教训而制定的正确方针。随后，全国许多省市都相继召开了振兴中医的高规格的大会，制定了一系列措施来保证中医现代化的实现。

　　在这种大好形势下，我们自己，作为具体从事中医临床、教育、科研的大多数人，我们该干什么？我认为当务之急是务实，是守本分，是解决极为严峻的继承危机，通过多读书、多临床、多研究，把古代中医积累的宝贵遗产完整地继承下来，发扬光大。作为个人，要有一手靠中医辨证论治治病的过硬本事；作为中医院，要充分体现和发挥中医的特色和优势；作为中医院校，要培养出能看病的铁杆中医人才。临床疗效始终是中医的生命，治不好病，就无法取信于人，没有一大批能看病的铁杆中医，就不能立足于社会。千道理，万道理，能看好病才是中医的硬道理。现实情况是：偌大一个中国，偌大一支中医队伍，很难找到几个凭中医的真本事看好病的中医了！这决非危言耸听，这正是中医老前辈痛心疾首之处，也是老百姓对中医的不满和失望之处！

　　有的人一提到振兴中医，满脑子里想的就是去抢科研课题，争科研经费，要钱买仪器、添设备，扩大中医院校的招生规模。这种人根本不懂得中医问题的要害在哪里，到头来，钱花光了，政策用完了，仍然出不了人才，出不了成果，又会坑害了中医事业。中医几十年来好不容易才有了今天这种振兴的契机，每一个中医事业的决策者应当有清醒的头脑，钱不可不要，但要用在刀刃上，要用来进行真正意义的科研、教育、临床的彻底改革，才能对得起古人和子孙后代！

　　有人认为："看病只是继承，科研才能创新。"这种观点已被中医实践证明是极端错误的。目前大部分中医科研人员，仍然只具备常规科研方法的素质，大部分中医科研，仍然只能使用动物实验、统计学原理等科研方法。这些以还原论为基础，以"简单科学"为对象的研究方法，过去几十年把中医害得够惨，不予以改革，还能期待它再出创新成果吗？而有可能揭示出中医科学内核的现代科学及其科研方法，20 世纪刚从近代科学体系中破茧而出，至今才不过几十年，其本身也正在不断发育、完善之中，这就是为什么近代科学及其科研方法在当今的各个科学领域仍然广泛存在，"科学主义"在科学界仍然有一定市场的原因。目前用于中医的科研标准和科研方法依旧是沿袭西医的。因此，对于中医的科研，特别是有关中医科学原理的探索与揭示，不能寄予太大的希望。在没有找到适合于中医的科研方法和评估标准之前，不能再像过去那样，把大量的科研经费投入到脱离临床的中医理论研究之中，把是否有"科研课题"、"科研成果"，作为衡量中医高级人才学术水平的首要标准。广大中医科研人员，应当在建立适合于中医的科研

9

方法和中医科研成果评估体系方面,大胆探索,努力创新,这是一项十分艰巨的任务。

1980年,钱学森先生说过一句很有分量的话:"中医尽管现在还不被人所认识,被现代科学体系所纳入,但经过认识和研究,真正变成科学理论,其本身就打破了现代科学体系,再前进一步,最后将引起一场科学革命"。[5]中医作为中国古代科技文化的唯一的"活化石",至今仍屹立于现代社会,至今仍拥有许多优势,至今仍无法用现代科学讲清道理,说明其认识生命和疾病规律的方法是独一无二的。它既源于中国的古代科学,又蕴含着现代科学的许多要素,还可能是通向人类生命科学奥秘的一条古径与新路。这是一门"复杂性科学",我们应当慎重对待,决不能够还像过去那样用对待"简单科学"的方法去研究它。中医在实现自身现代化的过程中,也必将对现代科学的发展带来某些有益的启示或冲击,加速现代科学完成其嬗变。

至于中医的理论体系和治病原理,可能一时无法用现代科学作出圆满的解释,决不要急于作出解答,决不能重复过去的错误。故凡是脱离临床的中医科研,凡是仍然完全按照西医的"金标准"所进行的临床科研,我们宜慎重对待,严格把关,宁可"清静无为",也胜过于"弄虚作假"!杜绝"科研至上"、"学历第一"、"文凭第一"的错误导向,以看好病为中心,一心务实,中医的临床人才才有出头之日,中医的临床水平才能大幅度提高,中医才能凭其卓越的疗效得到社会的尊重,赢得自己的尊严!

中医需要继承,也亟需改革和创新。中药的剂型早已落后于时代,中药材的质量一直在下降,对中医的管理始终是混乱的,大部分中医院的方向不明确、特色不鲜明,研究中医的方法体系和评价中医疗效的标准需要重新制定,中医教育脱离临床的倾向亟待扭转等等,这些都需要进行大幅度的改革,这是一个庞大的系统工程,必须在国家的统筹下,既靠中医自己,又靠现代科学技术,动员多学科的力量共同参与才能完成。鉴于目前已有的科学水平尚无法揭示中医的科学原理,我们可以缓一步,先从技术创新入手。例如,运用现代高科技技术,改造传统制药工艺,改革中药的剂型,提高中药的效价,使中药的栽培、生产规范化、企业化。将网络技术运用到师承教育中,以弥补现代中医高等教育临床实践不足等等。多方面借助现代科学技术手段,提升中医、中药的品位,尽快实现中医的现代化、国际化。中医要利用自己临床疗效的优势,在治病上取得更大的突破,从而带动本学科学术的繁荣,并吸引其他现代相关学科的关注与投入。这些改革的综合措施一旦实现,必将全面提高中医治病的疗效。治病的疗效能够大大超越古人和今人的水平,就目前来说,即是最好的继承与创新。

中医是中国古代最优秀的文化遗产之一,振兴中医不仅对于中华文明的崛起和向全世界传播,具有极其重要的意义,而且对于人类卫生健康事业的未来发展,也具有极其重要的价值。一切从事中医、热爱中医、热爱中国文化的人们都应当明白这一点。由于笼罩在中医头顶上的密雾浓云尚未完全散去,由于中医事业刚开始从低谷中走出来,解决好继承与创新、传统与现代化两方面的问题,又迫在眉睫,所以我们面临的任务将十分艰巨。

宋代理学家张载有一句名言:"为天地立心,为生民立命,为往圣继绝学,为万世开太平。"

温家宝总理在几年前访问美国时所发表的演说中引用过这句话,朱良春先生在2005年"首届著名中医药学家学术传承高层论坛会上"同样引用过这句话,用这句话来形容当代中医、当代中国人所肩负的振兴中医、振兴中华文明的神圣使命,是多么贴切!

国医大师邓铁涛先生说:学中医,就要做铁杆中医!只有热爱中国、热爱中华文明的铁杆中医,才能够担负起为天地立心,为生民立命,振兴中华文明,振兴中医事业,开创人间万世太平的历史使命!

——天正好,路正长,要做的事情还很多,我耳边仿佛有种声音在催促:时不我待,不容再拖了!用朋友一句戏谑的话说:"你这含辛茹苦怀了五年的胎儿,早该应运而生了。"于是,我终于交上了这份迟来的解读中医的答卷。

第一篇

一个铁杆中医的心路历程

一、我的学徒生涯

1. 家学渊源 我出生于中医世家,不过并非书香门第。祖上是农民,原籍湖南岳阳彭家大垸。清朝道光年间,曾祖父彭吟樵不满包办婚姻,从老家出走,一担青菜挑进长沙,成了城里的"打工仔"。有一次,看到钉马掌的工匠在削马蹄皮,突发奇想,他将削下的马蹄皮放在新瓦上焙枯,调上冰片、麻油,试着用来治疗臁疮(这是一种当时劳动群众最常见、最不易治愈的小腿胫部溃疡,俗称"烂脚杆子"病)。岂知真的有效,一炮打响,由此起家,俨然当起了"外科医生",当然,按大清律例或现时标准,只能算作"江湖郎中"。从此,彭氏医生的招牌在长沙市白马巷64号一挂就是70余年,直到1938年长沙文夕大火烧起为止。祖父这一辈中,有五人行医,以大伯祖父彭韵伯的名气最大。他专攻叶天士的学说,一部《临证指南医案》读得滚瓜烂熟,用得出神入化。20世纪30年代,湖南省政府主席、军阀何某的父亲从乡里头次进城享福,不到半月,即卧床不起,高烧不退,群医束手。伯祖父以上等高丽参一枝烧炭、加保和丸煎汤,一剂而热退身凉。明明是一个消化不良引起的"滞烧",用几分钱一帖的消滞药就可以解决问题,偏偏就难倒了众多名医,不知如何既能照顾到病情,又能照顾到大人物的面子,让善于玩"脑筋急转弯"的伯祖父捡了个便宜。经何某一褒奖,伯祖父于是乎就"饮誉三湘"了。

我的父亲排行第四,学医的是二伯、三伯。二伯彭崇让生于1902年,家境贫寒,只念了四年私塾,全靠博闻强记,苦读成才,青年时即医名鹊起。20世纪50年代初,本拟调中国中医研究院,恰逢得了肺结核,未能成行。后来入聘湘雅医学院,担任中医顾问、教授、1959级西医学习中医班导师。二伯曾多次为来湘的中央领导人看病。徐特立先生的夫人患有一种西医称作"癔病性昏厥症"的疾病,得病已经40余年,每次发作即昏不知人,遍访全国名医,用任何药物都无效,过几天就会自动苏醒。1964年初,徐夫人在长沙发病,二伯用黄芪一两、防风五钱,浓煎鼻饲,半个小时就醒了。徐老先生大为惊讶,问其为什么会有效。二伯回答:这个病中医古籍有记载,名曰"尸厥",《史记·扁鹊仓公列传》中,晋国大夫赵简子得的就是这种病,扁鹊凭脉断定其三日后复苏,未尝用药;《旧唐书·许胤宗传》中,柳太后得此病,御医许胤宗用黄芪、防风煎汤数斛,置于床下,熏蒸而醒,中医古代最有名的医案,即明代的《名医类案》,将这个医案列为全书的第一案,我不过是依样画葫芦、新瓶子装旧酒而已。听后,徐老先生感慨不已,不久,亲自提名二伯为第三届省政协常委。

对于先人的这些轶闻趣事,我虽然从小耳熟能详,但到后来从事医学史研究时,还是认真地考证了一番。结果发现,用马蹄皮焙枯治臁疮,方书未载;人参烧炭消滞,经传无考;即使是将赵简子、柳太后、徐夫人等,千年故事一锅勺,也似乎有移花接木之嫌,不是那么绝对科学严谨的。我这几位先辈,除了敢于实践、胆识过人之外,还有一股子灵性,也就是中医常讲的悟性。所谓"医者,意也",所谓"运用之妙,存乎一心",与诗品中的心有灵犀、画论中的形神兼备、文章中的妙手偶得、佛学中的境由心生等等,是一脉相承、息息相通的。但是悟性这东西,用讲究实证的现代科学方法,大概找不着形态,它却是渗透于中国传统文化各门学科的灵魂。而一个缺少悟性的中医,永远只能在低层次的临床实践中徘徊。

也许从少年时代起,我就朦胧地意识到中医与现代科学完全不是一回事,讲不清它的道理,但有时候,比能讲清道理的西医更能解决实际问题。支撑它的学科背景是几千年积累的成功经验,是临床实践,而不是现代科学手段。中医在我幼小的心灵中,是一个神秘王国。

2. 入门之阶　最初跨进这个神秘王国,远没有听故事那么开心浪漫。我开始为徒学医,已过弱冠之年,靠背书记诵的"童子功",自然已荡然无存,对中医的了解也近乎一张白纸。作为老师的二伯父,递给我一本张仲景的《伤寒论》,嘱咐不许看注解,以免受干扰,要把原文反复读熟,仔细体会,直至倒背如流,全部印入脑中,溶进血液。二伯是有名的伤寒大家,平日里给学生讲述起《伤寒论》来,听说是口若悬河,纵横千古,这时却来了个"沉默是金",把我打入冷宫,令我独学无友。无可奈何,我整日在《伤寒论》中遨游爬梳,苦思遐想,围绕着这本小册子,搬来一大堆中基、中药、方剂、内科的著作,像无头苍蝇一样,瞎冲乱撞。王国维讲的读书三境界中的:"独上高楼,望尽天涯路","衣带渐宽终不悔,为伊消得人憔悴",是我当年啃这 397 条原文的真实写照。大约半年后,当我还在这两层境界中熬煎度日时,二伯把我带上了临床,一经点化,全盘皆活,我逐渐明白了《伤寒论》的价值,享受到了中医思维的乐趣。当然,到蓦然回首,见灯火阑珊、佳人俏立时,已经是很多年以后了。至今为止,没有哪本书读得像这本书这么苦,也没有哪本书像这本书那样使我获益终生。

3. 最后一课　就这样,白天抄方看病,晚上读书讲经,我在伯父身边度过了典型的五年中医师徒相授的学习生涯。二伯最后一次教我,是临终前的一刻。那是 1978 年 1 月 17 日,春寒料峭,二伯病危,等我赶到他身边时,经过他的学生们的抢救,能坐起来了,面色潮红,精神尚好,大家松了一口气。二伯一会儿招呼伯母,给参加抢救的学生煮荷包蛋下面,一会儿喊我接尿,当我刚把尿壶凑上去,二伯忽然抓住我的手,叫我摸他背上的汗,连声问:"摸到没有?摸到没有?这就是绝汗,'绝汗如油'啊!"话音刚落,便气绝而亡。二伯用他生命迸发的最后一闪火花,为我上了最后一堂课。这是怎样的一堂课啊,让我刻骨铭心,终生难忘!

作为湖南著名的中医临床家,二伯始终没有公开出版过著作。他为 1959 级西医学习中医班的学生们授课时,编写过中医内科、伤寒、金匮等教材,也为继承家学的后辈们留下一部手写的临床笔记,但都没有刊行。每当问及著述一事,二伯总是宣称:"我治病能有所疗效,不过是勤读古人的书,善用古人的方,拾古人的余唾而已,我本人并没有什么创造性的成就,不值得留言后世。只要善于把古人千百年来积累的成果,灵活地转用于自己的临床,就能成为一个实实在在的好医生,不可奢谈创新与突破。"用今天的眼光来看,这种观点难免有清高和守旧之嫌,但是相对于中医这样一门特殊的学科而言,真正了解中医的人都知道,其实这是一句大实话。亲情加师徒的特殊关系,使得二伯可以

一个铁杆中医的心路历程

对我直抒胸臆，表达他对人生、对学中医的看法。他的许多教诲，在我的医学生涯中确实产生过重大的影响，使我少走了很多弯路，甚至在很大程度上决定了我的人生目标和价值取向。我印象最深刻的是他说的这些话：

"为什么一开始学医，我就让你苦读《伤寒论》？清末陆九芝说过：'学医从《伤寒》入手，始则难，继而大易；从杂症入手，始则易，继而大难。'学习任何一门新知识，总是最初接触的东西印象最深，这叫先入为主。《伤寒论》是中医的临床圣典，言简意赅，朴实无华，不奢谈理论，紧扣临床实践，把一个疾病从开始到完结的全部过程，有序地展示出来，以错综复杂的文字，归纳了疾病千变万化的各个方面，完美地、灵动地、全方位地表达了辨证论治的思想，是中医第一部理法方药俱备的临床著作，是中医临床思维科学的典范。中医的生命在于能看病，看病的本领，不在于记住了多少方子，而在于会辨证，'认证无差'，是遣方用药最重要的基础，是中医临床家追求的最高境界。先让《伤寒论》占据了你的思维空间，让辨证论治在你脑海中深深扎下根来，就牢牢掌握了中医的核心和灵魂。但是，历代注家众说纷纭，莫衷一是，不妨甩开他们，直面张仲景，感受原文，直接领会和吸取他的原始思想，自己去思考、去体会，你将会受益终生。"

"培养中医临床医生，可以从《医学三字经》《汤头歌诀》等启蒙书入手，先易后难，循序渐进；也可以从《伤寒论》入手，先难后易，高屋建瓴。循序渐进是培养一般人才的方法，高屋建瓴才是造就临床高手的途径。对你，我取其后者。至于《黄帝内经》，可以先读《内经知要》，掌握其精髓，因为全书涉及的知识过于庞杂，又不能直接用于临床看病，不可读得太早，以免陷了进去，分散精力，迷失方向。到40岁以后，有了比较丰富的临床经验和人生阅历，才能真正读懂。"

"学医要从一家之言，取百家之长。例如，清初的三大国医：叶天士、张石顽、吴谦，皆有鸿篇巨制，都是临床高手。《临证指南医案》《张氏医通》《医宗金鉴》，任选一种，'执一书可治天下病'。叶天士的书难读，因为全是医案，要一个个揣摩研习，但叶氏临床经验之丰，古今无人企及；张石顽的书深邃，病无巨细，都能找到治法，并且规矩井然，可备案头参考；吴谦的书通俗，一病一方，疗效可靠，平易稳妥，最适合作家传师授的教材。此外，妇科有《傅青主女科》，儿科有《医宗金鉴·幼科心法要诀》，外科有《外科正宗》《外科证治全生集》，眼科有《审视瑶函》，针灸有《针灸大成》，都是本学科的杰出著作，可师可法。其他如张景岳、徐灵胎、陈修园、陈士铎、吴鞠通、王清任、程钟龄、唐容川、张锡纯等医家，都对临床作出了突出贡献，其著作不可不浏览，然而，要从中选择一两家，读细、读精、用熟，以作为自己临床的'安身立命'之本，再旁采诸家，以弥补一家之偏。切切不可博览群书而终无依托，泛舟学海而流散无穷。"

"学医要善于'夺人之长'。夺谁的长？古人、今人的长处，即古今名医已经总结出来的成功经验。中医有个特点，就是间接经验比直接经验有时更重要。一名医生个人的智慧、阅历、生命毕竟有限，治病完全靠自己在临床中摸索总结，几十年也熬不出头，要学会把别人的经验拿来，为我所用，最终变成自己的经验。中医还有一个特点，就是古今名医写下了大量总结临床经验的文献，这是学西医的人所没有的优势，学中医的人有书读，要读书，还要有一双'慧眼'，识得真货，更要有一份胆识，看准了就用。古今名医著作中介绍的效方，大部分是可靠的，但有时也难免掺杂水分，或有夸大不实之词，拿来用过，有效，成我囊中宝物，无效，弃之亦不可惜。久而久之，就积累了一大批宝贵的经验。总之，只要怀着谦虚之心，好学之志，偷学的本事，实施的勇气，多读书，勤实践，善于将别人的间接经验转化成自己的直接经验,就能打破常规,很快成才。"

"学医要抓住方剂这个核心。中医的理、法、方、药四个环节,方是中心,是灵魂。一首好的方剂,往往组方严密,层次井然,充满了辩证法,充满了结构美。像阳和汤的刚柔相济,六味地黄汤的动静得宜,使你不得不由衷佩服古人构方的技巧。张仲景的200余首经方,至今效如桴鼓,古今几十万首方剂,无不凝聚着创方者的心血。学方要潜心领会其风骨精神,用方要尽量使用原方,决不能自以为聪明,画蛇添足,随意加减,否则,必将破坏原方的疗效。打个比喻,一首古代名方,犹如一首优美的古诗,一幅千古名画,更像一座古代建筑。如果你不能领略其中的情趣,信手涂鸦,还自鸣得意,固属浅薄;倘若随意拆梁换柱,增损加减,则原有建筑的风格与功能也就不复存在了。你能怪古方没有疗效吗?经方、时方、当代名医之方固然要学,单方、验方,甚至江湖医生用之有效的方法,也要掌握一些。俗话说:'单方气死好郎中',有时辨证论治走到山穷水尽,改用个单方却起死回生,古今都不乏这样的例子。绝不要以为学会了辨证论治,背诵了几百首汤头,就掌握了一切,须知在民间还蕴藏着丰富的中医学成就,像《验方新编》、《串雅内外编》、《理瀹骈文》等总结民间经验与江湖医生经验的书,其价值不亚于其他名著,应常备案头,随时参阅。"

"治病要抓主证,解决主要矛盾,所谓'伤其十指,不如断其一指。'古方为什么讲究君臣佐使? 就是针对疾病的主要矛盾而设。用药要单纯,处方宜精当,切不可面面俱到,面面俱到的结果是一面也顾不到。喜开大方的医生,古人讥讽为'广络原野,希冀一二',其实是心无定见,靠碰运气。"

"初次诊治的病人,如果病情复杂,宜先投石问路,从一点切入,静观病情的变化。倘若病势有所好转,则可得寸进尺,步步跟进,争取一环一环解开;倘若病势有所加重,也不必惊慌失措,但须改弦更张,转换思路,而从其反面论治,往往有效,因为疾病的性质是非阴即阳、非表即里、非寒即热、非虚即实,懂得这个辩证关系,就能沉着应战;倘若病势不进不退,则应调整角度,重新选点,也可能是药力未到,须守方不变。而要做到心中有数,其前提是必须用药单纯,紧扣主要矛盾,才能把握好全局。"

"当医生是一门高尚而艰辛的职业,而中医更是一种可以寄托终生的事业。守着这个事业,一辈子不一定会轰轰烈烈,但可以过得很充实,很丰富,也很平静。一旦咬定从事中医事业这个目标,就不要轻易舍弃,还要准备为之付出毕生的精力和才华。这是值得的,古今中外,多少仁人志士为实现济世救民的梦想而屡屡受挫,抱憾终生。唯独当医生,特别是当中医,不必受社会环境的制约,不怕横遭厄运,无须借助于任何物质条件,三个指头、一根银针、一把草药,仅凭自己的一技之长,低标准则可赖以糊口谋生,高标准则可藉以实施'仁者爱人'的远大志向。惟其高尚,一个有良心的医生,不应当把谋财作为人生追求的目标;惟其艰辛,一个有责任心的医生,应当淡化做官发财这些世俗的观念,倾注全力于自己的事业中,精力的投入越多,对病人、对自己就越有好处。"

"中医是真正的长青树,当同龄人谢幕下台的时候,一个从事中医临床的人,才开始登上一个更高的境界。相对于一般老年人而言,一个名符其实的老中医专家,肯定会多几分精神的充实,少几分身体的苦痛。能够与中医事业相伴始终,是人生的一种机遇,一种福气。"

岁月如河,一晃30多年过去了,我的脑海中始终浮现着二伯临终前的情景,耳边始终回响着二伯平时所吐露的学医箴言。

二、史 峰 回 眸

二伯去世后的第二年（1979年），我考取了研究生，从家传师授的传统型中医行列中走出，步入中外医学史的研究殿堂，从此流连于临床与教研之间，几十年来，成为中医这块麦田的忠实守望者。学徒阶段打下的扎实基础，使我在临床上很快站稳脚跟，不断取得进步，对我而言，不存在怀疑中医是否有疗效的问题，长期的历练所获，使我对古人的贡献充满了敬意和感激；研究生阶段开始的学习、研究和教学，则使我有条件登上医学发展的高峰，去把握中西两种医学历史发展的脉络，近观远眺，纵横比较，从世界舞台的角度来考察中医学的过去、现在与未来。当然，我最关注的是中医这门学科的性质，中医能够在现代社会立于不败之地的理由。

北京大学医学部的王志均院士，在其著作《中国生理学史》中引用过一位西方名人的话："不要等到需要历史的时候才想到历史，历史是一代一代人走过的脚印，历史是一条不容割断的血脉。"[6]

——请让我当一次导游，带领各位读者从中、西医各自体系的源头开始，沿着前人走过的脚印，顺着中、西医的血脉追溯至今，看看现代医学在取得巨大成就的同时还存在哪些不足与隐患？饱经沧桑的中医为什么至今还会有优势？中西医结合到底有没有可能？有没有前途？

1. 人类文明的轴心时代　20世纪末，哈佛大学著名考古学家张光直教授，在总结了近半个世纪以来中国考古学成就之后，提出了一个新的学术观点：

世界文明形成的方式主要有两种：一种是中国式的，包括埃及文明和玛雅文明在内；一种是西方式的，从两河流域的苏美尔人的文化到地中海的爱琴文明。中国式文明的特点是连续性的，西方式文明的特点是突破性、断裂性的。中国的文明形态具有世界性，而西方的形态只是一个例外。但一般社会科学的所谓原理原则，都是从西方文明史的发展规律中归纳出来的，并不符合世界上大多数非西方国家的实际情况。今后，任何一个原理原则，一定要通过中国史实的考验，才能说它可能有世界的通用性。21世纪的社会科学，可以说是中国的世纪[7]。

这个观点一经提出，立即震惊了整个学术界，也给我们思考和评价中国的古代文明，提供了一个全新的视角。

其实，在早些时候，许多东西方文化学者就提出：在几千年的世界历史中，存在着一个影响深远的轴心时代，这个轴心时代并非指17~18世纪近代西方工业革命时期，而是出现在公元前5世纪到公元3世纪的文明古国时代。

公元前500年左右，中国、印度、希腊、巴勒斯坦、伊朗等地区，几乎同时进入了社会变革、百家争鸣、巨人辈出的时代，一时间"日月之行，若出其中，星汉灿烂，若出其里"，成为人类历史上最辉煌的时代。

其中，希腊文明虽然中途有过千年的失落，但通过文艺复兴，导致了近代科学的产生，成为西方文明的源头；中国文明，通过中国社会的超稳定结构，一直传承至今，并影响到周边国家。而其他国家的文明，都在历史长河中陨落了。

希腊诞生了西方最早的一批科学家和哲学家，其中，有被认为是人类历史上第一个自然哲学家的泰勒斯（Thales），主张"万物源于水"；有主张"数即万物"的毕达哥拉斯(Pythagoras)学派;有被称为"流变派"的赫拉克利特(Herakleitos),主张"我们不能同时踏进两条河";有提出"原子论"的德谟克利特(Democritus);有人文哲学家苏格拉底(Socrates)、体系哲学家柏拉图(Plato)、百科全书式的学者亚里士多德(Aristotle)。希腊文明火炬传递到托勒密王朝、古罗马帝国等,前后延续了 800 余年。

处在春秋战国时期的中国,则出现了"诸子蜂起,百家争鸣"的壮观局面,有老子、孔子、庄子、孟子、墨子、公孙子、道家、儒家、法家、阴阳家、名家、墨家等。其中,儒家确立了中华道德文明的基础,道家展示了"道法自然"生态学取向,阴阳家揭示了事物的对立统一规律,墨家承继了《周易》的辨证类推逻辑,与西方的形式逻辑、印度的因明逻辑鼎足而立,为古代科技发展提供了思维工具。而老子对宇宙本源的思考,对事物普遍规律的探索,毫不逊色于古希腊的自然哲学家们。

在古代最重要的科学之一天文学方面,托勒密总结了古希腊的天文学成就,出版了《天文学大成》,统治了西方天文学界一千余年;中国则于公元前 4 世纪制定了世界最早的星象图表《甘石星表》,发明了观察天象的浑天仪,预报地震的地动仪。从汉代到1785 年,共记载日食 925 次,月食 574 次,堪称世界之最,除了中国之外,任何国家都没有保存 14 世纪以前的星图。

在古代科学的另一个分支数学方面,欧几里德的《几何原本》,集希腊古典数学之大成,建立了一个宏大的演绎系统,作为教科书使用了两千余年;中国公元前 1 世纪至公元 1 世纪成书的《九章算术》,是当时世界上最先进的算术,对欧洲的数学复兴也卓有贡献;公元 1 世纪成书的《周髀算经》,发现了勾股玄定律;公元 3 世纪的《海岛算经》创立了"割圆术",祖冲之根据其理论,计算出圆周率,并精确到小数点后 7 位数。

仅仅从天文、数学这两门科学的成就来比较,就可以看出东西方科学思想的重要差别。希腊人的科学思想,重理性思考,重逻辑推理;中国人的科学思想,重实际观察,重解决问题。而更深层次的差别在于希腊人尤其崇尚探索精神,喜欢发问"为什么";中国人特别强调顺应自然,善于安排"怎么做"。这种差别,至今仍然体现在中、西医两种医学身上。在这两种完全不同的历史背景下,分别诞生了西医学和中医学。

西医学诞生的标志性著作和人物,是古希腊的《希波克拉底全集》与古罗马的盖伦(Glaudius Galenus 或 Galen,130—200);中医学诞生的标志性著作和人物,是《黄帝内经》与东汉末年的张仲景(约 150—219)。希波克拉底(Hippocrates)本人生活于公元前460—前370年,《希波克拉底全集》是以他为代表的整个学派的集大成之作;《黄帝内经》大约成书于战国到两汉时期,即公元前 475—公元 265 年,也非一人一时之作。换言之,中西医两个医学体系差不多诞生在同一时期,即人类历史上的"轴心时代"。

据医史学家的考证,希波克拉底本人与原子论的提出者德谟克利特是好友,但记载其学派学术观点的《希波克拉底全集》并未采用原子论,而是采用了地、水、火、风"四大"理论作为医学的哲学基础,以黄胆汁、黑胆汁、血液、黏液"四体液"学说作为生理、病理基础。这是一种宏观的哲学方法,与《黄帝内经》中的阴阳五行、天人合一、气血津精的理论异曲同工,都属于自然哲学的范畴。

古希腊的医生认为人体得病是"四体液"平衡失调所致,纠正失衡的方法有服药、吸罐、放血、海水浴、日光浴等,目的是调动人体的自然疗能,以恢复身体的平衡,这些都与中医的观点相似。

如果一定要举出各自的优胜,我倒是认为希波克拉底对于患者临床体征的观察,似乎比《黄帝内经》更仔细、更系统。例如，高热后期的"希波克拉底面容"、肺气肿出现的"杵状指"等，都是医学史上的经典描述，这种重视临床体征的传统，一直延续到 18 世纪。而《黄帝内经》为中医学奠定的理论框架，似乎比《希波克拉底全集》更扎实。《黄帝内经》广泛吸取了当时社会科学和自然科学的成果，所谓"上至天文，下至地理，中及人事"，无所不包，特别是那些古代珍贵的哲学科学思想，如元气论、天人合一、阴阳五行等，水乳交融地结合到医学理论中，至今还对临床起着积极的指导作用。

盖伦和张仲景则分别继承了《希波克拉底全集》和《黄帝内经》的学说，但都有所创新，有各自不同的取向。盖伦一方面是一个临床家，曾使用几百种药物治病；另一方面，他对解剖表现出莫大的兴趣，自称从大象到苍蝇，无一不是他的刀下过客，但事实证明：他恰恰没有进行过人体解剖。张仲景则更加重视临床，他将《黄帝内经》的理论运用于临床，对当时广泛流传的传染病和几十种疾病，提出了理、法、方、药俱备的治疗方法，创立了具有普遍指导意义的辨证论治体系。

《黄帝内经》的问世，完成了中医对人体和疾病规律的认识论；《伤寒杂病论》的成书，解决了中医的临床治疗方法论。这两种著作，为中医奠定了其后两千余年的颠扑不破的理论基础。

相对来说，《希波克拉底全集》的理论基础比较薄弱，盖伦的学说则存在人体解剖学方面的漏洞，两者没有形成一个严密的学说体系，在统治了西方医学近一千余年之后，最终被近代医学所否定。

2. 中西医学的分道扬镳　　新西兰大学的聂菁葆教授在 20 年前，曾经提出过一个颇具影响的观点："公元 2 世纪，东西两半球上几乎同时降生了两个医学巨人——盖伦（130—200）和张仲景（150—219）。以他们为标志，中西医学彻底分道，解剖方面的差距也逐渐拉大。"[8]

作为他当年的"大师兄"，我对文中所划定的中西医"彻底分道"的时代，是颇不以为然的。我认为盖伦与张仲景在个人兴趣和研究方向上的差别，充其量只能说是中西医学的"分野"，因为盖伦仍然是沿用希波克拉底的"四体液"学说作为他的医学理论基础，仍然是用传统的药物治病，他还特别擅长配方。"盖伦制剂"一词，在西药房沿用至今。他那些存在不少错误的解剖学记载，虽然在中世纪的一千年中，被医学院当作教材，奉若神明，但不过是被供起来的神。解剖学的教学，只是教授站在讲台上照本宣科，让技师解剖尸体，做做样子给学生看，即使发现解剖的实际情况与教本上不符，也不说是盖伦的错。最著名的一个例子是根据盖伦的解剖著作记载，人的腿是弯曲的，而解剖所见，尸体的腿是直的。于是，解剖学教授出来圆场了：人类的腿本来应该是弯的，由于几个世纪以来，我们都穿紧身裤，把腿给绷直了。这倒有点像中国古人"为长者讳，为贤者讳"的味道。幸好解剖学在古代西医 1000 多年的临床实践中，并没有什么实际运用价值。

直到 16 世纪，相隔了差不多 1400 年，才有人出来道破真相："盖伦解剖的是猴子，他从来没有解剖过人体！"说这话的是一位 29 岁的青年人，意大利巴丢阿大学的解剖学教授维萨里（Vesalius，1514—1564）。他在哥白尼发表《天体运行论》的同一年，即 1543 年，出版了《人体之构造》这部鸿篇巨著。这两人不约而同地分别从天文学和医学的角度，向中世纪的神学提出了大胆的挑战。《人体之构造》一书，改正盖伦的解剖错误多达 200 余处，以 600 余幅出自名匠之手的解剖图谱，令世人叹为观止。西医学从此摒弃了自然哲学的方法论，与自己的古典传统彻底决裂，将学科重新构建在人体解剖的基础之上，与近代科学同步,开始了近代医学的历程。但维萨里的解剖学成就,仍然没有用于临床,中西医的"彻底分道",只是理论上的界定,而实际情况则滞后了几乎400年。

尽管17世纪,英国医生哈维(Harvey W,1578—1657)在1628年发表了《心血运行论》(De Motu Cordis),将数学与实验这些近代科学的研究方法成功地引进到医学生理学研究中,并发现了血液循环。尽管18世纪,意大利解剖学教授莫干尼(Morgagni,1682—1771)在1761年发表了《论疾病的位置与原因》,提出从形态学上寻找疾病的原因。但这种思维方法的真正影响不是在当时,而是在200年之后的今天。

18世纪的医学界实际情况如何呢?西医的主要理论仍然是希波克拉底"四体液"学说,治疗的手段和使用的药物仍然是欧洲古代的传统方法。荷兰的莱顿大学医学院是当时欧洲最著名的医学中心,学院的布尔哈夫医生(H Boerhaave,1668—1738)被称为"全欧洲医生的总导师"。据医学史的记载,任何一个人只要在信封上写"欧洲第一位内科学者收",就可以把信送到他手中。那时欧洲各国的医生,都为能够争取去莱顿大学医学院进修、得到布尔哈夫的亲自指点而倍感荣幸。

北京大学医学史研究中心的甄橙博士是这样介绍布尔哈夫医生的:"他是希波克拉底学派最忠实的信徒。在18世纪众多没有临床应用价值的医学理论畅行的时代,布尔哈夫为不知所措的习医者燃起了一盏明灯。他主张医学应以病人为中心,寻找对病人最有价值的治疗方法。他认为医学的基本目的在于治病救人,他的行医原则是一切远离病人床旁的理论都必须停止。他的讲课方式和写作形式完全接受希波克拉底的教诲,以简练的格言概括有价值的观察和治疗。他对于健康现象与疾病现象客观而冷静的思考,是希波克拉底精神的真正体现。"[9]

显然,直到18世纪,在西医临床医生那里,我们还根本看不到中西医"彻底分道"的迹象,反倒是这位伟大医生当年的教导,在今天读来,仍然让人倍感亲切!对于目前许多西医临床医生过分依赖仪器检测,忽略对病人的关心和对疾病现象的观察与思考的现实情况,布尔哈夫医生的观点仍不失为金玉良言。

我认为中西医的分道扬镳,应该始于19世纪下半叶,距今只有100年出头。其决定性的标志有两点:第一是方法论的改变,即借助于显微镜,将微观的方法运用于西医。开始是用于一般的生理、病理学研究,后来随着现代科学技术的进步,越来越多地用于精密的外科手术和检测技术。第二是药物的改变,即大规模工业生产的化学合成药物取代了原生态的药物。至今为止,这仍然是中、西医两者之间最大的差别,而且是西医取得巨大成就和出现某些问题的关键所在。

19世纪上半叶,人类在显微镜下发现了细胞,下半叶发现了病原微生物。对于以治病为宗旨的医学来说,在显微镜下看到了致病的微生物,是一件极其令人兴奋的事情。1882年,当人们在显微镜下看到德国细菌学家科赫(Koch R,1843—1910)用蓝色染料染出的结核杆菌时,没有人不为用微观的方法取得的重大突破欢呼雀跃。因为结核病是历史上危害人类最严重的传染病之一,据统计,19世纪,全世界有1/7的人患结核病,如今终于在显微镜下找到并锁定这个元凶了,下一步的工作就是用药物杀死结核杆菌和那些致病的微生物。

首先,是德国的艾利希(Ehrlich P,1854—1915)从科赫用染料给细菌染色中得到启发,进行了几百次试验,终于在1909年,从一种叫"锥虫红"的染料中,研究出一种可以杀死螺旋体的药物,虽然杀不死结核杆菌,但治疗梅毒有效,取名为"606"。这是西医运用化学疗法治疗由病原微生物引起的疾病的第一个重大胜利。

接着,德国的杜马克(Domark G,1895—1964)同样从染料中提炼出磺胺药百浪多息,具有广泛的抗菌作用。

更大的惊喜是来自弗莱明(Fleming A,1881—1955),他无意之中发现青霉菌的分泌物有杀死细菌的作用,后来制成青霉素,在第二次世界大战中功劳显赫,挽救了无数被细菌感染的伤病员的生命。虽然青霉素还是对治疗结核病无效,但"可以利用一种细菌去杀死另外一种细菌",这种全新的思维为药物的研制开辟了一个极其广阔的天地。一时间,牛棚、马圈、猪栏、狗窝、厕所,一切细菌容易孳生的场所,都让微生物学家和其他科学家趋之若鹜。第二个幸运者是瓦克斯曼(Waksman S A,1888—1973),他在1944年发明了链霉素,人类终于找到能够杀死结核杆菌的"特效药"了。"特效药"的说法最初见诸文字,确实是给链霉素特制的一项桂冠。接踵而来的是氯霉素、金霉素、土霉素、四环素等抗生素的发明,虽然在西药三大类药物中,维生素、激素的发明同样有着许多感人至深的故事,但与抗生素相比,都不禁黯然失色。因为20世纪前10年,西医界的权威们认为较有价值的药物只有10种。1945年,又有人提出新的重要药物,包括青霉素在内,也只有10种。如今,光是抗生素这个庞大的家族,就拥有上百名成员。"对抗治疗",随着外科手术和抗生素的广泛使用,在西医界已经形成了一种普遍的治病方法。而18世纪莫干尼在《疾病的位置和原因》一书中的见解,借助于现代科学仪器的进步,已经成为西医临床的基本思维方法。

20世纪大量涌现的医学成果,无不与微观的方法和现代科学技术的结合有关,上半叶发现基因的双螺旋结构,世纪末则绘制出人类基因图谱,高度精密的人体检测仪器、显微外科手术、器官移植、遗传工程等等,这些依靠微观的方法论与现代科学的进步相结合所取得的医学成就,使传统医学望尘莫及。医学进入到分子研究水平,随着人类基因组的陆续破译,很多疑难疾病的诊断、治疗,有望获得新的突破;化学合成药物时代在不久的将来,很可能结束,生物制剂将成为主要的药物。当然,离这个时代的到来,尚有相当长的一段距离。目前,西医最辉煌的成就主要还是集中在外科手术和检测技术领域。

与之形成强烈反差的是西医内科和内服的西药,对已经检查出来的许多病(当然不是所有的病),要么无药可治,要么药物的毒副作用很大,旧病未好,新病又起;还有相当多的病,用最高端精密的仪器,也查不出原因,更找不到合适的治疗方法。仅仅是西医认定而一般百姓并不熟悉的"临床综合征",目前就已经达到近3000种,其中,一小部分可以用手术解决,大部分缺乏有效的治疗药物,因为大部分找不到确切的病因,只能用患者特定的临床体征或发现者的名字予以命名。

实事求是地说,除了手术之外,现代医学在药物治疗上取得真正的突破,其实只有半个多世纪,主要是使用了维生素、激素和抗生素。磺胺药和青霉素的发明,被认为是现代医学开始的里程碑,20世纪被称之为化学合成药物时代,一系列抗生素的发明,使得许多过去死亡率极高的传染病、感染性疾病得到控制和治愈,人类的平均寿命猛增了20多岁,这当然是史无前例的伟大成果!这一伟大的成就在开始获得时,曾令亲身经历过那个时代的医生们激动不已,在美国甚至全世界都享有盛名的医学家兼科普作家刘易斯·托马斯(1913—1994),在他的名著《水母与蜗牛》(1979)中,动情地描绘了当时自己的心情,他严厉地责怪西方过去上千年的所有治疗都是"荒谬的错误",然后,他骄傲地宣告：现在，细菌可以用抗生素杀死，病毒可以用疫苗预防，癌症可以用手术、化疗、放疗，而且不久将攻克。享有完善的医疗保健福利的美国人民，所面临的"恼人的事儿"，只是如何对付慢性病例如关节炎的折磨，和考虑人生百年之后怎样无疾而终了。

刘易斯先生实在乐观得稍微早了一点，就在他将一系列精彩文章集结成册，把美国人民撩拨得心花怒放的第二年（即1980年），美国发现了第一例艾滋病，如今，艾滋病的蔓延几乎呈现出不可阻挡之势。而30余种新老传染病的肆虐，使联合国卫生组织不得不在1997年的世界卫生日发出："正在出现传染病，全球警惕，全球应战"的警讯。抗生素在开始阶段对细菌确实有强大的杀伤力，然而，几十年过去后，效果却越来越差，副作用也越来越大，有效期则越来越短。人类只好不断地发明各种新的抗生素，从而导致价格越来越昂贵。细菌通过遗传变异，拧着劲儿同医生对着干，人类与病菌的这场竞赛至今胜负未明，了无止境。还有病毒呢？人们似乎忘记了，直至疯牛病一来，禽流感一来，乙肝病人大量出现，特别是2003年的SARS的突发，以及2005年预计将有大规模禽流感的全球蔓延，我们才知道：原来现代医学还根本没有找到对抗病毒或者说治疗病毒性疾病的真正有效的药物。

人们早就心存疑问：现代医学到底怎么了？出了什么毛病？没有人坦诚相告。据说，被化学合成药物折腾得早已失去耐性的法国人，早在20世纪80年代就发出这样的呼声："回到希波克拉底那里去"！他们向往过去用天然药物治疗的时代。当然，想回是难以回去了，心情可以理解，历史无法倒转。千山鸟飞绝，万径人踪灭，近代医学已经同传统彻底决裂，形成了百年以上的断崖，哪里还能找到古人的足迹？他们魂牵梦绕，一直在寻找自己心目中的"香格里拉"，终于，西方人发现东方尚有一块古老的、完整的医学绿地，就像哥伦布当年发现了美洲大陆一样。于是，东方传统医学，包括中医，这些曾经被、而且仍然被某些西医权威贬称的"旁道医学"、"替代医学"、"非主流医学"，甚至"伪科学"等，忽然受到了欧洲人的青睐。

三、中医的科学方法

1. 叩问中医　我用了一个很文雅的词"叩问"，来形容人们最初对中医的怀疑。欧美人是有理由怀疑的，因为他们很少接触这样的治疗方法。德国有一位当代科学家、德国慕尼黑大学东亚研究所所长满晰驳（Manfredporkert）先生，为了探索中医治病何以会有疗效，从20世纪70年代起，在中国考察了20多年，发表了多篇论文，他认为是因为中医有一种"始终如一的、行之有效的、独到的方法论"。这种方法论的实质是什么？满晰驳先生做了多方面的探索。从中医在欧美这些年的境遇来看，我感觉到西方科学家崇尚科学精神，但更讲究实际，更看重实用价值。西方接触中医最早的是针灸，对于针灸治病的原理、十二条经络及其腧穴的实质，至今西方人无法用当代科学方法予以合理的解释，甚至无法用当代科学手段证实它的存在，怀疑虽有，但并没有人因此断言它不科学而抛弃它。相反，在欧洲的许多国家，在美国的41个州，都已经相继立法，允许用中医、针灸治病，科学的确需要这种宽容精神。倒是在中国国内，有些人远不是用"叩问"这种客气的态度来对待中医的，中医是科学吗？他们的答案是：不是！他们认为，科学是能够"实证"的，医疗的价值须具有"可检验性"，有效的方药应当经得起"重复"。而中医的脏腑经络学说无法用解剖所见予以实证，中医的治疗经验经不起重复和统计学处理,中医从来没有科学实验,中医逻辑概念混乱、诊断标准难以客观化。换句话说,如果中医是一门科学,那么它就应该可以用通用的自然科学方法加以研究,它的概念、命题、诊治方法、技术手段,应该可以被公认的科学标准和研究程序加以检验,而现代医学则可以成为衡量中医的"金标准"。几十年来,人们用西医这把金尺子把中医量来量去,竟然没有一个地方合格。

有一篇题为《医学是最年轻的科学》的文章,对中医的抨击尤为激烈。作者认为:"针灸、草药都属于旁道医疗;把中华民族的人口繁衍不衰归功于中医,是出于缺乏生物学常识的一种主观臆断;科学是一元的,医学也毫不例外。真正科学的东西在现代不可能由于'歧视与偏见'长期被科学界所拒斥,只有中医这样的伪科学,才局限于狭隘的范围里要求'权威'承认和政策支持;中医在中国特别泛滥,应归于传统的文化和近半个世纪中国政府对中医无批判的保护和发展政策;世界卫生组织提倡传统医学的政策也是有问题的,它除了维护官僚政府的无能之外,于大众健康实际无补;如今再把医学分成西方医学和东方医学是不适当的,一切地域的传统医学,如果其中存在积极的因素,最终必将汇入现代医学,在此之前不能称为科学。"

需要特别申明的是,我这里引用的全部是《医学与哲学》1997年第1期上刊载的原文,倘若不信,不妨去核实一下,除了文章中的"中医"、"中国政府"两个字眼儿之外,一字未改。毕竟在一个有影响的公开发行的杂志上,指着鼻子呵斥中医和自己的政府,还是有失风度的,所以作者在关键词上,来了点"春秋笔法",或者叫"避讳"。最妙的是,作者还请来了一位"尊神":刘易斯·托马斯——我刚才介绍过的那位美国医生,此文不过是应译者之请,为刘易斯·托马斯的遗著中文译本写的一篇序言而已。提起这位美国杰出的医学家、教育家,大家固然对他的医学随笔《细胞生命的礼赞》欣赏不已,但也决不会忘记他在对疾病发展的趋势方面出现的重大判断失误。想想他在书中描绘的海市蜃楼式的幻景,第二年即被艾滋病的到来击得粉碎,谁还会当真对其人其书顶礼膜拜呢?写序者大约也并非真心推崇这位过了时、过了气的老前辈,只不过是"借他人的酒杯,浇自己心中的块垒"罢了,因为上述批评中医的文字,没有一句出自刘易斯先生之口,摆明了是作者在借题发挥。这显然不是叩问,而是把当代医学当作戒律来拷问中医了。叩问,是轻轻地打,拷问,是重重地捶。虽然都是一边敲打一边问,但态度上的善意与冷傲之分,还是能让人感觉到的。当然,比起十年之后在网上用恶毒语言攻击中医的某些博主来说,这位作者还是保持了一定的绅士风度。然而,作为一个从事中医的医生或教师,用不着别人旁敲侧击,也应当扪心自问:我所学的、我所教的、我所赖以谋生的中医,到底是不是一门科学?

2. 方法之谜 众所周知,中国古代有着灿烂的科学文化技术,但无论是阅读沈括的《梦溪笔谈》,还是浏览李约瑟的《中国科学技术史》,始终有一个问题困扰着研究科学史的当代学者们。为什么中国古代出现过众多的科学成就,却找不到严格意义上的科学方法?换句话说,离开了实验的、分析的、数学的等近现代科学所采用的这些常规的研究手段,怎么可能形成一门科学?怎么能够弄出许多科研成果来的?杨振宁、李政道、钱学森等杰出的科学家都曾试图探寻其中的缘由,但似乎都没有找到开启这扇神秘之门的钥匙。这不奇怪,因为近代科学产生之后,几乎所有的中国古代科学成就都被淘汰殆尽,成了明日黄花,只能在历史博物馆里无声地诉说昔日的辉煌。失去了自身熟悉的研究坐标,这些在自然科学领域中堪称大师级的学者们找不到准确的答案,是在情理之中的。

中国古代自然科学中唯一没有被淘汰、完整保留至今、仍然在现代社会发挥作用的,只有中医学,中医是中国乃至世界古代自然科学仅存的"熊猫"、"活的化石",具有古代自然科学的全部本质特征,完全未受近现代历史进程的影响,完全不依赖现代科学成就和手段,完全不必借助现代医学,仅凭自身在2000多年以前创造的理论体系,以及2000多年来不间断地积淀下来的经验,即能把握生命的规律,有效地治疗疾病。阴阳五行、天人合一、藏象经络、辨证论治,这些令现代人感到莫名其妙的古代哲理医理,至今仍然是中医临床家认识疾病的犀利武器。在现代科学成就及其方法占据了人类全部生活和思维空间的今天,中医的存在不亚于是一种"异端"。这个"异端"能够存在于现代社会,主要原因是因为其治病的疗效,否则,必将像其他中国古代自然科学一样,逃脱不掉被现代医学无情淘汰的命运。为什么中医的理论基础与临床体系,两千多年以来几乎从未"与时俱进",而它古老的理论、陈旧的经验,用于今天的临床,仍然有效,甚至用来对付人类从未遇到过的新的疾病,仍然能够迸发出新的活力? 其科学道理何在? 这是每一个从事中医、研究中医、关注科学方法论的人,都应该认真思索的。

记得恩格斯说过:"猴体解剖是人体解剖的钥匙。"也许,用这个比喻来强调认识中医理论科学内核的重要性,不甚妥当。但是,通过对中医理论的剖析,从而解开中国古代科学方法之谜,并为现代科学提供一份中国古代研究人体生命活动这一复杂系统的成功的范式,对于促进现代科学的发展,促进现代医学由生物医学模式向新的医学模式转变,乃至于对重新审视中医的继承与创新这一始终未解决好的大课题,都具有重要意义。

3.《伤寒论》与信息方法 毋庸置疑,中医是一门科学。构成这门科学的,不仅仅是几千年来积淀的丰富临床经验,更重要的是,在经验之上有一套完整地驾驭临床经验的理论体系,这就是中医自身独到的科学方法。中医科学方法的典范是《伤寒论》、《黄帝内经》。中医不是一种单纯的文化或人文科学,也不是一种单纯的技术,文化的、人文的色彩和技术的功用,只是它的两种属性。但是,它与我们经常接触到的、在现实生活中产生决定性影响的当代科学截然不同! 因而难免引起人们的疑惑。中医是一门古代自然科学,更准确地说,它应当是一门复杂科学。它研究人体生命活动和治疗疾病所采用的主要方法是信息处理,而不是当代科学(包括当代医学)所惯常采用的还原论。因此,不能用研究当代科学的方法来研究中医,不能用当代科学原理来衡量中医,从而决定中医的命运和价值取向。

追根溯源,古代中医对人体生命活动的研究所采用的认识论和治疗疾病所使用的方法论,其主要来源之一是老子的《道德经》。《道德经》第二十一章说:"道之为物,惟恍惟惚。惚兮恍兮,其中有象;恍兮惚兮,其中有物;窈兮冥兮,其中有精;其精甚真,其中有信。"

老子提出的"道"是一种哲学范畴,既是指宇宙的本原,又可以指事物的普遍规律,以及每一门学科的最高法则。根据我的理解,这段话的意思是:"道这个东西,是混沌模糊的,它的内部,有形象,有物质,从外面观察,似乎能看清楚,却又看不真切。在它的幽暗深处,藏有精气。这种精气是十分真实的,有信息传递出来。"这段韵文很流畅,并不难懂。从外面看不真切的是象和物,因为形象和物质是静态的;能够感受到的是精,因为精气是动态的,老子用"其精甚真"来强调流动的精气给人造成的逼真的感官冲击,而体内的信息是靠精气的流动递送出来的。

请仔细体会一下,这不正是概括了人体生命活动这个复杂系统所具有的模糊性、不可直观的特点,并且揭示了医学应当为之采取的研究方法吗?的确如此!请紧紧抓住"象、物、精、信"这四个关键词。先讲信,信的意思是凭据、信息。人,只要是活着的人,不论处在健康、亚健康、患病的哪一种状态,总是有快乐、疲乏、不适、疼痛等各种感觉,这就是体内发出的信息。这些信息不仅自己可以感受到,旁人也可以观察到。中医通过望、闻、问、切四诊,从各个角度来捕捉、收集病人体内发出的信息。然后,将收集到的各种信息分类、归纳、抽象,上升为"证"。证,是经过加工提炼之后的信息,可以据此确定疾病是在体表、还是在体内,属于寒性、还是属于热性,人与疾病之间的态势是属虚、还是属实,整体性质属阳、还是属阴,这就形成了有名的"八纲辨证"。在辨证清楚之后,医生或用针灸,或投汤药,给予种种治疗,而采用的所有治疗措施,实质上都是医生向病人体内输入信息,病人经过治疗后,是好是坏,又会通过主观感受和客观体征的改变带来新的信息,反馈到医生那里,医生再根据《伤寒论》的教导:"观其脉证,知犯何逆,随证治之",决定如何进一步治疗,这就是张仲景在《伤寒论》中教给我们的"辨证论治"。

4. 辨证论治的本质　用现在的语言来说,辨证论治就是中医处理人体疾病信息所采用的科学方法。辨证有严密的逻辑,论治有严格的规定,不是可以任意施为的,这就与光凭经验用药的"经验医学"有了本质的差别。举例来说,《伤寒论》第13条:"太阳病,头痛,发热,汗出,恶风,桂枝汤主之。"在这里,头痛、发热、汗出、恶风四种症状,就是患者得病后体内发出的四种信息,这一组信息经张仲景分析、归纳后,抽象上升为风寒表虚证,而后用桂枝汤治疗。由桂枝、白芍、甘草、生姜、大枣五味药构成的桂枝汤这个信息组,在输入患者体内后,使体内原来发出的头痛、发热、汗出、恶风这一组症状信息迅速消失。于是,这种特定信息的输出与输入,形成了一个范式,清代伤寒名家柯琴称之为"桂枝汤证",并且将伤寒方所适应的证全部命名为麻黄汤证、小柴胡汤证、白虎汤证等,继而提出以"汤证结合"为纲学习《伤寒论》的方法。这是一个了不起的发现和十分正确的导向,真是慧眼独具!"汤证结合"或"方证结合"概念的提出,使输出信息与输入信息的搭配标准化、规范化,达到了信息处理的最佳效果。掌握和贯彻了《伤寒论》的辨证论治方法,就可以使中医摆脱经验医学的桎梏,上升到科学理论的高度,大幅度提高治病的疗效。为什么中医临床家总是反复强调治病时要"认证无差"?因为对疾病信息的归纳、分析、判断一旦有错,再多、再好的方子也不会有效;为什么经方派医家一再叮嘱用伤寒方必须用原方,"不可随意挪动"?因为几乎每一首伤寒方都有严谨的结构,而且被多次证明这是对应于某一个证的最佳输入信息组合,如果随意加减,破坏了它的结构,即使认证再准,输入了错误的信息,治疗同样会失败。现在,人们动辄批判经方派医家守旧复古,谁知"不可擅自改动经方"之训,其中蕴藏着深刻的道理,浅薄的反而是自己。

只要是认真读过《伤寒论》的人,都知道在《伤寒论》里有分析、有综合、有演绎、有归纳、有抽象、有推理、有假设、有比较,其组方缜密,用药严谨。中国古代形式逻辑和辩证逻辑的成果,被张仲景运用发挥到了极致。在这里,没有解剖知识,没有动物模型,没有药理试验,没有实验研究,没有统计分析,只需要掌握好患者与医生之间直接的信息交流,也就是掌握好"辨证论治"这个中医处理人体信息时所采用的科学方法,就能治好病。因此,辨证论治是中医所有科学方法中最重要的方法,是近现代医学从来没有采用过的方法,是目前中、西医两个医学体系互相沟通中最难以逾越的障碍,但它却是中医临床的核心和灵魂,是中医认病、治病最犀利的武器。像我这种学徒出身的中医,没有学过解剖,不懂西医的生理、生化、病理知识,但能看好病,其实并不奇怪,因为我通过学习《伤寒论》,学会了怎样去了解和处理患者体内疾病信息的方法,也就是懂得了辨证用药。《伤寒论》不仅提出了辨证论治的思想,而且通过书中理、法、方、药的紧密结合,完成了中医临床认识论与方法论的高度统一。所以,它在中医学中的地位和重要性是无与伦比的。试问:《伤寒论》所阐述的,难道只是一种经验医学、应用技术,而不是一种科学体系吗?结论应当是不言而喻的。

有人认为:中医的治疗经验不具备可重复性,不能经受统计学处理,因而它是一种经验医学。这显然是一种误解,如果是针对西医所说的病,中医任何良方可能都经不起统计学处理;如果是针对中医所说的证,中医无数方药的疗效,不仅经得起亿万次的统计学处理,而且精确的辨证论治可以取得百分之九十以上的有效率,例如,《伤寒论》中的 200 余首经方,沿用了 1800 余年,至今仍然疗效卓著。请问,有哪一种西药比得上中医古方的这种统计和重复呢?

用评价西医的现代科学标准来评价中医,用研究西医的科研方法来研究中医,必然导致中医的悲剧,但这何尝又不是当代科学的悲剧?明明看到那些临床经验丰富的老中医治疗某种病疗效卓著,用他的方子去做实验,却得不出阳性结果,没有统计学意义,只好否定,这不是活活的"睁眼瞎"吗?这把貌似公正的"金尺子",不知挫伤了多少中医和中西医结合科研人员的积极性。为了屈从西医的科研标准,他们只好放弃自我,导致搞了几十年的科研,却拿不出一项像样的、世界级的中医成果来。这不是中医不科学,更不能证明中医治病无效,只能说现有的实验验证方法和能力落后于中医的临床实践,而中医还没有建立起一套符合自己这门学科的"金标准"。当然,正如我在前面所说的:中医是中国乃至世界古代自然科学仅存的"熊猫"、"活的化石"。言外之意,现代社会几乎再也找不到类似于中医这样的古代自然科学,没有参照物,要建立自己的"金标准",实属不易!无奈之下,只好先借别人的鞋来紧自己的脚,甚至要削足适履,还得对鞋子的主人低声下气,这种做小媳妇的日子当然是不好过的。我认为:中医的科研要想扬眉吐气,取得真正的突破,必须走自己的路,而要走自己的路,必须先做自己的鞋,建立一套适合本门学科的科研方法和评估体系。如果一时做不到,不妨把全面继承放在首位,耐心地等待当代科学的嬗变,否则,一条死胡同走到黑,是难有出头之日的。

5. 复杂科学　　近年来,科技部向中国中医科学院下达了一项科研课题,名称为"中医药科技信息库"。课题的设想前提是:既然人体的生命活动是一种复杂科学,既然古代中医治病是一种信息处理的方法,而这些信息又都保存在一万余种的中医古籍中,为什么不利用计算机这个当代科技的最高成果来处理这些信息呢?先从中药文献开始,而后是方剂、临床各科、医案医话等各文献,用建立知识库系统的形式,把两千多年来中医治病的信息采集、存储下来,使中医的物化、功能化语言转变为计算机语言,以利于在现代社会的传播,在数字化地球的大框架下,实现"数字化中医"。这是一个极其庞大的工程,从古代中医文献入手,还只是它的一部分。作为 20 世纪最伟大发明之一的计算机网络,有可能成为任何学科的发展前沿,与它同步,就是真正的"与时俱进"。这种全新的思维、研究方法和手段,有可能使中医出现整体的、跨越式的突破,并由此起步,最终实现中医的现代化,让中医从此摆脱被"还原论"束缚的悲剧,变成一曲人间喜剧,这是一幅多么美好诱人的前景！

对于那些至今仍然认为当代科学完美无缺的人们，我建议他们读一读最近出版的一本书，书名就叫《复杂》，作者是米歇尔·沃尔德罗普，他是美国威斯康星大学基本粒子物理学的博士，担任美国《科学》杂志高级撰稿人长达十年之久，这是金世明先生推荐给我看的。书的封面是一段饶有兴味的话："这部书叙述一群美国科学家如何开创'21世纪的科学'的故事，对正在形成的科学复杂体系做了深入浅出的描述。介绍了'一场新的启蒙运动'。故事是，美国一些不同领域的科学家们，越来越无法忍受自牛顿以来一直主导科学的线性和还原的思想束缚。他们在各自领域中发现，这个世界是一个相互关联和相互进化的世界，并非线性发展的，并非现有科学可以解释清楚的。他们认为这个世界上不仅存在着混沌，也存在着结构和秩序。他们逐渐将自己的新发现和新观点聚集起来，共同努力形成对整个自然界、对人类社会的一个全新的认识"。

当然，书中不可能有中医的故事，因为，目前大概还没有一个西方科学家真正读懂了中医。但是，我们从中看到了希望，人体的生命活动绝对是一个复杂体系，是不可能凭借解剖的、实验的、统计的、微观的这些"现有科学"完全解释清楚的。现在已有一群来自不同领域的顶尖科学家开始发现了当代科学存在的缺陷，那么，中医这门古代科学在当代所蒙上的尘埃，总有被拂去的一天，中医的科学方法和合理内核，最终一定会被未来科学所揭示和承认。

6.《黄帝内经》与模型方法　中医不进行人体解剖，不进行实验室研究，是通过什么途径了解人体生命活动和疾病规律呢？从《黄帝内经》来看，主要是通过"立象"的方法，即建立模型的方法来考察人体，这种方法来自于《周易》。《素问·五运行大论》说："天地阴阳者，不以数分，以象之谓也"。这就明确地表示：《黄帝内经》研究事物的规律，不是采取分析的方法，而是"立象"，即模型的方法。这些科学模型有：阴阳二分模型，五行"星圆模型"，天地人"三才模型"，五脏"藏象模型"，十二经络"网络模型"等。《黄帝内经》的模型方法对后世医学理论的发展影响巨大，兹论述以下：

第一，阴阳二分模型。

首先是阴阳学说，这是研究一个事物本身的"二分模型"。任何事物都有完全不同的两个方面属性，也就是《道德经》所说的"万物负阴而抱阳"，阴阳互相依存，互相对立，互相转化，这是古代的对立统一规律，早在两千多年以前就提出了这样的学说，是非常了不起的，不仅古希腊没有，世界其他文明古国也没有达到这样高超的思维水平。因此有人说：中国的阴阳学说应当是"宇宙第一定律"。中医临床看病，首要的是分阴阳，阴虚的人属火体，怕热；阳虚的人属寒体，怕冷。这个学说在中医基础理论和临床中的运用极其重要，极其广泛。

第二，五行星圆模型。

其次是五行学说，这是研究事物之间相互关系的一个可以用几何图形表示的模型，有人称作元素模型，我称之为"星圆图"或"星圆模型"。事物之间的关系最重要的是相互滋生、相互克制，才能维持生态平衡，如水生木，木生火，火生土，土生金，金生水；水克火，火克金，金克木，木克土，土克水。这种事物之间不断循环进行的生克关系，能够而且只能用外圆内五角星这样的"星圆模型"来表达。因此，选择"五"，而不是其他的数字，只是建立这个模型的必要条件。如果以为"五"只是指五种元素，甚至误以为古代科学家认为世界只是由五种元素构成的，或者将五行学说与古印度、古希腊的"地、水、火、风"等四大学说等同视之,未免浅薄,也低估了中国古代科学家的智慧。

高德先生最近发表文章,对于中医五行学说的哲学价值,提出了一种新颖而独到的见解:"如果承认'新生→上升→中转→下降→衰亡'五种基本发展形态是自然界波浪式、螺旋形运动的不断前进形式,自然界一切事物的发展过程都是由上述五种基本发展形态构成的,那么,我们就可以认为,五行就是事物的五种基本发展形态。五行学说关于木、火、土、金、水特性的描述,正是对五种基本发展形态的主要特性的朴素描述。由此可见,所谓'五',即'木、火、土、金、水',分别就是五种基本形态的代号;'行',就是运行发展。'五行'是事物的五种基本发展形态,这就是我们关于'五行'的基本概念。根据五行这一概念,'五行相生规律'实际上就是五种基本形态的发展规律,即:新生形态(木)→上升形态(火)→中转形态(土)→下降形态(金)→衰亡形态(水)→更高级的新生形态(木)→……这样,古典的五行学说经过发掘、改造和提高,便成为五种基本形态的发展学说了。在五行学说(即五种基本形态的发展学说)看来,任何事物总是以这样周而复始、反复不断的形式运动发展着,事物的运动发展是波浪式或螺旋形向上前进的过程。"[10]

五行学说在中医学中的运用不如阴阳学说广泛,在20世纪,中医界也出现过"废五行,存阴阳"的呼声,但是,在进行中医临床的高水平思维时,五行是不能废的。《宋史·钱乙传》中,记载这位"儿科医圣"治疗皇太子的抽风病时,就是凭借五行生克的思维方法遣方用药,拯救了皇太子的生命。钱乙在《小儿药证直诀》中,有十多个类似的运用五行学说诊治疾病的医案,十分精彩,使人不得不信服。清代最杰出的临床家叶天士在《临证指南医案》中,更是有大量运用五行生克治病的验案。如果轻率地提出废五行,只能说明当代中医的思维水平还不如古人。

17世纪,德国数学家莱布尼兹从表述阴阳规律的太极图上,领悟到了二进制,在这个基础上,计算机才得以发明;表述五行的"星圆模型"或"星圆图",现在也引起了研究控制论的数学家们的重视,这能给当代科学以怎样的启示呢? 我们尚无法估计,因为重视与研究的力度还远远不够。

第三,天地人三才模型。

"天人合一"是中国古代最重要的哲学思想之一。老子的《道德经》说:"人法地,地法天,天法道,道法自然"。它把人看做是天地之间的一种生物,而不是宇宙的主宰者,强调顺应自然规律,遵循自然法则,而不是掠夺自然资源,破坏生态环境,成为古代哲学家的共识。在《黄帝内经》中,由此构建了一个天地人"三才模型"。这样一种思维模式,把人看做是天地之间的一个物种,强调天、地、人应当和谐统一,人必须尊重和顺应大自然的规律,才能生存发展,健康长寿。《黄帝内经》反复指出:"顺之则昌,逆之则亡。"在研究生命活动和治疗疾病时,必须将人与气候的变化、季节的交替、环境的改变、情绪的波动等紧密联系起来,综合考虑,这是中医临床思维方法的一个非常重要的落脚点。例如,当代名老中医蒲辅周先生在其医案中多次引用《黄帝内经》的观点,即治病"必先岁气,无伐天和",强调医生在看病时,必须先了解一下病人发病时的气候变化特点,用药时才不会违背自然规律。

第四,藏象模型。

《黄帝内经》的藏象学说,是以人体的五脏六腑为基础,但并不注重对脏腑形态结构的客观描述,而是强调对脏腑功能的概括分类,如《灵枢·本脏》说:"视其外应,以知其内藏,则知所病矣"。将生命活动的各种外在表现进行分类归纳,既包括生理的现象,也包括病理的现象。分成五类,只是一个大略的说法,实际上不止五类,《素问·至真要大论》中有"病机十九条",如:"诸风掉眩,皆属于肝"、"诸湿肿满,皆属于脾"等,明确地将外在的疾病证候与内在的脏腑功能失调以及病因联系起来,构成了中医的病机学说。金元四大家刘完素发现"病机十九条"揭示的是一种发病的模式,因而撰写了《素问玄机原病式》,将这种认识疾病的独到方法加以尽情地发挥,将十九条扩充为八十余条,给后人以很大的启发。

第五,网络模型。

经络学说是人体的网络模型,这个网络模型是在《灵枢·经脉》中确立的,这就是运用至今的十二经络学说。人体十二经脉分为手六条、足六条,或者阴脉六条、阳脉六条,互相衔接,循环无端,每一条经脉又派生出无数条络脉,组成一个庞大的网络系统,并通过这个网络系统,将全身由内到外、由上到下、各个脏腑、各个器官联系起来,使人体成为一个整体。这个网络系统是为考察疾病而设的,因此,《灵枢·经脉》很少谈及十二经脉的生理功能,却对每一条经络的"是动"、"所生病",即哪些病症归属于哪条经络的失调有详细记载。然而,我们发现:早期的经络学说,在早于《黄帝内经》的长沙马王堆帛书《足臂十一脉灸经》、《阴阳十一脉灸经》中,足臂脉与阴阳脉是分开论述的,两者都只有 11 条,而且,并没有互相衔接、循环无端,也没有脏腑的记载。很显然,这是网络模型的初级形式,后来,经过长时间的实践检验,不断地调整修改,才形成了现在我们看到的这种近乎完美的经络模型。中医的经络模型直到现在,仍然在有效地指导着临床实践,但是,现代科学始终无法通过实验的方法证明它的存在,也无法圆满地解释它的机理。

《周易》所创立的"立象",即建立模型考察复杂事物的方法,不仅在《黄帝内经》中得到广泛的运用,历代有创造性的中医学家,几乎都是通过建立模型的方法,来研究疾病,取得理论上的突破。例如,张仲景的"六经辨证模型",陈言的病因"三因"模型,刘完素根据"病机十九条"揭示的发病模式,张元素在《脏腑标本用药式》中,提出根据脏腑辨证模型用药的思路,李东垣建立脾胃生理、病理模型,朱震亨根据地理医学和理学的思想,提出"阳常有余,阴常不足"、"六郁"、"湿热相火"致病的生理、病理模型,叶天士、吴鞠通提出的温病"卫气营血辨证"、"三焦辨证"模型等,都是经过思维再创造的生理或病理模型。

与西方哲学的纯"抽象思维"所不同的是,中医的思维同时具有"抽象思维"和"意象思维"的特点,也就是既能将事物的本质特征高度抽象出来,又能随时转化为对具体过程的描述和模拟,本质的神似与形态的逼真浑然一体。例如,中医的八纲辨证是最高层次的辨证模型,有一次,杨振宁先生在香港大学演讲,提到中国古代的科学方法时说:中医就很善于抽象,千变万化的各种疾病,在中医眼中,都可以概括为八个字:阴、阳、寒、热、表、里、虚、实。其实,杨先生只认识到了中医思维的一面,另一面是中医更善于意象,这些抽象出来的概念在具体的医疗实践中得到广泛运用。例如,阴阳是八纲之首,统率其他六纲,中医诊病当"首察阴阳"。当人体的阴阳处于平衡状态时,即健康无病,当阴阳平衡被打破时,就会有证候表现出来,"阳虚则外寒,阴虚则内热。"阳虚的人,一定会出现身体四肢畏冷等外在的寒证;阴虚的人,一定会出现手脚心发热、心烦失眠、口干便秘等内在的热证。这样看似抽象的概念,一到临床,就非常具体化了。由这种思维方法所构建的中医模型,显然也具有抽象与意象的双重特点。因此,中医的理论一旦脱离临床实践,就会显得苍白无力,无法理解,甚至荒谬可笑;一旦结合临床实践,马上变得生动活泼,左右逢源。为什么不懂中医的局外人或者不从事临床的中医,那么难以理解中医理论? 为什么由他们搞的科研课题到头来总是镜中花、水中月? 关键在于他们没有理解中医的科学思维和科学模型的特点。

建立模型以研究复杂科学,并不是中国古代独有的科学方法,实际上,从古到今,西方的科学家们一直在运用。古希腊哲学科学家德谟克利特的"原子论",就是一种虚拟的模型。他不过是一个生活在两千多年以前的古人,他看到原子了吗? 他进行过实验研究吗? 他怎么知道原子之间存在着巨大的空间,原子在不停地运动? 原子按照不同的次序排列,组成不同的物质,原子相互之间的碰撞变成其他物质? 他完全是一种假想,一种天才的猜想。但两千多年后,他这种虚拟的模型得到证实,不仅开启了近代物理学,而且开创了现代量子力学,把人类带入了原子能的时代。

现代科学中最著名的模型方法,莫过于宇宙爆炸模型、粒子物理学中的夸克模型、分子生物学中的 DNA 双螺旋结构模型、地质学中"大陆漂移学说"的板块模型,无一不是先有虚拟模型,而后加以证实的。其中至少有两种宏观模型,即宇宙爆炸模型和板块模型,是目前无法在实验室里做出来的。与原子论模型所不同的是:中医的各种学说都是宏观的模型,不是通过实验、而是通过长达两千多年的临床治疗实践,证实了它们的正确性。当然,我们期待现代科学用新的方法进一步揭示其本质。

《黄帝内经》所创造的模型方法,是中医观察生命活动和疾病规律的主要方法论,《伤寒论》所创造的人体信息处理的方法,是中医认识疾病和治疗疾病的主要方法论。有了这两个独到的方法论,中医不需要解剖知识,不需要动物模型,不需要药理试验,不需要实验研究,不需要统计分析,不需要检测指标。总之,不需要借助任何现代医学的常规方法,就能有效地治疗疾病,这就是为什么中医没有、也不可能被现代科学淘汰的主要原因。

德国慕尼黑大学东亚研究所所长、著名汉学家、长期研究中国文化和中医的满晰驳教授说道:"经历了二千多年的历史,也就是说一直到 20 世纪,中医才逐渐发展成为人类智慧所创造的生命科学中一种最完善、最严密、合乎逻辑的模式。令人遗憾的是,在中国,这种模式的严密性并不是因为他们在方法论上自觉地下功夫的结果,而是因为他们头脑中有着独特的思维与观察力。并且这种模式在二千多年的发展中,全然不受外界冲击、诱惑的干扰,或者一点儿也不受世界上其他文化体系的影响。我在这里所说的是:一种其理自明的归纳综合方法,不知不觉地被用于一切地道的中国科学中,并且十分恰当地用于中国医学中。"[11]

"一旦我们对中医理论的复杂性作深入的研究,我们就会承认,选择这样一种模式来说明人体的功能及变化是巧妙而又合宜的,这也正是中医学方法论上的独到之处。因为古代中医学家使用的是感应和综合的观察方法来研究人体,所以他们着重考察了人体的功能及其变化,简略了对直观解剖位置的描述,而西方的医生至今仍漠视大量极有意义的功能性变化。虽然这些变化无须借助仪器,在医生自己和病人身上每小时都能清楚地察觉到。"[12]

这样的评价无疑是客观的。而且,我还得郑重声明:是满晰驳先生,而不是我,在这篇文章以及其他文章中,最早提出"藏象"学说是一种"模式"或"模型"的方法,并且来源于《周易》的"立象"。受到他的启发,我不过是把中医所有的理论创造,包括阴阳五行、天人合一、经络学说、六经辨证、卫气营血辨证、三焦辨证等,全部看做是一系列模型的方法。而现代科学从来都不否认建立"模型",它是一种研究复杂事物的科学方法,这样就为中医理论找到了"科学根据",希望能够说服那些总是认为中医"不科学"的人们。当然,我的这种观点不一定能够让人信服,有人会说:"你充其量只能说明中医是一种不完善的科学!"有了这句话,我的努力就达到了。中医确实是"不完善的科学",因此,才需要在全面继承的前提下,用现代科学去"努力发掘,加以提高",反过来说,有哪一门科学是完善的呢? 西医是完善的科学吗? 科学的发展是无止境的,一旦号称"完善",它的生命就结束了。

但为什么人们总是习惯于把西医看做是科学的,而怀疑中医的科学性呢? 满晰驳先生认为这是一个"印象"问题,而不是事物的本质。"在涉世未深的病人和医生的眼里,西方外科的生动姿态、西方化学疗法的惊人效果和西方的医学设备所带来的印象,比起那些只对病人做一些外部检查、切切脉、作几句询问的中医,所进行的平淡无奇的诊断过程带来的印象,不知要深刻多少倍。然而,只有后者,在经过适当训练和正确引导后,却能达到西医今天仍不能达到的目的:精确地、具体地诊断出各种功能失调,并因此在治疗上也胜过西医。"[12]

满晰驳先生还用了一个生动的比喻,来说明西方科学与中国科学的相同与不同之处:"假定有两队登山队员打算攀登一座山峰,抽签之后,决定一队经南坡上山,一队由北坡攀登。毫无疑问,在所遭遇和克服的困难方面,在所经历的艰难险阻方面,在达到峰顶所付出的时间方面,两队必然会有很大的差别。假如他们攀登的是同一高度的不同的山,差别会更大一些。当我们谈到西方科学和中国科学时,我们应当习惯于这样的观念:它们是沿着不同的道路朝着严格意义上的科学这同一峰顶攀登的两支不同队伍。显然,为了达到同一目标——理性对确定的经验事实的唯一定义,可以采用不同的方法(道路)。"[12]中医与近、现代西医之间的区别,是攀登生命科学高峰所走的道路不同,所用的研究方法不同,而不是科学与非科学之分,这个比喻,现在才开始被人们所理解。

1980年,满晰驳先生在《李约瑟先生八十华诞纪念文集》一书中说得更加透彻:"中国学者应该觉醒,要认识到不应不加批判地接受和使用西方殖民主义传教士塞给他们的方法学。""传统中医,是超越西医学范围的、内容丰富而最有条理、最有成效的医学科学,但迄今只有一部分治疗潜力被发掘。"[13]

在同一篇文章中,他又指出:"中国学者在证实中国并不比西方科学落后这一点上,在把中国科学遗产结合到世界科学中去,几十年来未能取得进展;由于迄今缺乏相应的方法学概念,而使中医学以令人惊异的速度从内部腐蚀下来。犯下这种罪行的不是外人,而是中国的医务人员。中医在中国,至今没有受到文化上的虔诚对待,没有为确定其科学传统地位而进行认识论研究和合理的科学探讨。他们追求时髦,用西方术语胡乱消灭和模糊中医的信息,从来没有为确定其科学传统的地位进行方法学研究;从19世纪以来,没有做出决定性的努力,按照中医的本来面目,评价并确立中医的价值。"

20多年过去了,这个对中国文化和中医充满感情的学者,用如此尖锐的语言,进行如此严厉的批评,却仍然未能唤醒那些对中医"犯下罪行"的"中国的医务人员",这是多么令人痛心的事实!

当然,批评归批评,德国学者们对于中医的前途仍然是充满信心的。满晰驳先生指出:"在中医的发源地,目前发生的暂时性的削弱与损伤局面,不仅可以得到扭转,而且最终将得到振兴,并在世界各国传播与移植。我得出这一充满信心的结论,基于 30 多年来对中医理论的认识论的调查研究,以及临床实际应用。我坚信中医在一切生命科学中确立了最美妙、最成熟的范例,它绝非像许多对中医一知半解的人所认为的那样,只是封建时代所遗留下来的、现在正处于消亡阶段的、经验主义的传统医学。正好相反,中医作为一门典范学科,正处在普遍应用与发展的初期。"[12]

又是 10 多年过去了,满晰驳先生的预言终于开始变成现实,我祝愿这位尊敬的老人健康长寿,希望他亲眼看到中医走向现代化和中医在全世界发扬光大的那一天!

四、中医的优势领域

现代医学毫无疑问是当代的主流医学,是占统治地位的医学,由于几百年来,它与近、现代科学同步发展,充分吸取了后者的创造性成果,因而突飞猛进,日新月异。特别是在外科手术、器官移植、遗传工程、微观诊断等领域,占有绝对优势,中医和其他传统医学都望尘莫及。然而,拥有自己独到科学方法和本质特征的中医,至今能够立于不败之地,必定也有它的优势领域,我认为,中医至少在五个方面是当前西医所不及的。

1. 治疗方法的优势 在治疗手段方面,中医主要有外治与内服药两大类。外治主要是针灸,内服主要是中草药。针灸属于非药物疗法,不存在药物在体内代谢或残留对人体造成的任何伤害,在镇痛、调节内分泌紊乱、调节神经功能方面,具有独特的作用,在西方国家受到普遍欢迎,被认为是中国古代的"第五大发明"。

传统医学使用的内服药,绝大部分是天然药物,由于这些药物与化学合成药相比,其结构更接近人体细胞,因而亲和力大,副作用小。中医自古相传有一套严格的加工炮制方法,能够有效地增强药效,消除某些药物的副作用或毒性。特别是各种药物通过方剂配伍,能照顾整体,在体内起到综合调节的作用,不像西药的作用那么单纯,只针对某一方面、某一个靶标,虽然治病效果显著,但容易产生副作用。

说到方剂,我要着重指出一个认识上的误区。中医治病,历来看重的是方剂,而不是单味中药,这在外人、特别是外国人看来,似乎没有什么区别,其实,两者有着本质的不同。方剂固然是由药物构成的,但是,根据个人经验,使用一味或几味中草药治病取得疗效,这只是经验医学的水平;选择几味或十几味中草药、按照严谨的组方原则组成方剂来治病,这才上升到了科学方法的高度。中医目前临床所使用的药物不超过 1000 种,中医历代使用过的药物也不超过 3000 种,但是,由这些药物组成的古今方剂却至少达到几十万首。这是为什么? 因为好的方剂的创制,存在着很高的技巧性和科学性。古人十分讲究药物之间的君臣佐使、七情和合、刚柔相济、开阖进退,即使同样的几味药物,仅仅因为用量不同,所适应的病证就可能完全不同。药物之间的协调、配合、激励、牵制、减毒等所起的种种化学反应,至今为止,我们仍然无法搞清其现代机理,还只能用传统的语言去解释。这从《伤寒论》的桂枝汤、桂枝加桂汤、桂枝加芍药汤等完全可以领会到。古人特别强调要"因证制方",就是因为已经意识到"方证结合"的思维模式,能使人体输出信息与输入信息的对接达到标准化、规范化,从而取得人体疾病信息处理的最优效果。历代名方是中医学最精华、最核心的部分,在医学史上,几乎每一首方剂的问世,都凝聚着创方者的心血和经验,十分珍贵。现在教中医、学中医的人,绝大部分不理解这个极其重要的道理,以为守古方是抱残守缺,自己拟方才是发展创新,不愿去大量背诵古方,不屑于使用原方,以致临床疗效下降。特别是大部分搞中药科研开发的人,把重点放在单味中药上,总是想从中发现或提取出某些有效物质,从而取代西药,挤入国际医药市场。这种研究思路大有问题,几十年来,开发出来的重大药物没有几个,反倒被美国人研究出几十种单味中药对身体有损害。现在,不但要担心"废医存药"的问题,而且,照这样研究下去,连中药都在现代社会"无地自容"了。

我历来不敢相信目前的现代化学对中药的研究手段有多么高明,特别是对方剂的研究,还极其肤浅。举一个简单的例子:《伤寒论》中白虎汤中的石膏退高热是众所周知的,但是,研究了几十年,至今为止,现代化学就是分析不出石膏中的哪一种物质起的作用,更分析不出白虎汤中的四味药经过煎煮后,产生了什么新的能退高热的化学物质。石膏不过是由含水硫酸钙组成的一种简单无机物,研究结果尚且令人汗颜,何况中药大部分是有机物,更何况方剂又是由多种中药组成的。而且,有什么理由说:在实验室里通过化学分析得出的结果与服药后在体内发生的作用是一致的?

总之,我在这里要强调的重点有两个:第一,中医内服药的优势不在单味中药,而在于由中药组成的方剂;第二,检验中医内服药优势的标准,主要在临床疗效,而不在实验室里用有限的手段可能得出的检测结果。

西医的治疗手段主要也是两大类:手术与服药。毋庸置疑,西医在外科手术领域达到了很高的水平。对于许多器质性的疾病,手术是十分必要的,但是,很多人不适合于手术,并且手术后留下长期的后遗症。同时,手术也改变不了产生某些器质性疾病的内环境,如肿瘤、囊肿、结石等,手术后有一定的复发率,有时难以根除,并不是所有的问题,都可以"一刀了之"的。

西医的内服药,主要是20世纪发明的化学合成药物。西药一般采用单体或有效成分,取药物的专一作用,其特征是药效强大,群体性显著,针对性、规范性很严格。西药的毒副作用与有效作用往往紧密联系,不可分离,某些药成瘾性强,也无法自行消除。抗生素对大部分因细菌感染引起的急性炎症的疗效是卓越的,但是,使用久了,容易产生耐药性,对于慢性炎症几乎没有明显的治疗作用,甚至导致霉菌产生。止痛药虽然分为很多类型,但大部分只能缓解一时的疼痛,无法解决疾病的根本,有的药成瘾性很强。激素治疗内分泌失调和其他一些难治病有效,但激素容易产生依赖性,其副作用也是众所周知的。大部分西医临床医生都清楚目前使用西药的副作用,但是无可奈何,因为现代西医学已分化为基础和临床两大部分,西医临床医师在很大程度上依赖于实验(基础)医学的成就,一般来说本身很难有独创性。西医对药品、药量均有明确规定,要求严格,药品的确定性、精确性极强,医生在用药方面,个人发挥的余地较小。现在,也有不少西医出于无奈在给病人开中药,但由于不懂得辨证论治,只能按图索骥,其效果可想而知。

目前,有些国家根据传统医学的用药经验,试图从某种天然药物中提取有效成分,以取代某种西药,或充实西医的药谱,已取得了一些成果,但并不十分理想,至少在中医药领域中不理想。这是因为一种成熟的传统医学,它的用药配方都有严格的理论指导,例如,中医就有"君臣佐使"的方剂配伍规律,不深刻了解某种传统医学的理论,只想废医存药,用简单的方法摄取到传统医学的精华,是很难达到预期目的的。

在治疗思想方面,中医采取的多数是因势利导、调节平衡、扶正祛邪的方法。从本质上说,中医是一种和谐医学,这与孕育它的中国古代文化有关。中国古代哲学思想强调天人合一、顺应自然、阴阳平衡,"和合"是其核心。中医的理论完全继承了这些理论,并且成功地运用于临床实践。

《黄帝内经》中所谓"阴平阳秘,精神乃治;阴阳离决,精气乃绝"(《素问·生气通天论》),把阴阳之间的平衡,看做是维系生命的基础;医生应当"谨察阴阳所在而调之,以平为期",由此而确立了"平衡调节"这个总的治病原则。中医的治疗方式有多种多样,例如药物治疗、针灸治疗、气功、按摩、推拿等等,但都遵循上述的法则。寒则热之,热则寒之,虚则补之,实则泄之等,主要是从对立方面施加作用,使人体阴阳失衡的情况得以纠正,重建起机体阴平阳秘和脏腑有序的关系。这样,人体在亿万年进化过程中建立起来的抗病能力和修复能力,也就由此而得以恢复,使机体从病理状态逐步向健康的、正常的功能态转化。

中医特别强调"扶正祛邪",扶正就是帮助和提高人体的抗病能力,保护人体的免疫功能;祛邪就是因势利导,通过汗、下、吐、和、清、利、消等方法,把病邪及其代谢产物排除到体外。"正安邪自去,邪去正乃安",这句话在中医界可谓脍炙人口;"急则治其标,缓则治其本",更说明在疾病急性阶段所采取的非常手段只是权宜之计,而一旦病情缓解时,就要固护人体的正气这个根本。

西医对付疾病的主导思想,是对抗性治疗,从本质上说,西医是一种征服医学,这也与孕育它的时代特征有关。西方近代工业文明在崛起的二三百年间,以征服为主要手段,迅速地改变了世界,征服的观点,必然对随之伴生的近现代医学产生强烈影响。加上几个世纪以来,西医的生理、病理、诊治的思考轴线是定位性的;病因的探寻方向,是具有特异致病作用的生物的与非生物的有形物质因子;治疗的基本途径是特异性地消除致病因素以纠正病理状态。当19世纪下半叶发现了病原微生物,20世纪找到了可以杀死病原微生物的抗生素,并且显示了强大威力之后,对抗治疗的思想,就不可避免地牢牢占据了医学领域。

因此,西医治疗疾病的主要思维和手段是:发现是细菌等病原微生物引起的疾病,用磺胺、抗生素杀死它;发现是细胞增生变异引起的癌症,用手术切除、用放化疗杀死它;发现是病毒引起的疾病,对抗治疗的思维遇到了障碍,因为,目前还没有发明出有效杀死病毒的药物,只能用免疫制剂来预防。人文学者王一方有一段精彩的论述:"这是一种典型的'战争模式',有'敌人',有'杀伤性武器',有'战场',有'战斗',把治疗关系定格成对抗关系,药物手册里有许多类药物都以'抗××'命名,如抗生素、抗寄生虫药、抗感染药物、抗肿瘤药、抗过敏药、抗贫血药,连维生素C都曾叫'抗坏血酸剂'。其实,维生素类是营养要素,体现的是补充型的治疗思路,而非对抗型思路。从医学人文的角度看,'战争模式'的治疗观容易产生两种迷失,一是把病人当'敌人',把疾病与生命混为一谈。抗生素的摄入不仅杀死致病的细菌,作为代价,也杀死了正常的菌落,使体内菌群生态发生倾斜,同时,抑制体内免疫功能,中间代谢物还可能引发免疫反应。二是确立了外在干预(涉)占主导的治疗观念。"[14]

中医的平衡调节与扶正祛邪,是对西医对抗治疗的一种很好的补充。以细菌引起的急慢性炎症为例,在急性炎症阶段,西药抗生素确实具有强大的效力,但是,使用多了、使用时间长了,往往产生耐药性,疗效降低,转成慢性炎症之后,抗生素则效果不佳。中医的很多方药,对急性炎症引起的疾病疗效卓著,但是,其中的任何一味药、甚至任何一首方,实验研究结果表明:杀菌疗效却远远不及抗生素,因而出现临床疗效与实验结果完全不同的巨大困惑,这至少说明中医方药不是通过对抗治疗取得疗效的。转成慢性炎症之后,中医在扶正祛邪的总原则下,治疗的方法极其丰富,疗效也不错。因而在慢性鼻炎、咽喉炎、食道炎、胃炎、胆囊炎、肠炎、膀胱炎、尿道炎、盆腔炎等一系列慢性炎症领域,中医药大有用武之地。

正如程之范先生指出的:"自从青霉素问世,人类和细菌就开始了一场领先者不断变化的比赛——就在青霉素广泛使用后的第五年,医生们发现了耐药的葡萄球菌。而聪明的医药学家发明新抗生素再次打败细菌后不久,细菌重新集结,能抗新药的突变体又出现了。总的来说,药物始终保持着微弱的领先地位。因此,药物的副作用问题和致病菌耐药性的现象应引起我们的高度重视和警惕,在这方面,我国中医药学扶正祛邪的理念应予以弘扬。"[6]

即使对于现代医学在治疗方面感到颇为无奈的许多病毒性疾病,中国古代都可能遇到过。虽然还没有发现哪一味中药、哪一首古方对病毒有特效治疗作用,但在辨证精确的前提下,中医不是采取对抗、杀死的方法,而是遵循扶正祛邪、因势利导的治疗原则,最终能够治愈。从张仲景到叶天士,从50年前蒲辅周先生治疗"乙脑",到2003年邓铁涛、朱良春等先生指导治疗"非典",无数古今名医的实践都证明了这一点。

再以癌症为例,西医目前采用的手术、放疗、化疗三大常规治法,目的是尽可能多地杀死癌细胞,然而,从理论和实践两方面都证明,癌细胞是不可能完全被杀死的,只要有一个,就可能克隆出新的癌肿来。如何减少三大疗法的毒副作用?如何从长计议,提高患者的免疫功能,抑制癌细胞的增生?西医至今没有较为成熟的方法,而中医扶正祛邪的许多措施,能起到很好的配合作用,有效地延长患者的寿命,提高其生存质量,"带癌生存"被越来越多的事实证明并非天方夜谭。

至于功能失调性疾病,找不到形态学的改变,以及众多的临床综合征,无特殊或特效治疗方法,都是西医临床颇为棘手的治疗领域。而退行性疾病、老年性疾病、亚健康状态等,对于习惯看重疾病的结果而不大看重过程,看重检测指标而不大看重病人主诉的西医大夫来说,对于以对抗治疗为主旨的西医学来说,确实很难有的放矢地恰当处理。

总之,在慢性炎症、慢性疼痛、功能失调、内分泌紊乱、病毒性疾病、增生性疾病、退行性疾病、老年性疾病、常见临床综合征、人体亚健康状态等领域,中医占有明显的或潜在的优势。这一方面是由于中医治病擅长于扶正祛邪、调节平衡,注重养生保健,强调"不治已病治未病",不看重检测指标而重视病症表现等等,中医的这些特点,对于治疗上述疾病是非常合适的;另一方面,则是由于西药的某些缺陷和西医某些治疗思想的不足所导致的。

中、西医两种医学在对待疾病的观点和治疗方法上有根本的差别。客观地说,征服的手段,见效快,但必须干净、彻底,否则容易反复;和谐的方法,来得慢,但作用持久。这恰好是两种医学在疗效方面的特点,各有长短。征服是实现不断突破的手段和方法,和谐则是维持稳定和保持连续性的哲学基础。应当说,两种不同的文化背景对中、西两种医学形成各自的特点起到了巨大作用。

2. 文献资源的优势 自古以来,医学在中国都是一门"显学",即受到统治者重视,因为这门学科关系到人的生命健康。故从汉朝开始,历代统治者都比较注意收集、整理、编撰、出版医学著作。而历代儒医、道医、佛医,和爱好医学的文人、民间医生等,收集医方、著述医书的工作始终薪传不断。虽然大部分医书毁于兵燹战乱,但保留至今的古代医学文献仍然数量巨大,医书种类多达一万余种,收载的古代方剂多达十几万首,这是中医最为珍贵的一份历史财富,是中医学值得努力发掘的伟大宝库。

如此重视古代文献,这对于西医或其他学科来说,几乎是不可思议的。西医的发展规律与中医不同,西医的发展是采取淘汰制,是按照否定之否定的规律进行的。无论是医学理论还是临床药物,往往几十年、甚至几年就被更新,就有一个大的变化,过去的资料重温的价值的确不大。更何况是几百年以前的西医古籍,例如《希波克拉底全集》,虽含有丰富的医学思想和宝贵的经验,但由于近代医学的转轨,医学理论完全变了,因而失去了任何实际参考价值。中医的发展是采取积累制,是滚雪球似地发展的,历代中医古籍、古方,都是当时医家治病的经验总结,都有一定的参考运用价值。因为无论世界变化有多大,人类的疾病谱变化不大,换句话说,现代人有的病,大部分古代人都有,只是疾病排名的次序有所变动而已。例如,现代疾病谱中排在首位的冠心病,就是导致两千多年以前长沙马王堆汉墓女主人辛追死亡的致命杀手,在她随葬品中的花椒、桂皮、白茅香等九种药,可能就是当时用于缓解心绞痛的药物;马王堆出土的帛医书《养生方》中有一首药酒方,叫“醪利中”,分析其中的几味主药如麦冬、干姜、凌霄花等,可能就是用来预防冠心病,以达到养生长寿的目的;张仲景《金匮要略》中治疗“胸痹”的几首方剂,至今仍然是中医治疗冠心病的最好的药方。特别重要的是,自从战国到两汉时期《黄帝内经》《伤寒杂病论》问世后,直到今天,这两本经典所奠定的中医基础理论、临床治疗法则始终没有变,始终有效地指导着中医临床。2000多年来,中医虽然在不断发展、不断丰富,但始终没有突破《黄帝内经》《伤寒杂病论》的藩篱,始终没有出现西医那样的近代医学与古代医学彻底决裂的大嬗变。由于中医的理论体系未变,因而,古代积淀的大量医学经验仍然可以直接用于临床。例如,目前临床最常用的中成药藿香正气丸、逍遥散、附子理中丸、牛黄清心丸、至宝丹等,全部出自宋代由朝廷组织编写的《太平惠民和剂局方》。又如,我在前面提到过的、徐特立夫人所患的“癔病性昏厥症”,西医找不到有效的治疗方法,而在中国医学史上,则首见于《史记·扁鹊仓公列传》,再见于《旧唐书·许胤宗传》,三见于明代《名医类案》,我的伯父则从《名医类案》中觅到了效验方。由此可见,脱离了古代文献,中医犹如无根之木,无源之水,失去了继承的基础。作为个人来说,有条件地广泛阅读中医文献,犹如拥有汲取不尽的甘泉。

近年来,当代名老中医的临床经验受到特殊重视,国家和有关机构组织整理和出版了大量整理其学术经验的著作,为中医宝库增添了一笔新的财富。

当然,这又是一般西医认为不可思议的,“个人经验”怎么可能是科学的呢？个别治愈的病案带有偶然性,不一定能反映出客观规律,因为至少要观察30例以上,经过统计学的处理,经得起重复,才能证明是有效的。经验往往靠不住,必须经过仪器检测,找出相应的指标改变,治疗才能有的放矢。这在西医而言属于常识,因为西医从理论到临床到用药,基本都是规范化、程式化的东西,很少需要医生个性化的掺入。什么时候看到成百上千地出版过著名西医的医案、医疗经验？古今中外从来没有！然而,西医常识不应成为中医的紧箍咒,中医的辨证论治方法论,决定了中医的临床是一种真正的个性化治疗,必须因人、因地、因时而治,才能达到最佳的疗效。这需要灵活的思维,长期的经验积累,很高的悟性,才能水到渠成,因而名老中医的经验特别可贵。但是,由于受到西医观点的影响,长期以来,他们的医案与医疗经验遭遇冷落,有人以“科学”的戒尺将其贬斥得一文不值,而多年来刊登在各种医书杂志中的中医临床论文,无一不声称“经过了统计学的处理"，而且"符合统计学原理"。我常常在想这到底是古代的邯郸学步？还是现代的Ｔ台走秀？有多少统计数字没有掺水分呢？许多中医都在追求时尚，但时尚的东西总是难以持久的。等到大梦今方觉，深具中医根底的名老中医无一不进入了耄耋之年，各家出版社尽管摆出"抢救"的态势，无奈老先生们已经气喘如牛，只能做最后的百米冲刺了，想来令人欷歔不已。当然，知道亡羊补牢也是好的，近年来出现的一股出版名老中医医案、医话、医疗经验书籍的热潮，预示着本色的中医开始回归了。

我历来爱读名老中医的个人著述，这是受到伯父的教诲："学中医不能光靠自己在临床去摸索，要读书，要善于'夺人之长'，把那些名医成熟的间接经验拿来，为我所用，才能迅速提高。"而离我最近、最为可靠、最有临床长处的人，莫过于当代名老中医，毕竟他们是从临床历练过来并且以此成名的人。他们以毕生的学识与丰富的经验，读懂了古人，治愈了今病，他们的著作为我构架了一座由近及远、从今到古的学习中医的桥梁，使我从中获益匪浅。读书与临证是造就一个中医高级人才缺一不可的条件，古今中医文献对中医的学术传承和人才培养所起的作用是决不能低估的。

3. 医学模式的优势 整体观、恒动观、相互联系、宏观把握的观点，是中医的哲学方法。《黄帝内经》认为：人类是大自然的产物，每个人生活在社会群体中，人的生命活动必然与天地相应，与人事相通。人之所以得病，是脏腑功能失调所导致的结果，而气候的冷热变化、空气的潮湿干燥、居处的宁静喧哗、季节气候的交替更迭、太阳月亮的起落升降、人际交往中的情绪波动、饮食口味的饥饱偏嗜、房事生活的放纵节制、先天禀赋的厚薄强弱等等，都是可能导致脏腑功能紊乱的种种因素。医生必须将各种因素综合考虑，全面考察，才能找到真正的病因。《黄帝内经》重视的不是静态的人体形态结构，而是动态的人体功能状态；对生命活动和疾病规律的研究，采取的不是解剖的方法，而是一种"从外观内"的方法，因而，解剖在中医这个学科内始终没有、也不可能得到应有的发展。《黄帝内经》所谓"视其外应，以知其内藏，则知所病矣"（《灵枢·本脏》），也就是通过体外的反应来了解内脏发生的变化，从中掌握疾病的规律。

中医看待人与自然的关系，了解人体疾病，总的来说，是一种系统的方法、黑箱的方法、信息的方法。"证候"就是体内发出的信息，望、闻、问、切四诊，就是收集体内信息的手段，所有的治疗措施，包括针灸、方药，都是向体内输入信息，病人经过治疗后是好是坏，又会通过主观感受和客观体征的改变，将这些新的信息反馈到医生那里，医生再决定如何进一步治疗，这是《伤寒论》中创立的"辨证论治"。但是，中医的这些认识方法，并不等同于系统论、控制论、信息论，因为后三者仍然是建立在精确数学的基础之上的。

无论是整体观还是辨证论治，在考察疾病时，都需要联系到社会、环境、气候、心理、日常生活等各种因素，都需要密切与病人接触与交流，细心观察病人的状态，多方面收集病人体内发出的信息，因人、因时、因地制宜，这样的医学以人为本，无疑充满了人文精神。

中医的病因学说叫"三因"说，即把所有疾病的病因归纳为三类：外感风、寒、暑、湿、燥、火，内伤喜、怒、忧、思、悲、恐、惊，以及房室、金刃、虫兽、饥饱、呼号等，称作"不内外伤"。这是一种宏观的病因分类方法，与西医微观的病因分类法截然不同，西医的病因学说，是要寻找到每一个病人的致病源和患病的位置，以便准确地治疗，这是两百多年来贯穿于西医临床的思维定式。对于这一点，直到现在仍然难以做到，甚至可能永远做不到，但毕竟体现了一种传统的西方科学精神。中医的病因学说，虽说是大而广之，笼而统之,但具有很高的实用价值,能够有效地指导临床治疗,蕴含着东方的哲学智慧。并且,由此也可以看出,中医从一开始建立的,就不是一种单纯的生物医学,而是一种生物的、社会的、心理的医学模式,这是中医的本质特征。

近现代医学是在解剖学的基础上发展起来的,18 世纪,莫干尼在《疾病的位置和原因》一书中,所奠定的寻找"病灶"的思维方法,至今仍在西医临床中影响深远。加之现代诊断检测仪器越来越先进,越来越精密,西医临床分科越来越细,更强化了西医在微观方面的认识和信心,而容易忽略整体联系的观点;增加了对仪器的依赖,就容易忽略医生的主观能动性和医患间的交流。从根本上说,西医目前所采用的方法论,毕竟是牛顿时代以来的线性的、还原的、分析的、实验的方法。虽然这种方法论在现实生活中仍广泛使用,并且仍然可以不断取得科研成果,甚至是伟大的成果,但是,相对于人体生命活动这样的"复杂体系",这些方法显然是不够的,对于许多复杂问题的研究与认识,最终要走进死胡同。

多年前,世界卫生组织即呼吁:现代医学应当完成由生物医学模式到生物、心理、社会医学模式的转变,然而实际贯彻起来却非常困难。传统医学不需要解剖作为认识人体生理、病理的基础,不采用微观的认识方法,不借助任何仪器,却同样能够治愈疾病,这种方法论方面的优势,在西医完成医学转型的过程中是值得借鉴的。

又如,程之范先生所说的:"西医自文艺复兴以后开始了以人体解剖学为基础的研究,17 世纪的生理学、18 世纪的病理学、19 世纪的细菌学、20 世纪的药物治疗都是受机械论思想影响,从生物学观点出发研究的,这虽然使西方医学有了很大的进步,但是到20 世纪中叶逐渐看到了它的局限性。"

第二次世界大战中,伦敦每遭遇一次空袭后就出现大批消化性溃疡和急性消化道出血的病人,而列宁格勒(圣彼得堡)则出现了大批"围城性高血压"的病人,这些心身相关的问题引起了医学界高度重视。到 1972 年,美国医师恩格尔(G,L.Ensle)首先提出生物医学模式的缺陷,指出生物医学模式应向生物、心理、社会医学模式转变的论述,客观地反映出医学发展规律,受到世界各国医学家的注意。当前,心身疾病已日益严重地威胁着人类生命健康,由生活方式和生活行为所致的疾病和环境因素、社会制度造成的疾病已占 70%,因而医学家们从生物 - 心理 - 社会三个方面提出综合防治的新概念。

由于医学模式的转变,促进了社会医学、医学社会学和整体医学的建立和发展。由于医学模式的转变,世界卫生组织也将健康的定义规定为"健康是人在躯体上、精神上和社会适应上的完好状态,而不仅仅是没有疾病和虚弱"。由于医学模式的转变,打破了各种传统医学封闭的格局,架起了现代医学与传统医学之间的桥梁。例如,中国的传统医学根本没有受到生物医学模式的影响,它不仅一直重视心理和社会与人体的关系,而且把人看做是与大宇宙相关的小宇宙。学习这种传统的中国医学对于医学模式进一步全面改变,是一条捷径,可惜目前尚未得到全体医务人员的重视。目前,医学模式转变还是理论形态的,在实践上是滞后的,或者说实践中的医学模式并没有发生根本转变,甚至根本没有转变。[6]

4. 养生保健的优势　目前,很多国家,特别是西方国家已经进入老龄化社会,解除疾病的痛苦,只是起码的要求,追求健康长寿才是每个人的梦想。以治病为目的的西医,显然不能满足人们的愿望,而中医在几千年的实践中,在养生保健方面积累了丰富的经验。

中医历来把养生保健看得比治病更加重要,早在《素问》中,就以显著的位置、大量的篇幅,系统地阐述了身心调节、起居调节、饮食调节等各方面要素,对预防疾病和益寿延年的作用。如"恬惔虚无,真气从之,精神内守,病安从来"、"食饮有节,起居有常,不妄作劳,故能形与神俱,而尽终其天年,度百岁乃去"(《素问·至真要大论》)等等,全面阐述了精神调摄、饮食调摄、起居调摄等各方面的要领。

除了积极养生之外,《素问·四气调神大论》进一步提出"是故圣人不治已病治未病,不治已乱治未乱,此之谓也。夫病已成而后药之,乱已成而后治之,譬犹渴而穿井,斗而铸锥,不亦晚乎"的观点。强调在疾病形成之前,甚至还处于萌芽状态,就应当积极预防和治疗,这才是真正高明的医生,病已形成才去用药,这就晚了。

在中医的另一本经典著作《神农本草经》中,将365种药物分为上中下三品:上品养命以应天,"欲轻身益气,不老延年者,本上经";中品养性以应人,"欲遏病补虚羸者,本中经";下品治病以应地,"欲除寒热邪气,破积聚,愈疾者,本下经"。显而易见,古代医家把延年益寿放在首位,其次是阻止疾病的发展、保护健康,最后才是治疗疾病。这样的医学观念,即使用今天的眼光来看,也是非常科学、非常前卫、非常正确的。在中医学中不仅始终贯穿着这一思想,而且从先秦到明清,创造了很多健身防病的方法,如食疗、药膳、气功、导引、按摩、五禽戏、易筋经、八段锦、太极拳、保健灸等。

近几十年来,世界卫生组织提出"健康新概念",人们广泛了解到在健康与疾病之间还存在一种"亚健康"状态。据统计,全世界目前处于"亚健康"状态的人群,约占总人口的70%,这些人长期身心疲惫与不适,处在发病的边缘。作为主要以检测结果为用药目标的西医来说,对于这些"亚健康"状态的人群,对于始终无法确诊病因的病人,对于开始查不出病因、最终查出病因时病势已趋严重的病人,治疗是相对棘手的。因此而误诊、耽误病情、无法用药的实例,的确不在少数。

我们经常可以看到许多痛苦不堪的病人,被西医院的医生宣布无病,有病是患者自己的主观感觉,是一种心理障碍,因为所有的客观检测指标都呈阴性。当然,其中也确实有一部分病人是需要心理治疗的。中医却不以检测指标作为诊断标准,而是以证候——人体发出的疾病信息作为诊断标准,只要病人有痛苦,有不适,即有证可凭,就有法可治。人们由健康到亚健康再到患病,甚至人的生老病死,都有一个由量变到质变的过程。量变阶段的不适,病人能够感觉得到,医生可以观察得到,仪器往往检测不到,一旦检测指标显示阳性,往往已经形成了质变。中医从证候入手的治疗方法,在大多数情况下,能使治疗定位在早期的量变阶段,这就使得那些处于亚健康状态、处于疾病初中期而检测指标暂时显示不出,属于功能紊乱、内分泌紊乱的人们能获得有效的治疗。这可以说是古代"治未病"思想在现代的运用和发展。

现代医学是一种被动医学,患者除了被动地接受检查、服药打针、遵照医嘱外,很难发挥自己的主观能动性。而中医历来主张积极养生,除了药物治疗之外,中医的各种保健养生方法,如气功、太极拳、食疗、药膳等,都有利于调动病人和"亚健康"状态的人们治病防病的主观能动性,变被动治疗为主动治疗,变有病治疗为无病预防,变药物治疗为保健锻炼。这些预防医学的思想与措施是中医学的优势与特色,大大地补充了现代医学模式的不足。

在这里,我愿意再次引用程之范先生的一段文章作为前面几部分的总结:"以研究自然界中最高级、最复杂的生命为对象,探求人体在正常和异常状态下的表现和规律的医学,是一门极其复杂的学科。人们在一定历史时期获得的关于医学的认识,并非终极真理,它只具备相对性。因为人体的结构和功能非常复杂,至今人对自身的认识还是很肤浅的,如果不懂得这个道理就易被一时的新发现所迷惑。也只有通过中西医学发展史的比较研究,才能深刻体会到 21 世纪中医学存在的价值。半个世纪以前,由于 DNA 双螺旋结构的发现,西医学发展迅速,很快进入到分子研究水平。2000 年 6 月 26 日,人类基因组序列的'工作框架图'绘制成功。8 个月之后,又一次公布人类基因组序列的测序结果,人类基因组被破译将为遗传病、癌症等疑难杂病的诊断、治疗和新药物的研制带来新突破。21 世纪,计算机技术将更广泛地应用到医学,纳米技术也将会应用到医学。另外,手术创伤会很小,器官移植中的排异现象和供体器官缺乏的问题将获得解决,器官和四肢移植将司空见惯;人的平均寿命会延长,而'带病延年'的人会更多,老年化问题也随之而来,在此时期中医学似乎相形见绌。然而,如果仔细比较中西医学发展史,则会发现中医学'不治已病治未病'的思想,中医学在养生、保健、老年病等方面的理论和实践经验,21 世纪人口老龄化和人类疾病谱的改变,正好带给传统中医学新的发展机遇,所以,中医学在 21 世纪应该得到更多的重视和研究,充分发展其长处,使人类不仅是'带病延年',而是健康长寿。"

他紧接着在同一篇文章中发表的见解,同样是很有价值的:"长期的医疗实践总结的经验和古代阴阳五行学说的哲学思想是中医理论的来源,而中医理论的形成和发展始终以医疗实践为基础。中医学是遵循实践、认识、再实践、再认识的过程朝前发展的,认识不断深化和发展,逐步形成了比较系统的医学理论,不但可以解释人体生理、病理的变化,而且在一定程度上也能够指导临床实践,它的成就已经超越了古代自然哲学的水平。虽然现代医学已经到了分子水平,但医学的发展仍然离不开人体内外环境的影响。中医学的外感六淫、内伤七情等理论仍然可以指导实践,如果将这些中医学成果加以研究、发展,将会对 21 世纪的医学作出贡献。1977 年,美国人恩格尔(G.L.Engel)提出医学模式应该由生物医学模式向生物 - 心理 - 社会医学模式转变,被认为是医学的发展进入到高一级阶段。但在我看来,如果早在 30 年前就进行中、西医学史比较研究的课题,医学模式的转变或将改由中国人提出,因为中医学早就不只是生物医学模式,所以,我认为 21 世纪应该加强中西医学史比较的研究,以推进整个医学的进步。"[6]

作为我国当代著名的医学史专家、已经 90 岁高龄的北京大学"医学史研究中心"主任程之范教授,他的目光是敏锐的,思考是冷静的,上述一系列评价是客观公允的,既体现了对中医学的理解和爱护,也不无对西医学目前状态的担忧和警示。

总而言之,由于历史的原因,中医与西医两个不同的医学体系,都有自己的优势和劣势。比较而言,西医的优势更大一些,因为它是一个开放的体系,当代科学不但给予它最新的成果,而且作为原动力不断推动它迅速前进,而当代医学在 20 世纪末暴露出来的许多问题,在新的世纪有可能迅速得到解决。中医目前的优势只是相对的、暂时的,中医决不能光"守旧"而忽略了"创新"。由于中医是一个封闭的体系,稳定性很强,原动力不足,局部的改革对它难以触动。因此,中医在充分保持自己优势的同时,要争取与现代科学技术例如计算机网络技术相结合,才有可能实现整体的、跨越式的突破。换句话说,中医的创新应当是与现代科技相结合,与西医有机地结合,而决不应当以西医为标准,对其顶礼膜拜,在其后面亦步亦趋,用牛顿时代以来的这一套老的科学方法,粉饰自己,吓唬别人,这样是毫无出息的!

袁长津先生在总结中医药学术发展的百年历程时,对中西医的各自长短,有一段公允的评价:"近100年来,西医学由于不断吸取和利用现代科技成果,揭示了许多疾病的病因和病理,诊断明确,疗效显著,颇具优势。但是,这种过分依赖病因诊断和重视局部病灶而建立在直接拮抗层面上的疾病医学,其自身的缺陷和所带来的负面影响,也是不能忽视的。至今,仍有许多急慢性疾病的病因还不能明确,有些病因明确的疾病,西医仍找不到特效的治疗药物和方法。而西医主要依靠的化疗、放疗及不断扩大治疗领域的外科手术等,也带来了诸如治疗的毒副反应,体内菌群失调,耐药菌株的泛滥,病原体的变异,人体组织功能的创伤和丧失等等负面作用。这些代价对人体生命及其内外生态环境来说,有些是得不偿失的。西医的这些缺陷和负面影响,给建立在整体恒动、正邪消长观念及调节层面上,依靠辨证论治运用天然药物和非药物疗法的中医药学留下了发挥作用的广阔空间。另外,我们也不得不承认中医自身的不足,而这些不足往往又正是中医长处的负面。单从对疾病的认识和治疗讲,中医的整体观念是其所长,而容易忽视局部病灶对整体的影响,特别是对于突发的危急重症的抢救能力尚有缺陷;中医的辨证论治是其特长,但的确短于对致病因子和病理损伤及早入微的察觉和把握,因此,有时也陷于有病却无证可辨和证消而病未痊愈的困惑;运用天然药物治疗,毒副作用小,价格低廉是中医药的优势,但剂型落后,携带和使用不方便,应急手段不够,也是其很大的不足等等。这些自身的不足,对于中医来说不可回避,也不必护短,而只能作为自身发展的空间,在临床实践的探索中,不断地改进完善。与此同时,中医传统诊治疾病的主要模式虽然也是'病症结合',但随着时代的变迁、中西医学在临床上的融合,现代中医所诊断的'病',已不再完全是传统意义的'病',部分或大部分变成西医的'病'。而对于这些西医病的中医病因病机、诊断辨证、立法用药等,均有一个不断认识和融合创新的过程。回顾20世纪中医临床医学在实践中的发展历程和成果,也主要反映了这样一个'扬长补短'及'融合创新'的过程和结果。"[15]

我非常赞同袁教授的观点,既客观,又全面。饶有趣味的是,文中多次使用了"负面"这个词,显而易见,西医的"负面"恰好是中医的正面,中医的"负面"又恰好是西医的正面。我不知道袁先生对中西医结合持何种观点,在我看来,由于"负面"的存在,因此,两种医学才需要互相结合,取长补短,这是治疗疾病的需要,人类健康保健的需要,而且为中西医结合的可行性、必要性,奠定了现实与理论基础。

5. 中西医结合的优势 毋庸讳言,中西医结合是我国创造的一种新的医学模式,但50多年来进展缓慢,不尽如人意。中西医结合是在什么背景下提出的?中西医为什么要结合?有没有可能结合?怎样结合?对这些重大问题,都有必要得到明确的解答。

中西医结合口号的正式出现,是1959年1月25日人民日报的一篇社论《认真贯彻党的中医政策》,这是根据毛泽东主席对中医工作的指示精神而归纳提出的。中西医结合在临床上第一次显示强大的威力,却是在这两年多以前:1956年秋季,北京乙型脑炎流行,疫情严重,死亡率极高。乙脑是由一种嗜神经病毒引起,西医没有能够杀死病毒的药物,只能对症治疗,消炎利水、减轻颅压、消除并发症等。在周恩来总理的关注下,刚从四川调入北京中医研究院的著名老中医蒲辅周先生临危受命,带领一个由中西医人员组成的专家小组,深入疫区,吸取了石家庄的治疗经验,并结合当年北京的气候特点,用通阳利湿、芳香化湿的方法,显著地提高了疗效,降低了病死率,使许多垂危病人起死回生。后来,蒲先生总结出治疗乙脑的8法66方(一说为98首方,见本书导论,彭

注），为 1957 年及以后乙脑的治疗奠定了基础，且经反复临床，挽救了大量患者的生命，显示了中医学治疗急性病的威力，受到了国务院的嘉奖。[16]

我认为这里有两点是应当实事求是指出的。第一，蒲老总结的治疗乙脑八法，即"辛凉透邪，清热解毒，通阳利湿，生津益胃，逐秽通里，开窍豁痰，镇肝熄风，养阴清燥"，并非他的创造，而是两千多年来中医治疗急性传染病的共同法则，但他做出了总结概括；他所运用的 66 首方，除了一首"芦根竹叶汤"是自创之外，其他 65 首全部是古代的成方，从张仲景到吴鞠通，中医治疗急性传染病的宝贵经验几乎都包括在内，这一方面表现了他老人家的谦虚，另一方面更说明了中医继承传统的重要性。第二，治疗乙脑获得成功，不应当完全算作中医的功劳，西医同样贡献不小，如果不是用西医那一套现代化的抢救措施，维持了患者的生命，单凭中医有限的给药手段，死亡率恐怕也降下不来。正如几年前中国香港记者刘海若因车祸变成了植物人，最后固然是靠中成药"安宫牛黄丸"促使其大脑苏醒的，但如果没有现代西医的呼吸机、鼻饲、输液等措施，要维持几个月的生命，在古代连想都甭想。

我认为这才是真正的中西医结合！面对各种疑难危症，中医、西医互相取长补短，各自拿出最好的办法，协同作战，共攻难关，争取取得突破性的进展，取得最佳的治疗效果，这不是极其美好的事情吗？这不是全世界人民都渴望的吗？这不是有着光明前景的伟大事业吗？如果我们按照这种思路，踏踏实实，一个病一个病地探索、总结，一步一步走到今天，该取得多大的成就！

但我们却没有这么做。哪怕是 40 多年以后的 2003 年，中国遇到 SARS 的严重威胁，在广州平息过后，又在北京肆虐时，我们并没有充分认识、调动中医、中西医结合的优势，而主要依赖西医。而西医在当时，即使是到今天，仍然没有能够杀死 SARS 病毒的药物，只能进行对症治疗，用大量的激素、抗生素，消除炎症，消除水肿，维系生命，因此治愈率是不高的。北京少数医院进行了中西医结合的治疗，但从事后公布的中医治疗方案来看，并非出自地道的中医思维，与蒲辅周时代的治疗水平有相当的距离，尚没有充分发挥中医的特色，即使如此，中西医结合的疗效，仍比单纯用西医治疗的效果好。邓铁涛先生列举了一个铁的事实："2003 年的 SARS 之战，广州中医药大学附一院治疗 60 例，无一例死亡，无一例转院，医护人员无一例感染，达到了三个零的要求。广州呼吸病研究所治疗 80 多例，其中中医介入治疗者 71 例。但这 71 例中，死亡者仅一例。北京中日友好医院纯中医治疗 16 例，亦无一例死亡。且至今观察，凡中医介入治疗者、激素用量少者，未见股骨头坏死、肺纤维化等后遗症。香港医管局请我校第二附院两位不满 40 岁的年轻女专家林琳和杨志敏去香港会诊，得到香港西医专家的好评，获得香港特首董建华先生颁发的金质奖章。这两枚金奖应该和奥运会的金奖同重！"[2]

如果我的理解没有错的话，邓铁涛先生所介绍的广州采用的中医治疗方法，是主要靠中医来解决西医所不能的"治疗"环节，但同时也一定使用了输液、输氧等这些西医常规的抢救、维持生命的措施，如此才取得了这样好的效果。这个事例，既显示了中医在疾病治疗方面的强大威力，也揭示了中西医结合治疗重大疾病的可喜前景。

这么了不起的事情竟然无人喝彩，喜欢煽情的传媒，至今却噤若寒蝉！是什么原因使得某些权威竟然"一叶障目，不见泰山"？中西医结合事业为什么没有取得应有的巨大成就？中西医结合医院为什么没有在全国得到普遍推广？为什么很多西医大夫明知自己学科的某些不足，也了解中医治病的疗效好，却不认可中西医结合的形式？中西医结合到底出现了什么问题？

我认为，主要原因可能有两方面：一方面，是像蒲辅周、岳美中等那样具有扎实功底的"纯中医"，有的已经去世，而邓铁涛、路志正、任继学、朱良春、焦树德、颜德馨、唐由之、吴咸中等老前辈也均年事已高，硕果仅存，难以事必躬亲，提供中医最好的思维和方药，后继者无论在学识或权威上都难以企及；而许多西学中人员，或中医学习西医人员，把中医这门学问看得过于简单，以为一个病分几个证型，一个证型用几首成方，适当加减，就可以把中医"搞掂"。这种缺乏细节、缺乏灵动的中医治疗方案，还是西医的思维模式，很难反映出中医真实的辨证论治水平。长此以往，使人产生这样的印象，中西医结合的疗效，并不见得比单纯西医高明，从而动摇了人们特别是西医对中西医结合的信心。同时，由于目前在中医界确实不容易找到真正治病有本事的纯中医，很多是名不副实之辈。因此，西医在对许多疑难疾病治疗棘手时，非到万不得已，不肯找中医会诊，不让中医介入治疗。另一方面，很多中西医结合人员，把主要精力转向了对中医基础理论的研究，希望通过研究对中医理论作出"科学"的解释，以求得到当今科学界的认可。而他们采用的研究手段，大部分采用西医研究的"金标准"，即近代科学的研究方法，从科研设计到研究结果，往往难以取信于人，既难取信于中医，更不能取信于西医。

总体而言，国家支持的中西医结合大事业困难重重，与此形成反差的是，遍布于全国大小乡镇的"中西医结合"小诊所，却生意兴隆，效益特别好。他们打的是中国女子排球队所使用的"短、平、快"战术，无论是中医的方法，还是西医的手段，如何用效果好，就如何用。由于收费比西医院低，疗效比纯用中医来得快，很受群众欢迎。这虽然是以实用为目的的、低水平的"中西医结合"，但对我们却不无启示。

总之，我认为放弃了临床疾病治疗的正确取向，在研究方法完全不符合中医学本身规律的前提下，转而把大量精力投入到只开花不结果的中医基础研究或中医药科研开发，正所谓"南辕北辙"，这是中西医结合难以繁荣昌盛的主要原因。更深层次的原因是我们在对待中西医结合问题上，犯了急躁冒进的毛病。正像我们花了几十年的代价才明白："我国目前还处在社会主义初级阶段"一样，中西医结合，也应当从初级阶段走起，从临床结合扎扎实实做起，付出了近五十年的代价，目前仍然应当定位在初级阶段。如果试图越过临床结合的阶段，一步达到理论的沟通或结合，必然付出沉重的代价。

毋庸讳言，由于中、西医形成的历史文化背景不同，中、西医在理论上具有很大的"不可通约性"。用以"还原论"为主要思维方法的西医，来研究以"整体论"为主要思维方法的中医，目前不可能在理论上研究出成果；用以"治病"为目标的西药实验方法，来检验以"辨证"为目标的中医药治病效果，不可能得出阳性结果。正如物理学中的牛顿三定律，不可能用于量子力学一样，这是显而易见的事实。但是，由于出自对近代科学的迷信和对中医本身的科学方法缺乏信心，很多人仍十分固执地沿着一条走不通的路走到现在。科学研究允许探索，允许失败，但不应当允许"成批量的"作假。可惜的是，我们在无数"真实的谎言"中虚度了几十年，耽误了许多中西医结合在临床创造奇迹的大好机会，特别是，那些根底扎实的"纯中医"、"中西结合医"老前辈，已如凤毛麟角，而五六十岁左右，真正把中医学到手的中医、中西结合医生，也已为数不多。如果我们还不进行战略调整，赶紧扭转中西医结合的方向，使之回到正确的道路上来，真是前景堪忧。

中西医结合的真正前途在于临床治病。因为，目前人类面临着大量治不好的病，无论是中医还是西医，都不是完美无缺的医学，都有自身的缺陷，但它们都有自己的优势，都有适合发挥自己特长的领域，很多方面恰恰能取长补短。为什么不能暂时回避中西医在理论上的差异，首先在临床方面，针对一个一个的疾病，各自扬长避短，互补互促，争取创造单纯西医或者单纯中医达不到的疗效呢？解除疾病的痛苦，这不恰恰是医学的最高宗旨吗？这不恰恰是中国人民和世界人民所共同期望的吗？我们应当把中西医结合的主要方向、主要精力放在这方面，这就是中西医结合的初级阶段所应当达到的目标。

诚如满晰驳先生所说："毫无疑问，中西医之间任何交流和融合的共同基础是确定的临床经验。从这里出发，在任何特殊病人身上出现的症状构成了两种互补的解释的共同基础，这两种解释既相互独立、相互排斥，又相互依存、相互补充。经过大约两千年的发展，在中国传统中已有非常精确和成熟的感应综合方法，专门诊治本质上是功能失调的体质方面或慢性的疾病；在欧洲经过大约200年的进化已相对成熟的因果分析方法，在对身体的器质性病变的诊治则是可以信赖的。任何探索世界医学未来的人都应当明白，迄今为止只从单方面解决问题的医学，在将来没有哪一个可以被真正称为科学的医学。"[12]

即使目前中西医两者的理论体系确实具有"不可通约性"，但事物的发展并不是绝对的。无论西医还是中医，现今都处在转型的重要阶段。西医正由生物医学向生物的、社会的、心理的医学模式转变，由重视微观的方法向微观与宏观相结合转化，由化学合成药物时代向生物药物、基因转基因药物时代过渡；身处现代社会的中医，正在进行许多改革，逐渐抛弃那些明显落后于时代的东西，例如，中药饮片、剂型改革等，正在开始着手，全面制定一套衡量自身体系的"金标准"；中医方法论中许多超前的、后现代化的要素，正在引起科学工作者的注意和积极评估，准备进一步发掘。中医与计算机和其他现代科学技术相结合，是中医现代化的必由之路，这一点已经得到很多人的认同。这两种医学体系的转型，是不可能一蹴而就的，在最后完成的漫长过程中，两种医学体系完全可以互相磨合，互相吸取对方的长处，互相靠拢，乃至互相结合，形成统一的新医学。我们憧憬的那一天，必然是中西医结合的高级阶段。当然，那一天的到来，必须依赖现代科学的进一步发展，绝不可能完全由中西医工作者自身的努力就能实现。

总而言之，如果我们要对50多年来的中西医结合进行总结和反思，我认为有几点是值得注意的：第一，要以提高临床疗效和诊治各种疑难疾病作为主要目标，否则，就失去了中西医结合的意义和价值。第二，要把重心放在中医方面，中医的临床学问博大精深，对于真正的疑难疾病，绝不是懂一点中医或中西医结合的医生能够驾驭的，应当让临床经验丰富的纯中医作为中西医结合的重要组成人员。第三，应当明确地将目前的中西医结合定位为"初级阶段"，即充分发挥西医长于诊断、中医长于治疗的特色，以解决临床疾病为主。以当前的水平而言，理论上的结合甚至沟通，都是花大力气而收效甚微的事情，而临床的大量疾病则需要进行深入研究。要从根本上扭转把大量精力、资金投入到脱离临床的中西医基础理论科研方面的决策。

我们没有理由对中西医结合抱有怀疑或悲观的态度，一个国家，既有西医，又有中医，还有中西医结合三支队伍，这是中国人的福气。人类历史上曾有过"东学西渐"和"西学东渐"之风，当前，学术界已经开始认识到：东方文明的复兴和东西方文明的汇合，是当今历史发展的必然趋势。我国的中西医结合，是当代东西方文明合流的第一次尝试,挫折与失败在所难免。我们的中西医结合工作者,是站在世界潮流最前列的"弄潮儿",应当为此感到骄傲,我们选定的方向是对的,只要坚定信心,排除干扰,乘风破浪,勇往直前,一定会得到全世界科技文化工作者的支持。我们的工作,造福的不仅是中国人民,而是全世界人民。

我在一张小报上,无意之中读到一位智者的一段语录,小报是2006年4月27日的《文萃》报,语录转载自《文学故事报》2006年第8期,智者是被称作"当代毕昇"的王选院士,原话是这样说的:"小时候起,我们就受到'失败是成功之母'的教育,对于一个正处于兴旺时期的高新技术企业,则要警惕'成功是失败之母'。今天的巨大成功中常常隐藏着潜在危机,即未来的'失败之母'!"总之,不论这段话是出自王选先生或是出自哪个小人物之口,道理都很深刻,虽然提到的是高新技术企业,却具有普遍的意义。成功与失败,先进与落后,从来都是相对的。在医学史上,意大利、荷兰、德国、法国、英国、日本、美国的医学,都曾经先后处于领先地位,我国西医目前的整体水平,与当今欧美先进国家相比,显然是落后的(对于这一点,中国的老百姓并不清楚);我国的中医、中西医结合力量,与国内的西医相比,又显然处于弱势,但却是欧美国家所没有的,或者才开始重视的。人们总是习惯于"强强联手",以求发展。然而,我却认为在我国医学界,西医、中医的"弱弱联手",完全可以变成强势。必要的前提是:如果国内从事中医和中西医结合的人们,能够体会到前一句话的价值,痛下决心,彻底改革,充分发挥自己的特点和长处;如果国内从事西医的人们,能够体会到后一句话的价值,充分认识到本学科的不足和危机,中西医互相尊重,团结合作,那么,放眼来看,具有西医、中医、中西医结合三支队伍的中国医学事业,在当前的世界医学领域,其实具有潜在的整体优势,只要我们看到并充分发扬这种优势,一定能够在不久的将来赶上西方国家,进入世界医学科学的前列。

五、学好中医的几点诀窍

这是我给学生作的一次讲座,显而易见,这一部分内容所针对的对象,是中医大学生和初学中医者。我这里提到的"学好中医",标准是将来如何做一个好的中医临床医生,而不是谈怎么考研究生,怎么搞科研,怎么做中医的学问,我要谈的是学好中医"临床"的诀窍。目前,中医队伍中不乏研究生、学问家,不乏教授、博导,最缺乏的是真正能够用中医药治病的临床医生。朱良春先生说得好:"中医之生命在于学术,学术之根源本于临床,临床水平之高低在于疗效。故临床疗效是迄今为止一切医学的核心问题,也是中医学强大生命力之所在。"[17]

最近几年来,在中医校园里有关《周易》《运气学说》的著作很畅销,名老中医临床经验集之类的著作,反而问津者少。起因于有人对中医深奥的理论进行了文化的解析,通俗的说明,令人耳目一新,显示了作者非同寻常的学术根底;有人用《黄帝内经》中的"五运六气"学说对2003年发生的SARS的走向进行了准确的预测,证实了中医理论的强大生命力。这些著作和文章激发了学生们钻研中医、热爱中国传统文化的兴趣,起到了积极作用。

研究"易理"、"五运六气",甚至在某些中医大学校园里蔚然成风,这既是好事,也令人担忧。因为把中医当作"学问"来做,而且用研究"国学"的方法来研究中医,只能是极少数学者的事情,在学生中间不宜提倡,不应当成为一种风气。况且,《周易》在古代位居"群经之首",是中华文化的源头,本身就是一门大学问,历史上研究易经道理的儒生有如过江之鲫,至今为止,也没有取得根本性的突破。再说,"五运六气"是研究气候变化与每年疾病发生的对应关系,以六十年作为一个周期。这是一门极其复杂的学问,自古以来,能够弄懂的可谓万无一人,对这门学说我始终有些怀疑:还很少发现有人能够活上两个甲子,古人究竟是怎么观察总结出来的?何况近两百年来,大气受到严重污染,气候变化必然发生历史上未曾有过的紊乱,还有没有可能与疾病的发生呈现规律性的对应关系?当然,对于人类历史上存在着的大量未解之谜,特别是出自古人长期经验的总结,现代人可以"存疑待考",不宜随意否定。更不能像某些自命为正统的"科学家"那样,凡是现有科学原理解释不了的现象,明明是自己亲眼看到的事实,也一概否定,认作是迷信。然而,作为一个学中医的人,特别是初学中医的人,只要知道《周易》是中医理论的源头之一,它的哲学原理可以指导中医临床;只要知道把握气候变化是中医治病非常重要的一个环节,在临床时切不可忘记,这就够了!在校读书期间不必耗费大量宝贵的时间去钻研其中艰深的学问。套用钱钟书先生的一个著名比喻:"你吃鸡蛋,觉得味道鲜美就行了,何必要认识生蛋的那只鸡呢?"当然,更无须去研究或解剖那只鸡。中医有大量的临床经验需要去继承,这是最宝贵的财富,学生应当多读贴近临床的著作,不必把时间花在彻底弄懂中医理论上,而且,我可以断言:脱离了中医临床实践,越想弄透中医理论,就越会陷入"不可知论"的玄学的迷宫。古代许多"读书郎中"就是走进了这个迷宫,一辈子转不出来,千万小心啊!

西方有一句名言:"理论是灰色的,生命之树常绿。"意思人人都懂,实践高于理论,实践比理论更重要,这句话无论对哪个学科来说,都是真理,对中医来说,不但切中肯綮,而且还有一层新的含义。

西医的理论是黑白分明的,是就是,非就非,弄明白了就肯定,弄不明白就宣布"病因不明"、"无法治愈",简单明了,符合人们惯常的"科学"思维。中医的理论是灰色的,混混沌沌、模模糊糊,理论所指的大方向是对的,细节上却不能精确定量,在原则上有高度的指导意义,在运用时就要灵活处理。但是,在这种"模糊"理论指导下的中医临床,疗效却是杰出的,中医就是凭借其卓越疗效,而不是迄今为止现代人仍然无法搞懂的易理、五运六气、阴阳五行等,在现代社会立于不败之地。为什么中医的"生命之树常绿",因为它有卓越的临床疗效,同时也取决于它的"理论是灰色的",因为这种灰色的"混沌"理论,恰恰是研究"复杂科学"的有效方法。西方的这句名言,是对为什么中医的理论总是用"科学"道理讲不清,而"中医的生命力在于临床"所作的最好注解。

中医的特点有两个,一是有独到的方法论,二是有几千年的经验积累。要读懂它的方法论语言,这虽然难,但不是很难,不要花太多的功夫往里钻,钻牛角尖,尤其不要脱离临床空想,要集中精力把经验继承下来,而经验流传最主要的载体是方剂,古今至少几十万首,要学、要记、要用,很不容易,这就需要长期下扎实的功夫,而且是一辈子的功夫。

全世界只有中医留下了几千年积累的医学遗产,遗产太多太沉重,就产生了两面性。既可能成为你前进的基石,站在上面,能够比别人更高,也可能变成你肩上的包袱,被它压着,就会比别人矮。如果你打算继承下来,就有好多书要读,要去运用,要去鉴别。要一辈子读书,一辈子临床,坚持不懈。因此,学中医并无捷径可走,但是也有诀窍可寻。

既然走上了从事中医事业这条路,就要认定一个目标:坚持临床。树立三个信心:对中医、对前人、对自己要有信心。

对中医有信心:中医几千年来治病有卓越的疗效,至今仍然如此,并非有些无知的人说的是心理安慰。但是,近百年来中医受到压制,认为它不科学,实际上是不符合西医的科学标准。现在,经过几十年的折腾,国家已经认识到中医是"世界文化遗产",科学界认识到西医赖以生存的还原论开始走进死胡同,中医的整体论是处理复杂科学的最好方法。最近很多非中医的科学家,包括中国科学院院士、中国科技大学校长朱清时等人,撰写了许多文章,阐明中医是一种复杂科学,对现代科学有很大的启示。中医开始走出低谷,得到世界人民的重视,因此学习中医的人,对中医的前途要有信心。有信心,热爱它,才肯下苦功夫,将其作为终生的追求。

对前人有信心:前人包括古人和当代老前辈,他们积累了大量的临床经验,留下了大量医案、医话、医学著述,越是个性化的记载,往往越有参考价值,要好好继承,这是一笔巨大的财富,有利于中青年中医成才。磨刀不误砍柴工,不要把时间完全花在临床看病上,完全靠自己去摸索、积累;要花时间去读书,把前人的间接经验化作直接经验,用别人成熟的经验取代自己不成熟的经验。

对自己要有信心:学好中医主要靠自学,靠自己,不要完全依赖学校,依赖老师,学校只能提供学习环境,老师只能引路,成才靠自己把命运掌握在手中。中国的教育制度出了一些问题,这是众所周知的,例如:理论与实践脱节,填鸭式的教育方法,轻视动手能力等,这对于学中医的来说,更是不利于人才培养。自己要有主见,不要完全按照经院式的教学方向走,自己可以来设计学生生涯,注意积累经验,只要发挥自己的主观能动性,学好中医是完全做得到的。

我所说的诀窍,概括起来可以分为三个方面:成才的诀窍,读书的诀窍,临床的诀窍,核心是围绕着临床。大部分学中医的人,最终的归宿应该是在临床,为患者解除痛苦,能看好病才能立足于社会。

1. 成才的诀窍 中医成才周期长,找工作难,这是现实,难在刚毕业的学生,不可能具备成熟的临床经验,而积累临床经验又确实需要时间的历练,这对刚毕业的学生就几乎成了一个无法解开的死结。然而,这种计算方法不对,不要以为只有毕业后参加了工作,才能积累临床经验。一个中医学生,从一进学校读书,就可以开始积累经验,到毕业时就有了5~7年的临床经验,这中间有诀窍。诀窍在哪里呢?

中医治病,目前常用的方法是两手:方药和针灸推拿。开方需要很高的思维技巧,不容易学到,要很长的实践才能做到每方必效。因此,不能期待青年中医初出茅庐或者只干了几年临床,就能开出多少好方子来。

但是,针灸不同,针灸没有艰深的理论,经络、穴位及其治法都比较固定,比较规范,记熟悉后就可以动手实践,因此,成才的诀窍就在针灸上。当然,要成为精通针灸的临床家,绝不比开方子治病简单,也绝不是轻易能够做到的,切不要误会,以为我是贬低针灸。我只是说,针灸比较容易入门,特别是实践机会比较多,天天可以实践。一进学校读"大一",就可以利用业余时间,把针灸先学起来。先拿自己"开刀",在自己身上扎针,练习手法,熟悉穴位,体验针感。先扎足三里、三阴交这些简单穴位,既安全又有补益作用,长期扎针还可以强壮身体。取得一些初步体验之后,再拿同学、父母、亲戚、邻居"开刀"。有了几年的实践,就可以积累不少经验。世上有这么多的人得病,有这么多的人没有钱看病,有这么多的病看不好,针灸治病疗效好,不花钱,容易学,你为什么不早一点把它拿起来呢?张仲景说:"上以疗君亲之疾,下以救贫贱之厄,中以保身长全,以养其生",我觉得,中医的针灸就是实现这个理想的最好手段之一。

不了解针灸的人担心针灸难学,其实,入门很容易,关键在于你有没有兴趣和决心。记得我学针灸是在30多年以前,美国总统尼克松访华前后,中国出现针灸热,我当时根本不懂针灸,看了一本针灸入门书,就在自己身上扎起来,练熟了,就去帮别人扎,满腔热忱,几乎没有人拒绝我为他扎针的。当时用针灸治好了不少人的病,唯一的一次差错是扎一个好朋友的"睛明穴",进针一寸半,本想治疗他的近视眼,不料拔针太快,一下子变成了"熊猫"眼,害得他半个月闭门谢客,再想帮他扎,他则"逃之夭夭"了。遥想当年,我形容自己:"像只疯狗一样,红着眼睛,手上拿着一根针,逢人就想扎。"总之,在我还没有正式学中医之前,就对针灸产生了兴趣,从中看到了疗效,从中得到了乐趣,对中医有了信心。

每年上中国医学史课,我都根据自己的亲身体验,劝说中医新生:一进学校,就把针灸拿起来,自己扎,互相扎。听到的只是学生们的一片哄堂大笑,以后也很少看到有人真正做的。有时候我不禁想起《道德经》第二十一章的一句话:"上士闻道,勤而行之;中士闻道,若存若亡;下士闻道,而大笑之,不笑不足以为道也。"不由得不感到一丝悲凉,这不能怪自己的学生,只能怪教育制度给学生造成的惰性太大。

我经常给学生们举一个例子:2001年11月,有一个学生带一位老板来看病。他很坦率地说:"我毕业后,到这家房地产开发公司去应聘。我家境贫寒,没有任何背景,又其貌不扬,沉默寡言。面试时,老板说:我得了一身的病,现在有十多天睡不得觉了,吃安眠药不顶用,你是学中医的,有什么办法?我按摩了几分钟,一针扎下去,不一会儿,老板就打呼噜睡着了。第二天,老板通知我被录用了,试用期月薪3000元,半年后转正,月薪5000元。我能有今天,是5年前听了您的一句话,从读书起就开始练习针灸,练习了几年,到找工作时,发挥作用了。"他找我,是带老板来,求教怎么从长远考虑,用方药调治的。当然,这个学生是个有心人,为老板准备的病历,整理得十分规范,厚厚的一叠。从这个例子我们可以得出几点重要的启示:

第一,不要把医院看做是就业的唯一选择。有的人进不了大城市的大医院,就感到悲观,认为学中医没有出路,其实,现在西医学生也不好就业。应当把眼光放远一点,放宽一点,只要你是真正懂中医的人才,你会扎针灸,懂得中医养生保健知识,很多高层次的企业需要、社区需要、国外需要,社会也需要。现在,大一点的企业都在发展企业文化,而养生保健是企业文化一个很重视的环节,现代社会,人们的保健意识增强,国外对中医人才的需求与日俱增,对中医人才的需求只会越来越多。我最近听说欧洲有的国家正在大量引进中医人才,只要你是学中医的,能扎针灸,外语过得去,年龄在45岁以下,就可以作为技术移民。在这方面,西医人才就不如中医,只能塞在医院里,国外也不吃香,不承认你的学历,因为你抢了所在国家医生的饭碗。

第二,不要把开方治病当作中医唯一的治疗手段。中国古代名医都是针药并用,都提倡治病与养生相结合,如张仲景、孙思邈等。针灸与方药,治病与养生,恰恰是互补的,只有都掌握才是全面的中医。比较而言,往往针灸比方药更实用,养生比治病更重要,这是我们一定要了解的。

一方面,是针灸比方药容易入门,容易掌握。另一方面,是针灸比方药更受欢迎,因为针灸是一种非药物疗法。国外对待中医,现在还并不看重中药,因为从外国人的眼中看来,中药煎剂,黑糊糊的一罐,味道又苦又涩,难以下咽,以为"有毒",况且还是离不了吃药。他们推崇的是非药物疗法,看好的是针灸,针灸已经是国际化的治疗手段,得到各国普遍承认,在美国几十个州都合法。针灸治疗的疾病多达100多种,WHO确定的有50多种,而用中药治病,很多国家还不合法,只可以在唐人街给华裔治病,中药的改革和推广还有一个过程。因此,千万不要本末倒置,忽视针灸,吊死在中医方药这一棵树上。

现代人更看好的是中医的保健养生,因为人们从服西药的经历中已经懂得:得病吃药,毕竟是消极的、被动的。何况,很多老年病靠吃药只能治标不能治本,很多亚健康状态无药可用,维护健康才是最重要的。而中医在食疗、食补、气功、导引、按摩、太极等方面,积累了丰富经验。在学习中医时,一定要看到全世界养生保健的潮流,全面学习,不可偏废,不能把全部精力放在方药上。

第三,不要把成才的时间放在毕业之后。刚毕业的中医学生为什么找不到好单位,因为你确实没有临床经验,你不能证明你有成熟的临床经验,用人单位拿过来不能直接使用,还要继续送去培养,谁都不肯干这样的赔本买卖。因此,把中医毕业生看做是包袱,不认为是财富。你成绩再好,人家也认为不过是书本知识;你会打球、能跳舞,再有其他特长,也不是本行。人家会问:你独立治疗过病没有,治好过什么病,怎么治疗的?你无言以对。

由于中医教育体制的问题,不能寄望于学校或老师能给你提供多少临床经验,得靠自己去积累,而且,从进校开始就可以着手安排"临床实践",那就是针灸。针灸最大的好处是方便,可以天天给自己扎,同寝室的人可以互相扎,回家后,可以给亲戚朋友邻居扎。慢慢去体验、感悟,积累经验,这是一个充满乐趣的过程。如果你是有心人,还可以把你治病的过程、疗效记录下来。有了5年、7年持之以恒的积累,到毕业时,基本成熟了,你虽然算不上是个老到的中医,也绝不是初出茅庐的小子,有了几年的经验积累,"该出手时就出手,风风火火闯九州",给用人单位露一手。你甚至可以不去求职,在网上发布信息,"姜太公钓鱼,愿者上钩":我懂养生、气功、导引、太极、瑜伽、食疗等等,我还会针灸,甚至介绍几个用针灸配合药物治病的案例,由此而"天下无人不识君",何愁没有人要? 有的学生,打算将来到国外发展,我校就开设了中医英语专业。我认为,除了学好英语,打好中医基础之外,刚毕业就想有人要你,除了你会针灸、养生这些实用的技术,而且表现出一定的娴熟,否则很难如意。特别是学中医英语专业的学生,英语虽然棒,但只有具备扎针灸的实际技能,才会受欢迎,而且在国外会大受欢迎。

当然,开方药也可以学,最好有人指导,因为药是要吃进肚里的。可以跟老中医学,跟当地名中医学,实习时跟带教老师学,但这个过程就要复杂得多,被动得多,不像学习针灸,可以随时练习,天天实践。

清人龚自珍有云:"九州生气恃风雷,万马齐喑究可哀;我劝天公重抖擞,不拘一格降人才。"一个国家要有生气,一个人要有生气,一个学校要有生气,才有前途。我们现在的中医院校,教师中学术空气不浓,学生中学习风气沉闷,看不到生动活泼的景象。靠什么来打破"万马齐喑"的局面?靠天老爷重抖擞是做不到的,因为目前的教育制度积重难返。只有靠自己,针灸可以自己扎,气功、太极、导引、按摩、八段锦、瑜伽等,都可以自己学,这是东方文化的瑰宝,最重要的是其中蕴含了主动医学的思想,这是西医没有的,而且是中国社会、西方国家当今和未来所需要的,学校不作安排,没有老师教授,可以自学,有影碟可看,关键是你有没有心。

在校的5年,如果你能够不拘一格地主动学习,自我训练动手能力,不仅取得了初步的经验,培养了对中医的感情,而且增强了信心,修炼了身心,掘到了第一桶金。到毕业的时候,你再也不会心中发虚,应聘时,尽管暂时还可能开不出好方子,但你能针灸,懂养生,就有了一大笔求职的资本。

2. 读书的诀窍 中医的书籍浩如烟海,一辈子读不完。作为一个立志成为中医临床家的学生,一定要认识到读书的重要性。治病经验的获得有两个途径,一个是直接经验,靠自己在临床摸索积累;另一个是间接经验,靠从书本中获得。古人把著书立说看得很神圣,大部分流传下来的书是比较可靠的,经验总结也很实在;尤其是当代许多著名老中医写了很多经验总结的著作和医案医话,这些都是学习间接经验的宝贵源泉。

我历来认为:对中医而言,有时候间接经验比直接经验还重要。比如,在年轻时,因为参加临床的时间短,见识少,必然有很多病从未见过,完全靠自己从头摸索,会耽误病情,走许多弯路。如果读的书多,发现古今名医有类似的治疗经验,拿来运用,则可以用来弥补自己直接经验的不足。即使到老了,临床经验丰富了,也不可能所有的病都见识过,旁人的经验永远是值得珍惜的。这就需要读书,不断地读书,不断地吸取他人的经验。我认为:一辈子埋头临床,只重视自己的经验或家传的经验,而不肯花时间多读书,多吸取他人经验的人,只能是一个平庸的医生,是绝不可能成为一个有成就的临床家的。当然,读书是有诀窍的,要有计划地读,有选择地读,分阶段地读。

第一,要熟读几本书。

任何一个历史悠久的国家和民族,必定有自己的经典。经典对于民族精神的构建,作用是巨大的。而在东西方文明"轴心时代"诞生的中医体系,产生了早期的所谓"四大经典"著作,即《黄帝内经》《难经》《神农本草经》《伤寒杂病论》,经过历史淘汰,《黄帝内经》《伤寒论》《金匮要略》《温病条辨》成为新的"四大经典"。这几本书是一个中医临床医生的安身立命之本,在读书阶段,就要背诵,至少《伤寒论》《温病条辨》要背熟,其他则要熟读,可以一辈子受用无穷。为什么一定要熟读、背诵呢?因为这几本书解决了中医临床方法论的问题,体现的是活的辨证论治思想,表达的是一个体系,不是一方一法,何况《伤寒论》《金匮要略》《温病条辨》提供了400余首久经临床考验的、内在联系紧密的、疗效卓著的系列方剂。只有烂熟于胸,在一辈子的临床中实践、体会、印证,才能使自己的临床水平得到升华。

我学中医是从读《伤寒论》入手的,感到最大的收获是其中的思维技巧、临床方法论,这是中医临床的灵魂。条文要记得熟,临床才用得活,才能掌握到中医临床的精髓。

举一个最近的例子:我治疗一个中年糖尿病人,用了各种西药,血糖始终降不下来。患者表现的症状主要是胃肠不适,胃脘饱胀,咕噜作响,大便时干时稀,舌苔薄黄。我用半夏泻心汤、调中益气汤、乌梅丸等,先后治了几个月,不见大效,血糖仍然居高不下,但始终不敢贸然去芩连,因为考虑到黄连有降血糖的作用。此时几乎黔驴技穷了,却在偶然一次切脉时,发现虽然时值夏天,但患者整条手肘都是冷的,这不正是《伤寒论》中的"四逆"证吗?腹中咕噜作响,即肠鸣音亢进,不正是《金匮要略》中的"水饮"证"水走肠间,沥沥有声"吗?舌苔薄黄只是有热的假象。改用大剂量四逆汤合己椒苈黄丸,取效了,血糖也开始下降了。我出了一身冷汗,觉得惭愧,对不起病人,还是《伤寒论》条文不熟,自己辨证论治的功夫没有到家,受到了干扰。

《温病条辨》不失为《伤寒论》之后最好的体现辨证论治水平的临床著作。作者很聪明,会学习总结别人的长处,这就是我反复提到的"善夺人之长"。他写书的方法是沿用了《伤寒论》,以条文加注解的方式,把温病的全过程从头到尾地展示开来,把治疗的方药穿插进去,使得一书在手,全局在胸,理法方药俱备。他使用的180多首方剂中,有几十首方剂为叶天士所创制,只有大约20%为自己所拟定。叶天士是医学史上少有的杰出的临床大家,但他治疗的温病都是个案,散见于《临证指南医案》中,开出的方药既无方名,又无剂量,经吴鞠通拟定方名、确定剂量之后,纳入到《温病条辨》中,如今都成为温病名方。《温病条辨》中的许多条文,也是直接从《临证指南医案》中引用的,但吴鞠通没有刻意说明这些,引起了清代后来一些医家的非议。在今天看来,吴鞠通确有侵犯叶天士"知识产权"之嫌,但我们后人仍然要感谢他,为我们提供了一个辨治外感病的新模式。何况当时出书是没有稿费的,还要找人资助,或者自己掏腰包,并无经济效益可图,完全是为了实现济世救人的目的。然而,《温病条辨》也有缺陷,缺陷在哪里呢?在于作者本身是个业余医生,青年时期的主要职业是应聘在京城抄写《四库全书》以谋生,一干就是10多年,撰写这本书的时候,他本人虽然也经历过"京师大疫",治疗过一些温病患者,在他晚年成书的《吴鞠通医案》中回忆起二三例,但他并没有成熟的、成体系的温病治疗经验。因此,《温病条辨》的条文及其内容,远不及《伤寒论》的灵动和内涵的丰富。温病用三焦辨证的模式,后人以为是吴鞠通的首创,其实也是叶天士在《三时伏气外感篇》中提出的,更早则有喻昌等人。吴鞠通将其发展为温病辨证论治的纲领,与卫气营血一纵一横,交相辉映,成为一种立体的辨证方法,原本不错,但他却提出温病的发生发展是"始上焦,终下焦",这就未免失之偏颇,忽略了伏气温病一开始就表现为下焦内热的另一种传变规律。又如,吴鞠通总结叶天士治疗温病的经验并不全面,遗漏很多,有的在形成固定方剂时,概括得尚不完整。如"三仁汤"一类方,叶案中用得非常多,是他的一大特色,但宜叫做"二仁汤",因为几乎不用苡仁,多用石菖蒲,而吴鞠通则加苡仁,去石菖蒲,命名为"三仁汤",这样一改容易误导读者,以为湿温初起,当三焦同治。王绵之先生对这点很有看法,认为湿温初起的重点,应当放在上焦,这是对的。叶霖、王孟英对吴鞠通的失误,均有所批评。这些失误,大概都与吴鞠通当时的临床经验不足有关。但总的来说,这只能算是白璧微瑕,因为《温病条辨》毕竟是总结了历代医家治疗温病的理论与经验,并且基本概括出了温病发生发展的基本规律,给后世提供了治疗急性传染病的一整套成熟的方药,完成了几乎可以与《伤寒论》六经辨证相媲美的卫气营血、三焦辨证体系。

学习《黄帝内经》不必像读《伤寒论》那样死读,它毕竟是理论书籍,不是临床著作。我的伯父曾告诫我:40岁以前不必读《黄帝内经》全书,可以读《内经知要》。《内经知要》简明扼要,对领会中医理论体系、开阔思维、指导临床有好处。到年纪比较大了,临床经验比较多了,对社会和事物的理解能力深刻了,再读《黄帝内经》全文,才能真正读懂,当然,那是进入了另外一种思维境界。

第二,要备读几种书。

所谓"备读"一词,纯系出自我的生造,意思是对某些书要完整地读几遍,尽量记住其中的内容,读完还要备用,时常翻阅,一辈子参考运用。我年轻时所备读的综合著作,有《医宗金鉴》《张氏医通》和《临证指南医案》。这三本书,是号称清初三大国手所著,临床水平之高,有口皆碑。我的伯父曾说:"中医界流传'执一书而治天下病',就是指的这其中的任何一本书"。

《医宗金鉴》是清代名医吴谦于乾隆年间奉旨率40余位御医所编,目标非常明确,是为培养中医临床人才所编写的。理论部分只有《伤寒论注》《金匮要略注》,然后是内、外、妇、儿、骨伤、针灸各科,紧扣临床这个核心。每个病一二首方,每个方都疗效显著。这部具有"皇家气派"的大著作,完全不讲深奥的理论,以歌诀的形式写成,通俗易懂,易于记诵,流传极广,过去很多中医学徒就是靠读诵这本书,打下了一生的临床基础。

《张氏医通》是清代名医张石顽所著,参编的也有20余人。这本书的特点是对每个病的源流及历代治法都有介绍,辨证非常详细精确,治疗的方法丰富详尽。例如,痹症一病,详细到手指疼痛、脚跟疼痛,且均有治法。作为临床参考价值很高,但是不好记诵。

《临证指南医案》虽然是叶天士个人的医案记录,但他学贯古今,摄纳百家,浸融半个世纪以上临床家的临证精华,治病经验之丰,是无人能及的。如果不断阅读,反复揣摩,对自身临床水平的提高,大有助益,只是难读,不易体会到其中的妙处。近年来,中国中医科学院的陈克正先生撰写了《叶天士诊治大全》,将叶氏所有的医案,按照疾病分类,将每个病案所用的方药,全部确定剂量,冠以方名,附以作者本人的方解,给我们学习叶天士的临床经验带来了很大的方便。

此外,人民卫生出版社的《专科专病名医临证经验丛书》、中国中医药出版社的《古今名医临证金鉴》系列丛书、上海科学技术出版社的《实用中医内科学》,均堪称集现代名医临床经验之大成的著作,在中医界影响很大。每一家出版社通过自己的这个"品牌",汇集了大批当代著名中医专家的学术观点和临床心得,篇幅之宏,体例之全,内容之丰,选方之精,均是前所未有的。既能全面反映古今医家的成就,又能吸收现代研究的成果,代表了当代名医的真实水平。毫无疑问,其整体水平远远超过了清初国医的"三大名著",这是我近年来备读的新"三大名著"。

读好用好以上这几种书,恐怕要花一辈子的功夫,但遇到疑难病,从中确实能够借鉴古今名医的经验,找到解决的方法,如果誓愿成为一个中医临床家,这种付出是值得的。

单科著作以及小册子,还有《医学衷中参西录》《傅青主女科》《辨证奇闻》《外科正宗》《针灸大成》《审视瑶函》《医林改错》《医学心悟》《验方新编》《串雅内外编》等,一定要读原著,才能体会到其中的细微之处。人民卫生出版社最近出版的《中医临床必读丛书》105种,收集了历代各科名著,上面所说的单科著作就收在这套丛书之中。

例如,我曾经治疗过一个患者,得病10余年,全身逐渐变黑,肌肤甲错,西医未能确诊是何种病,病人也没有其他痛苦,唯有心口觉热,即使冬天,胸部也不能盖被子。我斟酌再三,忽然想到这就是《医林改错》中讲到的"灯笼病",用血府逐瘀汤120余剂,不仅心口热消除,而且全身肌肤恢复正常。如果不是读过原著的这一条,是不可能选择这首方的。

我用的很多单方、验方,都来自《验方新编》。我很重视江湖医生、民间医生的经验,很大一部分原因是受到《串雅内外编》的影响。我治疗妇科疾病的主要依据是《傅青主女科》。读傅青主对妇科病的论述,见其处处标新立异,与传统的观点唱反调,鄙夷者说其文字俗,赞赏者说其文字雅;考察他所创制的方剂,却大部分出自四物汤、逍遥散、理中汤三方的变局,看不出有什么离奇之处。但为什么此人会有"妇科圣手"之称?为什么其书能享誉临床三百余年而不衰？只有仔细领会才能发觉，原来此书方不奇而立意奇，药不奇而用量奇；其方大多以滋补肝、脾、肾为主，兼以疏肝，非常符合妇女的生理、病理机制，因而在临床上效如桴鼓。他的方子用得活，不仅能治疗大部分妇科疾病，而且对许多内科病都有疗效。另外，有题名为陈士铎著的《辨证奇闻》，写作手法和遣方用药特点均与《傅青主女科》相同，临床价值很高，值得进一步深入研究。

第三，要泛读一批书。

要大量阅读现代名老中医经验的书，近几十年来，这类书出版得很多，我收集到的就有百种以上，由于近年来对中医问题反思的结果，名医的医案、医疗经验，又重新受到重视。例如，人民卫生出版社将20世纪50~60年代著名老中医的临床经验著作，又重新再版，十分珍贵，购书的机会难得。我在上文中所列举的前两类书，主要属于古人的书，通过学习，可以掌握中医一般的治法、规矩，而这一类属于今人的书，个性化更强，更加重要。因为毕竟是今人写的东西，更贴近生活，更容易接受，可以将其看做一座沟通古今的桥梁，从中可以学到名老中医是如何继承古人、创新运用的，由近及远，可以进一步加深对中医的理解。读这类书，须先破除一种错误的认识，即认为中医的医案、经验总结，只是个案、个人经验，经不起统计学处理，不具有普遍意义。学中医的人，不要被所谓统计学吓住，统计学抹杀了个体的差别，否认个别中包含了一般规律，这种近代科学的方法不适合于中医。因为，中医辨证论治的灵魂就在于活，就在于必须因人、因地、因时地进行个性化的精确治疗。同时，中医在两千年的历史中形成了各种流派，每个中医的师承和临床体会都有不同，因此，医案对于中医临床经验的传承是极为重要的。而西医的临床权威很少有个人的医案，这并不在于个人智慧的差别，而是学科的特点。因为西医也有自己的优良传统，即每天早上查房之前，医生都要集中半个到一个小时，讨论所收治病人的情况，可以汇集群体的智慧，倾听权威的分析，初步拟定下一步的治疗方案。这种临床病理讨论会（C.P.C），是18世纪由当时最具盛名的临床家、莱顿大学教授布尔哈夫（Boerharve, H, 1668—1738）所开创的。况且西医已经形成了一种体系严谨、规范化很强的学科，相对而言，西医个人的经验总结显然不如中医那么重要。

学习当代名医的经验集，要一本一本地看，一家一家地学，发现有好的东西，不同凡响的、作者自己反复强调的东西，要及时做笔记，甚至编成汤头歌诀，准备拿到临床上去验证。当然，名老中医中也混有"南郭先生"，介绍的医案价值不大，医论空而无物，这就需要读书人别具慧眼，其实读多了，自然具备了鉴别能力，特别是拿到临床一用，真假就现形了。有一次，看到学生们在上课前的早自习上，清一色地背英语，我发了一句感慨："什么时候听到你们背汤头歌诀，中医就有希望了。"我拿出口袋里的小本子说："我到现在还在自编、背诵汤头歌诀，因为我要看病，看不好就得学习别人的经验，记不住就只好编成汤头歌诀，不说多了，我脑中储存的汤头，至少有3000首。"

我历来认为：要想在临床成熟得快，不能靠自己一点点去摸索、去积累，那要到何年何月？只能靠借鉴别人的经验，靠"偷"，真正聪明的人是会偷的人，是会读书，肯联系临床思考的人，是有准备的头脑。而不是那种一天到晚埋头于临床，不读书不思考，遇到疑难疾病绕着走，不肯深入下去的所谓"从来没有脱离临床"的人，这不过是在低层次、低水平的临床徘徊。

这几年，我看了不少难治的病，甚至是西医认为的绝症，用药也很大胆。有个韩国人崔莲珠博士跟我坐堂，说我是她所见到的第一个"冒失鬼"，我哪来那么大的胆子？

因为我有一群靠山,靠山就是当代名老中医的著作,我用的许多非同寻常的方剂,出自他们书中的记载,前辈已经用过有效,我也用心揣量过,甚至亲身尝试过,存心要去验证的。湖南人有句俗话:"没有吃过猪肉,见到过猪走路";"前面乌龟走,后面乌龟跟着爬"。我看准了,认真地学习模仿,并非自己异想天开,才很少出错。总之,要带着一个有准备的头脑、充满信息的头脑去临床,才能迅速提高,有所收获,即使从未遇到过的疾病,也有办法治疗,这些信息就是要靠从读书中得来。我读的医案之类著作不下几百本,每次总有所获,由于篇幅所限,只能举几个学习名家的例子:

我最早读到的医案之一,是《蒲辅周医案》,还有一本《蒲辅周医疗经验集》,都是由蒲老的弟子、首届西学中的高辉远以及薛伯寿先生总结的。

蒲老对我影响最大的是:他的辨证论治水平很高,几乎达到丝丝入扣的境界,古方用得灵活,因而疗效不可思议。读他的医案是一种享受,时时令人叹为观止。如治疗各种小儿肺炎,有的近乎垂危,往往用经方、小剂量,轻轻一拨,马上转危为安。但冷静地分析,有的危急重症,不能完全归功于他的医术出神入化,西医支持生命的各种抢救措施,也给他赢得了用药的时间和机会,应当看做是中西医结合显示的独特疗效。

在古人的经验中,他用得最多的是《伤寒论》方、《温病条辨》方,同时也十分重视民间经验和师承的经验,但决不轻言自己的创造。据我考察,能确定由他创制的方剂只有两首,一首名"二鲜饮",由鲜芦根、鲜竹叶组成,治疗外感病阴伤而邪热不能外达,看似平易,但价廉有效;一首为"双和汤",治疗冠心病,设计得很严谨。

他特别重视气候对疾病的影响,强调临床治病"必先岁气,无伐天和"。医案中曾介绍他治疗一位妇女,患"自汗"症,每天半夜,上半身大汗淋漓,察舌见舌苔黄腻,询问告知暑天感冒后所得。虽时在冬季,蒲老断然投以清暑解表的"香薷饮"加减,结果一汗而愈。这个医案对我影响极大,在后来的医学生涯中,我每治病,必先考虑诊病时的气候季节变动对病人的影响,甚至要用之追溯到初患病时的病因,能够时时想到这一点,有一半的疾病就成竹在胸了。我学习蒲老的方剂,最有心得的是"百损丸"。他说:"此方为老中医口授方,我得此方已 60 余年,治跌打损伤,不论内伤脏腑,外伤筋骨,以及劳伤经络。并治遗精、脚弱、腰膝酸痛,诸虚日损,久服自效。功专滋补肝肾,强壮筋骨,活血消瘀,续断伤,补骨髓,纯属以通为补,而无滞补之弊。"我仔细一看,这不就是一首治疗老年腰腿退行性疾病的好方子么,何必一定是用于跌打损伤呢。方中缺少动物药,这是修复损伤骨质的必用药,加上之后,疗效甚好,近年来我用得很多。

岳美中先生也是最早调到中国中医研究院(现中国中医科学院)的西学中导师,他的学生是陈可冀院士,为他整理了几本小册子,如治疗老年病经验、医案集、医话集等。

岳老给我最大的影响是强调用古方不能随意改动,治病基本用原方,即使有所加减,也十分慎重,这其中有充足的道理。他自创的方剂只有几首,例如治疗干咳的方,叫"锄云润肺汤",是从钱乙的补肺阿胶汤化出来的,颇有疗效。他对古人有一些独到的见解,例如,他在《岳美中老中医治疗老年病的经验》一书中,扉页是一首感怀诗,其中有两句:"《内经》岁露嫌迷路,宋代《局方》待洗尘。"意思是:《内经》的五运六气还有很多谜团没有弄清楚,《局方》被蒙上了尘埃,有待于洗雪。这是勉励后人去探索。我对《局方》遭到错误批评是清楚的,岳先生有何见解呢? 书中始终没有明说。但在介绍张仲景的"薯蓣丸"时,讲到这个方子很适合于老年人,因为高年气血虚损者常有周身不适、头眩、肢痛、麻木诸证。《局方》在这首方中加了麝香、牛黄等 7 味药后,改名"牛黄清心丸",

引起了误会,岳飞的孙子岳珂批评《局方》的错谬,后人也信以为真,拿来攻击《局方》的粗制滥造,致使《局方》很多好的方剂被尘封。岳先生没有直接给《局方》"洗尘",只是用事例证明"牛黄清心丸"治病有效,并非错谬。他曾用此方治愈了一例"温病发热、汗出后,不能下地走动"的病人。又说:"清代乾嘉年间,官员中服用牛黄清心丸者甚多,因平素饮食中吃荤的多,用此清凉药后心腹舒适"。这里给我两点信息:一是岳老用这首方可能治愈的是病毒感染引起的末梢神经炎患者,二是这首方治疗血脂高最后导致的脑病可能有效。我已经用于临床,并加以证实。

国医大师朱良春先生是至今仍然健在的、德高望重的、著名中医临床家。我私底下认为他是继张锡纯之后,当代最不保守、最有创意的临床医家。他创造性地使用大量动物药,使用某些毒性很大的药,在许多疑难病症的治疗方面,取得突破性的进展。用动物药治疗疾病源于张仲景,古代用得最多的是叶天士,朱良春先生不但继承了他们的成果,而且有自己的心得和创新。医生固然是高风险的职业,但一个敬业的中医不能害怕担当风险而放弃对疑难病症的钻研和治疗,或者用一些平淡无效的药应付病人,这种医生的治疗水平不可能体现和发挥出中医的优势。从这个艺高胆大的中医前辈的著作中,我学到了一种精神,学到了很多实用的治疗经验,特别是他反复强调他的老师章次公提出的"发皇古义,融会新知",我一直引以为自己的座右铭。

3. 临证的诀窍 每个中医临床医生,总想在自己的手中创造最好的疗效,而临床的疗效决定于辨证论治与遣方用药水平的高低,临床的诀窍,必须紧扣这两点。

什么是辨证论治?我思考了很多年,冒昧提出一个新的观点:"是中医处理人体疾病信息的方法。"这与书本上的说法可能大相径庭,但我的目的是要让现代人能听懂。人只要活着,身体每时每刻都在发出信息,有病的时候,就会感到痛苦、不适、面色、神情、体征、舌象、脉象都会发生改变。中医靠望闻问切收集体内发出的各种疾病信息,然后加以归纳分析,上升到证。证是从众多表象中抽象出来的高级思维层次,是为了判断疾病的性质属于阴、还是属于阳,属于寒、还是属于热,属于虚、还是属于实,在表、还是在里等等。辨证清楚了以后,就是论治,或者扎针,或者服药,也就是向体内输入信息,如果判断、治疗得当,收集与输入的信息吻合,就有了疗效。要提高辨证论治的水平,必须做到以下几点:

第一,重视四诊合参,综合分析。

望闻问切,是中医收集人体生命和疾病信息的主要方法,而且是根据收集信息的先后层次安排的。病人来了,第一印象是通过望诊实现的,望面色,望形态,望神情,望舌等。患者内有湿热、阴虚阳亢、气血紊乱、阳气不足、精神焦虑等情况,通过望诊,首先就能凭直觉收集到几分信息。

闻诊,主要是听病人的主诉,要耐心地听完,边听边分析,从病人的倾诉中,了解病史,抓到疾病的主症。

问诊,是确定主症后,围绕着表里、寒热、虚实几个要素,有目的地问,要问得简洁、切中要害,边问边归纳,上升到证。问得好,证可能就基本确定了。然后是切脉,望舌,加以最后的确诊。

脉诊,在教材上讲得很玄,学生也看得很神秘。坦率地说,我大致上相信脉,但不完全相信脉。因为中医是复杂科学,符合海森堡的"测不准"原理,因此,要强调四诊相参,要综合分析。"认证无差"是善于归纳的结果,而不是单靠切脉。脉书上讲,五脏六腑在两手寸关尺分配,有严格的定位,每一个部位出现什么脉,即主什么病,这可靠吗?不能完全相信。完全符合就是"测得准",这不是中医,而是西医。现在的脉学教材讲,右手尺部"主命门、三焦",命门与三焦,这两个概念,到底是指什么,至今为止还有争论,依我看,还不如最早的脉学著作《脉经》中提出的右手尺部主"肾与子户",即泌尿系统与生殖功能,来得痛快些,接近事实些。像这样有争论的东西怎么定位?从这里也可以看出,脉诊所了解的信息,只能定性,而不能严格地定位、定量,即可以大致了解疾病的寒热虚实,而无法准确地判断何脏何腑发生了什么病变。一摸脉就断病如神,个个病都准,比CT还准,那不是中医,我怀疑那是骗子,至少是巫医。当然,一个精于望诊、脉诊的有经验的中医,不待病人开口,大多也能说准几分,这不足为奇。诚实的医生,是要把患者的主诉听完,把全部情况综合分析以后,才加以判断,解说给病人听;而某些沾染了江湖习气的医生,则故弄玄虚,以偏概全,利用一般人把中医看得很神秘的特点,意图在心理上先征服病人,而后提出非分的要求,借以成倍提高自己的收入。这种巫医之风在历史上可谓长矣,古今中外都有,只要还有治不好的病,永远难以消除。学中医的人应当心中有数,不应当推波助澜,更不应当争相效尤。

又比如:诊断学教材上的24种脉或27种脉,在一般情况下,临床所看到的大约只有十几种。当疾病处在进行期、急性期、发热期时,脉的波动大些,紧、促、滑、洪等脉屡屡可以见到;慢性病,哪怕是重病,在相对静止期,脉的变化则不大。情绪紧张时,脉出现波动;情绪平和时,重病甚至可能出现平脉。例如:脉搏讲究"和缓从容",但我去年见到一个患晚期胰腺癌的老太太,从得病起,到死前最后一天,脉象始终和缓从容。刚开始我还敢对家属讲,老太太可能要拖一段时间,到最后,我根据各方面的综合考察,告诉家属,老太太将不久于人世了。为什么会这样?因为她有一个好的心态,能从容对待死亡,认为自己80多岁了,活得够本了。相反,治疗一个怀疑自己得了红斑狼疮的病人,诊其脉促,有歇止,化验结果出来不是红斑狼疮,再诊时,脉就缓和了。有的医案记载三部九候与病证丝丝入扣,这是不可全信的,多半是医生将四诊合参的结果都归结到脉诊上,以此炫耀脉的神奇,真正的临床医生是不屑为之的。

古人经常强调要"四诊合参",我是个医史研究者,翻遍古代医书,从来没有任何一本古代医书、任何一个古代医生说是完全可以凭脉诊病。古人还提出:脉有活看法、对看法、反看法,病进脉退,病退脉进等,就是告诫我们要灵活对待脉诊。

伯父曾多次告诫我:"证之有假辨于脉,脉之有假辨于舌。"近年来,通过治疗各种急慢性炎症的经验所得,我还可以补充一条:"舌之有假辨于咽。"因为靠四诊收集患者身体信息的时候,往往可能收集到的信息不准确,是假象。例如:

闻诊主要是听患者的主诉,患者可能由于年龄大、文化水平低、得病时间长等原因的局限,而表达不清或不准,因而"证之有假",这时,需要通过切脉来辨别。

切脉固然可以排除客观因素的干扰,如患者主诉不清,但脉是看不到形象的东西,没有客观指标衡定,只能主观去体会,这就难免出错,因而"脉之有假",这时,可以通过舌诊来鉴别。

舌诊既客观,又直观,可以看到形象、色泽,应该是准确无疑的,但也有假象,例如,长期有烟酒嗜好的人,舌苔总是黄腻的;饭前与饭后,舌苔可能有厚薄的不同;有些严重的患者,例如癌症晚期,舌苔也可能没有明显的异常。因而"舌之有假",这时,可以通过望咽喉来进一步鉴别。

咽喉为"至阴之地",对于阴虚、阳虚、实火、虚火、真寒假热、真热假寒证的鉴别,确有重要参考价值。例如,咽喉红肿,为有实火;红而干瘦,为阴虚;不红不肿,为阳虚;咽喉剧痛而不红不肿,为真寒假热,咽喉红肿疼痛却全身表现为寒证,则为真热假寒等。但咽喉望诊也有局限性,并且可能出现假象。

由此可见,中医四诊中的每一种方法,是既可靠,又非绝对可靠,既可凭,又非绝对可凭。医生的高明之处,在于能四诊合参,综合思维,排除证候中的假象,确定疾病的本质,而决不拘泥于一诊所得,一孔之见。这就是本色的中医,是最不容易学到的,关键在于要有建立一种把一切都看成是"活的"观念,这与西医看重客观指标有本质的不同。

第二,注重时令季节气候的变化。

中医与西医在诊断疾病时,还有一个重要的区别在于:中医十分注重气候、季节变动甚至时辰因素对身体的影响。忽略了这一点,要吃大亏,懂得这一点,对于很多病可以处变不惊,胸有成竹。下面以四季气候变化分明的湖南为例:

春天潮湿,气温逐渐上升,或气候变化无常,肝病患者、结石病人、腰腿疼痛的病人症状往往加重,祛湿为第一要务。内湿较重而又阳气不足的人,往往出现纳呆、胸闷、头晕、肢体酸重等,到医院检查往往查不出什么病,这是一种发病前的状态,不要当作大病,也不要等到疾病发作了才治疗,吃几包"藿香正气丸"即可能解决问题。

夏天气候又热又湿,体质弱的人,往往疲乏无力,胃口不佳,口渴,小便黄短,甚至发低烧,到医院同样查不出什么毛病。这是湿热内蕴,阻碍脾胃,耗气伤阴所致,轻则几包"六一散",重则几剂"清暑益气汤"。

秋季天气干燥,很多年轻人流鼻血,大惊失色,跑到医院做检查,查不出什么大毛病,中药开一两味白茅根、栀子炭等煎服就好。有的年轻人大把脱头发,焦虑万分,我总是笑曰:"鸟到这个季节都要换毛,你掉几根头发算什么,这是自然现象,过了这个季节还掉,再来找我。"过了秋天,果然不再掉头发,又长新的了。

有的疾病每到节气交替时复发或加重,如哮喘、风湿病;有的疾病每到固定的时辰发作,如五更泄泻、子时发热、酉时腹痛等,必须因时施治。

所有这些,要么属于自然或生理现象,要么属于亚健康状态,要么属于小毛病,要么属于疾病的某种特殊规律。气候、季节的变动经常在大病、顽疾、慢性病的治疗过程中发挥影响,使医生的思维受到迷惑,而掌握了中医"天人相应"的观点,就可以举重若轻、从容自如地处理了。

第三,用好用活方剂。

在遣方用药方面,我始终认为方剂是中医学术的核心。历代医家治病的精华,都蕴含在方剂之中,掌握用方的技巧,是中医临床的诀窍。对应于每一个疾病,有通方、对方、组方、验方几种,作为一个临床医生,心里要有底。

其一是"通方"。即通用方,很多病都可以用一个方子通治,再根据病情特点适当加减。

例如咳嗽,止嗽散就是很多医生喜用的通方,这首方可发可收。肺气郁闭,加麻黄、杏仁;内热郁闭,加黄芩、桑皮;咳嗽有痰,加浙贝或川贝;咳久伤阴,加沙参等。本方的创制者程钟龄自己还列举了许多加减法,使用起来,进退自如。

又如,妇科病有两首名方——逍遥散、四物汤,用得好,用得灵活,往往可以驾简驭繁,通治各种妇科病。清代的傅青主先生号称"妇科圣手",所创制的几十首方剂治疗妇科病有奇效,但看来看去,大部分是从上述两首方子化出,只是加减变化,竟至炉火纯青的地步了。许多老中医的不传之秘是:对很多病都掌握了一首通用方,或者用一首方通治很多病。这是一种简洁明了的思维方法,很实用,特别是在初诊的时候,作为投石问路,是一种好方法。

其二是"对方"。即药性相对立的两个方剂。有些病在辨证方面,明显地呈现对立的倾向,如非寒即热,非阴即阳,非虚即实,非表即里等。

例如颈椎病,可以分属寒、热两大类,属寒,用葛根汤,我加苍术、附子、羌活、威灵仙;属热,用益气聪明汤,加木瓜、苡米、枣皮、石斛等。又如痈疽毒疮,王洪绪在《外科证治全生集》中指出:不必将其弄得太复杂,可以分为阴阳二证。阳证,用西黄丸;阴证,用阳和汤,临床确实有疗效。

如果辨证似乎明确而又用之不效,说明被假象所迷惑,在二诊转方时,就要考虑到治其对立面,或者进一步考虑到可能有第三方面:或寒热错杂,或虚实夹杂,或表里同病。

其三是"组方"。即要有三首以上的一组方剂,才能把握住一个病的所有方面。一般这种病的病机比较复杂,用简单的思维方法达不到治愈的目标。

还是举咳嗽的例子,咳嗽有时并不容易治愈,倘若用通用方止嗽散不效后,就要深入一步思考了。外感风寒,可用杏苏饮,风重而咽痒,改用金沸草散。外感风热,可用桑菊饮,风重咽痒,改用桑杏汤加蝉蜕、僵蚕。外寒内饮,用小青龙汤。痰咳用二陈汤合三子养亲汤,兼虚,改用金水六君煎,兼热,改用清气化痰丸,兼虚寒,改用阳和汤。劳咳,用月华丸或百合固金汤等。这个"组方"就牵涉到五个证型十首方剂。这当然是比较复杂的,但一个临床医生,不论自己有没有治疗过,事先对每个病都必须全局在胸,了解可能出现的情况,明白可能出现的转归,到时才能指挥若定。

其四是"验方"。平常要多收集一些单方、验方、食疗方,可补充辨证论治的不足。患者吃药总是有心理负担的,配合一些单方、验方,特别是食疗方,病人非常乐意。例如:治疗干咳,我常配合观音应梦散;治疗子宫肌瘤,配合雪羹汤;治疗冠心病,配合黑芝麻金橘饼;治疗腰痛,配合路边荆炒公鸡等,既有效又好吃。患者也愿意积极配合。

提到食疗,记得前两年我在香港授课,认识了老中医陈益石、林丽华夫妇。陈先生是潮汕著名老中医陈映山的儿子,除了继承各种家传效验的丸散膏丹,灵活运用于临床,治病疗效好,深受患者欢迎之外,他又根据现代人的需求,提出"一病一食疗方"的口号。在香港渔人码头设点进行具体实践,这是一种非常科学的理念,对于发挥中医的优势,宣扬中国传统优秀文化,应该有积极作用。

以上从三个方面谈到了学习中医临床的诀窍,这看似是诀窍,但绝不是捷径,是要付出艰辛的努力与长期的积累才能做到的。

学好中医临床,掌握诀窍是一方面,更重要的是要树立高尚的医德。由于中医诊断疾病,全靠望闻问切,不借助任何仪器,因此在临证看病时,一定要聚精会神,细心收集患者体内发出的信息,认真揣摩外在因素对患者机体的感应,才能"认证无差"。遣方用药时,一定要尽量吸取古今名医的成法成方、成功的经验,不能胸无点墨,随意凑方,单凭自己的经验用事。同时掌握一些食疗、食补、养生、保健的方法,引导患者积极配合,才能取得满意的疗效。平时要多读书,多积累,治病后要多思考,多总结,带着一个充满信息、有准备的头脑上临床,才能够不辜负患者的期盼。

医生是一种高风险的职业,特别是一个中医临床医生,风险比西医更大。因为疾病的诊断、治疗,全由一人经手与承担,患者的生死安危,全系医者的一闪念之间。为了救人于危难,既要有敢于担风险、治大病的勇气,在遣方用药时,又必须小心谨慎,考虑周全,步履稳健。正如唐代著名临床家孙思邈(581—682)所概括的:"胆欲大而心欲小,智欲圆而行欲方。"做到这一点很不容易,关键在于医生要有高尚的医德,把治病救人看做是一种使命,作为一种人生的追求,而不是看成一种金钱交易。孙思邈在《备急千金要方》的序言中告诫医者:"人命至重,有贵千金,一方愈之,德逾于此。"他一辈子都是这样身体力行的。每一个学中医的人都应当以这位传颂千古、享誉中外的前辈为表率,高度重视医德,大力发扬医德,把挽救患者的生命看得比金钱更重要,把献身中医事业看得比追求名利更重要,以自己的情操和终生不懈的敬业精神,紧紧守住人类良知和社会文明的这条底线。

六、东西方文化冲撞激荡下的中医

1. 百年风云 大约一个世纪以前爆发的五四运动,迎进了西方的科学与民主。这是灾难深重的中国人民试图挣脱几千年封建枷锁发出的内心呼喊,也是近代西方文化在东方的一次成功的扩张,但中国的传统文化受到了致命打击。

闻一多先生有一句十分形象的话:"我们这时代是一个事事以翻脸不认古人为标准的时代。"[18]第一个不认的古人当然是孔子,"打倒孔家店"的口号最为响亮,以孔子为代表的中国传统文化必然在扫荡之列。新文化运动的旗手陈独秀说:"5000年来的中国文化,本质上是畸形的文化,其中纵有某些人文主义因素,也由于既无民主观念作统率,又无科学精神作基础,而常常陷入自己的反面。"作为中国文化一个分支的中医,自然也逃脱不了被鞭笞的命运:"医不知科学,既不解人身之构造,复不事药性之分析,菌毒传染,更无闻焉。惟知附会五行生克寒热阴阳之说,袭古方以投药饵,其术殆与矢人同科。其想象之最神奇者,莫如气之一说,其说且过于力士羽流之术。试遍索宇宙间,诚不知此气之果为何物焉也。"[18]邓铁涛先生在接受中央电视台第10套科教频道"大家"栏目采访时,对主持人讲了一件事:"梁启超晚年出现尿血,被德国医生错把好肾脏割掉了,可梁先生说:宁可死于德国人的手术刀,也不愿意死于中医的阴阳五行。"

真是"秀才遇到兵,有理讲不清"!中医进入近现代社会,最大的痛苦莫过于表达自己理论体系的那些概念,无法用当代科学的语言解释,无人能懂,连学贯中西的梁启超、陈独秀、胡适、鲁迅等都听不懂。而自称懂得科学的人,可以完全抹杀历史,无视现实,否认中医在中华民族生存繁衍的古今历史上所作出的贡献!

当时的中国政府极力想走日本富国强兵、全盘西化之路,像日本那样,以"不科学"为名,首先拿中医开刀,提出"废止中医"的议案。中医内部的有识之士,有的主张"中西医汇通",将中医和西医的理论相互比较,试图证明它们是一致的;有的主张中医"科学化",即接受当代科学和西医的知识,用来改造中医的理论。他们用心良苦,但收效却不大。

20世纪上半叶,中医虽然处境窘迫,但生存环境还是宽松的。一方面是中医自己争气,办学校,办医院,思改革,游行请愿,争取合法的权益;另一方面是虽然有人骂中医、要废中医,但广大人民群众信赖中医,中医疗效好,治疗价格低廉;再者,中医人数多,担负着全国绝大部分地区的卫生保健任务。那时的西医,是完全不可能也没有能力取代中医的。

20世纪下半叶,中医的地位发生了翻天覆地的变化,这首先应当归功于当时的新中国领导人毛泽东主席。

他对中医的认识,是独具慧眼的:

鲁迅先生在《父亲的病》一文中,曾对清代名医叶天士用梧桐叶作难产的"药引"不无讥讽。毛主席却认为:叶天士把人体的病变与气候、环境联系起来是很高明的,这种认识即使在科学发展的今天,也是很先进的。中国这么大,人口这么多,自然环境、气候条件、生活习惯和各地人民的体质都有很大差别,不能以一概全。而中医正是重视这种差别,才派生出各种学派、各家学说,各个学派的不断发展,汇成了中医这个整体的巨流,这对现代科学也有借鉴之处,所以,"中国对世界有大贡献的,我看中医是一项"[19]。

他对中医的保护,是坚强有力的:

20世纪50年代初期,卫生部某些人不执行"团结中西医"的卫生工作三大方针,并以"不科学"的名义压制排斥中医。1954年,毛主席严厉批评了卫生部的错误倾向,指出:"中医对我国人民的贡献是很大的。中国有六万万人口,是世界上人口最多的国家。我国人民所以能够生衍繁殖,日益兴盛,当然有许多原因,但卫生保健事业所起的作用是其中重要原因之一,这方面首先要归功于中医。"他还指出:"祖国医学遗产若干年来,不仅未被发扬,反而受到轻视与排斥,对中央关于团结中西医的指示未贯彻,中西医的真正团结还未解决,这是错误的。这个问题一定要解决,错误一定要纠正,首先,各级卫生行政部门思想上要改变。"[20]

同年6月4日,他拿出一系列具体措施和办法,以继承发扬祖国医学遗产。第一,即时成立中医研究机构,集中好的中医进行研究,选派好的西医学习中医,共同参加研究工作。第二,各医院要有计划地请中医来看病和会诊,允许住院病人用中药,并订出尊重中医的各种制度,从制度上加以保证,使中医在医院里做诊疗工作不感到困难与顾虑。第三,中药应当很好地保护与发展。我国的中药有几千年的历史,是祖国极宝贵的财产。如果任其衰落下去,那是我们的罪过。对中药研究光做化学分析是不够的,应进而做药理实验和临床实验,特别是对中药的配合作用更应注意。第四,中医书籍应进行整理,组织有学问的中医,有计划、有重点地先将某些有用的古医书译成现代文,时机成熟时,应组织他们整理自己的经验,编出一套系统的中医医书来。他提出:应按对待少数民族政策那样对待中医,对有本事的中医要当专家看待,按专家的待遇接待。[20]

他对中医的发展,是主张明确的:

1956年8月24日,毛主席在同音乐工作者谈话时说:"应该学外国的近代的东西,学了以后来研究中国的东西,就医学来说,要以西方的近代科学来研究中国的传统医学的规律,发展中国的新医学。"[21]

早在1954年,毛主席就发出"西医学习中医"的号召,并提出抽调100~200名医科大学的毕业生,交给有名的中医,去学他们的经验。1955年12月,在中医研究院成立的同时,全国第一届西医离职学习中医研究班开学。从全国调来76名有经验的西医脱产两年半学习中医,请中医研究院的名医授课,成效很大。至1960年,全国西医离职学习中医班已有37个,学员2300余人,在职学习中医的有36 000余人,西医院校大多开设了中医、中药课程。

1958 年 10 月 11 日，根据毛主席的一系列指示精神，卫生部向中央起草了《关于组织西医离职学习中医班总结报道》的报告，毛泽东批示："中国医药学是一个伟大的宝库，应当努力发掘，加以提高。"[20] 这是一个在全国家喻户晓的著名批示，集中体现了毛主席对中医问题的看法。"伟大的宝库"，表明了中医在他心目中的地位，值得国家采取特殊措施去保存、保护，但仅仅保存、保护是不够的，还需要进一步发掘、提高。

那么靠谁、运用什么方法来发掘、提高呢？从前面的一系列指示和安排来分析，我认为：毛主席可能认为主要要靠西医，要运用近代科学的方法来发掘中医的宝藏，提高中医学水平。

1959 年 1 月 25 日，《人民日报》发表社论："认真贯彻党的中医政策"，从八个方面系统阐述了中医政策，其中的一个方面是"坚持中西医结合"，这是"中西医结合"首次见诸文字。

毛主席的所有指示和措施，都在几年之内得到不折不扣的执行，不仅成立了中医研究院，建立了中西医结合研究机构，而且，还开办了中医学院、中医医院，同其他学科一样，中医的科研、教育、临床等纳入国家的正式管理范围。中医学科受到特殊政策的保护，中医人员的社会地位显著提高。几十年来，即使是在十年动乱中，保护中医的政策始终没有变。

1980 年以后，卫生部制定了"中医、西医、中西医结合三支力量都要发展、长期并存的方针。"

1982 年，全国人大通过的国家宪法总纲，规定了"发展现代医药和传统医药"的条款，将中医的发展纳入国家大法。

2. 症结何在　由此可见，半个世纪以来，我国政府为保护、保存、发掘、提高中医，可谓不遗余力；中医的学校、医院、研究机构、人员队伍以及整个中医事业的发展规模和速度，的确有目共睹。但是，为什么 1960 年代，还会发生北京中医学院（现北京中医药大学）的"五老上书"事件，表达对中医教育工作的不满；为什么 1982 年的衡阳全国中医工作会议，还会发出"中医事业乏人、乏术"的警讯；为什么时至今日，还会有许多著名老中医专家，向中央上书，在报刊上发表文章，表示对中医事业的极度忧虑呢？

问题的症结究竟在哪里？

我认为，问题出在我们始终没有认识到中医的本质，没有认识到中医是一门古代科学，与近代科学有着完全不同的规律。几十年来，我们一直沿用"近代科学"的方法即西医的方法进行中医的科研、教学、临床，违背了中医自身的规律。

由于近半个世纪以来对中医的误读，甚至直到前几年，还没有认识到失误的根源，还在继续这种失误，还无法得到根本的扭转，怎能不导致中医事业出现乏人、乏术、乏成果的严重危机呢？这种失误，主要表现在以下几个方面：

第一，科研的失误。

"用西方的近代科学来研究中国的传统医学的规律，发展中国的新医学"，这一观点，是毛主席 1956 年提出来的，其影响之大，已经不止限于中医的科研方向，而是辐射到整个中医事业。半个世纪以来，差不多一直是我们研究、发展中医的唯一指导方针。

我认为：作为一个伟人，毛主席对中医的认识和爱护，已经是大大超越同时代人的，是充满民族自豪感的。他这个观点，在当时，同样是站在时代前沿，高瞻远瞩的。然而，中医有着与近代科学完全不同的方法论，时至今日，大部分从事自然科学研究的人,即使是热爱中国文化、关注中医发展的许多大科学家,都仍然无法完全理解中医的方法论。

最近的一个例子是:2004年10月23日,杨振宁教授在"中国传统文化对中国科技发展的影响"论坛上的发言,他认为:"中医传承了《易经》中分类精简的精神,分类上坚持阴阳、表里、寒热,这虽有一定道理,但将其看做整体框架的话,中医学一定没有前途。所以我们要抛弃中医理论,因为其中掺杂有几近迷信的成分,而代之以近代科学化的方法。"[22]

杨先生的这个观点一经发表,即使得很多从事中医的人感到沮丧。我虽然持反对意见,但还是认为首先应当肯定的是,杨先生说这段话,显然是出自对中医前途的关心,是出乎好意,不像现在的某些人是别有用心地"恶搞"中医。我本人是十分敬佩杨先生的,对于这样一位现代科学的顶尖人物,我们倒不必用"隔行如隔山"的世俗观念去局限他,他的确有资格对当代科学的各个学科说长论短,因为现代科学的基本原理是一致的,所谓一通百通。但对中医,他却不能随意武断,因为他毕竟是个门外汉。据说,著名的"李约瑟难题"有一个流行的民间版本是:"为什么中国古代有那么多的科技成就,却找不到科学方法?"迄今为止,还没有听说哪个现代科学家解答了这道难题,包括杨先生在内。为什么他们找不到答案? 因为经过近代科学的冲击,中国古代所有的学科门类:包括物理、化学、天文等等,全部消亡殆尽。失去了古代科学家曾经实践过的土壤,现代科学家任凭你怎么高明,也只能是纸上谈兵,无法理解和找到中国古代的科学方法,倘若望文生义,则更会作出主观唯心主义的论断。这正如一个中医,如果从不看病,没有临床经验,就不可能真正理解中医的理论一样。杨先生既没有长期从事过古代物理学实践,又毫无中医临床经验,因此他不可能理解中国古代科学方法,也根本不可能懂得中医临床是如何运用理论指导治病的。我甚至敢料定,他一定从未与有着深厚的临床经验和理论造诣的中医进行过认真的、平等的交流,他怎么可以轻言"抛弃中医理论"? 凭什么断定"因为其中掺杂有几近迷信的成分"? 中医是一门古代科学,而且用我的话说:"中医是中国乃至世界古代自然科学仅存的熊猫,活的化石。它具有古代自然科学的全部本质特征,它完全未受近、现代历史进程的影响,完全不依赖现代科学成就和手段,独立于现代医学之外,仅凭自身在2000年以前创造的理论体系和2000年来不间断地积淀下来的经验,即能把握生命的规律,有效地治疗疾病。"[23]这是因为它并非单纯的经验医学,它有着与西医完全不同的、自成体系的理论。而它的理论体系,恰恰可能蕴含着中国古代的科学方法,藏有解开"李约瑟难题"的钥匙。同时,这也是中医能够经受近代科学的冲击而存在于现代社会的主要原因之一。在我看来,中医的方法论,既是古老的,又是前瞻的。它包含信息论、控制论、系统论、模糊数学、模型方法等现代科学的许多要素,这些学科很可能成为揭示中医科学内核、引领中医走向现代化的重要手段。中医的发展前途与希望,也寄托在与现代科技相结合的基点上,但绝不能按照杨先生所说的:"代之以近代科学化的方法",这是误导! 我们已经为这种误导付出了几十年的代价,中医因此而长期陷入乏人、乏术、乏成果的困境。我国政府刚刚明确了中医与现代科技相结合的正确方向,杨先生竟然还提出要用"近代科学"取代中医理论,这不是开历史倒车吗?

持有杨先生这种观点者,在国内,确实大有人在,只是碍于国家制定了保护、发展中医的法律与政策,不便于或不屑于公开表达出来。他们中的不少人具有很深的科学文化素养、很高的学术地位、很大的决策权力、很广的社会影响。他们不相信中医,把中医看成是迷信,把中医药治病的疗效说成是"心理安慰",这也是中医长期受到委屈和压抑的重要社会原因之一。我并无意责怪他们,要怪,只能怪我们自己,怪中医队伍中鱼龙混杂。打着中医、中国传统文化的牌子,招摇撞骗者多,弄虚作假、名不副实者多;而脚踏实地、真正优秀者少,能够运用中医药创造卓越临床疗效者少;特别是很少有人能够用明白易晓的语言把中医的科学道理说清楚。几十年来,中医只是被动地跟着西医走,而不能主动地让现代科学跟着中医走。

在这里,我应当为措词稍过激烈,向杨先生表示诚挚的歉意!除此之外,也恳切地希望所有对中医抱有误解和怀疑的人,能够认真读一读我在书中所表达的观点,看看是否真有道理,指出有哪些观点是错误的,共同来讨论和探索其中更深层的内容。中医事业要振兴,除了需要政府正确的决策,自身痛下决心、彻底改革之外,还需要全社会、包括对中医存有误会和偏见的人,也包括西医的理解与支持。如果中华民族这部分最宝贵的遗产,因为遭遇冷漠,在我们这一代人手中真的成了"绝学",将来愧对祖先、要承担历史责任的,不光是从事中医的人!

前面曾用很大的篇幅,阐述了以中医为代表的中国古代科学和以西医为代表的近代科学在方法论上的根本区别。但由于现代人对中医的误读积习太深,包括杨振宁这种通晓中西方文化的、杰出的科学家在内,都对中医有莫大的误解。在这里,我不得不再一次重申中国古代科学方法与西方近代科学方法以及中医与西医的根本区别。

西方近代科学的主要方法论是"还原论",即把复杂的事物分解为简单的、静止的、孤立的单元,用实验的、数学的、微观的方法进行研究,追求目标的清晰、准确,是其主要目的。几个世纪以来,一直到现在,西医采用这种方法论,取得了巨大的成就。但毕竟这是研究"简单科学"的主要方法,相对于人体这种"复杂科学"是有局限性的,西医目前遇到的困境也在于此。

中国古代科学的方法论是"整体论",即用宏观的、动态的、联系的、直观的、形象的、领悟的方法研究"复杂科学",在模糊中得到清晰,在动态中把握静止,在整体中掌握局部,重在信息的把握,重视经验的积累,注重个人的体验,以实用、解决问题为主要目的,而不注重对本质的追求,对真理的探索。中医始终用这种方法论,研究疾病和生命活动的规律。

2004年8月,我曾在《医学与哲学》上发表过一篇文章,试图通俗地阐述中医与西医的种种区别。

"中医与西医的区别到底在哪里?简单地说,就在于'死'与'活'的不同,西医是死的,中医是活的。

西医建立在尸体解剖之上,看重的是人的形态结构;中医建立在对生命活动的考察之上,看重的是人的功能状态。

西医是用微观的方法、实验的方法这些近现代的科学方法研究人体,因此,要求定性、定量、定位,越细越好,越死越好,越清楚越好;中医是用宏观的方法、信息交流的方法这些古代的科学方法研究人体,因此,医生掌握的信息越多越好,联系越多越好,思维越灵活越好。

西医借助越来越多、越来越先进的仪器,来检测人体疾病,目的仍然是找出病因,定准病位;中医依旧通过古老的望、闻、问、切四大手段,收集病人的证候,进行动态分析,进行辨证思维。

西医重视理化指标的检查结果,作为诊断的依据,更多的是与仪器对话;中医重视医生的个人体验和病人的主观感受,更多的是与患者交流。

西医治病,很少联系到气候的变化、节气的交替、环境的改变这些动态的因素;中医治病,必须因人、因时、因地制宜,灵活处置。

西医在找不到疾病的位置和原因、检测不出阳性指标、无法明确诊断时,几乎无法施治;中医只要有证候表现,病人有痛苦不适,就有办法治疗。

西医发展的模式是否定之否定,研究进展不断刷新,过去的结论屡遭淘汰,最新的成果总是最好的,最新的结论总是最可靠的,最新的仪器总是最先进的。医学领域能够建立线性的、统一的权威,这就决定了医生需要不断学习最新的知识,最新的资料显示不可治愈的病,医生个人的努力再大,往往枉费心机。中医发展的模式是滚雪球,几千年的经验积淀到现在,形成各家学说、多种流派,无数医家的经验总结,都是来自当时的实际治疗效果,都有借鉴价值。中医不能形成统一的权威,现在治不好的病,不见得古人没有治好过,因此,医生读书、临床的广度与深度、个人的阅历睿智,存在着无穷的施展空间。

如此等等,更不必多讲西药与中药在来源方面的不同;西医与中医在对各自药物的驾驭方面,机动性有多大,回旋余地有多大这一类众所周知的区别了。

在这里,我丝毫没有轻视西医的意思,死和活,都是相对而言。我用这个比喻,只是为了说明西医的主要特点是讲究严谨,讲究科学;中医的主要特点是讲究灵活,讲究疗效。

中医要'活中求死',面看得太宽了,太灵活了,不易学习,不好掌握,一定要有量和度的规定,不然散漫无边,治不好病;西医要'死中求活',点看得太小了,量和度看得太死了,容易忽略全局,失掉联系的观点。两个医学体系差别这么大,互补则可以两全,怎能用衡量西医的'金标准'来衡量中医呢? 现实情况是:几十年来,我们一直在用这把尺子量,而且要整个中医学科的发展向这个标准看齐,否则,就说你'不科学'。几十年如一的这种做法,违背了中医学的规律,损害了中医事业的发展,如果再容忍下去,将要断送中医的前途! 这就是为什么我要'冒天下之大不韪',大声疾呼停止使用现代医学的金标准,制定中医自己的'金标准'的原因了。"[24]

当然,以上所讲的中西医区别,只是出自一篇匆忙的对话,没有完全概括殆尽,至少还应当有以下几点:

西药大部分是化学合成药,副作用较大,只有在患病的时候,才能有限地使用;中药是来自于大自然的原生药物,通过组方炮制,辨证使用,一般很少或没有副作用,不仅可用于治病,而且可用于养生保健。

西药是实验室里制造出来的,兔子、老鼠是试验对象,新药全靠基础研究提供,没有临床经验的科研人员有发言权,医生反而是被动的。没有发明出新药,医生则"巧妇难为无米之炊";明明知道某些药物副作用大,医生却无可奈何;尽管也能看到一些"老药新用"的报道,那也只是有限的施为。中药是大自然生长的,病人是直接服用对象。有效的方药只能出自有临床经验的医生,他们才有发言权,他们通过遣方用药的高超技巧,可以创造出治疗的奇迹。而出自那些脱离临床的科研人员之手的所谓新药,往往没有生命力,远不如古方成药。由此可见,西医临床医生之"死",在于受到药物的局限,选择余地小;中医临床医生之"活",在于可以从数百上千种药物中,根据病情进行灵活的选择,配伍组方。

西医、西药的科研设计与临床疗效,必须经过严格的统计学处理,强调可重复性,动物实验、临床病例观察,达不到一定数量,显示不出统计学价值,即在淘汰之列。而这一套方法不适合中医,例如:中医的历代医案,往往是治疗疾病的真实记录,十分珍贵。因为个别之中包含着一般的规律,它们是中医经验传承最重要的一种方式,但按照西医设计的标准,这只能属于个案,在统计学上没有意义,在临床上毫无价值。同样,古今名中医所创制的方剂,在辨证论治准确的前提下,能显示极好的疗效,但一经动物实验,一经统计学处理,就变死了,显示不出阳性结果来。明明是活人无数的效方,反被变成废纸一张。

由于发展模式的不同,决定了西医具有"前瞻性",不断创新是这个学科的主要特点;中医具有"回顾性",全面继承是这个学科的主要特点。创新固然难,守旧更不易,因为我们守的是一个世界上人口最多的民族,几千年来与疾病作斗争总结的治病经验,谁敢说科学只需要创新不需要守旧呢?

长期以来,中医界一直受到一个错误的观念干扰,认为临床治病只是继承,即使病看得再好,也不能算成果;只有按照西医的"金标准"进行的科研,才是创新,只有符合西医的统计学原理,才能算成果。不必就中医的科研问题进行无谓的争论,只要屈指算一算,50多年来,全国申报了多少中医科研课题,国家投入了多少科研经费,到头来,究竟产生了多少真正的、不掺杂水分的科研成果,有几个科研成果打进了国际医药市场,或者创造了可观的经济效益或社会效益? 不就一切都明白了吗? 当然,基础研究很可能长年出不了成果,也不应当强调经济效益;错误与失败,在科学研究中是常见的、难免的,也是允许的;用微观的方法、定量的方法研究中医,也是必要的。但是,如果完全用研究西医的方法来进行中医的科研,而且以此作为衡量中医是否符合科学的唯一标准,则是完全错误的,这种方法论的错误必然导致方向的错误,方向的错误必然使一切努力付诸东流,古人"南辕北辙"的教训实在太深刻了。有些中医科研人员不是不明白这个道理,但是或者出自生存的需要,或者出自功利的目的,不得不随波逐流。几十年来,也确实有一大批科研工作者,包括许多著名的西医,在国家的大力支持下,抱着纯洁的目的、严谨的科研态度,运用近代科学的方法来研究中医,但是他们的辛勤劳动,甚至穷一生之力所获得的成果,与国家的投入以及个人的付出往往不成正比。我所痛惜的,不仅是浪费了国家的大量钱财,而且耽误了中医继承发展近半个世纪的宝贵时间。"文化革命"号称"十年动乱",毕竟还只有十年,邓小平先生当时就说:"积重难返"。而整整五十多年,几代人的贻误,该使中医的"积重难返"难到何等程度? 后继乏人,乏到何等地步? 更加可怕的是:中医科研由于必须按照西医的标准来设计、实验、评估,因而出现了大量弄虚作假的行为,污染了学术风气,助长了学术腐败,带坏了下一代无数的中医学子。而真正有效的中医临床经验得不到继承、发扬、传播,几乎使中医陷入万劫不复的境地。这种情况不彻底扭转,中医成为"绝学",将是指日可待的事情!

第二,临床的失误。

现代中医医院的设置,是导致中医临床水平下降和萎缩的重要原因之一。在中国古代,也有医院,那不过是诊所加药房。20世纪50年代,仿照西医医院的模式,各地开始建立专门的中医院。这是当时国家为了提高中医的地位采取的重要措施之一,用心是好的。现在全国几乎每个县都有中医院,但建立现代医院的方式,并不适合中医。

近、现代西医之所以要建立大规模的综合医院,第一,是因为西医的分科越来越细,大部分西医只擅长治疗某一科的疾病,甚至某一科中的某一种病。因此,需要以医院的形式,将众多的具有专门特长的各科医生集中在一起,才能使患者得到全面有效的治疗。第二,是因为西医需要进行各种理化检验和仪器检测,越是先进的仪器越是价格昂贵。一台昂贵的仪器必须集中使用,各科使用,才能很快地收回成本。因此,大规模综合性医院,对西医来说是完全必要的。但即使如此,西医也有小规模诊所、全科医生等。

中医则不需要建立综合性医院。因为,一个真正的中医诊断疾病主要靠望闻问切,而不是靠仪器检测。四诊虽然是古老的,绝不是落后的,这是一种信息处理的手段,从古到今的中医医疗实践,证明都是有效的。我不反对参考西医检测的结果,而是说一个中医医生,不应当像西医那样依赖仪器检测,应当发挥本学科独立诊断的能力。中医也不能像西医那样分科分得很细,这样容易失去整体的把握。古代的中医多数是全科医生,以内科为主,兼治其他科疾病,当然也有专门的妇科、外科、儿科、骨伤科等,这都是大科,不能再细了,因为中医的理、法、方、药是统一的,各科通用的。至今那些中医诊所和药店坐堂的中医还延续了这种传统。但现今的正规的中医院,却一概仿照西医院的模式,分科很细,例如中医内科之下,还分为呼吸、内分泌、消化、泌尿内科等。如果真是为了有利于每个中医师向专科、专病方面发展,倒也未尝不可,但实则是“医”满为患,被迫分流的无奈之举。

中医模仿西医建立综合性医院的结果,使得中医院很容易失去中医的特色,变成中不中、西不西的医院,到处遭遇尴尬。因为中医院要想同西医院比设备,拼急救、手术等西医擅长的技术,绝不是人家的对手;而老百姓不想看西医,想看中医,却很难在西医化的中医院找到几个疗效好的“纯中医”。

满晰驳先生说:“他在中国从上到下考察了 20 年,发现大部分中医院都是“中不中,西不西”,几乎没有真正意义上的中医院。这是事实,即使如此,各地大部分中医院仍然生计艰难。有的人将这种状况归结于国家投入不够,仪器设备赶不上西医院。这种认识是本末倒置,根本原因是中医院丢掉了中医特色,不懂得发挥中医的优势,老百姓才不肯问津。”

有的人可能会叫屈:不使用现代仪器,不做检查,不用西药,光靠老中医开的几十元的中药,怎么能养得起一个中医院? 问题就出在“养院”上。“养院”其实是养仪器设备,作为西医院必须如此,不如此就会落后。现在连那些福利水平较高的西方国家,都在为昂贵的医疗费用而头痛。本来以费用低、疗效好著称的中医,为什么也去东施效颦,用钱去喂机器,刮老百姓的油呢? 只要中医院不进或少进西医的仪器设备,专门在发挥中医的特长优势方面下功夫,培养一批在临床上过得硬的中医专家。这样不仅养自己有余,而且减低了患者的费用,更有利于中医临床医生摆脱对西医的依赖,提高自己的中医临床学术水平。

我认为:真正适合于中医发展的,不是大型综合性医院,而是个体化、个性化的小型诊所。这样的中医诊所,基本不做西医的检测,只治疗中医有特长的病。要使用昂贵仪器才能进行的检查,西医治疗有专长、疗效好的病,尽管让西医院去做好了,不同他们争这一部分利,这样就摆脱了对西医及其检测仪器的依赖,使得中医能在学术上独立起来,真正能发挥中医的优势。这正如老子所说的:“夫惟不争,故天下莫能与之争”(《道德经·二十二章》)。全国很多中医诊所或中西结合诊所,生意兴隆,利润不小,都是因为避开了医院的短处,发挥了自己长处的结果。这样的诊所,在我国有极大的发展空间。

我们还可以借鉴一下国外的经验。欧洲很多国家允许用中医看病,但是不准开西药,不准做西医检测,只准开中药、扎针灸,否则是违法的。这样一来,很多由国内聘请到国外的中医,被逼上梁山,只好放弃脚踩两只船的想法,回过头来,走"纯中医"的路子。而一旦真的上了梁山,你就自由了。我校的一位中年教师告诉我:"我想当名医的黄粱美梦,在国内 10 年没有做成,到英国一年就实现了。"

在欧洲,据说英国是目前中医开展得最好的国家。有人在几年中开了 100 家中医连锁店,纯用中医的方法治病,搞得有声有色。唯一的现代化手段是用网络进行管理、监控、会诊、培训,把散布在英伦三岛的各个小型中医诊所连成一体。"纯中医"在国外能行,为什么在中医的故乡反而不行了呢?岂非咄咄怪事?

众所周知,"看病难,看病贵",成为政府和百姓当前最头痛的问题之一。比较而言,西医的检测费用高和西药价格昂贵,而用"纯中医"的方法看病,却价格低廉。为了对抗虚高的药价,目前,全国各省市有不少私人老板大开连锁药店、药品超市,方便了群众,平抑了药价,国家支持,老板高兴。

为什么不鼓励那些有远见的私人企业家开中医连锁店呢?这些连锁店应当像欧洲的中医诊所那样,不做西医检查,不开西药,严格地辨证论治,完全用中医药治疗。雇用中青年中医坐堂,聘请老中医专家当顾问,利用网络管理、监控、咨询、会诊、培训、提高等,进行人性化的诊疗服务。这种成本低、收费低、服务质量好的中医连锁店,可以成千上万地开在乡镇,开往社区,既可以解决老百姓进医院看病难、花费大、找不到好中医大夫的问题,又可以解决大批中医大学毕业生就业难、成材慢的问题,还可以摆脱对西医的依赖,促进中医临床水平的大幅度提高。

当然,我们也无法回避现实,现实情况是目前全国已经没有一所"纯中医院"。几乎所有中医院都配备了先进程度不一的西医设备,有设备并不是件坏事,因为能够利用西医先进的设备对疾病进行明确的诊断,有利于中医的治疗,有利于保证患者的安全。如果再能加上充分发挥中医治疗的优势,这样的中医院,理应比具有同等设备的"纯西医院"效益好。我认为这是一种新的历史条件下的新型中医院,在这里可以进行真正意义的中西医结合,而这样的中医院想要立于不败之地,着力的重点要放在中医这头。换句话说,其关键不在于争设备的好坏,而在于争中医的特色、中医的疗效。

例如,广东省中医院是全国经济效益最好的中医院之一,它之所以能够在国内外享有那么高的声誉,创造那么好的效益,就在于该院既拥有先进的西医检测设备,又具有较高的中医临床治疗水平。在硬件、软件、现代仪器的引进和传统人才的培养方面,医院能够做到两者兼顾,而更看重后者。检测水平上去了,治疗水平上去了,西医、中医两方面的优势都能得到充分发挥,又创出了自己的中医治疗特色,因此才获得了广大群众的高度信赖与拥戴。

向社区发展,也是现代中医院发挥优势与特长的一条广阔道路。例如,北京中医院是一所西医设备比较先进,中医临床实力雄厚的医院。但他们不满足于现状,从 2002 年以来,将触角伸向了社区,尝试在高档社区、平民百姓、白领、别墅区等四种不同居住群体的社区开展医疗服务,取得了很好的效果。该院院长认为:中医学的整体观念与全科医学的个性化服务十分贴近,搞社区服务比西医更有优势,中医药简、便、廉、验、容易走进社区家庭，在社区可以开展康复、非药物治疗、心理咨询、家庭护理，以及针灸、拔罐、按摩、刮痧、理疗等治疗，可以经常进行各种保健指导，养生讲座。在高档社区，还可以采取会员制。走进社区，为这所医院注入了新的活力[25]。

总之，针对现代社会趋于老龄化、亚健康状态的人群日益增多的特点，有比较先进的西医设备，又有中医优势特色的现代中医院，应当是前途广阔的。随着医学保健知识的普及，现代人一般都对中、西医各自的优势有所了解。患病以后，总是希望得到西医明确的诊断，然后用中医的方法治疗，特别是希望通过养生保健来预防疾病，提高生活质量，这恰恰是我们现在的大部分中医院能够做到而西医院难以做到的，以上广东省中医院和北京市中医院的例子充分说明了这一点。

特别值得一提的是：在我坐门诊的湖南中医药大学第一附属医院，有一位 40 岁刚出头的儿科副教授张涤，从几年前开始，给患儿看病，坚持不做西医检查，不开西药，只用听诊器，每剂中药不超过 10 元，一般只开三剂药，但疗效很好。老百姓知道了，半夜排队挂号，他每天的门诊病人多达 200 人次，一周只休息一天，但他个人收入并不高，医院也没有什么利润可图。湖南省的一位常务副省长来视察后，认为：这是真正的中医，这种利国、利民、利中医的事情，政府应该大力扶持！马上决定破格提拔他为教授，挂号费升到 50 元。医院得大头，他得小头。媒体进行了广泛的报道，不仅张涤的门诊量长年不衰，带动了整个儿科的学科发展，也大大提高了中医一附院的知名度。张涤教授以他的临床实践，表现出一个"铁杆中医"的高超技艺和道德风貌，值得全体中医人员、特别是青年中医学习！"张涤现象"更值得全国中医界的反思！

总之，我们的中医院完全没有必要悲观，只要看清方向，调整好思路，改革的前景是光明的。当然，其中的关键是恢复中医的特色，提高中医的疗效，把中医这部分做强做大，而不是一味同西医院比拼设备。试图西医化的中医院，注定要走向衰亡。中西医结合与中医西化是完全不同的两个概念，势必导致两种截然不同的前途，这是我们每一个中医院的领导都应当深思的。

此外，今后培养的中医临床人才，主要应当向中医诊所、中医连锁店的方向发展，也可以进入西医院的中医科，而不必集中在中医院，这很可能是中医临床的出路所在。

第三，教育的失误。

关于我国高等教育制度的弊端，一直是人们议论的热点话题。但无论如何，各行各业照样都在出人才，为什么只见中医老在喊"后继乏人、乏术"呢？乏人是假，因为每年中医院校都培养了大量中医人才，早有"人才过剩"之嫌；乏术是真，因为大部分在校学生很难学到真正的临床经验，加上如果没有打下牢固的基础，毕业之后，很难沿着中医这条路走到底。换句话说，真正把中医学到了手的大学生人数不多。

中医教育失误的环节不止一处，要害在于脱离临床。

先看看教师队伍，大部分中青年教师学历、职称很高，但很少有人长期从事过临床，或者始终不脱离临床。临床对于一个中医教师来说，实在太重要了，不仅对于教临床各科的老师是如此，对于讲授基础理论的老师，也同样如此。这是因为中医不像西医，理论与临床可以截然分开，教基础理论的完全可以不懂临床，不看病。中医的理论和临床水乳交融，具有古代自然哲学的特点，脱离了临床，理论就很难讲通，甚至"破绽百出"；一旦联系到临床实践，看似抽象干枯的理论就如鱼得水，生动鲜活了。很多中医院校把科研放在首位，忽视教学，更没有把从事临床实践作为培养中青年教师素质的必要环节,给他们创造条件,鼓励他们投入临床。长期如此,岂能不误人子弟?

如果由于各种原因,中青年教师暂时没有机会上临床,也不要灰心丧气,只要认识到这个问题的重要性,仍然有补救的办法。至少在教学之余,尽量多读一些中医临床家的著作,看看他们是怎样将理论与临床相结合的,逐渐把自己的读书心得贯穿到教学中去,既能提高教学效果,又能给自己的将来积累一批宝贵的财富。其实,在中国老百姓心目中,把学中医的应当会开方治病看做是天经地义的事情。中青年教师也时常有业余看病的机会,关键在于你有没有这方面的意识,一点一滴地去积累。

坦率地说,自从当年为了摘掉"中医学徒"的帽子,我考取医学史研究生之后,近30年来,大部分时间是沿着医史教学、治学之路一步步走到今天,并没有天天去看病。但我始终没有忘记伯父说的两句话,第一句话是:学中医要善于"夺人之长",古今名医的间接经验有时比自己的直接经验还重要。这句话我在前面反复讲过。第二句话是:一个学中医的人,最终归宿还是在临床。从年轻时起,抱着这样的信念,我在教学之余,读了大批中医临床家的书,头脑中储备了他们大量有效的治病经验。这些信息,除了经常穿插运用于教学之中,使授课内容生动形象之外,还充分运用于当前的临床之中。尽管我看病的数量比一个中医临床医生要少一些,但治病的质量可能要比一般中医高一些。我的学兄马伯英先生,1978年在中国中医科学院读医学史硕士,毕业后在上海第一医学院教授医学史,后来到英国剑桥协助李约瑟先生撰写《中国科学技术史》,在医学史学术方面的研究成绩斐然。但现在,他在英国又是著名的中医临床家,英国中医师学会的主席。我们两人的经历,也许可以给中青年教师作一个参考。中医这门学问,绝对不要关起门来做、讲授空头理论,一定要让教学贴近临床,结合临床,亲自临床,才不会误人子弟,才会使自己终生受益。

再看教材建设与课程设置,现在教材越编越厚,参与编写的人越来越多,各科教材交叉重复的地方比比皆是,大家都在拼命挤压学生的学习空间,为本门课程争课时,以显示其重要性。学生不仅学习负担重,而且抓不到重点。其实,每一门学科都有自己的核心部分,我认为,中医的核心在经典著作与方剂,把《黄帝内经》、《伤寒论》、《金匮要略》、《温病条辨》学好,多记几百首方剂,这样,理论体系与成熟的治疗方法基本有了,以后,只是到临床历练的问题。

我们不能对每门课都等量齐观,对某些课,该给的课时给足,不该给的,尽量少给。一切教学,都应围绕着培养"能看病的中医人才"这个目标进行。积淀了几千年的中医学,理论既艰深,经验又太丰富,要想在有限的5年或7年把中医全部学到手是不可能的。何况现在大学课程的安排,受到无谓的干扰太多,浪费了许多宝贵的时间,真正学中医专业的时间不到20%,这是一种无奈的现实。这就需要集中精力在中医的核心课程下功夫,把基础打牢、打深,使他们将来不会迷失方向,有自己的发展空间,而不是进行大量的、一般知识的灌输。特别是中医有自成体系的认识疾病和治疗疾病的方法和措施,只要树立信心,把中医真正学到手了,完全不需要依靠西医,就能够解决问题。我主张要培养真正的中医人才,应当尽量少学西医知识。例如西医的解剖、生理、生化、病理、微生物学等课程,大部分应当取消。因为西医本身是一门完整的科学,像目前的中医院校这样,鉴于学时有限,东鳞西爪地讲一点西医知识,不仅是对西医学科的不尊重,使西医教学人员左右为难,而且最大的危害是搞乱了学生的思想,挤掉了学习中医专业知识的时间,与其喂夹生饭,不如只教给学生将来对从事中医临床有参考价值的、必要的西医知识,怎样将这些知识组合成一门课程,这当然需要科学的论证、慎重的规划。但根据本人和大部分中医学徒的经历,我可以有把握地说,这样做是可行的。换句话说,即只要学好了中医,不必系统学习西医知识,将来当一个会看病的、合格的中医是完全可行的。也只有这样,才能培养出真正的"铁杆中医"。据说,北京大学最近开办了一所"国学院",这是为继承中国古代传统文化而进行的一次尝试。按照我的思路,中医药大学都应当办成"国医学院"。即根据中医自身的规律来办学,不必遵循现代教育的模式,这样,中医教育才有可能绝处逢生。最起码,我们应该像北京大学一样进行试点,全国应该有一所中医药大学站出来,"办国医学院",勇敢地尝试。

有人说:大学只是培养学生的能力,全面提高学生的素质,毕业后,不一定要学哪行干哪行。我对这种观点是有怀疑的,那么专业呢? 如果专业拿不出手,青年中医怎么在社会上赖以生存? 这不是逼迫他们改行吗? 如果中医毕业生大部分干别的行当,谁来继承中医? 这明显的是一种遁词。所以,在中医界有一种怪现象,那些学历低、起点低、西医知识浅薄、通过家传或师徒相授出来的中医,反而比正规中医院校毕业的大学生学得好,会看病,更受群众欢迎。说怪不怪,这是中医高等教育长期脱离临床、实行经院式教学的结果。这其中的经验和教训是值得好好总结的,中医"师徒相授"培养人才的长处和特色,值得中医教育部门高度重视,认真学习和借鉴。

家传和师徒相授是中医历史传承的主要方式,这种方式的最大特点就是紧密联系临床。老师确定几本入门书,读几年,就跟师坐堂,白天看病,晚上讲解,有时是按书本讲课,有时就讲白天治病中的思维过程、功过得失、用药心得,还要学会认药、尝药、抓药、制药,增加感性知识。这种收获是最大的,学中医,有人在临床带一带与无人带大不一样,无私地传授与一般的带带大不一样。当然,能够师从好的老师,知道从事临床需要读什么书,对于一个中医的起步、成才,是至关重要的。

我校《黄帝内经》教授熊继柏老师在《熊继柏医论集》的"前言"中说到:"余 13 岁时,遵家祖父熊玉田公之训,启蒙习医,始读《雷公炮炙药性赋》《药性歌括四百味》《王叔和脉诀》《汤头歌诀》等书。14 岁时参加农村联合诊所,遂拜师于名老中医胡岱峰先生门下。胡老师自幼习文,先儒而后医,时已 80 高龄,乃依循序渐进之法教以《医学三字经》《时方妙用》《时方歌括》,并令熟读《医宗金鉴》中之《四诊心法要诀》《伤寒心法要诀》《杂病心法要诀》《妇科心法要诀》和《幼科心法要诀》。15 岁时,重点攻读《伤寒论》和《金匮要略》,由于老师要求甚严,凡所读之书悉能背诵。16 岁时,正值 1958 年祖国建设'大跃进'运动开展,余被派去农村当医生,其时年幼无知,临证时犹不知所措。至 20 岁,复拜师于名老中医陈文和先生门下,陈老师早年曾毕业于日本东京大学,执教颇重针对性,除教习《黄帝内经》之外,并令重点研习《温病条辨》《温热经纬》和《中医内科学》《中药方剂学》。一年之后,余之临证业务能力大有长进,自此长期连续不断地在农村基层医院从事临证实践,始终运用中医中药诊治内科、妇科、儿科病证,并运用中医中药治愈了许许多多的急证、重证。由于不断临证,不断学习,医疗威信逐渐提高,从1964 年到 1979 年间,每日应诊量常达 100 人次左右。1979 年参加全国中医选拔考试,年底被调至湖南中医学院任教师,主要从事中医理论教学。主讲《黄帝内经》,并主讲过《难经》《金匮要略》《温病条辨》《中医内科学》等课程。在 20 余年的教学中,讲课共达 8000 学时,同时仍然不间断地坚持医疗实践。屈指数来,已经历了 40 余年的中医临证实践和 28 年的中医理论教学,对中医专业虽专,犹不敢言其精,更不敢言其博,然对中医学的认识却得出了一条最基本的观点,这就是:中医学的理论必须与临证实践相结合。《内经》云:'善言天者,必有验于人;善言古者,必有合于今;善言人者,必有验于己。'中医学的理论本是实践知识的升华和总结,如果研究理论不能与实践相结合,其理论势必成为空洞理论,甚至有可能出现对理论的错误理解。如果临证不能用理论去指导,其临证无疑只是贸然临证,甚至有可能造成盲目临证。朱沛文《名医治学录》说得好:'先必读书以培其根底,后须临证以增其阅历,始为医学之全功焉。'"[26]

在这里,熊先生不仅谈到了师从的重要性、读书的重要性、临床实践的重要性,而且勾勒出了一个中医学徒成为一代名医的成才轨迹,笔墨洗练,内涵丰富,对于每一个有志于学习中医的人,都可以从中悟出许多道理。

值得一提的是,熊先生在其中医生涯的前24年,是在农村最基层看病,后来才进入中医药大学教授《黄帝内经》。最近两年,他在国家中医管理局组织的《黄帝内经》全国讲习班上,多次做"《黄帝内经》与临床"的学术讲座,引起热烈反响。每次回答学员即席提出的问题,均以《伤寒论》、《金匮要略》、《温病条辨》等经典著作的原文作答,并举出自己的临床实例,予以证明,使得听课的学员们惊叹不已。香港浸会大学中医学院的院长在全程听完熊教授的讲座之后,颇有感触地说:中医界应当研究"熊继柏现象",以推进中医人才的培养。

当然,学徒式的中医教育也有缺陷,低龄的学徒虽然记忆力好,但一般文化素质偏低,知识面不广。如果老师本身的理论修养不深或临床经验不丰富,或教授不得法,这些因素都会影响到学生的成才。熊先生每每跟我谈到:一个中医学徒的成才,除了自己勤奋之外,有一个好老师指点也至关重要。我深有同感。

学中医不光要有"背功",记诵很多重要的书籍和方药,也须具有较高的古代文化素养和由此而生的"悟性"。古人有一句很形象的话,叫做"秀才学医,笼里捉鸡"。明代著名的大医学家张景岳40岁以后才学医,并没有家传师授的背景。同样,被后世称作"妇科圣手"的傅青主,在政治、哲学、书法方面的名气比之医名毫不逊色。这样的例子在古代医家中并非少数,说明古代文化素养的积累对于成为中医人才的重要性,这是学徒式的中医教育难以做到,而现代中医药大学完全能够做到的,只是我们没有充分认识到这一点。因此,如何根据中医的特点,加强古代文化素养的教学,融合学徒式人才培养的长处,是目前全国各个中医院校教学改革中面临的两个难题。前一个难题还好办,各中医院校都在通过选修课力争解决。后一个难题则难度大得多。最大的困难还在于带教的师资,因为中医事业被耽搁的时间实在太久了,整整延误了几代人,以致目前真正有中医特色的中医院不多,能纯靠中医药治好病的中医也不多。带教的老师尚未获得真传,又如何保证传给学生的临床经验是可靠的呢?但只要我们高度重视,措施得力,总是能够有办法解决的。国家和学校也正在不断设法加强临床实习这个环节。

20世纪80年代,湖南中医药大学为了给学生创造自主临床的实践机会,曾经在全省的县市医院物色了100名在当地有影响、有临床造诣的名老中医,恭请他们到学院来,举行了隆重的拜师大会,授予他们一纸"荣誉教授"的证书,拜托他们长期带教当地考上我院的学生。虽然报酬菲薄,但大多数没有学历的地方老中医们十分乐意,也十分看重这份荣誉,在读学生们利用寒暑假去跟他们坐堂抄方时,得到许多的指点和真传,师生双方的热情都很高涨,可惜后来没有再坚持下去。

我认为,这种方法依旧没有过时,仍然值得推广。这是补充现代中医高等教育在临床经验教学方面不足的一种可行方法。真正能看病的名医，并不见得都集中在大城市、大医院，不见得有很高的职称、很高的学历，不见得头上有耀眼的光环。农村、特别是偏远地区，是最能锻炼中医人才的地方，而在那里，会看病而"无名"的中医不知有多少。各地中医药管理局能否与本省的中医院校联合起来，对全省的基层名中医进行一次全面的摸底，像80年代我校所作的那样，委托他们在寒暑假带教中医药大学的学生呢？如果能够形成制度，长期坚持下去，对中医人才培养的作用和效果是不可低估的。

　　自1990年开始，采用中医传统的"师带徒"模式，国家中医药管理局组织开展了老中医药专家学术经验继承工作，目前已经组织了三批。特别是5年前，广东省中医院接纳了邓铁涛先生的建议，把"师带徒"的模式加以发展，从全国各地聘请有真才实学的名中医，让中青年医生拜师当徒弟，又让徒弟带学生，形成了一个传承中医的链条。广州的中医走在全国的最前列，与这种重视中医传承工作的战略眼光，是有莫大关系的。

　　当然，全国大多数中医院校没有广州这么雄厚的经济实力。况且一个名医带几个徒弟的这种传统方法仍然不适应大规模培养人才的需要，是否真的无计可施了呢？我认为，关键在于主管中医教育的人愿不愿意动脑筋去想、去做。例如，每个中医院校的附属医院总有那么几个地道的、疗效好的中医，可以在名医看病的诊室长年安上摄像探头和其他先进的视听设备，当他们每天看病时，打开几十、几百个视频，让学生们自由观摩。各个年级的学生，只要有兴趣、有时间，都可以看，除了无法切脉之外，其他医患双方相互交流的任何信息，包括处方和病历，视频前的学生们都可以了解到。在诊余，甚至可以安排这个医生同跟他坐诊的学生，专门就开方的思维途径、看病过程中的功过得失，进行讲解。视频前的学生不仅可以看，也可以提问，参加讨论，这种收获是最大的。有此想法，源于前两年跟我坐堂的研究生比较多，而诊室只能坐两个学生，我只好将他们分作三批，每个学生只跟一次，然后每周抽一个上午，将上周看病的情况进行一次全面的回顾和解析，同学们提出不懂的问题，我回答，我不懂的，可以互相商讨。一个学期下来，同学们反应收获极大。现在每个中医院校都花了大量的经费搞多媒体教学，将其用到这里，不是一箭双雕，一并解决带教老师不足、"跟师坐诊"人数有限、学生接触临床太少的一种可行的办法吗？为什么没有一个中医院校肯尝试一下呢？当然，要搞好这种新型的、大规模的"跟师带徒"，有三个必备条件，第一，要有几个（哪怕是一个）临床过硬的好中医；第二，要组织得好；第三，要长期坚持下去。我料定哪个中医院校能够给学生们创造条件，让他们在视频上守住一个名中医看他治病几年，若干年后，这个院校一定能够走出几百个年轻的、疗效卓著的名中医！

　　第四，药政管理的某些失误。

　　现在管理中医药品的部门是各地的药政管理局，是按照管理西药的方法来管理中药，但中医临床医生的用药，比西医具有更大的灵活性，比"照章抓药"的中药师具有更多的发言权。如果抹杀了这种灵活性，取消了他们的发言权，则很多难病医治不好。

　　以中药饮片为例，现在连《伤寒论》中救命的药方"四逆汤"都不能开，因为方中的生附子有毒，不准用，医院也不敢备。同样，生川乌、生草乌、生半夏、生南星等，都在不准用、不敢备之列，导致很多治病救人的好方子只能束之高阁。其实，以上几味生药，只要加蜂蜜用开水煎煮4小时以上，尝之口不麻，则毒性全无而药性仍在，剂量也可以超过药典一般规定的10克，甚至增加到30克、50克等。多少名老中医都在自己的医案、医话、文章中讲清了这一点，但就是不准突破这个禁区。有关药政管理部门不是以临床疗效,而是以一般化规定捆死了临床医生的手脚。

再以中药剂型为例,中医治病,历来是讲究汤、散、膏、丸相互配合,因为各有各的长处。"汤者,荡也",对于急性病,汤剂奏效快;"丸者,缓也",对于慢性病,丸剂来得慢,但吸收充分,作用持久,这是从古到今都继承下来的传统。我在门诊治病,常先给患者开煎药,吃几剂对证了,再做成丸剂,让患者长期服用,这是对付诸多慢性病的极好方法,既省钱,又给患者提供了方便,很受患者欢迎。但为此竟然还被罚了款,说这是"非法制药!吃药丸为什么不让患者到药店去买成药?"经过苦口婆心地解释,医药管理部门总算理解,最终还是被戴上一顶"合理不合法"的帽子,因为国家规定:只有药厂才有资格制作药丸。由于市面上可供选择的成药远远不能满足辨证论治的需要,因此,历代医家,包括现代名老中医,除了开汤药外,都在辨证论治的基础上,留下了大量的丸散药方,总计不下5万首,如今只能束之高阁了,还谈什么继承发展呢?中医的汤药,本来就亟待进行剂型的改革,黑糊糊的一碗苦药,不仅外国人难以接受,即使是中国的慢性病患者,让他天天吃煎药,吃上几个月,也苦不堪言。而药政管理部门画地为牢,剥夺了中医临床医生根据患者的具体情况设计使用丸散膏丹的权利,倒退到连古代医生都不如,影响了中医药疗效的提高,阻碍了中医的改革。

两年前,听我讲课的一个学生,从中国台湾来我校攻读中医博士学位的朱医生,应邀为长沙、株洲的几个患者看病,他们都是比较严重的、久治不愈的慢性病,朱医生在辨证论治准确的前提下,使用了几十种自配的浓缩药丸,在很短的时间内,就取得了显著疗效。

我亲眼看到这样的案例,感触良深,这里也许展示了中医改革的某一种新路子。中医汤药与中成药是一对矛盾,汤药的长处就在于一个"活"字,组方可以随时调整,取效快;短处则在于口感不好,服用不便,煎药麻烦。中成药的长处在于服用方便,便于长期服用和携带;短处在于发挥作用慢,处方不能随时更改,加上传统的丸剂制作方法比较落后,药物的粉碎程度不高,难以充分吸收,药物的效价低。近十几年来,由于制剂设备的进步,各种中药压片、冲服剂、颗粒剂纷纷上市,其中,最引人注目的是浓缩药丸。浓缩药物集中了煎剂疗效快、丸剂服用方便等两者的长处。我国内地至少有十几种中成药生产了浓缩丸剂,例如长沙九芝堂就出品了六味地黄丸、逍遥丸等浓缩丸,但在中国台湾,浓缩药丸的配制与使用已经非常普遍,他们称之为"科学药丸",备受青睐。有几百种临床常用的单味药物经过浓煎、喷射、高温干燥,制成药粉。中医开业医生可以根据患者的病情随时设计好药方,送去加工,几天后即可制成浓缩蜜丸。朱医生这次就从中国台湾带来了几十种浓缩药丸,他对某几种严重疾病有自己独到的治疗经验,为每一种病设计了几组不同的配方,制成浓缩丸,届时可以根据患者的不同情况辨证用药。由于认证准,加上浓缩丸疗效快,往往服第一种药丸后10分钟左右,即显示出效果,再跟进第二种药丸、第三种药丸,有时1个小时内服用四五种药丸,一天或几天内,患者的症状得到了显著的改善,大大缩短了治疗的过程,这是传统的方法和手段所难以达到的。

我校也正在进行一项重大科研协作项目,即研制中药超微颗粒,其目标是逐步将常用的几百味中药全部制成超微颗粒,再由临床医生组合成方,其功效应当可以与中国台湾目前使用的浓缩中药粉媲美,而且可以节省大量中药材,这无疑是中医药与高科技结合的一种尝试,我省领导给予了高度重视,但这可能还不够,还必须得到国家最高决策层和全社会的支持,才能加速研制进程并向全社会推广。

总之,中医药剂型的改革,已经迫在眉睫,不解决好这个问题,中医难以面向未来,走向世界。既要找到现代人、西方人乐于接受的给药方式,又要保持中医辨证论治的特色,实属不易。我认为使用中药浓缩药丸、超微颗粒是一种很好的选择,应当让中医医生拥有辨证处方,制作或委托制作浓缩药丸、超微颗粒药丸的权利,才能达到辨证、给药、创造高效三者统一的目的,才能在全世界真正树立起中医药的威信。

　　然而,我们还远未能做到这一点,国内的药监部门对中医的临床用药仍然依照西药的模式,管制甚严,很少照顾到中医的传统和特点。药监部门为了对人民的生命健康负责,减少医疗事故,杜绝药品暴利,进行严格的管理,本无可厚非,但不能以限制中医发挥应有的疗效,影响中医的继承与改革为代价。中医医生用药过程中可能出现的医疗事故问题,中医医生为患者制作丸散膏丹可能存在的掺入西药、牟取暴利等问题,完全应该通过法律和有效的监测来解决,而不应该因噎废食,凭一纸禁令,就束缚了中医的发展。

　　此外,有关中医药的广告管理始终政出多门,很不到位,这倒不完全是药政管理部门的责任。

　　西方国家对宣传药品疗效的广告,管理是极其严格的,因为这关系着人的健康与生命。原卫生部、国家中医药管理局每年都下发文件,对于治疗癌症、乙肝、糖尿病、性病等重大疾病药物的宣传,做了严格规定,但差不多是一纸空文,媒体照样大肆宣传。有时炒作得太过分了,上当的人举报,不得已查一下,罚一点款,暂时偃旗息鼓;气候一宽松,又死灰复燃。特别是逢年过节,赚钱的机会来了,媒体炒作得更厉害,商家集中几天狠捞一把,不待举报,业已人去楼空。到底是老鼠太滑头,猫捉不到老鼠,还是白猫、黑猫责任不明,互相牵制,或者肥猫、硕鼠之间有君子协定呢?局外人实在弄不明白。

　　近几年,药品宣传逐渐卡紧了,不太好炒作,就改炒作"名医"。打开任何一张小报,就可以看到:神州大陆,遍地"华佗",撰文者的生花妙笔仿佛就是一根根钓竿,为所谓"名医"胡编乱造的身世、病案、病人的现身说法等等,就是洒下的一大片香饵,坐等全国各地的鱼儿来上钩。

　　即使是真正的名医,出头露脸为某药品做广告,或者集体"走穴",到某个城市为某个医院"义诊",或者在电视台以科学普及或以读者答疑的形式为药品、医院做宣传,究竟合不合法? 是否有违医德? 是不是违反了商品竞争法? 药品疗效不实或者医院名不副实,名医是否也应当负有连带责任? 这都需要有关法律、法规加以界定。因为,药品毕竟是特殊商品,不像影视明星为化妆品做广告、体育明星为运动服做广告那样。因此,任何一个负责任的国家和政府,都把药品广告盯得很死,不是用钱就能买得通关节的。

　　中国老百姓历来相信报纸、电视,又特别善良和宽容,吃了无效也就算了,上当受骗也自认倒霉,从来没想到要找谁去算账。不像西方民众,维权的意识特别强,花钱吃药,如有不实之词,就把你告上法庭。

　　让我最为沮丧的是:这种有违医德的行径,大部分打的是中医、中西医结合的牌子。我国政府强调要"以人为本",提倡建立"诚信"社会,而媒体恰恰代表了党和政府的形象,该由谁来为维护中医、中西医结合的名誉免遭玷污,为保障老百姓的健康和利益免受损害,彻底管一管媒体的违规炒作呢?

　　熊继柏先生有一句名言:"中医的生命力在于临床"[26]。如果科研不以临床的真实疗效作为出发点,如果医院不能发挥中医的临床特色,如果高等教育不能培养出会看病的人才,如果药政管理部门该管的不管或者无法管,却对中医临床医生的合理用药横加干涉,中医的生命力也就完了。

我认为中医遭受的种种打击,中医工作的种种失误,种种违背中医自身规律的做法能够堂而皇之,畅行无阻,虽然有各种原因,但最主要的还是受到"科学主义"思潮的影响,认为中医不科学,试图把中医规范到以西医为标准的"科学"的范围内,从而使中医受到极大的伤害。

百年以来,近、现代的中国人,特别是国家领导人和知识界的精英,对于科学,确实怀有一种深厚的、难以舍弃的"科学情结",这是可以理解的。五四运动使人们刻骨铭心地感到:中国的长期落后是几千年来的封建制度所造成的,只有引进西方的科学和民主,才能够使中国强大起来。20世纪的上半个世纪,无数先进的仁人志士向往西方,梦想"科学救国",结果遭到了失败。下半个世纪,在解决了社会制度问题,又经过了几十年的曲折,痛定思痛之后,人们再一次认识到:"科技创新"是使中国富强起来的必由之路。坚持"科学发展观"成为全民族的共识。但是,绝对不要以为只要说是"科学"的,就一定是好的,能用科学道理解释的,才是正确的。实际上,近百年来,在科学的后面始终游动着一种科学主义的魅影,它蒙蔽了求发展、思变革的中国人的眼睛。

所谓"科学主义",即打着科学的旗号,以"还原论"的研究方法作为科学的唯一标准,否定古代科学,否定现代科学,否定哲学、艺术、宗教等人类创造的其他一切知识成果。百年来的中医发展,始终被科学主义所笼罩着、禁锢着,以至于半个世纪以来,无论我们做了多大的努力,中医的发展始终道路崎岖,摆脱不了被动的局面。

3. 凤凰涅槃 尽管我对近百年以来,特别是半个世纪以来,在发展中医事业方面的失误进行了全面剖析,尽管这些失误是令人痛心疾首的,但我并非否定中医事业在几十年中取得的巨大发展和成就,我对中医的前途充满信心。

半个世纪以来,有许多中医老前辈百折不挠地在为中医的生存忧虑、为中医的前途呼喊,想尽力使驶入现代港湾而迷失了方向的这艘中医古船回到正确的航道上来。从20世纪60年代北京中医学院的"五老上书",到以邓铁涛先生为代表的老中医多次著文,直至近几年来,中医圈外的国内文化、科技界的有识之士的共同呼吁,不仅引起了政府的高度注意,而且唤醒了一批真正热爱中医、想继承好中医的中青年。他们不为名利、学历、职称、科研成果所累,埋头苦干,扎根临床。这些人数量不多,但他们才是中医的脊梁,中医的未来。鲁迅先生曾说:火种在,火是不会灭的。

另一方面,中医正在国外迅速传播,影响越来越大。很多国家特别是欧洲国家非常明确地表示:他们渴望学习、了解的,感兴趣的是"纯中医",本色的中医,原汁原味的中医,而不是老把西医知识挂在口头的半拉子货,这个信息引起了国内各个层面的普遍反思。

最重要的一点是经过几十年的曲折,新一届党和政府,现在已经充分认识到了中医危机的严重性,正在准备采取一系列重大措施进行全面改革。但是,中医界首先自己应当居安思危,应当有忧患意识,应当有所作为。

我们国家目前所取得的巨大成就是世所公认的,然而,2006年3月14日,国务院总理温家宝在第十届全国人大四次会议记者招待会上的讲话中,给人印象最深刻的是,引用了唐代名相魏征的一句名言:"思所以危则安,思所以乱则治,思所以亡则存。"这句话表明:一个国家、一个政府、一个民族、一个行业,乃至每一个有责任心的人,在成就面前,都应当具有"居安思危"的精神。何况中医这个学科,确实面临着有可能在我们这一代人手中成为"绝学"的危险,为什么我们大部分人仍然无动于衷,还在粉饰太平,不痛加反省,进行彻底改革的思考呢?

在总结了几十年的经验教训之后,我国政府已经明白:中医是一门与近现代科学具有完全不同规律的古代科学,应当采取特殊的方法来对待它。近几年,国家为此采取了几项重大举措:

其一,制定并颁布了中医药条例。

国务院于2003年4月7日专门颁布了第374号令,公布了《中华人民共和国中医药条例》,共37款,这是近百年以来中医发展史上的一件大事。

《条例》的第三条明确指出:"国家保护、支持、发展中医药事业,实行中西医并重的方针,鼓励中西医互相学习、互相补充、共同提高,推动中医、西医两种医学体系的有机结合,全面发展我国中医药事业。"表明了我国政府对中医、中西医结合的态度。

《条例》第四条指出:"发展中医药事业应当遵循继承与创新相结合的原则,保持和发扬中医药特色和优势,积极利用现代科学技术,促进中医药理论和实践的发展,推进中医药现代化。"指明了中医药事业发展的原则和方向。

《条例》在有关教育的第十四条指出:"各类中医药教育机构应当加强中医药基础理论教学,重视中医药基础理论与中医药临床实践相结合,推进素质教育。"

《条例》第十六条指出:"国家鼓励开展中医药专家学术经验和技术专长继承工作,培养高层次的中医临床人才和中药技术人才。"第十七、十八、十九条则分别对中医药专家及其继承人必须具备的条件和管理办法作了原则规定。这不仅是对"师徒相授"这种继承中医的古代教育方法的一种肯定,而且将其升华到作为现代社会培养中医药高级人才的一种重要途径。应当说,这是根据中医这门学科的特殊规律制定的一种创新的教育方法。

《条例》在有关科研的第二十二条指出:"中医药科学研究应当注重运用传统方法和现代方法开展中医药基础理论研究和临床研究,运用中医药理论和现代科学技术开展对常见病、多发病和疑难病的防治研究。"

上述条例,根本不提用研究西医的近代科学方法来研究中医,而强调传统方法与现代方法并举,这是总结了我国几十年来中医药科研的经验与教训得出的结论。

其二,申报世界文化遗产。

在这种新的认识基础上,一年多之后,2005年1月6日,我国政府宣布:正在着手准备将中医药、针灸申报世界文化遗产。

经过一年的准备,2006年2月10日,国家中医药管理局宣布,遗产申报已经正式启动,并在今年内完成。

这是一个重大信息,同时又是一种认识上的新的飞跃,表明我们今后对待中医,不仅要保护、保存,而且要像对待所有的文化遗产那样——尽量保持其原貌。在这个基础上,再来研究中医的现代化问题,探讨实现中医现代化的途径。失去了原貌,也就失去了中医;没有继承,就不可能创新。这个道理,终于弄明白了。

毋庸置疑,我国政府的这个决定是极其英明的。

中医是一项当之无愧的、罕见的世界文化遗产,是当今世界保存最好的传统医学。

众所周知,除了中国的中医、针灸之外,世界上著名的传统医学还有源于印度的草

75

第一篇 一个铁杆中医的心路历程

药、瑜伽术,美国的按脊疗法、足反射疗法,法国的香味疗法,德国的顺势疗法,日本的汉方医学,以及散见于欧洲、亚洲、非洲、拉丁美洲等各个国家民间的一些民族治疗术。

但是,没有任何一个国家的传统医学像中医一样,2000多年以来,一直不曾间断地流传至今,始终保持着原貌,维持着独立的理论体系。同时,没有任何一个国家的传统医学像中医一样,保存着近10 000种古代医学文献,几十万首历代治病的方剂,而且,至今仍然在临床上发挥着卓越的疗效。也没有任何一个国家的传统医学像中医一样,与西医处于同等的社会地位。中医与西医、中西医结合,同属于"正统医学",不像其他许多国家,被纳入"替代医学"、"旁道医学"、"补充医学"的范围。中医具有一支人数众多的科研、教学、临床队伍,得到本国政府的大力支持,受到宪法的保护。

即使是目前在全世界享有盛名的印度医学也不能与之相比。尽管印度的传统医学源远流长,但是,这个国家分裂的时间长,统一的时间短,这导致保存至今的古代医学文献,尽管年代早,但断层多,数量少,不系统。印度政府近几十年来虽然重视对本国传统医学的支持与保护,但其力度和程度显然不及中国政府。印度传统医学在本国所享有的社会地位和受到本国民众拥戴的程度,也是与中医不可同日而语的。

但是,由于各种原因,世界对中医的了解反而不及印度医学。

中医治病的两大手段是针灸与方剂,针灸比较简单易行,现在已经为各国所接受。但中医的方剂,内涵更深刻,内容更丰富,理论更深奥,而这一部分更能体现中医精华与特色的方法,现在还很难被国外所接受。除了剂型需要改革之外,关键之处在于运用方剂治病,需要施治者具有更高的辨证论治水平,国内外很多学中医的不了解这一点。很多研究中医药的人也忽略了"方剂"这一核心环节,以为中医的疗效是中药创造的,把研究重点放在具体的某一味中药上,或者某种药的单一成分上,这是一个极大的误区,不仅难以出成果,而且导致对中医药的许多误解。这一方面需要中医临床医生在辨证论治、遣方用药上,多下功夫,使中医方药发挥卓越的疗效;另一方面,需要用西方人能听得懂的语言,将中医的理论完整地介绍出去。后者是当代中医工作者应当担负的一项艰巨任务。

总之,在申报人类文化遗产的过程中和完成后,我们要走的路还很长,要做的事还很多。

其三,规划中医药现代化蓝图。

在确认了中医的本质属于世界文化遗产之后,仅仅几个月,我国政府就中医药现代化的问题,迅速作出了若干重大决策。2005年9月25日,科技部负责人刘燕华在"第二届中医药现代化国际科技大会"上所作的主题报告中指出:目前正在制定的"国家中长期科技发展规划纲要",已将中医药现代化作为未来中国科技发展的重点。

2007年1月11日,我国正式公布了由十六个部委联合制定的《中医药创新发展规划纲要(2006—2020年)》,纲要共分为五大部分:①形势分析;②指导思想、基本原则和战略目标;③基本任务;④优先领域;⑤政策措施。

第三部分明确提出:中医药发展的"基本任务"是"继承,创新,现代化,国际化"。在第四部分"优先领域"中,摆在第一位的是"中医临床研究",包括:中医药防治重大疾病研究,中医药优势病种疗效评估与推广研究,中医药传承研究,中医诊疗技术研究。

就在《纲要》公布的同一天,吴仪副总理发表了长篇讲话,提出要坚定不移地发展中医药事业,推进中医药的继承与创新,大力扶持中医药事业的加速发展,努力担负起发展中医药事业的历史重任。吴副总理认为：中医药的地位、作用及其科学性不容置疑。她指出："中医药是中华民族创造的医学科学，是我国优秀民族文化中的瑰宝，几千年来生生不息，绵延不断，展示着强大的生命力，至今仍然在保障人民群众健康方面发挥着重要作用，是我国卫生服务体系中不可或缺的重要组成部分。中医药的历史地位、现实作用和科学价值是客观存在并经过实践检验和证明的。同时，中医药有着广泛、深厚的群众和社会基础。因此，无论是从医学的角度，还是从文化的角度，都必须大力发展中医药事业。"在谈到推进中医药的继承与创新时，吴副总理特别强调："必须处理好两者的关系，必须坚持以临床实践为核心，必须充分发挥中医药的特色优势。"[4]

我感到经过几十年的呼唤与努力，中医事业终于迎来了真正的春天，虽然仍有几丝冷风吹过，但已成不了气候。我国政府已经明白了中医问题的症结所在，采取了一系列强有力的措施，为中医事业的继承、创新，为中医事业的现代化、国际化绘制了一幅美好的远景蓝图，令人鼓舞，催人奋进！

我在前面已经提到，美国哈佛大学的著名考古学家张光直认为："影响世界历史进程的文明只有两个，一个是以古希腊为代表的西方文明，一个是以中国为代表的东方文明。"这个观点一发表，在当时，就引起了东西方学术界的轩然大波。

20 年后的今天，谈论东方文明复兴的话题在中国学术界再次沸沸扬扬。我手头就有一本中国科学院院士、中国科技大学校长朱清时及其弟子李岩博士的新著《东方科学文化的复兴》，这本引人入胜的著作是以"李约瑟难题"的提出和解答作为楔子的：

1964 年，李约瑟写了一篇文章，即《东西方的科学与社会》。"李约瑟难题"最初也正是来源于此。李约瑟在这篇文章一开始就说："大约在 1938 年，我开始酝酿写一部系统的、可观的、权威的专著，以论述中国文化区的科学史、科学思想史、技术史及医学史。当时我注意到的重要问题是：为什么近代科学只在欧洲文明中发展，而未在中国（或印度）文明中成长？"

然而，人们在引用这句话的同时，常常忽略了紧接其后的一句重要的话："不过，正如人们在阳光明媚的法国所说的：注意，一列火车也许会遮挡另一列火车！"在李约瑟看来，源于古希腊的西方科学与源于古中国的东方科学是两列火车，公元前 2 世纪至公元16 世纪，后者是超过前者的，只不过在最近 400 年，前者蓬勃发展，暂时遮挡了后者。

如果我们借用李约瑟的比喻，我们可以得出解答"李约瑟难题"的关键问题有二。第一，在人类历史上是否存在着另一列火车？也就是说是否存在源于古代中国的东方科学？中国古代有没有科学？第二，东方科学这一列火车是不是报废了？也就是说东方科学现在能否继续发展，赶上甚至超过西方科学，或者与西方科学融合，共同促进人类文明的发展？

对于第一个问题，各种研究早已给予了充分的证明。中国古代不但有科学，而且中国古代科学取得过许多重大成就，尤其在天文学、数学、医学等方面，中国古代科学是中华文明的重要组成部分。

对于第二个问题，首先，我们发现西方科学这一列火车出现了故障，无论是西方科学自身的发展，还是在处理与社会、经济、环境的关系上，都遇到了很大的障碍，出现了不可持续的严重问题。其次，科学的发展，社会和经济的进步都呼吁一种新的科学，而这种科学与东方科学不谋而合，东方科学这一列火车又有了新的动力，将面临一个大的发展。第三，单靠东方科学这一列火车带动人类文明发展力不从心，东方科学与西方科学这两列火车应当而且必然结合在一起,共同为经济发展和社会进步提供动力。也就是说,西方科学与东方科学不论是从思想上还是方法上,将出现一个大融合的趋势,它们将共同推动人类文明的发展。

如果说把西方科学和东方科学比作两条大河,那么它们约在两千五百年前分别发源于古希腊和古中国。尽管它们的流域不同,发展道路各有曲折,在历史上互有优劣,但它们都是人类文明的母亲,在人类不同历史阶段发挥着不同的作用。它们终究要汇合,一同流入大海,目前就是它们流入大海的时候了。[27]

——写得太精彩了! 我只想补充两点:

第一,中华文明的复兴,一定会从中医开始。因为在失落了近一个世纪的精神家园中,只有中医完整地保存着中国古代科技文化的全部要素。中医存在的奇迹,已经成为当前国内外科技界关注和研究的热点。

第二,由我国创造的中西医结合,是东西方科学文化汇合的第一次尝试。尽管50多年来,道路崎岖,历尽艰辛,但这是人类卫生保健的共同需要,代表着时代的潮流,方向是正确的,前途是光明的。我国有西医、中医、中西医结合三支队伍,这是全世界其他国家所没有的,是21世纪中国医学走到世界医学先进行列的潜在优势,这是中国人民的福气,将来也必将造福于全世界人民,我们应当好好地珍惜、团结、爱护。

可以预见,富有中华民族特色的中医、中西医结合,必将成为21世纪人类文明之火中获得新生的、比翼双飞的两只凤凰!

参 考 文 献

[1] 韩德强.中医是怎样被边缘化的.天涯,2001(4):47.

[2] 邓铁涛.论中医药必须深化改革//朱良春.明师与高徒.长沙:中南大学出版社,2005:26-27.

[3] 毛嘉陵.中医药必须现代化.中国中医药报,2005-10-10(1).

[4] 吴仪.坚定不移地发展中医药事业.中国中医药报,2007-06-04(1).

[5] 钱学森等.论人体科学.北京:人民军医出版社,1988:248.

[6] 程之范原著,甄橙选编.程之范医史文选.北京:北京大学医学出版社,2004:34-162.

[7] 张光直.连续与破裂:一个文明起源新说的草稿//陶伯华.大飞跃.哈尔滨:黑龙江人民出版社,2003:151.

[8] 聂菁葆.中国古代解剖长期不发达的历史事实及其原因.湖南中医学院学报,1986(2):4.

[9] 张大庆,和中浚.中外医学史.北京:中国中医药出版社,2005:162.

[10] 高德.中医五行哲学实质的探讨.中国中医药报,2006-03-03(5).

[11] 满晰驳.中国医药大成·序言.长春:吉林科学技术出版社,1994:1.

[12] 满晰驳.中西医学与方法论.中国医药学报,1988(3):4.

[13] 李国豪,张孟闻,曹天钦.中国科学技术史探索(李约瑟先生八十华诞纪念论文集).上海:上海古籍出版社,1986:10.

[14] 王一方.消费时代的医学人文价值.医学与哲学,2001(8):17.

[15] 袁长津.20世纪中医药学术发展概要.中国中医药报,2005-08-22(4).

[16] 薛伯寿.蒲辅周学术医疗经验继承心悟.北京:人民卫生出版社,2000:17-26.

[17] 朱良春.名师与高徒.长沙:中南大学出版社,2005:68-72.

［18］张军，孟晓露.唯西方科学主义笼罩下的20世纪中医学.中国中医药报，2003-11-17（4）.

［19］邢思邵.毛泽东同志关怀中医事业.健康报，1983-12-15（1）.

［20］王致谱，蔡景峰.中国中医药50年.福州：福建科学技术出版社，1999：10.

［21］毛泽东.同音乐工作者的谈话.光明日报，1977-09-09（1）.

［22］孟琳升，孟仲歧.对杨振宁教授两个观点的商榷.中国中医药报，2005-03-25（5）.

［23］彭坚.中医药的科学性在哪.中国中医药报，2004-09-06（5）.

［24］彭坚，吴兴旺.中医要有自己的金标准.医学与哲学，2004（8）：68-69.

［25］中国医院院长.中医院生存状态报道.中国中医药报，2005-09-26（3）.

［26］熊继柏.熊继柏医论集.北京：中医古籍出版社，2005：379-385.

［27］朱清时，姜岩.东方科学文化的复兴.北京：北京科技出版社，2004：68-70.

第一篇

一个铁杆中医的心路历程

第二篇

与英国中医师学会主席马伯英教授的对话

背景材料:马伯英教授是我的学长,1978级中国中医研究院医史文献专业的硕士研究生。我与他攻读的是同一个专业,比他晚一届,就读于湖南中医学院(现湖南中医药大学)。由于我们的导师互相熟悉,我与他的研究生同学胡乃长又是中学同窗,"血缘关系"颇为复杂。更重要的是:由于在医学史、中医文化方面观点相近,在中医临床方面有许多共同语言,使得我们在几十年的治学生涯中,一直来往不断,保持着深厚的友谊。马教授1961—1967年本科就读于上海第二军医大学海军医学系,是位海军军医。1981年研究生毕业后,到上海第一医学院(后改名上海医科大学,现归入复旦大学)任医学史教研室主任。1985年应英国剑桥大学当代著名科学史家李约瑟博士(Dr Joseph Needham,1900—1995)的邀请,赴英国协助李教授编写《中国科学技术史·医学史》分册。马教授在出国之前,即已出版有《中外医学史讲义》、《医学的过去、现在和未来》、《世界医学五千年史(英译中)》等著作,1988年回国以后,又出版了《中国医学文化史》、《中外医学文化交流史》。2010年二书合并,以《中国医学文化史》新版上下卷出版,总计174万字,被公认为是当今医学文化史方面具有开创意义的鸿篇巨制,在国内外产生了深远影响。1995年,马教授三赴英国并定居,一方面继续进行学术研究与中医临床,另一方面担任了多年的英国中医师学会主席,为中医在英国的生存、立法、发展进行不懈的努力。四年前,他借世界各国中医学会主席在长沙聚首开会之机,特地来看我,与我促膝交谈了两天,此后,我们经常通过网络互通信息。

英国是中医在欧洲发展的窗口。作为一个老牌资本主义的欧洲国家,英国民间却一直有着用草药治病的传统,1543年,亨利八世的王谕"草药治病、人人可行"至今有效,因而中医进入英国并不困难。我记得2001年的《亚洲周刊》曾经用两个整版的篇幅介绍中医在英国的情况,其中有查尔斯王子表态支持针灸,戴安娜王妃生前经常在一家中医诊所进行保健,英国有一个议员现身说法,说自己20多年的皮肤病,西医治不好,中医治好了。最有意思的是:疯牛病发生时,英国农业部找到马教授,向他请教用中医药防治疯牛病的方法。热情的英伦三岛正在张开双臂欢迎中医的到来。然而,由于近年来出现的全球经济危机,中国文化在海外的发展和传播受到阻碍,中药材的出口被欧盟打回来等等,种种事件不禁让人担忧:中医在英国还好吗? 中医走向世界的前景如何,困难何在? 最近,我同马教授在网上进行了几次对话,就一系列问题进行了交谈。通过英国这个"窗口",一切关心中医在海外发展的人们和制定政策的有关领导,应该可以看到很多,想到很多。

一、欧洲中医面临的严峻形势

彭　坚:20世纪90年代,我的湖南老乡吴兴旺医生在英国发展中医,经过几年的打拼,与人合伙,居然最多时在英国开办了60余家中医连锁店,每年从中国内地进口大量中药材,聘请了不少中医师到英国工作,事业办得如火如荼。2004年,我曾与他有过一场对话,后来以《中医发展的新思维新模式》为题,收载在本书的初版中。但前年听说,他的中医连锁店垮得只剩下几家了,真是"其盛也勃焉,其衰也忽焉!"是什么原因导致的呢? 与欧洲经济不景气有关吗?

马伯英:在英国,公司、商店开开关关相当常见,也不宜去评价一个公司如何如何,这在英国,弄不好是要惹官司的。传到国内的信息也不是那么准确,吴兴旺是积极推动中医在英国发展的干将之一。中医在英国遇到的困难,主要是与大环境状况恶化密切关联的,不是单一某个公司出问题。英国的医疗保险制度比较完善,患病的治疗费用由国家出,而找中医看病要自己额外掏腰包。近几年欧洲经济衰退,英国的老百姓收入减低了,因此,找中医看病的人自然少了许多。同时,欧盟草药制品法的实施致使无中成药可用;中医立法久拖不决;有些西医人士蓄意歪曲、攻讦中医;加以企业经营不易,市场的恶性竞争,官司、内斗、劳资关系紧张,中医师的本身问题等等,导致了目前中医界的一片萧条。

彭　坚:您谈到欧洲草药制品法的实施,是怎么回事?

马伯英:当前,欧洲中医药人员面临两个重要立法草案:一是2011年5月正式生效的《欧盟传统植物药注册程序指令》,也就是欧洲草药制品法,按此规定,除非获得欧盟传统植物药注册执照,否则,欧洲目前市场销售的所有草药产品(就中医而言,即中成药)都属于禁止之列。二是2012年内英国卫生部等四部门或将联合颁发的为期3个月的针灸、草药、中医立法公众咨询草案。

欧盟草药制品法去年5月开始正式实施,但荷兰不实行。英国是起草国,不实行也就讲不过去,但英国当局给了一点变通:2011年4月底前可以尽其可能进口中药,并批发给诊所用到保质期结束为止。此一法令导致了许多家中药进口公司关门结业,包括当年最红火的长城公司,因为没有中成药这个大头,生意维持不下去。目前,一些诊所存储的常用成药已经用得差不多了。我们的中医学会在设法互相调剂,但那也维持不了多久。

中医药传入欧洲已有350多年的历史,但中医一直被西方认为是针灸的代名词,且中草药制成品一直以食品和医药原料的名义进入欧盟市场。这次立法无疑对中医药进入欧盟有重要影响,不但首次对中药作为治疗性药物予以肯定,为中药在欧盟市场获得药品的合法身份,以治疗性药物进入欧洲创造了条件,且一旦某中药成功注册,将有资格进入欧盟各国的医疗保险体系,有利于中药出口美国及其他尚未承认中药药品身份的国家。如果立法恰当,应该对中医走向世界有正面作用。然而,制定者对中成药特点了解不够,检验程序、标准、费用等都存在问题,致使目前中国大陆的中成药出口质量标准无法达到要求,难过"欧盟传统药物注册"关;并且费用甚高:比如一个六味丸,一次注册申请几乎要百万英镑;每年要重新检验,又是一笔费用;一家注册,其他商家不能共享。这样,收回的利润根本不够支付注册费,谁来做这赔本生意?

第二,本来英国政府同意考虑确立中医的合法地位,中医以独立完整的医疗体系进行立法,使中医药在英国得到法律认可与保障,这是我们争取了10年获得的成果,在欧美地区还是第一次。但今年有迹象显示:将要出现变数,很可能前功尽弃,这是我们面临的一个重大而严峻的难关。

总之,突不破这两大难关,不但将严重影响中医药出口贸易,而且直接威胁中医药在西方世界的生存与发展。

英国中医师学会多次召开会议,商讨如何应对目前中医界的危机。我们提出:继续积极与官方对话,促使他们准确认识中医,理解中医,立法要与中医独特体系相应,那样才能既保障安全,又充分发挥疗效;同时希望国内加速建立中医药各种标准,如药品的GMP、GAP、GLP、GCP 和 GDP 及行医规则、教育和研究的标准等等,为中医药建立安全、优质的临床服务。此外,要加紧发展企业对中医药的研发、品牌建立与市场营销能力,并在国外建立临床、研究与教育三位一体的中医药基地,培养下一代中医药人才,提供优质、安全的服务。这是国内外要一起努力的,但无法一蹴而就。

彭　坚:这是一个很有远见的战略考量,但实行起来,恐怕需要很长的时间,而且光凭英国中医界的努力也做不到。建议英国的中医学会与中国的中医药主管部门、中医药大学、中医药研究机构、中医药生产企业、中医药栽培基地取得密切联系,从中国的国家层面来统一调控,才有可能解决。毕竟唇亡齿寒,毕竟英国是中医走向世界的前哨,毕竟中国内地是海外中医的娘家和大本营。毕竟保护和发展中医这部分中国古代最优秀的文化遗产,是中国政府义不容辞的历史责任。

据说英国政府今年8月份准备立法,给中医师以合法的地位,现在有眉目了吗?

马伯英:目前还是没有正式消息,我估计年底或许有消息。6月份我去参加过英国中医药协会(RCHM,一个以英国人为主的中医协会)年会,也只是说政府夏季可能出台一个咨询文件,咨询13周,明年具体办理注册。现在已经是秋天了,毫无动静。另有消息说,这个立法咨询文件可能推翻原来工党政府的立法原意,中医师要作为草药师进入注册。我们学会和其他学会一起与当年工党政府打交道,争取到了"中医师头衔保护"和中医师以独立身份进入注册,现在成果有可能毁于一旦!

彭　坚:事情真的有那么严重?

马伯英:不是危言耸听。今年年初,传来一个消息:英国卫生部准备取消中医师的头衔保护,然后让中医师作为草药师进入 HPC 注册。究竟卫生部是不是这样决定了,我们还没有得到官方文件的证实,但若真有此事,无疑是对英国中医的当头一棒,后果将十分严重。孔子有一句话,叫"名不正则言不顺"。中医在中国当然名正言顺;但是在英国和西方许多国家,是不被承认的"另类医学",所以处处掣肘、事事不顺。2000年底,英国上议院特设科技委员会蓝皮书,将中医列入 3a 组,认为是"没有科学证据、与某种宗教和哲学相联系的治疗方式",将不能给予教学许可,也不能予以研究等方面的财政支持。这是"名不正,言不顺,事不成"的典型例子,教训痛苦。

中医师头衔的保护,是中医师正当定位和行医地位的肯定。这是从2001年开始我们向卫生部游说、抗争得到的结果。记忆犹新,2005年春节那天(2月9日),卫生部召集我们几个人开会,向我们宣布了卫生大臣的"最新决定":同意中医师与针灸师、草药师并列进入立法注册。当时我们曾经情不自禁为之欢呼,我回家就写了首诗,其中说:"五年奋争不寻常,箇中苦涩自心尝;云山雾罩障望眼,兄弟阋墙煎尤难。既为中医勉坚持,岂因压力软脊梁。雄鸡一唱天下白,喜极而泣报君赏。"有人笑话我为这一点点事情喜极而泣。他们是不明白这件事对海外中医有多么重要,不明白我们奋斗得来的果实是多么不易。

中医师进入立法注册,中医师头衔得到保护,这是一件有划时代意义的大事。有了此定位和地位,中医师在英国的医疗行为,就将按照中医学和中医行业的本身特点和内在规律进行管理。如果不符合中医特点和内在规律,我们可以提出批评、建议甚至抗议。反之,政府部门或者其他机构、个人,按照英国草药师的特点和规则来管理中医药、管理中医师行医,中医界将失去话语权。他们爱怎么管就怎么管,我们无法置一词自辩。在2002年至2005年期间的争辩中,我打了个比方:以草药师注册管理中医,就好比骑自行车的管理开汽车的,要么汽车开得像骑车那么慢,要么汽车开到自行车道上,非出事故不可。行医首要是保护病人安全,注册管理只有按照中医自身的特点进行管理,才能达到最佳水平。

彭　坚:中医药与普通草药有什么不同呢?

马伯英:简单地说,中药是在中医理论指导下使用于临床的草药。普通草药是完全经验性的,没有固有理论,疗效没有中药那么好,副作用的可能性则比处方中药多。中医理论要求中药按"君臣佐使"形成处方,以汤药或成药等方式给药,所以发挥的作用大,一些副作用在处方和调配过程中得到消减,这是普通草药和草药处方无法比拟的。如果中医师以草药师身份注册,那么中药的这些特点、长处就完全被忽略不计。然后管理者从草药的角度管中药,就会搞得中药寸步难行。临床上可能给予种种限制,研究上不按中药的特殊性考虑,很容易被否定,认为"毫无用处"。反过来,没有学过中医中药的草药师却变得可以随意用中药,那样不出安全事故才怪!

目前,为什么世界上对中药和中药复方有效的研究进行了很多,能够找到药效机理的却很少。其基本原因,就是拿中药作单味草药一样进行研究,所以不见成效。复方研究又找不到合适方法,入不了门。所以,中医师头衔得不到保护,中药也就得不到保护,研究和使用当然不可能按照中医中药的特点进行,而这样的研究将会出现处处皆是的否定性结论。最后,中药被否定,中医也就被否定。

彭　坚:您说得很好!中医药与普通草药之间的差别,这是个当今科学界甚至知识界至今仍然没有弄懂的问题。并非答案有多么复杂、深奥,而是中医在当代社会的存在,本来就是一个"异端",中医有完全不同于西医以及现代任何其他学科的一套方法论。要让欧洲民众接受具有2000多年历史的中医,还比较容易,因为他们可以通过临床疗效来了解中医药的优越性,而要让满脑子狭隘科学主义思维的管理者,去理解古代中医如何治病的方法论,则难上加难。在中国,尚且不断有人攻击中医是"伪科学",仍然在用西医的那套方法进行中医的教学、考研、临床、管理,何况是在英国这样一个近代工业革命和近代科学思维的发源地呢!我想:中医事业的改革和发展在国内遭遇"瓶颈",与英国中医同行们受到的挫折,都是暂时的,用李白的一句诗讲:"长风破浪会有时,直挂云帆济沧海!"

二、英国限制使用的中医中药

彭　坚:听说在英国,中药使用的局限性很大,在中国国内经常开的许多中药在英国不能开,是这样吗?

马伯英:是有一些限制。中医师在英国行医,当然要懂英国人的规矩,在他们制定的法律、法规范围内用药。但是,在英国并没有一张明确的禁用药清单,药物管理局(MHRA)从未给予任何中医组织这种清单。我曾经就我所知道的禁用、慎用、限制范围使用的中药,回答过一些中医业者的询问。大致上分为以下六种情况:①不允许涉及西药领域。如没有注册西医师资格的中医师不许使用西药处方药;不得做西医师或护士才能做的手术、注射等等。因此,中药注射剂作穴位注射、小刀针、中药堕胎等都可能是违法的。有些成药曾经被抄查、罚款,或告上法庭,都是因为含有西药成分,如含激素的皮炎平、含优降糖成分的消渴丸、含西药的减肥药、含伟哥(Viagra)的壮阳药。②禁用含马兜铃酸成分的单味草药或成药:如防己(广防己)、木通(关木通)、马兜铃、青木香、天仙藤、细辛、龙胆泻肝丸(或其他名称,例如泻肝丸,任何含马兜铃酸者)。③限制使用一些被认为有毒的草药和成药。如附子、草乌,禁内服,1.3%浓度以下允许外用;石榴皮,禁内服;槟榔,药房可用;大腹皮,药房可用;麻黄,单次剂量 600 毫克以下,单日剂量 1800 毫克以下;洋金花,次剂量 50 毫克以下,日剂量 150 毫克以下;天仙子,次剂量 100 毫克以下,日剂量 300 毫克以下;颠茄草,次剂量 50 毫克以下,日剂量 150 毫克以下;千里光,禁内服;骨碎补酊,禁外用治白癜风,因有光敏灼伤皮肤可能。④禁用含铅、汞、砷等重金属或有毒矿物成分的矿物药和成药,如朱砂、铅粉、黑锡、红粉、白矾、复方芦荟胶囊(含汞者)、牛黄解毒丸(含砷者)、天王补心丸(含汞者)、金不换(含有毒矿物者)。⑤注册西医师处方可用而中医师不能用,如罂粟壳、马钱子、附子。⑥禁用含濒危动植物成分的中药或成药。如虎骨、豹骨、麝香、犀角、熊胆、玳瑁、海马、穿山甲、猴枣、羚羊角、龟板、木香(Saussurea lappa 品种);石斛、白及、天麻、狗脊、芦荟、小叶莲、肉苁蓉、西洋参、胡黄连。英国警方认为:外包装有该种动物形象及药名或说明书中提及该类动物名称,即使实际没有该类成分,也属被抄之列,如麝香虎骨膏等。

严格地讲,在英国只允许使用草药,因此动物、矿物药是不可以使用的。但政府网开一面,没有完全禁止,例如牡蛎、乌贼骨、石膏之类。不过,濒危动植物成分不可以用,这部分归警察局管;一些生物制品和排泄物,例如五灵脂、紫河车等是不被允许的,归药管局管。

彭　坚:从这些禁令的内容来看,一是出于对西医的保护,二是保护野生动植物资源,三是防止有毒物质伤害人体和重金属在体内的沉积,我看,总的来说是积极的。但有的规定过于机械,有的是完全出于对中医药临床疗效缺乏认识,有的则只注意到药物的某种有害成分,而并不清楚这种药物及其方剂被人体吸收后,在体内的代谢过程,有这些认识的误区,就大大限制了中医药的作为。

马伯英:是的。不过这也是无可奈何的事情。西谚有云:"到了罗马,就按罗马人规矩办。"我们一方面,由学会出面,多次与英国卫生部沟通,让他们对中医药的历史和使用情况多一些了解,另一方面,与英国的中医从业者交流,使他们懂得中医药使用的禁忌,掌握一些变通的方法。2008 年 11 月,我曾经以全英中医联合会主席的身份,应伦敦警察局主管濒危动植物部门之邀,做过一次题为"药无难代之品——中医界拥护不以濒危物种入药"的讲演,大受欢迎。文中提出有些濒危动植物药是可以用一般药代替的,如犀角可以用水牛角代替,羚羊角可以用山羊角代替,麝香可以代之以人工合成麝香,熊胆可以代之以熊去氧胆酸和鹅去氧胆酸。把龟版列入禁药是一种误解,中药的龟版是家龟的壳，不是野生海龟。西洋参、天麻早就已经可以人工栽培，只要出口方出示的是人工栽培的药材，进口应该不会困难。

彭　坚：我原来以为欧洲禁止用动物药、矿物药是所有的动物、矿物药都不能用，那中医在国外就寸步难行了。看了您开列的这个英国卫生部禁用药清单，我反而放心了。我在临床最喜欢用动物药，这是受了国医大师朱良春老的影响。很多退行性疾病、癌症、老年性疾病，草木之品难以奏效，只能借助于虫类搜剔之品、血肉有情之品，来激活人体免疫功能。活血化瘀药，水蛭我用得最多，此品对于心脑血管病疗效显著；软坚散结的药，穿山甲我用得最多，此品治疗慢性炎症屡建奇功；醒脑开窍的药，麝香我用得最多，此品可以透过血脑屏障，是治疗脑癌、老年痴呆等不可替代的药。仅仅是我，每年用过的穿山甲片就可能有几十千克，如果是野生的，全国的穿山甲供给我一个人用都不够，只可能是家养的，随意打开电脑，网络上就有介绍一家公司养穿山甲的信息。只是穿山甲的生长周期长，因此穿山甲片的价格仍然不菲。麝香也不是野生麝产的，中国有一个国家级的养麝研究所，在四川都江堰，家养了一大批麝，每年活体取一次麝香。全国只此一家，故真正的麝香价格也昂贵，几年前每克的价格就在 500 元人民币上下，我经常介绍需要的患者直接去购买。但我现在不开这种麝香了，因为发现我坐堂看病的"百草堂"所进的麝香，无论从色泽、气味、口感来看，都与真正的麝香一模一样。后来上网一查，原来多年前，国内引进了一种美国麝鼠，雄麝鼠分泌的麝香，与传统的麝香成分一样，外观一样，临床疗效也不差，同时麝鼠也容易家养。石斛原来也是一种野生珍贵药用植物，生长在岩石上，现在可以大规模种植，湖南就有一个县建立了石斛人工培植基地，产量很大。中国国内炒作得最贵的是冬虫夏草，野生的卖价超过黄金，贵到每千克18 万元。但在多年前，中国的科技人员已经用冬虫夏草的孢子培育成功"虫草花"，即冬虫夏草的植物部分，据研究，虫草花有效成分"虫草丝菌"的含量，比野生冬虫夏草高得多，而价格只有后者的近百分之一。中医治疗慢性肾病的成药"金水宝"，主要成分就是虫草花。总之，有效保护珍稀野生动植物的主要思路，应该是尽量转化为家养、家种，以保障中药材的供应，同时这也是让农民发家致富的一个新途径；其次才是替代，如用山羊角代替羚羊角，用水牛角代替犀角；再次才是禁止使用，如虎骨、象牙屑等。真正纳入禁止使用的中药，其实只有极少数几种。西方国家不能因为中药材中使用了动物药，就拒绝中医中药的进入；而国内则应该提高中药材整体的品质，使出口中药材的各项指标符合欧洲制定的标准，这样才能保证中医药走向世界的长远目标。

某些矿物药含有重金属，如朱砂含汞，雄黄含砷，按道理是不能使用的，以免这些有害重金属在肝脏、大脑、骨头中间沉积，对人体造成危害，但是，享誉国内外的中成药"安宫牛黄丸"，恰恰既有朱砂，又有雄黄，安宫牛黄丸无论短期使用还是长期使用，都还没有见到在体内沉积，造成重金属中毒的报道。我们的原卫生部长陈竺院士在做研究生时，与他的导师发现砷剂有治疗白血病的作用，近来还得了大奖。化毒为药，全看医者的能耐了。

马伯英：是的，在英国有人提出要将这些药从中药药典中删除，当场受到王国强副部长的批评，就是说的这个例子。我在临床用安宫牛黄丸成功救治过两例深昏迷病人。其中的一例：某女，23 岁，艺术学院学生。2010 年 1 月 10 日下午 4 时半，我应邀看视病人。病起于元旦之前，曾有高热达 41℃，在某医院求诊，给服退烧药片。该晚入睡至半夜，室友被"咯吱咯吱"声吵醒，发现是患者抖动致床铺摇晃发出响声，而患者神志不清。急送附近医院,入 ICU 治疗观察。做了气管切开,装置呼吸机并使用该高级医院一切可能使用的抢救措施及西药,请专家会诊,还是诊断不明,依旧昏迷不醒。我到达时已是她入院第 10 天,所见仪表显示,生命体征平稳(BP 120/70mmHg,P 78 次 / 分钟,T 37℃,ECG 正常),但病人深昏迷及全身抽搐(每 10~20 分钟抽搐 2~5 分钟)没有改善。患者面色紫黑,脸部肿胀大如小脸盆。眼白上翻,上下肢不时抽搐,按压眶上神经孔、人中等部,毫无反应,是深昏迷无疑。脉象略涩,次数正常。勉强撬开嘴巴,见舌淡红,苔光。然随之牙关痉挛,舌头被咬住不能回缩而呈紫色,迅速肿胀,终于撬开牙关后将舌头塞回。患者病情危殆,医院已竭尽所能,确实回天乏力。我认为此病人乃病毒性感冒高热,并发脑部炎症引致昏迷并发癫痫。因 2004 年我曾有用安宫牛黄丸救治一例中风而致深昏迷病人的经验,故建议可以试用安宫牛黄丸磨汁从鼻饲管注入。1 月 12 日晚 9 时,病人母亲电话告知已经如法注入安宫牛黄丸一颗之量,知觉似有所恢复。1 月 13 日中午,电话告知其女儿已能自行睁闭眼睛,对呼叫有反应。嘱再用一丸。14 日医生护士称不知何因"昨晚病人苏醒要自行拔去输液管子"。病人仍不会说话,抽搐减少但仍有。15 日,已能下床,抽搐仅发作一次,拔除气管插管。17 日移入普通病房。19 日电话告知能自行上厕所,但尚不会说话,易发脾气。嘱予服安神补心丸。21 日电话告知服后好转,能认识男友,并喜依附其身,然仍不能认识其母。23 日我前往探视,其母谓"今日开口说话,并认出妈妈"。我见患者肿胀全退,面色姣好,能断续回答问题。不过身体尚较软弱,上厕所曾跌倒一次,抽搐偶发。至此判断,病人基本复原。2 月 12 日出院。出院后抽搐仍断续有所发生,应是后遗症癫痫表现。

彭　坚:我在临床用安宫牛黄丸醒脑开窍治疗昏迷,最长时间用过 162 天。那是我校外事学院一个职工的亲戚,姓颜的女孩,20 岁,复旦大学的学生,5 年前的 7 月份,下乡进行社会活动时,患了乙型脑炎,运回长沙后,在湘雅某附属医院治疗,已经 1 个月。我去看时,患者每天发低热,在 38~38.6℃之间,一直昏迷不醒,舌红、苔灰腻,脉细滑数,我开了 5 剂甘露消毒丹加减。二诊时,发热已退,仍然没有苏醒,时发抽搐。医院认为办法用尽,建议转到上海医院去治疗。家长正在犹豫,我则告知:不管西医将来怎么治疗,中药可以用安宫牛黄丸,要用含金箔的那种,镇静安神止抽搐的效果更好,早晚各 1 粒。此后,我没有再去看。到了冬季,忽然接到女孩母亲发来的一条短信:"我女儿昏迷 200 天后,苏醒了,下周来看病。" 1 周后,母女来到百草堂,我问道:"不是说要转院到上海吗?"母亲回答:"上海方面说,湖南的诊断是正确的,他们也没有办法,不肯收治。我们舍不得放弃,仍然留在这个医院,住在走廊里,只进行了最简单的维系生命的治疗,坚持服安宫牛黄丸,一直到女儿苏醒。光安宫牛黄丸的费用就花了 10 多万。"令人不可思议的是,苏醒后的女孩几乎没有留下任何后遗症,肝肾功能完全正常,体内重金属含量的检测也正常。这说明了什么? 正如您前面所说:"一些药物的副作用在处方和调配过程中得到消减,这是普通草药和草药处方无法比拟的。"不能够单凭某一种药含有对人体不利的成分,就把整个处方都否定了,那是一种形而上学的思维。坦率地说,现代化学对中药复方的研究还非常肤浅,甚至还没有找到合适的研究方法。

不过,我想请问:英国有关部门会如何看待这种情况?

马伯英:安宫牛黄丸在英国原则上是禁用的,但有变通。我与伦敦警察当局管理濒危动植物的负责人 Fisher 先生有过交流。他当时问我这些药真的有效吗? 我说:当然是有效的。如果为了救命就不准用,不人道吧。他说,真有救命效用,可以申请使用。

另外,病人家属在医院无能为力的情况下自己采用一些办法救命,他们也无法制止。还有,如果当值西医大夫容许,也可以用。十几年前,中国香港有一个女记者刘海若在英国出了车祸,变成植物人,英国的西医治疗了很长时间,一直没有效果,后来经家属向中国大使馆求援,中国派医生去英国治疗并将其带回北京,苏醒了过来,安宫牛黄丸起到了关键作用,接着还连续报道了她身体恢复的情况,这件事情多少也有影响吧。

三、关于中医本质问题的探讨

彭　坚:我曾经多次讲到:中医在现代社会的存在,是一个"异端",也就是说:在当代科学领域,没有其他任何一个学科是采用与中医同样的方法论。由于与众不同,因而受到歧视,"秀才遇到兵,有理讲不清"。中医可以治好病,仍然遭到痛骂,说你"不科学"! 从100多年前,中国一大批向西方寻求科学、民主的先进人士,否定中国传统文化,纷纷攻击中医;直到今天,国内还有少数人公开借"科学"的名义,要联名"取消中医"。中医在自己的国家,竟然长期受到"科学主义"者的围剿,岂非咄咄怪事! 然而,在欧美国家,真正的科学家对待中医宽容得多。美国亚特兰大一个出版社准备出版一本英文的《彭坚临床经验集》,让我写一篇序言,要求我在序言中讲清楚:没有学过西医知识怎么会看病的? 至于中医是不是科学这些问题,不必去回答,西方读者能够理解。这种实事求是的态度,与国内那些心怀叵测攻击中医人士的嘴脸对照,真是莫大的讽刺!

马伯英:夏虫不可语冰也。中医与西医确实有很大的不同,简单地说,西医治病,中医治人;西医是单一生物医学,中医是全生态医学。我研究中国医学文化史的整个发展过程,并与西方医学作比较,得出的最重要结论是:中医学理论和临床应用体系的精髓和本质是全生态医学的适应性原理和规律的总结,并实践、验证于临床。这种生态包括自然生态、社会生态及心理环境,因此,它不仅仅是自然生态或囿于生物医学范畴,而是天人相应,天地人、精气神合一统筹;其表述方式则是古典哲学的阴阳、五行和气的运行规律;其应用则是五脏六腑、经络气血、四诊八纲、四气五味等理论指导下,用针灸、药物、气功、食疗、养生诸种方法施行于临床治疗和预防。中医学理论和临证方法都是中国人原创的,是中国古典哲学的自然观理论与医学临床相结合,在实践中形成的。

中医学理论的独特性及其意义之重大在于:①正是这种特别的结合形式,突破并发展了中国古代哲学,为中国古典哲学的发展做出了贡献;②这种变形为医学的哲学,能够直接指导和应用于临床,并得到临床疗效的验证,这使它与有普适意义的哲学区别开来。

彭　坚:几年前,我在《中医影响世界》论坛上听到参会的哲学界人士说:国学大师任继愈先生在去世前,召集他的弟子们交代了一个遗愿,说:我们祖祖辈辈是靠中医治病的,现在居然有人说中医不科学,我们要好好研究中医,"中国哲学的出路在中医,中医的出路在中国哲学。"对于前一句话我很同意,因为中国哲学与实践相结合的范例就是中医,阴阳五行在进入现代社会之前,已经行将就木,唯独在中医学中如鱼得水,至今在临床中还显现出强大的生命力。我曾经在《科学》杂志发表文章,说中医成功运用了中国古代哲学的三套思维方法:《黄帝内经》的阴阳五行是"二分思维"、"五分思维",《伤寒论》的六经辨证是"三分思维"。"二分思维"是平面思维,"三分思维"是立体思维,"五分思维"是系统思维。为什么《伤寒论》在1800年以前,对于现代社会都不容易对付的

"流感"，能够创造出一系列有效的治疗方法，因为张仲景对于这种复杂疾病，采用了"三分思维"的认识方法。被视为马克思主义三大思想来源之一的黑格尔的对立统一学说，在方法论的层面上，其实还只达到了阴阳学说即"二分思维"的高峰，并且晚了两千多年。当代有科学家认为：阴阳学说堪称"宇宙第一定律"。可见，中国古代哲学家的创造是了不起的！然而，中国当代哲学家"言必称希腊"的多，没有几个人了解中医，因而也没有几个人通过中医真正读懂了中国古代哲学，任继愈先生的遗言不是无的放矢的。

马伯英：我当年做研究生时见过任继愈先生，他是一位睿智的哲学家。1956年，他在《历史研究》发文谈《黄帝内经》的科学成就，指出"阴阳五行学派的唯心主义观点，并不表现在它的自然观方面，而是表现在它的社会观、历史观方面。"这对我研究《黄帝内经》和整个中医哲学影响极大。其实，这对今人理解中医这门学科的方法论也应该有启发。中医是用古代哲学的语言来解释基本理论，进而用来指导临床，获得经验，而不是通过实验、解剖、分析来构建学科的基础。100多年以前，陈独秀在否定中医的文章中就说：现在已经是细菌学的年代了，中医还在讲阴阳五行。借以证明中医落后于时代，不科学。然而，所谓科学与不科学，都是相对的，只要通过某种方法，能够认识到生命活动的客观规律，就是科学。从历史上来看，人类经历了三次浪潮，第一次浪潮是农业文明，这个时期的科学属于自然哲学，从古希腊、古罗马，到古代中国、古印度，所有的科学家，无不都借助于哲学来解释本学科的基本原理。第二次浪潮是工业文明，这个时期的科学都是建立在"还原论"的基础之上，即先分解后加和："一加一等于二"。包括现在的西医那一套实验方法、统计学方法、微观方法，都还是以培根、牛顿、伽利略的"还原论"为基础。这个方法没错，藉此西医得以对人体局部的认识越来越清晰，越来越深入。但在人体的整体联系方面，在生命活动的动态观察方面，却作为不大，因为生命活动是一个"复杂体系"，是"一加一大于二"。现代医学种种不尽如人意的地方，大部分是由于固守那种简单方法论的缺失造成的，人们已经从看病的切身感受中明白，现在的西医其实也不够"科学"。人类目前已经进入第三次浪潮——"信息"时代，这个新时代的科学方法论，应该是系统论、信息论、控制论等。中西医已有的方法论都必须进一步提高和完善。

中医的语言表达形式当然不是现代化的，而目前却又找不到适当的现代医学语言形式来替代它。正如您所说："秀才遇到兵，有理讲不清。"很显然，中医学的这一生态医学理论内核是科学的。它发轫于两千多年之前，而与现代医学发展的方向一致，具有超前的价值。但因其缺乏严格的现代科学的语言表述和论证，它带有朴素和前科学的特点。所以，中医学的古典生态医学理论尚难以为现代人所理解，它有待进一步的发展，并因此而具有巨大的发展空间。

中医学历史发展的方法论特点，是以临床疗效为基础，用解释学的方法创造新的理论学说。这就是中国文化中奉行的"持之有故，言之成理"原则。"故"，就是临床中见到的疗效；"理"，就是在中医经典中能找到根据，引而作为解释。其好处是保持了中医学"生命之树常青"，实践中的创造力不至于被扼杀，进而形成了中医学整体理论框架不变而具体样式层出不穷，百家争鸣的生存和发展形态。

彭　坚：您说的这种"解释学的方法创造新的理论"，就是指中医学中的"注经"吗？

马伯英：可以这么说，但不全是。从中医学的创新发展意义上说，甚至可以讲完全不是。注经是文字学范畴，用文字解释文字，可以帮助读者理解，但不能离题发挥。解释学方法不同，可以是将字面后面潜藏的意思挖掘出来；也可以是搀入个人见解，发挥出来，这也就是解释者的创意。古来专门的注经家，并不是完全没有发挥，例如王冰次注《素问》中有一句话："益火之源，以消阴翳；壮水之主，以制阳光。"就文注解，是注不出来的，所以是王冰自己的重要发挥，很有创意，并且成为后世临床家的圭臬。但金元四大家和张景岳等人的著作，看起来也是在解释《黄帝内经》文字，其实甚多个人发挥。那是他们在个人临床经验中得到体会，在经典中找依据，然而又不泥于经句，发挥成他们个人的一家之说，成为中医史上著名的创新理论。后人著书立论，无不循此以进。今天中医师写论文，其实也是这个路子。

中医学体系的奠基之作，只有那么寥寥几种，如《黄帝内经》《伤寒杂病论》《神农本草经》《难经》等，称为"中医四大经典"，在公元前 5 世纪到公元 3 世纪一次性完成之后，历代中医理论的发展都可以溯源于此，而且没有突破四大经典的框架。历代医家通过自己的临床实践，去理解、阐释经典，创造新的理论和学说。因而"解释学"是发展中医理论的一种重要途径。历代注释《黄帝内经》《伤寒论》《金匮要略》的著作达上千部，这一点也很难为现代人所理解，认为这是复古、守旧，是"向后看"，似乎有一定道理，但那只是看到表面，没有洞穿奥秘。

彭　坚：去年中央新闻电影制片厂拍摄纪录片《中医》，在广西巴马采访我时，问了我一个问题：中医历史上出现过几次创造性的突破？我的回答是：用"创造性突破"来作为衡量中医发展的标杆，是对中医认识的误区。中医的理论体系是一次性完成的，以"四大经典"的出现作为坐标。其后两千多年来的发展，只是在这个整体框架内的进步，从来没有哪个医家的创造，突破了"四大经典"的藩篱。"经典是难以突破的"，这一句大家熟知的格言，实实在在表现于中医学中。如果出现了根本性的突破，那就可能变成西医，世界上不会有传统中医了。在现代人的观念中，好像只有创新、突破，才是科学的本质特征，而守成、继承，意味着保守、落后，这种观念是片面的。从医学史的角度来看，中医的发展是以滚雪球似的方式，不断积淀到今天；西医的发展是否定之否定的方式，呈现出当前的面貌。前者强调守成、继承的一面，后者更强调创新、发展。科学既需要创新、突破，也需要继承、固守。"注经"就是中医继承、发展的一种方式，您赋予了它一个新名词"解释学的方法论"。

马伯英：当年吴仪副总理说过，中医学本身就是中国人的原创性成果。建立起一个大理论框架，确实还没有人能突破，它的"超前性"涵容了一个未认知的巨大空间。但不应该说，只有突破这个大框架才叫创新。应该说，解释学的方法论正是在大框架下，在那个巨大空间中搜寻未知事物从而中医赖以创新的方法论。你讲得对，中医就是依靠这无数的小创新，滚雪球一样成了今天这样一个庞大体系。创新有不同层次、不同水平，但历史上，中医大而言之有金元四大家、温病学派等等；小而言之，赵学敏这样的"铃医"也有很多创新。我很欣赏郭玉、孙思邈等中医史上的名医大家反复提起的"医者，意也"，我认为这是中医的创造之源之一。英国著名哲学家罗素（Russell Bertrand，1872—1970）说过："有意义的生活大多是建立在创造性的冲动上。"我认为此种"创造性冲动"就是"意"。而解释学方法是将之理论化、完善化的创新工具，是新理论从经验、冲动基础上升华的过程，然后又接受临床实践的检验，从而一家之说、一个新学派得以产生、建立。

诚然，解释学方法论与实验性方法论格格不入，其可靠性没有实验性结论那么严密。但实验性方法论过于教条，本身也并非完美无缺，容易在"倒掉洗澡水的同时连孩子一起倒掉了"。当代医学的实验方法和仪器都有待进一步提高,统计学需要革命。因此,目前现实的状况是:实验性医学的发展在中医学范畴缺乏空间,中医学也时时为现代实验医学所诟病。但应该看到,当今的实验研究,其实也在应用解释学的方法。西医实验结果出来,写出论文都要有一段讨论,这是他们在为实验结果做出自己的解释。不过,单单进行这样的解释是不够的,还要加以发挥,要有一点"意想"的本事。所以我说,从长远的角度看,解释学的方法论与实验性的方法论结合,才是未来医学今后发展的方向。

彭　坚:您说得对,目前中医大学的教学强调学习经典著作,就是为了让学生掌握这种解释学的方法论,以便将来在临床实践中运用,作为中医人才的培养,很有必要。而大有问题的是目前中医的科研,如您所说:"解释学的方法论与实验性方法论格格不入",目前所运用的这些实验性的方法,都没有以动态的生命活动、疾病规律作为研究对象,因此,在实验室中所进行的、以建立动物模型为主的实验性的方法论,并不符合中医的临床实际,真正有效的经验,用现有的科研方法研究不出来,而所谓科研成果,造假的居多,低水平重复的居多,国家给中医科研的经费不在少数,但多年来,"播下的是龙种,收获的是跳蚤",大部分打了水漂,让个人得到了名利,却损害了中医。当然,无法责怪从事中医科研的某个人,因为科研课题、科研成果是当今社会长薪、评级、定职称的主要标准,甚至是"一票否决",有几个中医临床医生、中医教授能够不做这种违背中医规律的事情? 中医、西医所使用的是不同的方法论,无法统一,而目前的中医科研,必须按照西医的方法论作为衡量的"金标准",这是造成中医科研悲剧的根源。这个问题的解决还有待时日,只有期待信息时代新的方法论运用于中医的科研中,才可能使中医的科研走出长达几十年的误区。

马伯英:金标准现在成了西方某些别有用心的人打击中医的大棒。其实,金标准只是循证医学(Evidence Based Medicine,EBM)中的一个标准而已,主要适用于实验医学。但EBM是为整个医学,特别是临床医学提出的,即"看病要有证据",这样可以更好地治疗病人,保护病人安全。倡导者考克伦明确指出,他的想法是得到古代中国医学和阿拉伯医学的启发而产生的。换言之,中医学本来就是"在有证据的前提下看病、治病"。事实上,美国的FDA(食品药品监督管理局)、英国的NHS(国民保健体系)将EBM分级为4~5级标准,这些次级标准中有1条:一致认为"专家意见"是一个可行标准。可见,EBM不是只有符合"双盲、随机、对照和统计学处理的结果"才算数的一级金标准,还应该有"银标准"甚至"铜标准"。全部按照金标准来要求,西医临床能够得上的也没有多少。就像SARS暴发,能先去做实验找出符合金标准的药物和治疗方法,再去抢救病人吗? 中国的医院当时一开始就让中医介入,因为中医有温病学说的理论和经验,有老中医专家在,这是符合EBM的次级标准的。

英国有位一而再、再而三强调金标准的所谓"权威",他发表的关于耳针实验研究的论文,结论是耳针对降低心率无效,中医理论站不住脚。我发现他的实验设计是错误的,对中医理论根本一窍不通,做出来的结论因此也是错误的。西医学的老牌顶级刊物《柳叶刀》登出我的批评信,使那位"权威"很失面子。

还需要澄清的一个问题是中医与中医文化的区别。可以这样说,中医学是中国文化历史长河过程中形成的特有产物,是中国文化土壤中生长起来的参天大树和丰硕庄稼,是披沙沥金而得到的结晶,这是与整个历史过程中包裹着中医科学内核的文化土壤有所不同的。所有与中医成长有关的文化因素,不管它是科学的还是不科学的;是正面起作用还是负面起作用;是今天值得肯定的还是需要批评或否定的;是中医学的理论和实践本身还是若即若离的,例如迷信文化那样一些东西,连同它们所包裹的内核一起,都可以并且应该归为"中医文化"的范畴。但所有这些外围包裹的文化因素,不应该与中医学本体混淆或混同。中医文化是一个非常宽泛的范畴,中医学则限于其理论、方法、实践本身,是真正能解决医疗、预防、保健、养生和长寿的那一部分。"实践是检验真理的标准",中医学是经过临床实践检验而向真理接近的那一部分,而中医文化则不是,中医文化可以包括历史上被删汰的和现状中仍然存在的粗糙甚至反科学的内容。文化告诉我们那些客观存在过或至今继续存在的一切与人类活动有关的事实;文明是指那些经过历史和实践检验被公认为优秀的精华的部分。此种区分在研究中医文化和中医学的时候,一定要加以厘清。

彭　坚:作为一个著名的中医文化学者,您提出的这个问题非常重要。因为很多反对中医的人,经常混淆视听,故意把中医文化中的糟粕,说成是中医本身的问题,加以攻击。例如:鲁迅先生曾经提到"二十四孝图"中的"割骨疗亲",有人以此证明中医继承封建糟粕,不讲人道。《本草纲目》中也确实记载了"人肉"这一条。但特地说明:"时珍曰,张杲《医说》言:唐开元中,明州人陈藏器著《本草拾遗》,载人肉'疗羸瘵',自此闾阎有病此者,多相效割股。按:陈氏之先,已有割股、割肝者矣,而归咎陈氏,所以罪其笔之于书,而不立言以破惑也,本草可轻言哉? 呜呼! 身体发肤,受之父母,不敢毁伤。父母虽病笃,岂肯其子孙残伤其肢体,而自食其骨肉乎? 此愚民之见也。"李时珍非常明确地指出,以人肉治病,这是唐代以前就有的"愚民之见",而陈藏器的错误是不该记载于本草之中,而不加以批判。《本草纲目》还收载了《本草拾遗》中所记载的东壁墙上的土、鞋底土、寡妇床头尘土、吊死鬼绳子等大量今天看起来不可思议的药物,这些民俗及民间曾经使用过的药物,属于中医文化的范畴,是一种历史的存在,《本草纲目》予以收载,并不意味着李时珍就不是一位伟大的古代科学家。你也在书中考证出"割骨疗亲"是来自印度佛教医学影响的结果,是舶来品,不是中医自身的东西。

2006 年,湖南的张功耀在《告别中医中药》一文中,写了一段煽情的文字:"中医经常以'奇特'来追求'奇效'。于是,成对的人形首乌,高山顶上的雪莲,悬崖上的灵芝,房顶上的茅草,灵猫的阴户,老虎的阴茎,猴子的脑髓,沙漠腹地的发菜,如此等等,因为其奇特而被视为'药中珍品'。"我当时反驳道:"试问:有哪个正规的中医用以上药物治病,有哪个药店出售以上药物? 如果没有,这不是捏造事实,耸人听闻吗?"《本草拾遗》记载了人肉治病,同时也第一次记载了人体胎盘治病,药店没有人肉卖,更不卖张功耀所说的房顶上的茅草、灵猫的阴户、老虎的阴茎、猴子的脑髓,但药店卖人体胎盘,药名"紫河车",确是一味广泛使用的滋补药,现在还做成了胎盘注射液。说明中医在自己的临床实践中,对于传统文化的东西,是懂得扬弃的,即吸取精华,去其糟粕。我们今天对于民间的、民俗的、借着文化外衣所传播的东西,宜慎重对待,不能凭自己的主观好恶,动辄挥舞"科学"的大棒予以打击。据我的阅读所见:当代有一位国医大师,把人的灵盖骨列入他书中的常用药;一位名气很大的中年中医教授,认为死人的棺材底板,是治疗癌症疼痛的良药。在他们两人的著作中,都没有自己使用过的经验记录。我认为:这些都只能作为一种中医文化的东西来对待,不必急于批判,有待时间和科学的检验与扬弃。总之,正如您所说:看待中医学不能等同于看待中医文化,"中医学是中国文化土壤中生长起来的参天大树和丰硕庄稼,是披沙沥金而得到的结晶。"

马伯英:中医学是精英文化,对世界医学的贡献是巨大的。一者是中医学在历史上为中国人民的健康和疾病预防、治疗做出过杰出贡献,获得良好效果,例如抗天花的人痘预防接种术,为牛痘接种术之前身,是人类消灭天花的渊薮。二者,中医学提供了一个与现代医学完全不同的宏观的生态医学理论和方法论体系,这一体系为未来医学带来了新希望。三者,中医学积累了大量的临床医学和预防医学的有效经验,成为足以启发现代医学家们进行研究和临床实践时用以参照、汲取的经验事实源泉。即使西医学如此发达的今天,目前依然有许多没有办法解决的问题,无法治疗的疾病,无妨试一试用中医的办法治疗。能治好一个病例,也是带给此病人的福音。可以肯定地说,中医学是能够为人类健康带来实实在在好处的医学体系。

中医走向世界,可以说现在还是处于起步阶段。中医热开始,一下子轰轰烈烈,似乎风头之劲,一时无两,但很快暴露出许多问题。问题不在于中医本身,而在于准备不足。国际上对于医学有一些基本的运行规则,中医也不能例外。例如,现在学中医、针灸的学生,或者一些看病的病人,张口就是:"Give evidence!"要拿出书面证据给他们看。又例如安全性问题,国内的研究没有对中药安全性和毒性副作用作序列的、系统的研究,拿不出数据来证明中药安全或标明安全范围。中药产地、中成药生产的 GMP、GDP、GAP、GLP、GCP 等检验制度也没有建立或不够完善。中医到底能治哪些病? WHO 给针灸提出了几种,但只是九牛一毛,很是看低了针灸;中医能治哪些病,根本没有一个明确说法。能不能给它们分别列出一个中医、针灸可治的病类表呢? 这些可以作为诊疗标准以双语出版。我们实事求是,将治愈率、安全性范围都写上,疑难杂症治愈的以病例形式介绍,常见病可以按 EBM 次级标准做一统计学调查。这些就是基本的"清家底"工作,做到这一步并不太难,但能够为中医立足于世界医学之林做出重大贡献。现在的状况是,"非不能也,是不为也。"我呼吁国家中医药管理局投资立项做这件让中医踏踏实实走向世界的事,为中医事业立下一座丰碑!

第三篇

从中医临床角度解读阴阳五行学说

原载《湖南中医药大学学报》2010 年第 7 期

背景材料：中医进入近代社会以来，一直被戴上"不科学"的帽子，备受攻击。其中最为人诟病的，是这个学科的理论基础"阴阳五行"学说。诚如陈独秀所说："医不知科学，既不解人身之构造，复不事药性之分析，菌毒传染，更无闻焉，惟知附会五行生克寒热阴阳之说，袭古方以投药饵，其术殆与矢人同科。"除了最后一句骂人的话有失高雅之外，这段文字确实道出了中医与西医和近代科学的根本区别。中医诞生在农业时代，属于自然哲学而不是近代科学，哲学对于这门学科的理论构建和临床实践有重要指导作用。中医所运用的哲学，除了《黄帝内经》中的阴阳五行之外，还有《伤寒论》中的六经辨证。我曾经多次撰文指出："阴阳学说是'二分思维'，六经辨证是'三分思维'，五行学说是'五分思维'，这三套平面的、立体的、系统的思维方法，集中运用于中医这门学科中，又与临床实践紧密结合，使得这个学科获得强大的生命力。经过近代科学的冲击而没有被消灭的中国古代科学，只有中医。"因此，我在上海"名家课堂"所做的讲座，题目径直称作："中医：中国古代科学文化的活化石"，可以毫不夸张地说：中国古代哲学的全部精华都体现在中医学中。

然而，对于这一点，长期以来我国哲学界几乎缺乏认识，更谈不上深入研究，"言必称希腊"或"言必称印度"者居多。中医界内部，也有一批研究中医哲学和自然辩证法的学者、教授，因为他们大部分缺乏临床体验，对阴阳五行等中医思维方法始终抱有犹豫、怀疑，甚至批判的态度，最终导致否定中医的风波不断出现。近年来的始作俑者，是一个讲授自然辩证法的大学哲学教授，他首先在《医学与哲学》2006 年第四期上发表"告别中医中药"一文，全面攻击中医，尔后在这一年的 9 月，他又在网络上公开号召全国人民联名，取消中医中药。这场风波过去以后，引起了国学大师任继愈先生的反思，他在临终前号召中国的哲学家认真研究中医，发出："中国哲学的出路在中医，中医的出路在中国哲学"的警言。

我充分理解为什么大部分哲学家、理论家、科学家虽然具有很高的学识和素养，却读不懂中医及其方法论？因为他们不会看病。中医哲学一旦脱离了临床实践，就变成了无源之水、无根之木，漏洞百出，到处讲不通；而一个中医临床医生，如果没有掌握中医的哲学方法，就只能在低水平的实践中徘徊，永远不能上升到更高的层次。

近年来，中国许多企业家、文学家、哲学家等真心实意地渴望了解中医，帮助中医事业，《中医影响世界》论坛，就是由私人企业家李俊峰发起的这样一个非官方、非营利组织。他们荟萃了一大批国内著名的哲学界人士和中医界高端人物，每一两年举办一次大型活动,研究中医的理论和有关中医的政策。2009 年,广东省中医学会邀请我参加 5 月 9 日在广州召开的论坛会。经过很长时间的精心准备,我撰写了这篇论文,并在大会宣读了摘要。我从在实践中实际运用的角度,提供了一个中医临床医生对于阴阳五行的认识,引起了参会的哲学家、中医同行们的浓厚兴趣。

"阴阳五行"这种中国古代的哲学方法,完整地保存在中医的基础理论中,是《黄帝内经》中最重要、最常用的哲学思维方法,然而,近百年来,这个学说作为中医和中国传统文化的基石,首当其冲,备受攻击。"阴阳"被认作是"二元论","五行"被看成了单纯的五种物质、五种元素,五行中的"生克乘侮"被视为一种机械唯物论,五行所配属的脏腑学说被与西医解剖所见的器官等同,并遭反复指谬。废除五行,甚至连阴阳一起废除的呼声始终不绝如缕。

实际上,这是出自一种无知! 阴阳五行是人类哲学史上最伟大的一种学说,这一学说最初来源于天文学。阴阳是古代中国哲学家从地球自转的规律中认识到的一种"二分法",五行则是从地球围绕太刚公转认识到的一种"五分法"。如果说直到两千多年之后,黑格尔才提出对立统一规律,其内容与"二分法"基本相同的话,那么"五分法"的系统哲学思维,则不仅世界上其他任何古老的民族不曾有过,而且其重要意义迄今仍未被当代哲学家所认识到!

中国是世界上最早进入原始农业社会的国家,据近半个世纪以来的考古发现,早在一万年以前,中国南方就已经有了人工栽培的水稻,水稻的种植离不开对气候和气象的认识,因而在中国古代科学中,最早成熟的是天文历法,早在夏朝,中国就有了历法,有了春分、秋分、夏至、冬至的划分。直到殷商时代,才有了阴阳五行之说。而五脏学说,则在两汉中晚期才形成,在早于《黄帝内经》的长沙马王堆医书中,已经有了十一条经络,即经络学说的初级模型,却没有五脏六腑的明确记载。从这条历史线索可知,阴阳五行学说,最初并不是用于解释中医脏腑理论的,相反,是中医的脏腑理论借用当时已经成熟的阴阳五行学说来说明其功能。追本溯源,是正确理解阴阳五行学说的正确途径。

一、阴阳学说的产生

地球自转一周即为一天,出现白天黑夜的交替,由此产生了阴阳学说。白天为阳,气温较高,能见度强,象征光明;夜晚为阴,气温较低,能见度弱,象征黑暗。阴阳之分非常明显。人类顺应这个规律,日出而作,日入而息。由于几百万年生存适应的需要,使得人体的生命节律也与地球自转发生的阴阳变化同步协调。地球上的万物都是随着地球的自转而旋转的,因而都具有这样的普遍规律。阴阳学说被广泛地用于解释一切事物,成为一种普遍真理,是中华民族而不是古希腊或其他任何文明古国的哲学家最早认识到这个规律,由此,有人认为阴阳学说堪称中国人发明的"宇宙第一定律"。

二、阴阳学说的运用

阴阳学说对于中医临床极其重要,古代医家说:"阴阳不分,动手便错。"阴阳学说看似抽象,其实很具体。临床中的阴阳,主要是通过"寒热"来区分的。《素问·调经论》说:"阳盛则外热,阴盛则内寒"、"阳虚则外寒,阴虚则内热"。从生理的角度来看,阳气旺盛的人常年怕热不怕冷,这种人属于"火体";阴气盛的人常年怕冷不怕热,这种人属于"寒体"。从病理的角度来看,形寒怕冷的人多为阳虚,自我感觉体内发热的人多为阴虚。把握了这个最高原则,遣方用药的大方向一般就不会错,这是每个中医临床医生都必须知晓的。

然而,阴阳的消长是一个由渐变到突变的过程,《素问·金匮真言论》云:"阴中有阴,阳中有阳。平旦至日中,天之阳,阳中之阳也;日中至黄昏,天之阳,阳中之阴也;合夜至鸡鸣,天之阴,阴中之阴也;鸡鸣至平旦,天之阴,阴中之阳也。故人亦应之。"平旦即卯时,早上5点到7点;日中即午时,中午11点到下午1点;黄昏即酉时,下午5点到7点;鸡鸣即子时,半夜11点到1点;合夜大约在晚上6点到7点之间。这5个时辰是人体生命日节律中几个关键的时刻。这已经是"五分法"在昼夜阴阳学说中的运用。后世理学家所绘制的"阴阳鱼",则更加形象和准确地描绘了整个阴阳消长的规律。对于中医这样一个以动态的、活体考察的方法,而不是像西医那样以静态的、解剖形态学作为出发点来研究人体和疾病的学科来说,掌握一天中人体阴阳消长变化的一般规律及其关键的几个时辰,在对疾病的诊断治疗中具有十分重要的意义和价值。

古代医家很重视昼夜时辰与发病和用药、服药的关系。例如:《证治准绳》有一首"鸡鸣散",治疗寒湿脚气和风湿流注引起的腿胫肿痛,须在鸡鸣即丑时半夜一到三点分几次冷服,借丑时肝气开始升发时行气之力以化湿,才能取得最佳疗效。《内科摘要》有一首"四神丸",专治"五更泻",患者每至凌晨三到五点即寅时腹痛、腹泻的,多为阴盛阳虚,肾火不能上温脾土,此方温肾暖脾,具有特效。凡这个时辰出现咳嗽、口中流涎等其他病症的,也应考虑从脾肾虚寒论治。《丹溪心法·咳嗽》载:"上半日多嗽者,此属胃中有火,用贝母、石膏降胃火;午后嗽多者,是火气浮于肺,不宜用凉药,宜五味子、五倍子敛而降之;五更多嗽者,此乃胃中有食积,至此时,火气流入肺,以知母、地骨皮降之。"

以发热为例:一天之中上午属阳,下午属阴。凡是上午发热的,多为阳虚有寒,舌淡、脉弱者,可用补中益气汤、附子汤;凡是下午发热的,多为阴虚有热,中午十一点到下午三点发热的,为心与小肠所属时辰,多属实热,舌红、苔黄、脉数者,可用葛根芩连汤;《伤寒论》中"日晡(申时,即下午三到五点)所发潮热"的,为胃所属时辰,多为阳明燥热,舌红、苔黄、大便秘结、脉沉者,当用调胃承气汤;下午五点到七点即酉时发热的,为肾所属时辰,多为阴虚,舌红、无苔、脉细数者,当用六味地黄汤;《温病条辨》中提到湿温初起的病证中有"午后身热,状若阴虚",舌滑、苔白、脉缓者,当用三仁汤;热入营分时"夜热早凉,热退无汗",舌绛、脉细数者,当用清营汤;瘀血导致发热也多在晚上,舌紫、脉涩者,当用血府逐瘀汤,因为湿邪、营分、瘀血在性质上都属阴。总之,确定发热的时辰对于发热的辨证论治非常重要。

又以消化道疾病为例:嗳气发生在早上六点左右即卯时,为手阳明大肠气盛,宜通泻大肠,可用五磨饮;腹胀发生在晚上八点到十二点即戌亥子时,多为脾肾阳气不足,阴气上升,当用理中汤合金匮肾气丸加减;胃痛定时发生在晚上九点左右的,此为戌时,脾胃主时,多为脾虚有寒,可用黄芪六君子汤;发生在十二点左右的,为木旺克土,可用逍遥散或柴芍六君子汤;腹胀发生在夜晚两到三点即丑时,为肝所属时辰,当柔肝降逆和胃,可用芍药甘草汤合旋覆代赭汤加减;此时出现的腹痛,属于虚证者,则用酸枣仁汤合当归芍药散。

再以呼吸道疾病为例：半夜十一点到一点即子时，哮喘咳嗽的，可用金匮肾气丸合二陈汤加沉香；从半夜一点到三点即丑时咳嗽的，属于肝气有余，木火刑金，可用化肝煎；半夜三点到五点即寅时咳嗽的，可用真武汤；自夜半到天明咳喘，即子丑寅时，为胆肝肺三经主时，当补肝胆，疏肺气，可于对证方中加酸枣仁、川贝等。

更以心血管病为例：胸痛，从午时开始，到子时减轻的，属于阳虚阴盛，可用附子理中汤；胸闷，昼轻夜重，子时到天亮时尤剧，如压重物的，是瘀血所为，可用血府逐瘀汤。

凡是定时发病，特别是在子时、午时、卯时、酉时四个时辰，尤其是神经系统的疾病如呕吐、抽搐、头痛、昏倒、不明原因的发热等，多为阴阳之气不相顺接，可用小柴胡汤和解枢机，或用乌梅丸调和阴阳，往往有奇效。

虽然在脏腑经络与阴阳时辰的配属上，伤寒学家、温病学家、针灸学家、内科临床家们的观点不尽统一（如上述文中"鸡鸣时"有子时与丑时的两种不同说法），但重视昼夜的阴阳规律，以此作为诊断、治疗的客观依据，则是一致的。

三、五行学说的产生

地球围绕着太阳旋转一周，即为一年，出现春、夏、长夏、秋、冬的季节交替，由此产生了"五行"学说[1]。随着地球的公转，一年四季的更替，地球上生物的生命活动都随之而显现规律性的变化。古人首先观察到的是一年生草本植物，即农业社会赖以谋生的庄稼：庄稼的种子，春天萌生，夏天长大，夏秋之间变化，秋天收获，冬天收藏，等待来年春季再播种，然后发芽、生长，经历了生、长、化、收、藏的五个阶段。古人继而发现这种"生长化收藏"事物发展的"五阶段"规律，不仅存在于一年生草本植物中，也存在于所有生命、包括人的身上。甚至没有生命的物体包括宇宙和地球，都有一个萌生、长大、变化、衰老、死亡的过程。这是一个伟大的发现！这种"生长化收藏"事物发展五阶段的客观规律，需要用一种直观的、形象化的事物来"取类比象"，古人利用了"五行"。

出自殷商时代的《尚书·洪范》最早提到五行："五行，一曰水，二曰火，三曰木，四曰金，五曰土。""水曰润下，火曰炎上，木曰曲直，金曰从革，土爰稼穑。"五行中"行"字的初文，是十字路口，《尔雅》云："道也"，《说文解字》云："人之步，趋也"。从这段话可见，五行的本意并非指五材或五种物质，而是指五种运行状态。在中国古代方位图中，北方居下，南方居上，东方居左，西方居右，黄河流域居中，与现代的地图位置恰好相反。水的特性是滋润而冷的，流向低处，与北方及其寒冷的气候相对应，象征着冬季，万物潜藏；火的特性是炎热的，向上升腾，与南方及其炎热的气候相对应，象征着夏季，万物茂盛；木的特性是柔和而又坚韧的，不受压抑，与东方及其温暖多风的气候相应，象征着春季，万物生发；金属的特性是凉的，用于制作工具，收获庄稼，与西方悲凉干燥的气候相对应，象征着秋季，万物收敛；土处于五行中的核心位置，其特性是潮湿而平整，养育了生命万物。《素问·异法方宜论》说："中央者，其地平以湿，天地所以生万物也众。"古代中国的"中央"，即黄河中下游一带，当时气候温暖潮湿，适合于种植庄稼，在"稼穑"即种植与收割的两个阶段之间，庄稼在由生长到成熟的过程中，有一个由量变到质变的阶段，从时序上看，这个阶段在夏秋之间，即长夏。所以土象征着长夏，万物变化。

《素问·天元纪大论》说："天有阴阳，地亦有阴阳。木火土金水，地之阴阳也，生长化收藏。"由此可见,五行学说是一种利用"取类比象",用"木火土金水"的特性,对大自然随着时序而"生长化收藏"这一普遍规律进行归纳的哲学方法。中医非常看重这一点,因此有人总结说:"中医以时为本"[2]。五行学说一开始就包括了时间和空间,并迅速演变为一个包罗万象的巨系统,把季节、方位、星宿、天干、地支、气候、生成数、音乐、色彩、气味、脏腑、五官、情志、声音等等统统囊括在内,研究其共同的规律。尽管其中仍然有不少牵强附会或者说概括得不够准确的地方,但两千年之后的今天,我们仍然不能不惊叹:这是人类历史上其他任何民族都不曾有过的一个伟大的哲学体系,这是一种存在于两千多年以前的系统论!

四、五行学说的临床运用

当代中医谈论五行学说的临床运用,总是把眼光局限于研究人体五脏之间相生相克的关系,这种观点是狭隘的,即使是古代医生,能够全面运用五行五脏生克制化的理论指导临床者也寥若晨星,据我所见,仅有钱乙、叶天士两位。从《黄帝内经》大量原文来看,"五行"主要用于运气学说的研究中,也就是探讨气候季节周期性的变化与疾病发生的关系,这是五行学说本来的意义,是五行学说指导临床最重要的一个方面。

当代著名老中医蒲辅周先生经常引用《黄帝内经》的"必先岁气,毋伐天和"来告诫临床医生,在看病的每一天,一定要注意当天的气候变化和时令季节的交替对生命和疾病的影响,这是中医同西医在诊治疾病时的一个重要区别点,是中医临床医生治病取得疗效的一个秘诀。

中国处于亚热带地区,春夏秋冬四季气候呈现规律性的变化,春天多风,夏天多热,秋天多凉,冬天多冷,而夏秋之间的长夏多湿。北方偏于干燥,南方偏于潮湿。了解这种季节、气候、地域的特点,对于治病尤其是治疗外感病有极高的参考价值。

例如:春季风重,感冒属于风热者居多,一般用银翘散;患过敏性疾病者,多由于外风所致,一般用荆防败毒散;气候反常变冷,出现倒春寒时,重感冒或流感多,当用大小青龙汤、九味羌活汤等发汗解表或散寒祛湿。肝病与春季相应,在这个季节容易复发,常用茵陈蒿汤。南方春天还兼湿,腰腿疼痛和风湿病患者,也容易在这个季节病情加重,常用二妙散。夏季热重,感冒发热属于表闭者,用新加香薷饮清暑透热;属于里热者,用白虎汤或六一散甘寒清热;体质虚弱之人,夏季经常出现低热、疲劳乏力者,则李杲清暑益气汤益气养阴祛湿。长夏湿热重,初起湿重于热者用三仁汤,湿热并重者用黄芩滑石汤,暑温弥漫三焦高热不退者,用三石汤。秋季燥重,这个季节一来,许多人即感到皮肤干燥,大便干结,鼻咽发干,甚至流鼻血,头发大把脱落。其实不必紧张,这是季节气候使然,"鸟到了秋季不也掉毛吗?"我经常向因为脱发而焦虑的患者如此解释。初秋的温燥,可用翘荷汤,咳嗽用桑杏汤、清燥救肺汤,深秋的凉燥咳嗽用杏苏饮。冬季寒重,《伤寒论》中可供选择的方剂很多,如桂枝汤、麻黄汤、麻黄附子细辛汤等。这是一年四季中的常见病[3]。每年的春分、秋分、冬至、夏至,往往是疾病加重的敏感时期,而夏至后的"三伏"、冬至后的"三九",则是"冬病夏治"或"夏病冬治"的最佳时刻。

在《素问》中尚有七篇大论,集中讲述了"五运六气"学说,讨论以六十年即一甲子为一个大周期,由于每年木火土金水五行与风寒暑湿燥火六气的配属情况不同,可能导致的传染病和流行病。这当然是一门更深的学问,但并非没有临床意义,例如,在2003

年 SARS 流行时,有人就根据"五运六气"学说进行了准确的预测。

除了《黄帝内经》中的"二分思维"、"五分思维"之外,《伤寒论》中的六经辨证,则是一种"三分思维",即在二分阴阳的基础上,再分为太阳、少阳、阳明和太阴、少阴、厥阴。外感病尤其是传染病,有着复杂的机制和变化规律,《伤寒论》运用"三分思维"全面地概括了疾病发展变化过程中的位置、性质以及正邪双方力量对比的复杂态势,进行了有效的治疗。后世将这种"三分思维"归纳为阴阳、表里、寒热、虚实八纲,拓展为所有疾病的辨证纲领,《伤寒论》在疾病的诊断和治疗方面,创造了一种极其高明的临床思维方法,这是研究"复杂科学"时值得重新审视和予以评价的一种古代科学方法。由于篇幅有限,本文对于《伤寒论》中的"三分思维"不再进行深入的阐述。

五、简短的结语

托夫勒在《第三次浪潮》中,将人类的文明划分为三个阶段:第一次浪潮,指人类古代社会创立的文明,也称之为"农业文明";第二次浪潮,指近代社会创立的文明,也称之为"工业文明";第三次浪潮,指 20 世纪后半叶兴起的"信息文明"。

中医和古代的西医,同属于第一次浪潮的产物,那时哲学与科学尚没有明确的分界,哲学对科学有着重要的指导作用,医学属于"自然哲学"。近代西医是第二次浪潮的产物,伽利略、牛顿所创立的"还原论"的研究方法,使科学从哲学中脱颖而出,成为独立的学科。清晰准确,是科学追求的主要目标;数学的方法、实验的方法,是科学研究的主要手段。从此,科学的地位显著上升,哲学的光芒逐渐暗淡,近代西医充分吸取了近代科学技术的成果,得以迅速发展。

第三次浪潮的兴起,是因为人们发现宇宙中存在着大量"复杂现象",例如气象、人体、疾病等,用"还原论"或纯科学的方法无法解开其中的奥秘,需要哲学的指导,需要宏观与微观的有机结合,于是有了现代科学革命,"其主要成就之一,就是对世界复杂性的研究和突破,建立和发展了系统科学"。[4]辉煌不再的哲学,受到科学革命的刺激,也在试图寻找新的突破口,以改变本身落后的状态,跟上时代的步伐。而中医在第二次浪潮的席卷之下,并没有像中国古代其他学科一样遭到灭顶之灾,原因之一,是因为中医有着两千多年的经验积累,更重要的原因是中医在中国古代哲学思维的孕育下,产生了一整套有别于西医的方法论,这种方法论是古老的,但绝不是落后的,甚至是超越时代的。植根于临床、坚持自身独到的科学方法和哲学思维,是中医能够跻身于现代社会的主要原因,存在于中医经典与临床中的"二分法"、"三分法"、"五分法"、"信息方法",包含了平面思维、立体思维、系统思维的诸多要素,大大超越了西方的经典哲学,接近信息时代所创造的系统科学,因而中医敢于张开双臂,热烈地拥抱第三次浪潮的到来。

然而,第三次浪潮的兴起,至今不过 30 余年,当今时代最先进的科学方法"系统论",仍然在发展和完善过程中,第二次浪潮诞生的近代科学"还原论"的方法,仍然大量运用于现代社会中,这种思维的惯性,导致许多还没有意识到人类已经进入信息社会、还没有接受"系统论"科学概念的人,依旧根据"还原论"的科学标准反对中医、无法理解中医方法论的科学性。

一个世纪以来,许多研究哲学的人始终读不懂中医的哲学语言,对中医学产生极大的误解,其中的原因之一,可能是长期受到西方哲学的影响,对中国古代哲学缺乏研究,而最重要的原因还在于缺乏中医的临床经验。毛泽东有一句名言:"只有亲口尝过梨子,才能知道梨子的滋味。"只有亲身经历过中医的临床(纯中医模式的临床,而不是所谓"现代派中医"的临床),才能懂得"阴阳五行"等哲学思维对于指导中医临床实践的重要性。近百年来,所有否定"阴阳五行"的人,几乎都没有经历过中医临床实践。一切中医理论的研究者,都不能脱离中医临床,因为中医这门学科是深深扎根在实践的基础上,中医不是靠自己的理论获得外界的认同而存在,而是靠临床治病疗效,取得了在现代社会生存权利的。"理论是灰色的,生命之树长绿。"这句似乎是专门献给哲学家的座右铭,对于当代中医理论研究者意义尤其重大。

一切有出息的哲学家,如果能够从亭子间里走出来,深入地了解中医的临床实践,一定能够从中医这个中国古代哲学活的载体中,找到解开古代科学方法之谜和打开系统科学之门的钥匙。

参 考 文 献

〔1〕吕嘉戈.中国哲学方法.上海:上海中医药大学出版社,2007:28.

〔2〕郑陶.中医以时为本.北京:北京艺术与科学电子出版社,2006:1.

〔3〕彭坚.我是铁杆中医.北京:人民卫生出版社,2007:229-231.

〔4〕祝世讷.中医药自主创新的战略优势.山东中医药大学学报,2008(1):3.

第三篇 从中医临床角度解读阴阳五行学说

第四篇

中医属于世界文化遗产

——驳《告别中医中药》

熊继柏 彭 坚

原载《中国中医药报》2006 年 10 月 20 日

背景材料: 听说有人在网上抨击中医,且已成喧嚣之势。只是听说而已,我没有亲见,因为我不上网。2006 年 5 月 26 日,好友熊继柏教授应邀出国给非洲国家的一位现任总统看病,载誉归来之后不久,他拿着研究生复印给他的一篇文章,让我看,说:"你看看,竟然会有这样攻击中医的,你看看!"我开始不肯看,过了一周,熊教授再次拿出这篇文章让我看,并说:"据说这人是在网上带头攻击中医的,是湖南人,我们两人是不是联名写点文章反驳一下!"我接过复印件一看,不是网络文章,是刊登在《医学与哲学》2006 年第 4 期上的一篇论文,标题为"告别中医中药",作者是中南大学的一位张教授。心想,既是公然发表在正规学术刊物上,为了以正视听,我们就摆开战场,不妨来好好论争一下吧!我当即与熊教授约定,写 5 篇以上文章来反驳他的观点,我先开个头,从中西医医学史的角度写第一篇,熊教授接踵而来,以作者对《黄帝内经》的曲解为题写第二篇。第一篇很快写成了,因为所涉及的问题,我在本书前面已有论述,所谓驾轻就熟,经熊教授修改、润色后,寄送《中国中医药报》,时间大约在九月份。时隔不久,张教授在网络上发起联名,提出要"取消中医",骤然在中国掀起了一场轩然大波!于是,我们的这篇文章很快登出了。后来新华社记者汤延娟女士就中医有关问题来与我交流,并告知卫生部、国家中医药管理局的领导明确表示:张的行为是一种"无知",没有必要与之论争。我同熊教授接受了这个建议,没有继续撰写其他系列批评文章。

近几十年来,中医已经在全球迅速传播,日益受到各国政府的重视,正在为全世界人民的卫生健康作贡献。然而,就在此刻,我们却又听到了来自中医自己国家个别人要废止中医的声音,这就是刊登在《医学与哲学》2006 年第 4 期上的题为"告别中医中药"的文章,作者张功耀先生认为:"对待中医中药的正确态度是自觉地与之告别,而不是人为地去废除它。"保护中医已经列入《中华人民共和国宪法》,中医、西医、中西医结合同时发展,是我们的国策。任何人想要废除中医,显然是违法的,作者当然也不具备提出废除中医的个人资格。于是他呼吁中国的民众"自觉与之告别",而其理由无非是些歪曲事实的谬误之说。因此,我们将以此文为目标,对一个世纪以来诽谤和攻击中医的言论,进行一次系统的清算和澄清。

一、不对等的比较和有意欺瞒

众所周知,中国属于四大文明古国之一,有自己悠久的历史文化传统,然而,作者却拿外国的文明史当作贬低中医的法宝。张文在第一部分"从文化进步的角度看"中,对比了中华医学与古巴比伦、古印度、古埃及、古希腊、古代中美洲地区的医学,认为:"古中国的草医草药不但晚起于其他文明地区,而且一直没有找到一条自我进步的道路。"作者将《史记》记载的传说中的名医"扁鹊"与西医鼻祖希波克拉底相比,考证出前者比后者小53岁,"更有甚者,我们至今没有发现扁鹊有任何医学著作流传后世。《汉书·艺文志》所记载的《扁鹊内经》极有可能是伪托扁鹊之名刊刻的,而且已经失传。希波克拉底则无可置疑地留下了包含53个医学主题的《希波克拉底文集》。"经过这番比较后,张先生作出结论:"要论历史悠久,希腊医学比中华医学的历史更悠久;要论内容丰富,希腊医学比中华医学的内容更丰富。"在张先生的眼中,中医与诸多古老的传统医学相比,既无悠久的历史可夸耀,又没有像西医那样,随着时代的发展而进步。因此,他认为:"从文化进步的角度看,我们有理由告别中医中药。"事实真的是这样吗? 在这里,我们首先要指出张先生两点不诚实的行为:第一,《汉书·艺文志》记载了西汉初期保存的医学理论著作"医经七家",《黄帝内经》列为第一家,《扁鹊内经》列为第三家,《扁鹊内经》虽然失传了,但《黄帝内经》却一直保存流传至今。作者有意避开中医最早的、也是影响最大的经典著作《黄帝内经》不谈,却拿其出生年代和著作真伪均有争论的扁鹊与希波克拉底来进行比较,从而得出一开始中医就不如西医的结论。这种"以虚对实"的所谓比较,具有可比性吗? 难道是平等的吗? 作者显然别有用心。第二,作者有意回避一个历史事实:即上述所有先于中华的文明,早就消失或断裂。不仅古巴比伦、古印度、古埃及的文明之火熄灭已久,其创造的医学成就虽然早于中国,但并未不间断地延续至今;即使是作为西医学鼻祖的古希腊医学,也在近代被彻底否定。世界上只有中华文明不曾间断地延续至今,只有中医学从2000年以前诞生起,一直完整地、不间断地积淀发展到今天,仍然保持着自己独到的体系,仍然在临床得到广泛运用和有着卓越的疗效,这恰恰是中医作为世界古代医学最值得珍贵之处。作者在这个问题上,又是"以虚对实",对读者、特别是对不熟悉中医和中西医发展历史的读者进行有意的欺瞒,通观作者的整篇文章,像这样隐瞒事实、歪曲事实、捏造事实用以攻击中医的例子比比皆是,这不是有违学术道德的"恶搞"吗?

二、中西医学发展的历史真相

在人类历史上,曾经存在过一个对两千年文明影响巨大的"轴心时代",即公元前5世纪到公元3世纪。在西方是古希腊到古罗马帝国,在东方则是中国的战国到三国时期。在这两种完全不同的历史背景下,分别诞生了西医学和中医学。在这之前,几大文明古国的医学成就,还只是医学经验的积累,不足以形成医学科学。

西医学诞生的标志性著作和人物,是古希腊的《希波克拉底全集》与古罗马的盖伦(GlaudiusGalenus,或 Galen,公元129—200);中医学诞生的标志性著作和人物,是《黄帝内经》与东汉末年的张仲景(约公元150—219)。希波克拉底(Hippocrates)本人生活于公元前 460—前 370 年,但《希波克拉底全集》并非是他一人,而是以他为代表的希腊科斯学派几百年来医学成就的结晶,由公元前 3 世纪托勒密王朝的学者们所收集整理,全书共分为 100 篇,大约 20 余万字。《黄帝内经》大约成书于战国到西汉时期,即公元前 475—公元 22 年,也并非一人一时之作,全书共分为《素问》《灵枢》两部,各 81 篇,大约也是 20 余万字。希波克拉底学派不重视人体解剖,采用地、水、火、风四大理论作为医学的哲学基础,以黄胆汁、黑胆汁、血液、黏液"四体液"学说作为生理、病理基础,认为人体得病是"体液"平衡失调所致,纠正失衡的方法有:服药、吸罐、放血、海水浴、日光浴等,目的是调动人体的"自然疗能",以恢复身体的平衡。这种宏观的哲学观点和原生态的治疗方法,与《黄帝内经》中的阴阳五行、天人合一、气血精神的基本理论,调节平衡、扶正祛邪的治病理念,以及运用砭石、针刺、艾灸、按摩、汤液等治疗方法,有异曲同工之妙,都属于自然哲学,都处于同一水平线上。《黄帝内经》的问世,完成了中医对人体和疾病规律的认识论;《伤寒杂病论》的成书,解决了中医的临床治疗方法论。这两种著作为中医奠定了两千余年的颠扑不破的理论体系。

西医里程碑式的发展和突破是在 16 世纪。意大利巴丢阿大学的解剖学教授维萨里(Vesalius,1514—1564)于 1543 年,即哥白尼发表太阳中心说的同一年,出版了《人体之构造》一书。西医学从此摒弃了自然哲学的方法论,与自己的古典传统彻底决裂,将学科重新构建在人体解剖的基础之上。这一年,是近代科学和近代医学的纪年,是维萨里为西医学树立了第一座近代医学的里程碑。从此,西医与近代科学同步,开始了新的历程。然而,临床实际情况却滞后近两个世纪,直到 18 世纪,希波克拉底的学说仍然在临床有着至高无上的权威。

中西医的分道扬镳始于 19 世纪下半叶,距今只有 100 年左右。其决定性的标志有两点:第一,是显微镜运用于医学中,开创了微观的认识方法。显微镜开始是用于一般的生理、病理学研究,后来随着现代科学技术的进步,越来越多地用于精密的外科手术和检测技术之中。器官移植、生殖工程、遗传密码的破译和基因图谱的绘制等这些辉煌的创举,都与微观的认识论和科技进步密切相关,虽然不能完全归结于现代医学的成就,但无疑展示了医学明天的美好前景。第二,是大规模工业生产的化学合成药物取代了原生态的药物。抗生素、维生素、激素的发明,使得西医的药物治疗手段大为丰富。这些药物,特别是抗生素,对于致病细菌的杀灭,见效快,药力强大,使得人类历史上死亡率极高的许多感染性疾病得以控制,从而大幅度提高了人类的平均寿命,故不少医学史专家把青霉素的发明看做是现代医学的里程碑。

至今为止,以上两点仍然是中、西医两者之间最大的差别,而且是西医取得巨大成就、同时存在不足之处的关键所在。

三、现代医学背景下的中医优势

中医是在中国古代和谐文化的背景下诞生的。中国文化的上流是儒道两家,无论是儒家的"中庸之道",还是道家的"万物负阴而抱阳,冲气以为和",都讲究和谐。在这种哲学思想指导下,中医把"调节平衡"、"扶正祛邪"作为保持健康和治疗疾病的主要原则,而不是用"对抗"和"杀死"作为征服疾病的手段,在治疗病毒性疾病、慢性炎症、功能紊乱、内分泌失调等方面,起到了良好的效果。中医把疾病的发生与气候的变化、环境的改变、情绪的波动、饮食起居的失调、性生活的紊乱密切联系起来,即所谓"三因学说"。这种建立在宏观方法论基础上的病因学说,与西医建立在微观和病理解剖基础上的病因学说完全不同,但恰恰是目前西医试图追求的一种"生物的、心理的、社会的"新的医学模式,而中医早在2000年以前建立自己的体系时,采用的就是这种医学模式。中医不以静态的解剖作为认识疾病的出发点,不依赖仪器检测,而通过"望闻问切"直接感受和考察人体动态的生命信息,用辨证论治指导疾病的治疗。这不仅可以为患者节约大量的检查费用,而且密切了与患者的交流,体现了一种真正的人文精神。中医强调"不治已病治未病",这不单纯是指"未病先防"的预防医学思想,更重要的是在发现某些疾病的发展趋势时,即患者出现证候或不适时,不必等待疾病已经形成,不必等候检测的阳性结果,即可用药进行防治,这对于老年性疾病、退行性疾病、亚健康状态等有积极的预防和矫正作用。中医治病主要以方药和针灸推拿,针灸推拿作为一种非药物疗法,副作用之小是公认的。而中药主要是来自大自然的原生药物,大部分没有毒性和副作用,又经过炮制加工,特别是按照"君臣佐使"的原则配伍成方剂,以"方证对应"作为辨证论治的基本思路,以"调节平衡,扶正祛邪"作为遣方用药的原则,在体内发挥综合效用,既能治愈疾病,又很少产生副作用,绝不是简单的"以毒攻毒"。

总之,西医在外科手术、器质性疾病的诊断、危急重症的抢救、维持生命活动等需要现代科学技术支撑的领域占有绝对优势,而在用药物治疗慢性炎症、慢性疼痛、功能失调、内分泌紊乱、病毒性疾病、增生性疾病、退行性疾病、老年性疾病、常见临床综合征、人体亚健康状态等方面,则是中医的优势所在。

四、中医属于世界文化遗产

20世纪末,哈佛大学著名考古学家张光直教授,根据近百年来中国的考古学成果,提出了一个新的学术观点,即世界文明形成的方式,主要有两种,一种是中国式的,一种是西方式的。中国式文明的特点是连续性的,西方式文明的特点是突破性、断裂性的。中国的文明形态具有世界性,而西方的形态只是一个例外。21世纪是中国的世纪。

对照近几年来的社会发展趋势,人们不得不对东、西方两种文明的价值取向重新进行评估和反思。以征服、对抗、突破、变革为文化特征和方法论的西方文明,虽然在20世纪创造了人类历史上最辉煌的成就,但是,大自然的破坏、环境的污染、资源的枯竭等暴露出来的种种严重问题,已经危及地球的前途和人类的生存。事实证明,人们曾高度赞赏的西方式的发展观,有着方法论的缺陷,这种发展和创造是"不可持续的"。而一度被认为是"保守、落后"的中国古代文明,以其和谐、稳定、顺应自然、可持续发展的特征,凸现出其方法论的优势,在今天必然引起人们高度的关注,而中国古代文明的杰出代表是中医学。

由于近代西方文化的冲击,近百年来,世界各国的传统文化,包括中国的传统文化遭到了极大的破坏。近代科学淘汰了中国乃至世界各国古代所有的学科门类,唯一无法淘汰的是中医。因此,中医不仅是中国传统文化保存完好的一个重要的分支和领地,而且是中国古代科学的样板、活的化石、活的熊猫,它保存着中国古代科学文化的全部要素,是解开中国古代科学方法之谜唯一的一把钥匙。我国政府将中医整体列入世界文化遗产名录,并已向联合国申报,这是一个非常英明的决定。中医堪称世界上保存完好的、唯一的一份古代医学文化遗产,因此,它既是属于中国的,也是属于世界的。当东西方文化的汇合已经开始成为当今世界历史发展的趋势时,正是"从文化进步的角度看",中医的存在弥足珍贵,有人竟然提出要我们"告别中医中药",这不仅是一种违背历史潮流的谬论,而且显露出其学术眼光的低下与浅薄。全世界人民都在期待中医中药为人类的卫生健康事业作出更大的贡献!

第五篇

关于中医教育改革的几点建议

原载《湖南中医杂志》2008年第1期

背景材料：2011年4月，在网络上流传一篇文章《我负中医，中医负我》。这是广西中医学院一位六十多岁的退休王教授所写，长达两万多字。读完后，我的心绪久久难以平静。作者是20世纪60年代广西中医学院的大学生，毕业后留校当老师，当管理干部，获得教授职称，直至退休。应该说，在我们同辈人中，他的人生够一帆风顺的吧？不然！他认为自己年轻时具有很好的数理化基础，本当大有作为，但被中医教育所耽误，平庸地度过了大半生。退休后，已无所顾忌，于是抒发了自己对于中医的真实看法，这俨然是一份"真情告白"。我经常建议学生们读读这篇文章，从一个反面的角度思考自己的中医人生之路应该怎么走。

王教授记忆犹新的是：当年走上讲台的第一个老师、当今的国医大师，在黑板上写的第一个字是"信"；另外一个如今已经过世的老师，第一个字写的是"人"。马克思的座右铭不是"怀疑一切"吗？为什么学中医一定要相信中医是"科学"呢？医学是一门治病的科学，又怎么能够用一个"人"字取而代之呢？至今为止，王教授仍然没有思考清楚。他在几十年的教学生涯中，也曾偶尔到农村搞过巡回医疗，庆幸自己在学生时代还学了一点西医知识，不然靠学校学的这点中医本事，连最常见的病都无法对付。他认为中医的古籍中充斥着大量的糟粕，中医的理论中充满似是而非的观点，王教授逐一加以清算。总结一生，王教授的结论是："我负中医，中医负我。"

毋庸置疑，王教授所说、所思，都是真实的，他没有必要靠诋毁自己终生从事的事业来哗众取宠，他把"我负中医"放在前面，说明他还是一个有理智的人。我觉得：王教授人生的失落，有相当一部分应该归咎于中医教育的失败，有人扬言高等中医教育几十年来，培养了大批中医事业的"掘墓人"，并非耸人听闻！中医确实面临生死存亡的关头，中医高等教育到了非动大手术改革的时候了！我在这篇文章中提出的关于中医教育改革的七点建议，其实不过是一些小的、局部的改革措施，有的已经在实行。如：加强中医经典的学习，开设中国古代医学文化课，加强对中药的感性认识，鼓励中青年教师上临床等。但有些改革措施看起来并不复杂，却寸步难行。如调整和重组西医课程，利用视频随名医看病，调动校外资源带教学生等，则仍然没有纳入中医高校的改革蓝图。在我看来，"非不能也，是不为也"。是学校领导的改革意识和沟通协调的能动性不够。在学校领导看来："非不为也，是不能也"。认为这些改革措施涉及国家教育部、科技部、中医药管理局的职权范围，一个学校不可能有作为。中医这门学科的情况，确实非常特殊，国家必须需要建立一个高于教育部、科技部、卫生部等部门的管理机构，才能统一调配,克服障碍,突破瓶颈,使中医教育的改革、中医事业的发展获得飞跃式的进步!

进行中医教育改革最关键的一点,是要弄清楚中医这个学科的性质和特点,否则改革就只会是隔靴搔痒,不着要领。中医是一门古代科学,中国古代许多重要的哲学和科学思想,如天人合一、阴阳五行、象数学说、五运六气等,早已在其他学科消失,却仍然在中医理论和实践中起着重要的指导作用。中医两千多年来治疗疾病的宝贵临床经验,也通过各种古代文献保存至今。因此,有人称中医为"哲学医学"、"经验医学",大致上是对的。医学并不是一门单纯的自然科学,医学是自然科学与人文科学的结合,是科学、技术、经验的结合。人体的生命活动和疾病规律,有一部分可以通过实验室,用微观的、静态的、分析的、定量的方法来研究和掌握,西医主要运用这种方法;而有一部分则只能通过活体的考察,用宏观的、系统的、联系的方法来认识,中医主要采用这种方法。因为人的生命活动和疾病过程是一个动态的系统,与情绪、气候、季节、环境、饮食、房事等因素密切相关,充满变数,很难完全用静态的客观指标来衡量。总的来说,西医长于运用自然科学的方法研究生命和疾病,依赖仪器检测,看重客观指标;中医则长于运用人文科学的方法研究能力和综合分析的思维能力。了解了中医的本质特征之后,就可能知道,要学好中医,必须抓好两个关键的环节,其一是深刻领会和牢牢掌握中医独到的方法论,其二是加强临床实践经验的培养。

一、加强中医经典著作的学习

在中医的四大经典之中,最重要的是《内经》和《伤寒论》。其价值所在,就在于奠定了中医学独到的方法论。《黄帝内经》奠定了中医的基础理论,即认识生命和疾病的宏观、系统的方法;《伤寒论》则奠定了中医临床方法论,即认识和治疗疾病的具体方法,也就是"辨证论治"。不通过这两部著作的学习解决方法论的问题,学中医始终入不了门,或不能升堂入室。这两门课不仅要开,而且要给足课时,讲深讲透。

除了四大经典著作之外,中医还有"四小经典"之说,即《医学三字经》、《药性歌括四百味》、《医方集解》(或指《汤头歌诀》)、《濒湖脉诀》,这是过去带中医学徒用的入门教材,虽然浅显易懂,读来并不太难,但内容却很丰富、实用,很有参考价值,现今许多名老中医就是从熟读"四小经典"开始起步的。

此外,中医每个分科,都有自己可以凭借的经典。如:妇科有《妇人大全良方》、《傅青主女科》;儿科有《小儿药证直诀》;外科有《外科正宗》;伤科有《伤科汇纂》;眼科有《审视瑶函》;针灸有《针灸大成》等,尤其是清代乾隆年间由朝廷组织编写的《医宗金鉴》,更是一部包含内、外、妇、儿、骨伤、针灸各科的临床经典著作,是一部专门为培养中医临床人才设计的著作,此书问世两百余年以来,不知再版了多少次,有老中医指出:"能持一部书而治天下病者,非此书莫属。"

中医在各分科如针灸系、五官科系、外科系、妇科系,应当争取开设本学科的经典著作,像"四小经典"《医宗金鉴》这些古籍,即使无师资授课,也应当让学生了解这些信息,以便充分发挥学习的自觉性,拓展成才之道。

二、开设中国古代医学文化课

中医的学科体系奠基于两千多年以前的战国到三国时期，是在中国历史上取得最辉煌的文化成果背景下产生的。学习中医，必须对中国古代文化、哲学、历史等有深刻的了解，才能领会和掌握中医的方法论。由于学生在小学、中学阶段，接受的主要是现代教育，面对中医学科所依赖的中国古代哲学体系，大量的中医古籍，普遍感到困惑和迷茫。有的学生直到毕业仍然无法理解"阴阳五行"、运用"辨证论治"等中医核心理论，有的学生甚至从来没有读过一本中医古籍。大学虽然开设了中国医学史、医古文课，对中医的入门有所帮助，但所涉及的中国传统文化的广度和深度仍然不够，为了深刻理解中医方法论产生的人文背景，有必要开设一门"中国古代医学文化"课程。

三、调整和重组西医学课程

笔者主张要培养真正的中医人才，中医学生必须精通中医，但也应掌握一些西医知识。笔者认为中医院校可对西医的解剖、生理、生化、病理、微生物学等医学课程进行部分整合。因为西医本身是一门完整的科学，像目前的中医院校这样，鉴于学时有限，东鳞西爪地讲一点西医知识，不仅是对西医学科的不尊重，使西医教学人员左右为难，而且最大的危害是挤掉了学生学习中医专业知识的时间，与其喂夹生饭，不如只教给学生将来对从事中医临床有参考价值的、必要的西医知识，怎样将这些知识组合成一门课程，这当然需要科学的论证、慎重的规划。我们可以仿效西医院校开设中医课程的办法，将全部西医课程合为一门或两门，侧重于介绍一个中医临床医师必须掌握的西医理论基础与临床知识。课时可定在 400 学时左右，大约占全部医学课程的 20%。根据本人和部分老一辈中医学徒学医、从医的经历，笔者可以有把握地说，这样做也是可行的。

四、加强对中药的感性认识

过去中医带学徒非常重视采药、识药、尝药这三个环节，这不仅能够增加学生学习中医的兴趣，而且对深入掌握中药的性能、避免将来用药时出医疗事故，都大有益处。每个有条件的中医院校，都应该建一个中药标本陈列室、一个中药园、一个中药饮片品尝室。目前，大部分中医院校都已经建有中药标本室。建中药园是为了加强学生对多种中药原生植物的识别能力。许多鲜药比干品含有更多的生物活性，治病疗效也更好，如治疗蛇伤、跌打损伤、风湿病、癌症、皮肤病等，学中医的人如果认不出几十味中药的原生植物，不能不说是一种知识的缺陷，更谈不上一旦有临床需要时，自己可以上山采药。建立中药饮片品尝室，目的是让学生有机会亲自认药、尝药。中药的五味，主要是通过口尝才体验、总结出来的，让学生能够随意观看、品尝各种中药饮片，将来在开方时，哪味药质地轻、气味淡，剂量宜重，哪味药质地重、气味浓，剂量宜轻，哪味药苦极、气腥、服之易呕，小孩或胃气弱的患者宜避开，就会心中有数。总之，建立两室一园，对于提高学生对临床药物知识的感性认识，是非常必要的。

五、利用视频跟随名医见习

跟随名老中医坐堂,直接观察老中医看病,学习他们的治病经验,这当然是中医培养临床人才最好的办法。可是,名老中医人数有限,每个人在门诊看病,也只能带几个学生坐堂,无论如何也满足不了现代中医教育的需求。笔者认为,可以利用现代化视频设备解决这个难题。例如,每个中医院校的附属医院总有那么几个地道的、疗效好的名中医,可以在名医看病的诊室长年装上视频探头和其他先进的视听设备,当他们每天看病时,打开几十、几百个视频,让学生们自由观摩。各个年级的学生,只要有兴趣、有时间,都可以看,除了无法切脉之外(其实,即使跟随坐堂的学生,也不是人人都能切到脉),其他医患双方相互交流的任何信息,包括处方和病历,视频前的学生们都可以了解到。在诊余,还可以专门安排这个医生同跟他坐诊的学生就开方的思维路径、看病过程中的功过得失、进一步治疗的设想进行讲解、讨论。视频前的学生不仅可以看,也可以提问、参加讨论,这种收获是最大的。这个方法可以一并解决名中医难找、带教老师不足、"跟师坐诊"的学生人数有限等难题。

六、调动校外资源带教学生

真正会看病的名中医,不见得都集中在中医院校,大部分分散在各县市、乡村、基层等,他们很多没有高学历、高职称,但看病疗效好,在当地百姓中有口碑。

20 世纪 80 年代,湖南中医药大学为了给学生创造自主临床的实践机会,曾经在全省的县市医院物色了 100 名在当地有影响、有临床造诣的名老中医,恭请他们到学院来,举行了隆重的拜师大会,授予他们一纸"荣誉教授"的证书,拜托他们长期带教当地考上我院的学生。虽然报酬菲薄,但大多数没有学历的地方老中医们,十分乐意,十分看重这份荣誉,在读学生们利用寒、暑假去跟他们坐堂抄方时,得到了许多指点和真传,师生双方的热情都很高涨。这批拜师的学生有的考上了研究生,有的毕业后回到了当地的中医院,成了中医队伍的中坚力量。这种举措依旧没有过时,值得推广。各省中医院校应当和各地的中医管理局协同配合,利用这批宝贵资源,帮助学生成才。

七、鼓励中青年教师上临床

目前,大部分中青年教师学历、职称均很高,但很少有人长期从事过临床,或者始终不脱离临床。临床对于一个中医教师来说,实在太重要,因为中医的理论是通过临床来验证的,中医的疗效是通过临床来创造的,临床实践的重要性,不仅对于教临床各科的老师是如此,对于讲授基础理论的老师,也同样如此。这是因为中医不像西医,理论与临床可以截然分开,教基础理论的完全可以不懂临床,不看病。中医的理论和临床水乳交融,具有古代自然哲学的特点,脱离了临床,理论就很难讲通,甚至"破绽百出";一旦联系到临床实践,看似抽象干枯的理论就如鱼得水,生动鲜活了。学生对许多中青年教师的讲课有意见,集中反映在老师缺乏临床经验,讲不出自己的心得体会来,甚至他自己都明说讲不清中医的道理,这主要是缺乏临床经验所致。很多中医院校把科研放在首位,忽视教学,更没有把从事临床实践作为培养中青年教师素质的必要环节,给他们创造条件,鼓励他们投入到临床中。长期如此,难免不误人子弟。各个中医院校都应当创造条件鼓励中青年教师上临床,并且要形成一项制度,制定考核标准,这是中医教育改革的一项重要措施。

第六篇

当代中医的反思

原载《科学》2008 年 7 月第 60 卷第 4 期

背景材料：2007 年底，中国《科学》杂志编辑向我约稿，就当时在中国闹得沸沸扬扬的中医是否"科学"的话题，阐述自己的观点。我对这个杂志完全陌生，也不知道该如何着笔撰文。编辑热情地寄来已经出版的全年杂志给我参考，并且告诉我：不必考虑文章的篇幅，只要能够把问题阐述清楚就好。我从这几期杂志中了解到：原来近百年以前，从西方引进"德先生"（democracy）和"赛先生"（science）的，正是《新青年》和这本杂志。而《科学》创刊在前，《新青年》创刊在后，还晚了 8 个月。创刊于 1915 年 1 月的《科学》杂志，是由赵元任、杨杏佛等 9 位著名科学家和社会活动家率先发起的，1 个世纪来，为唤醒大众觉悟、提高国民科学素质，发挥了巨大作用。目前，这本杂志的主编是中国人大常委会副委员长、中国科学院院长、科协主席周光召，编委中有几十位两院院士。

我的第一篇论文刊登在《科学》2008 年第 60 卷第一期上，题目为"东西方文化激荡下的中医与西医"，全文长达 8000 余字，放在《论坛》栏目的第一篇，又列为封面标题之一。与我同一期刊登论文的，有两位中国科学院院士周光召、陈颙，中国工程院院士叶铭汉则翻译了著名物理学家吴健雄的自述"宇称不守恒的发现"一文。紧接着发表的第二篇论文《中医的科学方法》，长达 10 000 多字。第三篇论文《当代中医的反思》，也长达 7000 余字。这三篇论文，编辑一字未删，全部放在《论坛》栏目的首篇，其中两篇列为封面标题。这令我十分感动，因为如此篇幅的系列文章，无论是在中医自己的哪家杂志，想让编辑不删、不改、不缩，都是难以做到的，特别是第三篇论文，即本文，能否在中医药杂志发表都还是个问题。令我感动的更大原因还在于，从《科学》杂志对这三篇论文的刻意安排，让我领会到：反对中医的所谓"科学家"毕竟只是少数，中国科学界和广大真正的科学家，是相信中医、支持中医的，也许他们中的不少人对中医缺乏深入了解，但愿意为中医学者提供一个能够充分明辨是非的机会，这才体现了真正的科学精神。

我的系列论文发表后，引起了各界的瞩目。始终关心和支持中医的中国科学院院士、国防科技大学于起峰教授自不待言；在经济学界，素有"房地产界思想家"之称的冯仑先生，指示编辑部主任陈润江，将三篇论文全部刊登在他们的内部杂志《万通》上。

在这篇《当代中医的反思》中，我为什么把"科研的反思"放在首位？因为，中医事业的所有失误都是从这里开始的。我并非盲目地反对采用西医的方法研究中医药，这也是一种可供选择的研究途径之一，特别是研究和提取某种中药的有效成分，来替代西医某些耐药性强、副作用很大的化学合成药，用于临床治疗是可行的，在这方面潜力还很大。例如青蒿素的发明就是采用这样的方法。中国中医科学院屠呦呦教授因此获得美国"拉斯克临床医学奖",这是一件值得全体中国医药工作者骄傲的事情,也包括中医。但是将西医的研究方法和评价标准,推广到整个中医药体系的研究,则是极大的错误,由于中医与西医,是通过完全不同的方法论来认识人体和疾病规律的,用所谓"当代科学通用的方法",即西医的科研方法来研究中医、证实中医的科学性,岂非"南辕北辙"? 何异于"缘木求鱼"! 必定得不到真实的结果。以此作为评定中医水平的"金标准",更是荒谬绝伦! 势必迫使中医丧失自我,走向毁灭。然而,在当代中国,如果没有科研课题、科研论文、科研成果,中医所有的研究生、教师、医生、研究人员,他们的毕业、晋升、评级、获奖等统统将成为泡影,某些方面严苛的程度,甚至不亚于计划生育时期的"一票否决"制,无论看病看得多好,讲课讲得多好,学术论文写得多好,一概不予认可。这种错误的政策,导致中医界弄虚作假成风,这不像其他行业的个别作假,而是普遍作假、大面积作假,后果极为严重! 不仅科研人员出不了真正的成果,也极大地打击了中医广大教师、医生的积极性,使他们被迫放弃教书育人和临床探索的主要方向,都去抢课题、谋奖项,向西医的标准靠拢。用一句不雅的话来说,这是"逼良为娼"! 中医这门学科,有着与当代其他学科完全不同的规律,不给以"特殊"的政策,怎么能够要求每个从事中医的人,不去做这种违背中医规律的事情呢? 记得有一次,在给本校的一批硕士、博士生讲课后,我们进行了一番真诚的对话。有一位同学坦率地说:"我们知道中医科研弄虚作假的多,我们自己作假,也帮导师作假,心中是痛苦的。但您设身处地想一想:我们还年轻,现在要毕业,拿学位,将来要找工作,评职称,不去这样做行吗? 我们从心底里钦佩您,您的课讲得最好,病看得最好,学术水平是一流的,在全国中医界的声望很高。但是,您没有科研课题、科研成果,因此评不了博导,评不了名医。我们无法像您这样,熬到现在才是个普通教授。我们想早点出头,多赚点钱,不甘心落在同辈人后面!"

话已至此,何言以对? 以最小的代价,最快的速度,获取最大的利益,这条商界的"金科玉律",如今已经侵蚀到中国的整个大学、医院、科研机构、学术领域之中。中医界则更加难以避免,因为中医临床经验要靠长期的积累,成熟周期晚;中医的科研始终没有找到适合这个学科的方法,多数人只得弄虚作假。许多权力在握者,善于钻营者,把学术道德和中医事业抛在脑后,不择手段地垄断"科研"资源,攫取个人名利。他们的作为,不仅亵渎了其所从事的事业,而且毒害了下一代接班人! 平心而论,我并非没有能耐去争取"科研课题"、"科研成果",打通人际关系,以满足当博导、当名医的虚荣心。但如此作为,违背了自己的信念:人生在世,当有所为,有所不为。在当前浮躁的社会,只有看淡名利,才能沉下心来,做学术,做临床,做真正有利于中医事业的事情,无愧于历史,对得起良心,这才是我的价值取向。在中医界许多人的眼中,我无疑被看成是"异类",是堂吉诃德式的人物:古道,西风,瘦马,夕阳西下,明知事已难为,仍然手持长矛,试图冲破阻拦中医发展的一切障碍。其中最大的障碍,莫过于几十年来一直在扼杀中医鲜活生命的假"科研"! 可以断言:这个套在中医人员头上的紧箍咒不除,中医事业将永远被以"科学"的名义压在五指山下,不得翻身!

大约一个世纪以前爆发的五四运动,引进了西方的科学与民主,这是灾难深重的中国人民试图挣脱几千年封建枷锁发出的内心呼喊,也是近代西方文化在东方的一次成功扩张,中国的传统文化受到冲击。作为中国文化一个分支的中医,自然也逃脱不了被鞭笞的命运:"医不知科学,既不解人身之构造,复不事药性之分析,菌毒传染,更无闻焉。唯知附会五行生克寒热阴阳之说,袭古方以投药饵,其术殆与矢人同科。其想象之最神奇者,莫如气之一说,其说且过于力士羽流之术。试遍索宇宙间,诚不知此气之果为何物焉也。"[1]新文化运动旗手陈独秀的这个评价,代表了当时许多"先进人物"对中医的普遍看法。

一、命运与症结

中医进入近现代社会,命运坎坷,其最大的痛苦,莫过于表达自己理论体系的那些概念,无法用当代科学语言解释。许多名人和科学家,并不否认中医治病有效,只是因为读不懂中医的语言,即认为中医"不科学"。北洋军阀和汪精卫政府曾经试图以"不科学"为名,取缔中医。但由于中医界团结一致,据理力争;广大人民群众信赖中医,中医治病疗效好,费用低廉;中医队伍人数多,担负着全国绝大部分地区的卫生保健任务,那时的西医完全不可能也没有能力取代中医。几次"废止中医"的提案,最终没有执行。

新中国成立后,中医的地位发生了翻天覆地的变化。1950年代,政府把"团结中西医"作为卫生工作三大方针之一,并出台了一系列具体措施和办法,以继承发扬祖国医学遗产。1980年以后,卫生部制定了中医、西医、中西医结合三支力量都要发展、长期并存的方针。1982年,全国人大通过的国家宪法总纲,规定了"发展现代医药和传统医药"的条款,将中医的发展纳入国家大法。2003年4月,国务院颁布了《中华人民共和国中医药条例》。2007年1月,国务院又公布了《中医药创新发展规划纲要》,展现了未来15年中医药事业发展的宏伟蓝图。

由此可见,半个世纪以来,我国政府为保护、发掘、提高中医,不遗余力,中医的学校、医院、研究机构、人员队伍以及整个中医事业的发展规模和速度,有目共睹。但是,1960年代,北京中医学院的"五老上书"表达了对中医教育工作的不满;1982年的衡阳全国中医工作会议发出了"中医事业乏人、乏术"的警讯;时至今日,还有许多著名老中医专家向中央上书,在报刊上发表文章,表示对中医事业的极度忧虑。尤其让中国老百姓不满意和不理解的是,现在中医事业发展了,能看病的好中医大夫却越来越少;到中医院看病住院,大部分中医大夫上的是西药、开的是西医检查化验单,中医药反而退居其次。

中医为何会衰落到如此地步,问题的症结究竟在哪里?问题在于我们始终没有看清楚中医的本质,没有认识到中医是一门有着几千年历史、以"人文科学"为主要方法论的人体生命科学,与以"自然科学"为主要方法论的近代科学有着完全不同的规律。几十年来,我们在继承发展中医事业的大局上陷于盲目,一直沿用"自然科学"的方法,即西医的方法进行中医的科研、教学、临床、管理,完全漠视和违背了中医自身的规律。长达半个世纪对中医的误读,怎能不导致中医事业出现乏人、乏术、乏成果的严重危机呢?

二、中医科研的反思

"要以西方的近代科学来研究中国的传统医学的规律,发展中国的新医学,"[2]1950年代以来,这一观点被过度延伸并被极端化,已不止限于指导中医的科研方向,而且辐射到整个中医事业,几乎成为继承、研究、发展中医的唯一指导方针,造成全面的导向错误,以至于长期忽略、耽误了真正的中医继承工作。

西方近代科学方法,即自然科学的研究方法,建立在伽利略、牛顿所奠定的"还原论"基础上,主要运用实验的、数学的、分析的方法,把客观事物割裂开来,进行相对孤立的、静止的研究;主张"实证",强调"清晰"。近现代主要使用这种研究方法。

中医则主要运用人文科学的方法,即通过活体的、动态的、联系的、整体的方法考察人体和疾病。这种方法论的典范,就是"辨证论治"的临床思维。"辨证论治"不是以静态的、形态学所见到的"病"为考察目标,而是以动态的、患者所表现出来的"证"为考察目标,通过望闻问切等诊断手段,收集体内发出的信息,通过汤药、针灸等,输入治疗的信息,从而治愈疾病。辨证论治还要求医生能够"因人、因地、因时制宜",即使是同样的病症,也要根据不同的人、不同的地理环境、不同的时令季节和气候变化,灵活地遣方用药。

中医研究生命和疾病规律所采取的这种独到的认识论与方法论,中医建立在对人体信息进行动态考察基础之上的有效治疗经验,与西医迥然不同。既不需要以西医的解剖、生理、病理学为基础,在动物实验中又往往得不到阳性结果,更经不起以"病"而不是以"证"为研究目标的统计学原理处理。因此,大量在临床真正有效的中医方药和名老中医生动活泼的治疗经验,甚至像《伤寒论》中经历了一千八百余年考验、仍然疗效卓著的经方,一旦运用西医的标准来检验,无一不被"科学"地否定,无法得到继承、发扬和推广。50多年以前,名老中医蒲辅周先生根据辨证论治的原则,运用98首不同的处方治愈了北京167例已经昏迷的乙型脑炎患者,远远超过了同时期的世界先进水平。然而,当时的卫生部领导却认为,一首方剂的治愈率不到两人,"不符合统计学原理",予以否定[3]。可叹的是,50多年以来,中医界一直把西医的科学方法作为衡量中医的"金标准",导致中医临床疗效、中医的"科学性"全被否定。

毋庸讳言,中医在运用自然科学方法和利用当代科技成果方面,应当向西医学习,以弥补中医由于历史原因造成的先天不足。然而,以举国之力,历50年之久,运用近代科学的方法来研究中医的结果是:至今仍然拿不出几项在国际上有重大影响和重大经济效益的科研成果。这中间出现的反差与困惑,应值得中医科研工作者深刻反省。

多年以来,特别是近十多年以来,全国大部分中医的科研、教学、临床部门,都把这种按照西医标准设计的科研课题、科研论文、科研成果,奉为中医考核、晋升、评级的首要标准,即使是中医教师、临床医生也概莫能外。中医不能姓"中",一定要改姓"西",制定这样的政策标准,实质上是在否定自我,取消中医!

倘若全部摒弃中医在人文科学方法方面的长处,完全用研究西医的方法来进行中医研究,而且以此作为衡量中医是否符合科学的唯一标准,作为衡量中医各种人才业务水平高低的首要标准,必当严重危害中医事业。错误的方法论必然导致方向的错误,方向的错误必然使振兴中医的一切努力付诸东流。"南辕北辙"的中国古训,难道还不发人深省吗?此类含金量极低、充斥泡沫和水分的"中医科研"泛滥成灾,不仅浪费了国家的大量钱财,贻误了中医事业发展的历史机遇,还贬低了中医院校和中医院的学术研究、教书育人、临床经验总结等极其重要的工作。更为严重的是,中医科研中的弄虚作假行为,污染了学术风气,助长了学术腐败,带坏了无数中医硕士、博士,致使中医真正有效的、鲜活灵动的临床经验,得不到继承、总结与发扬、传播;中医临床医生士气低落,中医教师的积极性受到打击,中医在学术界(包括西医)的诚信受到置疑。"中医的生命力在于临床,在于能看好病。"[3]这是任何时候中医事业都不可偏移的重点,"科研"至上的错误导向再不彻底扭转,中医成为"绝学"将指日可待!

总之,中医的科学方法既是古老的,又是前瞻的。它包含信息论、控制论、系统论、模糊数学、模型方法等现代科学的许多要素,这些学科很可能成为揭示中医科学内涵、引领中医走向现代化的重要手段,中医的创新发展,也寄托在与现代科技相结合的基点上。然而,目前中医自身的这支科研队伍,整体上并不具备现代科学的基本素质,大多数人还是在沿用老的、近代科学的手段和方法研究中医,继续做"缘木求鱼"的空头文章,怎能将中医"创新"、"突破"的希望寄托在他们身上!中医必须建立一套独立的、符合自身客观规律的价值体系和评估标准,必须依靠国家组织其他现代多学科的广泛参与,中医的科研现代化才能真正有望。中医界当前最重要的任务,仍然在于脚踏实地地搞好继承工作。但是,决不能因为中医现代化路途艰难,就要"抛弃中医理论……代之以近代科学化的方法。"[4]某些站在局外、并不真正懂得中医的科学家随意发表的不负责的观点,只能对中医继承发展的方向起不良的干扰作用[5]。

三、中医教育的反思

古代中医成才的途径主要有两条,一条是"家传师授",一条是"由儒从医"。第一种成才的学习方式,多"由浅入深",学生年龄小,起点低,老师确定几本入门书,诵读几年,即跟师坐堂,白天看病,晚上讲解,还要学会认药、尝药、抓药、采药、制药等,以增加感性知识。这种口授心传的收获最大,医理紧密联系临床,成才周期迅速。学徒式中医教育的缺陷在于,低龄的学徒虽然记忆力好,但一般文化素质偏低,知识面不广,如果老师本身的理论修养不深或临床经验不丰富,或教授不得法,都会影响到学生的成才。因此,老师的素质如何,学生是否勤奋,往往是决定能否成才的关键。第二种成才的学习方式为"高屋建瓴"。学生年龄较大,古代人文知识素养较高,对中医的基础理论和思维方法容易接受,可以通过自学读懂中医,古人形象地称为"秀才学医,笼里捉鸡"。这种儒生一旦摆脱书本的束缚,投身于临床,往往能够取得很高的成就。明代著名的大医学家张景岳年轻时靠自学,40岁以后才从医,并没有家传师授的背景;被后世称作"妇科圣手"的清人傅青主,在政治、哲学、书法方面的声名比医名毫不逊色。这样的例子在古代医家中并非少数,说明古代文化修养在中医人才培养中的重要性。

古代中医人才培养的以上两种模式,与中医学科的特点密切相关。中医是一门"复杂性科学",既需要哲学的思考,又需要临床经验的积累。中医很看重经典著作的学习,中国古代的阴阳五行、天人合一等人文科学的认识论,早已在其他学科不复存在,却完整地保留在中医的经典著作如《黄帝内经》中,并且仍然在中医基础理论和临床实践中起着重要指导作用;中医很看重经验的积累,不仅因为这个学科两千多年以来治疗疾病的宝贵经验,通过古代文献传承至今,对临床医生有重要参考价值,而且中医诊断和治疗疾病,主要靠四诊合参来收集人体信息,因而观察领悟、经验体会,对于一个中医临床医生至关重要。

由此可见,中医教育的关键在于抓好两个重要环节,其一是加强古代人文知识的学习,目的是为学好中医经典著作打好基础,从而能够深刻领会和牢牢掌握中医独到的方法论;其二是加强临床知识和实践能力的培养,因为中医的生命力在于临床,能不能培养出大批能看病的中医人才,是衡量中医教育是否成功的主要标准。

目前中医院校招收的学生,虽然具有一般的现代科学文化知识,但是对于学好中医所需要的中国古代人文知识素养显然不够。中医院校的教师队伍,大多数是直接从学生时代走过来的,虽然具有硕士、博士的高学历,但是其本身的中国古代人文知识素养不高,又缺乏长期临床实践的历练,怎能把中医的经典著作讲好、讲透,有何经验体会传授给学生呢? 故在对学生"因材施教"的同时,全面提高教师队伍的素质,也极其重要。

然而,几十年来中医教育改革始终没有紧扣以上两个环节,没有针对学生与教师双方面的素质培养大刀阔斧地进行改革,因此导致许多失误。这些失误最典型地表现在以下四个方面:缺少中国古代人文科学知识方面的课程;忽视中医经典著作的教学,或中医经典教学的质量差;西医课程安排得不科学、不合理,对中医教学冲击很大;临床实习难以找到真正的好中医大夫进行带教传授,学不到中医看病的真本事。

中医教育的改革,只要高层决策者真心为中医事业的未来着想,为中医学子的前途着想,抓到了问题的关键,要解决并非难事。在笔者看来,即使是"师徒相授"这种个体之间经验传承的人才培养方式,如果充分利用视频设备,在现代化教学中同样可以大规模拓展和推广。笔者曾经撰文建议,每个中医院校可以选定几个有真才实学、看病疗效好的名医,在其诊室安装视频探头和其他先进视听设备,名医坐诊时,打开几十、几百个屏幕,让立志成为名中医的学生自由观摩。诊余时,尚可组织名医与学生一起讨论。这是解决名中医难找、带教老师不足、跟师坐诊的学生有限几大难题的一项可行措施,如哪个院校能够坚持几年,从这个院校定能走出几百个能看病的青年中医[6]。中医教育改革,需要有第一个敢于"吃螃蟹"的人,全国几十个中医院校,应该有人站出来,像清华大学、中国人民大学办"国学院"那样,试办一所"国医大学"或"国医学院"。

四、中医临床的反思

中国古代,在药店坐堂是中医治病的主要方式。1950年代,仿照西医医院的模式,各地开始建立专门的中医院,这是当时政府为了提高中医的地位采取的重要措施之一,用心是好的。现在全国几乎每个县都有中医院,但大部分经济效益不好,远不及同级的西医院,因为建立现代医院的方式并不适合中医。

近现代西医之所以要建立大规模的综合医院,第一,是因为西医的分科越来越细,大部分西医只擅长治疗某一科的疾病、甚至某一科中的某一种病,因此,需要以医院的形式,将众多具有专门特长的各科医生集中在一起,才能使患者得到全面有效的治疗。第二,是因为西医需要进行各种检验和仪器检测,越是先进的仪器越是价格昂贵,一台昂贵的仪器必须集中使用,各科同用,才能很快地收回成本。

中医则不需要建立综合性医院。因为一个真正的中医,诊断疾病主要靠望闻问切,而不是靠仪器检测。四诊虽然是古老的,但决不是落后的,这是一种信息处理的手段,从古到今的中医医疗实践,证明是有效的。笔者不反对参考西医检测的结果,而是认为一个中医医生,不应当像西医那样依赖仪器检测,应当发挥本学科独立诊断的能力。中医也不能像西医那样分科分得很细,这样容易失去整体的把握。古代的中医多数是全科医生,以内科为主,兼治其他科疾病,当然也有专门的妇科、外科、儿科、骨伤科,这都是大科,不能再细分了,因为中医的理、法、方、药是统一的,各科通用的,宏观把握、整体联系是中医的长处,至今那些中医诊所和药店坐堂的中医还维持了这一传统。但现今正规的中医院,却一概仿照西医院的模式,倚重仪器,分科很细,失去了宏观把握、整体联系的中医优势和特色,变成中不中、西不西的医院,由此遭遇尴尬。因为,中医院要想同西医院比设备,拼急救、手术等西医擅长的技术,很难成为对手。而老百姓若想看中医,同样很难在西医化的中医院找到几个看病疗效好、开药便宜的"纯中医"。

笔者认为,真正适合于中医发展的,不是大型综合性医院,而是个体化、个性化的小型诊所。这样的中医诊所,基本不作西医的检测,只治疗中医有特长的疾病,在学术上独立,能够真正发挥中医的优势。由于不需要购置昂贵的现代仪器设备,不需要养医院,故收费低廉,特别适合于在农村和社区大量普及。这是一件于国、于民、于中医都有利的事情,国家应当把发展中医诊所(包括中西医结合诊所)作为中国卫生事业的一项战略决策来看待,大力提高基层中医防治疾病的水平,只要技术过硬,中医诊所就不会有生存危机。我们不妨借鉴一下国外的经验:欧洲很多国家允许用中医看病,但是中医师不准开西药、不准作西医检测,只准开中药、扎针灸,否则违法。英籍华人吴兴旺在英伦三岛开设了一百多家中医连锁店,十多年来生意兴隆,这不过是欧美众多纯中医诊所的代表之一,足以证明纯中医诊所并不存在生存危机[7](笔者注:请同时参考本书第二篇《与英国中医师学会主席马伯英教授的对话》一文)。其实来自于许多从事中医的人对自己的学科没有信心。

当然,我们无法回避国内的现实,对于已经"西化"的大部分现有中医院,特别是县、市、省级中医院,国家应当加大投入,争取在硬件设备上与同级的西医院看齐,有先进的设备对于中医来说,是好事不是坏事,但最重要的是,中医院不能因此而失去自我,要在提高中医的临床治疗水平方面下大力气,办出中医的特色。一个医院,既有堪与西医院相比的仪器设备,用中医治病的疗效又好,这种中医院怎么会不受老百姓欢迎呢?广东很多中医院就给全国的中医院树立了榜样。同样,一个西医院的中医科,如果有几个技艺高超的中医,怎会不受西医同行的欢迎呢?真正尊重科学的西医临床医生,对自己学科的不足很清楚,他们是敬重真有本事、真能看好病的中医专家的,是愿意与中医合作的。

此外,与中医临床紧密相关的管理也存在着某些失误。对中医中药进行规范化管理是必要的,但是一概采用管理西医、西药的模式,则限制了中医事业的发展。例如,药店坐堂是几千年来中医看病的传统形式,医政管理部门却以担心医生销药予以取缔(笔者注:禁令取消,现在可以坐堂了);丸散膏汤是历代中医根据不同病情设计的几种剂型,药政部门则只准开汤剂,不准医生根据处方制成其他剂型,否则判以"非法制药";很多中药有一定毒性,例如生附子、生乌头、马钱子等,用之得当,往往又是起死回生的大药,药政部门不准药店、药房备药,临床医生畏法不敢大胆使用,致使中医大量治疗危急重症、疑难大病的有效处方束之高阁。这些不当的管理措施,抹杀了中医的特点,束缚了中医的手脚,降低了中医治病的疗效,阻碍了中医临床的发展。

总之,中医事业的衰落已有半个到一个世纪,是伴随着中国传统文化的整体式微所造成的,既有政策层面上的不当,认识方面的误区,也有中医队伍内部的原因。所幸的是,近几年来,我国政府已经发现了中医问题的失误所在,一系列振兴中医的改革措施正在全国酝酿进行之中,然而,中医失误的纠正还需待以时日。

特别要指出的是,中医事业的衰落,当代中医队伍中的每个人都有责任,我们自己首先应当进行深刻反省。邓铁涛先生几年前提出要培养一大批"铁杆中医",来振兴中医事业;朱良春引用宋代张载的名言"为天地立心,为生民立命,为往圣继绝学,为万世开太平",来激励中医一代传人。只有中医队伍自己,特别是高层决策部门能够进行全面、深刻、彻底的反思,不掩饰真相,不回避矛盾,把导致中医衰落的真正原因找出来,中医的改革才会有实效。只有靠一批又一批淡泊名利、深深扎根于临床的"铁杆中医",无怨无悔地担负起历史责任,中医这门"绝学"才有振兴的希望,才能为人类的卫生保健事业做出中华民族应有的伟大贡献。

参 考 文 献

[1] 张军,孟晓露.唯西方科学主义笼罩下的 20 世纪中医学.中国中医药报,2003-11-17(4).

[2] 毛泽东.同音乐工作者的谈话.光明日报,1977-09-09(1).

[3] 韩德强.中医是怎样被边缘化的.天涯,2004(4):47.

[4] 熊继柏.熊继柏医论集.北京:中医古籍出版社,2005:379.

[5] 孟琳升,孟仲歧.对杨振宁教授两个观点的商榷.中国中医药报,2005-03-03.

[6] 彭坚.关于中医教育改革的几点建议.湖南中医药杂志,2008(1):4.

[7] 彭坚.我是铁杆中医.北京:人民卫生出版社,2007:81.

第七篇

中医抗击流感的思维模式和防治方法

原载《湖南中医药大学学报》2010年第3期

背景材料： 在拙著第一版上卷学术篇中，收载了2005年12月16日发表在《湖南日报》上的一篇小文《抗击流感第一人》。撰写文章的起因，是那一年的11月，在湖南湘潭出现了全国第一例因为禽流感而死亡的患者，引起国家和政府的高度关注，也引起了我在外地亲属的担忧。流感是一种古老的疾病，在人类历史上肆虐了几千年，至今仍然威胁着人类的健康，而早在1800前的东汉末年，中医历史上最伟大的医家、曾任长沙太守的医圣张仲景，就成功抗击过流感，而且根据当时的治疗经验，撰写了四大经典之一的《伤寒论》，张仲景堪称全世界"抗击流感第一人"！然而这个"第一"，很少被当代国内外人们所知晓，为纪念张仲景而在长沙修建的明代"张公祠"，也毁于20世纪50年代。为了呼吁省市政府重修"张公祠"，以纪念这位伟大的医学家，我把历史与现实结合起来，撰写了这篇小文章，发表在省报上。

几年过去了，如今预防流感仍然是世界卫生组织每年的重头任务，由于每次流感是不同的病毒所致，现代医学的基本方法仍然是根据不同病毒生产不同的疫苗，进行健康人群的接种，因而经常出现疫苗还没有接种完，病毒就已经变异，流感高峰期已过，疫苗已无用武之地的状况，2009年的情况就是如此。欧洲许多国家囤积了大量疫苗，没有用完，只得作废。这种对付流感的方法非常被动，造成人力和资源的极大浪费，《黄帝内经》所谓"渴而穿井，斗而铸锥，不亦晚乎？"说的正是这种状况。中医对付流感的方法则与西医完全不同，西医重视的是病源，中医重视的是证候。中医不必去分析和弄清楚导致流感的病毒是哪种，只要病毒作用于人体，在患者身体上所产生的证候必然大致上相同，这样就可以分成几种类型，予以辨证论治，古今中外，概无差别。《伤寒论》以六经辨证概括了流感从开始到结束的全部过程与传变规律，采用112首经方，在各个环节进行有针对性的治疗。这种辨证论治的思维方法，以及卓有成效的经方，仍然在今天抗击流感的实践中发挥巨大作用。方剂是古老的，中药是现成的，流感一旦发生，在辨证的基础上，立刻可以运用，不必花费巨额资金去发明和生产新的药物。中医这种对付流感的思维和方法，明显优于当前西医使用的方法，如果能够在全国、全世界推广，将为社会节约大量的资源，对人类卫生保健事业做出巨大贡献。这是撰写本文希望达到的目的。

一、接种疫苗预防流感的困惑

2009年,在公众卫生领域中发生的一件大事是甲型流感漫卷全球,至今仍然一波未平,一波又起。流感在人类历史上肆虐了上千年,特别是1918年前后暴发的西班牙流感,死亡人数超过了第一次世界大战的总死亡数,令人触目惊心。然而,这次作为流感中若干类型之一的甲流,虽然传播速度快,波及面广,但病死率并不高,直到12月中旬,全球死亡人数至今尚未超过10 000人[1]。面对全球庞大的人口,甲流疫苗的生产速度显然跟不上其传播的速度,甚至还来不及普遍接种,就已经出现了病毒变异和极个别注射疫苗导致死亡的案例。客观地说,甲流作为一种病死率较低的疾病,全世界已经为之付出了相当高昂的社会成本。前几年是"禽流感",今年是甲流,随着气候变化、环境恶劣等原因,今后各种类型流感的发生将会越来越频繁。如果每次在流感发生之际,都投入昂贵的费用来研制具有特异性预防作用的疫苗,每次都得进行全民接种,每次都将出现供不应求或者一边注射疫苗、一边病毒已经变异的情况,这种临渴掘井、临斗铸兵、仓促上阵、粮弹不足的被动局面将何时完结得了?

毋庸置疑,疫苗的发明和使用大大降低了各种严重传染病对人类的威胁,是20世纪医学界的一项伟大成就。作为以"对抗治疗"为主要方法的西医,在缺乏杀死病毒特效药的情况下,为了防止大面积扩散和严重病情的出现,普遍使用免疫制剂加以预防是完全科学的,卓有成效的。然而,我国是一个有着14亿人口的国家,我们除了要面对上述疫苗与病毒之间的激烈竞争难题之外,根本不可能像西方国家那样完成普遍接种的庞大任务。何况我国不仅有西医,还有中医,我们不能单纯依靠接种疫苗来对付甲流,应该充分发挥中医药的作用。

二、张仲景是抗击流感第一人

历史和现实已充分证明:中医对付流感疗效卓著,中医"医圣"张仲景是全世界"抗击流感第一人",他在1800年前所著述的《伤寒论》,就是第一部成功治疗流感的伟大著作!张仲景之后的历代名医,许多是治疗流感和各种流行性疾病的高手,特别是明清温病学派医家,创造性地继承和发展了《伤寒论》。

《伤寒论》一书,当时是撰写在简牍上,共397条,收载112方,文字朴实无华,简明扼要。张仲景通过这些简牍条文的论述,将伤寒病由开始到结束的整个发病过程,有序地全部展现出来,治疗的方药则有机地穿插其中。

张仲景根据伤寒病的发展进程和证候表现分为两大阶段,六个层次:得病之后,患者体温升高,抵抗力尚强,所谓"邪气实,正气不虚"时,为"三阳病"阶段。当疾病初起,侵犯体表,患者出现怕冷、发热、头痛、项强、身痛、呕逆、气喘、咳嗽、咽喉疼痛、脉浮等一系列证候,这是第一个层次,称为"太阳病";疾病进一步发展,到了半表半里,出现口苦、咽干、目眩、发热、呕吐、心烦,或往来寒热,胸胁苦闷,默默不欲饮食,脉弦时,这是第二个层次,称为"少阳病";疾病再进一步发展,完全入里,进入高峰期,出现高热、神昏、谵语、喘息、大汗、口大渴、脉洪大,或大便秘结、腹胀、腹痛拒按、脉沉实等,这是第三个层次,称为"阳明病"。总的来说,"三阳病"属于阳证、热证、实证。当患者体温降低,抵抗力下降，所谓"邪气衰，正气亦虚"时，为"三阴病"阶段。如果只是局部的胃肠虚寒，出现腹满、腹痛、腹泻、呕吐、食不下、脉缓，但手足尚温时，称为"太阴病"；如果一开始就畏冷、不发烧，即所谓"无热恶寒者，发于阴也"，这是"少阴病"；少阴病也可能由"三阳病"的阳热证，或"太阴病"即局部的虚寒转化和发展到这种全身性的虚寒，出现神情恍惚、极度疲惫、下利清谷、四肢厥冷、脉微细等。如果再跨一步，即面临生死殊途，这就是"厥阴病"。生的征兆是手足慢慢变温，微细的脉搏慢慢变得大而有力，腹泻渐渐停止，此为"阳气来复"，只要调理得当，就有了痊愈的机会；死的信息是手足骤然变暖，身体反不恶寒，脉搏顿时暴出，神情异常清醒，面色红润如妆，此为阳气耗尽而外脱，后人称之为"戴阳证"或"格阳证"，患者可能会在一瞬间亡去。厥阴病的另外一种表现，即呈现寒热错杂、虚实夹杂的局面，如消渴、气上冲心、心中痛热、吐蛔、下利等。总的来说，三阴病属于阴证、寒证、虚证。

疾病发展到每一个阶段，进入到每一个层次，出现某一组特定的证候时，《伤寒论》就有一首相应的方剂进行治疗。如"太阳病"有桂枝汤、麻黄汤，"少阳病"有小柴胡汤、大柴胡汤，"阳明病"有白虎汤、三承气汤，"太阴病"有理中汤，"少阴病"有四逆汤，"厥阴病"有乌梅丸等。通过对伤寒病的全面阐述，张仲景首创的辨证论治思维、方证对应的治疗模式、理法方药的有机结合，在书中体现得淋漓尽致。

三、伤寒病即流感的几点证明

那么，《伤寒论》中所论述的"伤寒"，到底是何病？有何证据证实此病就是流感？我们可以从四个方面来加以说明：

其一，从《素问·热论》篇所述"今夫热病者，皆伤寒之类也"一语来看，伤寒病是一类以发热为特征的急性传染病，因为人们认为得病与"受了寒"有关，而且一开始总是先怕冷，然后发热，所以称之为"伤寒"，即被风寒之邪所伤，至今老百姓还存在这种感性认识。

其二，从《伤寒论·自序》所述"余宗族素多，向余二百，自建安纪年（汉献帝元年，公元196年）以来，犹未十稔，其死亡者，三分有二，伤寒十居其七"这段文字来看，一个200多人的张姓家族，不到十年，就有90多人死于伤寒病，可见这是一种危害严重的流行性传染病。

其三，从《伤寒论》所描述的"太阳病"，即疾病初起阶段表现的发热、怕冷、头痛、身痛、咳喘、呕逆等症状来看，应当属于感冒、重感冒、流感等传染病中的一种；但从疾病高峰期，即"阳明病"所呈现的高热、大汗出、神昏、谵语、气喘、便秘或下利，以及疾病衰落期，即"少阴病"所呈现的腹泻不止、四肢厥冷、脉微欲绝等类似于肺炎、脑炎、肠炎、心衰的并发症来看，毋庸置疑，只有其中的流感才有如此严重的并发症，如此高的病死率，而《伤寒论》中所论述的两大阶段、六个层次（后世称之为六经辨证）的发展变化规律，与现代医学所概括的流感的潜伏期、发病期、高潮期、衰落期基本吻合。

其四，从中外医学史的记载来看，在15世纪之前，欧洲有没有流感尚无定论，有一种观点是把1485年在英国出现的"汗热病"当作欧洲第一次流感，主要症状是高热、头痛、身痛、大汗、咽喉灼热，病死率很高。接踵而来的16世纪有四次大的流感传播欧洲，1516年的那一次流行被医学史家明确界定为普通流感[2]。此外，尚有众多的急性传染病曾经长期在东西方广泛流行,严重地威胁着人类的生命,如天花、白喉、鼠疫、麻疹、霍乱、疟疾、猩红热等。20世纪四五十年代,曾有中国的医学史专家根据罗马帝国的衰落与当时流行的鼠疫有关,认为东汉末年流行的伤寒病可能就是鼠疫,然而,这只是一种猜测,不仅当时的中国各种历史文献没有类似鼠疫的记载,而且,上述各种烈性传染病患者所特有的体征,包括鼠疫患者所特有的颈部淋巴结肿大或肺部出血,在所有版本的《伤寒论》中,都没有见到明确的记载,换句话说,《伤寒论》所治疗的并非这些烈性传染病,而是普通流感。

综上所述,《伤寒论》所概括和总结的,就是流感的基本规律和治疗方法。一千八百多年来,《伤寒论》有效地指导着中医对于流感和其他外感病的治疗,经过历代医家特别是明清温病学家的补充和发展,其理论和治疗方药更加完善,《伤寒论》和《温病条辨》成为治疗外感病包括流感的典范,属于当今中医"四大经典著作"中的两种。我国卫生部于今年正式向全世界公布的中医药治疗方案[3],第一组即出自《温病条辨》的"银翘散"、"桑菊饮"两方加减,适合于"风热犯卫型",病情较轻;第二组则出自《伤寒论》的"小柴胡汤"、"麻杏石甘汤"、"白虎汤"、"桔梗甘草汤"四方加减,病情较重。全国各地的医疗实践证明,这两套治疗方案是成功的、有效的。当然,这两组方案并不能完全概括所有的治疗方法,笔者本人在长沙治疗甲流患者,则主要运用了《伤寒论》中的小青龙汤与大青龙汤,只有全面掌握了《伤寒论》、《温病条辨》中的辨证论治原则和方药,才能在治疗上获得最大的成功。此外,许多省市都及时公布了预防甲流的中草药方,如天津就公布了8套方案,指导群众如何根据辨证论治的原则进行合理的选择。由于在甲流出现的早中期,中医就积极广泛地参与,中西医携手合作,使得我国在甲流的预防和治疗方面取得了举世瞩目的成绩。

四、中医防治流感的科学方法

为什么现代医学仍然感到棘手的病毒性疾病,中医的古方却能够有效地治疗?难道是今不如昔?难道是现代医学不如中医?答案并非那么简单。

西医是一门近现代科学,微观的、"还原论"的方法是其认识疾病的主要方法论,"对抗治疗"是其主要手段,找到致病的微生物,研制出具有特效的治疗药物来杀死它,是西医治疗传染病和感染性疾病的主要途径。20世纪发明了抗生素,有了对付细菌的强大武器。然而,病毒繁殖迅速、变异快、危害大,远比细菌难以对付,至今还没有找到可以杀死各种病毒的有效药物,因此,对付病毒性疾病,西医把重点放在注射疫苗防止感染的措施上,一旦出现严重病例,很少能够治愈。北京几年前出现的SARS、50多年前出现的流脑,以及今年的甲流,都证明了这一点。

中医是一门古代科学或曰"自然哲学",宏观的、动态考察的方法是其认识疾病的主要方法论。至今为止,也几乎找不到任何一种中药比西药抗生素更能有效地杀死细菌,更何况是病毒。然而,中医的治疗手段不是"对抗治疗",不是期待用某一种特效药去杀灭病毒,而是"扶正祛邪",即根据患者得病后所出现的"证候",将药物组成与证候相对应的、有机的方剂,进行整体调节。中医有一个比喻,叫做"用药如用兵",高明的医生,就像指挥员组织一场战斗或战役,胜利的最终取得,不依靠个别士兵的勇敢,而在于指挥员明察敌情,弄清虚实,善于把众多的士兵组织成一支配合严密的部队,发挥整体的优势,从而取得战斗的胜利。每一味药,类似于每一个战斗的兵,每一首方剂类似于一支战斗部队,中医治病,靠的不是单味的药,而是由众多药物严格组成的方剂来发挥整体疗效,"方证对应"是《伤寒论》所展示出来的最重要的临床思维方法,这是一种古代的信息方法,"证"是人体患病后发出的信息,"方"是医生掌握了患者发出的信息之后,向患者体内输入的信息,当收集到的信息与输入的信息完全吻合,则疾病得以痊愈。

一旦细菌或病毒感染人体导致发病,患者一定会出现各种体征,中医概括为"证候",每一组证候都是体内发出的信息。而每一组证候往往都能够显示出疾病的部位、阶段、性质、抵抗力的高低、病情的严重程度以及疾病发展的趋向,中医运用《伤寒论》的"六经辨证"或《温病条辨》的"卫气营血、三焦辨证"思维方法,归纳综合这些信息,通过发汗解表、清热解毒、攻下泻热、宣肺利尿、益气养阴、温阳补气等等方剂,调动全身的正气(类似于提高人体的免疫功能),祛除体内或外来的邪气(类似于排除细菌、病毒及其代谢产物),使病情得以缓解和痊愈,这就是为什么中医可以不通过杀死病毒,而通过"扶正祛邪"这条途径治愈流感的主要原因。

无论是流感或其他外感病,即使患者有古今中外的不同,但疾病发展规律和证候表现基本相同,《伤寒论》和《温病条辨》进行了全面的概括,形成了"六经辨证"和"卫气营血、三焦辨证"两大体系。换言之,现代人患流感所出现的证候,与古人没有什么不同,初起也都是发烧、怕冷、头痛、咽痛、咳嗽等,中期也都是高烧、气喘,并发症也都是肺炎、脑炎、肠炎、心衰等,中医不必去研究各种流感病毒的分子结构,不必在疾病临发生时去发明针对某一种病毒的特效药物,只需要凭证候用方即可,因而《伤寒论》、《温病条辨》中的经方,用于治疗古代患者有效,用于治疗现代患者必然也有效,目前卫生部所公布的以及全国各地实际运用的防治甲流的成功方法,只不过是继承和发挥了《伤寒论》、《温病条辨》的部分成就,这些历经了几百年、上千年临床实践考验的辨证方法和治疗方药,仍然是我们今天乃至将来治疗各种流感和其他疾病的强大武器。充分了解这一点,重视中医与现代医学迥然不同的治疗思路和方法,广泛地予以拓展运用,就能够让人类在与病毒的斗争中掌握主动权,扭转仓促上阵、被动应付的局面,这对于我们今后预防和治疗流感或其他流行性疾病,将具有极其重要的意义。

参 考 文 献

[1]《参考消息》2009 年 12 月 13 日第 7 版报道:据埃菲尔社日内瓦 12 月 11 日电:WHO 今天指出:H1N1 流感病毒已在全世界 208 个国家、地区造成至少 9596 人死亡。

[2] 弗雷德里克(英).疾病改变历史.济南:山东画报出版社,2004:147

[3] 中国台湾《中国医药导报》2009 年 10 月号第 12 版报道:中国卫生部公布的两套甲流诊疗方案:

一、风热犯卫型:连翘、薄荷、桔梗、牛蒡子、生甘草、银花、桑叶、杭菊花、竹叶、芦根。

二、热毒袭肺型:柴胡、黄芩、桔梗、生甘草、生石膏、知母、浙贝母、炙麻黄、杏仁。

第八篇

培养中医临床人才的一条捷径

原载《湖南中医药大学学报》2013 年第 1 期

背景材料：2011 年 12 月 17 日，在广州举办的国家中医药管理局第二批全国优秀中医临床人才研修班上，我给学员们做了一次讲座，题为《疼痛辨治的经方思路与心得体会》，本文内容主要出自"心得体会"部分。

几年前，西雅图亚特兰大出版社有意向在美国出版我的英文版著作，书名暂定为《彭坚治疗慢病临床经验集》，第一部分为"慢性疼痛"。出版社要求我准备一篇《序言》，我想当然地认为：毕竟中医姓"中"，由于文化习俗的差别，西方读者一定比国内对中医的了解要少。《序言》应该围绕中医是否科学、中西医有哪些不同、中医的优势在哪里等重大问题，进行详细的阐述。岂知出版社的答复是："西方读者对于中医是否科学不感兴趣，我们真正感兴趣的是：你完全没有学过西医，是怎么能够看病的？"换句话说，他们需要了解一个纯中医的思维方法和成才之路。

这个问题看似简单，其实不好回答。西方有句俗语："条条大路通罗马"，从古到今，中医培养人才的方式有多种，我的成才之路不过是其中之一，有很大的特殊性，无法简单地复制。但我毕竟沿着这条道路走过了大半生，不算是很成功，至少没有失败，临床疗效颇高。从哲学的观点来看：个性中有共性，特殊性中蕴含着普遍性。既然国外读者渴望了解什么是"纯中医"，我不妨把自己学医成才的真实情况介绍出来，既然中医教育改革面临着如何突破瓶颈的难题，我走的"读伤寒、用经方，以治病为目标，以方剂为核心"的成才之路，不失为一条培养中医临床人才的捷径，可供中医高等教育的领导者和学生们参考。

——我的"心得体会"，就是从这里开讲的。

一、从读《伤寒》入手，走进中医之门

我虽然有中医世家的背景，但青年时代并没有立志学中医。高中毕业，又经过几年的动荡生活之后，才在 20 世纪 70 年代初期，跟随伯父学习中医。当时，我已经 24 岁，用中医的行话来说，已经没有"童子功"了。要强记许多内容，难以做到，但理解能力、生活阅历，比一般青年学子要胜过许多。伯父当时是湘雅医学院祖国医学教研室主任，作为一个中医临床家、教育家，在对我的"因材施教"方面，显然是有所考虑的。他不让我读其他中医古籍和现代教材，甚至先不读《黄帝内经》，直接读《伤寒论》。

这是一种取法乎上、从高处着手的人才培养方式。伯父的理由很简单：每个人接触

新的事物,总是"先入为主",第一印象是最深刻的。学中医,方向要选对,第一步走好,以后的道路就广阔了。他反复强调陆九芝的名言:"学医从伤寒入手,始则难,继而大易;从杂症入手,始则易,继而大难。"虽然此说与陆九芝的原话有些区别,但经过伯父的改造,更加令人印象深刻。伯父还说:"我从医几十年,到老来才大彻大悟,读《伤寒》、用经方,是学中医最好的捷径。"这种久历沧桑之后悟出的人生真谛,多么值得后人重视!每年秋天,伯父都要抽出几天时间,虔诚地把《伤寒论》从头到尾温习一遍。这种坚定的信仰对我影响很大,我相信伯父给我指点的是一条中医成才的捷径,只要心无旁骛地走下去,一定能够到达成功的彼岸,不必问"为什么"。

除了熟练背诵《伤寒论》原文之外,与我朝夕相伴的是一部陆渊雷的《伤寒论今释》(人民卫生出版社1956年出版)。如果说,近百年来,《黄帝内经》中的理论和观点总是遭到质疑和批判的话,那么,《伤寒论》在近代则处境好得多。因为《伤寒论》是一本临床著作,经方在医生手中天天创造疗效,看得见,摸得着,任何人都不敢信口开河、随意否认。在《伤寒论今释》中,陆渊雷先生运用当时的西医原理,对《伤寒论》大部分原文进行了深入的解释,非常透彻,令人信服。我第一次感到:中医治病的道理,并非用现代科学语言讲不出一个"为什么",中医与西医在临床方面,其实有许多共同语言,并非格格不入。在陆渊雷的著作中,除了他本人的精彩论述之外,还引用了大量近代日本汉方医家的观点,多达600多处,近40余家。我进一步了解到:在日本、在中国,近代有一大批主张中医"科学化"的学者,他们具有渊博的东、西方文化知识,有的出身于西医,有的是中医临床家。他们在阐述《伤寒论》、《金匮要略》的科学道理,推广、发展仲景学说的临床运用方面,成就斐然。至今为止,我仍然认为陆渊雷的《伤寒论今释》、《金匮要略今释》是学习《伤寒》、《金匮》最好的入门著作。

二、学会识证用方,即可临床看病

伯父告诫我读《伤寒论》时,不必陷入原文的争论,不必"死于注下",一定要掌握"方证对应"这个核心。他说:"古人云'有是证,必用是方'。有'往来寒热,胸胁苦满,默默不欲饮食,心烦喜呕',必用小柴胡汤;有'头痛,发热,汗出,恶风',必用桂枝汤。使用经方治病,势必如此,要方证对应。"

有"证"就可以用"方"!从这里,我领悟到了西医与中医治病的根本区别:西医之所以要学习人体解剖,熟悉人体的生理结构,一旦患病,则必须了解病理变化,找出致病因子,才能给以有效的治疗。从这个意义上来说,西医是"辨病"为主,以病为核心。中医看病,不必了解身体出现了哪些病理改变,不必查清楚致病因子,医生甚至不必具备解剖、生理学的知识。之所以不需要这些,是因为人一旦有病,身体自然会有反应,多数有证候表现,根据这些证候表现就可以选择相应治疗的方剂。这个过程,中医叫做"辨证施治"。中医是"辨证"为主,以证为核心。这是两种完全不同的认识疾病的方法论。毋庸置疑:西医的方法论是科学的,因为解剖学、病理学等,全部都是建立在"还原论"的基础之上,追求清晰,细致入微。同样,中医的方法论也是科学的,因为辨证施治的本质,是一种信息处理的方法,"辨证",是用望闻问切,收集人体的信息,"施治"是开方遣药,向人体输入信息。"辨证"的目的,是要分清楚疾病的表里、寒热、虚实;"施治"则要根据辨证的结果,选择恰当的药物组成相吻合的方剂。因此,中医临床医生的功夫,主要体现在"识证"与"用方"这两个要素上。不懂得运用望闻问切四诊来全面了解证候、分析病情,只让患者做检查,根据检验报告来开药的医生,决不是真正的中医,那是西医或西医化了的中医;没有掌握大量有效的经方、时方、验方,不善于学习、吸取古今名医的成就,只根据自己有限的经验,将药物随意凑方的医生,决不是好的中医,那是庸医,难以治好病,难以避免医疗事故。

几十年来,我虽然没有学过西医的解剖、生理、病理,却毫不畏怯地上临床,看门诊,疗效颇佳,没有发生过任何重大医疗失误,关键就在于掌握了中医这套"识证"、"用方"的本领。想来这其实是一个顺理成章的事情,古代中国哪有西医?不是仍然要治病吗?中医除了有数千年经验积累之外,在于有自己一套独到的、区别于西医的方法论。凭什么说:只有使用"还原论"的方法论,建立在解剖基础之上的西医是"科学"?而通过"信息"交流的方法,动态地认识人体和治疗疾病,就是"伪科学"?中医的方法论不仅是科学的,而且是超前的,接近 21 世纪"后现代"的科学方法。

何况,以历史的眼光来看,人类社会变化再大,古今疾病谱没有根本性的改变。换句话说,现代人有的疾病,例如癌症、心脑血管病、糖尿病、流感等,古代都有,古代医家已经掌握了其中一部分规律,积累和总结了不少有效的经验。他们在几千年历史中所创造的成就,并不亚于只有几百年历史的近现代西医。例如:张仲景不仅堪称全世界"抗击流感第一人",他所运用的经方,今天仍然有效,而且,我认为:这种思维模式很值得向全世界推广,替代目前西医运用的这一套非常被动的免疫措施。如果能够这样做,必将对人类卫生保健事业作出新的贡献!我已经撰文论述了这一点。

中医两千多年来所创造的独到的、与西医完全不同的方法论,历代医家积累的丰富的临床经验,是当今中医后继者最宝贵的财富,为什么中医院校在培养中医人才时,不把这些视为重点中的重点,反而舍此他求,要系统学习西医的解剖、生理、病理、生化等内容呢?说到底,是因为受到近代科学的影响,从骨子里不相信中医能看病,怕出医疗事故。按照这样的教育思想,这样的教学方式,笃定培养出来的中医接班人不可能成为"铁杆中医",不可能真正继承和发展中医事业!

中医看病主要靠方剂,方剂是中医的核心。我在央视 10 台"健康之路"讲解《千古名方》时,表达了一个非常重要的观念,即中医看病,不光是靠药,更重要的是靠药组成的方,这是中医与西医的又一个重要区别。就像打仗,士兵多,作战勇敢,固然重要,但要赢得一场战争,打人海战术,没有用,要靠将军把士兵组织成一支精锐的队伍,其中,有进攻,有防守,有策应,有迂回,有配合,才能够克敌制胜,发挥整体效益。中医组合的这支队伍,就是方剂。所以古代医家有"用药如用兵论"。既要懂得每味药的药性和治疗作用,又要善于将各种药物调配成能够发挥整体效益的方。中医师在看病时,如果不察病机,不懂组方的原则,试图选取几味有效的药物拼凑成方,不会有卓越的疗效;同样,在进行中医科研时,如果不去研究方剂,把着重点放在单味药物的研究上,试图找到某种对疾病有效的成分,这仍然是西医的"线性思维",还原论的方法,即使取得成果,也只是停留在"术"的层面,远远没有达到中医"道"的高度。

因此,方剂是中医临床的核心与精华,组方需要高超的思维技巧,丰富的临床经验,不是一般医生看病时,把几味药随意拼凑起来,就可以美其名曰"方剂"的。早在《汉书·艺文志》中就有"经方十一家",那就意味着,早在两千多年以前,中医就确立了组方治病的原则,然而,直到现在,许多学中医、搞中医科研的人还是不明白:中医的理、法、方、药四个环节,核心是"方"。不是基础理论,也不是药物,而是方剂!要在临床上下真功夫,要在科研上做大文章,都要围绕着方剂,否则就失去了重点,选错了方向。

在最初通过熟读《伤寒论》,建立了牢固的经方思维之后,几十年来,我按照伯父的教导,把读书的重点始终放在方剂上,包括经方、时方、经验方三大类。十分留意收集和运用古今有效的名方,并遵循伯父的教诲,凡是适合运用经方治疗的病证,尽量使用经方;感到经方不足以解决的,则合用或选用后世所研制的"时方",以及民间有效的经验方。时方、验方,是对经方的继承、补充、发展的关系,三者不应当偏废。因此,一个从事中医临床的医生,既要熟读《伤寒》《金匮》原文,熟练掌握二百余首经方的使用标准和范畴,并不断施用于临床、验之于实践;又要经常阅读后世医家、特别是当代名家的著作,从中收集和储备大量有效的治疗方药;最重要的,还要将时方、验方也纳入到"方证对应"的思维系统中,明确这些后世方所适合的证候与病机,用以丰富自己的临床知识,解决实际问题。总之,在掌握大量古今名方的基础之上,寻求每一首方剂的"方证对应"契合点,大胆运用于临床,而不是把时间和精力耗费在空洞的理论探索方面,我认为这是培养一个中医临床家的重要途径。

三、回归六经辨证,掌握三分思维

迄今为止,历代中医所创制的方剂超过十多万首,经方只有 269 首,但经方所展示的群体的疗效,是后世方难以超越的。这是为什么?因为《伤寒论》《金匮要略》所载的经方,是东汉以前众多名医集体创造的成果,大多数出自《汉书·艺文志》中的"汤液经"。经方的形成,经历了几百年甚至更长时间的锤炼,是数十代医家临床积累的精华,代表了中医学体系形成时期方剂学的最高水平。换言之,张仲景不是经方的创造者,而是经方的收集者、运用者、集大成者。因此学经方,用经方,不能看做是学习张仲景一个人的经验,而是学习一个相当长历史时期群体医家的经验,经方的疗效与一般形成时间较短、经历临床考验机会较少的后世"时方"相比,显然要高出很多。

张仲景对于经方的贡献,不在于创制了经方,而在于将经方纳入到"六经辨证"体系中,使得 269 首经方形成一个有机的整体,发挥群体的效用。在张仲景的《伤寒杂病论》中,六经辨证的方法,不仅用于辨治伤寒这种外感病,也用于辨治其他各种杂病。这意味着,对所有疾病的治疗都是采用统一的辨证论治方法。在王叔和整理的《伤寒论》中,尚保存了六经辨证的方法论,而在 800 年之后,宋代整理的《金匮要略》中,已经完全见不到六经辨证的踪影,用的是按病归类、分篇论述的方法。当代有的医家认为:"仲景以六经辨伤寒,以脏腑辨杂病。"这是一种误判!在《金匮要略》的各篇中,根本找不到系统的脏腑辨证的证据。宋代在整理《伤寒杂病论》时所造成的历史失误,导致六经辨证的辉煌成就从此黯然失色!

20 世纪初,日本卓有见识的经方派医家,试图恢复《伤寒杂病论》的原貌,特别是汤本求真编写的《皇汉医学》,1927 年一经出版,就在中国就产生了巨大影响。章太炎曾经感慨地说:"仲景若在,则必曰:我道东矣!"此书最大的贡献,在于把《伤寒论》《金匮要略》两书的经方合为一体,统一在"六经辨证"之下,这是试图恢复《伤寒杂病论》原貌的一种大胆尝试。汤本求真本来是西医,中年时,因为女儿死于痢疾,痛感西医之无术,乃发奋学习中医,认为:"中医数千年来就亿万人体研究所得之病理及其药能,历千锤百炼之后得出结论,立为方剂,故于实际上每有奇效。"此书直接启迪了近现代众多名医如恽铁樵、胡希恕、刘绍武等人,包括我的伯父彭崇让先生的治学之路。胡希恕先生说:"所阅之书既多,则反滋困惑而茫然不解。后得《皇汉医学》,对汤本求真氏之论,则大相赞赏而有相见恨晚之情,于是朝夕研读,竟豁然开悟,而临床疗效从此大为提高"。汤本求真的工作属于一项开创性的建设,尚不完善,当代著名经方大师胡希恕及其弟子冯世纶作为承继者,正在努力完成,其中还有许多难关有待突破。

为什么"六经辨证"如此重要呢?因为它来自于一种十分高超的哲学思维:"三分思维",这是人类认识史上的一次飞跃。对于疾病这种"复杂事物",只有用建立在三分思维基础上的六经辨证,才能准确地把握住其客观规律。

中医同西医不同,中医属于自然哲学,哲学思维对于这门学科有重要的指导作用。一个中医临床医生,必须具有中医哲学的思维头脑,才能创造更高的疗效,否则,一辈子可能停留在一个经验医生的水平。《伤寒论》的六经辨证,其实应该称之为"三阴三阳辨证",即在阴阳学说的基础上,再三分阴阳,将疾病的位置、阶段、过程、性质分为太阳、少阳、阳明、太阴、少阴、厥阴六组概念,太阳、少阴属表,阳明、太阴属里,少阳、厥阴属半表半里。太阳病属于表证、热证;少阴病属于表证、寒证。阳明病属于里证、热证;太阴病属于里证、寒证。少阳病偏于表里不和,厥阴病偏于上下寒热错杂、虚实夹杂。

请注意:这是"三分思维"!是一种立体思维,显然高过于阴阳学说这种"二分思维",即平面思维。《伤寒论》能够在一千八百年以前,对于当时发生的严重流感,进行有效的治疗,创造了一种与现代医学完全不同的防治流感的模式,至今为止,众多的经方仍然是我们抗击流感的有力武器,与张仲景所采用的哲学思维、科学方法论密切相关。这种思维方法,不但可以运用于辨治流感,也可以运用于辨治所有疾病。对于生命与疾病这种不断处在变动状态的"复杂系统",建立在"三分思维"基础之上的"六经辨证",始终是一种科学的认识方法。

然而,后世却以"八纲辨证"代替了"六经辨证",这是一个很大的失误和思维水平的倒退。八纲辨证的雏形,在《汉书·艺文志》中就有了,产生在六经辨证之前。然而,随着《伤寒论》在宋代以后的式微,明代医家重新归纳出了八纲辨证,并且认为:六经辨证也包括在八纲辨证之内。这种认识显然是错误的,因为八纲辨证只是一种"二分思维",正如只知道黑与白,不知道黑白之间还有灰一样,缺少了对半表半里、寒热错杂、虚实夹杂这种第三种状态的认识,就会使得临床思维简单化,无法把握住生命活动和疾病变化的复杂规律,导致临床治疗水平下降。

我在临床治病,喜欢使用经方,而经方中的柴胡桂枝汤、半夏泻心汤、乌梅丸等寒热并用的处方,用得特别多,疗效很好,学生觉得不理解。我解释说:因为大部分疾病,特别是慢性病,经常呈现出寒热错杂,虚实夹杂状态,组方必须温凉并用,攻补兼施,才能够取得疗效,这就是得益于"三分思维"的方法论。

四、强调方证对应,经方时方并举

"中医的生命力在临床"!中医高等教育培养人才的目标,应该是一大批会看病的医生,这是确定无疑的。然而,长期以来,中医教学的内容过于庞杂,课程繁多,抓不到要点,始终没有一条主线,没有一条清晰的思路,告诉学生将来怎么看病。大部分学生读书五年、七年,脑子里塞满了各种中医知识,毕业后一到临床,茫然失措,不知道从何处着手看病,不知道怎么选方。开出的处方毫无章法可言,自然治不好病。他们因此对中医失去信心,觉得中医的疗效靠不住,最后选择改换门庭,投奔西医。现在全国许多中医院的中医师,还是以西医为主,以中医为次,没有在中医临床方面练出过硬的本领,这不能不归咎于中医教育的失误。

中医治病的辨证体系,在最初建立的阶段主要有两套:一个是来自于《伤寒杂病论》的"六经辨证",一个是来自于《黄帝内经》的"脏腑经络辨证"。

作为一部临床著作,《伤寒杂病论》的六经辨证,是知行合一的,即"方证对应",每个证有相应的方。作为一部基础理论著作,《黄帝内经》的脏腑经络辨证,是知行脱节的,即《内经》只有辨证理论,并没有相对应的方剂。所有治疗脏腑经络疾病的方剂,都是后世所补充的。如宋代的钱乙,就根据五脏的寒热虚实,创制了二三十首补泻方。而李东垣、朱丹溪、张介宾等医家,每人创方都在数十、上百首。他们都是引领一个学派的医学大家,由于对《黄帝内经》的脏腑经络学说有不同的理解,其所创制的名方,呈现出斑斓驳杂、百花齐放的局面。历代医家所创制的方剂,更多达十万计,多数出自其人的临床体会,有一定的价值。多,固然是好事,但也给后人留下雾里看花,无从选择的难题。

六经辨证中"方证对应"的好处,是其确定性,用一句通俗的话来说:"一个萝卜一个坑",这样就保证了临床疗效的可靠,学者也容易掌握。脏腑辨证的弊端,是其不确定性,因为《黄帝内经》只有证候、病机,并无方剂,后世补充的大量方剂,呈现多元化倾向,犹如八仙过海,各显神通,没有统一标准,使人盲无所从。即使辨证对了,也不知道该选何方、何药? 初学者一旦接触临床实践,就昏了头,会产生"多歧亡羊"的迷乱。

显而易见,重视《黄帝内经》的"脏腑辨证",忽略了更加重要的"六经辨证"和经方思路教育,这是导致学生临床思维混乱最重要的原因之一。

两千多年以来,"脏腑辨证"一直作为中医临床认识疾病的主导方法,自宋代以降,"六经辨证"已经式微,从温病学派出现之后,"六经辨证"则更被局限到只用于外感病中的伤寒病,降格到与"卫气营血、三焦辨证"的同等位置,几乎被搁置不用。《温病条辨》则上升到与《伤寒论》同等的位置,成为现代中医教育新的"四大经典"。其实,前者只是对后者的补充,在写作体例上模仿后者,但就思维水平而言,《温病条辨》是远不能同《伤寒论》相比的。

源于《黄帝内经》的"脏腑辨证"固然重要,但源于《伤寒杂病论》的"六经辨证",则直接来自临床,更加切合实际,更加重要。将两者相比较,在对疾病证候的动态观察方面,在整体联系的把握方面,在对疾病发展趋势和预后的判断方面,"脏腑辨证"不及"六经辨证"深刻和灵动。更何况《伤寒论》是采取"方证对应"的原则,所谓"有是证必有是方",见到什么证,该用什么方,有极其严格的规定。而脏腑辨证则在"辨证"和"用方"之间,缺乏定向思维,有着多元选择,导致了临床疗效的不确定性。

必须指出的是:我们今天大力提倡掌握《伤寒论》的六经辨证思维和方证对应的学习方法,虽然极其重要,但并非要否定《黄帝内经》的脏腑辨证,否定后世创制的数量庞大的时方、验方。当今有许多"经方派"医家,在努力提倡经方思维和在继承、拓展经方的运用方面做出了很大的贡献,令人钦佩。但有的人自诩只用经方治病,不屑使用后世方,这种观点似乎流于片面、狭隘,会对初学者起到误导作用。

《伤寒杂病论》的"六经辨证"达到了古代思维方法的巅峰,经方创造的临床疗效,达到了很高的水平,这些都是毋庸置疑的。但张仲景必然有历史的局限性,他的成就不可能终结中医临床的发展。不能笼统地说"时方"一定比"经方"差,而且也不应该在临床中只用经方、不用时方治病,这无异于作茧自缚。

优秀的时方、验方,是对经方的补充和发展。大部分"经方"之所以在"时方"面前能够显示出较大的优势,除了本身构方精炼和合理之外,更在于每一首经方,都处在六经辨证纲领的统一指导之下,与其他经方前后联系、互相呼应,形成一个有机的链条,发挥的是群体效应之下的个体效应。而时方往往只是孤立的个体,只适合于辨证论治的一个断面,这是"后天不足"所造成的。然而,许多时方与经方同样也具有高超的构思技巧,也具有不错的临床疗效。我们在学习和运用时方的时候,如果有意识地将其纳入到"六经辨证"的思维方法中,采取同经方一样的"方证对应"的原则来理解和使用,则能够大大丰富和补充经方的不足,创造更加广泛、卓越的疗效。从我自己几十年来读书、临床之路来看,这种学习方法是切实可行的。

还要指出的是:一个优秀的临床医生,绝不能轻视单方、验方。这些具有简、便、廉、验的处方,往往出自民间和名医的经验积累,非常珍贵,每方多数只有一两味药,以辨病为主,不必辨证,容易掌握。本草著作中对每一种中药治病效果的认识,其实就是从单方、验方的使用开始积累的。俗话说:"单方气死好郎中"、"一招鲜,吃遍天",说的就是这种情况。《伤寒杂病论》中不仅有 269 首经方,还有好几十首单、验方。我国现存最早的验方集是东晋葛洪的《肘后救卒方》,这本书相当于一部古代危急重症的救疗手册,历代医家都很重视。我在中央电视台科教频道《健康之路》节目中,介绍感冒和流感初起,可以不辨寒热阴阳,只要发热、无汗,统统可以使用一首"千古名方",指的就是《肘后救卒方》中的"葱豉汤"。哪怕高烧 40℃,一碗药喝下去,往往"一汗而愈",这首方只有两味药:葱白,豆豉。用青蒿一味药治疗疟疾病,也是《肘后救卒方》最早记载的。根据今年 9 月 12 日的报道,中国中医科学院屠呦呦教授因为发明青蒿素,获得美国 2011 年度临床医学拉斯克奖,这是中国医药界迄今获得的至高荣誉,30 多年前,她从《肘后救卒方》中找到几首治疗疟疾病的单方,最后选择了青蒿做试验。试验了许多年,总是无法从青蒿中提取出青蒿素,后来又从《肘后救卒方》中的记载"青蒿一握,绞汁"中领悟出,青蒿素需要低温提取,不能加热。现在有人说:"这不是中医的成果!"如何看待?客观地说,这种从天然植物中提取生物碱或某种有效成分的方法,的确是西医使用了两百多年的常规手段。比如治疗疟疾病最早的原生药物,是金鸡纳树皮,这是南美洲印第安人在遥远的时代,从当地的猴子那里学来的,用于治疗疟疾病发高烧。17 世纪,欧洲人学会了用这种药,后来从中提炼出金鸡纳霜,即奎宁,奎宁的名称就是从印加语翻译过来的。奎宁曾经是治疗疟疾病的王牌药,使用了两百多年,如今产生了耐药性,而疟疾病仍然没有被消灭。屠呦呦从青蒿中提取青蒿素,从方法论来看,当然与从金鸡纳树皮中提炼奎宁碱如出一辙,至于青蒿素今后是否也会像奎宁一样出现耐药性?我认为:这是必然的。因为不断否定,又不断创新,就是西医和当代科学的特征。不管今后如何,青蒿素的发明,目前毕竟挽救了数百万疟疾患者的性命,这是最现实的。但在青蒿素的发明过程中,是从中医古籍《肘后救卒方》中找到根据、受到启发,也是不可否定的事实!正如孙光荣教授所说:中医治病的思维层次,有"术"和"道"的不同:如果只会用几个单方、验方治病,哪怕是号称所谓"祖传秘方",尽管也可能有效,充其量是停留在"术"的水平,范围狭窄,疗效有限;如果懂得辨证论治,用方得当,就可以上升至"道"的高度,治病的范围广阔,能够获得普遍的疗效;如果能够把"道"和"术"有机结合起来,既会"识证"、"用方",又能够精选一、两味对治疗某种病有特殊疗效的单方、验方,融入对证的方剂中,则可以达到至高的境界。许多古今名医确实做到了这一点。当代科学,仅仅在"术"的水平,对单味中药的研究,就能够让屠呦呦教授获得最高临床医学奖,如果当代科学在方法论上进一步提升、发展,上升至"道"的水平,对中医的方剂甚至整个中医药体系,进行突破性的研究,将为人类的医疗卫生保健事业创造出何等伟大的奇迹呢? 我们憧憬着这一天!

更要指出的是:为了培养一个全面的中医人才,中医的各门课程都应当学好,包括医学史、医古文、中医基础、中医诊断、中药、方剂、经典著作、各家学说、临床各科、针灸推拿、养生保健,也包括必备的西医知识等。但作为高等院校的教育管理者,要有一个清醒的头脑,我们培养的对象是未来的医生。为了使受教育者毕业后,能够开方治病,迅速在临床上站稳脚跟,在安排各门课程时,必须突出重点,必须给学生指出一条临床成才的正确方向,让他们能够充分发挥学习的主观能动性,沿着这个方向去努力,不至于被各种知识充塞了脑子,将来一到临床,就晕头转向,找不到治病的方向。

因此,强调《伤寒论》对于中医临床的指导作用,强调学习和运用经方的价值,以方剂为重点,把经方、时方、验方统一在《伤寒论》"六经辨证"、"方证对应"的方法论之下,在全面学习其他中医知识的同时,突出中心,抓住要害,善于引导,不失为培养中医临床人才的一条捷径。

第九篇

疼痛辨治的经方思路

原载《湖南中医药大学学报》2013年第2期

背景材料：这篇论文承接上文，是我在广州举办的国家中医药管理局"人才班"上所做讲座的前半部分。张仲景在《伤寒杂病论》中所创造的六经辨证，是运用了一种"三分思维"的中国古代哲学方法，即在阴阳学说"二分思维"的基础上，再三分阴阳，将疾病的位置、阶段、过程、性质分为太阳、少阳、阳明、太阴、少阴、厥阴六组概念，太阳、少阴属表，阳明、太阴属里，少阳、厥阴属半表半里。太阳病属于表证、热证；少阴病属于表证、寒证。阳明病属于里证、热证；太阴病属于里证、寒证。少阳病偏于表里不和；厥阴病偏于上下寒热错杂、虚实夹杂。这种六经辨证及其《伤寒杂病论》中的269首经方，不仅可以用于辨治外感病，也可以用于辨治所有的急、慢性病。然而，由于《伤寒杂病论》在传播过程中的流散，导致这部完整的著作被人为割裂成《伤寒论》《金匮要略》两部书。更由于后世医家解读的错讹，以为张仲景是以六经辨治伤寒，以脏腑辨治杂病，导致六经辨证的方法地位下降，没有广泛地运用于临床之中。这种失误，直到清代，经过"经方派医家"徐灵胎、柯韵伯、陈修园、陆九芝等人的大声疾呼，日本近代古方派医家的努力发掘，以及当代医家胡希恕、冯世纶等人的执着追求，六经辨证才开始全面回归到中医临床。近百年来，已经有人按照"方证对应"的原则，试图将《伤寒论》《金匮要略》合二为一，统一在"六经辨证"体系之下，对六经辨证也赋予了全新的内容，目的在于恢复《伤寒杂病论》的完整体系，给中医临床提供一条清晰的思路和方法。这个工作对于培养中医临床人才极其重要。我在看病时，既重视脏腑辨证，更看重六经辨证。前者采用时方，后者使用经方。本文即以疼痛的治疗为例，尝试运用六经辨证的经方思路予以治疗。由于在对六经辨证的本质认识上存在着不同的看法，由于日本汤本求真在《皇汉医学》以及胡希恕、冯世纶在《汤液经法》中，对于269首经方如何划归到六经辨证之下，一直有不同看法，因此，我的这种探索可能存在争论，欢迎参加这次研修班的主任医师、教授们提出宝贵意见。

　　疼痛是临床最常见的症状之一，往往是患者在倾诉自己的病症时，最先表达出来的痛苦。同时，疼痛也是《伤寒论》《金匮要略》中论述最全面、治法最丰富的病症之一，张仲景对各种疼痛症的部位、性质、特征等方面，进行了深入的阐述，治疗方剂近70首，不仅给后世辨治疼痛提供了成功的范式，而且也给后世的继承发展留下了充分的空间。由于仲景对疼痛症的概括病位确定，性质清楚，特征明显，故我在临床治疗中，明确是哪种疼痛之后，以六经辨证作为总的纲领，辨析疼痛的部位、性质，然后紧扣各种疼痛固有的特征,能够用经方治疗的,尽量使用经方;经方没有涉及的,则用时方。经方、时方的选择与配合,一概以疗效为标准。

根据《伤寒论》《金匮要略》的记载,我将仲景的治疗用方按照疼痛的部位分为九类:

一、头　痛

太阳病头痛,属于表证、热证,若表虚者,必发热、恶风、汗出、脉浮缓,用桂枝汤,后头痛,项背强几几,用桂枝加葛根汤;若表实者,必发热、恶寒、无汗、脉浮紧,用麻黄汤、大青龙汤,后头痛用葛根汤。

少阴病头痛,属于表证、寒证,若表虚者,恶风寒,脉缓弱,用桂枝加附子汤;四肢厥冷,因为血行不畅,阳气不能通达者,用当归四逆汤;若表实者,恶风寒,反发热、脉沉,用麻黄附子细辛汤。

阳明病头痛,属于里证、热证,若阳明腑实,则口渴,大便秘结,脉沉实,用承气汤;若阳明经证,则汗多,口大渴,用白虎汤;若后头痛,用葛根芩连汤;若阴虚有热,则心烦不眠,用酸枣仁汤。

太阴病头痛,属于里证、寒证,若干呕、吐涎沫者,用吴茱萸汤;若有痛经,用温经汤;四肢厥逆,用四逆汤。

少阳病头痛,一般偏于头部两侧,属于半表半里证,可用小柴胡汤、柴胡加龙骨牡蛎汤;偏实热者,用大柴胡汤;偏虚寒者,用柴胡桂枝干姜汤。

厥阴病头痛,呈寒热错杂,或上热下寒,可用乌梅丸、半夏泻心汤等。外治法则有头风摩散,用之治疗阵发性头痛。

疼痛属于虚证者,一般是隐隐而痛;属于实证者,一般是胀痛、剧痛;属于痰湿者,一般是晕痛、昏痛;属于血瘀者,一般是刺痛。这个规律也基本适合于其他疼痛症。

案例1:大青龙汤治疗头痛发热

高某,2011年4月25日一诊。患者高烧39.5~40℃,已经连续三天,头痛欲裂,全身肌肉酸痛,怕冷,始终未出大汗,烦躁,口渴,舌淡红,脉浮紧、滑数。目前住院治疗,正在"发热待查"。

处方:麻黄18克　桂枝6克　杏仁10克　炙甘草10克　石膏50克　生姜10克　红枣10克　苍术10克

水9碗,先煎麻黄15分钟,边煎边去掉浮在药罐上面的泡沫,再加入其他药,煎半小时左右,煎至3碗水,先喝一碗,盖被子取汗,汗出热退,则停服。汗出不多,仍然发热者,两小时后,继续服第二碗。汗出太多,则喝冷水一杯止汗。

患者服第一碗药后,持续出汗半小时,热退,头痛、身痛减轻,四小时后,又开始发热至38.2℃,继续服第二碗,微微出汗,热退。第二天痊愈。

按语:本案为太阳病头痛,属于表证、热证、实证,以头痛、怕冷、发热、身热、无汗、脉浮紧、烦躁为主要特征,在重感冒、流感患者中非常普遍。患者除了头痛剧烈之外,发热经常达到39℃以上。但只要属于初起,身上热,不出汗,摸上去干干的,或者出汗不多,脉浮数、浮紧、滑数,没有剧烈咽喉疼痛,都可以用此方。兼有身体肌肉酸痛者,可加苍术10克。此方我在临床用得很多,方中麻黄必须用到18克,三岁的小孩,可用12克,只要煎煮得法，不但没有副作用，而且往往一剂未尽，就热退身凉，患者常常视为奇迹。本方煎煮法，一概遵照《伤寒论》大青龙汤方后的介绍，不可违背，否则无效。几年前，尹周安医生告诉我，他经常遇到白血病患者在急性发作时，高烧、头痛、怕冷、无汗，感到棘手。我回答何不用大青龙汤？当时他用了没有效。后来他又请教志山医生，方医生指出：无效的原因在于没有遵守张仲景的煎服法，改正之后，疗效即非常显著。此事反馈到我这里，对我的教训深刻，深感学用经方，一定要丝丝入扣，不可马虎大意。

太阳病头痛，即使不发热，只要怕冷，身热，不出汗，脉浮紧，烦躁或紧张，仍然可以用大青龙汤。胡希恕、刘渡舟先生的医案中都有类似治疗病例。

案例2：温经汤加减治疗头痛

刘某，男，65岁，2009年8月12日就诊。患者头痛、头晕、吐涎沫3天。自诉头痛已经20余年，因受寒而起，每遇天气寒冷时发作，发作时巅顶胀痛，口中流清涎，干呕，平时则经常头晕，乏力，头部微热，四肢冰冷，大小便尚可，有脑梗旧病史，面色㿠白，形体清瘦，舌瘦，舌质淡偏暗，苔薄白，脉弦细。

处方：吴茱萸10克　半夏10克　炙甘草10克　白参10克　麦冬10克　丹皮10克　桂枝10克　桃仁10克　赤芍10克　茯苓15克　川芎10克　当归10克　黄芪30克　蔓荆子10克　细辛3克　生姜10克　大枣10克　七剂

患者诉服上药七剂后症状消失，半年来未发作。

按语：本案为太阴病头痛，属于里证、寒证、虚证。患者头痛、吐涎沫，舌淡，脉弦细，本来属于吴茱萸汤证。《伤寒论》378条云："干呕，吐涎沫，头痛者，吴茱萸汤主之。"方中有吴茱萸、生姜、人参、大枣四味药，可温胃益气、散寒止呕、止痛。如果病情单纯，此方原可胜任。然而患者病程长达20余年，屡次发作，头热、肢冷，面色㿠白，舌质偏暗，又有脑梗旧病史，说明其血行不畅，阳气不能通达全身，证候非常明显，病久已入血络。故用温经汤合桂枝茯苓丸治疗。这两首方，本是妇科名方。后者长于活血化瘀，用于治疗因血行不畅而导致的子宫肌瘤，前者长于温经散寒，养血益气，用于治疗气虚血亏、血瘀有寒的各种妇科病。只要病机相同，即使是妇科方，也可以用治男子，这毋庸置疑，因为中医是辨证为主，辨病为次的。温经汤中本来包含吴茱萸汤的吴茱萸、生姜、人参三味药在内，再去阿胶的滋腻，加细辛、蔓荆子，专治头痛，加黄芪补气以助血行，全方综合发挥养血益气、活血化瘀、温寒止痛的作用，因此仅服七剂，头痛不再发作。

案例3：小柴胡汤合桂枝加葛根汤治疗头痛

宋某，女，43岁，2011年3月14日就诊。自诉后脑勺部、头部两侧疼痛多年，西医排除颈椎压迫，高血压病，按照神经性头痛治疗两年无效。发作严重时恶心欲呕，全身发冷、发热。2002年开始发作，近10年中每个月要大发作几次，平时头晕，两太阳穴及后头部隐痛，须按压则舒，月经及白带正常，舌质淡红，薄白苔，脉沉细。现在已经发作两天。

处方：小柴胡汤合桂枝加葛根汤加减。

柴胡18克　黄芩15克　半夏10克　生姜10克　大枣10克　党参15克　桂枝10克　白芍30克　葛根50克　川芎10克　天麻10克

二诊：病人头痛显著减轻，药已对症，原方加减做丸剂巩固疗效。

桂枝30克　白芍60克　葛根90克　半夏30克　川芎60克　全蝎60克　天麻30克　白参30克　土鳖30克　白芷60克　蜈蚣50克　细辛15克　黄芩30克　柴

133

胡 30 克　为蜜丸，每次 9 克，每天两次。连服两剂药丸，至今半年多再未发作。

按语：本案为少阳、太阳病头痛。从发作时忽冷忽热，恶心欲呕，痛在两侧来看，属于少阳病证候，从后头痛和按之则舒，以及脉舌来看，兼见太阳病桂枝加葛根汤证，故将两方合用，再加川芎活血止痛、天麻祛风定晕，一诊即获效。但病程近 10 年，"久病入络"，故二诊加虫类药搜剔顽邪，防止复发。

案例 4：酸枣仁汤治疗头痛

周某，女，42 岁，2010 年 9 月 25 日就诊。患者头痛，昏胀，头部不清醒，睡眠不好，梦多，月经量少，大便偏干，已经持续了半年，面色憔悴，舌红无苔，脉弦细数。

处方：川芎 30 克　知母 10 克　枣仁 30 克　炙甘草 10 克　茯神 30 克　香附子 10克　白蒺藜 30 克　首乌藤 30 克　丹参 15 克　合欢皮 10 克　生地 30 克　七剂

二诊：上方效果显著，连续睡了七天安稳觉，头部也轻松许多，面色与精神状态都有改善。原方不变，加柏子仁、灵芝，做成蜜丸善后。

按语：本案为阳明病头痛，属于里证、热证、虚证。《金匮要略》原文云："虚劳虚烦不得眠，酸枣仁汤主之。"由于长期睡眠不好，往往精力不支，面容憔悴，头痛头晕，烦躁易怒，故《金匮要略》归结为"虚劳"章中。凡见到头痛与失眠同时存在，而又脉偏沉细数，大便偏干，舌象偏红的，属于"虚烦不得眠"，不宜用苦寒清热，介类潜阳之品，当滋阴清热，养心安神，疏肝解郁，此方切中肯綮。原文虽然无一字提及头痛，但川芎一味，明显为头痛所设，而失眠与头痛的内在关系，也一目了然。以我的经验，川芎可以重用至 30克，茯苓可以改为茯神，再配香附子，后世名"交感丸"，安神效果更好，加生地，配合原方中的知母，增强滋阴的作用，白蒺藜、首乌藤、丹参、合欢皮，均属轻灵镇静安神之品，对于治疗头痛、失眠两者均有效果，白蒺藜、合欢皮、香附子又有疏肝解郁的作用，与本方搭配非常得当。

案例 5：麻黄附子细辛汤治疗三叉神经痛

彭某，女，71 岁，2008 年 9 月 15 日就诊：患者三叉神经痛 3 年，稍冷即发，夜间发作频繁，近半月来每天发作多次，服卡马西平等西药已经没有效果。舌质嫩红，有瘀斑，薄白苔，脉沉细，面色晦暗。

处方：麻黄附子细辛汤加减。

麻黄 6 克　附子 10 克　细辛 3 克　白芍 30 克　炙甘草 10 克　全蝎 10 克　蜈蚣1 条　白附子 5 克　僵蚕 10 克　五剂

二诊：患者诉服药后夜间三叉神经痛发作频率减轻（5 天仅发作 3 次，且程度较服药前减轻），舌脉如前。效不改方，仍服原方七剂，再用原方加减做水丸缓图。

处方：麻黄 30 克　附子 60 克　细辛 30 克　乳香 50 克　没药 50 克　蜈蚣 30条　全蝎 30 克　白附子 30 克　僵蚕 30 克　防风 30 克　黄芪 60 克　土鳖 60 克　水丸，早中晚各一次，每次 100 粒。服用水丸两剂后，疼痛完全消除。

按语：本案为少阴病，属于表证、寒证、实证。患者对于寒冷特别敏感，遇天气寒冷即发，接触冷物亦发，脉沉细，苔薄白，面色晦暗，一派少阴寒实之证，故用麻黄附子细辛汤。此方治疗三叉神经痛有效，临床对此早有报道。由于疼痛异常，除了合用芍药甘草汤缓急止痛之外，尚加蜈蚣、全蝎、僵蚕、白附子，即合用止痉散、牵正散，借助虫类搜剔之品，加强止痛效果。一诊获效后，为巩固疗效，防止复发，二诊再加乳香、没药活血止痛，黄芪、防风固卫祛风，做成药丸长期服用。

二、咽喉疼痛

太阳病咽喉疼痛,属于风寒表虚,挟有痰涎者,用半夏散及汤;风寒外束,痰火郁结者,用苦酒汤;属于温病,伴有轻微口渴,舌微红,发热,不恶寒者,用甘草汤或桔梗汤。

少阴咽喉疼痛,古人称作"两感伤寒",咽痛、声音不出者,可用麻黄附子细辛汤。

案例6:苦酒汤治疗咽喉疼痛、声音不出

冯某,男,46岁,1984年3月15日就诊。患者从北京赶到长沙来开会,途中感受风寒,咽喉疼痛剧烈,不能发声,痰涎壅盛。服苦酒汤一剂,第二天即疼痛减轻,可以开声说话。

按语:本案患者就是著名《伤寒论》学者冯世纶先生,当时他是来长沙参加"马王堆医书研究会"第二次学术会议。我负责接待时,他手指咽喉,表示疼痛,不能说话,请我为他准备几片生半夏,一个生鸡蛋,一杯米醋。然后,他以电热杯将半夏放在醋中煮几分钟,将药汁倒入蛋清中搅拌至半熟,每次一小口,徐徐咽下。第二天见到他时,已神情爽朗,面带微笑,声音如常,详细向我讲述了自己受寒得病的经过,以及煎药、服药的方法,此事令我印象十分深刻。我学会了这一招,曾经用于治疗一位患者,取得显著疗效。这位患者是某市主要领导,即将离任升职,在准备做最后一次报告的前一周,因为受寒,突然声嘶,喉头高度水肿,经西医用大量激素几天后,不但无效,反致完全不能发声,在离做报告只有一天时,请我会诊。我用苦酒汤加减,嘱其连夜频服,仅仅一剂,即能够发声,做完了长达几个小时的报告。此案见载于本书下卷"临床篇"慢性炎症一章之慢性咽喉炎一节。

案例7:桔梗汤合麻杏甘石汤治疗急性咽喉炎

王某,男,19岁,2011年6月5日就诊。患者三天前感冒发烧未退,至今体温38℃,汗出不多,咽喉疼痛,咳嗽痰黄,口苦,口微渴,舌红,苔薄黄,脉细滑数。

处方:桔梗10克　甘草10克　麻黄10克　杏仁10克　石膏30克　黄芩10克　浙贝10克　三剂

二诊:服上方后,发热已退,咳嗽有所减轻,仍然咽喉疼痛,有黄痰。

处方:桔梗15克　甘草10克　枳壳10克　土牛膝30克　板蓝根30克　玄参15克　桑皮10克　浙贝10克　黄芩10克　栝楼皮10克　七剂

二诊:服药后,症状消失。

按语:咽喉疼痛是外感病初起时最常见的症状之一。如果属于风热感冒,可用桔梗甘草汤合麻杏甘石汤透解,我在外感已经消除,而咽喉疼痛不止时,往往以桔梗甘草汤为治疗主方,加板蓝根、玄参、土牛膝清火、解毒、止痛,加枳壳与桔梗一降一升,调节气机。兼咳嗽、吐黄痰,则加桑皮、浙贝、黄芩、瓜蒌皮等清热、化痰、止咳,效果甚好。

桔梗甘草汤、甘草汤、苦酒汤、半夏散及汤,全部见于《伤寒论》少阴篇。《伤寒论》原文311条云:"少阴病二三日,咽痛者,可与甘草汤;不差,桔梗汤。"原文312条云:"咽中伤、生疮、不能语言,声音不出者,用苦酒汤。"原文313条云:"少阴病,咽中痛者,半夏散及汤主之。"汤本求真的《皇汉医学》把桔梗甘草汤、甘草汤、苦酒汤放在少阳篇,而对于把"半夏散及汤"放在少阴篇还是放在太阳篇,则举棋不定。

我认为,这4首经方都应该属于太阳篇的方剂。外感初起,咽喉疼痛是经常见到的症状,属于太阳病热证、实证:风寒挟痰者,用半夏散及汤(半夏、桂枝、甘草);风热初起,轻者用甘草汤,重者用桔梗甘草汤;郁久而导致疼痛、生疮、不能发声者,用苦酒汤。属于少阴病寒证、实证,可以用麻黄附子细辛汤。虽然,在《伤寒论》原文中没有提到麻黄附子细辛汤可以治疗咽喉疼痛,但古今医家早有许多医案加以验证,古人称之为"两感伤寒"。

然而,我在多次研读《伤寒论》太阳病篇时,始终感到难以理解的是:张仲景对于外感病包括感冒、流感初起的症状,全部都有描述,如头痛、发热、恶寒、身痛、咳嗽、气喘,为什么从来没有提到最常见的"咽喉疼痛"?太阳病中风用桂枝汤,伤寒用麻黄汤,为什么温病没有处方?辨证论治的创造者,不可能留下这样两个明显的漏洞。从清代以来,后世许多经方家指出,《伤寒论》并非没有治疗温病初起的处方,麻杏石甘汤、栀子豉汤、葛根芩连汤、黄芩汤,都可以用之治疗温病初起。当我把伤寒六经辨证重新定位,将太阳病定位为"表证、热证",少阴病定位为"表证、寒证"时,发现《伤寒论》治疗外感初起、咽喉疼痛的处方,原来隐藏在少阴篇中。特别是半夏散及汤与桔梗汤,分别是治疗外感风寒挟痰和外感风热的两首主方,应该让其回归到太阳病篇。半夏散及汤证的咽喉疼痛,察知咽喉,应当不红,但痰涎较多;桔梗甘草汤证的咽喉疼痛,察知当偏红偏肿,这是两者的区别。桔梗甘草汤可宣肺利咽,排脓解毒,适合于温病初起的咽喉红肿疼痛,例如著名的银翘散与桑菊饮,都是以桔梗、甘草为基础组方的,故本方也应该看做是《伤寒论》中有关温病治疗的方剂之一。我在临床上,将此方合麻杏甘石汤、葛根芩连汤、栀子豉汤等治疗风热感冒、咽喉疼痛,证实是有效的。

三、肩颈手臂疼痛

肩颈疼痛,属于太阳病表证、热证。表虚者,用桂枝加葛根汤;表实者,用葛根汤。

属于阳明病里证、热证。里实者,可用葛根黄芩黄连汤。

手臂疼痛,麻木无力,《金匮要略》称作"血痹",属于少阴病表证、寒证、虚证,用黄芪桂枝五物汤。

案例8:黄芪桂枝五物汤加减治疗手臂疼痛

刘某,男,51岁,左肩部至手臂部酸胀疼痛,抓东西无力,夜间尤剧,左手指明显比右手冷,二便调,舌暗苔腻,脉沉细。患病已经有两个月。

处方:黄芪90克 桂枝10克 赤芍10克 茯苓15克 丹皮10克 桃仁10克 羌活15克 秦艽15克 木瓜15克 苍术10克 姜枣各10克 七剂

二诊:上方服后,症状基本缓解。

按语:黄芪桂枝五物汤之辨证要点在于手臂抓东西无力;用方要点在于重用黄芪,元气充足,才能推动血行。我常加刺五加30克,助黄芪补气,加鸡血藤30克养血。手臂酸胀,乃为有风湿,可以加秦艽、羌活祛风,苍术、木瓜祛湿。血痹的病机是血行不畅,如果有肢冷、舌暗等瘀阻现象,则合用桂枝茯苓丸效果更好。

案例9:葛根汤加减治疗颈肩疼痛

张某,男,48岁,2007年7月12日就诊。患者颈椎疼痛多年,检查有颈椎骨质增生,压迫神经根,现颈部酸胀疼痛,僵硬,手麻,抬举不便,夜晚尤剧,形寒,怕冷,舌淡苔薄白,脉弦,血压不高。

处方:葛根80克 桂枝10克 白芍15克 炙草10克 生姜10克 红枣10

克 麻黄10克 白芥子10克 羌活10克 秦艽10克 鹿衔草30克 豨莶草30
克 鸡血藤30克 七剂

二诊:服上方后,症状大为缓解,加鹿角霜、穿山甲、蜂房为丸长服。多年未发作。
这三味药有软坚散结、消融骨刺的作用。

按语:葛根制剂是治疗颈椎病的主方,在杂病中表现为寒证的,多用桂枝加葛根汤、
葛根汤;表现为热证的,用葛根芩连汤。西医对于颈椎病的分类,多分为五型:颈型、神
经根型、椎动脉型、交感神经型、脊椎型,可以参看本书慢性疼痛一章的肩颈疼痛一节。
无论哪一型,从中医寒热两个角度辨证,以经方葛根制剂加减,疗效均好,但葛根剂量要
大,至少用50克。本案颈椎局部酸胀、僵硬,属于颈型;手麻、抬举不便,神经根受压,属
于神经根型,年纪不大,血压不高,适合于用葛根汤温通,原方加羌活、秦艽祛风,白芥子
化痰,鸡血藤活血,豨莶草、鹿衔草通络。后3味药加入,治疗手臂麻木特别有效。如果
手臂疼痛剧烈,还可以加蜈蚣、全蝎等止痛。倘若颈椎病日久,已经发生器质性改变,则
必须在煎剂取得效果后,做成丸剂缓图。本方加鹿角霜、穿山甲、露蜂房,意在软坚散结,
消融骨刺,有一定作用。

案例10:葛根黄芩黄连汤加减治疗颈肩疼痛

尚某,36岁,2011年5月17日就诊。患头颈肩部酸胀,头晕昏痛,咽喉不适,心慌
失眠,大便偏干,口苦,容易上火,舌瘦而暗红,有薄黄苔,脉细滑。

处方:葛根80克 黄芩10克 甘草10克 黄连8克 白芍30克 木瓜30克 天
麻15克 石斛10克 枣仁30克 炙远志10克 茯神30克 香附子15克 合欢花
10克 七剂

上方服后,症状消失。

按语:本案代表了颈椎病的另外两种类型。从头颈部酸胀疼痛这一症状来看,可以
确定为颈椎病。头晕昏痛,是压迫了椎动脉,导致头部供血不足所致,属于椎动脉型;咽
喉不适,心慌失眠,是压迫了交感神经,属于交感神经型。这一类颈椎病往往表现为热
证,适合于用葛根黄芩黄连汤加减。其中,香附子、茯神、合欢花调气安神,与远志、枣仁
相配,有很好的治疗心慌、失眠的作用。特别是合欢花,既可以安神,又可以利咽喉,与
石斛相配,能够起到滋阴降火的作用。

四、胸痹心痛

胸痹心痛多数属于太阴病,里证、寒证,分轻重虚实辨治。属于上焦阳气不通,阴
邪阻滞而"胸背痛"者,用栝楼薤白白酒汤;夹有痰饮上逆,出现不得卧、"心痛彻背"
牵引性疼痛者,用栝楼薤白半夏汤。这是胸痹的两首正治方,理气通阳或理气化痰。
属于轻证,出现"心悬痛",即心中空痛者,用桂枝生姜枳实汤。属于急证,出现"胸痹,
缓急",即阵发性剧痛者,用薏苡附子散。属于重证,出现"心痛彻背,背痛彻心",即
持续性、牵引性剧痛者,用乌头赤石脂丸。属于虚寒者,用理中汤、四逆汤或人参四
逆汤。

胸痹心痛一部分属于少阳病,可以根据寒热虚实的情况,使用小柴胡汤、大柴胡汤、
柴胡桂枝干姜汤等加减。

案例11:大柴胡汤合栝楼薤白半夏汤治疗胸痛

甄某,女,35岁,2008年11月就诊。两年前患心肌炎,经常胸闷、心口痛,头晕,易疲劳,口苦,小便黄,大便偏干,月经尚可,舌淡红,苔薄黄,脉弦细滑。

处方:栝楼皮10克　薤白10克　半夏10克　柴胡10克　黄芩10克　枳实10克　虎杖15克　赤芍10克　西洋参10克　麦冬10克　五味子5克　生姜10克　红枣10克　十四剂。

二诊:服上方有效,症状基本消失,嘱其注意休息,有不适时可以继续服用。

按语:胸痹心痛多数是冠心病表现的症状,属于寒证、里证,根据虚实,分别用瓜蒌、薤白制剂,干姜、附子、人参制剂予以治疗。前者通阳理气,后者温阳补气,这在临床上已经有了共识。因此,本案选择了另外一类胸痹心痛患者的案例予以介绍。本案是心肌炎后遗症患者,从胸闷、心口痛、口苦、小便黄、大便偏干的症状来看,属于少阳病大柴胡汤证,故主方选用大柴胡汤,不用大黄改用虎杖,是因为大黄煎煮的要求高,患者不容易掌握,虎杖既有大黄降火通便的功能,又耐煎煮,尚能够活血化瘀。张仲景的两首瓜蒌薤白制剂,必须加酒,才能通阳,合用去酒的瓜蒌薤白半夏汤,是取其宽胸理气的作用,加强大柴胡汤调节气机的效果。因为患者病程较长,日久必虚,头晕、易疲劳,故加西洋参、麦冬、五味子,即合用生脉散,以照顾虚证的一面。从我的临床经验来看,胸痛心痛属于冠心病患者,多表现为太阴病寒证;心肌炎患者,多表现为少阳病热证、虚实夹杂。

五、胸胁疼痛

胸胁疼痛属于少阳病半表半里证。热证、虚证者,可用小柴胡汤;热证、实证者,可用大柴胡汤;偏于寒证、兼挟水饮者,可用柴胡桂枝干姜汤;偏于气滞者,可用四逆散;偏于气滞血瘀者,"其人常欲蹈其胸上",此为肝着,可用旋覆花汤;偏于悬饮者,疼痛剧烈,"心下痞鞕满,引胁下痛",用十枣汤。

案例12:柴胡桂枝干姜汤治疗肺癌化疗后

李某,男,65岁,2000年11月5日就诊。右肺下叶转移性癌,右侧胸膜转移性病变,右侧少量积水,胸部疼痛,化疗一次后,疼痛有所减轻,仍然疼痛难忍,咳嗽,气喘,咳痰清稀,疲乏无力,小便短少,舌淡苔薄白,脉弦滑。

处方:柴胡10克　桂枝10克　干姜10克　五味子10克　细辛3克　牡蛎30克　花粉10克　黄芩10克　炙甘草10克　法夏10克　白术10克　茯苓15克　泽泻10克　猪苓10克　葶苈子30克　红枣30克　七剂

二诊:服上方后,症状减轻,加白参15克,继续服十五剂,化疗期间不停服。经过六次化疗后,病情基本稳定。所有症状都已经减轻或消失。

按语:癌症化疗后往往出现一系列紊乱现象,一般应着重于调节。本案患者胸部疼痛,部位在少阳,偏于寒饮内停,故咳嗽,气喘,咳痰清稀,有少量积水,证属少阳枢机不利,水饮停积于上焦,正是柴胡桂枝干姜汤所主。原方加五味子、细辛,配干姜,是张仲景温化寒饮治疗咳喘的3味主药,再加半夏、葶苈子降逆平喘,合五苓散温阳利尿,是上病下取,帮助肺部通调水道,下输膀胱,改善水液代谢功能;疼痛剧烈,可以加蜈蚣、全蝎、元胡、乳香、没药、穿山甲等分研末送服;胸水较多,可以加白花蛇舌草、半枝莲、龙葵、蝼蛄之类。这是我治疗肺癌患者化疗期间常用的配方组合。

六、心 下 痛

属于阳明病里证、热证。证轻者,"正在心下,"按之则痛",用小陷胸汤;"心下痛,按之濡,其脉关上浮者,用大黄黄连泻心汤";证重者,"心下按之石硬",或"从心下至少腹硬满而痛,不可近者",为结胸证,用大陷胸汤或大陷胸丸。

属于太阴病,虚寒证者,用理中汤;寒实结胸证者,用三物白散。

属于厥阴病上热下寒证者,用黄连汤;寒热错杂、虚实夹杂者,"心中疼热",用乌梅丸。

案例13:柴胡陷胸汤治疗胃痛

陶某,女,56岁,2010年3月14日就诊。患者胸闷,心下痛,引至背痛背胀,胃中有灼热感,口苦,稍口干,舌瘦,舌尖暗红,苔黄,二便可,有多年慢性浅表性胃炎和慢性胆囊炎病史。处方:柴胡陷胸汤加减。

柴胡10克　法夏10克　黄芩10克　瓜蒌皮15克　黄连8克　枳实10克　耳环石斛10克。七剂

二诊:病人自诉服药后症状大为减轻,现颈部不舒、疼痛,改变体位后尤甚,眠差。处方:葛根芩连汤加减。

葛根80克　炙甘草10克　黄芩10克　黄连5克　法夏10克　耳环石斛10克　天麻10克　茯神30克　枣仁30克　香附子10克　七剂

服上药后,症状消失。以上两方,患者经常自己在不适时抓几剂服用,每每有疗效。

按语:柴胡陷胸汤是治疗慢性胃炎、食道炎、胆囊炎的主方之一,但必须见到胃中有烧灼感,口苦,舌苔黄腻等证候,才可谓"方证对应"。古代医家如吴鞠通经常在小陷胸汤中加枳实,用之消痞除胀;民间认为蒲公英是治疗胃病的上品,又无芩连的苦寒;近年来有医家提出:败酱草治疗胃病的效果比蒲公英还好。这些都出自临床实践,有很好的参考价值。我喜欢在方中加耳环石斛,这味药为滋养胃阴之佳品,慢性消化道炎症用多了黄连、黄芩等苦寒燥湿之类的药物,容易伤阴,而石斛则有养阴护胃的作用。经常见到舌苔黄腻,久久不去者,在用芩连时,加以石斛,即容易消退。

七、腹 痛

属于太阴病虚寒证,出现腹中隐隐而痛者,用理中汤;拘急而痛者,用小建中汤、桂枝加芍药汤;"腹中寒气,雷鸣切痛,胸胁逆满,呕吐"者,用附子粳米汤;"腹中痛,及胁痛里急"者,用当归生姜羊肉汤;"心胸中大寒痛,呕不能饮食,腹中寒,上冲皮起,出现有头足,上下痛而不可触近"者,用大建中汤;"寒疝,绕脐痛"者,用大乌头煎;兼有表证,身疼痛者,用抵当乌头桂枝汤。属于太阴病,寒实证,"胁下偏痛,发热,其脉紧弦,此寒也。以温药下之,宜大黄附子汤"。

属于阳明病实热证,出现腹部疼痛、胀满、大便秘结者,根据不同情况,用三物厚朴汤、调胃承气汤、小承气汤、大承气汤。

属于少阳病的腹痛,偏于上腹部,用小柴胡汤;腹痛,"气上冲胸"、"往来寒热"者,为奔豚病,用奔豚汤。

腹痛偏于右下腹，为肠痈。属于阳明病，实证者，"按之即痛如淋"，用大黄牡丹汤；属于太阴病，虚证者，"腹皮急，按之濡如肿状"，用薏苡附子败酱散。

妇人、孕妇腹痛，属于太阴病，用当归芍药散；腹痛、漏下，用胶艾汤。产后腹痛，属于虚证者，用当归生姜羊肉汤、小建中汤、内补当归建中汤；属于气滞者，用枳实芍药散；属于血瘀者，用下瘀血汤。

案例14：当归芍药散合奔豚汤加减治疗腹痛

李某，女，54岁，2009年10月21日就诊。患者腹中经常隐痛多年，剧烈发作时，则感到腹部紧缩疼痛，有股气从小腹上冲到喉咙，呕吐，坐立不安，西医诊断为神经性腹痛，面色㿠白，精神欠佳，舌质淡红，苔薄白，脉弦细。

处方：当归15克　白芍30克　川芎10克　白术30克　茯神30克　泽泻10克　柴胡15克　合欢皮10克　法夏10克　黄芩10克　生姜10克　甘草10克　代赭石30克　七剂

二诊：上方服后，症状消失，以当归芍药散合黄芪建中汤善后。

处方：当归15克　白芍30克　川芎10克　白术30克　茯神30克　泽泻10克　桂枝10克　饴糖60克　炙甘草15克　生姜10克　大枣10克　桂圆肉15克　黄芪30克　十四剂

按语：关于《金匮要略》中的奔豚病，当代医家很少有人提及，但我在临床遇到不少，男人有，女人更多，西医认为与神经活动有关。奔豚汤由当归、川芎、白芍、葛根、黄芩、半夏、生姜、甘草、李根白皮9味药物组成，因为李根白皮药店不备，此方长期搁置，几乎无人问津。有人建议用桑白皮代替李根白皮，刘子云老中医则代之以大剂量川楝子，认为川楝子苦寒降泻，理气止痛，善引肝火下行。这都不无道理。但仔细观察此方，其主要由半个当归芍药散（有当归、芍药、川芎，缺茯苓、泽泻、白术）、半个小柴胡汤（有半夏、黄芩、生姜、甘草，缺柴胡、人参、大枣）组成，共占了7味药，主要作用为理气和血。然而，中药调节气机升降的药物主要为柴胡，而不是葛根，我怀疑其中有误，在运用本方时改葛根为柴胡，又常用合欢皮代替李根白皮。合欢皮疏肝解郁，宁心安神，与《金匮要略》所言奔豚病"皆由惊恐得之"相吻合。凡是感到有股气在身上乱走，或气从小腹往上冲，或咳嗽久久不愈，咽喉不痛不痒，气冲咽喉时即咳，或在身上随处按之即呃逆，都属于奔豚病之列，此方都可以尝试。但在治疗咳嗽时，可以用桑白皮，不用合欢皮。

八、腰腿疼痛

属于太阴病寒湿者，"腰以下冷痛，腰重如带五千钱"，此为"肾着病"，用甘草干姜茯苓白术汤。

属于少阴病，"脚肿如脱"，诸关节疼痛，用桂枝芍药知母汤；脚挛急疼痛，不可屈伸者，用芍药甘草汤、芍药甘草附子汤。

案例15：芍药甘草汤加减治疗腿疼

张某，女，49岁，绝经两年，双侧腿部疼痛，时酸胀，时痉挛，夜间尤剧，常半夜痛醒，无法再睡，有腰椎间盘突出病史，大便微溏，舌质红，苔薄黄，脉细滑。

处方：芍药甘草汤加减。

白芍30克　炙甘草15克　木瓜30克　苍术15克　黄柏15克　蜈蚣1条　全

蝎 10 克　补骨脂 15 克　续断 10 克　杜仲 10 克　七剂

二诊：药后上诉症状大为好转，疼痛减轻，方已对证，原方再进七剂，并加紫河车、木瓜、枣皮、乳香、没药等，做成丸剂巩固疗效。

按语：腰腿疼痛在中老年人中已经是常见病，大多数与常年劳损，机能退化有关，即使在变天时反应较大，也不宜当作风湿病治疗。本方初诊处方，实际上是芍药甘草汤、止痉散、二妙散、青娥丸四方合用，芍药甘草汤是治疗"脚挛急"的主方，但相对于这种长期缠绕的慢性病，只能起到一时之效，力量仍然不够，故合止痉散（蜈蚣、全蝎）可以加强止痛作用，腿部酸胀多为下焦湿热，故配以二妙散（苍术、黄柏），旧有腰椎病，则合用青娥丸（杜仲、续断、补骨脂），补肾而不留邪。初诊有疗效，即需做药丸常服。

九、周身疼痛

属于太阳病。表虚者，用桂枝汤；表虚兼气阴不足者，用桂枝新加汤。表实者，用麻黄汤、大青龙汤。寒湿疼痛者，用麻黄加术汤；阳气为湿邪抑郁，"发热日晡所剧"者，用麻黄杏仁薏苡甘草汤。

属于少阴病。表虚者，用桂枝加附子汤；阳气不能温煦，"身体痛，手足寒，骨节痛，脉沉者"，用附子汤；风湿疼痛，风重者，用桂枝附子汤；湿重者，用白术附子汤；风湿并重者，用甘草附子汤；表实者，用麻黄附子细辛汤；虚实夹杂者，"诸肢节疼痛，身体尪羸，脚肿如脱，头眩短气，温温欲吐"，用桂枝芍药知母汤；"诸历节，不可屈伸疼痛"者，用乌头汤。

由于机体适应能力减弱，常因气候变化而致表里不和、身体疼痛不舒者，属于太阳少阳同病，用柴胡桂枝汤。

案例 16：柴胡桂枝汤治疗身体烦疼

周某，女，62 岁，农民，2010 年 4 月 24 日初诊。

患者四肢疼痛酸胀多年，遇到天气变化或劳累加重，时发时愈，做过各种检查，类风湿因子不高，有轻度腰椎骨质增生，饮食、二便尚可，最近周身疼痛，右下肢从臀部到小腿胀痛厉害，活动稍舒，躺下尤剧，以致心烦不眠，舌淡苔薄黄，脉弦细。处以柴胡桂枝汤合二妙散、止痉散：

柴胡 10 克　桂枝 10 克　白芍 30 克　炙甘草 10 克　黄芩 10 克　党参 15 克　半夏 10 克　生姜 10 克　大枣 10 克　黄柏 10 克　苍术 10 克　蜈蚣 1 条　全蝎 10 克　七剂

2010 年 5 月 2 日二诊：服上方后，臀部及小腿胀痛显著好转，全身酸痛也有改善，颈部不适，精神疲倦，舌淡，脉弦细。原方加减：

柴胡 10 克　桂枝 10 克　白芍 30 克　炙甘草 10 克　黄芩 10 克　党参 15 克　半夏 10 克　生姜 10 克　大枣 10 克　黄柏 10 克　苍术 10 克　葛根 50 克　黄芪 30 克　七剂

2010 年 5 月 10 日三诊：服上方后，头颈部及上身疼痛全部缓解，精神亦好转，仅臀部留有酸胀感，舌脉同前，仍然用原方加减：

柴胡 10 克　桂枝 10 克　白芍 30 克　炙甘草 10 克　黄芩 10 克　党参 15 克　半夏 10 克　生姜 10 克　大枣 10 克　黄柏 10 克　苍术 10 克　木瓜 30 克　怀牛膝 15

克　薏仁 30 克　黄芪 30 克　当归 10 克　七剂

服药后臀部的酸胀感也消失,一如常人。

按语: 在经方中治疗因为风寒湿热导致周身疼痛的方剂不少,大多数以温阳散寒、利湿清热为治,如乌头汤、白术附子汤、麻黄杏仁薏苡甘草汤、桂枝芍药知母汤等。临床治疗时,习惯于用经方者,常常根据辨证论治的需要,选取以上方剂。然而,柴胡桂枝汤的立意却与以上方剂有显著的不同,《伤寒论》第 146 条云:"伤寒六七日,发热,微恶寒,支节烦疼,微呕,心下支结,外证未去者,柴胡桂枝汤主之。"从证候来分析,"支节烦疼"是指四肢烦劳酸疼,虽不剧烈,但缠绵不已;从方剂的组合来分析,本方是由小柴胡汤与桂枝汤合方,两方都以"和法"为治疗原则,而不是以祛风、散寒、去湿、止痛为目的。这种病痛,最常见于中老年或体质比较虚弱的患者,最容易在劳累过后、天气变化、季节更替时发生,各种检查都显示不出有严重疾病,用药偏凉、偏温,患者都感觉到不适。这是身体虚弱或年龄趋于衰老,肌肉筋骨不胜劳累,不能适应温差、湿度变化所致,这种因为身体不能和调而出现的病痛,不能当做风湿一类病来治疗,应当视为"亚健康状态",采用"和法"调治,故以小柴胡汤与桂枝汤合用,和阴阳、和表里、和营卫、和气血。全方药性平和,不偏温,不偏凉,具有调补与治疗兼施的特点,故在中老年人和亚健康人群中运用很广。疼痛若是因为气候变化引起的,如开春季节湿热萌生,则合用二妙散,即加苍术、黄柏;如属劳累所致,则合用当归补血汤,烦疼而致睡卧不安,再加鸡血藤、酸枣仁、茯神;如疼痛以臀部、腿部为甚者,则合用四妙散,即二妙散加怀牛膝、苡米;如疼痛牵涉到颈部,则合用葛根汤,即加葛根;如疼痛剧烈,则合用止痉散,即加蜈蚣、全蝎等。

第十篇

经方组合临床运用举隅

原载《湖南中医药大学学报》2011年第11期

背景材料:这是2011年4月我在杭州由国家中医药管理局举办的第二批全国优秀中医临床人才研修班上的讲稿。方剂是中医的核心和灵魂,古今创制和流传于世的方剂,多达十余万首,其中成就最高者当数经方。经方主要见载于《伤寒论》与《金匮要略》,共269首,为张仲景所用,但并非仲景所独创,其渊源来自于《汉书·艺文志》中"经方十一家"之《汤液经法》。从学术体系的归属来看,属于经方系统,不同于《黄帝内经》所属的医经系统,而与《神农本草经》同出一脉。这一批经方,凝聚的是几百年甚至更长时间内众多医家集体创造的成果,经过了千锤百炼的临床实践的检验,故疗效一般超过后世的时方。然而这并不意味着经方的出现,即终结了后世名方的再创造,也不意味着张仲景对经方的使用已经到了炉火纯青、不可逾越的地步。笔者40年前学医时,业师教我读的第一本医书即《伤寒论》,出师时,业师又谆谆教诲:"今后临床看病,凡能用经方治疗的,务必使用经方,经方有所不足、有所不备的,则合以时方、配以时方,或改用时方。总之。学习经方,既要执着,又要灵活,一切以疗效为标准"。几十年来,我始终信守这个原则,临床治病,以经方为主,不排斥时方,以病证的需要而决定取舍。今就经方合经方、经方合时方、经方配时方等经方组合诸问题,举例谈谈自己的粗浅体会,不当之处,请各位批评指正。

一、经方合经方

1. 乌梅丸合白头翁汤治疗霉菌性阴道炎

周某,女,37岁,教师,已婚,生有一男,已六岁,2010年10月21日初诊。自从生小孩以后,月经不调数年,每次月经来或不畅,或淋漓不止,须拖拉八九天,有少量血块,颜色暗红,月经前后阴痒,白带多色黄,呈浆糊样,有异味,纳差,失眠,西医检查属于霉菌性阴道炎,用过多种西药、中药,效果不显。察之舌淡红津多,有齿痕,脉弦细。拟乌梅丸合白头翁汤为丸。

处方:

煎剂:乌梅90克 白头翁60克 秦皮30克 黄柏60克 黄连30克 干姜15克 川椒15克 桂枝15克 蛇床子15克 茯苓30克 当归30克 白参30克 苦参30克 白鲜皮30克 五倍子30克 穿山甲30克 蜂房30克 乌梢蛇60克 熊胆5克 一剂,为蜜丸,每次服10克,每天2次,一料大约可以服两个月。

洗剂:苦参 60 克　川椒 15 克　川槿皮 30 克　五倍子 60 克　白矾 30 克　蛇床子 30 克　贯众 30 克　百部 30 克　白鲜皮 60 克　石榴皮 60 克　狼毒 10 克　五剂,每瘙痒时煎洗。

2011 年 1 月 16 日二诊:服上方期间,来过两次月经,洗剂仅用过一次,白带显著减少,瘙痒大为减轻,月经也比原来通畅,颜色鲜红,经期缩短至五六天,感觉精神、睡眠均有改善,脉舌同前,效方不改,仍然以上方为蜜丸,续服一料。

组方解读:霉菌性阴道炎属于妇科顽疾之一,病情缠绵不已,患者苦恼不堪,长期使用抗生素,不仅疗效逐步降低,患者体质变差,而且导致菌种紊乱,霉菌滋生,中药煎剂也鲜有确定的效果。从病机来分析,此病属于湿热凝滞于下焦,导致寒热错杂、虚实夹杂,治疗须兼顾多方面,遣方用药不易把握尺度。本案选用的主方白头翁汤,用于治疗"热痢下重",乌梅丸用于治疗"蛔厥"、"久利",从"方证对应"的角度来看,两方似乎都与妇科"带下"渺不相涉,但白头翁汤证的"热痢下重",其病机是肝经湿热,而霉菌性阴道炎大多数也属于肝经湿热,由于病机相同,故白头翁汤凉肝解毒、清热燥湿的作用,用治本病可谓切中肯綮。然而,白头翁汤的药性一派寒凉,治疗急性期有效,用于慢性期无效,也无法防止其再度复发,这是霉菌性阴道炎的病机由于湿热久缠导致寒热错杂、虚实夹杂所决定的。而乌梅丸证恰恰是对付这种复杂病机的一首效方,两方相合,再加入止痒、摄带的苦参、白鲜皮、蛇床子、五倍子、乌梢蛇等,制成丸剂缓图,并辅以外洗药治标,最终得以痊愈。本案说明:用经方虽力求方证对应,但方证不对应时,方与病机对应,同样可以有效,这符合异病同治的道理,非如此难以拓展经方的用途。我在临床治疗妇科炎症,这一组合用得很多,疗效颇佳。

2. 柴胡剂合桂枝茯苓丸治疗哮喘

杨某,女,61 岁,干部,2009 年 6 月 14 日初诊。病人自述患支气管哮喘 30 余年,每遇劳累、天气变化、吹风、受寒、受热时均易发作,以晚上发作为剧。每发时须端坐呼吸,不能躺卧,伴咳嗽吐痰。近年来,发作频繁,服氨茶碱和中药方皆无效,须用西药喷雾剂始能缓解。察之面色潮红,呼吸气粗,胸闷烦躁,咳嗽痰黄,黏滞于咽喉,为之难受不已,唾出方舒,口渴口苦,小便黄,大便偏干,饮食、精神尚可,舌暗红苔黄腻,脉滑数。处以大柴胡汤、柴胡加龙骨牡蛎汤、皂荚丸加减:

处方:柴胡 15 克　半夏 10 克　枳实 10 克　黄芩 15 克　赤芍 10 克　大枣 10 克　生姜 10 克　虎杖 30 克　龙骨 30 克　牡蛎 30 克　茯苓 15 克　牙皂 10 克　五剂

2009 年 6 月 20 日复诊:服药后,当晚气喘减轻,未用喷雾剂也能平卧,现活动后仍有些气喘、咳嗽,有少量痰,口干口苦,纳食可,大便通畅,舌暗红苔薄黄,脉弦数。拟用大小柴胡汤、桂枝茯苓丸加减:

处方:柴胡 10 克　半夏 10 克　炙甘草 10 克　白参 10 克　枳实 15 克　赤芍 10 克　虎杖 15 克　黄芩 15 克　生姜 10 克　大枣 10 克　肉桂末 3 克(冲服)　丹皮 10 克　桃仁 10 克　七剂

2009 年 6 月 29 日三诊:哮喘、咳嗽已经基本消失,倦怠、乏力,腰膝酸软,舌暗红苔薄白,脉细缓。拟用小柴胡汤、桂枝茯苓丸、参蛤散加减为丸:

处方:柴胡 15 克　半夏 10 克　炙甘草 10 克　赤芍 10 克　虎杖 10 克　黄芩 10 克　枳实 10 克　丹皮 10 克　桃仁 10 克　茯苓 15 克　肉桂 5 克　沉香 5 克　高丽参 10 克　蛤蚧 1 对　紫河车 10 克　牙皂 5 克　生姜 10 克　大枣 10 克

五剂为蜜丸，每天 2 次，每次 10 克，一料药大约可以吃两个月。

上方吃了三料，约半年后停药，至今未发作。

组方解读：我最早见到用大柴胡汤为主治疗哮喘，是在经方大师胡希恕的医案上，当时感到难以理解，一则因为《伤寒论》原文没有提到此方可以治哮喘，二则因为柴胡的药性是疏达、提升的，而咳喘一类的病需要沉降，认为药证不符。本案哮喘，我先后用过定喘丹、小青龙汤、厚朴麻黄汤、射干麻黄汤等麻黄制剂，效果不显，最后才回想到用柴胡制剂。仔细思考，小柴胡汤证的"胸胁苦满"、柴胡加龙骨牡蛎汤证的"胸满烦惊"，与喘满的病机是相同的，即气机升降失常，《神农本草经》谓柴胡主"心腹肠胃中结气"，也早有明训，畏其升提之性而不敢用于治疗哮喘，是没有读到《本经》的原文，更没有理解《伤寒论》制方之妙：乃以柴胡之升达疏畅，与半夏、枳实、芍药、龙骨、牡蛎之潜降酸收，相互配合，达到调节气机、治疗喘满的道理。哮喘往往有顽痰阻塞气道，故患者时有黏痰卡住咽喉，必唾出为快，一诊光用大柴胡汤合柴胡加龙骨牡蛎汤，化痰之力尚嫌不足，故更合用《金匮》皂荚丸，力辟顽痰。二诊见哮喘趋于平缓，则改用小柴胡汤合桂枝茯苓丸，兼以补虚和活血。三诊更合以后世名方参蛤散补肾纳气，制成蜜丸长期服用，标本兼治，得以数年不再发作。大柴胡汤本有大黄，本案以虎杖代替，因为虎杖近年来频繁用于治疗急性支气管炎和肺炎，包松年先生认为："据现代药理研究，虎杖可抑制多种细菌，消除炎症，虎杖甙水解后可生成大黄泻素，有轻泻作用；肺与大肠相表里，取其通腑，解除毒素对脏器的影响，腑气通则肺气降，毒素除则肺气宁。虎杖一名清血龙，具有良好的活血作用，'老慢支'常有肺郁血及肺纤维化形成，虎杖通过其活血作用，可改善肺循环及肺纤维化，促进肺脏功能的恢复。且虎杖有镇咳功效，可谓一药多功。"我用虎杖代替大黄的原因，还有一层考虑：即大黄必须后下，才有泻热通便的作用，煎药者往往难以精心做到这一点，疗效必然打折扣，而虎杖可以同其他药物同煎，不影响疗效，避免了煎药过程中的麻烦。

3. 栝楼薤白半夏汤合苓桂术甘汤、五苓散等治疗糖尿病并发症

金某，男，56 岁，干部，2009 年 9 月 17 日初诊。患者有十多年的糖尿病史，近年来检查有"糖尿病肾病"、"糖尿病视网膜变性"、"糖尿病酮症"、"冠心病"、"高血压"、"高脂血症"、"早搏"、"脑梗塞"等，长期靠注射胰岛素控制糖尿病，服用常规治疗心血管病的药物。现心悸，胸闷，咳嗽，有痰难以咯出，眼睛朦，视力显著下降，头晕，乏力，纳可，大便溏泄，夜尿频繁，手足发凉，皮肤瘙痒，口不干。察之面色㿠白，眼睑微肿，舌淡紫苔白，脉弦细。拟用栝楼薤白半夏汤、苓桂术甘汤、理中汤、五苓散、桂枝茯苓丸等加减：

处方：瓜蒌皮 15 克　薤白 10 克　法夏 10 克　茯神 30 克　桂枝 10 克　苍术 15 克　炙甘草 10 克　车前子 15 克　白参 10 克　丹皮 10 克　赤芍 10 克　桃仁 10 克　泽泻 10 克　猪苓 10 克　干姜 5 克　七剂

2009 年 10 月 5 日二诊：上方连服十四剂，感觉颇佳，胸闷、心悸、气短、咳嗽、腹泻、夜尿多均有好转，特别感到眼睛明亮了很多，夜尿仍然频繁，手足凉、皮肤痒、头晕乏力未改善，察之面色已有光泽，眼睑肿消，舌紫苔薄白，脉弦细。拟用上方加减为水丸：

处方：瓜蒌皮 10 克　薤白 10 克　法夏 10 克　茯神 30 克　肉桂 5 克　苍术 15 克　炙甘草 10 克　车前子 15 克　红参 10 克　丹皮 10 克　赤芍 10 克　桃仁 10 克　泽泻 10 克　猪苓 10 克　干姜 5 克　附子 10 克　鹿茸 5 克　海马 5 克　虫草花 10 克　三剂，研末，水泛为丸，每天 3 次，每次 6 克。

2009 年 12 月 25 日三诊：患者服上方两个月，感觉身体状况改善了许多，各种症状均已减轻，脉舌大致如前，继续吃水丸，以巩固疗效，西药暂时不减。

组方解读：本案属于糖尿病中晚期，证候繁多，病情复杂。从整体观察，患者是阳虚有寒，夹有痰饮瘀血，波及全身上中下焦，故用五首经方合用，应对不同的病机。针对其胸闷、心痛、咳嗽、气短，以栝楼薤白半夏汤宽胸化痰，疏达上焦气机；针对其心悸、头眩、大便溏泄，以苓桂术甘汤、理中汤健脾和胃，温化中焦水湿；针对其夜尿频繁、口不渴、眼睑微肿，以五苓散温阳利水，促进膀胱气化；针对其四肢凉、皮肤痒、舌紫暗，以桂枝茯苓丸通阳活血，改善全身血液运行。由于方、证、病机三者吻合，故一诊即有明显疗效。为了患者长期服用方便，二诊改为水丸，并加附片以及鹿茸、海马、蛹虫草。岳美中先生以鹿茸为末治疗糖尿病的并发症皮肤长疖疮有效；我根据《本草纲目》介绍海马"暖水脏，壮阳道，消瘕块，治疗疮肿毒"的记载，用于糖尿病中晚期并发的肾病、皮肤疖疮；冬虫夏草的草即"蛹虫草"，经多年来的临床实践证实，有保护肾脏和降低肌酐、尿素氮的作用。将这些血肉有情之品加入丸剂中，可以提高经方的疗效。此外，方中苓桂术甘汤加车前子，前辈医家认为有显著的明目效果，在本案糖尿病并发眼病中得到证实，这个信息值得重视。

二、经方合时方

1. 桂枝茯苓丸合黄连解毒汤、五味消毒饮、犀角地黄汤治疗痤疮

案一：尚某，女，27 岁，2010 年 6 月 15 日初诊：脸上长痤疮几年，色红密集，挤压时疼痛，有白色分泌物，每次月经前加重。4 月份未行经，5 月份行经 2 次，六月份尚未来月经，常经期紊乱，经色暗，经量较少，偶尔有血块，腹不痛，大便难解，一年四季手足冷，察之面色晦暗，皮肤油重，舌暗红苔黄腻，脉弦细。处以桂枝茯苓丸合黄连解毒汤、仙方活命饮加减：

处方：肉桂 10 克　茯苓 10 克　丹皮 10 克　桃仁 10 克　赤芍 10 克　大黄 10 克　栀子 10 克　黄连 10 克　黄芩 10 克　黄柏 10 克　连翘 15 克　乳香 5 克　没药 5 克　花粉 10 克　浙贝 10 克　皂刺 5 克　炮甲 5 克

三剂为蜜丸，每日 2 次，每次 10 克，饭后开水送服，大约可以服一个半月。

2010 年 8 月 3 日二诊：上方服完后，手足冷、大便秘结显著改善，脸上痤疮不再发作，但月经仍然不对期，原方继续服一料，并以加味逍遥散调治，数月而愈。

案二：刘某，女，24 岁，2009 年 10 月 5 日初诊：从 18 岁起开始长痤疮，延绵不断，天热时痤疮变红、变大，甚至化脓，触之疼痛，月经提前、量多，大便偏干结。察之面色红，舌苔薄黄，脉沉涩。处以桂枝茯苓丸合犀角地黄汤、五味消毒饮加减：

处方：桂枝 10 克　茯苓 10 克　丹皮 10 克　桃仁 10 克　赤芍 10 克　大黄炭 10 克　黄连 10 克　黄芩 10 克　水牛角 15 克　生地 30 克　银花 30 克　连翘 15 克　蒲公英 15 克　野菊花 15 克　紫花地丁 15 克　天葵子 10 克

三剂为蜜丸，大约可以吃两个多月，每日 2 次，每次 10 克。

2009 年 12 月 7 日二诊：服上方后，痤疮开始好转，月经提前、量多的情况改善，大便通畅，脉舌如前，仍然用原方为蜜丸继续吃三个月，后以原方去五味消毒饮，加凌霄花、茜草、藏红花为蜜丸，消除痤疮留下的瘢痕，告知避免熬夜，禁服辛辣、发物及油炸食品。

组方解读：痤疮为青年男女易患的疾病，现今中年人发病的亦复不少，除了西医认为的雄激素过高容易导致之外，平日油脂、蛋白摄入过多，抽烟、喝酒、熬夜，也是其中重要的原因。中医一般从火毒炽盛或湿热蒸熏两途入手治疗，用五味消毒饮、仙方活命饮、黄连解毒汤等煎剂，有时有效，有时无效，暴发期有效，慢性期无效，长期服用则患者感到全身乏力，食欲下降，此为过用寒凉所致。临床报道桂枝茯苓丸加大黄可以治疗痤疮，通过通阳活血的途径使郁火消散，痤疮平息，患者多有手足冷、大便不畅等证候。但较为严重的痤疮，此方则效果不理想。以上说明痤疮的治疗，需要通阳活血与清热解毒两者结合。我常以桂枝茯苓丸加大黄为主，痤疮散大、红肿为甚者，则合用五味消毒饮；痤疮硬结、分泌物多者，则合用仙方活命饮；痤疮密集、油脂较多者，则合用黄连解毒汤。患者明显有手足冷、舌质暗的，桂枝改用肉桂，加强其通阳的作用；大便稀溏的，去大黄，酌加少量干姜；月经提前、量多色红的，合用犀角地黄汤凉血；皮肤油脂特多的，加猪牙皂角化痰。一概制成蜜丸或水丸，便于缓图，长期服用，以避免汤剂的寒凉过度，配合得当，临床效果颇佳。

2. 麻黄附子细辛汤、桂枝茯苓丸合百损丸、阳和汤治疗股骨头坏死

胡某，女，65岁，农民，2009年11月10日初诊：患腰腿疼痛十多年，从去年开始，出现左侧臀部以下骨头疼痛酸胀，跛行，不能任力，每走十余步即须休息，怕冷，饮食、二便尚可。西医诊断有腰椎骨质增生，椎间盘突出，左侧股骨头坏死。察之面色不华，舌暗淡，脉沉缓无力。拟用麻黄附子细辛汤、桂枝茯苓丸、百损丸、阳和汤加减：

处方：麻黄10克　附子10克　细辛5克　肉桂3克　丹皮10克　桃仁10克　赤芍10克　白芥子10克　炮甲5克　蜂房10克　鹿角胶10克　炮姜5克　土鳖虫10克　三七片10克　鸡血藤30克　七剂

2009年11月20日二诊：上方服后，疗效显著，酸胀基本消失，痛稍减，拟用原方为蜜丸常服：

处方：麻黄10克　附片15克　细辛5克　肉桂5克　丹皮10克　桃仁10克　赤芍10克　茯苓10克　干姜5克　乳香10克　没药10克　三七15克　琥珀10克　血竭10克　续断15克　补骨脂15克　杜仲10克　骨碎补10克　鸡血藤15克　炮甲10克　白芥子10克　全蝎10克　蜂房10克　鹿角胶15克　土鳖虫15克　白芍15克　自然铜15克　地龙15克　龟板胶15克　小海马15克

二剂，为蜜丸，每日2次，每次10克，大约可以服两个月。

2010年2月12日三诊：上方服完一料，疼痛大为减轻，跛行亦不明显，腿脚有力许多，能够行走几百米，近日来天气升温潮湿，腰腿又觉得有些酸胀，拟用原方加苍术15克、黄柏15克，为蜜丸续服。一年后随访，病情稳定，行走自如，未继续检查。

附记：2009年1月29日大年初四，我应邀赴上海为作家潘肖珏治病，潘女士患双侧股骨头坏死Ⅳ期，只能坐轮椅，在服中药的同时，坚持进行按摩、艾灸，积极探索食疗、营养和各种自我保健的方法，经历了一年多的综合调理，终于获得临床治愈，能够行走自如，经照片确认，原已凹陷的股骨头坏死处表面较为光滑，头内长出了新的骨小梁，出现了不可思议的"奇迹"。她将自己求医问药以及自我诊疗的真实历程，写成了一部书：《我们该把自己交给谁》（复旦大学出版社2011年1月），书中收载了我给她开的第一张处方：

熟地10克　鹿角胶10克　干姜8克　桂枝10克　白芥子10克　鸡血藤15

克　红景天 10 克　炙甘草 10 克　土鳖 10 克　穿山甲 10 克(研末冲服)　蜂房 10 克　骨碎补 15 克　仙灵脾 10 克　神曲 10 克

组方解读：麻黄附子细辛汤温阳散寒，走经脉，桂枝茯苓丸通阳活血，走络脉，两方合用，对于寒客经脉、阳气受阻、血脉不通引起的肢体疼痛，往往有很好的疗效。然而，对于这种或因寒气入骨，或因跌打损伤导致痰瘀交阻、股骨头得不到营养而坏死的顽疾来说，单凭以上两方温通的力量有所不第。我从《蒲辅周医疗经验集》中得到一首"百损丸"，据蒲老介绍："此方为老中医口授方，我得此方已六十余年，治跌打损伤，不论内伤脏腑，外伤筋骨，以及劳伤经络。并治遗精、脚弱、腰膝酸痛，诸虚日损，久服自效。功专滋补肝肾，强壮筋骨，活血消瘀，续断伤，补骨髓，纯属以通为补，而无滞补之弊。"从我的临床阅历来看，本方所适合的病机应当是由瘀致虚、由虚致瘀、虚瘀夹杂的病症，特别适合于骨头的退行性疾病。原方取法于著名的"青娥丸"，以补骨脂、骨碎补、杜仲、续断、肉苁蓉补肾强筋壮骨；当归、黑豆、鸡血藤、川牛膝补血、通经络、利腰膝；沉香理气，三七、血竭、琥珀活血止痛。全方补消兼施，药性平和。我借鉴朱良春先生用动物药的经验，更将海马、全蝎、土鳖、鹿角霜等融入方中，多年以来，用其治疗中老年腰腿退行性骨病，取得普遍的疗效。在本案中，我尝试将两首经方温通的作用与此方治疗骨病的效果结合起来，治疗股骨头坏死，初步积累了一些经验。

3. 小青龙汤、乌梅丸合缩泉丸、玉屏风散治疗过敏性鼻炎

辛某，女，39 岁，2005 年 6 月 5 日初诊。患过敏性鼻炎十余年，每天早晨打喷嚏、鼻痒、流清涕如水，须持续一个多小时，不能自止，四季无差别，天冷尤剧，做过各种检查，服过多种中西药，均疗效不显。近年来，嗅觉下降，月经尚正常，白带较多清稀。察之患者面白，舌胖淡，津液多，口不渴，小便少，偶尔黄，脉弦细。拟用小青龙汤合缩泉丸加减：

处方：麻黄 10 克　桂枝 10 克　炙甘草 10 克　细辛 5 克　干姜 10 克　半夏 10 克　白芍 10 克　五味子 10 克　益智仁 10 克　乌药 10 克　山药 30 克　黄芪 30 克　白术 10 克　防风 10 克　蝉蜕 5 克　僵蚕 10 克　服十四剂。

7 月 1 日二诊：上方服后，喷嚏、鼻痒、流清涕程度减轻，时间也缩短，但月经提前一周，量多，白带偏黄，如豆腐渣状，月经前后阴瘙痒，有慢性阴道炎病史，口苦，咽微痛，舌苔薄黄，脉细数，拟用乌梅丸加减：

处方：乌梅 60 克　黄柏 15 克　黄芩 15 克　麻黄 10 克　干姜 5 克　细辛 5 克　桂枝 10 克　附子 10 克　川椒 5 克　炙甘草 10 克　当归 10 克　黄芪 50 克　防风 10 克　白术 15 克　苦参 10 克　白鲜皮 15 克　蝉蜕 10 克　僵蚕 10 克　诃子 10 克　蛇床子 15 克　川槿皮 15 克　苏合香 10 克　露蜂房 10 克　五味子 10 克　乌药 10 克　益智仁 10 克　山药 15 克

二剂为蜜丸，每天 2 次，每次 10 克，大约可服两个月。

服上方两料后，过敏性鼻炎基本治愈，嗅觉逐渐改善，追踪三年，未曾复发。

组方解读：过敏性鼻炎以打喷嚏、流清涕、鼻痒为主要证候，从病机上分析，多为肺寒挟有水饮，用小青龙汤是为正宗。然而，有时效果并不理想，特别是反复发作的过敏性鼻炎，一味温散，反而使肺气更伤，故必须标本兼顾，本案一诊采用了小青龙汤、玉屏风散、缩泉丸三方合方。缩泉丸本为治疗肾气虚冷、膀胱失约、小便频数而设，曾读一位中医前辈的书，他认为：过敏性鼻炎涕流不止者，当用缩泉丸，因为肺肾母子相通，共同完成通调水道的作用，固下即可以摄上，这个观点颇有创意。三方合用，以小青龙汤温肺化饮,玉屏风散益气固表,缩泉丸温下摄上,温散与补益、固摄熔铸一炉。用药后,虽然取得初步疗效,究竟药性偏温,带发了慢性阴道炎,出现月经提前、瘙痒、口苦、舌苔薄黄等热象,说明本案的病机较为复杂,下焦有伏热,必须清热坚阴,且不适合于用汤剂求速效,故二诊改用乌梅丸合玉屏风散、缩泉丸,制成丸剂缓图。针对过敏性鼻炎的特殊情况,乌梅丸中以黄芩代黄连,加诃子酸收专走肺窍,与乌梅相配,收敛止流的作用大增,再加苦参、白鲜皮、蝉蜕、僵蚕、蛇床子、川槿皮等,以清热、祛风、止痒。方中的蛇床子、川槿皮,很少有人内服用于止痒。我从朱良春先生的著作中读到:蛇床子可治咳嗽咽喉痒(《朱良春医集》,2006:336)试用于临床,确实有效。朱良春先生善用白槿花治疗过敏性结肠炎,白槿花,长沙药店无货,只好用川槿皮代替,亦有效。蛇床子性温,川槿皮性寒,两者同用,则不温不凉,我常用于鼻痒、咽痒、皮肤瘙痒、阴痒等症,感觉比传统止痒抗过敏的对药,如荆芥、防风,蝉蜕、僵蚕等效果要好。

三、经方配时方

1. 柴胡桂枝干姜汤配调肝汤治疗乳腺增生

卓某,女 56 岁,湘潭人,社区干部,2006 年 11 月 13 日初诊。

五年前,患者左乳上房发现结节,大小为 17mm×9mm,性质不明,肿块发硬,不按不痛,每年均作 B 超检查,未见长大或缩小,常年怕冷,胸闷,背胀,经常感到一阵寒一阵热,吃温药则上火,吃凉药则腹泻,平时小便多,口干口苦,大便先硬后溏,有肾囊肿史,也未手术,舌胖淡,有浮黄苔,脉缓,此为肝郁气滞,痰湿凝结,而成乳癖,拟用柴胡桂枝干姜汤加减:

处方:柴胡 10 克　黄芩 10 克　桂枝 10 克　干姜 10 克　牡蛎 30 克　花粉 10 克　炙甘草 10 克　七剂

11 月 20 日二诊:服上方后,胸闷、背胀均消失,全身发热,感到很暖和,多年怕冷的现象解除,仍然有口苦,口渴,小便多,舌淡红,脉缓,仍用上方加软坚散结之品:

处方:柴胡 10 克　桂枝 10 克　干姜 10 克　黄芩 10 克　牡蛎 30 克　花粉 10 克　甘草 10 克　蜂房 10 克　鹿角霜 10 克　白芥子 10 克　夏枯草 15 克　浙贝 10 克　十四剂

12 月 5 日三诊:服上方后,感觉乳房肿块变软,其他均可,脉舌同前,拟用调肝汤加减:

处方:当归 30 克　白芍 15 克　川芎 15 克　山萸肉 30 克　巴戟天 15 克　肉苁蓉 30 克　鹿角霜 15 克　鸡血藤 30 克　露蜂房 15 克　穿山甲 15 克　威灵仙 30 克　楮实子 30 克　白芥子 10 克　急性子 15 克　菟丝子 15 克　仙灵脾 10 克　大海马 1 对

以上药二剂为一料,研末,蜜丸,每日二次,早晚各一次,每次 10 克,饭后开水送服,大约可服二个月。

服丸药一料后,经 B 超检查:左乳房肿块消失。

组方解读:柴胡桂枝干姜汤是小柴胡汤的变方,因为去掉了人参、大枣、半夏、生姜,加入了桂枝、干姜、天花粉、牡蛎,使整个方剂重于祛寒逐饮、软坚散结。冯世纶先生认为:"小柴胡汤治疗半表半里阳证即少阳病,而本方治疗半表半里阴证即厥阴病。"现代本方常用于治疗慢性肝炎、胆囊炎、胆石症、慢性胃炎、胸膜炎、疟疾、发热、月经不调、乳腺增生等,有胸胁疼痛而偏于寒证者。《伤寒论》147条云:"伤寒五六日,已发汗而复下之,胸胁满微结,小便不利,渴而不呕,但头汗出,往来寒热,心烦者,此为未解也,柴胡桂枝干姜汤主之。"这是少阳郁热兼以痰饮内停,属于寒热错杂之证。本案所述之证候与条文不完全相同,但仔细思索,病机是一致的,况且乳腺肿块所生位置正在肝经循行之处,无论从整体辨证或是局部辨证,均相吻合。故患者服完一诊所开的七剂药后,困扰多年的怕冷、胸闷、阵寒阵热竟豁然而愈。二诊着眼于局部的肿块,仍用原方加化痰散结之品,所选之药均注意到药性的寒热平衡,故服后肿块变软。三诊从调摄冲任入手,温散结合温补,从本论治,所选方为调肝汤加减,以丸剂缓图,服药不到三个月,多年疾患得以治愈。

乳腺增生类病症属于阳热证者居多,属于虚寒证者亦不少,虚寒证者多为肝郁痰结、冲任失调所致,患者往往月经愆期、量少、色淡,月经前后乳房隐隐疼痛,得热则舒,扪之难以找到硬块,心胸郁闷,乍寒乍热,腰酸乏力,面色㿠白,舌淡,或有瘀斑,脉细弱或脉涩。治疗属于寒证的乳腺增生,宜先用柴胡桂枝干姜汤走厥阴、宣郁结、化痰饮,后用调肝汤温冲任、和血散结,即先开后合,始能取得较好的疗效。傅青主先生的调肝汤,本为治疗月经后血海空虚,冲任失养,少腹疼痛而设。方中共7味药,以当归、白芍、山萸肉、阿胶补肝养血,巴戟天补肾温阳,山药、炙甘草健脾和中,纯用补药,无一味疏肝理气之品,不止痛而痛可止,本方之奇,就奇在这里。傅青主先生云:"此方平调肝气,既能转逆气,又善止郁疼。经后之症,以此方最佳。不特治经后腹疼之症也。"这段话的重要性,其一,是揭示了月经后的少腹疼痛,可以通过补肝肾、调冲任而达到疏肝止痛的目的,这种疼痛为疾病之标,而冲任亏虚为疾病之本。其二,是从"经后之症,以此方最佳",可以进一步领悟到举凡肝肾虚,冲任失调之症,此方均可考虑使用。从我的临床经验来看,乳房与胞宫一样,同为足厥阴肝经所循行之处,故妇女的痛经与乳房胀痛,病机有相同之处,均有虚有实。属于实者,多为阳证,须疏肝理气,活血化瘀;属于虚者,多为阴证,须滋肝养血,调补冲任。陆德铭先生认为:"乳癖之为病,与冲任二脉关系最为密切。肾气不足,冲任失调为发病之本;肝气郁结,痰瘀凝滞则为其标。故临证以调摄冲任为主治疗本病,常效如桴鼓。实验室证明,调摄冲任可调整内分泌,从根本上防治和扭转本病的发生和发展。"这一观点对于临床无疑是有指导意义的。我在用本方治疗乳腺增生时,考虑到肿块已成,纯用温补尚嫌不够,仍需温散,故在方中除了加仙灵脾助巴戟天温阳,加鸡血藤助归芍养血之外,再加白芥子化寒痰,急性子软坚结,鹿角霜、露蜂房、大海马暖奇经、散癥瘕,使肿块得消。

2. 当归芍药散配炮甲黄蜡丸治疗盆腔积液,卵巢囊肿

周某,女,37岁,湖南怀化人,已婚未育,2008年3月14日初诊。

患者于半年前进行人工流产后,月经一直未来,现乳房、小腹轻微疼痛,阴道有少量分泌物,既往每次月经前双侧乳房胀痛,小腹不适,左侧有压痛,白带多,颜色偏黄,有腥味,月经量不多,有少量血块,常持续八、九天,检查有子宫内膜炎、附件炎,3月1日B超显示:左侧卵巢囊肿,大小约34mm×28mm,盆腔内见到多个液性暗区,最大左侧12mm×9mm,右侧16mm×13mm,察之面色萎黄,舌暗红,苔薄白,脉弦涩,拟用桂枝茯苓丸合当归芍药散加减:

处方:桂枝10克　茯苓15克　丹皮10克　桃仁10克　赤芍15克　当归15克　川芎10克　茯苓15克　泽泻10克　刘寄奴15克　八月札15克　急性子15

克　七剂

另外,炮甲黄蜡丸6克,分两次用开水送服,早晚各一次。

4月20日二诊:服上方5剂后,月经即来,量不多,颜色偏黑,3天干净。本次月经将来,小腹胀,有压痛,乳房胀,腰酸,白带多,颜色黄,舌红,脉滑数,拟用四逆散合当归芍药散加减:

处方:柴胡15克　白芍30克　当归10克　川芎10克　茯苓15克　泽泻10克　苍术10克　黄柏15克　丹皮10克　栀子10克　枳实10克　蒲公英30克　败酱草30克　七剂

另外,炮甲黄蜡丸6克,分两次用开水送服,早晚各一次。

5月4日三诊:服上方后,月经5天干净,现小腹仍有压痛,白带较多,颜色偏黄,舌淡红,苔薄白,脉细缓,用当归芍药散加减:

处方:当归10克　白芍30克　川芎10克　茯苓15克　苍术10克　泽泻10克　黄柏10克　芡实30克　草薢10克　乌药10克　小茴香3克　十四剂

另外,炮甲黄蜡丸6克,分两次用开水送服,早晚各一次。

6月5日四诊:本次来月经基本正常,月经前后的白带减少,腹部疼痛轻微,月经过后3天检查,盆腔积液与卵巢囊肿均已消失,舌淡红,苔薄白,脉细缓,拟续服当归芍药散加减14剂,巩固疗效。

组方解读:当归芍药散两次见载于《金匮要略》,首见于"妇人妊娠病篇":妇人妊娠,腹中疼痛,再见于"妇人杂病篇":妇人腹中诸疾痛。方中以当归、白芍、川芎和血止痛,以白术、茯苓、泽泻利湿健脾,故对腹痛、白带多,属于虚证者,颇为合拍。国医大师班秀文先生擅治带下病,特别喜用当归芍药散加减,强调"治湿不忘瘀",对于带下伴有下腹疼痛,或带下伴见面色黧黑之人,或久病带下不愈之人,常用本方治疗。我发现,慢性盆腔炎患者,往往以腹痛为主,白带有时多,有时并不多,而腹中隐隐作痛或有压痛,则是最突出的症状,长时间难以消除,故认定此方是治疗慢性盆腔炎的主要方剂。《金匮要略》中所说"妇人腹中诸疾痛",即泛指这种慢性盆腔炎的腹痛。我在临床上,如果白带偏黄,腰痛明显,则改白术为苍术,并加黄柏,即合用二妙散;遇到盆腔炎急性发作,加红藤、败酱草、蒲公英;若输卵管两侧压痛显著,加八月札、刘寄奴。慢性盆腔炎日久,经常出现盆腔中的炎性包块、盆腔积液、卵巢囊肿等,当归芍药散有时不能胜任,则须配合服用炮甲黄蜡丸,此方出自当代名医金千里的经验,以炙穿山研末,加等量黄蜡为丸,亦可加少量麝香。每日2次,每次3克,一个月为一疗程。此方药少、气雄、力专,药性透达盆腔,以峻剂缓图,有特殊的消肿、排脓、散结作用,能有效地消除盆腔内炎性包块、盆腔积液、卵巢囊肿等。

3. 柴苓汤、桂枝茯苓丸配人参养荣汤治疗癌症

张某,男,68岁,湖南株洲人,2009年4月25日初诊:患者一月前进行结肠癌手术,昨天刚做完第二次化疗。初次化疗时,身体反应不大,这次化疗时,出现恶心、呕吐、食欲全无,大便稀溏,头昏,心烦,心悸,睡卧不安,白细胞下降至2400。察之面色灰暗,神情倦怠,舌暗淡,苔黄白有津液,口苦口渴,不思饮,脉弦细数,手足冷。拟用小柴胡汤、五苓散、桂枝茯苓丸三方合方加减:

处方:柴胡15克　法夏15克　黄芩10克　高丽参15克　炙甘草10克　枳实10克　白术15克　泽泻10克　猪苓15克　茯神30克　桂枝10克　丹皮10克　桃仁

10克　赤芍10克　生姜10克　大枣10克　十剂

2009年5月14日二诊：服药后症状得以改善，惟精神倦怠，白细胞仍然不到3000，准备注射升白制剂后进行第三次化疗。察之面色好转，舌淡苔薄白，脉弦细，仍用原方加砂仁、藿香：

柴胡15克　法夏15克　黄芩10克　高丽参15克　炙甘草10克　生姜10克　大枣10克　枳实10克　白术15克　泽泻10克　猪苓10克　茯神30克　桂枝10克　丹皮10克　桃仁10克　赤芍10克　砂仁10克　藿香10克　十剂

嘱咐化疗期间，仍然可以服药，服完后，续服人参养荣汤加减十剂：

处方：高丽参10克　黄芪30克　炙甘草10克　肉桂末3克（冲服）　茯苓10克　白术10克　陈皮5克　熟地10克　当归10克　白芍10克　远志10克　五味子6克　鸡血藤30克　补骨脂10克　穿山甲10克。

2009年10月15日六诊：患者按照上面两张处方，轮流在化疗期间和化疗后服用，在进行第四次化疗前的检查时，白细胞升至5000，已经不需要注射"升白针"，身体一般状况尚可，并顺利完成了六次化疗。

组方解读：小柴胡汤、大柴胡汤、五苓散、桂枝茯苓丸是经方中十分平和而又使用频率极高的方剂，大、小柴胡汤侧重调节气机升降，五苓散侧重调节水湿代谢，桂枝茯苓丸侧重调节血液运行，许多疾病，无论证候表现如何错综复杂，使人眼花缭乱，感觉无从下手，但证候后面潜在的病机，无非是气机郁结、水湿停留、血行不畅，只要洞察了病机所在，灵活运用以上三方合方，就掌握了治疗多种复杂疾病的有效手段。以癌症的治疗为例，我认为中医应当避免跟在西医后面去"杀癌"、"攻癌"，务必发挥自己学科的特色和长处，在扶正祛邪、调节平衡的总体治疗原则上多做文章。我在临床实践中发现：放疗多伤阴，化疗多伤阳，故一般选择古方琼玉膏、人参养荣汤作为克服放化疗副作用的两首对方。继而发现：伤阴证候表现较轻，患者整体状况较好，容易纠正；伤阳证候表现较重，患者整体状况较差，不易恢复，因为过于痛苦而中途放弃化疗的患者不在少数，人参养荣汤有时达不到预期效果。经反复观察后我领悟到：化疗之后对人体的伤害，除了损伤阳气阴血之外，最先出现的是导致了身体的各种紊乱和失调，患者一系列恶心、呕吐、胸闷、烧心、腹泻、食欲下降、心悸、头晕、乏力、失眠、心烦、舌暗苔白腻、脉涩等症状，其背后的病机，都是气机升降失常、水液代谢失常、血液运行失常所致。只有先进行调节，使身体失序的状态恢复到初步平衡，扶正的方药才能发挥作用。近年来，对于进行化疗的癌症患者，我经常在化疗前后，先用大小柴胡汤、五苓散、桂枝茯苓丸三方合方予以调节，后用人参养荣汤加减益气养血温阳，使化疗的副作用大为减轻，骨髓抑制和白细胞减少的情况得以改善，从而帮助许多患者顺利完成了整个化疗的疗程，取得较为满意的效果。人参养荣汤出自《局方》，从十全大补汤变化而来。方中以人参、黄芪、炙甘草、白术、茯苓健脾益气；当归、熟地、白芍补肝养血；肉桂温心肾之阳，鼓舞气血生长；五味子敛肺滋肾，宁心安神；陈皮理气，以助运化；远志化痰，以调心神，姜枣辛甘，以和营卫，共奏益气补血、养心安神之效。焦树德先生认为："本方与八珍汤的双补气血有所不同。八珍汤以四君子汤补气，四物汤补血，好像如此气血得以双补。然而进一步分析，四君子汤补气过于呆滞，四物汤补血却含川芎芳香燥烈之品，不适应于久虚之证。本方加陈皮以行气，去川芎之芳燥，再加远志、五味子，则静中有动，动中有静，动静药相得益彰，故可养荣而强身。方中虽有酸甘化合生阴之意，而酸收之中又有辛温之品通达，甘缓之中又有渗运之品行利，因而无壅滞碍胃之弊。功主于奉养心营，适于久服。十全大补汤为八珍汤中加黄芪、肉桂而成，虽然亦能双补气血，但仍存在上述八珍汤的缺点。如气血两虚欲长期服药者，或遇气血两虚中兼有心虚，症见惊悸、自汗、健忘、失眠诸症者，则不如本方五脏互养互荣之效佳。本方虽然是从十全大补汤加减变化而来，但从此方的加陈皮减川芎，另加远志、五味子这一加减中，即可体会到中医方剂的加减变化，相须配伍，实寓有旋转造化之机的妙用，发人深省。"（焦树德《方剂心得十讲》，2000：38）值得重视的是：两首方中都用了肉桂，其中的道理，王绵之先生有一番说道："补血的问题主要有两个重点，一个是原料，一个是功能。血的生成，依赖脾胃对营养物质的消化吸收和心肾之阳的气化，水谷精华只是造血的原料，使之变化为血，还得依赖心肾的气化功能，如果病人能吃，食欲不减，进食也不差，还贫血，就说明是有原料但不能变化。而方中的肉桂味甘、气辛、性热，入心肾脾，有促进脾胃的消化功能和心肾气化功能的双重作用，在气血俱虚的情况下，八珍汤的两个变方十全大补汤和人参养荣汤，都加上黄芪、肉桂，是为了加强补气温阳，促使阳生阴长，促使补血的功能加强，两方是治疗气血俱虚而偏于寒的。这样的方剂用来治疗各种贫血，效果比较好。"（王绵之《方剂学讲稿》2005：298）肉桂有两种，一种为普通肉桂，一种为紫油桂，价格悬殊百倍，方中的肉桂借其启迪阳气，至关重要，一般肉桂容易上火、动血，不堪大用，必须用紫油桂，即上桂，而且宜研末冲服。从我的临床经验来看，晚期癌症患者，特别是经过多次化疗后的晚期癌症患者，在出现气血大亏、各项血液检验指标低下时，用药不能再斤斤于消癌、攻邪、祛毒，当以救人为主，扶正为主，如此尚可延缓患者的生命，使患者获得较高的生存质量。从许多中医古籍的记载来看，古人对于疮疡、痘疹、乳癌等溃后久不收口者，每每认为是气血大亏所致，不再用清热解毒等凉性药，转而大补气血，十全大补汤与人参养荣汤常被列为首选方剂，现代日本汉方医甚至赞誉十全大补汤是"治疗肿瘤的新曙光"。从我运用于癌症患者的临床效果来看，人参养荣汤比十全大补汤还要好，焦树德先生所作的分析和评价是非常中肯的。我在方中尚加刺五加 15 克、鸡血藤 30 克、补骨脂 10 克、穿山甲 10 克。其中，刺五加可助黄芪强壮补气，鸡血藤助归、地补血通络，补骨脂助肉桂补肾温阳，穿山甲活血化瘀。这个配伍同时被国内许多中医癌症专家证实，对于化疗后白细胞下降有可靠的升高作用。我将以上组合添加到人参养荣汤中，使之具有了升白细胞、血小板、血红蛋白，提高免疫功能、克服放化疗后遗症、改善症状的全面效果。

四、几点不成熟的看法

第一："方证对应"是学习经方的入门之阶，"方、证、病机对应"，才是运用和拓展经方的更高阶段

胡希恕先生提出：治病"先辨六经，后辨方证"、"方证对应是辨证论治的尖端"，从而建立了《伤寒论》方证体系，这对于学习《伤寒论》具有启蒙的作用，意义重大。然而，我在临床中体会到：仅方证对应还不够，只有掌握了"证候"之后的"病机"，"经方"治疗才能切中肯綮，也就是要"方、证、病机"三者对应。例如：《伤寒论》云"有柴胡证者，但见一证便是，不必悉具"，小柴胡汤有四大主证，除了"往来寒热"具有小柴胡汤证的标志性特点之外，临床不可能只要见到"胸胁苦满"、"默默不欲饮食"、"心烦喜呕"中的一证，就用小柴胡汤，而不用其他方剂，必须根据患者的面色、脉色、患病的日程、疾病发展的

趋势等,判断这一个证候的病机是属于"邪入少阳",用柴胡汤才能有效。例如,验案举隅 2 的哮喘,显然是根据"胸胁苦闷"一证,采用柴胡剂治疗的,倘若患者没有面色潮红、舌红苔黄腻、脉滑等一系列"邪入少阳"的指征,用柴胡剂则大错。此外,即使临床遇到的证与《伤寒论》条文中提到的证完全不相同,但只要病机相同,就可以用同样的方。例如,验案举隅 1 中的霉菌性阴道炎所呈现的证,与白头翁汤证、乌梅丸证完全不同,但病机相同,就用之有效。验案举隅 9 中癌症化疗后导致的各种紊乱,虽变证百出,但不离气机升降失常、水液代谢失常、血液循环失常三种病机,即可以用小柴胡汤、五苓散、桂枝茯苓丸三方合方来治疗。这是拓展经方运用的一条重要途径。经方具有无限的生命力,后世能够用之治疗各种疑难病症,就是因为找到了证之后的共同病机。因此,方、证、病机,三点一线,统筹考虑,才是准确的、完整的经方思维。

第二:经方与时方,是一种互补、传承的关系,不能够重此轻彼,可以互相结合使用

经方的疗效普遍高于后世方,这是毋庸置疑的,历代医家也把经方视为方剂学的典范,创制出了大量卓有疗效的时方,在学好、用好经方的前提下,尽量多掌握一些时方,是临床取得疗效的重要途径。学习和运用时方,也应当像对待经方一样,遵循"方、证、病机"对应的思路,把经方与时方统一在同一个原则之下,这样就有了将两者化裁加减、结合使用的基础。治病以临床疗效为第一标准,当纯用经方不能完全达到目的时,在洞察病机的前提下,或合以时方,或配以时方,灵活取舍,以增强疗效。不应当画地为牢,墨守经方。

第三:应当把经方的学习和运用作为中医教育核心中的核心、重中之重,以利于培养中医临床人才

中医高等教育培养不出临床人才,这是已经困扰了中医院校几十年的大问题,是中医事业衰落的主要原因之一。忽视经典,脱离临床,乃是其中最大的弊病。在中医四大经典中,作为经方主要载体的《伤寒论》,为中医提供了一套独到的、正确的临床思维方法和两百多首成体系的、有效的治疗方剂,《伤寒论》是经典中的经典,是培养中医临床人才最重要、最可靠的依据,中医教育必须围绕这个最重要的核心而展开。然而,多年来高校对于《伤寒论》的讲授,多采用"经院式的"教学方法,只是按照原书顺文敷衍,讲解注释,学过之后,学生仍然茫无所得。这种教学方法必须改革! 自古"读经"有两种读法,一是"我注六经",即按照经典的原貌一路解释下去,这种"经院式的"教学方法,只适合于做学问,不能学以致用;二是"六经注我",即抓住经典著作的核心,以解决实际问题作为目标,不纠缠于一字一句的得失。自《伤寒论》流传一千八百多年以来,照原书注释的书何其多也,歧义纷争,了无完日。直到清代雍正年间,柯琴才在《伤寒来苏集》中以"六经注我"的精神,开创了"方证对应"的读经方法;近代日本名医汤本求真在《皇汉医学》中,则按照自己的理解,把《金匮要略》中的经方纳入到六经辨证的框架之下,使《伤寒》、《金匮》合二而一;当代临床大家胡希恕更给伤寒六经赋予了新的含义,再经过冯世纶、黄煌等伤寒名家发扬光大,如今已初步完成了经方的"方证体系"。沿着这条思路进行中医临床教学,才抓住了要点,才有可能找到突破中医人才培养瓶颈的关键。

第十一篇

巴马采访六题

——中央新闻电影制片厂纪录片《中医》采访题目

背景材料:2011 年 10 月 10 日,中央新闻电影制片厂纪录片《中医》摄制组,利用《中医影响世界》论坛在广西巴马举行学术会议的机会,采访了不在北京工作的三位中医教授顾植山、金世明和我。采访我的题目共 9 个,这是我对其中 6 个问题的回答。

一、生平印象最深的几个病例

记者:您有丰富的中医从业经验,能不能讲讲您在这些年的治疗过程中,印象最深刻的病例?

彭坚:好的,我从肿瘤、妇科、儿科病各举一例印象深刻的病例。

第一例:脑癌

14 年前的 1997 年 8 月 25 日,我应邀到上海治病。这是一个中国台湾 14 岁的蔡姓男孩,患有混合型原发性脑癌,恶性程度很高,医生告诉小孩的父亲,治疗方案是手术加放疗,手术切除不可能干净,因为担心伤害正常脑组织,放疗结束 3 个月后的复发率可能高达 97.3%,当时放疗已快结束,患者的父亲转而带小孩到大陆求诊于中医。我见患者舌红,苔黄腻,口干口苦,咽喉疼痛,痰黄,脉弦滑,精神稍差。这是手术、放疗后导致耗气伤阴,湿热存留所致,当益气养阴、清利湿热,用琼玉膏加减服汤剂;再兼以软坚散结,去除残留于脑部的未尽癌肿,用大黄䗪虫丸合安宫牛黄丸加减,制成蜜丸,"扶正祛邪"并举。患者的父亲问我:"您是否治疗过脑癌?"我如实回答:"没有。但原发性脑癌有点'好处',即不转移到别处,西医已经把脑部大部分的肿块切除了,剩下的由中医来打扫战场,清除余孽,不让它再增生、复发。我用大黄䗪虫丸加减消除过多种良性肿瘤有效,再利用安宫牛黄丸进入血脑屏障,两者合一,可能做得到。"患者服药三个月,到了预期的时候没有复发,全家人虚惊一场。但中国台湾的医生告诫他们:复发率只是降低到了 80%,还可能复发,接着服药,持续三年后,西医告知:不可能复发了,才停药。2006年,中国台湾医生又告知家长:当时治疗时用了大量射线,在体内存积到 10~15 年,可能引起总暴发,使得病情出现反复。我处以金银花、土茯苓、甘草煎水代茶,让患者当饮料喝,并说这个单方还能消除"青春痘",患者非常乐意配合,因为他也有这个"难言之隐"。2011 年 6 月 10 日,小蔡从中国台湾"中山大学"研究生毕业,为了感恩,特意致电邀请我到中国台湾高雄参加他的毕业典礼。

第二例：不孕症

导致不孕症的原因很多，其中占相当大比例的是"多囊卵巢综合征"，即卵泡发育不成熟。西医主要用黄体酮、达英-35之类治疗，这类药副作用大，有时效果也不理想，即使做试管婴儿，成功率也不高，这是妇科临床非常棘手的一个难题。我在这方面积累了一定经验，有一定成效。

记得是2005年8月份，一个周三的上午，我在湖南中医大学二附院出门诊，诊室进来两个人，一个是地道的高个子美国人，另外一个是中国台湾人，都是我前一天在学校讲课时，来考察旁听的中医师，这个中国台湾人据说还是前几届中国台湾中医考试的第二名"榜眼"，是中国台湾中医界的佼佼者。在旁边观察我看了几个病人之后，"榜眼"对我说：他在中国台湾看病每天在100人以上，预约挂号排到了半个月之后，但发觉中医看一般的感冒之类效果好，对疑难病症也是无能为力。我问他：什么疑难病症呢？答道：例如妇科中的"多囊卵巢综合征"。诊室外候诊的患者见我在同"洋人"交谈，暂时没有进来，都在抬头观望。我无意中发现了其中一个熟悉的老先生，召唤他进来，说：他的媳妇患的就是多囊卵巢综合征，怀孕了。老先生笑呵呵地拿出一包糖果，说：媳妇今天生了一个7斤重的女孩，母女平安，特来感谢医生。

老先生的媳妇姓唐，女，33岁，长沙人，2004年9月4日初诊。

患者结婚八年不孕，月经多年不正常，经期推后，量少，颜色鲜红，无血块，经期无特殊不适。去年一月份因为宫外孕施行左侧输卵管切除术，今年三月份怀孕，但胚胎死于腹中，七月份B超检查：左右侧卵巢大小分别为27mm×21mm、33mm×25mm，双侧卵巢内均扫及十多个小卵泡，位于包膜下，最大的一个位于右侧卵巢，大小7mm×8mm，提示双侧卵巢回声改变，考虑双侧卵巢多囊改变，察其面色晦暗，体形较胖，自诉比旁人怕冷，腰酸，精神欠佳，易紧张，睡眠不实，白带清稀，大便干结，已经半年未来月经，舌淡少苔，脉细滑，此为肾虚，气血不足。我先用毓麟珠加减，服30剂，二诊以三紫调心汤加减，做成蜜丸一剂，服两到三个月。怀孕后，则以泰山磐石散养胎，顺利生产。本案患者一侧输卵管切除，两孕两流，又有多囊卵巢综合征，从西医的观点看，正常孕产的可能性几乎为零，但患者坚持不懈地找中医治疗，服中药近四年，最后几个月终获疗效。

5年之后的2010年10月，唐女士又来门诊部，要求再生一个，我仍然投以丸剂，但并不认为有太大的希望。讵知2012年5月14日下午，唐女士抱着一个男孩来到门诊部，这是她生的第二个小孩，已经5个月，全家特地从海口来长沙感谢我。恰好美国学生石亨瑞医生在跟诊，用照相机拍摄下了我们和患者全家的镜头。

第三例：小儿脑白质营养不良

患儿姓陈，男，现年4岁半，湖南望城县人，2004年8月30日初诊。

患儿一岁以前发育正常，左右手可以互动抓物、做手势，一岁六个月时开始喜欢用左手，右手弛缓，不能抓物，十一个月能够独立走路，行走时，右下肢拖行，步态不稳，只能喊"爸爸"、"妈妈"等二字复音，发音欠清。患儿足月平产，无创伤，父母非近亲结婚。2000年9月17日，湖南某儿童医院进行脑电图、脑电地形图检查，发现"右中央额颞区尖波非对称波发放，纺锤左额中央颞高幅尖化，背景节律左右不对称，有异常睡眠脑电图。"中南大学湘雅某医院放射科当天进行颅脑CT扫描，结论为"脑白质密度减低，考虑为脑白质营养不良性疾病，建议做MRI检查。"9月19日出示的MRI检查报告单结论为："双侧脑白质内弥漫混杂信号病灶，考虑为先天性变性疾病或脑白质发育不良性疾病,建议行脑穿刺活检。"患者家属不同意。于 9 月 20 日到浏阳市中医院住院,9 月 29 日转到武汉空军医院脑中医科住院,11 月 3 日又转到华中科技大学同济医学院附属同济医院住院,查出尿皮质醇低(尿 -17 酮类固醇 5.6μmol/24h,尿 -17 羟类固醇 5.6μmol/24h)而血皮质醇高(10AM 353.6μg/L,10PM 249.6μg/L),医生感到互相矛盾,治疗颇为棘手。这样,经过五家医院诊断及治疗,最后确诊为脑白质营养不良,视神经萎缩,花去检查费及药费四万多,无任何疗效,家属基本放弃了治疗。

患儿二岁以后,突然发作癫痫,经常夜半抽搐,语言謇涩,走路跛行,视力急剧下降,接近失明,于是来百草堂找我诊视。

察之患儿面色红润,神志清醒,但视物不见,用手指在其眼前晃动也无反应,爱活动,走路一瘸一拐,舌尖红,舌体润而少苔,食欲尚可,口渴,大便结,汗出多,脉数。此为肝肾虚,肝风内动,痰瘀阻塞脑络,当补肝肾、化痰瘀、通脑络,用地黄饮子、安宫牛黄丸、加减驻景丸、解语丹四方合用加减,制成散剂。

10 月 23 日二诊:一料药服完,近两个月来,再未出现抽搐,走路亦不跛行,讲话逐渐清楚,视力开始好转,能看清一米以内的东西。出汗减少,大便通畅,但精神略差,胃口下降,服药期间感冒过三次。察患儿面色略白,舌淡,脉弦缓。肝风已经内敛,当在原方基础上,减少部分寒凉药,并合用玉屏风散,以顾护脾肺,仍然制成散剂。

12 月 28 日三诊:患儿情况较为稳定,也未感冒,除了说话稍慢以外,智力发育与同龄人相同,但视力仍然差,近距离只能看清核桃大的字。此病为先天不足,当大补肝肾,促进脑部及视神经发育,用驻景丸、地黄饮子等方加减,为蜜丸。

最后一次复诊是 2011 年 12 月 8 日,患儿发育良好,智力健全,口齿伶俐,行动敏捷,饮食、睡眠都正常,除了视力较差之外,与健康儿童无任何区别。2011 年 10 月,经湘雅附属二院检查,脑白质部分已经消失,患者完全恢复正常。

小儿脑白质营养不良病,临床罕见,据我的硕士研究生吴亚娜当时从网上查到的资料来看,全世界不超过 100 例,西医缺乏有效的治疗方法,没有一例患者活过 8 岁,而且一旦呈进行性发展,几乎不可逆转,迅速走向死亡。我在治疗本例患儿之前,对此病不仅见所未见,而且闻所未闻,即使事后查阅资料,也无任何有治疗价值的信息,更没有见到国内外用中医治疗获得成功的报道。我是完全凭借中医的望闻问切"识证",按照"方证对应"的方法"用方",选择几首古方适当加减,坚持了 6 年之久,才彻底治愈的。如今,这个痊愈的小孩已经 12 岁多,在读小学 5 年级,智力发育正常,身体健康,惟有视力较差。本案的成功,无异于用中医药创造了一个奇迹。

以上 3 个病案,都是现代医学认为难以治愈的疾病,有的还算是"绝症",经过中医治疗获得痊愈。需要探讨的是:①为什么西医认为治不好的病,中医能够治愈?是不是在吹牛?在一般人的眼中,西医是讲究"科学"的,在疾病得到明确诊断之后,宣告无法治愈,就是无法治愈,因为现代医学的整体治疗水平还只能达到这个程度,无论哪个西医医生想发挥自己的主观能动性都无济于事。中医则不同,任何疾病都有治愈的可能,因为患同一种病,个体的差异很大,古代中医留下了极其丰富的文献,从中有可能发掘出治疗的契机和线索。一个中医临床医生,只要具有较高的辨证论治水平,掌握大量古代中医治病的成功经验,就有可能创造治疗奇迹。这不是吹牛,更与"科学"无关,每一个负责、勤奋、肯读书、有深厚根底的中医,一生中都可能创造出许多这样的奇迹。②这样的个案能不能够重复?不能重复,是否意味着没有价值或不符合科学原理呢?首先,需要明白的是：这样的个案不能够完全重复。因为中医治病，所依靠的是辨"证"论治，而不是辨"病"论治，这是中、西医在临床上的最大差别，中医又必须"因人、因地、因时治宜"，强调个体的差异性，每一个处方，都需要根据每个患者的具体情况量体裁衣、精心设计，才能切中肯綮，很少能够用一个固定的处方治疗许多人相同的疾病，也很少能够一个处方用到底，治愈一个比较复杂的病，在治疗过程中，随时需要对处方进行调整或更换。因此，中医个案取得的疗效往往被西医所否定，认为不符合统计学原理。因为按照西医的统计学分析，一个处方必须要30例以上的患者有效，才有临床价值。用适合于西医的"统计学原理"来衡量中医，导致真正有疗效的中医经验被否定，而大量刊登于杂志上的那些"符合统计学原理"的中医经验，却往往是迫于无奈做的假。用中医效方救了命，却被冠之以"不符合科学原理"而加以搁置、否定，这些都是中医几十年来一直在重复上演的"真实的谎言"！以上三个病案，都记录在拙著下卷"临床篇"有关章节中。

二、方法论是中医最大的优势

记者：您认为中医最大的优势是什么？

彭坚：我在拙著《我是铁杆中医》一书的上卷"学术篇"中，曾将中医的优势领域归纳为五个方面，即：治疗方法的优势，文献资源的优势，医学模式的优势，养生保健的优势，中西医结合的优势。

如果一定要回答"中医最大的优势"是什么？我认为是中医的"方法论"。中医有一套"独到的、行之有效的、始终如一的方法论"（德国慕尼黑东亚研究所满晰博语），中医能够不被近代科学所淘汰、能够延续至今、能够在许多方面超越西医的主要原因，就在于它有一套与西医和近现代科学完全不同的"方法论"。一个世纪以来，中医被人攻击是"伪科学"、"不科学"，核心目标是针对它的方法论，这是当代人迄今没有读懂的一种古代科学语言，这里蕴藏着中国古代思维科学的精华，这是中医最值得研究和重视的一个领域，也是中医迄今还保存着的"最大的优势"。

近代西医的"方法论"，来自于伽利略、牛顿的"还原论"。在16世纪之前，古代的西医同中医一样，都属于"自然哲学"。1543年，哥白尼发表了"太阳中心说"，开始了近代科学的历程。在同一年，意大利解剖学家维萨里发表《人体之构造》一书，使西医彻底改变了方向，把学科重新奠定在解剖之上。因此可以说，近代西医与近代科学是同时起步的。17世纪，英国的哈维以狗为实验对象，第一次将数学的、实验的方法运用于生理学研究，发现了血液循环。18世纪，意大利病理解剖学家莫干尼发表了《疾病的位置和原因》，这本书对后世医学影响巨大，现在医院所有的检查，包括用最先进的仪器检测，无非都是沿着莫干尼的思路，寻找"疾病的位置和原因"。由于当时还没有发明医学检测仪器，只是凭肉眼观察，故在莫干尼的视野下，很多疾病的原因还找不出来，也看不到形态学的改变。

由于工具的发明导致人类在微观认识方面的大突破，是在19世纪。早在17世纪，荷兰的玻璃匠就磨制出凹镜和凸镜，伽利略由此发明了望远镜和显微镜。望远镜早就运用于天文学，人类的视野从此大为开阔。但直到19世纪，人类才在显微镜下看到细胞，建立了细胞学，成为19世纪的"三大发现"之一。19世纪下半叶，德国的科赫发现了结核杆菌,找到了结核病的元凶原来是细菌。而后杀死病原微生物的药物606、磺胺、抗生素等相继发明,特别是抗生素的发明,被视为现代医学的里程碑,"对抗治疗"也成为现代医学治疗疾病的主要方法。20世纪是西医全面走向治疗学的时代,三大药物的发明,显示了强大的治疗效果,加上免疫制剂的发明,使得人类疾病谱发生了根本的改变,曾经肆虐了几千年、排在病死率第一位的传染病和感染性疾病,首次让位于其他慢性病,人类的平均寿命增加了20多岁,特别是20世纪末,人类基因图谱的绘制使微观方法的成就登峰造极。医学与科学技术的紧密结合,使得现代医学的发展如虎添翼、日新月异。

建立在解剖学基础之上的西医学,以微观的方法来认识疾病,以还原论的原理来研究疾病,以不断更新的仪器设备来诊断疾病,以对抗治疗的观点来治疗疾病,这就是近现代西医最主要的科学方法。我们说西医是一门科学,主要是基于西医所使用的这些方法论,它的本质是工业时代所产生的"还原论"科学。

毋庸置疑,在这种科学方法论的指导下,近现代西医所取得的成就是巨大的,然而我们在现实生活中,发现医学距离人们的理想还很遥远。例如:①检测仪器越来越先进,医疗费用越来越昂贵,"什么都好办,就是得病不起"。中国的老百姓感同身受,连西方发达国家都承担不起全民的医疗保健费用了。问题是花了很多钱,经常查不出患有什么疾病,这是为什么? ②抗生素在使用初期显示了显著疗效,但几十年后,普遍出现耐药性,滋生了超级细菌,被号称抗生素之王的"万古霉素"也解决不了问题,人与细菌之间的对抗越来越厉害,鹿死谁手尚未可知,还有更难对付的病毒呢? ③前几年暴发的"甲流",全世界如临大敌,结果"甲流"过后,死人并不多,准备的大量疫苗只得报废,很多欧洲国家甚至要起诉WHO的官员,说他们故意夸大疫情,目的是为跨国医药公司推销药品"达菲"。为什么如此发达的现代医学,连一个普通的流感都谈虎色变? 因为至今还没有发明能够有效杀死病毒的药物。发明了又能怎么样? 病毒遗传变异、逃脱药物攻击的能力比细菌强得多,抗生素发明和使用的历史,可谓"前车之鉴"! 其四、人类可以上天,但征服癌症的理想却破灭,成为"世纪之痛"。20世纪60年代,美国政府提出要实现两个宏伟的目标,一个是"阿波罗"计划,把人类送上太空,另外一个是消灭癌症,第一个目标实现了,第二个目标失败了。至今为止,治疗癌症的三大手段,手术、放疗、化疗,副作用大,中晚期死亡率高,证明人类仍然没有找到理想的治疗癌症的方法,以上事实说明:生命科学远比其他自然科学复杂得多。

从这些人所共知的医疗事实可以看出,当代医学确实还有弊病。弊病在哪里? 主要是"方法论"有缺陷。我们过于相信"科学",岂知近代科学的核心是"还原论",这是一种简单的科学研究方法,不能完全适合于研究生命与疾病这种复杂系统。同样,微观的方法使得我们对身体局部有了更加深入和精细的了解,但生命是整体联系的,即使对人体所有基因和碱基进行更深入、彻底的研究,忽视了宏观的、联系的方法,也不可能真正反映和全面掌握生命活动的客观规律。

由于方法论的缺陷,导致现代医学在治疗方向上本末倒置。用各种仪器进行检测或从解剖上看到的形态学的东西,只是疾病的结果,而不是原因,更不是发展过程,如果只是用手术或药物去消除结果,不仅不能根除疾病产生的原因,也不能阻止疾病的复发和转移。疾病产生的根本原因到底是什么? 是在生命过程中出现的内外环境失调,自愈力下降。在这方面,现代医学很少关注或能够拿出有效的措施来解决。

同时，对抗治疗的思维模式，导致机体紊乱，药源性疾病增多。对抗治疗最初的对象是病原微生物，后来扩大到整个医学领域。抗菌、抗癌、抗病毒、抗增生、抗衰老、抗纤维化等，成为西医一种普遍的治疗理念。以病原微生物为例，无论有益、有害，两者都共存于体内，互相制约，维持人体平衡的的需要，一般不会致病。一旦发病，多半是人体免疫功能下降所致，过分使用杀死有害细菌的药物，往往同时也杀死了有益的细菌，导致菌落失衡，产生毒素，内环境紊乱，出现药源性疾病和其他更为难治的疾病。

早在 1977 年，WHO 就已经提出医学模式的转变问题，即应当由目前单一的生物医学模式向"生物 - 社会 - 心理"新的医学模式转型。近几十年来，西医也在不断引进新的研究方法，但在医疗实践中，"还原论"的方法论仍然占据统治地位。

中医的"方法论"是古代的系统论和信息论。诞生于农业时代的中医，从本质上来看属于"自然哲学"。中医的基础理论不是建立在解剖之上，而是以元气学说、阴阳五行、脏腑经络等理论作为指导，通过"望闻问切"四诊来收集人体的信息，通过针灸、汤药等治疗方法向人体输入信息，从而达到治疗效果。这种宏观的、联系的、整体的、动态的认识方法，虽然是古老的，但决不是落后的，其中包含有"后现代科学"的许多要素在内，特别是因为人体的生命活动规律只存在于活着的人身上，中医的动态考察、信息交流的方法，更能够反映出生命活动和疾病发生的客观规律。中医不是根据得病后身体出现的形态学改变来治病，不必根据检测指标的变化来治病，而是根据得病后身体发出的信息变化来治病，这些患病的信息，中医称作"证候"，中医的辨证论治，就是辨别生命患病的信息。

建立在辨证论治基础之上的中医学，以宏观的方法来认识生命和疾病，以动态的、联系的原理来研究生命和疾病，以"望闻问切"四诊来收集生命的信息，以扶正祛邪、调节平衡的观点来治疗疾病，这就是中医的科学方法，它的本质是系统论、信息论这些后现代科学方法。这种方法之所以能够认识生命的规律和治愈疾病，最主要的原因有四个：

第一，生命是活的并非死的，是动态的不是静态的，是整体联系的不是孤立的，人体内环境与周围的自然环境和人文环境这种"大环境"是息息相通的，这就注定了中医用动态的、联系的、信息的方法来研究生命与疾病是科学的。人们可以认为"望闻问切"四诊的方法过于原始，但是，至今哪有一台现代仪器可以替代四诊收集人体的动态信息呢？目前，哪怕是使用最先进的仪器设备，也无法动态地、真正准确地了解和诊断活的生命每时每刻的变化，所以现代仪器检测到的结果，只能是疾病产生的结果，而不是生命进行的过程和疾病产生的真正原因。

第二，人类的疾病谱在几千年中基本没有变化。换句话说，现有的疾病，绝大多数古代都有，因此，古人的探索和成功的治疗经验，到今天都可资参考，弥足珍贵。例如，大家熟知的冠心病，并非现代疾病，长沙西汉古墓中的马王堆老太太就有，她就是死于吃了甜瓜引发的胆绞痛，最后并发心肌梗死。而马王堆汉墓中保存的几种香料药，帛医书中记载的药酒"醪利中"，证明对冠心病心绞痛有一定疗效。中医几千年没有间断的医案、医话和其他医学文献，为今天乃至以后的中医治疗疾病提供了珍贵的文献依据。

第三，中医看病，不是着眼于寻找致病的因子和病灶，而是根据身体得病后发出的信息即证候，只要有证候可辨，就能够成功地治疗，而证候是找不到形态学的东西，却能超越时空。比如，前两年"甲流"、"禽流感"之所以闹得沸沸扬扬，是因为药物杀不死流感病毒,不好治疗,西医只能以注射疫苗预防为主。而注射疫苗的难处在于:每次流感的病毒都不同,只有等到流感已经流行,找到了病毒的病株,才能制造出疫苗,所以很被动。中医则不必这样,1800年前的医圣张仲景,其家族在十年之中多次受到"伤寒"即流感的侵袭,两百多人中死亡了九十多人,于是他撰写了《伤寒论》,总结了治疗流感的成功经验,张仲景堪称"抗击流感第一人",他是全世界第一个成功找出流感发病规律和成功进行治疗的伟大医学家。《伤寒论》的六经辨证,至今对于各种流感仍然有纲领性的指导意义,其112首经方,临床治疗仍然有效。其道理在于:古往今来,不管是什么样的病毒引起的流感,患者所表现出来的证候,即身体发出的信息,初起无非是头痛、发烧、怕冷、咳嗽、气喘,并发症无非是肺炎、脑炎、肠炎,最严重的情况无非是导致三衰。中医不必去弄清楚是哪种病毒引起的流感,只要根据证候表现的阴阳、表里、寒热、虚实,分六经辨证来治疗,就普遍有效,《伤寒论》的112首方剂,只要辨证准确,用之都疗效卓著,完全具有"可重复性"。这种"可重复",不是在实验室重复,而是在临床实践中重复;不是针对甲流、禽流感等病名重复,而是根据流感中出现的证候重复,即所谓"方证对应"。中医对付流感的这种模式,很值得向全世界推广。今后无论哪种流感来了,只要辨证分型准确,就可以预先设计好相应的方剂,"方证对应"地予以预防和治疗。尽管"病"是新的,"方"却是古老的,"药"更是现成的,能够"以不变应万变",不仅治疗有效,而且极大地节省了社会成本。

第四,西医看重结果,中医看重过程,结果是死的,是已经形成了疾病;过程是活的,是正在或将要形成的疾病。西医擅长"治已病",中医擅长"治未病",擅长养生,对于亚健康状态、预防老年性疾病、功能紊乱等,西医找不到器质性改变,失去了治疗目标,因而无能为力,但中医能够拿出许多有效的措施。所以,老百姓常说:"西医治标,中医治本",不无道理。

从20世纪80年代开始,人类已经进入了一个新的时代,即信息时代。这个时代的科学方法是信息论、系统论,作为曾经在19、20世纪大放光彩的"还原论",已经落后于时代。中医的确不属于近代科学,因为中医与西医所采用的方法论确实完全不同,但决不能由此怀疑和否定中医的"科学性"。中医诞生于人类文明第一次浪潮的农业时代,属于"自然哲学",但其科学原理,又蕴含着"第三次浪潮"即信息时代的许多要素,正如中华古代文明被一些西方学者认为是"早熟的文明"一样,被认为是当代科学"异端"的中医,它的科学原理也是"早熟的",换句话说,相对于西医所采用的"还原论"的近代科学方法来说,中医的科学方法是"超前的",如《黄帝内经》的"天人合一"、"藏象经络"学说,就是一种系统论的观点,《伤寒论》的"辨证论治"思维方法,从本质上来看就是一种信息处理的方法。由于新的时代到来还不久,新的方法论体系尚未完全建立,中医"独到的、行之有效的、始终如一"的方法论,暂时还得不到合理的解释,甚至被人误解为"不科学"。然而,中医能够在几千年的历史中治病有效,能够经受住近代科学的冲击而不被西医学所淘汰,能够认识到人类生命活动的许多现代科学仍然无法解释的客观规律,例如人体的经络系统等等,这种科学史上的"特例",必将引起全人类深刻的反思。中医在今天和未来对人类社会的贡献,不仅仅是价格低廉、治病安全有效,也不仅仅是在治疗各种慢性疾病、亚健康状态、老年性疾病和养生保健方面大有可为,其方法论的合理性,必将对当代科学的进步与突破以极大的启发和推动。

161

三、革命性转折点不属于中医

记者：中医发展史上有过几次革命性的转折点？

彭坚：如果说"革命性的转折点"，是指对中医学体系带来巨大的冲击甚至突破的话，我认为，在中医发展史上可以说是一次都没有。中医的存在，在科学史上是一个特例，如果当做一般的学科来看待，往往会出现错误的解读。以"革命"与否作为基点来解读中医，中医难免又一次置于被质疑、被否定的境地。中医是中国古代优秀文化的一个分支，不把中医当做"科学"来解读，而当做文化、科学（古代科学）、技术的联合体来解读，才有可能得到正确的认识。

中医体系形成于公元前5世纪到公元3世纪，即中国的战国到三国时期，主要是由《黄帝内经》和《伤寒杂病论》所奠定的，前者奠定了中医的基础理论，后者奠定了中医的临床思维方法。两千多年以来，在《内经》和《伤寒》的框架下，中医无论是理论或临床，都有很大的发展和进步，但这都是体制内的延伸、积淀、冲撞，并无革命性的突破，至今仍然如此。这似乎是中医的不幸，似乎说明中医的保守与落后，但其实从科学史、医学史的角度来看，从现实的情况来看，这可以说是人类的"大幸"！ "不变"是中医最为可贵之处。创新、突破、革命，是近现代科学的特征，守成、维稳、改良，是古代科学的特点。人类既需要创新、突破、革命，也需要守成、维稳、改良，一味强调前者忽略后者，这种极端的思维方法所导致的负面作用，对人类社会和大自然的伤害，已经越来越彰显了，这种思维模式已经引起了当代人们的反思。如果中医发生了革命性的变化，中医早就变成了西医，世界上再也不会有中医这个"中国古代科学文化'活的化石'、'活的熊猫'"，再也不存在现代科学的"异端"，再也不会被世界上许多有识之士的青睐了。我认为从这个角度来讲述中医的历史，会重蹈否定中医的覆辙。

四、中医的发展方式是滚雪球

记者：中国医学的发展特点是什么？黄帝、张仲景、华佗、金元四大家、吴有性对中医做出了变革性、开创性的贡献，他们生活在什么样的时代，有没有时代必然性？

彭坚：如果说，近代西医发展的特点是以"否定之否定"的方式发展的话，中医发展的特点是"滚雪球"式的发展方式。西医能够与近现代科学技术结合，与时俱进，最新的观点、最新的研究成果，最新的仪器、最新的检测技术、最新的药物，往往是最好的，旧的东西被淘汰，这些特征都符合当代科学的一般特点；中医在两千多年以前通过《黄帝内经》、《伤寒杂病论》确立了基础理论和治疗方法之后，沿着这个主干，理论不断丰富，经验不断积累，有创造，有发展，有局部性的突破，但没有革命性的突破。经过两千多年的积淀，留下了一大批宝贵的遗产。由于这些都曾经是古代治病的经验，由于现代人的疾病大多数古代人都有，由于中医认识疾病的方法论（活体的、动态的、宏观的、联系的）能够有效地认识到生命活动和疾病发展规律，因此，对于中医所创造的知识成果，当代人应当以继承、发展为主。对于中医的理论，应当努力揭示其科学内核；对于古代的经验，应当去粗取精，去伪存真，为我所用。但根据现有的科学水平，在中医的理论方面还很难有"革命性的突破"。例如：中医的经络学说，至今无法作出科学的解释。总之，中医发展的特点,符合中国古代文化的一般特征。

中医体系诞生的时代是人类历史上的"轴心时代",即公元前 5 世纪到公元 3 世纪,在中国是春秋战国到秦汉三国,与西医学诞生的时代一致。西医有古希腊的希波克拉底、古罗马的盖伦,中医则有《黄帝内经》、张仲景、华佗。

黄帝是中华民族的始祖,黄帝所处的时代距今已有 5000 多年,当时可能连文字都没有,自然不可能创造医学体系。《黄帝内经》只是托名黄帝,这是中华民族"尊祖"的一种优良传统,不可夯实,以免违背历史事实。《黄帝内经》最早见载于班固的《汉书·艺文志》,这篇艺文志是中国现存最早的图书目录,记载了西汉初期国家图书馆的藏书。其中收录的医书称为"方技",共分四大类,即医经 7 家、经方 11 家、房中 8 家、神仙 10 家。由此可见,先秦到秦汉时期医学的繁荣,可惜,经过战乱之后,除了属于"医经 7 家"之一的《黄帝内经》之外,其他的医学书籍全部亡佚。《黄帝内经》则奠定了中医学的理论基础。

张仲景被后世称之为"医圣",他的一部《伤寒杂病论》,理、法、方、药俱备,开创了中医临床治疗学。他提出的"辨证论治"成为中医临床独到的思维方法。

从战国到三国是中医学体系形成的时期,至今只留下了《黄帝内经》、《难经》、《神农本草经》、《伤寒杂病论》这"四大经典"。而经典中的经典是《黄帝内经》与《伤寒杂病论》。前者是基础理论,后者是临床治疗学。两千多年来,中医学的整个学科体系都是对两者的继承和发展,仍然没有突破两者的藩篱!

从世界文化的范围来看,这个时期在东西方产生了许多伟大的人物,如柏拉图、亚里士多德、德谟克利特、老子、孔子、释迦牟尼等等,他们的思想都深深地影响了其后两千多年人类的历史。作为诞生在这个时期的中医学,之所以有如此绵长旺盛的生命力,与培育这个学科的丰饶的中国历史文化土壤密切相关。

华佗与张仲景,可以看做是东汉末年中医历史上怒放的两朵并蒂莲,华佗医术精湛,善于养生,特别在外科手术方面,开创了全身麻醉、腹腔手术,这在世界医学史上是了不起的成就,在《三国志》、《后汉书》这两部正史中,对此都有记载。华佗的历史地位应该不低于张仲景,在民间的名气更大于张仲景。可惜,由于华佗的麻沸散已经失传,外科手术记载不详,他也没有著作流传于世,从实事求是的原则出发,评价时宜慎重。

金元四大家的贡献,以纪晓岚《四库全书总目提要》的评价最为公允,其言:"儒家之门户在宋,医家之门户在金元。"宋代开创的理学,大大发扬、光大了儒学,但并没有离开儒学的基石,同样,金元四大家都从不同的角度发展了《黄帝内经》,如刘完素发展了《内经》的运气学说,提出"六气皆可化火",创造了"寒凉派";李杲发展了《内经》的脾胃学说,提出"脾胃论";张子和根据《内经》原文"并无补法",提出"攻邪"治病的观点;朱震亨根据《内经》的相火理论、医学地理学思想,提出"滋阴"学说。他们都发扬光大了《内经》的某方面观点,既有理论贡献,又有临床价值,但都没有突破《内经》的框架,从整体上来说,无法奢谈"变革性、开创性"的贡献。

吴有性的情况比较特殊,他生活在明代末年,当时发生了多次全国性的瘟疫大流行,他亲眼看到了瘟疫流行的情况,发现了瘟疫流行与常年的气候变化无关,而与"戾气"的传播有关。其实,这并非吴有性最早发现的。早在《素问·刺法论》中就有"余闻五疫之至,皆相染易,无问大小,病状相似……避其毒气。"《诸病源候论》中正式出现了"戾气"之说,明确与外感六淫区别开来。但吴有性对"戾气"的发生、传播、危害,是

163

亲眼所见,故描绘得非常准确、细致。像他这样有亲身经历的临床家,自古以来就不多。他比较了亲眼所见的"瘟疫"与《伤寒论》中所记载的"伤寒病",有 12 个方面的不同,提出伤寒病从表而入,瘟疫从口鼻而入,邪伏膜原,下传肠胃,治疗应该从膜原向外透达,或用下法排出,并创制新方 20 余首。出版于 1642 年的《瘟疫论》,大大拓展了人们的视野,启迪了人们的思维,其后的温病学说能够脱颖而出,应当说是吴有性开其先河。

吴有性的最大贡献,无疑是"戾气学说",然而,中医学并没有沿着这个指向去寻找致病的"气",即微小的致病因子,因为当时的客观条件发现不了(没有显微镜)。中医仍然是按照致病因子作用于患者身上以后出现的"证候"来治疗,这就是"辨证论治"作为中医唯一的、独到的临床思维方法的可贵之处。

值得指出的是,在西方,比吴有性差不多早 100 年,意大利的医生夫拉卡斯特罗(Fracastro G.,1483—1553)在其著作《论传染和传染病》(1546)中,就已经认识到:传染病是微小的粒子,可以通过单纯接触、间接接触、远距离接触三种途径来传染。这种认识不在吴有性之下。可惜,也是因为没有发明显微镜,他同吴有性一样,只能属于一种"天才的猜测"。显微镜是 17 世纪发明的,19 世纪才用于观察微生物,从而发现了细胞,并发现了细菌。

由此可见:《瘟疫论》并没有能够否定《伤寒论》,只是发展了《伤寒论》,拓展了人们认识传染病的视野,丰富了传染病的治疗方法,至今为止,《伤寒论》提出的"六经辨证",《瘟疫论》提出的透法、下法及其继承者补充的大剂清热解毒法,《温病条辨》中总结的"卫气营血三焦辨证",都还在运用于临床,对于各种外感病包括传染病都有一定的适应范围,谁都不能否定谁,他们是一种继承和完善的关系,是按照中医固有的"滚雪球"似的方式进步,而不是按照西医"否定之否定"的方法发展;是"渐进"而不是"突破",是"改良"而不是"革命"。

五、人体解剖被中医学所扬弃

记者:中医是否曾经有不同的发展方法,比如试图通过解剖发展医学,最后为什么没有成功?

彭坚:《黄帝内经》中有过各种不同的学说,比如以脑为中心的学说,"六脏"、"九脏"的学说等,也明确有赞成解剖的一派。如《内经》原文说:"若夫八尺之士,皮肉在此,外可度量切循而得之,其死可解剖而视之,其脏之坚脆,腑之大小……皆有大数。"王莽时期,曾经杀死政敌,命人用竹签通血管,说明是为医学之用。

最著名的是北宋时期进行过两次大规模的解剖实践,绘制成了《欧希范五脏图》与《存真图》,这两部解剖图比意大利解剖学家维萨里 1543 年出版的《人体之构造》,分别早了整整 500 年和 450 年,史书上有明确记载。然而,奇怪的是,这两种原图都没有存世,只有少数针灸书引用过。

中医历史上曾经出现过一个"最大的改革者":即清代著名医家王清任(1768—1831)。他试图突破《黄帝内经》的框架,使中医改变方向,从解剖出发来研究人体和疾病。他在《医林改错》序言中指出:"业医诊病,当先明脏腑";"著书不明脏腑,岂不是痴人说梦? 治病不明脏腑,何异于盲子夜行!"他批评了《黄帝内经》中解剖知识的错误,质疑两千多年来中医看病的效果。由于看到了死人各个解剖部位的瘀血,从而联想到瘀血是导致疾病的重要原因,由此发明了十多首活血化瘀的方剂。因为中西医结合最初是从"活血化瘀"这个环节取得成功的,因此,从 20 世纪 60 年代到 90 年代,王清任一度获得"中医改革者"的殊荣。但实际上,他自己并没有动手进行过解剖,他只是遵循理学家的"格物致知",观察死尸而已。他画出的解剖图不仅粗糙,而且有很多错误,同 16 世纪维萨里的《人体之构造》相比,简直有天壤之别。相反,他在临床创制的活血化瘀方剂,仍然是遵循中医的传统思维方法,运用中医组方的原则,在古方的基础上发展出来的。例如,他最有名的"血府逐瘀汤",就是张仲景的理气剂"四逆散",合用《医垒元戎》的活血剂"桃红四物汤",再加桔梗、牛膝而成。王清任勇于探索、改革的精神固然可嘉,但他被后世所继承下来的,不是解剖学的成就,而是一系列活血化瘀的方剂,在王清任之后,中医仍然运行在固有的体系之中,并没有因为他的出现而改变方向。

这是为什么?是因为中国医生受到儒家"身体发肤,受之父母,不敢毁伤"的影响,不愿意进行解剖?还是因为中医体系所固有的保守性、封闭性,导致了对于新鲜思想、新鲜事物的排斥、扼杀?非也!当代人的种种臆断只是"想当然"!这是因为中医学早就通过临床实践,找到了另外一种了解生命活动和疾病发展规律的途径,即《内经》所说的"由外揣内":通过观察身体外在的证候,推测内部发生的变化。因此,中国古代医生早就做出了历史性选择,主动抛弃了解剖学。王清任在中医体系已经确立了两千多年之后,仍然试图把中医基础理论扭转过来,重新建立在解剖之上的尝试,不能够看做是一种创新、进步、突破,而是一种历史的倒退!《内经》的天人合一、阴阳五行、脏腑经络学说,都是古代医家设计的模型,模拟生命活动的规律及其与自然的关系;《伤寒论》的辨证论治是一种信息交流的方法,经过两千多年反复的临床实践,证明这种方法论是可行的,可以了解和掌握生命活动与疾病规律,能够指导临床实践。因此,通过解剖认识人体和疾病的方法,被淘汰出中医学体系,这是一件很自然的事情。例如:中医早在两千多年以前,就发现了人体经络系统的存在,而且广泛运用于临床,以无法计算的病例,证明了这个理论的真实性、可靠性、实用性。但至今为止,用解剖的方法,乃至于用任何现代科学方法,都找不到经络存在的客观依据。这是为什么?是由于研究的方法和出发点不同:中医是动态研究的,西医是静态研究的;中医考察的是生命活体,西医的学科基础是尸体解剖。经络系统只存在于活的生命中,而不存在于尸体中,这就是中医与西医最大的区别!

其实,西医学的解剖学发源虽然很早,但在医学实践中的运用,却晚了至少 1600 年。公元 2 世纪,古罗马时代的名医盖伦(130—200)就曾经进行过大量解剖,即使是中世纪,教会禁止解剖,在医学院校这个传统也一直沿袭了下来。16 世纪,维萨里发表《人体之构造》,对人体进行了极其详尽的描绘。直到 18 世纪,莫干尼发表了《疾病的位置和原因》,病理解剖学才开始得到实际运用。至于影响所及,则是在 100 多年之后。因为同是 18 世纪,欧洲医学中心、荷兰莱顿大学最著名的内科学教授布尔哈维,仍然主张临床医生应当遵循希波克拉底的"四体液学说",并没有把解剖学看做是临床的必备知识。

六、从文化史的角度解读医字

记者:如果通过汉字认识中医,怎么理解汉字的"医"、"疾"、"病"、"证"。

彭坚:中国古代造字的方法,有所谓"六书"之说,即象形、会意、指事、形声、转注、假借。前四种是"造字"，后两种是"用字"。医字的繁体字"醫"，是形声字兼会意字，从形声字的角度来看：声部为"殹"，读 yi，是模仿病人发出来的呻吟声。从会意字的角度来看，这个字由三部分象形符号组成：左边上方为"医"形，象形着一个盒子里装着矢状物，即针灸的针，古代最早的针为砭石，像箭头。右边上方为"殳"形，由两部分象形符号组成，上部是一个躺着的人，下部是一只右手，是"又、右、手、寸"字的本字，在这里是表示一只手。把手放在人的旁边，示意在按摩。下面部分为"酉"形，是个陶罐，里面装着水，表示药罐子煎药，即中医的"汤液"煎剂，如果理解里面装的是酒，则表示用酒治病。这个由三部分象形字组成的会意字，表示医生治病的三种方法，即：针刺、按摩、汤液或药酒。

在甲骨文字中没有"醫"字，最早看到醫字的实物，是在春秋晚期的一块玉上面。与此相印证的是，《左传》成公十年和昭公元年，即公元前 481 年和公元前 441 年，出现了两个以医生这种职业为姓的人：医缓，医和。古代只有贵族才有姓氏，一般平民没有，但可以职业为姓，如《山海经》中记载的巫彭、巫相、巫履等"十大名巫"，都是以巫术为职业。巫字也是一个会意字，按照马伯英教授在其名著《中国医学文化史》一书中的解释：上面一横为天，下面一横为地，左为男人，右为女人，中间一竖，表示能够上通天，下通地。这种能够沟通天地的男女为巫师，主要以占卜、祷告为人消灾、祈福，在治病时，有时候也配合用药。醫字还有一个异体字，写成毉，说明在一定历史阶段，医术是由巫师掌握的。所以《山海经》说：十大名巫，"皆操不死之药以拒之"。

直到《左传》中有关医缓的故事，还曾经出现了一个叫"桑田巫"的人，他预测晋景公得病将死。从文献中看，桑田巫与医缓对晋景公疾病预后估计的水准，尚可谓平分秋色。但是 40 年后，晋平公得病，再也没有见到巫师的影子，直接从秦国请来了医和。而医和对患者病因的分析，极具哲理，十分精彩，是一篇站在唯物主义立场的演说辞。中医说"上医医国"，首先是指的这个医家，他的哲学医学观点对后世中医影响颇大。此时，离《黄帝内经》的成书，还有很长一段时间。

总之，醫字的出现，特别是《左传》中所载医缓、医和的故事，不可小觑。因为有准确的年代可查：即不晚于公元前 481 年，医生从此登上中国的历史舞台，公元前 441 年，巫师开始退下舞台，医术代替了巫术，以针灸、按摩、汤液治病，取代了祈祷治病。这在中国医学史上是一件具有标志性的伟大事件！而针灸、按摩、汤液这三大方法，也成为几千年来中医传承至今的主要治病手段。

"疾"字在甲骨文中已经存在，表示外伤病，被箭射中了。"病"字是后起的形声字。"证"者，证明也。

其实，最早、具有广泛意义的表示患病的字，在甲骨文中就已经出现了。殷商卜辞中是这样写的：左边一张立着的床，即繁体字"牀"的左边，右边一个人躺在床上，身旁有四点，示意痛得周身冒汗。殷代武丁王老年经常患头痛、牙痛，这个字总是如影相随，武丁王的妻子妇好生育 11 胎，这个字也频繁出现，但在后起的字中尚无与之相对应的字，在古今任何字典中也都找不到。

第十二篇

中医是中国古代科学文化的活化石

——2009 年 6 月，上海《名家课堂》讲座稿

一、引　言

中医是中国传统文化遗产中最宝贵、最有生命活力的一部分，把中医称之为"中国古代科学文化的活化石"，是我首先提出来的，拙著《我是铁杆中医》中多次评价中医是"活的化石"、"活的熊猫"。为什么提出这样的命题？有以下三个理由：

1. **中医的唯一性**　中国古代产生过许多伟大的科学成就，如天文、历法、数学、农学等等，据李约瑟统计：14 世纪以前，中国有 100 多项科技成就领先于世界，但经过近代科学的冲击之后，中国古代所有的科学技术成就都被淘汰了，只剩下了一门完整的学科，那就是中医。

2. **中医的异端性**　在当代，中医是一门特殊的学科，但用"特殊"尚不足以表明其独到性，与西医相比较，只能用"异端"这个词来形容她。"异端"之说，儒家、基督教中都提到过，即与主体思想、主流文化不相容的学说，中医完全不同于西医以及现代任何一门自然科学或应用技术，一般的科学研究方法，如实验、分析、数理统计的方法等，对于中医这门学科都不需要；医学本来是研究人体与疾病的，但是中医看病不需要解剖知识，不需要做动物实验，也不搞生化检测，相反，指导中医的理论是古代的哲学，是"天人合一"、"阴阳五行"、"辨证论治"这些哲学观点。这不明显是违反科学吗？所以，从五四运动以来，中医备受攻击。陈独秀说：中医不知道有科学，既不了解人体的构造，又不进行药性分析，更不懂得细菌传染，只知道附会五行生克、阴阳寒热之说，沿袭古方来治病，最为神奇的莫如"气"的说法，遍索宇宙间，谁知道"气"是什么？梁启超得了肾病，被德国医生割掉了好肾，他却说：我宁可死于西医的手术刀下，也不愿意死于中医的"阴阳五行"下面。北洋军阀政府、国民党汪精卫政府等都曾经试图取缔中医，直到 2006 年，竟然仍然有人以"不科学"的名义，在网络上联名发起，提出要我国政府"取消中医"。中医被当作"异端邪说"，受到近现代很多名人、特别是崇尚"科学"人士的排斥、怀疑和攻击。

3. **中医的生命力**　然而，迄今为止，中医还在运用自己独到的理论和经验看病，仍然是"阴阳五行"，依旧是"望闻问切"，完全不依赖西医、不依赖现代科学的进步，就能够治好病，治好许多现代医学都难以治愈的病，中医日益受到国内外民众的欢迎。从以上第一、二点理由来看，她不属于我们这个时代的学科或科学，她属于古代文化科学的产物，她没有随着时代的进步而改变自己的面貌，因此，可以称之为"化石"。但从第三

点来看,她并没有死去,她还具有旺盛的生命力,她的理论还在有效地指导临床,她所揭示的生命现象越来越受到当代科学的重视,她是活的生命,故而称之为"活化石"。从世界历史的角度来看,称得上人类古代文明"活化石"的只有两样,一是汉字,一是中医。最近中国台湾正在组织将汉字申报世界文化遗产,而大陆前几年就报道过中医申报世界文化遗产的计划。既然是"活化石",那么在现代社会,中医具有哪些特殊的价值?

第一,从中可以找到解开中国古代科学方法之谜的钥匙。

20世纪,李约瑟曾经提出过一个所谓"李约瑟难题":中国古代涌现过那么多世界领先的科学成就,为什么找不到其中的科学方法?许多著名的科学家如杨振宁、李政道等都试图解答,但无一成功。答案只可能从中医这里得到解答,因为只有中医完整保存到了现代社会,中医保留着中国古代科学文化的全部要素。

第二,对中医的研究,将促进现代科学的发展。

由于中医是用与西医完全不同的"方法论"认识到生命和疾病的一部分规律的,这对当代医学、当代科学,是一种很大的激励,对中医的研究必然促进现代科学的发展。例如十二经络的存在,迄今没有找到形态学的东西和破解的机制;又如白虎汤退高烧,只有四种简单的药,而且知道是石膏起了主要作用,但就是研究不出什么成分在起作用。石膏不过是一种无机物,主要成分是五水硫酸钙,现代化学尚且讲不出一个所以然来,还有何权威去谈千变万化的中药复方治病的机理呢?不能怪中医治病的方药变动性太大,这其实正是中医的灵魂,即辨证论治;不能说中医落后,只能说现代科学还不够先进,无法揭示中医的科学内核。中医对于人体的许多生命现象是"知其然而不知其所以然",即通过长期的实践和经验,发现和掌握了其中的规律,并应用于临床治疗,但无法讲清其科学道理。而西医和现代科学甚至连"知其然"都没有做到,一旦能够"知其所以然",现代科学将面临根本性的突破。如果说,西医的发展得益于现代科学技术的进步,而现代科学的发展与突破,将来很可能得益于中医。许多西方发达国家十几、二十年前,还把中医称之为"旁道医学"、"替代医学",如今却拼命在研究中医,"墙里开花墙外香",这是为什么?显而易见,他们试图从中医身上寻找现代科学的突破点。这不值得国内许多仍然排斥中医、看不起中医的人深思吗?

第三,复兴中国传统优秀文化,必然从复兴中医开始。

我们正处在一个全面复兴中国传统优秀文化的时代,由于中医在广大群众中享有崇高的威信,在全国人民的医疗保健中长期发挥着重要作用,故中医所处的地位和重要性,是任何其他优秀文化遗产所难以比拟的。比如京剧是国粹,但要全国大部分人都热爱京剧恐怕难,因为这毕竟只是供人欣赏的一门艺术。曾经有报道说,北京在小学中普及京剧,但年轻人中大多数就是不喜欢梅兰芳,而是喜欢李宇春。然而,全国大部分人都吃过中药,越是文化素质高的人,越懂得西药的副作用大,治疗很多病时,希望选择中医。"不是中医不好,只是现在的好中医不多。"这是事实,这样严酷的事实是我们自己的失误所导致的。因此,中医才更加需要"复兴"。复兴中医正是全国人民的迫切要求,符合全国人民的切身利益。同时,中医中所蕴含的巨大的、潜在的知识产权,是中华民族最宝贵的一笔财富。我国的西医比中医发达,却比很多西方国家的西医水平差多了,况且,西药大部分是西方人发明的,中国不具有知识产权,每年要花大量的钱,从西方制药公司那里购买,要么用人家知识产权过期的药。而几千年来积累的有效的中医方药,则是我们自己拥有的知识产权,一旦大量开发出来,反过来是西方要向我们购买。因此,复兴中医,既关系到复兴中国古代优秀文化的大局,也关系到中国走向现代化医药强国的大局。

二、中医与西医的区别

古代的中医、西医没有根本的区别,只是各有自己民族的特色,但近代以来的西医,与中医有本质的不同,最主要的是完全不同的两种"方法论"。

1. **基本理论不同:静态研究—活体考察** 西医建立在尸体解剖基础之上,重形态结构,借助于现代仪器,达到微观认识的高峰,因而重视检测指标,重视病因、结果,基本上属于生物医学的模式;中医则建立在活体考察之上,重功能状态,重患者的主观感受,重证候表现,重视疾病的过程和趋势,重视气候、环境、情绪等对疾病的影响。

2. **诊断方法不同:仪器—四诊** 西医借助于先进仪器,目的是弄清病因、发现病灶,找准病位。18世纪德国的奥恩布鲁格发明叩诊,19世纪法国的雷类克发明听诊器,1895年伦琴发现X光,1901年获得诺贝尔物理学奖,1924年艾因托文心发明电描计器,1952年美国人使用B超,1957年日本人使用多普勒,1972年CT应用于医学获诺贝尔奖,2003年磁共振也获诺贝尔奖。中医则始终用望闻问切四诊,直接利用医生的感官来收集患者的信息,进行活体考察,动态分析,辨证思维。至今,在国内外还没有发明一种仪器可以代替四诊,进行全面的动态考察。四诊是古老的,但绝不是落后的。

3. **治疗观念不同:对抗补充—扶正祛邪,调节平衡** 西医对待疾病基本是一种是战争模式,发现病因,找到病灶,予以消灭,把疾病看成是敌人,"对抗治疗"是西医对付疾病的主要手段。当然,西医也有"补充治疗"的手段,如补充维生素等。然而,即使是最常用的维生素C,也叫做"抗坏血酸制剂",说明对抗治疗思维的影响之大。这种治疗观念往往是针对结果的治疗,如切除肿瘤、杀死细菌,没有针对真正的病因,即改善疾病产生的内外环境,因而复发率高,病情反复,指标不治本。中医是一种平衡模式,"扶正祛邪"、"调节平衡"是中医治病养生的主要方法,目的是使疾病或自身原因导致的身体紊乱,通过这两大手段,达到有序和正常状态。这种治疗往往能够从根本上使疾病得以治愈。

4. **药物来源不同:化学合成药—天然药物** 西医是工业生产的化学合成药,是通过实验室研究出来的;中药是大自然生出的药物,通过"药食同源"的道理尝试出来的。西药单纯,靶向治疗,起效快,作用力强;中药复杂,方剂讲究君臣佐使、煎煮方法,发挥综合疗效。人体细胞对西药有排斥作用,有些导致药源性疾病;对中药则亲和力较大,况且中药通过炮制、调配,大部分没有毒性。只看到书上记载说某味原生中药有毒性和副作用,从而说中药有毒是错误的,或者发现某种成药中含有有毒物质,如安宫牛黄丸中含有朱砂、雄黄,就禁止使用这个成药是错误的,因为方剂中药物的互相配合是一门很高深的学问,即使其中某种药物有毒,但经过搭配之后,在身体中并没有对肝肾产生毒害,甚至没有在体内沉积。我曾经用安宫牛黄丸治疗一例乙脑后遗症,患者服用了162天,300多颗,才最后苏醒,没有任何副作用,体内重金属指标检测也正常。由于现代有机化学相对落后,一个有效方剂起作用的成分、原理,根本无法搞清楚。大部分西药用于治病,也只有得病时才能用,因为药物作用单纯、专一;而中药既可以治病,又可以养生保健,因为方剂讲究药物的协同配合,能够兼顾各个方面。

5. **文化背景不同:西方近代征服文化—中国古代和谐文化**　西医的前身是近代科学,是在近代西方征服文化背景下产生的学科,强调解决矛盾的方法是斗争,制造冲突,予以消灭;中医的前身是古代科学,是在古代中国和谐文化背景下产生的学科,无论儒道佛哪一家,都强调"和"。

6. **科学方法不同:还原论—信息方法**　众所周知,伽利略、牛顿创立了"还原论"的研究方法,即把任何复杂事物还原为最简单的部分,采取分割的、孤立的、静止的方法进行研究。西医目前采用的仍然是"还原论"的方法,主要是微观、数学、实验、实证的方法,强调清晰、精确、定量,科学的定义是从这里开始的。用还原论的方法,在当代最大的成果是绘制了基因图谱,对人体局部的认识越来越细,越来越深,然而,对于整体、宏观的认识,却显得相对不足。

中医所运用的是信息的方法,辨证论治是通过信息的交流,来获得治疗效果的。例如:《伤寒论》第14条说:"太阳病,头痛,发热,汗出,恶风,桂枝汤主之"。前面的四个症状,是身体发出的一组信息,由桂枝、芍药、甘草、生姜、大枣五味药组成的桂枝汤,则是医生输入的信息。总的来说,"望闻问切"是中医收集信息的手段,开方、扎针是中医是输入信息的手段,这就是中医诊断治疗的科学方法,换句话说,"辨证论治"的本质是一种信息处理的方法。

7. **哲学基础不同:原子论—元气论、阴阳五行**　现代西医的哲学基础是古希腊的"原子论",古希腊这种方法论并不占有统治地位,当初是一种"假说",但后来的实验研究证实了"原子"的存在,从而奠定了近代物理学,进而创立了量子力学。中医的理论则建立在元气论、天人合一、阴阳五行等先秦哲学的基础之上。阴阳五行用于社会科学,解释朝代的更替等是错误的,但用于中医这个学科,作为一种重要的基础理论,用来解释人体的生理和病理现象,却获得了成功,至今仍然无法废除或用其他理论替代之。

三、各自的优势和不足

总之,西医作为一门近代科学,主要使用自然科学通用的方法,亦即在"还原论"基础上的微观、实验、数学的方法;中医作为一门古代科学,主要运用人文科学方法,亦即整体联系、动态考察、信息的方法。两种医学都能认识到疾病的一部分规律,都不完美,但很多方面恰恰是能够互补的。

1. **西医的优势**　西医作为当代遍及全世界的主流医学,最大的优势在于能够与时俱进,与当代科学技术紧密结合,诊断和治疗仪器越来越精密,对人体的认识也越来越清楚,西医在外科手术方面的成就是中医望尘莫及的,在大规模流行性疾病的防治方面,在抢救措施和维系生命的手段方面,在对疾病的客观诊断上,也比中医强,西药治疗作用强,效果快。

2. **西医的不足**　①过分依赖仪器和检测手段,忽视经验;②宏观和整体联系不足;③医学模式比较单一,需要转型;④药物副作用大。

3. **中医的优势**　①治疗方法和治疗观念的优势:针灸推拿、药物(方剂),副作用小,扶正祛邪、调节平衡的治病养生观,对于人体损伤小;②医学模式的优势:20世纪70年代,恩格尔提出西医应当由生物医学向"生物 - 心理 - 社会"的医学模式转换,但中医从一开始就是这种"新"的模式;③文献资源的优势:中医是以"滚雪球"的方式从两千多年以前积累到今天,保存了大量的医学文献,记载了历代医家治疗疾病的丰富经验和理论探索,由于整个中医学体系没有发生根本改变,这些文献对于中医后学者来说,无疑是一笔极其宝贵的财富;④养生保健的优势:对于亚健康、老年社会来说,重要的不是已经发生疾病后的治疗,而是在没有得病之前的预防和延缓衰老的措施,在这方面,中医学历来注重养生保健、注重"治未病",积累了丰富的经验,有充分施展学科优势的空间;⑤中西医结合的优势:国外没有,中国则有了半个多世纪的实践,并且得到政府的大力支持,得到国家宪法和法律的保护。

4. **中医的不足** ①没有与现代科学技术同步发展,没有充分利用现代科技的成就;②微观与定量方面不足;③药物的剂型需要改革,药物的种植和质量控制需要规范化;④迄今为止,没有建立起一套符合中医客观规律的评估体系,没有找到一套适合于中医学科的正确科研方法,没有摸索出一套有利于中医人才培养的教育模式。这些不足,前三点是由于历史原因造成的,第四点则是当代中医工作者的失误,我们的科研、教学、临床、管理等长期违背了中医学发展的客观规律,把西医作为衡量中医的"金标准",从而导致中医事业不断衰落,出现乏人、乏术、乏成果的严重危机。

四、中西医结合的未来方向

既然中西医都不是完美的医学,又能够互相取长补短,那么,两者之间的互相结合,是医学发展的必由之路。

1. **从文化的角度来看** 东西方文化的汇合是当前文化发展的潮流。西方文化和现代科学技术创造了当代高度发达的物质文明,但具有一定的破坏性,人类开始了回归自然、可持续发展的思考,东方文明展示了其优越性。而中西医结合应当看做是现代东西方文化汇合的"东风第一枝"。

2. **从现实的角度来看** 中西医结合是人类医疗保健的现实需要。世界上有这么多疾病单纯用西医治不好,单纯用中医也治不好,为什么不能互相结合,取长补短,各自发挥本学科的优势呢? 这不是全世界人民都迫切期盼的吗? 我国的中西医结合,尽管筚路蓝缕、路途艰难,但半个世纪以来,仍然在许多疾病如急腹症、骨折等的治疗方面,取得了一定成就。

3. **从科学史的角度看** 人类经过了三个社会时代,出现了三种科学方法。古代的中医、西医,是农业文明的产物,属于自然哲学;当代西医是工业文明的产物,属于近代科学。中医擅长于动态研究,宏观把握;西医擅长于静态观察,微观研究。中医与西医,都能够利用自己的科学方法,认识到疾病的部分规律,但有不足,都不完美。现在已经进入信息时代,这个时代新的科学方法是系统论,是宏观与微观方法的有机结合。未来的中、西医都应该统一在系统论的科学方法之下,紧密结合,才能够对生命规律和疾病规律,有更全面、更深刻的认识。

4. **道路曲折的原因** 在我国,经历了半个多世纪的中西医结合之路,始终不平坦,因为我们走了一条弯路。中西医在临床上可以很好地配合,但目前在理论上很难结合,因为它们是两种完全不同的方法论。从 20 世纪 50 年代开始的中西医结合,由于对中医"独到的"方法论了解不够,中西医结合不是定位在临床治病方面发挥各自的特长,取得 1+1>2 的效果方面,而是试图从理论上结合,试图用西医来解释中医、提高中医,首先让西医学习中医,试图从中药中寻找替代西药的药物,因而遇到很多障碍。另外,在中药里面掺杂西药制成的许多新药,也引起各方面的质疑。总之,中西医结合目前只能从"初级阶段"做起,以临床为目标,瞄准重大疾病、疑难疾病的治疗,互相配合,以期取得突破,进而从"配合"走向"结合",最后互相"融合",而不能试图一步跨越。

第十三篇

我是铁杆中医：兼谈中医养生心得

——在深圳市民文化大讲堂的讲演

2009 年 7 月 26 日

背景材料：2009 年，大概 3 月份左右，深圳市南山区图书馆副馆长余子牛研究员打电话给我，说许多读者询问：哪里可以买到拙著《我是铁杆中医》？我随即寄给南山图书馆几十本，以满足读者的需要。不久，又接到余馆长的电话，问我是否愿意到深圳市民文化大讲堂，和各位读者、听众聊聊"中医这回事儿"？能够登上中国这个著名的文化讲坛，对我个人来说，显然是一件无上光荣的事，同时，也感到这也是一个不可多得的宣传中医的机会。在征得我的同意之后，余馆长上下斡旋，向讲堂的组织者推荐，与兄弟单位的图书馆沟通，最后安排在龙岗图书馆大礼堂作了这次讲演。为了更能够吸引听众，海报上所标出的讲演题目是"谈中医养生心得"，但实际讲演的内容则是从"我是铁杆中医"这个书名入手，先谈中医的科学道理，再谈中医养生心得，所谓"鱼与熊掌，兼而得之"。借助这次将讲演稿收入书中的机会，我把"鱼"与"熊掌"，一并端到了标题上。

我在一年多前出版的学术著作，用了一个具有挑战性的书名：《我是铁杆中医》，在书的导论部分，一开始就用了三个排比句：我是天然的铁杆中医、当然的铁杆中医、必然的铁杆中医。三段文章与书名呼应，铿锵有力，牛气冲天，充满对中医事业的自信！

我的牛气来自哪里？来自于我的医学背景。我出生于中医世家，教我的伯父是湘雅医学院中医顾问、1959 级西医学习中医班的导师，我通过师徒相授走上中医之路，完全没有学过西医，却能够看好病。我读研究生时，学的是医学史，因而对于中西医发展的历史脉络一目了然，能够给学生讲清楚中医的科学道理、中医与西医两个学科的区别，各自的优势和不足。在近几年攻击中医"不科学"的声音仍然不绝如缕时，旗帜鲜明地表明"我是铁杆中医"，具有强烈的现实意义。

因此，这次讲座，我首先要讲的是：

一、中医治病的科学道理

1. 望闻问切：收集疾病信息的主要手段　找老中医看病，特别是那些坐堂的老中医，一般不做什么检查，就是切脉，望舌，问问你的情况。然后思考一阵，就拿笔来开处方了。这就是中医的"望闻问切"四诊，管你是艾滋病也好、癌症也好，其他什么病也好，都开得出处方出来,有的疗效好,有的不见得怎么样。那么这套不借助于任何仪器的诊断方法,到底有没有道理呢? 换句话说,西医这个学科,它为什么一定要借助仪器? 现在仪器越来越先进,随之而来的是越来越昂贵。随便一个什么病,到西医院去看,要做大量的检查,验血、验尿这些都是最基本的,X 光、B 超、CT、多普勒、核磁共振等,越来越多的检查也越来越昂贵。这可以说是西医跟现代科学技术相结合的结果。那么,古代没有仪器,就不能看病了吗?

　　古代的西医同中医几乎是一模一样,他们看病也不用仪器检查的,都是属于"哲学医学",或者叫"自然哲学"。也是通过这种人的感官来了解身体的变化,然后加以哲学思维,运用一些经验的方法来治病。中医不是经常讲阴阳五行吗? 古代西医虽不讲阴阳五行,却讲地、水、火、风"四大"学说。讲"四体液"学说,黄胆汁、黑胆汁、黏液、血液,采取平衡的方法来治病,以及放血疗法、药物疗法、日光浴等等这些方法,古代的西医和中医基本是思维水平差不多。但是西医到 1543 年的时候,有个叫做维萨里的,写了一本书叫做《人体之构造》,画了 600 多幅图,开始扭转了西方医学的方向,把医学建立在人体解剖之上。从那个时候过了 200 年,其实还没有很大的动静,到 18 世纪的时候,人们还是应用那个"四体液"的学说来治疗疾病,一直到 19 世纪下半叶,西医开始出现了突飞猛进的本质变化,突破口就是显微镜运用于医学的临床观察。显微镜早在 17 世纪就发明了,发明者是伽利略。望远镜也是他发明的,19 世纪上半叶,德国科学家在显微镜下面发现了细胞。所以细胞学说成为 19 世纪的三大发现之一。19 世纪下半叶,德国一个著名的细菌学家科赫,在显微镜下看到了结核杆菌,这是个伟大的突破。肺结核病在古代是一个非常严重的慢性传染病,死了很多人,但从来不知道原因何在,这次在显微镜下锁定了,原来是结核杆菌在作怪。显微科学从此进入了医学领域,大大地拓展了人们微观世界的认识范围。

　　近现代的仪器进入了医学领域,这是中医和西医真正的分道扬镳。中医还保持着古代宏观的认识方法,西医则进入了微观的领域。同时,西医在药物方面有了重大的突破,医学史家曾经评估:在 20 世纪 40 年代以前,西药能够有肯定治病疗效的药物,只有十几种,包括阿司匹林、鸦片等。但是在 20 世纪发明了抗生素、激素、维生素三大类药物之后,整个西方医学就改观了,正式进入了治疗的时代。换句话说,西医在内服药治病上取得突破性的进展是在 20 世纪之才开始出现的。在这之前,西医主要是在外科方面比中医强。其实在中国古代,在内服药治病方面的疗效,远远高过西方的医学。自从西医进入微观的认识世界,并且与近代科学技术的发展同步以后,西方医学突飞猛进。所以,到了 20 世纪中叶之后,西医发展是一日千里,各种各样的先进仪器,都用于西医的诊断,西医对疾病的认识越来越细化,越来越清晰。西医在治疗方面也与现代科学手段结合得比较好。在外科手术方面则进入了微观手术的领域。一直到人类基因图谱绘制成功以后,近代科学的微观认识达到了顶峰。总之在 20 世纪,西医和中医的差别就越来越大,两者之间分道扬镳。

　　那么,中医治病的道理又在哪里呢? 中医和西医的差别在哪里呢? 我曾经用两个字讲到中医和西医的差别,一个是"死",一个是"活"。西医是"死"的,中医是"活"的。这是什么意思呢? 近代西医建立在"解剖学"的基础之上。研究的是尸体,从解剖出发。这个方面还要提到两个划时代的重要人物,一个是我刚才介绍的,16 世纪的生理解剖学家维萨里,他把西医的方向扭转了,使其建立在人体解剖之上。尽管如此,但是在 16~18

世纪,人们还是用古代西方的"四体液"的理论来指导看病。但是18世纪出了一个著名的病理解剖学家,这个人叫莫干尼,也是意大利的,他一生解剖了600多具死尸,发现了一个现象:即所有的病人,只要生前有症状出现,死后一定能够在某一个解剖位置上面找到病灶,发现他的病因。后来他编了一本很有意思的书,叫做《疾病的位置和原因》,他把那些患者在生前有什么疾病表现,死后解剖所见到的全部记录下来,每一个解剖的实例都是一篇非常优美的散文,因为他把每次的解剖发现详细描述,写成情书,寄给远在他乡的梦中情人。包括我们经常讲的冠心病、冠状功能粥样硬化,就是这个莫干尼发现并命名的。当时有一个青年妇女,经常心口痛,刚刚结婚那天,她丈夫带她从威尼斯登船去旅游,想缓解她的病痛,结果上船后第二天就死了。轮船恰好开到了意大利另一个城市,这个城市有个著名的大学叫做帕多瓦大学,然后送去解剖,主持解剖的就是莫干尼教授。解剖以后,发现她心脏上面的冠状动脉被堵塞,血液瘀积在里面,而把这血管解剖开一看,很多像稀饭一样的颗粒粘在上面,是脂肪粒,所以他命名为:冠状动脉粥样硬化。他命名了很多的病,我们现代可能还是沿用了他当时的名称。这个人提出,任何生前的疾病,在死后都能在解剖上面找到位置和原因,他的这个指导思想影响了西医200多年,直到今天。

我们发明的所有检测仪器,都是干什么?目的都是要从解剖上、从形态学上找到疾病的原因和位置。所以一旦能找到发病原因和位置,现代医学能治的一般就治了,一旦找不到这个发病的原因和位置,那么就很难治疗。西医是在近代科学的基础上产生的一门科学,近代科学采取的是一种"还原论"、实证的科学方法,任何复杂事物都还原成最简单的单元,然后采取一种静止的、隔离的、实验的、数学的方法来研究。近代科学的目标就是追求清晰,一定要看到实在的东西,能够清晰地找到原因,这是近代科学所追求的目标。从这些角度来看,近代西医所采取的,主要是一种静止的、隔离的研究方法,以"还原论"为基础的一种研究方法,这是近代科学方法论的核心。

中医是怎么看病的?为什么中医看病,往往要面对面地要看脉、望舌,要望、闻、问、切呢?这是一种什么研究方法?总的来说,这是一种动态的、"活体"的考察方法,它不是建立在解剖基础之上,中国古代曾经有过解剖实例,但被淘汰了,没人用他了。有人说中医不用解剖,是封建儒家思想导致的,还引用了孔子的名言"身体发肤,受之父母,不敢毁伤"来证明。不是的。为什么说不是呢?因为中医自己找了一种方法来了解人体的疾病和生命活动的规律,它不需要进行解剖。所以,自然地在中医体系中间,解剖没有位置了,被淘汰了。当然这也导致中医不足的一面,中医之所以在外科手术方面远不及西医,与他本身淘汰了、扬弃了解剖有很大的关系。

那你没有解剖,不用检查得了什么病,不用看体内发生了什么改变,你怎么去治疗呢?中医采取的是动态研究、活体的考察方法,这种方法主要体现在两部伟大的著作中,即中医的经典。一个叫《黄帝内经》,一个叫《伤寒论》。中医望、闻、问、切是干什么的呢?这是一种收集人体生命信息的方法。比如说,人只要有病了,一个活的人,无论是健康或是有病,身体在不断地、每时每刻地在发出各种信息来,对不对?今天天气这么热,很多人穿着短袖,哪位会穿着棉袄坐在这里?如果有人穿着棉袄,你看他脸色发白、嘴唇发乌,还在四肢发抖啊,这个人肯定有毛病了,什么毛病呢?多半是受了寒。那赶快回去,熬一碗姜汤喝了,然后盖个被子,出一身大汗,第二天棉袄揭了,脸上又红润了,又穿短袖了,跟我们一样了。那么,说明他的病好了。他大热天穿棉袄、四肢发抖、脸色发白、嘴上发青,这都是他身体里面发出的信息,旁人一看就知道他是有病,中医一看就认为是"感受了风寒"。这个信息出来以后,让他回去喝姜汤,这就是中医开的方,是向身体里面输入一个治疗信息,是"辛温发汗",有效的话,第二天棉袄脱了,说明信息的收集和输入都对上号了,这个疾病就得以治愈了,这就是通过医患之间的信息交流来诊断、治病的方法。

中国古代的医圣叫张仲景,他的《伤寒论》就是采取的这种方法。《伤寒论》共有397条条文,只把症状一讲马上有个方子,比如说书中的第14条:"太阳病,头痛、发热、汗出、恶风者,桂枝汤主之"。作为一个医生,你看一个病人,头痛、发烧、出汗、怕风,不是怕冷,而是恶风,你就可以开一个张仲景的"桂枝汤"。"桂枝汤"是什么组成的? 就是五味药熬成的汤剂,桂枝汤中的桂枝、甘草、生姜、红枣,这些药我们大家都知道,还有一味药,就是芍药,就是芍药花的根。这五味药组成的桂枝汤,你喝了以后,吃点热稀饭,让你微微出汗,然后这病就好了。所以中医治病,不是没有科学道理的,这种科学道理是一种活体考察方法,是一种信息处理的方法。

中医强调望、闻、问、切,四诊合参,光靠切脉是假的,实际上是一种综合的考察方法。病人一般在有病的时候,脸上的气色往往不正。从病人走进诊室,医生第一眼望去,诊断过程就开始了。一般的中医有几句俗语,叫做"瘦人多火,胖人多痰"。比较瘦的人,往往是火重。什么是火? 什么是寒? 等一下我都会讲到。比较胖的人,他的胖是假胖,他是虚胖,胖人多痰,痰是什么呢? 是体内多余的分泌物,是体内没有排出去的垃圾。胖人多痰,瘦人多火,这个是很明显的。有的面色黄白的人,多半是中医讲的阳气虚。而形容枯槁、头发枯燥的,多半是血分不足。还有的人脸上有黄褐斑,这个妇女多见,脸上有黄褐斑的,十个有九个体内有湿热,会有盆腔炎、卵巢囊肿之类的疾病。往往有青斑、发青斑的,都会有瘀血,要检查,多半有子宫肌瘤或者是经血不畅。有经验的医生通过患者的面色,收集到这些信息,作为诊断疾病的重要依据。除了望面色,还要望舌头,舌头所透露出来的信息是非常客观的,西医一般不望舌头,而中医望舌太重要了,舌头伸出来,红的,干瘦没有苔的,这是阴虚。又红又有干黄苔的,这是有火。舌头比较胖,胖而淡的,这是阳气虚。胖淡又有很厚苔的,这是有湿,有白苔的是有寒湿,有黄苔的是有湿热,这都是中医望诊中看到的。"闻",是通过耳朵和鼻子来诊断的,听一听你声音的高低,再闻一闻身体的气味。中医分虚证和实证,实证的人声音响亮,往往身体发出的气味比较重。离开医生几尺远都能够闻到,青春期的时候更不要说了,有的人气味"骚"得很。虚证的人声音微弱,身体没有什么味道发出来,老年人、病重的人常常如此。一般气味重的人属于实证,身体不虚。而清淡没有气味的大都是虚证。这种通过闻诊获得的信息,很有参考价值。当然还要"问",中医的问诊很多,要问大小便啊,要问饮食啊,要问怕冷不怕冷,女的要问月经情况等等,都是为了判断疾病的寒热、虚实。很多人把切脉说得很神,其实不是那样,切脉是"望、闻、问、切"中的最后一种,也是最后一种加以印证的。脉这个东西看不到的,往往要去领悟,去体会才能准确把握。

中医有24种脉、27种脉之说,平常看到的没有这么多,其实脉主要是分阴阳,就是两大类,一类是阳脉:"大浮数动滑"。又大,又浮,又快,又来往很急促,又流利,多属于实证、热证,阳气旺。一类是阴脉:"沉涩弱微迟",又沉,又艰涩,又弱小,又无力,又缓慢,这就是属于阴脉,多属于虚证、寒证,阳气虚。其实,中医所有的诀窍就是"分阴阳",阴阳分好以后,中医看病就很容易了。

中医治病最重要的，就是一种动态考察的方法，是一种信息收集的方法。通过这种信息的收集，然后加以判断，诊断清楚后开方治疗，实际上是一种信息处理的方法。这种信息处理的方法大家耳熟能详，实际上是我们现代科学中所运用的一种科学方法。曾经有一本书叫《第三次浪潮》，美国的未来学家托夫勒写的，他曾经讲到，人类的文明史上有三次浪潮，第一次是农业文明，农业文明的时代产生了古代的科学，包括我讲的中国的中医和古代的西医，那个时代哲学和科学是不分家的，哲学对科学有很高的指导作用。因此，中医至今还讲阴阳五行。第二次浪潮是近代的工业文明，工业文明产生了近代科学。这时候，科学已经从哲学里面独立出来了，作为近代科学的代表就是伽利略和牛顿，他们发明了"还原论"的方法来研究科学。近代西医就是近代科学的产物。所以直到今天，西医主要还是运用这种"还原论"的方法来研究人体。他可以利用这种方法取得很高的成就，越细化越深入，最后连人类基因图谱都绘制出来了。可以说，微观学在当代已经登峰造极。另一方面，它又出现了缺陷。即在宏观联系方面有所缺失，往往只注意到局部的问题，看不到整体的联系，只注意到患病的生物个体，没有紧密联系到导致疾病产生的气候、环境、心理因素等。如果利用各种仪器和生化检测找不到形态学的东西，在治疗方面就束手无策。实际上，从 20 世纪 80 年代到今天，人类其实已经进入了信息文明时代，近代工业文明及其以还原论为基础的科学方法已经落后了。西医的很多仪器已经现代化了，但思维方法还停留在旧的时代。

在信息时代，哲学又回到了科学中间，两者相结合了。这个时代真正的科学是什么呢？是系统论、信息论。我们不能把人体生命活动、疾病规律、气候变化、气象预报、地震发生等所有的复杂事物，都采用还原论的方法、实验室的方法割裂开来进行研究，应该把微观的和宏观的方法结合起来研究复杂事物，这就是我们这个时代最先进的科学方法。中医的方法论虽然是古老的，但却是超前的，含有系统论、信息论、控制论等许多"后现代科学"的要素在内。正因为中医能够将自然哲学的方法，与临床实践紧密结合起来，因此在历史的长河中，获得了旺盛的生命力，历经两千多年而不衰，当然，它也需要进一步提高与改革，它仍然面临着现代化的问题。但可惜的是，"五四"运动之后，很多向西方看齐的人，以西方的近代科学方法为衡量标准，作为否定中医科学性的法宝。以至于中医在近百年的发展历经艰难，甚至被戴上一种"不科学"的罪名。这种时时刻刻把科学当做大棒打击中医的人，其实是最不讲科学的。

中医作为一门古老的科学，有它的科学道理，有它的科学方法。我们刚才讲到：《伤寒论》的辨证论治，就是一种信息的方法，证候表现出来是疾病在表、在里、属寒、属热、属虚、属实，辨清楚以后才加以明确治疗。这种辨证的过程是一种信息的收集过程，使用的手段就是"望闻问切"，论治的过程就是输入信息的过程，使用的方法就是开方、针灸、按摩、拔火罐等。扎针、艾灸是疏通你的经络，医生说你的湿气很重、寒气很重、瘀血很重，这套道理都是中医解说的方法。

回过头来要问问我自己：我没有学过解剖，没有学过西医的生理、病理，怎么能够看病？难道不怕把病人治坏了？弄出人命来？我不怕，就是因为《伤寒论》教给了我一套信息处理的方法，只要把信息收集得正确了，输入的方子对上了路，疾病就能够获得治愈，中医有自己独到的一套方法论，可以解决疾病的诊断和治疗问题，所以我没有学过西医也能够看病。我敢理直气壮地说自己是"铁杆中医"，牛气就在这里！当然，我不是说不学西医就好。我是为了说明中医有一套自己独到的方法论，即使社会发展到了今天,中医不依赖西医,不依赖近现代科学的方法,同样能看好病,我要说明的是这一点。倒不是说我要反对去学西医,不是这样的。一个中医能够掌握一些西医的知识是很好的,特别是临床实用的知识。西医的检测对临床诊断,检验治病的疗效都是有好处的,这为什么不能吸收呢? 我不是要说不学西医,我是说明你不学西医,仅仅依靠中医独到的方法论,同样能够取得很好的治病效果,而且这个方法论至今没有变。你们读读我的著作,其中有关西医的临床知识,我还是蛮懂的,并非那种食古不化、抱残守缺的老蠹虫!

德国著名的科学家、慕尼黑东亚研究所的所长叫满晰博,他作为一个搞方法论的西方人,就很不理解中医怎么能看好病。中医看病根本什么仪器都不要,就看看你的舌头,问你两句就开方子出来了,到底怎么可能取得疗效呢? 他在中国考察了20年,最后,他得出一个结论:中医有自己的方法论。而且他下了定义,"中医有一套独到的、行之有效的、始终如一的方法论"。最可悲的在这一点"独到的",中医这套方法论到了现代社会根本没有人用了,为什么没有人用呢? 因为中国古代几乎所有门类的科学,都被近代科学所淘汰了,英国的李约瑟曾经有说过:14世纪之前,中国至少有100多项成果走在世界前列。还不光是四大发明,但是中国经过近代科学的冲击,几乎所有的成果都全部被推翻了,被近代科学取代了,或者不需要了。唯独中医保存到今天,所以,我讲中医是中国古代科学文化活的"化石",活的熊猫。你当熊猫了就很可悲了,你的生存环境就成问题了,为什么呢? 大家都把你看成怪物,当做异类,没有哪一个其他学科跟你用一样的方法,你没有参照物,所以人家就认为你不科学。比如,中医运用的"阴阳五行"学说,明明是中国古代、甚至是人类历史上伟大的哲学体系之一,仅仅因为当代人读不懂它的语言,就被当作"伪科学"骂了一百年,至今还有许多所谓科学家、哲学家在攻击它。

中医即使看病有疗效,把人从死亡的边缘救活了,但无法用现代的语言讲清楚其中的道理,仍然被认为不科学,不值得重视。曾经有这么一个怪事:50多年以前,那个时候乙型脑炎流行,北京死了很多人,周恩来总理很着急,正好有一批老中医调到北京去。周恩来令当时一个叫蒲辅周的老中医,带着一个医疗队,到下面去治疗,抢救了很多人的生命。这个老先生亲自救过的,从死里救活的就有160多例,所用的方子有90多首。中医是辨证论治的,你不能一个方子大家都用,一个患者也不可能一个处方用到底,必须根据不同的情况,灵活地遣方用药,总共用的方子有90多个。不仅如此,蒲辅周先生还通过这次治疗流脑的成功经验,总结了八句话、介绍了60多首古今名方,囊括历代中医治疗传染性疾病的精华,写成了一篇极具指导意义的重要文献。然而,据传当时卫生部的一位负责人说:人是救活了,但是不科学。为什么呢? 因为不符合统计学的原理。根据西医的方法,一种药物,至少30例以上有效,才能说它符合统计学原理。一首方子只治好两例病人,不符合统计学原理。虽然治好了病人,但得不到科学的承认。蒲辅周总结的这篇治疗急性传染病的重要文献,在其后的几十年中,始终得不到重视和推广。这样的悲剧,在我们近半个世纪的中医发展历程中,屡见不鲜。好多老中医治病有疗效,但按照西医的方法,就是总结不出来科学道理,相反,很多人善于按照西医的标准写文章,发表科学成果,但治病疗效一点都没有,都是假的。几十年来,我们按照还原论的方法来研究中医,导致中医科研和教学的笑话百出,给中医带来了很大的危机。为什么呢,因为中医的方法论是一种信息处理的方法,不同于西医建立在还原论基础上的数学的、实验室的研究方法。蒲辅周等老中医治病的成功案例,不可能符合西医的统计学原理,也就被认为"不科学"。反之，只要按照西医规定的模式，去弄虚作假，中医就能出论文，出成果，当教授，当博导，个人收获了名利，跟上了时代潮流，却把中医事业害惨了，中医界沦落到这个地步，令人痛心疾首！

2. 阴阳五行：认识生命规律的哲学思维　众所周知，《黄帝内经》奠定了中医的理论基础，其中最著名的哲学思想，就是"阴阳五行学说"。阴阳五行学说在中医的临床实践中运用得非常多，但被批判了100多年，说它荒谬、无稽、不科学。从陈独秀到胡适，到鲁迅，很多人对中医的哲学思想进行攻击。他们说现在是什么时代呢？已经是细菌时代了，中医也不搞解剖，还用什么"阴阳五行"来蛊惑人心？这个东西完全应该被唾弃。

"阴阳五行学说"到底是不是科学的呢？只有具有中医临床经验的人，才能体会到他的科学道理。凡是站在外面看的人，没有深入到中医实践中的人，根本是不可能知道的。我在去年《科学》杂志上发表的一篇文章中讲到：我们中国的哲学思想，诞生在农业时代，是中国的夏代和殷商时代，通过观测天文现象而发现的哲学思想。中国是农业国家，观察天文非常重要，当时人们发现地球自转一周的时候，会出现白天和黑夜的交替。白天是光明的，晚上是黑暗的，白天气温高，晚上气温低，认识到了有这么个昼夜的变化规律。地球上所有的物体，包括人、动物、植物都是随着地球而旋转的，他们一定都有这种"二分"的共同规律。比如说，向上的属阳，向下的属阴，男的属阳，女的属阴，温暖的属阳，寒冷的属阴。这是一种"二分思维"。任何事物都可能有两个完全相反又互相统一的两个方面，这就是阴阳学说，其实就是古代的二分思维。我们经常讲，中医看病的第一个重要诀窍就是要能够分阴阳。阴阳分错了，那么治病就完全反了。怎么分阴阳呢？《黄帝内经》说"阳盛则热，阴盛则寒"。"阳虚生外寒，阴虚生内热。"阳气旺的人，他比别人要怕热得多，阳盛则热。阳气虚的人，阴气重的人，他比别人要怕冷得多。阳虚的人，他穿衣服比别人多，阴虚的人，他手板心脚板心总是发烧。而这个我们经常能见到的，按我们老百姓的话来说，会问：你是属火体还是寒体？这一点太重要了，这不容易吗？凡属火体的，一定是经常口渴，口干，大便干结，吃不得一点辛辣的东西。凡属寒体的人，一般都是大便经常稀溏，小便清长，口不干，比别人怕冷，尽管天天吃姜、胡椒、辣椒，他才觉得舒服，没有感到不舒服，这个人肯定属于寒体。这个规律掌握不好，那你这个中医就不用看病了。比如，中医经常用人参治病保健，人参是个好东西，至少有五大功能：提高人体的免疫功能，提高人体的体能，预防癌症，保护心肌等作用。而且还不增加能量，有的人以为吃了就会变胖，不会的。它能够提高人体的体能，但不增加人体的热量，是相当好的东西。然而，人参中有高丽参，其中最好的是太极参，还有西洋参。高丽参是温阳益气的，西洋参是益气养阴的，两者性质不同，必须根据患者的不同体质来用，不能用错了。但根据现在的化学分析，两大类人参的主要成分都是人参皂甙，没有什么区别，更没有什么寒热之分。

但是学中医的人，人参用错了会出大问题。中医一定要分寒热阴阳。高丽参也好，太极参也好，这一类的参以韩国的为最好，那是温阳的，阳气虚的人，用了一点问题都没有。平常怕冷的人，基础代谢低的人，体温低，血压低，这种人吃了非常好，能够振奋阳气。阴虚的人不能吃，高血压、高血脂，经常口干，大便干，尿黄的人，你吃了以后，少则出鼻血，厉害点血压升高，再厉害点就是中风、脑溢血。西洋参给阳气虚的人吃，但效果不会太好，不如像高丽参之类的。所以阴阳在中医的临床中是这么具体的。上午属阳，晚上属阴。白天经常打不起精神的，一般是阳气虚，下午、晚上不舒服的多半是阴虚。这些概念在中医临床上分得非常细。我们老百姓吃东西也是，像广东这个地方天气炎热，广东人讲究吃，什么都吃，但我很少看广东人吃狗肉。什么原因呢？因为狗肉是上火的东西。广东人再讲究吃，我估计是没有爱吃狗肉的。鹿茸是个好东西，鹿茸在广东来卖，想挣大钱，我估计那可能会血本无归。广东这个地域、这个气候环境，大部分人是阴虚火体的情况，我在汕头待了几年，那个地方，动不动就吃清补凉，动不动喝生地蜜，就是把生地熬了放点蜂蜜。还动不动吃青草，实际就是板蓝根、一枝黄花、蛇舌草等熬的苦汁，当地人经常喝这个东西，不然就喉咙痛。像我这种湖南人，是久经考验的，湖南冬天就冷得要死，夏天热得要死，春天又潮湿，秋天干燥。什么没经受过，我到广东反而不上火。广东当地人一定要吃那些东西，什么生地蜜之类的，他才能够滋阴降火，才不会出什么问题。

所以阴阳学说，具体来说是一种"二分思维"。有人认为阴阳学说是人类第一定律，任何事物都有相同、相反，相统一的两个方面。二分思维，说的就是我们今天讲的一分为二。西方认识到这个规律是200多年前的黑格尔，他建立了对立统一学说，再早一点的是德国著名的科学家莱布尼茨，他跟牛顿齐名。莱布尼茨是从中国的八卦图发现了二进制，八卦是由阴爻、阳爻为基础发展起来的，他从阴阳八卦图中发现了二进制，所以当时还写了封信给康熙皇帝，说中国人很了不起。我们知道，二进制就是我们今天的计算机技术，这是中国古人的二分思维，在中医理论中至今保存着完整的中国古代哲学的二分思维，即阴阳学说。

五行又是什么呢？也是对天体的观察，即当地球围绕太阳旋转一周的时候，万物出现的变化。中国是农业社会，天文学是为农业服务的，当时种庄稼春种秋收，我们古代就认识到了有春分、秋分、夏至、冬至。夏代就已经知道了，非常了不起。除了这个之外，人们发现一年生的庄稼有五个阶段变化，叫做"生、长、化、收、藏"。春天万物萌生，夏天万物长大，夏秋之间的长夏万物变化，秋天万物收获，冬天万物收藏。这是一年生的作物，除了一年生的庄稼，它有"生长化收藏"的五个阶段之外，因为地球上的所有东西，都是随着地球的自转，围绕太阳而旋转的，所以这个规律也存在于所有的事物中间，只要世界上的东西都在运动。所以，古人进而认识了几乎所有的事物，有生命的，甚至无生命的，他都有萌生、长大、变化和衰老、死亡的过程。不过人不只活一年，人活了几十年，即使人活到100多岁还是要由生长变化到衰老死亡，这五个阶段的变化存在于所有的事物中间。这五行学说在中医中太重要了。天文学的观察到了周代的时候，人们要用自己熟知的事物来概括这五个阶段，来说明这五个阶段的特征，运用什么呢？运用了五行学说。五行，即木、火、土、金、水。"行"是运行的意思，是活动的意思，运行的状态的意思。《尚书》中说："火曰炎上"，火苗是炎热的，往上的，象征着夏天，万物的茂盛，或者是繁茂的景象。"水曰润下"，水是清冷的，象征冬天的寒冷和万物的潜伏。"木曰曲直"，木头它是有柔性的，不断地弯弯曲曲地生长，象征着春天的树木生长，象征春天的欣欣向荣。"金曰从革"，金这个东西，只有中国古人认识到了。中国古代在青铜时期的金用来作为生产工具，金是收获的，象征着秋天万物处于收割的状态，还有一种叫做，"土爰稼穑"，土是滋生万物的，万物在土中不断的变化，最后成熟，这个阶段恰恰在夏秋之间的长夏。实际上用五行说明任何事物都具有生命的五个阶段，古人后来把五行的思想推广到几乎所有对事物的认识中去，成为一种古代的"系统论"。古希腊、古印度、古埃及有所谓"四大"学说,即土、水、火、风,都没有认识到金,即金属工具在生产活动中的作用,何况"四大学说"指的是四种构成世界的四大元素,不是像"五行"学说那样,既是指构成物质世界的五种元素,更是指五种状态,以及事物之间相生相克的相互关系。总之,中国古代的哲学思维比其他文明古国要高明得多。

中医看病,特别强调气候季节变化对身体的影响,懂得了季节、气候对身体的影响,那你就掌握了大部分病了,而西医过去是不讲这个的。一到秋天,有的人流鼻血,吓的不得了,以为是得鼻咽癌了,还有的人一把把掉头发,找到我这里来了,我说:这是秋天气候干燥,大便干,流鼻血,都是"燥邪"所导致的,喝点生地加蜂蜜就行了,至于掉头发,这个季节鸟不都掉毛吗,有什么关系? 你过了季节还掉头发再来找我,这是季节环境对人身体的影响。然后,冬天寒冷,容易得流感;春天风多,容易得过敏性皮肤病;夏天炎热,容易中暑、发烧;长夏潮湿,容易得肠炎等,所以中医治病,一定要考虑季节气候变化的特点和地域环境的因素,这实际上就是受到了五行学说的指导和影响。

古人还用五行学说来进行运气的推算,换句话说,古人认识到所有的传染病,它都有一个 60 年作为大周期的这么一个规律,这个规律有没有? 我不太相信。但是上次SARS 的时候,确实起了一点作用。最开始的时候,SARS 是在广东,但很快得到了控制,后来到了北京,但北京没有引起很大重视,结果大规模蔓延的时候死了很多人。当时我们的国家领导着急了,主持这个工作的是吴仪副总理。广东有一个著名的老中医邓铁涛,这个老先生为中医事业奔走呼号。据说,他当时写了一封信给胡锦涛主席;他说在广东的时候,我们中医对 SARS 控制得很好,为什么到北京之后不让中医进入呢? 因为SARS 是个传染病,在北京不准中医进入,是由西医治疗的,效果非常差。地坛医院的院长李兴旺写了一篇文章,他总结 SARS 治疗的经验,说我们 80% 都是误治的。邓铁涛先生举了一个例子:广东省中医院一共接受了 67 例病人,没有一个死,没有一个传给别人,也没有一个有后遗症。对比当时的广东省呼吸病研究所,50 个病人死了 7 个人。这个事情被中央知道了,从那个时候,中央最高领导第一次认识到:原来现代医学到今天还有很多不尽如人意的地方。原来以为中医很软弱,没有什么发展余地。现在看来,中医有它的很不错的地方,所以吴仪副总理退休的时候,她说我要"裸退",什么职务都不当了,但退下来之后,第一要学中医,第二要读《黄帝内经》。当时江苏南通的著名中医临床家朱良春先生把我的这本书寄给吴仪了。SARS 还没有过去的时候,吴仪就提出来了:SARS 到底还有多久啊? 是不是又会卷土重来? 正在这个时候,好几个国内有名的《黄帝内经》专家写了文章,不约而同地根据运气学说,也就是五行结合六气的学说,推测结论都是一致的:SARS 已经处于衰弱了,而且短期内不会再发生,后来证实确实如此,当时可能总理也放心了。那年元旦的时候,包括我们中医学院一个老教授,他接到了国务院一个通知,都参加了宴会,他也写了一篇文章,根据五运六气进行了推算,这是更高层次的一种五行学说的运用。

3. 六经辨证:对付复杂疾病的重要方法 我在上面讲到《伤寒论》,大家不明白什么是"伤寒病"。在 1800 年前,中国有个伟大的医学家张仲景,他们家族 10 年中间,因为传染病而死亡的,200 多人中死了 90 多个。当时他们家族中遇到的是什么病呢? 据我的考证,就是流感。谈到流感,大家心里有数,这一次流感,死亡的其实并不很多,但弄得整个世界都惶恐不安,整个社会付出的成本这么高,而且现在还不能放松警惕。流感这个病是一个传染性的疾病,是病毒所导致的,现在对付起来仍然很棘手。张仲景在

1800 多年前,居然写出了一部治疗流感很全面的著作。在 2004—2005 年禽流感流行的时候,我曾经写过一篇文章,标题叫做"抗击流感第一人",我认为张仲景是全世界第一个抗击流感的人,把他的整个著作铺开来看,所有的证候表现都是流感症状,开始的症状就是头痛、身痛、发热、怕冷、咳嗽、呕吐,这中间可以并发脑炎,就是昏迷;并发肠炎,会腹泻;并发肺炎,会高热、气喘;并发心衰,会手足逆冷,脉微欲绝,他在书中将流感的整个发病过程展开以后,进行了全面的概括总结,根据不同情况,分阶段用 112 首方子进行治疗,这是一部伟大的著作,在 1800 年前就已经能够成功地抗击流感,所以他是抗击流感第一人。

那么,他凭什么能够在 1800 年前就可以把这个病治好呢? 这与中医独到的治疗思想有关,前面我讲到,西医的治疗思想是"对抗治疗",对抗病毒,对付不下去了,杀不死它,所以宣布对病毒性疾病无可奈何。而中医的治疗思想不是对抗,而是"扶正祛邪",我杀不死你病毒,但我可以一方面"扶正",帮助身体提高抗病能力,一方面"祛邪",通过发汗、催吐、泻下等方法把病毒和病毒产生的毒素从体内祛除出去,这样就达到了治愈的效果。除了这个以外,更重要的是,《伤寒论》有一套独特的方法论。我刚才讲到,阴阳学说是二分思维,五行学说是五分思维。而张仲景,他是运用一种三分思维,叫"六经辨证"。我们讲到二分思维,不是白就是黑,这其实是有缺陷的,实际上,黑与白中间还有灰,对不对? 张仲景那个时代就是运用三分思维,除了表和里,还有半表半里,除了寒和热,还有寒热错杂。除了虚和实,还有虚实夹杂。除了阴和阳,还有阴盛格阳,阳盛格阴,采用这三分思维方法对流感的治疗取得了很大主动权。所以实际上中医是非常了不起的,他自己有一套了不起的方法论。依靠这套科学方法论,他能够接受近代科学的洗礼,能够保存到今天,这在中国乃至世界科学史上是独一无二的。回过头来看中医的方法论,"二分思维"即阴阳学说,西方在 2000 年后,只有莱布尼茨和黑格尔才认识到。三分思维呢,现在还看不到西方科学家有三分思维,五分思维也看不到。在我的观点看来,二分思维是平面思维,三分思维是立体思维,而五分思维是一种系统思维方法。尽管五行学说有不完备的地方,它试图包罗万象,也不够严密,但跟 21 世纪信息时代的系统方法非常吻合,它是中国古代的系统论。

中医虽然是古老的,但绝不是落后的,不是中医不好,是我们自己没有把中医事业搞好。不是中医落后,是现代科学还不够先进! 我们几十年来,一直运用这种近代科学方法来研究发展中医,因此我们走了一条弯路。所以我觉得:作为一个当代的中医继承者,没有把中医事业做好,对不起先辈,也对不起全国人民。我去年写了一篇文章,刊登在《科学》杂志 2008 年第三期,叫做《当代中医的反思》。我们作为中医应当反思,我们没有掌握中医的真正规律,没有按照中医的客观规律来做事,以至于出现了很多的失误,好在我们党中央已经明白这个事情了,所以,我们现在开始继承中医的临床经验,从临床实践的角度来总结中医,发展中医,不再无休止地运用近现代的科学方法来研究中医,弄出一大堆假科研成果来,这方面已经取得一定突破了。

4. 扶正祛邪与调节平衡:治病的总原则 西医是一种统治全世界的医学,他是一种主流医学,这个学科最大的特点就是与近代科学相结合,所以在很多方面占有绝对优势。比如外科手术,就不要找中医,要找西医。比如说在微观认识方面,对疾病的认识那也是西医强。在对生命的抢救,在预防疾病方面西医有很多优势,但是西医他有它的不足,他的不足恰恰是中医的长处。他的不足一方面就是医学模式出了问题,西医是生物医学的模式。他研究疾病的时候就局限于疾病的本身，刚才，我一个朋友说：他感觉西医就是把人体看做机器，一块一块、一坨一坨，哪个地方出了问题，就挖掉那个地方，哪一处有问题，就把那一部分去掉。他就把人看成一部机器样的东西，这种微观的、静止的方法，一种寻找病灶和病因的方法往往会导致失误。实际上，人是生活在社会环境中间的活的人，人的疾病不单是人本身得病，一定与心理的、社会的、环境的各种因素有关。所以，很多的疾病是根本找不到原因的，坦率地说，人类80%的疾病是找不到原因的。一旦找不到原因，看不到实质性的东西，西医就无能为力了，很难治疗了，这种情况导致西医对很多疾病的治疗出现误区。比如说亚健康状态，这里不舒服、那里不舒服，检查也检查不出来什么东西，还不到已经病入膏肓的程度，还不能够从指标上找到客观症状，你怎么治？西医说你不要治，要么你找多了还以为你是"神经病"。一个是内分泌失调，一个是功能紊乱方面的疾病，也是找不到客观原因，他觉得也是没有办法治疗的。还有，老年性疾病，本来人的生命过程是由量变到质变的过程，对不对？而西医非常看重结果，你这个指标没出来，血脂不高，胆固醇不高，尿素氮不高，或者血糖不高，那就没有办法开药。以看重结果，而不看重过程的西医学而言，它对很多渐进变化过程中的疾病，是无能为力的。有时候西医不开药也有它的原因，为什么呢？药物的毒副作用太大了。所以西医是单向治疗，它的药物都非常单纯，而且都是化学合成药。人体是非常奥妙的东西，人体的细胞对所有与自己细胞结构不相符的都采取排斥作用。所以，人吃久了化学合成药，会产生排斥作用，导致很多药源性的疾病，这个病反而没有治好，那个病又来了。所以，采取化学合成药来治疗疾病，这也是西医很大局限性的一个方面。

中医就不同了，西医是对抗治疗，对抗到一定程度对抗不了，它就没办法。中医怎么样？中医的治疗原则是："扶正祛邪，调节平衡"。比如说乙肝病，西医说一般的乙肝，在病毒指数不是特别高，肝功能正常时，不要用药物去治疗，没有关系。为什么不要治？坦率地说是西医认为病毒难以杀死，治疗病毒的药物副作用太大，这是无奈的选择。但是，我在我的书中有一章专门讲乙肝，中医怎么治呢？"扶正祛邪，调节平衡"。扶正祛邪，怎么"扶正"？肝有病了，扶正就是养肝、柔肝，用大量的酸性药来养肝、柔肝。怎么"驱邪"，把肝脏里面的胆汁疏通，胆道疏通，每天不断地把淤积在肝脏里面的胆汁排出来，那么天天做这样的工作，一方面扶正保护肝脏，另一方面驱邪，把胆汁排出来，日积月累以后，它里面的毒素和有害物质清除掉了，到一定程度，病毒代谢在身体内越来越少，最终它停止活动了。我手上就有不少乙肝治愈的病例。

5. 治未病：传统文化中的预防医学思想 在悠久的中国历史文化中，历来重视疾病的预防。《周易·既济》说："君子以思患而预防之。"《礼记·中庸》说："凡事预则立，不预则废。"《墨子》说："乱则治之，是譬犹噎而穿井也，死而求医也。"等等。先秦诸子百家的这些思想，都深刻地影响到《黄帝内经》。《素问·四气调神论》说："圣人不治已病治未病，不治已乱治未乱，夫病已成而后药之，乱已成而后治之，譬犹渴而穿井，斗而铸锥，不亦晚乎！"因而"治未病"是中医重要的思想之一。

扁鹊是先秦最有名的医生，在《鹖冠子》一书中，魏文王问扁鹊："你兄弟三人都是行医的，哪个本事最大，哪个名气最大？"扁鹊回答："大哥本事最大，病人还没有病，他一眼就能够看出来，用不着吃药治疗，所以他的名气不出家门。二哥本事在其次，病人的病还处在轻浅的阶段，经他一治就好，所以他的名气只有街坊邻居知道。我的本事最小，直到发现病人已经病重了，才用砭石刺血脉，用猛药攻治，反而名动诸侯。"能够治愈危急重症的医生,名气虽大,其本事不见得比能够早期发现疾病的医生大,在古代有这种认识,也算是难能可贵。因为直到现在,从事预防医学的医生,其收入和名气比临床医生小得多。《韩非子·喻老》有一则"扁鹊见蔡桓公",被收入了中学课本,司马迁把这个"讳疾忌医"故事改写了一下,编进了《扁鹊仓公列传》中,并且写了一段重要评论:"使圣人预知微,能使良医得早从事,则疾可已,身可活也。"说明当时人们已经十分清楚疾病早期发现、早期治疗的重要性。

中医四大经典之一的《神农本草经》,是中医最早的药学著作,它对药物的分类,分为上、中、下三品。上品无毒,养命以应天,可以延年益寿,我们吃的黄芪、枸杞子、人参、天麻、菊花等全都在《神农本草经》里列为上品,所以你大胆地吃,没有问题,没有毒的。中品是"养性以应人",中品干什么的? 是养性,即保护健康。下品有毒,是"治病以应地"。这里的"有毒",是指口感不好,或有泻下、催吐、发汗等显著的治病作用,并不是吃了中毒。可见,当时的医生把益寿延年看得比治病还重要,这是中医历来的观点。中医看病,不是以客观指标作为标准,而是以痛苦与不适作为标准。也就是你的证候,有证候表现我就能治。例如冠心病,人老了,要出现问题了,你有证候表现了,即使检测指标还没有出现异常,我就能治疗,能预防。加上中药是来自大自然的原生态药物,针灸也没有什么副作用,因此,中医在防治老年性疾病和改善亚健康状态方面,确实有它的一些长处。

在中国民间,有很多预防疾病的措施。王安石有一首脍炙人口的诗句:"爆竹声中一岁除,春风送暖入屠苏;千门万户曈曈日,总把新桃换旧符。"屠苏,即屠苏酒,是一种流传了1000多年的预防流感和其他传染病的药酒。屠苏酒据传是华佗所创,葛洪的《肘后方》、孙思邈的《千金方》、李时珍的《本草纲目》等都有记载,主要药物是:桂枝、大黄、川乌头、防风、菝葜、白术等。在元旦这一天,家家户户都喝,相传来年不得瘟疫。各地也有不少服药防病的风俗,如端午节喝雄黄酒、门前挂菖蒲等,有的还具有地方特色,如湖南每逢"三月三,地菜子煮鸡蛋"。地菜子即荠菜,为什么湖南人在荠菜嫩的时候不吃,等到农历三月三,地菜子长老了,开花了,才采来煮鸡蛋吃? 因为农历三月三正是乍暖还寒的季节,湖南寒气重,湿气重,流感多,急性肝炎多,而地菜子清热利湿,是治疗感冒咳嗽的良药,又证明可以治疗肝病、降转氨酶,这种预防传染病的观念,已经深入民间。

在预防医学方面,中国对人类最大的贡献,是发明了人痘接种预防天花,开创了近代被动免疫的先河。据考证,中国最早在公元10世纪、最迟在16世纪就已经发明了人痘接种,但一直在民间流传,康熙皇帝听闻后,于1681年(康熙二十年)专门派官员到人痘接种之乡江西省宁国府太平县,请来"种花者"给皇族子孙们接种,他们均免除了出天花之苦。在用汉文、满文两种文字写成的《庭训格言》中,记载了康熙皇帝晚年的一段话:"国初人多畏出痘,至朕得种痘方,诸子女及尔等子女,皆以种痘得无恙。今边外四十九旗以喀尔喀诸藩,俱命种痘。凡所种皆得善愈。尝记初种时,年老人尚以为怪,朕坚意为之,遂全此千万人之生者,岂偶然耶?"此后,在乾隆七年(1742)由皇家钦定、全国出版发行、作为培养中医临床人才的普及教材《医宗金鉴》中,详细介绍了人痘接种的各种操作方法。这个伟大的民间发明,经由国家最高领导人亲自发现,引入宫廷,排除众议,试验成功后,又通过传媒普及到民间,终于使得中国千万百姓免除了天花导致的危害。这是中国古代医学文化史上罕见的、最成功的一次科技创新和推广活动! 人痘接种术传到英国之后,在伦敦医学院读书的英国医生琴纳,把这个方法带回家乡,为父老乡亲接种,1796 年,他发现用牛痘接种,疫苗来源更丰富,即改种牛痘,获得成功,后来由英国政府推广到全世界。1980 年,WHO 宣布:经过 200 年的努力,人类终于用被动免疫的方法,消灭了天花这种可怕的烈性传染病。至今,人类在对付各种病毒所导致的严重疾病,包括白喉、猩红热、狂犬病、流感、乙肝等,所运用的免疫方法,都是在人痘接种获得成功的基础上发展而来,历史不应该忘记中华民族对于人类的这一伟大贡献。

二、中医养生与现代生活

1. 进入慢病时代的 21 世纪 20 世纪和 21 世纪的医学有很大的不同,不同在哪里呢? 20 世纪是以病为本,以治疗为中心。21 世纪是以人为本,以健康为中心。为什么这么说呢? 因为直到 20 世纪上半叶之前,人类病死率最高的是传染病和感染性疾病,几乎无药可治。20 世纪的中期,发明了抗生素。在第二次世界大战时,用青霉素挽救了大量伤病员的生命,抗生素也在妇女产后感染、新生儿肺炎等疾病的治疗方面发挥了强大作用。因此,抗生素的使用、免疫制剂的使用,使得原来在人类疾病谱上排在首位的传染病、感染性疾病的病死率大大下降,人类的平均寿命从 40 多岁提高到了 60 多岁。

但是,随着生活条件的改变、社会的进步,到了 20 世纪下半叶,疾病谱开始改变了。当然传染病也死人,包括疟疾、霍乱、艾滋病等,每年死几百万人,但是真正排在疾病谱上前几位的是癌症、心脑血管病、糖尿病。首先是癌症,全世界城市人口的癌症发病率显著上升,特别是肺癌,与空气污染密切相关,个人几乎是没有办法避免的。我们发现一旦这些病出现以后,基本没有什么好的方法治疗。当你发现心脑血管疾病的时候都已经硬化了、中风了,你硬是把他救醒吧,其实他活不了多久了。治疗糖尿病的西药有胰岛素等,虽然血糖是控制下来了,然而并发症没有办法阻止。糖尿病最可怕的是并发症,这些疾病治疗困难,效果不理想,社会成本高,所以,到了 21 世纪,人类的疾病谱已经改变了。

改变的原因在哪里? 生活方式的改变。我们中国原来糖尿病不多的,20 世纪,糖尿病发病最高的国家是以色列,我们国家在 20 世纪 50~70 年代糖尿病非常少,那个时候日子也不好过,过苦日子啊,像我们这个年代的人,年轻时,日子难熬,营养不足。但是改革开放以后,随着人民生活水平提高,尤其是西方的餐饮文化进入中国以后,糖尿病发病率显著上升。癌症,既与我们的饮食有关,与空气污染、环境污染、水源污染、食品污染也有很大的关系,这已经不是光靠药物就能够治疗的,都是因为社会生活方式改变而发生的疾病。

这些慢性病占了人类死亡率的 60%。治疗的社会成本很高,我们绝大部分病的医疗费用都用在这些人身上,用在慢性病上,同时效果又不好,所以,根本的方法是要改变人们的生活习惯。所以西医的医学模式也要改变,原来用生物医学模式,总是抓身体、个体做文章,天天要你检查,拼命用药,导致许多医源性、药源性的疾病出现。这个不对。要考虑生活方式,心理因素等,所以医学模式也要改变,应该由生物医学模式,向生物 - 心理 - 社会的医学模式改变。

总之,到了 21 世纪,人类已经进入到了"慢病时代",所面临的主要疾病,不再是急性传染病、感染性疾病等,而是各种慢性病,如心血管病、糖尿病、癌症、慢性阻塞性呼吸道疾病、肝病、肾病、神经系统疾病、骨关节病等。大家可能对 2003 年发生的 SARS 还记忆犹新,但那次全世界病死数只有919人,中国仅349人,前几年发生的甲流,全世界仅仅死亡了10 000多人。中国的医疗卫生资源60%多用于慢病的治疗,这是一个庞大的数字,世界各国的情况差不多。

所有慢病的形成,都有一个较长的过程,大多数原因不明。慢病在由量变到质变的阶段,患者往往有痛苦和不适,但用仪器检测得不到阳性指标,找不到形态学改变,缺乏手术指征;而一旦疾病最后形成,不仅治疗成本高,效果也不佳。作为以外科手术见长,以对抗治疗、靶向用药、消除病灶、快速取效为特点的现代医学,对于多数慢病,包括功能性疾病、亚健康状态、老年性疾病等,往往缺乏有效的治疗方法,药物的副作用大。而以调节平衡、扶正祛邪为主要治疗思想,以中药、食疗、针灸、按摩和各种外治为主要手段,把养生和治病相互结合的传统中医药,则非常适合于慢病的治疗。21世纪医学的特点是以人为本,以健康为中心,这恰恰是中医学长期所具有的优势。因此,早就有人预言:21世纪将属于中医,中医药将大有作为!

2.《黄帝内经》的养生学思想   中医养生防病的理论,集中体现在《黄帝内经》中,《素问》第一篇就是讲养生,叫“上古天真论”,讲人怎么才能活到100岁,为什么有的人不到50岁就死了。我们来读读原文:“上古之人,知其道者,法于阴阳,和于术数。食饮有节,起居有常,不妄作劳,故能形与神俱,而尽终其天年,度百岁乃去。今时之人不然也,以酒为浆,以妄为常,醉以入房,以欲竭其精,以耗散其真,不知持满,不时御神,务快其心,逆于生乐,起居无节,故半百而衰也。”

要掌握养生之道,首先要懂得阴阳协调的道理,学会一些具体的养生方法。饮食有节制,起居有常规,有正常的生活秩序,不过度消耗自己的体力,包括性生活、体力劳动、脑力劳动,都不要过分了。这样,精神与形体都能够保持健全,度过大自然赋予人类的百年寿命,离开人世。至于活不过50岁的人,早衰的原因,同我们现在很多短寿的人差不多:酒色过度,不爱惜自己的精力,起居没有常规,只图享乐和痛快,所以五十来岁就去世了。

紧接着原文又说:“夫上古圣人之教下也,皆谓之虚风贼邪,避之有时,恬惔虚无,真气存之,精神内守,病安从来?”这里有两层意思:一是当有传染病发生时,要懂得避开。二是思想宁静,没有过分的奢望,真气就保存在身体里面。排除了外在的、内在的致病因素,这些方法讲到了思想修养,饮食调配,生活规律,避开传染源的问题。两千多年来,无数事实证明了这些观点的正确。

(1)“恬惔虚无”:一个人思想淡泊是非常重要的,精神因素对于健康影响很大。我观察到绝大部分得癌症的病人,从他们的生活经历来看,都有很长一段时间的忧郁史、精神不痛快。现在妇女乳腺增生的非常多,女孩子闭经,患多囊卵巢病的多,与工作紧张、学习压力大有关系。所以,一个人思想开朗,心境开阔对健康太重要了。大部分疾病的主要原因就是大脑皮质的紊乱,而不是外来的因素。中医十分重视精神因素对疾病的影响,中医的病因学说与西医完全不同,西医看重生物个体,用各种理化检测和仪器在患者身上寻找致病的原因,认为不同的疾病有不同的致病因子。中医则是把所有的致病原因归纳为“三因”:外感,风、寒、暑、湿、燥、火,这叫“外感六淫”;内伤,喜、怒、忧、思、悲、恐、惊,这叫“内伤七情”,还有不内外伤,即饮食、房室、虫兽、金刃等。只有内心宁静、恬惔虚无的人,才不会为七情所伤。

(2)“食饮有节”:饮食要有节制,营养要均衡。古人讲究“慢嚼细咽”,“七分饱,三分饥"。很多营养专家都有健康饮食的口诀,比如洪昭光的"一、二、三、四、五、红、黄、白、绿、黑"。这个我相信大家都听过的,好多年前就讲了。红就是红酒,黄就是玉米、南瓜,绿就是绿茶,白就是燕麦,黑就是黑木耳。还有一荤一素一菇,菇就是香菇。还有什么"腿论",四条腿的不如两条腿的,两条腿的不如一条腿的,一条腿的是香菇,一条腿不如无腿的,就是鱼,鱼是最好的蛋白。还有,世界卫生组织确定的六大健康饮料:绿茶、红葡萄酒、豆浆、酸奶、骨头汤、蘑菇汤。还有所谓的十大类垃圾食品:油炸的、腌制的、加工的肉类、饼干、汽水、可乐、方便面、罐头、蜜饯、冷冻甜品、烧烤等。这些做得到吗?讲是讲得到,但真正要天天这么做也是太难了,所以养生不容易。另外,现在的社会生活有很多快餐文化,吃的都是高脂肪、高蛋白、高能量东西,不利于身体健康,还有经常的社会应酬,导致摄入的过多,而排出的少,都对健康不利。

(3)"起居有常":生活有规律、有节奏,人的生活不应当过度地紧张,应当适当地放松。20世纪20年代,有个英国哲学家叫罗素,他很羡慕中国人的生活,他说中国人过的是一种田园式的、恬恢放松式的生活。在西方高度发达的工业社会,跑到中国来一看是农业社会,没有很大的奢求,生活俭朴,所以,他自然的生活节奏缓慢了。日出而作,日落而息,现在社会当然已经破坏了,我们中国和西方一样了,已经进入了工业社会时代,这个时代当然已逃脱不了这个环境。应有适当的放松的时候,这对生命有益。

(4)"不妄作劳":不要过度地运动,不要过度地消耗自己。也就是说,劳逸有节奏。华佗有一个很著名的观点,"人体欲得劳动,但不当使极耳,动摇则谷气得消,血脉流通,病不得生。"人体要活动,但不要太过分了,要适可而止。活动以后,不会有过多消耗,饮食消化好,血压正常。中国古代没有搞剧烈运动的,没有一个游泳健将,我知道的除了有听过《水浒传》中的"浪里白条"、张顺、阮小二、阮小七这么几个人,再没有看到中国古代的养生方法中有游泳的,也没有跑百米的、跑长跑的。西方的运动是以消耗卡路里为主,锻炼肌肉和骨骼,中国古代的运动则强调动静结合,气功、吐纳、按摩、太极这些东西作为一种主要的养生锻炼方法。剧烈运动是不可持续发展的,天天跑步,跑到一定的时候,这个半月板就磨损了,就要换骨关节了,听说布什就换过骨关节的。长跑虽然好,但磨损了划不来,老了做不来。中国古代讲究形神合一,既要练形体,又要练精神,强调动静结合。东方的这种养生方法,可能更合理,而且能够坚持一辈子,所以,东方的运动方法,比如中国的气功、太极、保健按摩,以及印度的瑜伽,都是"可持续发展"的运动。

有的人40岁以前拼命赚钱,拿命换钱,40岁以后拼命吃药,拿钱买命。钱赚了,无日无夜地工作,身体出问题了,40岁以后,钱都吐出来了,现在的关键是钱都买不来命了。你患了癌症,现在癌症治愈率这么低,发现的都是中晚期。比如,黑龙江有个人的父亲,他就是得了癌症,花了600多万,都是让医院赚大钱了,最后是人财两空,所以要吸取这个教训。要"起居有常",保持正常的生活规律,对于养生长寿非常重要。要"食饮有节",注意不酗酒、不激动、不饱餐,有心血管病的患者特别要注意,这叫死亡三联症。要"不妄作劳",不在冷天、凌晨做剧烈运动。锻炼是好事,但也有讲究,你一个六七十岁的人,又是大冷天,又是凌晨,凌晨是心脑血管病最容易出问题的时候,你又搞剧烈运动,这不单起不到锻炼的效果,而且还会导致死亡。国学大师季羡林谈到养生,他说他是"三不"主义——不运动、不挑食、不嘀咕。他说:我为什么不运动呢?我每天花两三个小时运动划不来,还不如看点书、写点东西。我楼下有一个同事,也是北京大学的老专家,一辈子都在不断地运动,他比我早就先走了,所以我不运动。当然他也不是从不运动,我知道他每天还散步。第二是不挑食,他说很多营养专家挑食,一个苹果要消四次毒,削了以后还要消毒,那这个苹果叫什么东西?还有什么苹果味呢?他说有的人怕脂肪高,吃蛋还要去蛋黄,我不管,爱吃什么就吃什么,愿吃什么就吃什么,不挑食,当然他也不是专门吃那些垃圾食品,一般的都吃的。第三是不嘀咕,其实这个最重要,不是一天到晚,埋三怨四,唠唠叨叨。安心地做自己的学术工作,从中找到自己的乐趣,忘记了世间的烦恼。那么他就会健康长寿,当然他有一点,他起居有常。这一点一直到他90多岁,每天凌晨4、5点钟就起来工作,工作到7点钟,吃饭,散散步,然后再工作,然后基本在晚上10点就睡觉。他这种人是从来不看电视的。包括钱学森,最近钱学森的一个亲人说:他从来不看电视,不看那些娱乐节目,这是他的生活方式。他是保存了古代那种田园式的的生活方式,就是早上爬起来工作,晚上就按时作息,这对人的身体健康当然是有益的。他的乐趣是在自身的工作中所寻找的,不是我们现在的光图享乐。

3. 古今可益寿延年的方药举隅　　古代中医十分重视养生防病、益寿延年,积累了大量养生长寿方,在我的书中介绍了很多养生防病的方药。谈到养生长寿方,现在最流行的是吃六味地黄丸,现代人把他当成是宝贝,老年人吃了想多活几年,中年妇女吃了想美容。其实这个方子是干什么的呢?是给小孩子吃的,小孩子发育不良吃的,这不是真正的养生长寿方子。创制这个处方的医生叫钱乙,是宋代最著名的儿科医生,有"儿科圣手"之称。因为中医讲肾为先天之本,主管人的生长发育、衰老死亡,所以在各个年龄阶段都可以使用,在临床上运用很多,但不是延年益寿的专方。在这里,我介绍两首古代延年益寿专方,一首当代名医防治心脑血管病方,一首防治慢性阻塞性呼吸道疾病的个人经验方,并对几种养生保健药物谈谈个人看法:

(1)首乌延寿丹:由何首乌、女贞子、旱莲草、冬桑叶、黑芝麻、金樱子、菟丝子、生地、怀牛膝、杜仲、银花藤、豨莶草、桑葚子等13味药组成。主药是何首乌,占72份,其他药加起来占72份,制成蜜丸,长期服。

何首乌是出了名的长寿药,唐代文学家李翱写过一篇《何首乌传》,流传甚广。据说是在唐代开元年间,一个姓何的农夫身体虚弱,不能结婚生子,吃了这种药之后,身体强壮,头发乌黑,因此,后人称这种药为"何首乌"。《本草纲目》评价何首乌说:"养血益肝,固精益肾,健筋骨,乌髭发,为滋补良药,不寒不燥,功在地黄、天门冬诸药之上。"据现代药理研究,何首乌含有大黄酚、大黄素、大黄酸、大黄素甲醚、脂肪油、淀粉、糖类、土大黄甙、卵磷脂等成分,不仅有滋补强壮作用,还能降低血清胆固醇,防止和减轻动脉粥样硬化,对疲劳的心肌有明显的强心作用,也有促进肠管蠕动、缓泻的作用。近年来对何首乌抗衰老功能的实验研究发现:何首乌有减少脂褐质生成的作用,而脂褐质是生物体内自发产生的物质,其含量随生物体年龄的增长而上升,是重要的衰老指标之一,进一步说明了何首乌是一味有着广阔发展前途的抗老防衰药物。何首乌的美容作用,主要表现在容颜和乌发两个方面。唐代《开宝本草》认为何首乌有"益血气,黑髭发,悦颜色,久服长筋骨,益精髓,延年不老"的功效。《本草纲目》认为何首乌"可止心痛,益血气,黑髭发,悦颜色。"因为何首乌具有良好的益精血、补肝肾作用,所以能使人气血充足,面色红润,容光焕发,对于面色无华或面色萎黄的血虚病人,常服制首乌,可使面容青春久驻。中医认为:发为血之余,肾藏精、生髓,是造血的器官,肾精充足,气血旺盛,可有效促使头发早白逐渐变黑,对头发干枯、分叉、落发过多也有较好的疗效。近年来的药理研究证实：何首乌有扩张血管和缓解痉挛的作用，可使皮肤细胞、脑细胞和头发获得足够的血量，所以服用何首乌不仅能使人精神焕发，还可促使面色红润有光泽，头发乌黑发亮。此外，何首乌中含有丰富的卵磷脂，它是构成神经组织、血细胞及细胞膜的主要原料，可以促进毛发生长，起到"乌发美髯"的作用。

首乌延寿丹这首方还集中了两首延年益寿的古方：二至丸（即女贞子、旱莲草），桑麻丸（即冬桑叶、黑芝麻），以及其他几种药性平和的补肝肾、滋阴清热药物。据说原方出自明代的宫廷秘府，第一个服之有疗效的名人是明代著名的书法家董其昌，须发早白，吃了以后，白发转青，活了八十几岁，董其昌80岁时还能看小字。董其昌把这个方子传授给清初的陈逊斋，这个人早年为官，晚年攻医，70多岁时得了一场大病，头发都差不多掉光了，走路都气喘吁吁，吃了首乌延寿丹后，能够爬山，同辈的人都比不上，两鬓都出现黑毛了。康熙年间，陈逊斋又把这首方传给了名医石成金，收载在《石成金长生秘诀》中。清末名医陆九芝在《世补斋医书》"老人治法"一文中，大力推崇本方，认为是老人滋补最好的方剂。20世纪50年代以来，许多当代名医如秦伯未、邹云翔、李聪甫等撰文介绍，认为这首方确实有降血压、软化血管、预防中风的作用。我的伯父根据这个方子，治疗一个60多岁退休的新疆老干部，他有高血压，有动脉硬化，一直吃这个方子，活了95岁。还是因为单位组织他们到外地旅游，感冒以后，没办法及时抢救，才去世的。我有一个同学读了我的书之后，觉得这首养生方适合他的情况，做成药丸吃了半年以后，他的女儿告诉他说："爸爸，你头发变青了"，一大部分开始转青了。这个方子对于阴虚、肝肾不足，表现为早衰，腰酸膝软，须发早白者有效。阳虚之人，脾胃虚弱，兼有痰湿，大便经常稀溏的人，则不适合。服用时不能图速效，需要长期坚持服几年、几十年。

（2）打老儿丸：一听这个名字就知道，这中间有故事。可以想象，一个120岁的老太婆拿着棍子把100来岁的老头子打得哇哇地叫，母子皆是长寿。在宋代《杨氏家藏方》中就记载了这个方子，开始叫"还少丹"。由熟地、山药、枣皮、茯苓、杜仲、牛膝、肉苁蓉、巴戟天、楮实子、菟丝子、五味子、枸杞子、石菖蒲、远志、小茴香。加续断之后，名打老儿丸。这个方子是六味地黄丸的变方，但加强了补肝肾、养精血、交通心肾的作用。我用这首方子治疗老年前列腺炎、老年痴呆和脑萎缩还是有很好的疗效，但一般去小茴香，加紫河车、仙灵脾、高丽参、海马、鹿茸等，更加稳妥。

（3）参三散加减：古人对于延年益寿，重视补肝肾，养精血，很少注意到冠心病、心脑血管病的危害，也缺乏专门用来延缓这类疾病的养生长寿方，随着现代疾病谱的改变，很多老中医看到了这一点是古人的不足，创制了不少用于防治心脑血管病的专方，例如参三散。参三散最初是由中国中医研究院的著名老中医岳美中设计的，由人参、三七等分，研末冲服，防治冠心病。邓铁涛老也推崇这首方。现在这首方流传很广，许多中老年人都将其当做预防心脑血管病的处方吃，安全有效，没有副作用，比西药拜阿司匹林好多了。我推荐给中老年人的处方是：人参三份，三七一份，丹参一份，天麻一份，红景天一份，按照这个比例，研末，每天两次，每次两三克。其中，阴虚体质的人用西洋参，阳气不足的人用太极参。有一对70多岁的老年夫妇，都有冠心病，高血压，男的还有糖尿病，坚持服参三散加减3年，血压不高了，糖尿病可以不吃降糖药，冠心病也控制住了。当然，这不完全是药物的功劳，也与他们从各方面注重养生有关。

此外，如果有耳环石斛或铁皮枫斗、冬虫夏草，也可以按照一份的比例加进去。

（4）加减参蛤散：慢性阻塞性呼吸道疾病是困扰中老年人的一大类疾病，过去叫慢性支气管炎、肺气肿、肺心病,这是一个由慢性呼吸道炎症逐渐发展为肺、心发生器质性改变的疾病。由于因果的关联性很大,所以现在统称为慢性阻塞性呼吸道疾病,医生往往简称为"慢阻肺"、"慢阻心"。古方有参蛤散,即人参、蛤蚧等分研末。我经常再加红景天、紫河车、川贝、三七,以人参补心气,红景天补肺气,蛤蚧、紫河车纳肾气,川贝化痰,三七化瘀。总之,心、肺、肾同补,补中有消,长期运用于这类患者,有显著疗效。

具体比例为:西洋参(或高丽参)100克,蛤蚧5对,红景天50克,紫河车50克,川贝30~50克,三七50克。研末长期服,每天2次,每次3克,饭后开水送服,一剂大约可服50天。方中还可以加冬虫夏草30克补肺肾,心脏病严重者,改三七为水蛭,以活血化瘀。

(5)评价几种贵重药物

第一,冬虫夏草。很多有钱人买,或者有人送,这个药好不好?好。但是也不见得特别好,它的功效和价值相差太远。冬虫夏草是"物以稀为贵",中国人有这个心理,越是贵重觉得越好,尤其是野生的越好,其实不是这样的。冬虫夏草有什么作用呢?冬虫夏草运用较早的是日本人,他们治疗肺结核的时候,放在鸭脖子里面蒸了吃。那么,临床我用冬虫夏草,对于肺癌、肺结核、呼吸道疾病有一定作用,但实在太贵了。现在有一种东西叫蛹虫草,就是用冬虫夏草的孢子培养出来的那个草。现在已经大量种植了,这种草经过现代科学化验,它的有效成分比冬虫夏草的菌丝还高几倍。价格就便宜很多了,冬虫夏草的价格比黄金还贵,现在是每千克18万元,蛹虫草就便宜很多。有人把它叫代冬虫夏草,或者北方冬虫夏草,其实就是那个草,这个东西可以炖汤吃,可以泡水喝,有很好的保护肝脏和肾脏的作用。不要说在价格上、有效成分上,蛹虫草比冬虫夏草有极大的优势,就是从保护环境和珍贵野生植物的角度,我们也应该尽量使用蛹虫草,而不用、少用冬虫夏草,这体现了一个人或一个民族的理性思维和文明程度。有很多病非常棘手,像慢性肾炎,或者是病毒性肝炎,治疗非常困难。首先要保护好肾脏、肝脏,冬虫夏草就是很好的选择。比如慢性肾炎,为什么全世界那么多的尿毒症患者,要换肾?就是被耽误了。被谁耽误了?被医生错误的治疗理念耽误了。所有这些病人寻找他们的患病历史都得过肾炎。得了肾炎,你就要小心了,不要看指标,急性肾炎好了,红细胞、白细胞、蛋白没有了,其实这个没有好。人肾脏的肾小球损伤以后,恢复非常难。如果你没有其他好的治疗途径,我建议你可以吃中成药地黄丸。分阴阳,阴虚的吃"六味地黄丸",阳虚的,吃"金匮肾气丸",或者叫做"八味地黄丸"。至少吃一年,你的慢性肾病才能够好。而如果是拖的时间长,十几年,二十几年,最后出现尿毒症的时候就非常困难了。但是慢性肾病的病人,蛹虫草对它就有非常好的效果,成药"金水宝"就是蛹虫草做的。我以前治疗慢性肾炎,特别喜欢用六味地黄汤,加点黄芪、田三七,有时也有疗效,但是一旦把这个蛹虫草加进去以后,效果就非常明显了。

第二,人参。人参分为西洋参和高丽参两大类,西洋参又称花旗参,主产地在美国和加拿大,中国也有人工培植的,古方中没有,清代才传进来,我在《温病条辨》中看到过吴鞠通用张仲景的"白虎加人参汤",就是用西洋参。高丽参主产在韩国,中国吉林长白山也出产,质量差一点。两种人参都是很好的保健药品,功用很多,如可以提高体能,包括提高体力、脑力,可以增加免疫力,可以预防癌症,对中老年人,它有很好的保护心肌的作用。我们现在的中老年人,很多心绞痛的病人喜欢吃丹参滴丸。不是心绞痛也吃丹参滴丸,这个观念不合理。我的书中也讲了为什么不合理?因为这完全是按照西医的思路来设计的。丹参滴丸有什么成分啊？有丹参、田三七、冰片,一派活血药,而且冰片是化学合成药,它扩张血管的作用非常强。你现在心绞痛吃了有效,用多了慢慢地就不见得有效了,真正喊救命的时候没有效了。正统的中医观点叫做补气活血。"气为血之帅",元帅是气,任何冠心病人,他一定有心肌缺血的过程,他的心跳不动了,没有力量了,血流开始缓慢了,才沉积下来,出现了心绞痛。冠心病光活血,不从根本上解决补气这个环节是不行的。所以针对一般的冠心病人,要用"参三散",就是西洋参、田三七加丹参,我是还加了一种药,这个药非常好,叫红景天,这是来自西藏的药,很便宜。为什么要加这种东西呢? 所有去西藏旅游的人吃红景天,因为可以增加心肺供血、供氧的能力,把这个加在"参三散"里面以后效果好多了。西洋参剂量要大一点,或者是高丽参都可以,看你是阴虚还是阳虚,有很好的保护心肌的作用、有提高老年人脑力和体力的作用,还有很好的保护血管、预防癌症的作用,像人参这个东西你如果有,也不要浪费了,每天吃一点,非常有效。无论是西洋参或高丽参,一般都不升高血压,但有的人吃了很兴奋,睡不着觉,血压升高,这种人属于阳气亢奋之人,就不宜服用。

有的人说:"是药都有三分毒。"毒在哪里呢? 不是药物本身有毒,这个毒在你根本不能分辨阴阳去用药。你说你是阴虚的人,你吃高丽参,出鼻血、中风,那就是高丽参有毒了。如果你不是阴虚而是阳虚的,吃高丽参不会有毒,它还帮助你。药物只在过分的时候、不对的时候才会有毒,所以,西洋参、高丽参有好多有益的作用。还有天麻对改善眩晕的效果好,无论是哪一种眩晕,高血压引起的眩晕,椎间盘突出、颈椎病引起的头晕都有很好的作用,当然他也有抗动脉硬化的作用。所以说,天麻也是很好的。

第三,藏红花。也有人知道这个药,现在价格慢慢涨起来了。藏红花什么作用最好呢? 藏红花确实有很好的活血作用,有养肝的作用。一旦你肝脏有病,中医讲有瘀血的时候,可以用。妇女月经不流畅的时候可以用藏红花,特别是排卵期出血,有养血、止血作用。还有养颜的作用。还有治疗青春痘,小孩子长青春痘,好了以后瘢痕不退的,用藏红花也有作用,但那个东西只要几根就可以了,1 克可以用一个礼拜,泡几根就行了。

第四,石斛。也是近年来非常时兴的一种保健中药。石斛有三个品种,最便宜的叫金钗石斛,中等的叫耳环石斛,卷曲得像耳环一样,可以泡茶喝,最好的叫铁皮枫斗,原产于浙江,现在很多地方有人工种植,价格也在慢慢下降。这个东西古代是用来养阴的,养胃阴、肝阴、肾阴,药性平和。我经常用一首"甘露饮"治疗慢性口腔溃疡,其中的主药就是石斛。也可以用来利关节,我经常用的一首"四神煎",治疗关节毛病,其中的石斛超大量使用。还可以用来疏通血管,我经常用一首"四妙勇安汤"加石斛治疗糖尿病血管炎。宋代有一首名方叫做"石斛夜光丸",用来治疗眼底的疾患,现在还有成药卖。目前很看好这个药预防糖尿病、软化血管的作用,可以长期同西洋参、三七、红景天、天麻研末服用。

第五,雪蛤。又名蛤士蟆油,一般用冷水浸泡七、八个小时,去掉黑膜,煮开即可服。这个东西含天然雌激素,只适合于中年妇女吃,不适合于男人吃,也不适合于青年妇女吃,适合于更年期的妇女,有推迟更年期到来的作用,也可以养颜,但有子宫肌瘤、乳腺囊肿的妇女,最好不吃。妇女的病证是血分的毛病,内地流传一首方子,叫固元膏,由阿胶、黑芝麻、红枣、黄酒蒸成一大块,天天挑一小块吃,妇女吃了也可以养颜,但针对妇女气血偏寒、偏虚的比较好。月经量多、血热的没有什么效果。

第六,海参。它含有优质的、天然的胶原蛋白,营养成分很高,也不像其他海鲜容易

191

第十二篇　我是铁杆中医：兼谈中医养生心得

过敏。古代既用作食补,又用作食疗,可以润肤、通便,也可以益气养阴,提高人体免疫功能,因此被称作"海参",即海中的人参。普通人以及癌症患者都可以选择食用,每天吃一条,可以长期吃,只是不宜一次吃太多,干货 10 克左右即可,大便溏泄、肠胃吸收功能差的尤其不能多吃。海参的品种很多,价格不一,可以根据自己的经济能力选择。我建议经济条件好的人,想通过食用高档海味养生保健的,就多吃海参,不要吃鱼翅、燕窝。因为海参可以通过人工培育,而鱼翅的获取过程残忍、燕窝的采摘破坏了野生动物的生存环境,两者的营养价值、药用效果都得不到科学的证实。

中医看过来:小儿感冒发烧咳嗽

——中央电视台 10 套科教频道《健康之路》

2011 年 7 月 13—14 日

上　集

画外音:宝宝发烧,家长惊慌,该不该给宝宝退烧,要不要打针输液,到底送不送医院,年轻的家长常常为这些问题困扰,著名中医专家彭坚教授做客健康之路,独特的中医观点,剖析原因,经典的千古名方,实际运用,帮助年轻的家长轻松应对感冒发烧,精彩内容就在健康之路。

王筱磊:健康之路。

何　嘉:医生天天来帮助。

王筱磊:孩子是家里的宝,这孩子一旦得了病,当爹妈的心情可想而知了。

何　嘉:对,而且不管你到哪个医院去看,一到这个季节更替的时候,特别是儿科门诊,真是人满为患。

王筱磊:孩子经常地感冒发烧,尤其这个一发烧,这爹妈心里的温度,比孩子的温度还高,得 40 多度。我们来看一个母亲发在网上的帖子:

画外音:小女两岁了,进入幼儿园也快一年了,可是到了春季老是生病,一开始是小感冒,老流眼泪,吃了几天药好了,可是没过两天,突然就得了个肺炎,在医院挂了十天针,孩子的手上都无处下针了,看得我心疼,也没有勇气再打针了,只好半夜排队,去看中医专家的号,吃过几付中药好了,可是过了两天又感冒了,一直咳嗽,咳得我那个心跳啊,每天医院、单位来回地跑,真的好累。到底有啥法子能够提高孩子的抵抗力呢? 看着医院人山人海的,我就不明白了,这孩子怎么那么爱生病呢?

王筱磊:一说到发烧的事,可能每一个孩子的家长都特别地紧张,我们家孩子每次一发烧,那就跟天塌下来一样,孩子反正不知道他难受不难受,反正家长这心里边,那种纠结呀,煎熬啊,这得上医院,这个如果再发烧下去,烧成肺炎怎么办? 烧成脑瘫怎么办? 什么想法都来了。结果呢? 你看那孩子还活蹦乱跳呢,家长已经快心梗了。到底孩子发烧了以后怎么办? 我们今天在演播室给大家请到了一位著名的中医,来自于湖南中医药大学的彭坚彭教授。您好! 今天请您来,主要有两个任务,一部分是跟我们讲讲孩子为什么会发烧,发烧以后应该怎么办? 第二个任务,就是要给我们广大的电视机前的爸爸妈妈,包括爷爷奶奶,您得给他们信心,就是没那么可怕,别刚发烧 37 度多,就打一车,直奔儿童医院,马上就干一针,不需要那么紧张。

彭　坚:第一,不急。当感冒发烧的时候,不要急着送医院,不要急着打针输液。

王筱磊:你说不急,那能不急吗?

彭　坚:不急的原因在哪里呢? 小孩本身就有自愈力,发烧不是坏事。发烧的时候,他的阳气护外,免疫系统在工作了。

王筱磊:发烧还不是坏事?

彭　坚:不是坏事,他免疫系统是在工作了。你如果打针,急于退他的烧,你削弱了阳气,压制了他的免疫系统。所以,小孩发烧当然难受,父母也难受,是坏事,但又是好事。

王筱磊:怎么理解是好事呢?

彭　坚:人为什么会发烧呢? 我们一般发烧就是因为感冒嘛,所谓"感冒"这个名词,中国古代的宋代就有了:感受了邪气的冒犯,外面的邪气来冒犯你了。一旦外面的邪气冒犯人体了,人体的免疫系统马上起作用了。怕冷,发烧,为什么怕冷呢? 寒气束表,人体把所有的汗腺关闭了,不让身体出汗,不让阳气外泄,让你把热度集中起来,然后体温升高,一旦体温升高的时候,表示阳气亢奋,人体免疫功能在起强大的作用了。

王筱磊:从科学道理、您的经验,我们都能够理解,可问题是:何嘉,你要到一个医院,一家六口看着一个,说医生快打针,你说:没事! 发烧不要紧,人家马上来一句,说:彭教授,这不是你孙子啊!

彭　坚:我们要有这个心理承受能力,要意识到这个发烧,其实是好事。

何嘉:成年人的话,我们的免疫系统的潜力是比较大的,有个头痛感冒,它自动可以把病毒清除掉,但是对于小孩子来讲,他的免疫系统没有那么强大,就需要提高自己的体温,就像给自己加一把火,让血液循环加快,新陈代谢快一点,其实是他练兵的一个过程,发烧等于就是在成长。

彭　坚:而且,发烧说明身体在与敌人作斗争了。

王筱磊:中医是怎么看待发烧的不同原因呢?

彭　坚:分两类:感受风寒之邪引起的一类发烧,感受了风热之邪引起的一类发烧。那么,按照我们老百姓通俗的说法,寒感冒和热感冒,这要分清楚。父母要关心自己的孩子,就要把孩子的健康抓在自己手中。我得了解我的孩子,在感冒的时候,到底是天气变冷的时候得的感冒,还是天气热的时候得的感冒。一旦你的小孩发烧、感冒、咳嗽,就可以选中药。但是有一点,你对中医知识要有一点了解,才能正确选择。从古到今,中医治疗感冒、咳嗽、发烧,方法很多,有很多成药,很多单方,非常有效。但是,中医是讲究辨证论治的,得分清表里寒热虚实,分清是受的风寒感冒,还是风热感冒,分清小孩是寒体还是火体。看来复杂,其实也不是很复杂。

王筱磊:其实就是告诉家长,你得多观察。

何　嘉:因为我们说,你要让这个孩子自己和疾病作斗争。我们就要扶植他,就是刚才彭教授讲的,用中医中药的方法来扶植。怎么来扶植呢? 就要先知道孩子的体质是什么?

王筱磊:刚才说到孩子有寒体、有火体,彭医生拿了一个图表,可以来看一下,怎么样能够辨别您家的小宝贝是寒体还是火体呢?

彭　坚:《黄帝内经》有一句话说:"阳虚则外寒,阴虚则内热"。阳气虚的孩子属于寒体，那么，什么是寒体呢？小孩面色经常是白的，手足冷，面色㿠白，舌头伸出来一看，淡淡的，不好好吃饭，食欲不振，大便稀溏，精力比别的孩子差些，经常感冒。简单一点的方法，是直接看脸，脸上白白的，没有什么血色，不红。火体就跟它相对应了，火体的孩子其实蹦蹦跳跳，精力很旺盛，怕热不怕冷，爱出汗，脸红，嘴唇是红的，舌头伸出来是红的。食欲好，大便特别干结。容易上火，经常吃一点辣的，嗓子就疼了，很多小孩，扁桃体容易发炎，咽喉炎，口舌生疮。寒体、火体原则上是这样的，中间还有一种寒热错杂的，寒中有热，热中有寒的。大致上可以分成寒体、火体两种。特别是火体的孩子容易发烧，一蹦就是39度、40度。照样地玩，一点事没有，也不出汗，也不流鼻涕。

画外音：中医认为，体质有先天的区分，基本上可以分为寒体、火体两种。寒体的孩子特征是怕冷，脸色㿠白，舌头淡，有薄白苔，食欲不好，大便稀溏，精力不足。火体的孩子特征是爱出汗，怕热不怕冷，脸色、嘴唇、舌头红，大便干结，经常上火，嗓子疼，精力旺盛。中医把感冒称作外感风邪，也就是感受了风寒之邪和风热之邪，老百姓俗称寒感冒和热感冒，不同的感冒用药有所不同，这也正体现了中医所讲究的辨证论治。在孩子的感冒发烧上，更是根据孩子的不同体质，使用不同的药物。寒性的药物适合于火体的孩子，温性的药物适合于寒体的孩子。但是对于普通人，年轻的父母来说，区分药物的寒热温凉，孩子的体质，本身是一件不容易的事，这需要有一定的医学知识做基础。尤其在孩子感冒发烧初期，父母普遍都是束手无策，心急如焚，那么，中医有没有什么办法，能够让年轻的父母快速掌握，并能有效缓解孩子的病症，从而增加父母用中医治疗感冒发烧的信心呢？

王筱磊：我们从中医的角度来讲，那当然要辨证论治了，虽然我是个门外汉，我也知道，不同的原因，采用的方法不同，用的药是不一样的。

彭　坚：感冒发烧，初期也可以不分寒热，只要是头痛、发烧、怕冷，没有汗，摸到身上干干的，全都要发汗解表，可以用一首方子、千古名方，这个名方历史久远，1400年前，一个伟大的科学家、医学家葛洪记载的"葱豉汤"。很简单，葱白，豆豉。用大葱叶可以，哪怕用紫苏叶也可以，香菜也可以。葱白一把，豆豉100粒，煎水喝。

王筱磊：最简单的方法，最简单的蔬菜。

何　嘉：我想有1400年的历史，能够流传下来，就是因为简单易行。

画外音：葱豉汤是一个流传了1400多年的中医古方，在感冒发烧初期，孩子只要有头痛、发烧、怕冷的症状，就可以用它来发汗解表，解除症状。具体的做法是：五到六根带须子的葱白，和不加盐的淡豆豉30克，放在一起煎煮10分钟，煎好给孩子服用一碗，服用后给孩子盖上薄被子，让其均匀和缓慢地出汗，一般出过汗后，症状就会解除。中医叫做"一汗而愈"。

王筱磊：今天，演播室的现场，除了彭教授给我们展示的食材之外，我们现场就熬了一锅，我现在给大家端上来。

王筱磊：刚才彭医生讲了，不管你是寒体还是火体，只要是初期，发烧、怕冷、不出汗，赶快到厨房揪一把葱，带着须子最好，100粒豆豉放在一起，用水煎煮10分钟，10分钟之后，大概就变成这个颜色，我喝一点试试。很香啊！反正闻起来很香啊！比如说两岁的孩子，一次要给他喝这样的小碗，喝多少？

彭　坚：不行，要用我们吃饭的碗，喝一平碗，喝下去大概一刻钟以后，身体就变暖和了，慢慢就不怕冷了，脸上变红了，体温还要升高0.5度。

王筱磊：那还行？你给人家介绍一个处方，本来39.5度，一下子升高到了40度。

彭　坚：那不怕，说明你的阳气升起来了，免疫功能升高了，体温升高，说明免疫功能在发挥作用了，也就是中医说的，阳气在发挥卫外的作用了。体温越高则细菌和病毒越难以生存，就容易杀死，白细胞的活动能力越强。所以还要升高0.5度，但这个时间不长，再过刻把钟，慢慢身上均均匀匀出汗，就像毛毛细雨一样出汗，出汗就好了。出汗可能达到个把小时，为什么要喝这么多水呢？因为要出汗。汗一出，全身凉飕飕的，就舒服了。

何　嘉：而且它有一个特点，不是大汗淋漓，是出毛毛汗。

彭　坚：一定不要出大汗，出大汗就过分了，会耗气伤津，阳气损失了，体液也流失太过。一定要在比较长时间内，缓缓地出汗。

王筱磊：还有一个更重要问题想问你：喝完了，喝几天，一天喝几次？

彭　坚：一般情况下，如古人所说："一汗而愈"！但是也有还发烧的，多半是已经烧了几天比较缠绵了，缠绵的话，还可以再吃。

何　嘉：这个方子不光在中国用，它还传到日本，你有没有看过《聪明的一休》？里面就有一集，就是一休走山路发烧了，怎么办呢？山上采不到药，兜里面有葱，日本也有豆豉，熬了一锅汤，热热地喝下去，睡一觉就好了。

王筱磊：豆豉跟葱，带葱须的葱白，为什么会有这样好的效果呢？

彭　坚：葱须含有挥发油。可以刺激汗腺出汗，同时含有大蒜素，有抵御细菌和病毒的作用，这是祛邪的药，扶正的药是豆豉，祛邪扶正。豆豉发酵以后，大豆所有的营养物质，例如氨基酸之类，都很容易吸收了。

何　嘉：因为豆子经过发酵之后，蛋白质全部降解成氨基酸了，吸收得很快。

王筱磊：葱豉汤有没有杀死病毒的作用？

彭　坚：至今为止，没有任何药可以有效地杀死病毒。

王筱磊：无论中药、西药？

彭　坚：是的。刚才为什么强调出汗？就是通过发汗把病毒及其代谢产物排出去。排出去以后，体内还有病毒，但是它的活跃能力就减退了。

何　嘉：中医讲这个感冒，风寒之邪，是从毛窍入，它在表的时候，要让它从毛窍出。

王筱磊：大家最关心的是，喝下去半个小时后，体温升高0.5度。再半个小时一发汗，一晚上过去，孩子不发烧了，这家长多高兴。

彭　坚：现在，好多家长也用小柴胡颗粒退烧，但跟葱豉汤的原理不一样。葱豉汤属于表证，用来发汗解表，小柴胡汤属于半表半里，烧开始往里走了，虽然发烧，不怎么出汗，但是出现了里证，不想吃饭，有一点想呕，烦躁，中医讲"往来寒热，胸胁苦满，默默不欲饮食，心烦喜呕"。或者，葱豉汤吃完了以后，又开始有一点发烧了，这时候也可以用小柴胡汤颗粒。

王筱磊：明白了。先用葱豉汤，好了，过了一阵又烧起来了，但是这次可能有一点汗了，这时候可以选择小柴胡颗粒。

彭　坚：这叫做"往来寒热"嘛。

王筱磊：看来祖国传统医学还真是了不起。还有一些问题需要彭教授为我们更详细地解答，来进入我们快速问答的环节。请问：孩子吃多了是不是容易生病呢？

彭　坚：是的，火体的孩子吃多了容易产生"滞烧"，即又发烧，又口臭，舌苔很黄厚，可以吃保和丸。寒体的孩子吃多了容易发烧,腹泻,用藿香正气丸。

王筱磊:为什么小孩上幼儿园回来以后容易生病呢?

彭　坚:幼儿园人多,容易交叉感染,小孩在幼儿园蹦蹦跳跳,出汗多,脱衣、加衣不及时,因此容易感冒。

王筱磊:孩子发烧伴有腹泻,用什么药?

彭　坚:这叫做"胃肠型感冒",用藿香正气丸。

王筱磊:孩子发烧在什么情况下去医院?

彭　坚:在表证的阶段可以不去,但是服了发汗解表药,出大汗,仍然高烧不退,咽喉剧烈疼痛,剧烈咳嗽,神志有些不清醒,抽搐,其中有一种情况,就应该赶紧去医院。

王筱磊:孩子总是发烧,一烧就是39度,为什么?

彭　坚:这种小孩一般是急性扁桃体炎,一发烧就是39度以上,其他感冒症状,比如咳嗽、流鼻涕等都没有。

王筱磊:很多家长担心吃中药起效慢,有没有治疗感冒起效快的中药?

彭　坚:中医治疗感冒的药物起效很快的,刚才说葱豉汤,不是常常"一汗而愈"吗? 还有很多中成药,只要用得对症,都是很快就能发挥作用。

下　集

画外音:孩子声声咳嗽,此起彼伏,咳得爸爸妈妈心疼,忧心咳嗽加重,担心转成肺炎,总也无法彻底去根的咳嗽怎么办? 著名中医专家彭坚教授做客健康之路,介绍感冒咳嗽的来龙去脉,健康之路,敬请收看。

王筱磊:健康之路。

何　嘉:医生天天来帮助。

王筱磊:小朋友们经常会得的病,除了感冒发烧之外,就是咳嗽。有的时候一咳起来,很长时间都不停,这让家长也非常苦恼。

何　嘉:对,不光是小孩子,其实有时候成年人也是,咳的时间长了之后,那个心里面的担心真是。

王筱磊:从中医的角度是如何来认识咳嗽的,中医在治疗咳嗽上面,有一些什么样的独到之处呢? 来看我们今天的故事。

画外音:乐乐感冒了,除了流鼻涕,这一声声的咳嗽,听得爸爸妈妈真着急。赶紧带着乐乐上医院吧。你看这医院人多的,都是看咳嗽的,一声声的咳嗽,听得父母揪心啊。

患　者:一到冬天天冷的时候,他就反复地感冒,感冒了就咳嗽,咳嗽就喘,有时候能咳一个多月,夜里咳得挺厉害,有痰,晚上特别厉害,尤其是半夜两三点的时候,咳得气都喘不上来,得抱着睡,咳嗽严重的时候,有时候会吐,因为孩子,眼泪都不知道掉多少。

画外音:久治不愈的咳嗽,困扰着爸爸妈妈,孩子为什么一感冒就容易咳嗽呢? 老是咳嗽应该怎么办呢?

王筱磊:今天我们节目中说到的话题,其实也是广大的家长特别关心的一个话题。也是小朋友经常有的毛病,感冒发烧,然后就是咳嗽,有时候发烧都好了,咳嗽还很长时间都不好。究竟是怎么回事呢? 有没有办法可以来解除家长心头的疑惑呢? 我们在今天的节目中请到了著名中医专家,湖南中医药大学的彭坚教授。刚才那个片子里面,妈妈就是让那孩子咳得太闹心了,怎么回事?咳那么长时间都不好。

彭　坚:咳嗽也是人体的一种免疫反应,是人体一种排异的自然反应,千万不要见咳止咳,要坏大事的。

王筱磊:这是您讲的一个很重要的概念。昨天您讲了,不要一发烧就退热。

彭　坚:不要一见到咳嗽就打抗生素。我们现在见到咳嗽就送医院打抗生素的多得不得了。

王筱磊:家长很担心了,咳起来,一个是睡不好觉,再一个把嗓子咳坏了,将来讲话的声音不好听了。

彭　坚:感冒咳嗽是从风寒而来,或者风热而来的,外面而来的,还得把它赶出去,中医叫做:"宣肺解表"。

何　嘉:病毒侵入的时候,先从鼻子,然后顺着呼吸道,到气管里面。所以到这个时候,气道受了刺激,就要咳嗽。实际上是一个排毒的过程,不能够压制它。

王筱磊:今天您又讲了新概念了。昨天讲感冒的时候,分风寒、风热,今天又讲了,咳嗽也要分风寒、风热。

彭　坚:对。天气变冷的时候,寒气很重,感受了寒气,容易得风寒咳嗽;寒体的小孩,容易患风寒咳嗽。天气陡然变热的时候,衣食不周,也容易得风热咳嗽;火体的小孩,容易得风热咳嗽。

画外音:彭坚教授提到:寒体的小孩,容易得风寒感冒,火体的孩子容易得风热感冒。在昨天的节目中,详细介绍了什么是寒体和火体。中医认为:孩子的体质,有先天的区分,基本上上分为寒体和火体两种。寒体的孩子是:怕冷,脸色㿠白,舌头淡,有薄苔,食欲不好,大便溏稀,精力不足。火体的孩子特征是:爱出汗,怕热不怕冷,脸色、嘴唇、舌头红,大便干结,经常上火,嗓子疼,精力旺盛,根据这样的区分,彭坚教授提出:孩子的体质不同,咳嗽的原因不同,表现也不一样。

王筱磊:这两种不同孩子的体质,他们的咳嗽,有什么不同的地方?

彭　坚:风寒咳嗽,是在天气突然变冷的时候,容易出现,小孩没有及时增添衣服,感冒着凉了,然后,怕冷,发烧,流清鼻涕,咳嗽的时候,嗓子不疼,口不干,舌头伸出来是淡的,咳嗽时痰的颜色不黄,舌头不红。风热咳嗽,是天气突然变热,没有及时更换衣服,发烧,不怕冷,咳嗽,痰有一点黄,黏稠,嗓子有点疼,嗓子疼是一个非常重要的指征。舌头伸出来红,舌尖有一点红,口干口苦,舌苔是黄的,火体的孩子就是这样。

何　嘉:可能小便还是黄的,还有气味。

彭　坚:对。火体的孩子身上发出的味道比较浓,比较臭。寒体的孩子,身上的气味是清冷的,闻不到气味,这个是区别寒体、火体很重要的一个指征。

王筱磊:我有一个问题,不知道能不能回答。比如,夏天的时候,一些大城市里面,空气又潮湿,又闷热,如果在户外待的时间久,小朋友穿着小背心到处跑,突然间进到一些大商场、写字楼,空调开得低,一下子激着了,感冒咳嗽了,这属于寒还是热?

彭　坚:这种情况是人为地造成一种寒环境,如果是寒体的小孩,那就内外都有寒,如果是火体的小孩,往往是"寒包火",内热外寒。其实我们讲的有三种情况:寒体,火体,寒包火或寒热错杂。特别是寒包火这一点,很难理解。我们家小孩,你说他是火体吧,大便干结,喉咙痛,但手足又是冰凉的,怕冷,又流清鼻涕,这就叫"寒包火"。

画外音:我们了解了寒体的小孩,容易得风寒咳嗽,这种咳嗽的特点是:嗓子不疼,口不干,舌苔淡,咳清痰。火体的小孩容易得风热咳嗽,这种咳嗽的特点是:嗓子疼,口干,舌苔黄,咳黄痰,还有一种情况属于特殊类型,就是寒包火,也就是火体的孩子,表现为寒体的特征。彭坚教授告诉我们,中医把咳嗽分得这么细,就是因为在治疗上和用药上有很大的差别。

王筱磊:风寒咳嗽怎么治呢?

彭　坚:用参苏丸。主要由人参、紫苏叶等11味药物组成。为什么这个处方中用人参呢?就是中医扶正祛邪的观点。人参扶助身体卫外的阳气,苏叶发汗解表。如果痰白清稀,吐出来呈现泡沫一样的,中医说是内有水饮,用小青龙汤,成药做成了小青龙汤颗粒。我补充说明一下,刚才提到的寒体小孩,受到冷气一激,引起咳嗽,或者加上发烧,内外有寒,这种"空调病",打抗生素很难治好,用小青龙汤特别有效。我每年夏天要用小青龙汤治疗很多这样的小孩。寒包火,则用通宣理肺丸。外面有寒,流清鼻涕,咳嗽吐痰,痰开始由清稀色白转黄,稍微有些黄了。因为寒气往里面走了,开始化热了,所以咳嗽的声音重浊清亮,咳得很响,用通宣理肺丸,既可以散外面的寒,宣肺解表散寒,又可以清里面的热,清热化痰。这就是治疗风寒感冒最重要的三个成药方,药店都有卖的。

王筱磊:咱们接下来讲风热咳嗽,怎么治呢?

彭　坚:风热感冒咳嗽是在天气变热的时候,属于火体的小孩容易得,咳嗽,不怎么怕冷,稍微有一点汗,痰稍微有一点黄,舌苔有一点黄,嗓子疼,嗓子疼是最重要的特点。用银翘解毒丸治疗,这个处方原来叫银翘散,后来做成银翘解毒丸,现在有了银翘散颗粒。还有就是桑菊感冒片,原方叫桑菊饮。

何　嘉:银翘散很有名,因为在1918年的时候,当时全世界出现了西班牙流感,全世界死亡的人数最少估计2500万,而在中国,据文献报道:死亡率只有1‰~2‰,当时中国的官方推荐了这个药方,就是银翘散,它可以减轻身体的反应。

彭　坚:假如嗓子疼得厉害。可以配板蓝根冲剂。板蓝根冲剂不是什么时候都能够用,一定是风热感冒才能够用。风寒感冒用板蓝根冲剂是错了,会起副作用。

王筱磊:风寒感冒不能用板蓝根!现在家长所担心的还不光是咳嗽,担心的是咳嗽老不好。咳嗽三五天、一两周的都有。有什么方子治这种久咳不愈的?

彭　坚:我有一首方子叫观音应梦散,主要的配伍就简单的三四味药。一个就是中药常用的党参,一个是生姜,一个是蜂蜜。最近我加了柠檬,新鲜的柠檬。这么简单的三味药,怎么可能治久咳不愈呢?久咳不愈,一个是肺气虚了,党参起到补气的作用。生姜是散寒、止咳、止呕。蜂蜜是甘润的,润肺止咳。大概的用量是:党参15克,生姜15~30克,蜂蜜30克。为什么这里的剂量有波动呢?要看小孩的情况,寒气多一点,生姜就多一点,大便干燥一点,蜂蜜就多一点,而且一定要一起煎煮。柠檬是干什么的呢?是酸的,是收敛肺气的。久咳不愈,要补气,散寒,润燥,收敛。四味药,每一种管一个方面。

画外音:彭坚教授以他毕生的研究,给我们推荐了一个有效的方子观音应梦散,用于治疗久咳不愈,党参15克、生姜15克、蜂蜜30克。党参补肺气,生姜散寒、止咳、止呕,蜂蜜润燥止咳。在这个基础之上,彭坚教授再加了半个柠檬,柠檬起到收敛肺气的作用。每天吃两到三次,对于感冒后期的咳嗽,十分有效。刚才讲到的这些,都是感冒咳嗽已经发生之后的治疗。中医讲究治未病，有没有什么法子，可以预防风邪的入侵，不让孩子轻易感冒发烧和咳嗽呢？

王筱磊：平时我们能给小孩吃点什么食疗或者常备喝一点，让小孩体质比较好，不会容易风邪入侵，不会感冒咳嗽呢？

彭　坚：风寒咳嗽的小孩，阳气虚，护外的功能差，可以选择一种成药，叫"玉屏风散"，共三味药：黄芪，白术，防风。黄芪是补肺的，白术是健脾的，脾是肺之母，虚则补其母，治疗根本。防风是祛风的，甘草是调和的药。长期服用，预防风寒感冒咳嗽，非常好。如果不愿意吃成药的话，经常用黄芪，放几粒红枣，几片生姜，熬汤喝也可以。

王筱磊：您刚才讲到火体的孩子呢？

彭　坚：也有一个简单的方子，叫桑叶乌梅汤。桑叶清肺热止汗，黄芪补肺气，甘草配黄芪清热解毒，乌梅生津止渴。很简单，帮助火体小孩清热，止汗，治口渴，防止感冒。

画外音：火体的孩子特别爱出汗，出汗就脱衣服，一热一脱容易感冒咳嗽，根据这样的情况，彭教授给出了一个方子，桑叶乌梅汤，由四味药组成：黄芪30克，甘草10克，乌梅30克，桑叶15克，一起煎服。黄芪补肺气，可以挡风，配甘草可以清热解毒，乌梅可以生津止渴，桑叶可以起到清肺热、止汗的作用。尤其是到了夏天，这个方子既可以解口渴，又可以预防感冒，完全可以当饮料给孩子喝。

王筱磊：有没有办法可以防止小孩上火的？

彭　坚：上火很大的一个原因是大便秘结，几天一次，如果让小孩大便通畅，火就会往下降。

王筱磊：那就吃点巴豆？

彭　坚：不行，巴豆、大黄这些东西，古人叫"虎狼之品"，太猛了。老泻的话，伤人的阳气。

何　嘉：巴豆吃多了，反而解不出大便了。

王筱磊：有没有简单的方法可以降火、通便呢？

彭　坚：有。最简单的方法，比如胖大海。

王筱磊：胖大海是治嗓子疼的，跟大便有什么关系呢？

彭　坚：这是中医的"上病下取"。吃少量的可以治疗喉咙痛，如果用8～10粒，就有很好的通便作用了。把胖大海用开水泡发以后，就出现绒绒的东西，用蜂蜜调和，一次性喝下去，每天大便非常通畅，火就降下来了。这东西不吸收，吃了以后，把肠道上的污垢全部裹住以后，帮你排出。

王筱磊：胖大海不是喝汤吗？

何　嘉：这个方子你要那样去火，就要吃这个绒绒。中医讲火往上走，水就全消散掉了，不往下沉，所以就便秘。

彭　坚：水火平衡失调，火老积在上面下不来，所以就大便干结。

何　嘉：一个是要把火引下来，一个要把火稍微灭掉一点，不要那么旺。

彭　坚：一个是泻火的方法，一个是滋润的方法。

王筱磊：好像吃果冻的味道呀！

彭　坚：对的。罗汉果也通便降火，多泡几次也通便。就因为能够通便，把火往下面引，所以嗓子就不疼了。这就是中医治法中的"上病下取"、"釜底抽薪"，并不是见到嗓子疼就去止痛。中医比较高超的治疗方法，不是见病治病，不是见咳止咳，不是见血止血,不是见痛止痛。

王筱磊:这头的事,到那头去找。

何　嘉:要去找原因,因势利导。

王筱磊:关于今天讲到的内容呢,还有许多是大家想要了解的,您想知道我来问。马上进入我们快速问答的环节。请问:孩子咳嗽有痰,用什么药?

彭　坚:刚开始的时候,分风寒感冒咳嗽和风热感冒咳嗽,用前面讲的那些成药。没有感冒症状了,只剩下一些痰,没有消除,可以用川贝蒸梨子就可以了,其他如蛇胆川贝液,念慈枇杷膏等都可以。

王筱磊:孩子容易上火,有没有食疗的好办法?

彭　坚:有,生地蜜。生地 30~50 克,蜂蜜 30~50 克,浓煎,每天当饮料喝,有很好的滋阴降火通便的作用。

王筱磊:孩子又发烧,又咳嗽,应该吃什么药?

彭　坚:有表证的话,最好用葱豉汤煎汤,送服前面那些治疗风寒咳嗽或风热咳嗽的成药。

王筱磊:孩子爱出汗都是上火的表现吗?

彭　坚:不! 体虚的小孩,阳气不足,不能固表,也出汗,应该用玉屏风散。如果属于有火的孩子,用桑叶乌梅煎。

王筱磊:小孩经常眼睛红,眼屎多,是火大的表现吗?

彭　坚:是的,属于风热上扰,用桑菊感冒片或桑菊感冒冲剂,原方叫做桑菊饮。我要补充说明一下:这也是治疗风热感冒咳嗽的一首主方。桑菊饮与银翘散都是清代名医吴鞠通发明的治疗风热感冒的处方,银翘散清热解毒退烧的力量大一些,桑菊饮清宣肺热治疗咳嗽的作用大一些。银翘散的主症有嗓子疼,桑菊饮的主症有眼睛红,眼屎多。

王筱磊:孩子出现严重嗓子疼怎么办?

彭　坚:一般都是急性扁桃体炎,如果不到医院去的话,可以选择黄连解毒片、黄连上清丸、牛黄解毒片等,但是只能暂用而不能久用,用过之后,大便通了,嗓子不疼了,就不要吃了。

王筱磊:好了,我们再次感谢彭坚教授来我们演播室做客,给我们带来了这么多新鲜知识。

总策划:吕　芸　导演:李晔丽

201

第十四篇

中医看过来:小儿感冒发烧咳嗽

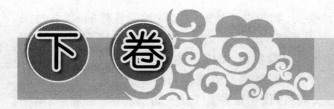

下 卷

临 床 篇

第一类

慢性疼痛

一、头　　痛

常见的慢性头痛，多数是功能性疾病，如西医所诊断的血管神经性疼痛、紧张性头痛、低颅内压性头痛等。有的头痛，是某种疾病的症状之一，如颅脑外伤性头痛、高血压脑病头痛、癫痫性头痛等。慢性头痛虽然经常发作，缠绵不休，但很少呈进行性发展，以致出现越来越重、药物难以奏效的痛苦。一旦脑部发生重要的器质性改变，如生脑瘤之类，则可能产生剧烈的、无法缓解的头痛，古代中医称作"真头痛"，所谓"头痛甚，脑尽痛，手足寒至节"(《灵枢·厥论》)。这种情况毕竟是少数。

中医治疗头痛，需分外感、内伤、虚实、寒热，除此之外，妇女月经期，脑震荡后遗症，都可以出现周期性或顽固的头痛症，在治疗方面，均有其特殊的规律。

头痛的部位，可以是满头痛，也可以只在局部，如前额、后头、头顶、两侧，也可以先在局部，逐渐扩展到满头。偏头痛则偏向于发作在一侧。大部分治疗头痛的古方，适当调整方中某些引经药的剂量，即可通用于各个部位的疼痛，但偏头痛，有时需要用专方专药。

属于外感的头痛，每每遇到天气变化的时候发作，如春季风邪盛时，梅雨季节湿气盛时。患者并不发热，恶寒，也无其他外感病症状。

如果感受风邪，则头痛昏沉，痛处游走不定，舌苔薄，脉浮缓，治宜祛风解表，宜用川芎茶调散[1]。

如果感受湿邪，则头痛以满头昏蒙困重为主，说不出具体的疼痛点，这种情况，即《内经》中所谓"伤于湿，首如裹"，患者身重酸胀，口淡乏味，舌苔白腻，脉濡，治宜祛湿解表，宜用羌活胜湿汤[2]。

属于内伤的头痛，有虚实之分，虚证有气虚、血虚的不同，实证有肝阳上亢、瘀血阻络之别。

气虚头痛，每遇到劳累过度时发作，患者头痛隐隐，少气懒言，食欲不佳，舌淡苔白，脉缓弱，治宜升阳益气止痛，宜用顺气和中汤[3]。

血虚头痛，以妇女为多见，患者头痛兼晕，眼前发黑，面白无华，唇白，舌淡脉细，月经量多色淡，或淋漓不尽。治宜养血补血，宜用圣愈汤加减[4]。

肝阳上亢的头痛，患者以头部胀痛为主，甚至感到胀大欲裂，仿佛能听到头部血管的跳动，面色发红，舌红少苔，脉浮滑。这类头痛，常见于高血压患者，治宜平肝潜阳，宜用天麻钩藤汤[5]。

瘀血阻络的头痛，患者头痛如针刺、如鸟啄，面色晦黯，有时可见舌紫，舌下络脉青紫，脉涩。治宜活血化瘀，宜用血府逐瘀汤加减[6]。

属于寒证的头痛,每每天冷受寒时发作,患者怕冷,头部拘急冷痛,痛剧则呕吐清水,舌胖淡津多,苔白,脉沉缓或沉细,治宜温阳祛寒,宜用吴茱萸汤合麻黄细辛附子汤加减[7]。

属于热证的头痛,患者头部发热,恶热,口苦,口渴,舌苔黄腻,小便黄,治宜清热止痛,宜用清空膏[8]。

属于寒热错杂的头痛,患者往往呈现出一些相互矛盾的征象,如头部冷痛,却又口渴,舌黄;头部热痛,却又舌淡,口不渴等。用凉药不效,用温药上火,久治无功。宜温凉并用,可选乌梅丸加减[9]。

妇女月经前头痛心烦,与痛经相类似,都属于经前期紧张综合征,治宜疏肝理气,活血止痛,可用宣郁通经汤。月经推后,量少色淡或色黯,用温经汤。方剂参考痛经一节。

脑震荡后遗症引起的头痛,十分顽固,可以延续多年,日夜不休,严重影响患者的生活质量。刚受伤的阶段,实证居多,治宜活血化瘀为主,可选择一般常用的跌打损伤成药,如云南白药;时间一久,虚实夹杂,或虚证为多,前者可用健脑散[10],后者用益气聪明汤[11]。但也有部分患者表现为阴虚、火浮于上而不降,可用引火汤[12]。

偏头痛以青年妇女居多,往往呈周期性发作,有家族发病倾向。典型的偏头痛,在发作之先,眼前有光闪动,短暂失明,发作之时一侧头部呈跳痛或钻痛,持续不解,痛过之后,一切如常。辨证为外感风邪用川芎茶调散,气虚用顺气和中汤,血瘀用血府逐瘀汤,月经期偏头痛用宣郁通经汤加减。如果辨证治疗效果不显,用偏头痛专方:轻证宜用淡婆婆根汤[13],重证宜用散偏汤[14]。

附方

1.《局方》川芎茶调散

川芎 120g　荆芥 120g　薄荷 240g　羌活 60g　防风 45g　白芷 60g　细辛 30g　甘草 60g

研为细末,每服 6g,清茶送下,日 3 次。

用方心得:

这首方宜用散剂,如作汤剂,则剂量须作调整,每次细辛不超过 5g,薄荷可用至 15g,煮几沸即可,不宜久煎。

方中川芎入手少阴经、手厥阴经,善治两侧头痛,头顶痛;羌活入太阳经,善治后头痛;白芷入阳明经,善治前额痛;以上共为君药。荆芥、防风、细辛药性偏温,薄荷药性偏凉,俱能祛风解表,共为臣药。甘草和中,为佐药。清茶味苦性寒,既可清利头目,配合量重的薄荷,又可监制全方的偏温。本方加菊花、僵蚕,或再加蝉蜕,名菊花茶调散,用于偏于风热引起的头痛。如果口苦,舌苔黄腻,是风邪入里化热,加黄芩 10g 清火,麦冬 10g 养阴;咽喉疼痛,加玄参 15g 解毒;口渴,加石膏 15g 清热。

从我的临床经验来看,本方看似平淡,但药力集中,善于疏散头面的风寒、风热,运用的机会颇多。凡是每遇天气变化或季节交替,即感到头部昏沉胀痛、头目不清醒,并非剧烈头痛,但须掐捻捶打始感到舒服者,用之有效。古方制成散剂,以清茶送服,是一种很好的投药方法,往往服后 10 多分钟即头目清爽。较之西药去痛片之类,疗效可靠、彻底,而且本方对胃没有刺激,宜于久服。

2.《内外伤辨惑论》羌活胜湿汤

羌活 10g　独活 10g　防风 10g　藁本 10g　川芎 10g　蔓荆子 10g　炙甘草 10g

用方心得：

本方以羌活、独活为君，羌活祛上部风湿，独活祛下部风湿，合而驱散全身风湿；以防风、藁本为臣，祛太阳经风湿，且能止头痛；佐以川芎活血止痛，蔓荆子祛风止痛；使以甘草调和诸药。这首方不宜久煎，煮开五分钟即可服，以日服3~4次为宜。

从我的临床经验来看，本方主要用来治疗风湿外束引起的头痛。这种头痛的特点是每当空气中湿度大时，例如梅雨季节，患者即感到头痛头重，昏蒙如裹，整天头脑不清晰。初感湿邪引起的头痛，本方用之有效。如果久服无效，仍然头痛，更加乏力，舌苔由白腻转为黄腻，则是因为湿性缠绵，日久化热，耗伤元气所致。本方已经力不胜任，可用《证治汇补》羌活胜湿汤，疗效很好。即本方合补中益气汤，去白术、当归、陈皮，加生黄芩、炒黄芩、薄荷、细辛等。如果兼见恶心欲呕，胸闷纳呆，舌苔白腻，是内夹痰湿，原方力量尚不够，须加苍术、厚朴、陈皮、半夏、天麻、茯苓以祛内湿。

3.《证治准绳》顺气和中汤

黄芪15g　党参15g　炙甘草10g　陈皮6g　白术15g　升麻10g　柴胡10g　当归10g　白芍15g　川芎10g　蔓荆子10g　细辛5g

用方心得：

本方即李东垣的补中益气汤加川芎活血、白芍和血、蔓荆子祛风、细辛祛寒，凡属气虚下陷，清阳不升引起的头痛，本方皆有良效。同时，有的患者由于清阳不升，卫外之气不固，则体质下降，不能适应气候变化对身体的影响，从而常常出现外感头痛，在外感头痛缓解之后，可用本方治本，以巩固疗效。

4.《医宗金鉴》圣愈汤

熟地20g　当归15g　川芎6g　白芍15g　黄芪30g　红参10g　炙甘草10g

用方心得：

本方以地、芍、归、芎四物汤补血，参、芪、草保元汤（去肉桂）补气，是一首补气摄血，气血双调的方剂。《医宗金鉴》用于治疗妇女月经先期，量多色淡，头晕乏力，体倦神疲，舌淡脉细者。

从我的临床经验来看，本方用于治疗许多血损及气导致气血两亏，但脾胃不虚的病证有效。如妇女月经过多，疮疡出血过多，癌症放化疗后红细胞、白细胞、血色素下降等。治疗血虚头痛，可加天麻10g、枸杞子15g、鸡血藤30g；睡眠欠佳，再加首乌藤15g、白蒺藜30g、丹参15g、枣仁15g。

5.《杂病证治新义》天麻钩藤汤

天麻10g　钩藤15g　石决明30g　栀子10g　黄芩10g　川牛膝15g　杜仲15g　桑寄生15g　首乌藤15g　益母草15g　茯苓（朱砂拌）15g

用方心得：

本方以天麻、钩藤、石决明平肝息风为君；栀子、黄芩清肝泻火为臣；杜仲、桑寄生补益肝肾，夜交藤、朱茯神安神定志，川牛膝引血下行，益母草活血利水，共为佐使药。

从我的临床经验来看，这首方剂平肝潜阳而不滋腻，又不碍胃，临床使用率甚高。如果头痛伴随血压高，加罗布麻叶15g；大便干结，再加地龙30g；耳鸣加苦丁茶5g、菊花10g，不仅能改善高血压头痛的症状，而且有显著的降压作用。我在治疗高血压初起，处在忽高忽低的阶段，尚未服用西药降压药时，用之调整血压，有较好的作用。有的服用十几剂药后，血压即不再升高。

6.《医林改错》血府逐瘀汤

川芎 15g　当归 10g　赤芍 10g　生地黄 15g　桃仁 10g　红花 5g　柴胡 5g　枳实 15g　甘草 10g　桔梗 10g　川牛膝 15g

用方心得：

本方即四逆散合桃红四物汤加桔梗、川牛膝而成。方中以四逆散疏肝理气,桃红四物汤补血活血,桔梗升浮而载药上行,川牛膝沉降而引血下行。正因为全方着力于气血的疏达和气机的升降出入,故举凡心胸以上瘀血阻滞引起的各种病症,本方皆可运用。原书介绍本方所治的第一种病证就是头痛:"查患头痛者,无表证,无里证,无气虚,无痰饮等证,忽犯忽好,百方不效,服此方一剂而愈"。

我用本方治疗血管性头痛确有疗效。痛剧而日久,取蜈蚣 1 条,全蝎 5g 研末,分两次用汤药送服:如果开始有效,久服效减,加黄芪 50g 补气以活血,地龙 30g 润燥以通络,并配合川牛膝引血下行,可收全功。

7. 吴茱萸汤加减（彭坚经验方）

吴茱萸 5g　党参 10g　生姜 10g　大枣 10g　麻黄 5g　附子 10g　细辛 5g　半夏 10g　白芥子 10g

用方心得：

本方即《伤寒论》中的吴茱萸汤与麻黄附子细辛汤合方加减。《伤寒论》原文第 378 条云:"干呕,吐涎沫,头痛者,吴茱萸汤主之。"第 301 条云:"少阴病,始得之,反发热,脉沉者,麻黄细辛附子汤主之。"两方合用,以吴茱萸温胃,附子暖肾以治内寒;麻黄解表,细辛温经以治外寒,人参补气,姜枣和营卫。再加半夏助吴茱萸和胃降逆,加白芥子化痰止痛,合而成为温阳、暖胃、散寒、化痰、止痛的效方。

我在临床运用本方很多,凡阳虚体质之人感受寒邪,容易出现这类头痛,其辨证要点在于痛处怕冷喜温,手足冷,舌淡,口不渴,小便清长。其中的吴茱萸用于寒邪疼痛效果好,但性温燥烈,剂量不宜大,一般用 5g 至 10g,超过这个剂量,则可能出现咽痛、流鼻血等伤阴现象。蒲辅周先生提出加红糖同煎,可以缓和大剂量吴茱萸带来的副作用。我试之的确如此。麻黄散寒通阳,合白芥子可消瘀化痰,止痛效果亦佳,但血压高、心律不齐者宜慎用。如果疼痛剧烈. 还可以加川芎 15g,白芷 10g,附子改为炙川乌 10g。

8.《兰室秘藏）清空膏

川芎 3g　羌活 5g　防风 5g　柴胡 5g　黄芩 15g　黄连 5g　甘草 8g

用方心得：

本方重用黄芩以清肝经郁火为君;黄连清泻胃火为臣;柴胡、川芎疏肝活血,羌活防风祛风止痛为佐;炙甘草调和诸药为使。7 味药相伍,共奏清热泻火,疏风止痛之功。

从我的临床经验来看,本方的辨证要点在于口苦,舌苔黄腻,小便黄,这是热郁于内,熏蒸于上而导致头痛。故本方重于清热降火,轻于疏散止痛,须重用黄芩,其他药物剂量宜轻。方中尚可加丹皮 10g,栀子 10g,以凉血、清热,助黄芩以清解肝经郁火。头目昏沉加菊花 10g,蔓荆子 10g 疏散风热;头晕加天麻 10g、钩藤 15g,以息肝风;口渴加石膏 30g,以助黄连清阳明胃热;大便秘结加大黄 10g,以通腑泻火。

9.《伤寒论》乌梅丸

乌梅 15g　附子 5g　干姜 10g　川花椒 5g　桂枝 5g　细辛 3g　黄连 10g　黄柏 10g　党参 10g　当归 10g

用方心得：

《伤寒论》中，乌梅丸主要治疗厥阴病寒热错杂之腹痛吐蛔证，又治久利。方中重用乌梅酸以敛阴，花椒、细辛、附子、桂枝、干姜温以散寒，黄连、黄柏苦以清热，人参、当归补气养血。全方为厥阴病错综复杂的病机而设，并非专为安蛔而设。叶心清先生常用于治疗头痛、眩晕、胁痛，并且认为："上述各证只要寒热错杂，虚实夹杂，符合厥阴病特征者均可用之，但要掌握其主证，面白，口不干，或口干不欲饮，苔薄白不燥，脉沉细不数。"[1]全方刚柔相济，收散自如，既能清上，又能温下，既可扶正，又可祛邪，故凡是寒热错杂、虚实夹杂之证，都可以考虑使用。薛伯寿先生习叶心清之法，用乌梅丸加吴茱萸、川芎、藁本，以红糖为引，治疗顽固性的血管性头痛，属于寒热错杂的有效[2]。

从我的临床经验来看，本方温凉并用，刚柔相济，散中有收，扶正祛邪，以久病不已、寒热错杂、正气已伤而邪气不实，用之最为妥当。我在临床运用本方很多，每当遇到一些疑难疾病，年深日久而用各种方法不效时，均考虑从伤寒六经的厥阴经入手，以寒热错杂、虚实夹杂立论，取扶正祛邪、温寒清热为法，用乌梅丸加减，往往能够取得意外的收获。

10.《朱良春医集》健脑散

红参15g　鹿茸10g　炙马钱子15g　地龙12g　紫河车24g　甘草9g　枸杞子15g　益智仁10g　天麻10g　全蝎12g　鸡内金24g　地鳖虫20g　当归20g　川芎15g　郁金10g　红花10g

加减法：大便秘结见实热者，加水蛭10g，制大黄10g为对；痰浊中阻见郁闷不乐，动作迟缓，呆板哭泣，胸闷恶心，咯吐痰涎，多寐纳呆，形体丰腴，舌淡胖，苔白腻者，加制南星10g，石菖蒲15g为对。

以上药，研为细末，每次服用5g，日2次，早晚空腹蜜水送下，加水蛭者，忌蜜水。

用方心得：

本方最初是朱良春先生于1979年为治疗脑震荡后遗症而设。后来加以完善，用于治疗老年痴呆，也有佳效[3]。

朱老的门人邱志济、朱建平、马璇卿等为本方作了一则详尽的注解：健脑散以人参、鹿茸为对，制马钱子、地龙为对，紫河车、甘草为对，枸杞子、益智仁为对，天麻、炙全蝎为对，鸡内金、地鳖虫为对，当归、川芎为对，郁金、红花为对，共8对或10对药。其中，人参、鹿茸为对，一以大补元神，一则峻补元阳，鹿茸得人参愈加滋填，所谓质气交融，健脑益肾当不可少。炙马钱子、地龙为对，对痰瘀壅阻而形成的血栓有消散化解的强力作用。紫河车、甘草为对，枸杞子、益智仁为对，乃取朱师验方"培补肾阳汤"之意，紫河车燮理阴阳，大补气血，有返本还原之功，且治诸虚百损。甘草解百毒，且缓调诸药之性。枸杞子润而滋补，益智仁醒脾益肾。天麻、全蝎为对，一以息风镇痉，善治头目眩晕，一以祛风定痉，善化风痰，窜经走骨，蠲痹通络，开气血凝滞，降血压。鸡内金、地鳖虫为对，当归、川芎为对，郁金、红花为对，意取温消并用，攻补兼施。全方共奏补气通络、补肾健脑、益气健脾治其本，活血化瘀、化痰利浊治其标之功。[4]

从我的临床经验来看，脑震荡后遗症有时十分顽固，严重者，可以迁延几十年。有的患者年轻时体质尚好，症状不明显，到老了才出现各种不适。本病病机复杂，治疗颇为棘手。由于大脑属于"元神之府"，一旦严重受损，则不易痊愈。加之瘀血长期滞留脑络，痰瘀交阻，使得气血不能荣运于脑，元神得不到濡润，而中年以后，肾气日衰，则更无法化痰消瘀,出现由瘀致虚,由虚致瘀的盘根错节的病机,患者出现头痛、头昏、失眠、记忆力下降、精神错乱等一系列心志失调的症状。治疗当健脑补肾,活血化瘀,化痰通窍,并宜用丸散,"健脑散"不失为一首考虑周全的效方。由于血管性老年痴呆的病机与本方所治疗的脑震荡后遗症病机有某些共同之处,故本方也可治疗血管性老年痴呆。我常于本方去当归、川芎、红花,加麝香、梅冰片通窍,琥珀、三七、丹参潜镇活血,藏红花柔肝活血,用治以上两类病,确有很好的疗效。

11.《脾胃论》益气聪明汤

蔓荆子 15g　升麻 10g　党参 50g　黄芪 50g　黄柏 15g　白芍 20g　葛根 15g　炙甘草 5g

用方心得:方中以人参、黄芪、炙甘草为君,甘温益气;升麻、葛根为臣,升举清阳;黄柏为佐,苦寒坚阴,泻下焦相火;白芍守下以敛阴柔肝,蔓荆子走上以清利头目,共为使药。全方补中有散,升中寓降,使清气蒸腾于上,阴火退位于下,而达聪耳明目之效。

傅魁选先生擅长用本方治疗脑外伤综合征,称其"几十年来治疗这种病百余例,疗效极佳,一般 3 剂取效,细心调之,不过十几剂皆痊愈。"但药物的剂量不能循常规,宜按照以上所定。头痛重而有瘀血之象,加川芎;肝气上逆,恶心呕吐,加代赭石、牡蛎、石决明;昏睡重加石菖蒲;失眠重加琥珀;脾胃不和,兼有虚热,加竹茹、芦根,虚寒加姜半夏。[5]

从我的临床经验来看,用本方治疗的脑震荡后遗症患者,当以气虚夹有虚火为主要证候表现。本方是李东垣实践"补元气,升清阳,降阴火"理论的代表方剂,凡是清阳不升,元气不足,而又呈现虚火者,皆可考虑使用。这类患者,往往气短乏力,精神疲惫,脑力不济,头痛、头晕、嗜睡,却又口苦尿黄。既不能纯用温阳益气之药,又不可纯用苦寒清热或甘寒滋阴之药,此即李东垣所说的"清阳不升,阴火上乘"者,临床所见极多。而李东垣的大部分方剂,都是依据这一理论创制的,这一理论,目前尚未被后人完全领会,但临床价值很高。我除了运用益气聪明汤治疗脑震荡后遗症之外,对于头痛、颈椎病、五官科疾病、脑部供血不足等,都经常使用本方。

12. 引火汤加减(彭坚经验方)

熟地 90g　巴戟天 10g　麦冬 30g　五味子 10g　茯苓 15g　石斛 30g　合欢皮 10g　琥珀 10g(布袋包煎)

用方心得:

引火汤出自陈士铎《辨证录》,共 5 味药,原治"阴蛾",咽喉疼痛,日轻夜重。颜德馨先生注解说:"本方以大剂熟地为君,填补真水;配麦冬、五味子滋养肺金,俾金能生水;更入巴戟温肾,以引火归元;用茯苓者。以其直入中宫,能为浮越之虚火下行开通道路,俾归其窟宅,诸药同用,共奏引火归元之功。"[6]

从我的临床经验来看,本方不仅可以治疗慢性扁桃体炎、慢性咽喉炎,且凡是阴虚而火郁结于上、不能下行者,本方皆可运用。这类患者往往头痛,头胀,眩晕,耳鸣,失眠,烦躁,面色赤,大便秘结或数天不解,但无痛苦,舌红干瘦少苔,脉细数。尤其是察其咽喉,常红肿或干红,这是火郁于上的特有标志。以上证候,与元气虚夹有虚火的益气聪明汤证显然有别。用引火汤治疗脑震荡后遗症,我常加石斛生津益胃,合欢皮活血安神,琥珀镇静止痛,如此可标本兼治,能很快改善症状。

13.《三指禅》淡婆婆根汤

淡婆婆根 30g　川芎 10g　白芷 10g　蔓荆子 10g　木贼草 10g　菊花 10g　天麻 10g　当归 10g　白芍 15g　黑豆 15g

用方心得：

本方重用板蓝根清热、解毒、凉血为君；川芎、白芷活血祛风止痛为臣；蔓荆子、菊花、木贼草疏散风热，当归、白芍、天麻、黑豆养血息风为佐使。

从我的临床经验来看，这首方剂既清肝经风热，又养血柔肝，药性平和，便于常服，我用其来治疗中老年人经常一侧头目牵引作痛，目涩眩晕，下午尤甚，视力下降，有早期白内障或青光眼倾向者，非常有效，但很少见到当代医家用之。本方是我从湖南中医学院赵尚久先生那里学得的，方中的淡婆婆根是何药，尚有争议，清代吴其浚在《植物名实图考》中说："湘人有《三指禅》一书，以淡婆婆根治偏头风有奇效，余询而采之，则大青也，乡音转讹耳。"赵老也认为是板蓝根，我遵赵老之说，在方中再加入地骨皮30g，以配合板蓝根清降肝经风热。有白内障倾向者，加石决明 30g，有青光眼倾向者，加车前子 15g。

14.《辨证奇闻》散偏汤

川芎 30g　白芷 1.5g　柴胡 3g　白芍 15g　甘草 3g　香附子 6g　郁李仁 3g　白芥子 9g

用方心得：

方中川芎祛风活血止痛，尤其擅长治疗少阳两额、厥阴头顶痛，为君药；白芷芳香上行走阳明经，助川芎止痛，为臣药；柴胡、白芍、甘草、香附子疏肝解郁，为佐药；白芥子消痰，郁李仁活血利水，为使药。

从我的临床经验来看，全方不仅结构严谨，而且在药物的选择和剂量的比例方面，都别具匠心。很少有人将川芎用到 30g，并将郁李仁作为止痛药，也很少有人将方剂中君药与臣药的剂量之差，设计到 20∶1。初次接触这首方剂，我就感到这可能是其创造独特疗效的三个基点，30 年来，我常用本方治疗偏头痛，效如桴鼓，但须掌握好其中辨证用药的几点要素，才不致有误。

验案举隅

案例一：血管性头痛

周某，男，67 岁，退休教师，1997 年 7 月 26 日初诊。

患者身体素好，多年来经常头部冷痛，终年不能脱帽，即使大热天仍然如此，起因于十余年前冬天，外出淋雨所致。经过无数次检查，3 年前确诊为血管性头痛。患者自诉头部疼痛剧烈，发冷发紧，得热稍舒，口不渴，大便干结，每剧痛时，即头部大量出冷汗，血压升高，眼珠发红，持续半小时左右，头痛消失，眼珠红色消退，血压也恢复正常。察其面容皖白，舌胖淡，苔白腻，脉浮紧，时值夏天，仍然头戴绒帽，取帽以后，触摸其头部，冷汗黏手。此为阳虚寒凝，当温阳散寒，处以真武汤合吴茱萸汤加减：

附片 10g　白术 10g　茯苓 10g　白芍 10g　生姜 10g　吴茱萸 15g　半夏 10g　党参 10g　炙甘草 10g　麻黄 5g　细辛 5g　白芥子 10g　地龙 30g　龟甲 15g　砂仁 20g　红糖 30g（同煎）　5 剂

8 月 5 日二诊：服上方后，疼痛完全缓解，精神好转。仍用原方五剂，吴茱萸改为 5g，每剂加雪莲花 1 朵，制成蜜丸，每服 10g，日 2 次，早晚各 1 次。服完一料，大约两个半月之后,疼痛不再,至今未发,冬天也无须戴帽。

治疗心得:

本案属于寒证头痛,有阳气虚寒、虚阳上浮、寒湿凝聚三种病机,故一诊选用真武汤合吴茱萸汤、潜阳丹三方合方。患者正在发病,疼痛剧烈,因而吴茱萸之用超过常量,加红糖同煎,是出自蒲辅周先生的经验,可以减缓大量用吴茱萸带来的温燥之弊,再加麻黄、细辛、白芥子,以通阳、温寒、化痰,增强止痛的作用,其中暗合麻黄附子细辛汤于其中。患者又见舌苔白腻、脉浮紧、额上冷汗,这是另外一种病机,为阴邪内盛、逼阳上浮所致,原方不能完全解决,故加砂仁温阳化湿,龟甲、地龙潜阳,这是合用郑钦安先生的潜阳丹。

张仲景治疗各种阳虚、寒湿的方剂,都以温阳、通阳、渗利为法,几乎没有芳化和潜镇。叶天士提出"通阳不在温,而在利小便",首创芳香化湿之法,就连对叶天士十分挑剔的徐灵胎都评价说:"治湿不用燥热之品,皆以芳香淡渗之药,疏肺气而和膀胱,此为良法"。但叶天士的芳香化湿是针对湿热交缠而设的,而清末四川名医郑钦安则针对寒湿内盛、逼阳上浮的病机,创制了一首"潜阳丹",药仅四味:附子24g温阳,龟甲6g潜阳,甘草15g和中,砂仁用至30g,其辛温芳香之性,既可入脾,温化寒湿,又可入肾,纳气归原。如此病机阐释,如此组方思维,无疑对仲景学说是一大贡献,可惜识其人用其方者不多,其代表作《医理真传》流传不广。因为患者脉浮紧、舌苔白腻、额上冷汗,病机与寒湿内盛、逼阳上浮相符,所以我合用了潜阳丹,并加地龙一味,取其咸寒润下,既可监制全方不使其过于辛热,又有降压通便的作用,防止变生它证。

二珍加雪莲花,是考虑到病根是因感受寒湿而起。长期不愈,又导致阳气受损,而雪莲花能祛寒湿、温阳气,能与全方融为一体。

案例二:脑炎后遗症

杨某,女,干部,27岁,未婚。1987年6月8日初诊。

5年前在农村实习时,曾患乙型脑炎,治愈后留下后遗症,经常头痛。去年以来,越来越严重,每个月要痛20余天,开始几天尚能忍受,服用去痛片或其他中药能缓解一时,到最后几天,头痛如破,诸药罔效,只能靠注射甘露醇,降低颅压,才能缓解,舒服几天之后,病又复发,周而复始。求医无数,服药数百剂,始终没有取得根本性突破。患者面色灰黯,眼白呈现青蓝色,舌边有一两处瘀斑,舌下络脉青紫,脉沉细,月经量多,有血块,就诊时,新的疼痛周期尚未开始。此为瘀血凝聚于脑,治宜活血化瘀,处以通窍活血汤加减:

麝香1g 当归10g 川芎15g 赤芍10g 麻黄10g 上肉桂5g 细辛5g 白芥子10g 全蝎10g 蜈蚣5条 血竭20g 三七20g 苏合香3g 安息香3g 以上14味研末,装胶囊,日服3次,每次5粒,饭后服。可服用1个月。

二诊,疼痛大为好转,月经量仍多,但颜色转红,但无血块。原方加诃子15g,乌梅20g,仍为胶囊,续服1个月,疼痛痊愈。

治疗心得:

这个病案确诊为瘀血阻滞脑络并不难,因为证候基本齐备;选择通窍活血汤治疗也不难,因为是对证之方。但医生最终在使用这首方剂时,还是颇费思量。

首先,方中的麝香价格昂贵,不易求得,纯度高的更难找到,王清任说:"通窍全凭好麝香",既然难求,有人提出用白芷、细辛代用,用在别处也许行,但在这个案例中,麝香则无可替代，因为病人患的是脑炎后遗症，只有麝香等少数药物可以透过血脑屏障，发挥药效，而其他替代品难以做到。

其次，通窍活血汤是采用汤剂，对这种周期性发作的病不合适。因为在未发作阶段服用，恐药重病轻，药过其所，在发作高潮期服用，又违背了治邪当"避其锋芒"的原则，恐体内产生格拒。

因此，我选用了散剂的方式缓图，去掉原方中的黄酒、老葱、大枣、生姜，加上桂、细辛温阳散寒，三七、血竭、琥珀活血消瘀，定痛安神，麻黄、白芥子通络化痰，蜈蚣、全蝎搜剔止痛，再加苏合香、安息香，以增强麝香的通窍作用。全方虽药力雄健，但避开了桃仁、红花、三棱、莪术等破血药，以防动血，产生崩漏。二诊加诃子、乌梅二味酸收药物，是遵循古人所谓"发中有收，张中有弛"之意，以免辛散太过，便于久服。

案例三：偏头痛

杨某，女，41岁，已婚，生育两胎，1975年5月15日初诊。

产后患偏头痛，长达17年，每月疼痛的时间多至20天以上。每天发作时，左眼先有金光闪动，接着左半边头痛，痛如刀割，如针刺，然后扩散到整个头部，变为胀痛。完全靠服用止痛片缓解痛苦，每天须服10~15片。患者面色㿠白，眼圈黯黑，舌淡微青，口不渴，大便秘结，脉象模糊，似有似无。此为痰瘀交阻，当疏肝活血化痰，处以散偏汤加减：

川芎30g　白芷1.5g　柴胡3g　白芍15g　甘草3g　香附子6g　郁李仁3g　白芥子9g　5剂

5月21日第二诊：患者反映：服用头道药时，疼痛程度超过以往任何一次，忍痛半小时以后，头脑格外清醒，逐渐将5剂药服完。这五天中疼痛大为减轻，仅仅服过两次去痛片。察其面色，已比初诊时有所红润，精神也振作了许多，舌淡，脉缓，大便通畅。原方不变，续服15剂。

30年后，患者的女儿在"百草堂"见到我，告知其母亲服药30多剂之后，头痛痊愈，至今30年未发作。

治疗心得：

这是我出师独立临证时治疗的第一个大病。按照原方剂量开出处方时，因为川芎超出常用量，药店不肯抓药，要患者向医生询问清楚，以免出事故。我请示伯父该如何处理？伯父沉思再三，谈到他的一次教训：他曾经用张仲景的酸枣仁汤治疗一例失眠症，没有效果，后来另一医生仍取原方，只将方中的川芎加到30g，病人安然入睡。"这说明大剂量的川芎确有麻醉镇静的作用，散偏汤中的川芎超乎常量，必有所为，必有所本，不必疑虑。"伯父作如此解释，我仍然心存畏惧，给患者作了详细说明。由于预先有所准备，患者在服药时，才能忍痛坚持把药服完，竟使多年沉疴，霍然而愈。

用药心得：

该案有本人的两处用药心得。其一，大剂量用川芎须配地龙。川芎为活血止痛要药，辛温燥烈，具有上行之性，煎剂的一般用量为5~10g，而散偏汤中川芎的剂量多达30g，非如此大的量，无以达到止痛效果，但每治疗一个病例，患者均反映服第一次药头痛更甚，古人虽有"药不瞑眩，厥疾弗瘳"的明训，那是说给医生听的，服药后反应大，不免给病人带来精神负担，应当设法克服。于是，我在方中加地龙30g，取其咸寒下行之性，削弱川芎燥烈之弊，以柔克刚，发挥了很好的作用。其二，郁李仁配白芥子为破痰瘀对药。

白芥子可以化痰止痛,众所周知,该药陈士铎方中用得最多,但对于郁李仁,以前我只了解其润肠通便的作用,散偏汤中为何要用此品,一直无法理解。后来发现长期患偏头痛的病人,多数脉涩,大便秘结,领悟到是因为长期头痛之人,气血奔集于上而不下行,故导致便秘;痰瘀交阻,故见到脉象艰涩或模糊。《珍珠囊》说:郁李仁"破血润燥,专治大肠气滞,燥塞不通。"《本草新编》又说:"郁李仁入肝胆二经,去头风之痛;又入肺,止鼻渊之流涕。消浮肿,利小便,通关格,破血润燥,又其余技。虽非常施之品,实为解急之需。"由此可见,郁李仁既可通便,又能止痛,集破血、润燥、利水之功用于一身,与白芥子为对,有很好的消痰化瘀止痛的作用,临床、读书至此,才得以明白。后来我在治疗慢性鼻炎时,经常用郁李仁、白芥子这一对药,得益于当时对散偏汤的思考。

二、颈 肩 疼 痛

颈肩疼痛,一般表现为颈项、肩部肌肉的酸胀疼痛、拘急不舒。长期从事伏案工作的人,长时间用电脑、打麻将、开车而不注意保持正确姿势的人,很容易罹患这种病。这只不过是颈椎病的一种表现形式,称作颈型颈椎病,往往处在初期阶段,不一定发生器质性的改变。当颈椎的生理曲线变直、椎体松动、椎间盘因磨损而突出,或者骨刺压迫了一侧手臂的神经时,引起患侧手臂的疼痛、麻木,特别是指端反应强烈,称作神经根型颈椎病。压迫了颈椎动脉时,引起一侧的头痛、头晕、视力下降,称作椎动脉型颈椎病。压迫了交感神经时,出现心慌、失眠、胸闷、咽喉堵塞不适等症状,称作交感神经型颈椎病。椎管狭窄,或者骨刺压迫了脊髓时,可以引起远端肢体的肌肉萎缩,称作脊髓型颈椎病。因为情况复杂,可以呈现出各种症状,西医总称为颈椎病综合征,而以颈型、神经根型、椎动脉型三种为多见,且经常兼见。西医治疗非常棘手,既无有效的药物可服,牵引也难以解决根本问题,手术效果也不理想。

颈椎病在很长一段时间内并不呈直线发展状态,往往症状严重一段时间,经过治疗,又平稳一段时间;因为劳累、气候变化等原因,又引起复发,直至出现严重的器质性改变;有的通过拍片,检查结果很严重,但本人感觉尚好;有的检查结果问题不大,本人却反应强烈。这除了个体的敏感程度不同之外,与骨刺的生长方向是否压迫了神经、血管、脊髓,也有很大的关系。

此病过去认为是一种退行性疾病,因为其本质是颈椎发生了器质性改变,多出现在中老年身上。近年来,由于长期看电脑、看书的坐立姿势不良,青少年患颈椎病的人数大量增加,成为一种现代疾病。初起还只是头颈部的一些功能障碍。拍片看不到器质性的改变,此时应当根据患者所表现出的症候群来进行施治。待发现了器质性改变,如果情况不太严重,患者年龄尚小的,可以使之逆转;如果器质性改变较大,患者年事较高的,也可以改善症状,阻止疾病的进一步发展。因为活血化瘀、软坚散结的中药,特别是其中的许多动物药,有很好的改善颈部血液循环、修复已被损坏的骨质的作用。

临床首要的是,必须先判明疾病性质的寒热虚实。

阳虚的属寒,患者常常因天气变冷、受寒而发作。表现为颈肩冷痛拘急,畏寒,四肢不温,舌淡不渴,宜用葛根汤加减[1]。

阴虚的属热,患者在春夏湿热环境中容易发作,除了颈肩胀痛不舒之外,常身倦乏力,口苦,咽红,舌苔黄腻,宜用益气聪明汤加减[2]。

器质性改变较严重的,或症状表现较突出的,配合服用颈椎宽松散[3],既能很快地缓解症状,又便于长期服用,久之能改善骨质,起到逆转或阻止疾病发展的功效。

在颈椎病发作的时候,当以汤药为主,汤药力量雄厚而取效快,剂量宜重,以期达于巅顶;在缓解的时候,当以丸散为主,剂量宜轻而用药宜精,以期通过长期服药,对骨质的器质性改变有所修复。

石仰山先生创制一首治疗颈椎病方[4],重视"药对"的运用,有独到的见解和详细的说明,给后人以很大启示,我在其基础上自制颈椎宽松散[5],作为服汤药取得疗效后的巩固措施,尚觉满意。

附方

1. 葛根汤加减(彭坚经验方)

葛根 50g 桂枝 10g 白芍 30g 炙甘草 15g 麻黄 5g 附片 10g 黄芪 30g 苍术 15g 羌活 10g 威灵仙 15g 生姜 10g 大枣 10g

用方心得:

《伤寒论》的葛根汤,原治疗外感风寒表实证,恶寒发热,头痛,无汗身痛,项背拘急疼痛。方中以葛根为君,升津达表,解肌散邪,缓解颈肩部的肌肉痉挛;麻黄、桂枝发汗解表,祛除风寒;芍药、甘草生津养液,缓急止痛;生姜、大枣调和营卫。我在原方中加黄芪、附片益气温阳,苍术、羌活、威灵仙去湿,重用葛根达 50g,以其甘淡生津之性,制约方中诸药的温燥,使之成为一首治疗颈椎病属于寒证的常用方。

从我的临床经验来看,葛根汤是为"太阳病,项背强几几"而设,用于治疗颈椎病感受风寒而发作,颈肩疼痛拘急不舒,是完全对证的。但颈椎病的基础,除了感受风寒之外,更是内有虚寒,兼夹湿气。这个湿,既是因寒而生的内湿,又是因时令而致的外湿。因此,我于原方中加入少量附片、黄芪温阳气,加大量苍术去内湿,加羌活、威灵仙去外湿,则更加与病机相符。如果头痛加川芎 15g、白芷 10g;头晕加天麻 30g、法夏 15g,晕甚再加陈皮 10g、茯苓 30g、泽泻 30g,即合用半夏白术天麻汤与茯苓泽泻汤;手臂疼痛,加姜黄 10g;心慌怔忡,去麻黄,加红参 10g、麦冬 10g、枣仁 30g,即取炙甘草汤之意;咽中不适,似乎有痰梗塞,加白芥子 10g、石菖蒲 10g、诃子 10g。

现在很少有人将葛根汤普遍用于临床。十多年前我到广东汕头时,听中医朋友张彦忠先生介绍,当地有一位名医,专以葛根汤加减治疗感冒发热,往往一剂知,二剂已,觉得不可思议。因为汕头地处东南海边,气候炎热潮湿,患病当属阴虚湿热者多,外感当用温病诸方为妥。后来得到这位先生的一张处方,即葛根汤加苍术、附片,并重用葛根。仔细玩味,感到先生深得仲景方的精髓,又能结合当地的气候特征,通过原方剂量的调整和一、二味药的增减,即创出新意和独特的疗效,值得学习。我在此基础上加减,完成了这首治疗颈椎病的方剂。多年来,用其治疗颈椎病引起的颈肩疼痛、头痛、手臂疼痛等数百例病人,取得较好的疗效。

2. 益气聪明汤加减(彭坚经验方)

葛根 50g 白芍 30g 炙甘草 15g 升麻 10g 黄柏 15g 蔓荆子 10g 黄芪 30g 北沙参 30g 木瓜 30g 薏苡仁 30g 山萸肉 15g

用方心得:

李东垣的益气聪明汤,以人参、黄芪、炙甘草为君,甘温益气;升麻、葛根为臣,升举清阳;黄柏为佐,苦寒坚阴,泻下焦相火;白芍敛阴柔肝,蔓荆子清利头目,共为使药。诸药合用,使清阳上升,阴火下降,则自然耳聪目明。

从我的临床经验来看,本方不单用治耳目失聪,是为一切清阳下降、阴火上乘所致的病症而设,故可广其用途,用其治疗颈椎病属于气阴两虚兼夹湿热者,适当加减,亦相吻合。原方中的人参,宜改用沙参,再加山萸肉养阴柔肝;加木瓜、薏苡仁,淡渗去湿。其中沙参养肺胃之阴,大剂量则善治背心痛;山萸肉柔肝缓急,大剂量善治肩背痛,木瓜、薏苡仁擅长治疗湿热引起的肌肉酸疼挛急,所加诸药合原方中的葛根、芍药、甘草,大能缓解颈肩部的肌肉拘急疼痛。若明显是因为时令变化、感受暑热或湿热而起者,加香薷 6g、茵陈 15g,开表利湿,往往见效很快,不一定要有发热、无汗等表证;头痛加白蒺藜 15g、首乌藤 30g;头晕加天麻 10g、钩藤 15g;手臂疼痛加桑枝 30g;心慌失眠加琥珀 10g、远志 10g、酸枣仁 30g;咽中不适有痰,加玄参 15g、金果榄 10g、浙贝 10g;视力明显下降,加枸杞子 30g、车前子 15g、五味子 10g。

3. 治疗颈椎病方(石仰山创制)

牛蒡子 僵蚕 葛根 天麻 桂枝 芍药 甘草 穿山甲 当归 黄芪 南星 防风 全蝎 草乌 磁石 狗脊 羌活 独活 白蒺藜

用方心得:

石先生认为:牛蒡祛痰散结,舒通十二经络;僵蚕化痰通脉,行气化结;葛根升阳解肌,以解颈项之苦;天麻消风化痰,清利头目;桂、芍调和营卫,以通利太阳经脉,且芍药甘酸化阴,养肝血以充肾阴,而缓急止痛;桂枝甘辛化阳,助膀胱气化,行太阳之表,通经脉气血;羌活、独活畅通督脉膀胱之经气;半夏化痰燥湿,白蒺藜补肝散结,穿山甲软坚消结;狗脊壮补肾本,填精固髓,以滋肾气之源;肺朝百脉,用黄芪配当归、川芎以助一身之气血,而又益宗肺之气,以化生肾水,行气活血化瘀。

其中,本方有 3 组重要的"药对":一是牛蒡配僵蚕,可化痰通结。痰湿入络是颈椎病的病因之一,牛蒡性凉,味辛苦,祛痰消肿,通行经络;僵蚕性平,味辛咸,祛风散结,燥湿化痰,且两者配伍,一降一升,可开破痰结,宣达气血,滑利椎脉。二是草乌配磁石,可通脉息痛。头颈肩臂疼痛是颈椎病的主要见症,草乌大温大热,祛寒止痛的效力雄厚;磁石性平,味辛咸,活血化瘀,消肿镇痛,补肾益精,且磁石之咸凉可制约草乌之峻烈,草乌之温燥又可解磁石之阴寒,两者相辅相成,共奏通利血脉,消肿息痛之效。三是南星配防风,可祛风解痉。颈项拘急痉挛也是颈椎病的主要见症之一,治疗破伤风角弓反张的古方玉真散,就是这两味药等分为末。南星既可行血祛滞,又能化痰消积,为方中主药,虽有小毒,防风可制,服之不麻人。李杲说:"凡脊痛项强不可回顾,正当用防风"。两药相合,行无形之气,化有形之痰,使痉挛得解。[7]

4. 颈椎宽松散(彭坚经验方)

牛蒡 10g 僵蚕 15g 生草乌 30g 磁石 30g 南星 30g 防风 30g 急性子 10g 石见穿 10g 乌梅 10g 白芥子 10g 诃子 30g 石菖蒲 30g 乳香 10g 没药 10g 苏合香 5g 全蝎 30g 蜈蚣 10 条 天麻 15g 白芍 15g 木瓜 15g 龟甲 15g 鹿角霜 15g 狗脊 20g 续断 20g 巴戟天 30g 川芎 15g 葛根 30g

以上共 27 味药,分别以酒、醋炮制后,研末制成散剂,每日 3 次,每次 3g,饭后开水送服。

用方心得:

这首方剂由 5 个药对构成。石仰山先生治疗颈椎病方中有 3 个药对,即牛蒡对僵蚕,

215

草乌对磁石，南星对防风，我用之作为组方的基础。加急性子、石见穿、白芥子、乌梅、诃子，强化第1个药对的软坚散结作用；加乳香、没药、苏合香，强化第2个药对的温通止痛作用；加蜈蚣、木瓜，强化第3个药对的缓解痉挛作用。此外，我再增加两个药对：第4个药对即龟甲对鹿角霜，一补肾阴，一补肾阳，又能止痛散结；再加狗脊、续断、巴戟，以强化其补肾益督作用；第5个药对即川芎对葛根，作为引经药，一走少阳肝胆，一走阳明脾胃，引领诸药升达于上。通过这五个药对，组成一个标本同治、消补兼施的颈椎病治疗效方。

从我的临床经验来看，本病是一种以一系列功能紊乱为特征的退行性病变，用以葛根为主的汤剂，加减得体，确能很快缓解症状，取得疗效，但要治本，即从根本上解决颈椎退化的问题，靠汤剂很难做到，必须用丸散缓图。鉴于本病的复杂性，在组方时，又应考虑到病机的各个方面，将散寒、祛风、去湿、化痰、活血、软坚、止痛、通络、补肾、柔肝等融合在一起，并权衡阴阳之间的平衡，消补之间的得体，这样，就有了5个组合，多达27味药的处方。在实际运用时，往往要根据患者不同阶段的不同证候，确定每组药物的使用以及每味药物的剂量，才能切中肯綮。我在临床用本方治疗颈椎病达数百例，均取得较好的疗效。

验案举隅

案例一：颈椎病，多发性脑梗死

李某，男，59岁，会计，湖南郴州人，2000年7月4日初诊。

自诉：患颈椎病10多年，3年前拍片，见第4、5、6颈椎轻度骨质增生，颈椎生理曲度变直，有多发性脑梗死，常年颈部发胀，头昏沉，胸懑，咽喉梗塞，时而一侧头痛，记忆力、视力下降。1周前，因吹空调引起颈肩强直疼痛，右侧头痛头晕，畏寒，不出汗，恶心欲呕，脉浮，舌苔淡白。处方：

葛根30g　桂枝10g　白芍10g　炙甘草10g　生姜10g　大枣15g　苍术10g　羌活10g　附片5g　威灵仙15g　香薷10g　厚朴10g　半夏10g　白芷10g　川芎10g　茵陈10g　5剂

7月10日二诊：药后微汗出，全身松解，要求继续服药，希望能得到根治。处以"颈椎宽松散"加减：

炙草乌30g　羌活10g　白芷15g　葛根30g　黄芪30g　丹参15g　川芎15g　白芍15g　三七10g　穿山甲10g　威灵仙10g　白芥子10g　牛蒡子10g　鹿角霜10g　诃子15g　乌梅10g　全蝎10g　僵蚕15g　蜣螂10g　九香虫10g　竹蜂5g　补骨脂10g　骨碎补15g　天麻15g　山萸肉15g

以上诸药研末，为蜜丸，每丸重10g，日2次，每次1丸。

8月23日三诊：多年以来的头痛、昏胀大为好转，咽喉梗塞也基本消失，仍精神较差，视物模糊，睡眠不好，舌胖淡，脉弦滑，再以"颈椎宽松散"加减：

附片30g　羌活10g　白芷15g　葛根30g　远志15g　石菖蒲15g　黄芪30g　丹参15g　川芎15g　白芍15g　三七10g　穿山甲10g　威灵仙10g　白芥子10g　鹿角霜10g　全蝎10g　僵蚕15g　水蛭30g　蜣螂10g　九香虫10g　楮实子30g　枸杞子30g　补骨脂10g　骨碎补15g　天麻15g　山萸肉15g　紫河车30g　大海马1对

以上诸药研末，为蜜丸，每丸重10g，日2次，每次1丸。

连续服3个月后，感觉一切正常，视力也有好转，颈椎片维持原来的结论，但多发性脑梗死结论已被否定。观察至今，未曾复发。

治疗心得：

这是典型的颈椎病先治标、后治本的例子。治标用葛根汤加减，不用黄芪，是因汗不出；不用麻黄改用香薷，是因时处夏月，古人云："夏月之香薷，犹冬月之麻黄也"，香薷除了能温寒解表之外，尚能祛暑利湿，加厚朴，取香薷饮原方之意；再加半夏，复取厚朴半夏汤之意，和胃止呕，消除咽部梗塞；加白芷、川芎，散寒止痛；加茵陈清利湿热，于夏月颇宜。治本则用颈椎宽松散加减，坚持服药数月，最终取得根治的效果。

此外，我在临床发现：许多与脑部血液循环障碍有关的疾病，如多发性脑梗死、脑萎缩、早期老年性痴呆，可能与颈椎病颈动脉长期受压迫导致脑部供血、供氧不足有关，这类患者从颈椎病着手治疗，可能是一条新的途径。本例多发性脑梗死最后消失，即证实了这一点。

用药心得：

该案有本人的一处用药心得，即香薷配茵陈解表清热利湿。香薷有很好的解表祛暑、化湿和胃的作用，其性辛温发散，是夏天寒气外束，暑湿内闭的必用之品，然而古代医家认为，其发汗之力很大，不可轻易使用。受其影响，当代医家善用香薷者不多，所见方剂也只有香薷饮、新加香薷饮两首方。然而在夏季，患者常常暑湿内闭，变生多症，发汗利尿，给邪气以出路，往往是最经济、最有效的治疗方法，不可轻易放弃。我在临床，常将辛温之香薷与苦辛微寒的茵陈同用，如此则药性趋于平和，一能发汗，一能利尿，一主开泄，一主渗利，对于暑湿或湿热内蕴，表气不开，无汗或汗出不畅，小便不利或不畅，能起到"开鬼门，洁净府"的双重作用。

案例二：颈椎综合征

黄某，女，27岁，未婚，办公室秘书，2004年5月14日初诊。

患者头晕，睡眠不佳，颈椎和两肩胀痛，需捶打方舒，每伏案工作时加剧，月经来前后加重，右手指尖常发麻，工作紧张时，常出现心悸，心悸的感觉似乎直冲喉咙，几分钟之久才平息，多次做颈椎拍片和心电图检查，均未发现问题。察其面色油红，有数颗痤疮，舌苔黄腻，询其月经每提前四、五天，量多，月经来之前白带多，色黄，脉滑。此为湿热为患，处以益气聪明汤加减：

葛根50g　白芍30g　炙甘草10g　升麻10g　蔓荆子10g　黄柏15g　薏苡仁30g　木瓜15g　山萸肉30g　豨莶草30g　苍术30g　茯神15g　香附子15g　7剂

5月23日二诊：服上方后，颈肩酸胀疼痛、手尖麻木、头晕、心悸、睡眠不佳均有好转，月经将来，白带增多，颜色偏黄，脸上痤疮加重，舌苔黄腻，脉滑，处方：

葛根50g　白芍30g　炙甘草10g　升麻10g　黄柏15g　薏苡仁30g　木瓜15g　苍术30g　金银花15g　土茯苓30g　蒲公英15g　地榆15g　牡丹皮10g　生地黄15g　地骨皮15g　7剂

6月1日三诊：服上方白带减少，服至5剂后，月经即来，比原来推后4天，经量有所减少，5天干净，此次月经前后颈肩疼痛程度均较以前大为减轻。处方：

葛根30g　白芍30g　炙甘草10g　升麻10g　黄柏15g　黄芪15g　当归10g　山萸肉10g　薏苡30g　木瓜15g　苍术10g　龟甲10g　生地15g　地骨皮15g　7剂

以上3方，前后服两个月，颈肩疼痛诸症均痊愈，月经提前及白带多亦好转。

治疗心得:

从证候来看,本例颈椎病涉及4种类型,即颈型颈椎病,表现为颈肩局部酸胀疼痛;神经根型颈椎病,表现为一只手臂的麻木疼痛;椎动脉型颈椎病,表现为头晕;交感神经型颈椎病,表现为心悸。患者的反应如此严重,但拍片没有发现颈椎、心脏有任何器质性改变,患者多次上西医院,都得不出明确诊断和有效治疗,情绪十分悲观。从我的临床经验来看,这一系列症状,多为颈椎松动、椎体与椎间盘衔接不严所致。拍片检查,常看不出骨质增生、心电图ST段改变等器质性变化,需要医生从经验出发,给以准确的判断。这类患者在青少年中特别多,在得病的初中期,还不至于发生骨质的退行性改变,由于有的医生过分依赖仪器检测的结果,导致很多人被误治、失治,有的医生甚至不认为患者真的有病,建议患者去看心理医生,加重了其心理负担。本例患者表现为湿热内蕴,故一诊处以益气聪明汤去人参、黄芪,加木瓜、山萸肉、薏苡仁、豨莶草、茯神、苍术、甘松、香附等清热利湿、柔肝舒络、理气之品,如此加减后,疗效立显。二诊月经将来,白带色黄,与颈椎病的病机基本吻合。故仍用一诊方加生地、地骨皮、丹皮,即合傅青主清经散清热凉血,加蒲公英、地榆止带,加金银花、土茯苓消痤疮,三诊湿热减退,加黄芪、当归、龟甲以益气养血、滋阴潜阳。患者调治两个月得愈。

用药心得:

该案有本人的一处用药心得,即用苓桂术甘汤合交感丸(香附子、茯神)调节心脏神经。颈椎病引起的心律失常,常与水湿内停有关,用酸枣仁、柏子仁等养血安神药效果不佳,须用苓桂术甘汤温寒化饮。其中,白术宜改为苍术,且剂量加大至30g以上,茯苓宜改为茯神,并加香附子理气,即合用交感丸,有很好的调气化饮安神的作用。如果无寒象,或用桂枝上火,则改桂枝为甘松,如果湿热并重,舌红、苔黄、脉数,心动过速,则改桂枝为苦参。本案湿热内蕴,脉不数,尚未至心动过速,不宜用桂枝、苦参等,故改用甘松。

三、肩臂手指疼痛

单侧的慢性肩臂疼痛,可因为落枕、负重、强力牵拉、外伤、风湿等未及时治疗而导致,主要表现为肩部或肩臂部的肌肉、关节疼痛酸胀,或单纯的手臂疼痛、麻木、抬举无力。倘若肩臂疼痛,而肩周关节僵硬,抬举困难,不能摸到自己的后头,多为肩凝症,即肩周关节炎,又称"五十肩",常见于50岁左右的中老年人。

本病的病机较为复杂,在外既有风寒湿气的入侵,在内又有气血亏虚、气滞血瘀、痰瘀互结等各种因素的综合作用,导致本病常虚实夹杂,久治不愈。

一般的肩臂手指疼痛,可分虚实两大类进行辨治。

属于实证的,多为风寒湿气内侵,导致气滞血瘀,不能周流于肩臂,患者往往肩臂沉重疼痛,或胀痛,痛处须捶打、掐捻则舒,夜间尤剧,遇寒加重,变天加重,得暖则舒,天晴则舒,舌淡苔薄白或灰暗,舌质黯或有瘀斑,脉弦紧或涩,宜用蠲痹汤加减[1]。

属于虚证的,多为气血亏虚,不能营养经脉,患者往往肩臂酸疼隐隐,抬举无力,劳累加重,手指麻木不仁,面色㿠白或萎黄,气短乏力,头晕目眩,舌淡苔少,脉弱无力,宜用黄芪桂枝五物汤加减[2]。

属于痰瘀凝结的,多为肩凝症,患者肩臂疼痛,肩周关节僵硬,不能抬举,舌淡苔腻,或有瘀斑,脉沉涩,宜用《辨证录》"双臂肩膊痛方"方加减[3]。

附方

1. 蠲痹汤加减（彭坚经验方）

羌活 10g　秦艽 10g　姜黄 10g　海风藤 15g　当归 10g　川芎 6g　桑枝 50g　乳香 6g　木香 10g　炙甘草 10g　肉桂 2g

用方心得：

《医学心悟》蠲痹汤以羌活、独活、秦艽祛风除湿，肉桂祛寒为君药；当归、川芎、乳香、木香理气活血止痛为臣药；桑枝、海风藤疏通经络为佐药；炙甘草调和诸药为使药。全方祛风除湿，散寒通络，理气活血止痛，主治风寒湿痹证。

从我的临床经验来看，本方药味平和，适合于虚实夹杂的痹证患者。我在治疗臂痛时，常去掉方中药性走下肢的独活，代之以走手臂的姜黄，再将专走手臂的桑枝重用至50~100g，使整首方剂由治疗一般的风寒湿痹变为治疗肩臂疼痛的专方，药力更加集中。如果是手指胀痛，屈伸不利，尤以早晨为剧者，此症中年妇女最为常见，加天仙藤 15g、鸡血藤 30g、威灵仙 15g，以行气化湿，活血止痛。其中鸡血藤活血舒筋，又善强壮补血；威灵仙祛风除湿，更能化痰散结，《本草正义》云："威灵仙以走窜消克为能事，积湿停痰，血凝气滞，诸实宜之，味有微辛，故亦谓祛风，然惟风寒湿三气留凝隧络，关节不利诸病，尚为合宜。"天仙藤则从宋代开始，即为治疗臂痛的要药，宋代《仁斋直指方》"天仙散"，即以天仙藤为主药，合羌活、白芷、姜黄、半夏、白术，治疗"痰注臂痛"。这类臂痛多伴随有手指肿胀，古人认为是痰湿流注经络所致。天仙藤的治疗作用，诚如《本草汇言》所云："天仙藤，流气活血，治一切诸痛之药也。"《本草求真》称其："活血通道，而使水无不利，风无不除，血无不活，痛与肿均无不治也"。故我治疗肩臂疼痛见有手指肿胀者，天仙藤、鸡血藤、威灵仙为必加之药。

2. 黄芪桂枝五物汤加减（彭坚经验方）

黄芪 30g　桂枝 10g　白芍 15g　生姜 10g　大枣 10g　当归 10g　鸡血藤 30g　木瓜 15g　山萸肉 10g　豨莶草 20g

用方心得：

黄芪桂枝五物汤出自《金匮要略》"血痹虚劳"篇，为治疗虚劳导致手臂或肌肤麻木不仁而设。全方共 5 味药，以黄芪益气固卫为君药，以桂枝通阳，运行气血为臣药，佐以白芍养血和营，使以姜、枣调和营卫，令气血充盈、血脉流通而痹证得除。

从我的临床经验来看，原方所治臂痛属于虚证，即气血虚不能荣润络脉，以手臂隐痛，抬举无力，手指或肌肤麻木为主要症状。但原方力量稍嫌薄弱，我在方中加当归、鸡血藤以加强养血、活血的作用，加木瓜、山萸肉配白芍以缓解肌肉挛急，加豨莶草通经络而缓解麻木，疗效较好。

3. 双臂肩膊痛方加减（李可经验方）

当归 90g　白芍 90g　羌活 10g　秦艽 10g　半夏 10g　白芥子 10g　陈皮 15g　柴胡 15g　附片 3g　黄芪 120g　桂枝 15g　全蝎 3g　蜈蚣 4 条（后两味研末冲服）

原方煎服法：水 6 碗，煎 3 沸，取汁 1 碗，入黄酒服之，一醉而愈。李可先生说："煎服法未遵先生法度，药量大，3 沸难以充分溶解有效成分。故改为冷水浸泡 1 小时，急火煮沸半小时，兑入黄酒，2 次热服。"

用方心得：

原方出自《辨证录》，原书论曰："肩臂痛手经病，肝气郁。平肝散风，祛痰通络为治疗。"此方妙在用白芍为君,以平肝木,不来侮胃;而羌活、柴胡又祛风,直走手经之上,秦艽亦是风药;而兼附子攻邪,邪自退出;半夏、陈皮、白芥子祛风圣药,风邪去而痰不留;更得附子无经不达,而其痛如失也。"李可先生说:"细玩先生之意,大略肩臂乃手少阳、手阳明二经所过。肝气郁则木来克土,脾主四肢,脾气虚则痰湿内生,流于关节,故肢体为病。加之50岁后气血渐衰,复加风寒雨露外袭,日久乃成本病。余师先生意,原方加生黄芪120g益气运血,加桂枝尖15g载药直达病所。加止痉散(全虫3g,蜈蚣4条)研粉冲服入络搜剔,更加桃仁、红花、地龙活血通经。"[8]

我在临床治疗肩凝症,也常运用本方,加减法大致与李可先生相同,但以白附子5g代替原方附子,并加白芷30g、神曲10g。

从我的临床经验来看,肩凝症属于寒凝血滞、痰瘀胶结于肩臂,非寻常之法可愈。傅青主方重用归、芍,以养血和血,半夏、白芥子、陈皮化痰,羌活、秦艽祛风,附子温寒,柴胡解郁,黄酒行血,处方简练,重点突出。李可先生对于严重的肩凝症,再合用张仲景的黄芪桂枝五物汤、王清任的补阳还五汤、验方止痉散,以加强原方的温阳、补气、活血、通络、搜剔、止痛作用,疗效更好。但原方及加减方中,祛寒湿、化痰散结的环节尚待加强,故我在原方中以白附子代附子,是取其具有祛寒湿、化风痰的作用。白附子配白芥子,擅化皮里膜外之寒痰;配蜈蚣、全蝎,可化经络中顽痰死血。加白芷15~30g,是借其气味辛温极香,富有穿透力,可祛寒湿、散结、透窍、止痛。

原方中的当归、白芍用至90g,有的患者服后可能出现腹泻,李可先生注意到了这一现象。例如他记载治疗一例肩凝重症的患者,仅开3剂药:"服第一剂后得微汗,当夜安然入睡,次日顿觉大为松动,数月来开始穿衣不需人助。不料,服2剂后,竟暴泻黏稠便10余次,而臂痛亦减轻十之八九。因畏泻,剩一剂未服。"后来又将剩下的一剂服完,"服后又腹痛作泻5~6次,右肩上举,后展如常人。"李可先生认为:"考致泻之由,一是当归富含油脂质,大剂量难免滑肠;二是温药消溶痰湿,由大便而去。"

李可先生是从药物成分和用药效果来说明致泻道理的,就我的临床所见,很多痰瘀互结的病症,如偏头痛、老年慢性支气管炎等,由于气机逆阻于上,常见顽固的大便秘结,而且病情越重,病期越长,秘结越甚,故傅青主的散偏汤治疗偏头痛,方中有郁李仁活血利水,润肠通便,张景岳的金水六君煎治疗咳嗽气喘,方中熟地可用60g,当归用30g,用以养血润肠通便。患者服药后,除疾病治愈之外,往往多年的便秘得以消除。本方用治肩凝症,如果患者长期大便秘结,方中当归、白芍可放胆用至90g,如果大便稀溏,则可能痰瘀郁结不甚,或患者素来脾虚有湿,方中归、芍仍可用原来剂量,但须加神曲以帮助运化吸收,使得剧烈泻下的作用有所缓和,以解除患者的心理负担。

验案举隅

案例一:手指疼痛,抓捏无力

贾某,女,48岁,干部,长沙人,2006年3月4日初诊。

患者两年前因为冬天长时间接触冷水,未及时保暖1个月后,右手中指冷痛,拇指、食指活动欠灵活,经中西医药物治疗,效果不显。近两个月来,拇指、食指握力显著下降,不能拿筷子吃饭,不能拿笔写字,患者担心偏瘫。检查类风湿因子不高,血压、血脂稍高,家族未见脑血管病史。察其体态稍丰,面色红润,右手中指稍肿,感觉温度低于其他指头,拇指及食指尚能活动,但掐捏力度不大,肌肉未见萎缩,饮食、大小便均正常,月经也无异常,舌胖淡,脉缓。此为寒湿入于筋骨,阳气受损,不能运化血行,当属痿、痹夹杂,处以《金匮》乌头汤加减：

炙川乌 10g（蜂蜜 30g 同煎半小时）　桂枝 10g　黄芪 30g　白芍 15g　麻黄 5g　苍术 10g　当归 10g　鸡血藤 30g　白芥子 10g　炙甘草 10g　生姜 10g　大枣 10g　7 剂

3 月 12 日二诊：服上方后，中指疼痛有所减轻，仍然肿胀，拇指、食指依旧无力，舌淡，苔薄白，脉缓，转方蠲痹汤加减：

羌活 10g　秦艽 10g　姜黄 10g　海风藤 15g　天仙藤 15g　青风藤 15g　当归 10g　川芎 10g　炙甘草 10g　乳香 10g　木香 10g　桑枝 50g　肉桂末 2g（冲服）　7 剂

3 月 20 日三诊：服上方后，中指疼痛肿胀基本消失，但拇指、食指无力未见好转，转方补阳还五汤原方：

黄芪 120g　当归 15g　赤芍 15g　川芎 10g　地龙 30g　炙甘草 10g　桃仁 10g　红花 5g　14 剂

4 月 5 日四诊：服上方后，手指欠灵活有好转，握力也增强，但进步不快，其他无不适感，脉舌同前，仍用补阳还五汤加减：

黄芪 120g　当归 15g　赤芍 15g　川芎 10g　地龙 30g　炙甘草 10g　桃仁 10g　红花 5g　刺五加 30g　鸡血藤 30g　木瓜 15g　山萸肉 15g　14 剂

另外，大活络丸每日二粒，每次一粒，用汤药送服。

4 月 30 日五诊：服上方后，病已痊愈，患者请赐以单方，以防止复发，嘱常用豨莶草 30g，桑寄生 30g，黑豆 30g，红枣 30g，每日水煎代茶服，坚持半年。

2007 年 1 月，患者因为其他病来诊治，告之完全治愈，未曾复发。

治疗心得：

通过我的临床观察，临近绝经期的中年妇女，容易患手指关节肿痛，与类风湿关节炎相似，但检查类风湿因子不高，疾病发展也较缓慢，西医主要给以对症治疗，服用消炎痛等，但无法根治，本例患者就是这种情况。除此之外，患者还有拇指、食指无力、欠灵活，但时过两年，并无肌肉萎缩，家族亦无脑血管和神经方面的疾病史，西医很难给予明确诊断，治疗也无从下手。从中医的角度来看，四肢关节疼痛属痹，肌肉无力属痿。本案为痿痹并存，痹易治而痿难疗，故先从痹入手。患者明显起因于冬天感受寒湿，虽已日久，寒湿仍在，并未化热，一诊用乌头汤温寒化湿，活络止痛，待寒湿得散，中指疼痛有所减轻，则转用专治手臂疼痛的蠲痹汤，去独活，加姜黄，使其药力更加集中。加天仙藤，则因其善于走手臂、消肿痛；加青风藤，则因其善于祛寒湿、治骨节疼痛。痹证已愈，则转而治痿，开始以补阳还五汤原方治之，疗效不显，而后在原方基础上，加刺五加等补气血、益肝肾之品，再配以大活络丸疏通经络，终于使痿证得起。

用药心得：

该案有本人的一处用药心得，即用豨莶草、桑寄生、黑豆、红枣代茶预防中风。该方最初得自何炎燊先生的经验，先生云："本方药仅 3 味（桑寄生、黑豆、红枣），看似平淡，而能肝肾阳明同治，味甘可口，和平实效。有一木匠刘某，患中风闭证病危，余依法治之而愈。惟右手手指端麻木无力，遂停用汤药，嘱其每日以此方代茶不辍，越 3 个月，病良已。虽年逾花甲，竟能手操斤斧，重整旧业，今年逾八旬犹健在"。[9]

方中的黑豆、红枣，是最为平常的食品，但古人将其等分蒸熟制成饼，称作"坎离丸"。清代名医陆九芝在《世补斋医书》中专门写了一篇"坎离丸方论"，言其长期服用，可以乌须发、壮筋骨、种子养胎。方中的桑寄生，可以降血压、软化血管，我再加豨莶草，用来通经络,治麻木,何先生以此方用于中风之善后,我则学其方,用之于中风前的预防。

案例二:肩周关节炎,三角肌萎缩

王某,男,54 岁,银行职员,湖南湘乡人,2003 年 8 月 3 日初诊。

患者 50 岁左右患右肩疼痛,不能抬举、反侧,诊断为肩周关节炎,治疗两年多,服过多种中西药,用过针灸、按摩、热敷、蜡疗、蜂疗等,未见明显好转。近一两年来,手臂上端的三角肌逐渐萎缩,右臂抬举疼痛无力,夜间经常因为酸胀疼痛而醒。察其面色㿠白,精神欠佳,舌淡苔厚腻,脉沉滑,右肩关节处肌肉凹陷,压之不疼,患处畏冷,关节与肌肉之间有粘连,右手抬举幅度不能超过九十度,问其口不渴,长期大便秘结,另有慢性支气管炎病史,咳嗽吐痰多年,痰色白而黏。此已成沉寒积痼,当补气活血,化痰散结,处以双臂肩膊痛方加减:

当归 90g　白芍 90g　羌活 10g　秦艽 10g　半夏 10g　白芥子 10g　陈皮 15g　柴胡 15g　桂枝 10g　黄芪 30g　白附子 5g　鹿角霜 10g　7 剂

煎药时,先将药用冷水浸泡 1 小时,急火煮沸半小时,兑入黄酒 30g,趁热服,以饭后服为宜。

8 月 12 日二诊:服上方后,疼痛有所减轻,夜间不至于痛醒,但仍然疼痛,不能抬举、反侧,大便稍软,但不泻,续用上方,合指迷茯苓丸,以加强化痰软坚作用:

当归 90g　白芍 90g　半夏 30g　白芥子 10g　陈皮 15g　白附子 5g　鹿角霜 10g　茯苓 30g　枳壳 15g　风化硝 10g(兑入)　生姜 15g　7 剂

煎服法同前。

8 月 20 日三诊:服上方后,连续 3 天腹泻,每天四、五次,后几天每天两、三次,拉出黏液状稀便,泻后感到全身畅快,咳嗽吐痰减少,手臂疼痛显著减轻,抬举、反侧幅度增大,续用上方,再合阳和汤,用丸剂缓图,处方:

鹿角胶 50g　熟地黄 30g　当归 30g　白芍 30g　肉苁蓉 30g　麻黄 30g　白芥子 30g　半夏 50g　陈皮 30g　茯苓 30g　穿山甲 30g　牵牛子 30g　木香 15g　紫河车 50g　大海马 1 对　蛤蚧 1 对　黄芪 50g　炙甘草 30g　上肉桂 10g

蜜丸,日 2 次,每次 10g,饭后开水送服。1 剂药大约可服两个月。

服两剂药丸后,肩关节疼痛完全消失,抬举自如,萎缩的肌肉已经充盈,病告痊愈。

治疗心得:

本例患者最初确定为肩周关节炎,从年龄和症状表现来看是符合的,但按照肩周关节炎的自然规律,一般半年到一年,可以不药而愈。患者治疗两年未获疗效,并且引起手臂上端的三角肌萎缩,很难用肩周关节炎的病机予以解释,故直到治愈,这个病例西医并没有给出一个令人信服的诊断。一诊按照治疗肩周炎的常规方法,用《辨证录》双臂肩膊痛方加减,以作试探,效果不显。二诊考虑到该病从风寒、寒湿、瘀血的角度论治,已经服药不少,疗效不显,恐循常法难以取效。故去掉原方中的风药,合用指迷茯苓丸,重点从痰论治。一诊方中的风药羌活、秦艽可去,而血药当归、白芍当留,因为病久已入血络,况且化痰之品多燥,易伤阴血,不能顾此失彼,二诊思路正确,故数剂之后,凝聚于中焦的顽痰化作黏液从大便泻出,手臂疼痛立消,抬举自如。三诊以阳和汤为主方加减,制成蜜丸缓图。

用药心得:

该案有本人的两处用药心得:其一,以指迷茯苓丸治疗肩周炎疼痛。本方出自《百一选方》,以茯苓、半夏、枳壳、风化硝、生姜 5 味药为丸,治疗"痰浊阻于经络,臂痛不能高举,或转动不利,或筋脉挛急而痛,或背上凛凛恶寒,或痰多气喘,脉沉细。"很明显,这是一首从痰论治手臂疼痛的专方,所述证候,与该患者手臂疼痛不能抬举、咳嗽吐浓痰、舌苔厚腻、脉沉滑基本吻合。中医有"怪病多生于痰"之说,许多疑难病症,在用常规方法治疗不效时,往往须从痰论治,指迷茯苓丸虽堪称治疗手臂疼痛的专方,但须见到患者痰多、脘痞、苔腻、脉滑、大便秘结方为对证。其二,以阳和汤加减,治疗由于气血瘀阻、寒痰凝结导致局部长期失却荣润所产生的肌肉萎缩。此方出自《外科证治全生集》,为治疗阴疽的首选方。药仅 7 味,但组合极其巧妙,以熟地滋阴养血,鹿角胶温阳益精,炮姜、肉桂破阴和阳,麻黄、白芥子散结消痰,甘草生用以解毒,调和诸药。全方刚柔相济,通补兼施,扶阳护阴,凡病机属于阳虚血寒,顽痰阻结的各种病症,均可在本方基础上加减运用。本案用熟地、当归、白芍、肉苁蓉补肝肾,养精血,鹿角胶、海马、蛤蚧、紫河车等血肉有情之品益精髓、起痿废,肉桂温阳,黄芪、炙甘草补气,木香理气,仍用麻黄、白芥子、陈皮、茯苓、半夏、牵牛子、穿山甲活血化痰,软坚散结,使其补而不滞,气血流通,痰湿得化,最终痊愈。着眼于病机,是拓展运用上述两方的基础。

案例三:颈肩疼痛,手指麻木

祝某,男,52 岁,2008 年 8 月 11 日初诊。

患者颈椎疼痛十多年,检查有颈椎骨质增生,生理曲度变直,现颈肩酸胀疼痛、僵硬,手指麻木,夜晚尤剧,怕冷,舌淡,苔薄白,脉弦,血压偏低。用葛根汤加减:

葛根 60g　桂枝 10g　白芍 15g　炙草 10g　生姜 10g　红枣 10g　麻黄 10g　白芥子 10g　黄芪 50g　羌活 10g　秦艽 10g　鹿衔草 30g　豨莶草 30g　鸡血藤 30g　7 剂

8 月 17 日二诊:服上方后,症状大为缓解,原方加鹿角霜等为丸长服。

葛根 60g　肉桂 15g　白芍 60g　炙草 30g　麻黄 30g　白芥子 30g　黄芪 90g　羌活 30g　秦艽 30g　鹿衔草 60g　豨莶草 60g　鸡血藤 60g　穿山甲 30g　鹿角霜 30g　蜂房 30g　急性子 30g　当归 30g　巴戟天 30g　仙灵脾 30g

为蜜丸,每天 2 次,每次 9g。服上方后,多年未发作。

用方心得:

在临床中,我经常采用葛根制剂作为治疗颈椎病的主方,在杂病中表现为寒证的,多用桂枝加葛根汤、葛根汤;表现为热证的,用葛根芩连汤。但葛根剂量要大,煎剂每剂至少用 50g。本案颈椎局部酸胀、僵硬,属于颈型;手麻、抬举不便,神经根受压,属于神经根型,患者怕冷、舌淡,适合于用葛根汤温通,原方加羌活、秦艽祛风,白芥子化痰,鸡血藤活血,豨莶草、鹿衔草通络。加入后 3 味药,治疗手臂麻木特别有效。如果手臂疼痛剧烈,还可以加蜈蚣、全蝎等止痛。倘若颈椎病日久,已经发生器质性改变,则必须在煎剂取得效果后,做成丸剂缓图。本方加鹿角霜、穿山甲、露蜂房,意在软坚散结,消融骨刺,加当归、巴戟天,则滋养精血。

案例四:颈肩疼痛,心慌失眠,咽喉梗塞

漆某,男,43 岁,2012 年 6 月 15 日初诊。

患者头颈肩部酸胀,头晕昏痛,咽喉如梗,似乎有痰,失眠心慌,总是感觉上火,大便偏干,口苦,舌红,苔薄黄,脉细滑数。用葛根芩连汤加减:

葛根 80g　黄芩 10g　甘草 10g　黄连 8g　白芍 30g　木瓜 30g　天麻 15g　石斛 10g　枣仁 30g　炙远志 10g　茯神 30g　香附子 15g　合欢花 10g　7 剂

服上方后,症状基本消失。嘱以后再发作时,仍然可以用此方。

用方心得:

头颈部酸胀疼痛,是颈椎病最典型的症状,头晕、昏痛,是颈椎动脉受压,导致头部供血不足所致;咽喉不适,心慌失眠,是交感神经受压所致。这一类颈椎病,以表现为热证居多,我用葛根黄芩黄连汤加减,十分有效。其中,加香附子、茯神、合欢花,可以调气安神;加远志、枣仁,可以化痰、养心安神。这5味药相配,有很好的治疗心慌、失眠的作用,特别是合欢花,既可以安神,又可以利咽。

四、心胸疼痛

见于心胸部的慢性疼痛,多为冠心病心绞痛。由于冠状动脉供血不足,心肌一时性缺血、缺氧,导致胸骨后以及左臂区内侧产生牵掣痛。典型的心绞痛,表现为心前区突然发生剧烈的疼痛,疼痛的特点多为钝痛,伴有紧缩感、堵塞感、恐惧感,疼痛向左肩臂反射,数秒钟或数分钟后消失。常见于40岁以上的脑力劳动者,多由于劳累过度或情绪激动而诱发。在典型的心绞痛发作之前,有的患者心胸区长期有隐痛、沉闷、憋气等不适感,由于疼痛的性质不明、部位不准、界限不清,心电图检查未发现器质性改变,而耽误治疗。

心绞痛,在《素问·缪刺论》中称作"卒心痛"、"厥心痛",在《金匮要略》中称之为"胸痹"。《金匮要略》有"胸痹心痛短气病"专篇,认为其病因、病机为"阳微阴弦",即上焦阳气不足,下焦阴寒气盛,乃本虚标实之证,其症状特点有"胸背痛"、"胸痛彻背,背痛彻胸"、"喘息咳唾,短气不足以息"、"胸满"、"气塞"、"不得卧"、"胁下逆抢心"等症,并指出"胸痹缓急",即胸痛有时缓和,有时剧烈发作的发病特点。《金匮要略》还提出了温寒通痹、化痰去湿、温阳补虚等重要治疗原则,以及9首有效的治疗方剂,对后世有深远的影响,至今仍然有指导意义和临床使用价值。

胸痹、心痛属于标实的,主要病机为痰阻气机和瘀血凝滞。患者往往心绞痛频发,心前区压榨性疼痛,或者胸痛彻背,背痛彻胸,面色晦黯,舌胖淡苔白腻,或有瘀斑,脉弦滑,宜用瓜蒌薤白半夏汤合丹参饮加减。[1]

胸痹、心痛属于本虚的,主要病机为气血不足,不能推动血行,患者往往心痛隐隐,不甚剧烈,气短乏力,面色不华,睡眠欠佳,舌淡少苔,脉细弱,宜用双和散。[2]

胸痹、心痛属于寒热错杂、虚实相兼的,患者往往胸闷、心痛,虽不剧烈,但缠绵不愈,气短乏力,口苦,心烦失眠,舌苔黄白兼见,脉细数,宜用双解泻心汤。[3]

在心绞痛处于相对缓解的阶段,可用双和散或冠心膏[4]长期服用,以巩固疗效,防治冠心病发作和进一步发展。

就我的临床经验而言,冠心病心绞痛的出现只是疾病的结果,它的形成有一段很长时间的病理过程。由于长期阳气虚衰或气血不足,导致血行不畅,凝聚为痰瘀,最终阻塞脉道而发生心绞痛。许多病例可以长期处于较稳定的状态,唯有气血严重失调、痰瘀梗阻时,才演变为阵发性的剧烈胸痛。该病一旦诊断清楚,痛与不痛、剧痛与隐痛,只是气血失调、痰瘀凝结演变的程度不同而已。故在治疗时,应当谨守病机,审时度势,紧紧扣住本虚标实的特点,固本不忘治标,治标不忘固本,处理好这对矛盾,才能从根本上治愈冠心病。特别是一旦发现患者开始有冠心病的证候,或者患者有冠心病家族遗传史,不必等待典型的心绞痛发作,或者等待心电图异常的结果出现,就可以用中药丸散膏滋积极预防,这就是中医药的优势所在。

附方

1. 瓜蒌薤白半夏汤合丹参饮加减(彭坚经验方)

瓜蒌皮 25g　薤白 10g　半夏 10g　丹参 15g　檀香 5g　砂仁 10g　枳实 10g　川芎 10g　当归须 10g　白芥子 10g　九香虫 5g　全蝎 5g(后二味研末冲服)　每次加白酒 30mg 同煎

用方心得:

本方即《金匮要略》栝楼薤白半夏汤合陈修园《时方歌括》丹参饮加减,以前方 3 味药理气化痰、宽胸止痛,后方 3 味药理气活血、芳香止痛,合而治疗冠心病心绞痛属于痰瘀交阻者,十分有效。当代许多著名老中医均喜用本方加减。如姜春华、郑荪谋、骆安邦、刘志明、李介鸣等,都有自己的运用心得和加减法。

我在原方中加枳实助薤白理气,川芎、归尾助丹参活血,白芥子助半夏化痰,九香虫、全蝎入血络,搜剔顽邪,治胸脘胁痛。其中的九香虫,《本草新编》称其为:"虫小之至佳者,入丸散中,以扶衰弱最宜";《本草纲目》则云其:"治膈脘滞气,脾肾亏损,壮元阳"。对于病机主要属于虚实夹杂的冠心病心绞痛,十分恰当。

加减:疼痛剧烈,加蒲黄 10g、五灵脂 10g;遇寒则痛剧,加荜茇 5g、细辛 3g、炙川乌 10g;头晕,血压不高,乃心肌缺血,脑动脉供血不足所致,加人参 10g、葛根 30g、天麻 10g;头晕,头胀,血压高,多为高血压合并冠心病,加钩藤 15g、天麻 10g、石决明 30g。

2. 双和散(蒲辅周创制方)

人参 90g　丹参 30g(甜酒浸炒)　鸡血藤 15g　血竭 15g　琥珀 15g　九节菖蒲(米泔水浸炒)60g　没药(麦麸炒,或代之以三七)15g　远志肉(甘草水浸一宿炒)15g　茯神 30g　香附子(童便浸炒)60g

为细末和匀,每次服 1.5~3g,空腹温汤下,日 3 次。如无血竭改用藏红花或红花,没药气臭味苦,可改为川郁金 30g。

用方心得:

蒲辅周先生指出:冠心病心绞痛的治疗原则,当"健强心脏,调其不平,补虚泻实,益气和血,顺气活血,抑强扶弱,避免破气破血而伤元气,这是我在治疗中的一得之愚。所拟治法,是以补为主,以通为用,故暂定名为双和散,仅作抛砖引玉,请同志们临床实验观察,再作进一步修改和补充。"蒲氏还指出:本方以人参为主药(也可以用党参代替),目的是"助心气";丹参性偏凉,必要时可改用当归;鸡血藤是很好的养血活血药,功过桃仁;血竭活血而不伤正气,如缺药,可改用郁金;石菖蒲具有"止痛、运中、强心"作用,其茎细味香,据蒲辅周经验,此药不能用水菖蒲代替。应用此方治疗心绞痛有效,没有副作用,对于需要较长期服用者,也可耐受,是通补兼施的好方子。[10]

本方见于《蒲辅周医疗经验集》,为先生所创制,但从以上先生及其学生的论述和介绍来看,颇多犹豫不定之处,对方剂的解析也欠全面,很可能本方是先生晚年之作,亲自运用于临床的时间尚不够长,故如实地将自己的想法向学生讲出,以待后世补充发挥。然而,这首方并未引起后人重视,使用者也不多。蒲老的学生薛伯寿先生在《继承心悟》中,有专栏介绍先生治疗冠心病经验以及对"双和散"的继承和发挥,但其介绍的经验体会,以及所有研制的新药、新方,如"新五号冠通丸"、"益气注射液"、"活血注射液"等,均失去了"双和散"原貌,殊为可惜。[11]

从我的临床经验来看,本方确实是蒲辅周先生精心创制的一首方剂,不容忽视,从药物的选择,君臣佐使的安排,即可看出创制者的巧思:方中以人参1味为君药,剂量独重,大补心气;丹参、鸡血藤2味为臣药,养血活血;琥珀、血竭、乳香3味为佐药,化瘀止痛;远志、菖蒲、香附子、茯神4味为使药,化痰开窍,调气安神,这4味药,又暗合《千金要方》定志丸、《杂病源流犀烛》交感丹在内,共同交通心肾,定志宁心。方中既借助人参改善冠心病心肌劳损、供血不足,又借助养血活血药作用于血管壁,缓解痉挛,溶栓止痛,再借助化痰通窍、理气安神药,以消除冠心病患者焦虑、失眠等神经失调的症状。全方重点突出,布局全面,意在以补心气作为补法的核心,待心气充足,则能够推动血行,血行通畅,则痰瘀可化解于无形。本方不以扩张血管、冀以止痛为唯一目的,而是心肌、血管、神经三者兼顾,考虑周全,可持续运用。诸般设想,均富含深意。较之现在所普遍运用的"参三散"(人参、三七、丹参),本方似应高出一筹。

我在临床运用本方颇多。开方时,药物剂量悉照原方,尽量遵循原方的加工炮制法,人参一般选用高丽参或吉林人参(红参或白参均可),但方中的没药去之,代之以三七。诚如先生所言,没药"气臭味苦",极易败胃,不宜久服,而琥珀、三七、血竭三味药同用,在先生的"百损丸"中已有先例,可活血消瘀而不伤新血,是一种最佳组合,但如血脂高,仍宜使用没药,因为经实验和临床研究,没药有较好的降血脂的作用。服用时,可不用散剂,制成胶囊服,每次服5粒,大约2g,日3次。

3. 双解泻心汤(顾兆农经验方)

黄连5g 附子5g 人参10g 麦冬10g 五味子5g 远志(甘草水炒)10g 丹参10g 茯神15g 郁金10g 广皮5g 沉香5g 合欢花10g 灯心3g 生姜10g

用方心得:

顾老治疗冠心病,多以补为主,以通为辅,认为该病虚证多,实证少,虚实相兼者亦复不少。临床断虚实,切不可只凭脉象有力无力,无论治急证、缓证,年龄、体质皆宜斟酌。他还指出,活血化瘀方法确有疗效,但对冠心病不能简单地认为凡痛皆实,治宜抑强扶弱,不可破血行气,攻伐太过。究其处方用药,乃系费伯雄之双降泻心汤增损进退。论其方义,则附子、黄连、生姜、灯心寒热并投,平其阴阳;丹参、郁金、沉香、陈皮气血双调,和其脏腑;人参、麦冬、五味子、茯神、远志、合欢花、甘草,补心安神,强其心君。综观全方之配伍组合,其施治重点乃轻于病邪而重于正气,轻于攻补而重于调理,轻于局部而重于整体。[12]

从我的临床经验来看:凡冠心病频繁发作,用理气、活血、化痰、温通、止痛等药物疗效不显,或初则有效,继而无功,患者寒热错杂、虚实夹杂、机能失调的现象突出时,本方均可参考使用。

4. 冠心膏(陈可冀创制方)

黄芪150g 党参200g 炙甘草50g 茯苓120g 大枣70枚 山药100g 当归120g 丹参120g 赤白芍各100g 红花90g 肉苁蓉120g 鹿角150g 杜仲120g 枸杞子50g 仙灵脾30g 合欢皮30g 瓜蒌皮120g 五味子20g 黄柏10g 紫河车100g 冬虫夏草60g

以上药浓煎3次,加阿胶90g、炼蜜250g、冰糖250g收膏,加入参粉50g、三七粉30g,日服3次,每次25g。

用方心得:

陈可冀教授治疗冠心病心绞痛,提倡"三通两补"。即在发作频繁时,用芳香温通、宣痹通阳、活血化瘀三法通痹止痛,谓之"三通";在相对缓解时,用补肾、补气血之法,以固本培元,谓之"两补"。冠心膏即根据"两补"的原则设计的膏滋方。陈教授认为:有的人持"痛无补法"的论点,似不全面,张仲景及李东垣治痛就用参芪。根据"虚则补之"的原则,可酌情应用。中医传统理论认为"阳统乎阴,心本于肾","心痹者,脉不通",而肾又为"脉之根",所以补益法常从补肾入手。加之老年人心肾气虚或阳虚的证候常较突出,不能温润五脏、温煦心阳,故心绞痛发作时,疼痛症状可以不重,但体乏无力、畏冷胸闷和气短自汗则可能比较显著,故治本时,当以补肾为主。方中以肉苁蓉、鹿角、杜仲、枸杞子、仙灵脾、紫河车、冬虫夏草等大队药补肾培元,人参、黄芪、党参、炙甘草、当归、丹参、赤白芍、阿胶、三七、红花等补气养血活血,山药、茯苓、大枣健脾渗湿,瓜蒌皮宽胸理气化痰,合欢皮、五味子安神,黄柏固肾坚阴以平衡整首方剂的寒热之性。全方不温不燥,不破不泻,亦不滋腻,适合于久服,善后调补。陈教授云:"治疗心绞痛,长服可改变异常心电图",当非虚言。[13]

验案举隅

案例一:冠心病,心绞痛

于某,女,69 岁,教师,长沙人,2005 年 11 月 9 日初诊。

患者 10 年前确诊为冠心病二期,心电图检查 ST 段改变,血脂、胆固醇长期偏高,反复发作心绞痛。过去心绞痛时,服丹参滴丸、救心丸很快缓解。近年来,效果越来越差,由于心绞痛频发,最近 1 年,每个月须进医院抢救一两次。初诊时,刚出院两天。患者有慢性胃炎、慢性胆囊炎史,胆囊已切除。察其面色潮红,精神疲惫,少气懒言,动则气喘,询其睡眠不佳,终日心悸,心胸部隐隐闷痛,严重时剧烈绞痛,汗出,头晕欲倒,口苦,手足冷,舌红,胖而有黄腻苔,脉沉细涩。此为寒热错杂,虚实夹杂,以虚证为主,处以双解泻心汤加减:

黄连 5g　附子 15g　红参须 25g　麦冬 15g　五味子 10g　远志 10g　茯神 15g　郁金 10g　合欢花 5g　瓜蒌皮 10g　半夏 10g　枳实 10g　甘松 10g　石斛 15g　琥珀 10g(布袋包煎)　14 剂。

11 月 25 日二诊:服上方后,感觉精神好转,走路比以前有力,睡眠也有改善,心绞痛似乎要发作,但未发作,仍有隐痛,手足转温,口苦减轻,舌苔薄黄,脉沉细。原方略作调整,续服 14 剂:

莲子心 6g　附子 15g　红参须 25g　麦冬 10g　五味子 10g　远志 10g　茯神 15g　郁金 10g　瓜蒌皮 10g　半夏 10g　枳实 10g　甘松 10g　石斛 15g　琥珀 10g(布袋包煎)　酸枣仁 15g　14 剂

12 月 12 日二诊:服上方后,患者已经连续 1 个月心绞痛未发作,精神状态大为好转,每天散步,做一些日常家务,仍感精力不足,劳累时,胸部偶尔闷痛,舌胖淡,脉沉细。上方加减为丸缓图:

莲子心 10g　附子 15g　红参须 25g　麦冬 15g　五味子 10g　远志 10g　茯神 15g　郁金 10g　瓜蒌皮 10g　半夏 10g　枳实 10g　甘松 10g　耳环石斛 15g　枣仁 15g　血竭 10g　三七 20g　琥珀 10g　丹参 10g　蛤蚧 1 对　紫河车 30g　仙灵脾 30g

蜜丸,日 2 次,早晚各 1 次,每次 10g,饭后开水送服。1 剂药大约可服 1 个月。

患者服上方 1 年多,病情一直稳定,心绞痛基本未发作,能够料理自己的生活,胜任轻微日常家务。

治疗心得:

冠心病心绞痛,西医的常规药物是硝酸甘油片,中医每每以活血化瘀为治,救心丸、丹参滴丸为常用的中成药。该类中西药使用方便,见效快,缓解疼痛的作用大,对避免心绞痛患者猝死或心血管的进一步损害,起了重要作用。然而,我认为这只是治标之法,非治本之途。瘀血阻滞,或痰瘀阻滞,这是心绞痛形成的标,其本是心脏之阳气虚、气阴虚、气血虚,元气无力推动,血行不旺不畅,才导致痰瘀停滞,引发心绞痛。从西医的角度来看,冠心病心绞痛的患者往往伴有心肌劳损的病史。《金匮要略》胸痹篇中治疗心绞痛的处方,既有理气化痰的"瓜蒌薤白半夏汤"以治标,又有温阳补气的"人参汤"以治本,这就给我们提供了一种该病须标本兼治的宝贵思路。本案患者长期服救心丸、丹参滴丸,开始虽然能够缓解一时之痛,但并没有阻止疾病的发展,而且效果越来越差,最终每月须到医院抢救,生存质量下降,不能不说,这是长期以来只治其标,忽视治本的结果。初诊所见到的状况,已是寒热虚实错杂,幸而心绞痛处于缓解期,标实尚不严重,故急投双解泻心汤,以治本为主。患者虽然有口苦、舌苔黄腻等内热之象,但不可过于看重,以至于不敢用温药,这可能是患者历来有慢性胃炎,慢性胆囊炎所致,方中的黄连,可清心、胆、胃热,即为此而设,用量宜轻。方中重用附子、人参,合麦冬、五味子、石斛,温阳、益气、养阴而治本,远志、茯神、郁金、合欢花宁心而调神,瓜蒌皮、半夏、枳实化痰理气,甘松、琥珀活血止痛。二诊守原方不变,但以莲子心代替黄连,枣仁代替合欢花,因为莲子心善清心经之虚热,不似黄连之苦燥,枣仁同样可安神,兼有补肝养心的作用,使得全方进一步朝治本的方向靠拢。三诊加三七、血竭、蛤蚧、紫河车、仙灵脾,加强活血化瘀,温阳补肾两个环节,制为蜜丸缓图,则使频繁发作的心绞痛终于全部缓解,长期稳定。

案例二:冠心病,心绞痛

彭某,男,56 岁,长沙市人,教师,2005 年 3 月 30 日初诊。

患者近 3 年来,不能久坐,坐久则胸口梗塞憋闷疼痛,感觉从心胸到咽喉有气往上冲撞,嗳气始舒,每发作时烦躁不安,须立即活动片刻后才逐渐平息。近日来,发作频繁,每坐一个小时即欲发作,用硝酸甘油、丹参滴丸等均不能缓解。西医检查有冠心病史,血脂、甘油三酯升高,UA 升高,ECG 提示:多发性室性期前收缩。察之体型较为丰满,面容憔悴,舌胖淡,有浮黄苔,脉沉缓,偶有歇止,询之口不渴,大便偏溏。此为寒气凝结,治宜理气活血,温开沉降:

苏合香 5g　安息香 5g　麝香 1g　荜茇 10g　丹参 20g　檀香 10g　沉香 10g　丁香 10g　柿蒂 10g　砂仁 10g　代赭石 30g　刀豆子 20g　三七 20g　琥珀 20g　血竭 20g　西洋参 50g

研末,每日 4 次,每次 2g,饭后温开水送服。

5 月 18 日:服上方后,胸口梗塞发作显著减少,已经能够坐三、四个小时,偶有心律不齐,夜晚耳鸣发作过几次,起来活动后有所减轻,大便稀溏,脉舌同前,仍用前方加减:

苏合香 5g　安息香 5g　上桂 5g　丹参 20g　檀香 10g　沉香 10g　丁香 10g　砂仁 10g　代赭石 30g　磁石 30g　神曲 30g　苍术 30g　茯神 20g　香附子 20g　炙甘草 10g　三七 20g　琥珀 20g　血竭 20g　西洋参 50g

研末,每日4次,每次2g,饭后温开水送服。

6月21日三诊:服上方后感觉甚好,心胸憋闷、嗳气、心律不齐、耳鸣均大为减轻或未发作,续用上方不变。

患者按照以上散剂,服至现在,一直平稳,诸症再未出现,各项检查也有所好转。

治疗心得:

本案患者已年过50,检查有冠心病、高血脂等,从冠心病来解释各种症状,是合乎逻辑的,但所述并非典型的心绞痛,用过多种治疗冠心病的药物,都无法缓解日趋严重的痛苦。患者出生于湖南有名的西医世家,在找过许多西医心血管、神经内科专家诊治,最终无法确诊,用药亦无疗效的情况下,转而求助于中医。本病类似于中医的"奔豚气",但发作的部位不在少腹而在心胸之间,故在治疗方面没有选择"奔豚汤"一类的方剂,一诊选择苏合香丸与丁香柿蒂汤加减,温通理气、降气和胃、活血化瘀为治,显然考虑了有冠心病病史和嗳气则舒的因素在内。二诊见半夜耳鸣,故合磁朱丸,加强潜镇的作用。在上述两方有效的情况下,患者坚持服药数年,不仅症状全部缓解,病情亦未再发展。

用药心得:

该案有本人的两处用药心得:其一,以苏合香丸加减,用于心脑血管病之温通。古方苏合香丸本来用于中风的"寒闭",属于温开之剂,我在临床见到许多缺血性中风,如脑梗死患者,有属于寒闭,需要用到本方的案例。冠心病心肌梗塞、心绞痛,能够用到本方的案例更多。但成药苏合香丸目前在临床使用者甚少,生产厂家也少,不易购得,何况原方缺少活血化瘀这个环节,我常取原方的温通理气诸药,如苏合香、安息香、麝香、荜茇、檀香、沉香、丁香等;属于脑梗死者,加水蛭、土鳖虫、全蝎等活血化瘀之品;属于冠心病心绞痛者,加三七、琥珀、血竭,感觉效果比原方好。其二,用茯神、桂枝、苍术、炙甘草、香附子调节心律不齐。用苓桂术甘汤改白术为苍术,有调节心律不齐的作用,这是我学自老中医的经验,但我经过临床运用,感到进一步改茯苓为茯神,并加香附子,疗效更好。香附子配茯神,名"交感丹",出自《杂病源流犀烛》,功能调气安神,治疗气郁不舒,胸脘满闷,神志不安,夜眠不酣,多梦易醒等。

案例三:风湿疼痛,冠心病,胸闷痛

张某,女,52岁,干部,长沙人,2005年1月12日初诊。

患者全身关节肌肉疼痛,胸闷痛,头痛,头晕,畏冷,检查有冠心病,颈椎病,脑供血不足。自述从1999年子宫肌瘤手术后即此,每遇天冷或变天加剧。察之面色㿠白,舌胖淡,苔薄白,脉沉细弱。此为阳气虚弱,不能温煦周身,当温阳散寒,拟用改订三痹汤加减:

炙川乌10g(加蜂蜜30g先煎1小时)　桂枝10g　黄芪15g　红参10g　白术15g　茯苓10g　当归10g　白芍15g　川芎10g　防己10g　瓜蒌皮25g　薤白10g　半夏10g　丹参15g　生姜10g　红枣15g　7剂

2月5日二诊:上方服14剂后,感到全身转暖,身痛、头痛均消失,无口干、咽喉疼痛等"上火"之象,效方不改,续服14剂。

9月26日三诊:间断服上方,情况一直平稳,5天前因受寒,又出现怕冷,头痛,头晕,颈胀,恶心欲呕,胸闷痛,有痉挛感,全身肌肉关节疼痛,仍用上方加减,汤、散并投:

葛根30g　桂枝10g　苍术15g　附片10g　茯苓30g　泽泻30g　黄芪15g　当归10g　白芍15g　炙甘草10g　川芎10g　生姜10g　红枣15g　14剂

红参 50g　三七 30g　琥珀 30g　丹参 30g　血竭 30g　鸡血藤 15g　九节菖蒲 60g　远志 15g　茯神 30g　香附子 60g　鹿茸 10g　苍术 30g

研末，每日 3 次，每次 3g，饭后开水送服。

患者按照以上药方，以散剂为常服药，偶尔服几剂汤药，至 2007 年 3 月，始终状况良好，身痛、头痛、胸闷痛均未发作。

治疗心得：

本案患者全身关节肌肉疼痛，怀疑有类风湿关节炎，做过各种检查，最终被排除。但多年来，只能靠每天服解热镇痛药物以缓解疼痛，又因为胸闷痛、头痛，检查为冠心病、颈椎病，服各种治疗心脑血管疾病的西药，均无法消除疼痛，以至于患者对治疗几乎丧失信心。从中医的辨证角度来看，病因起于妇科手术之后，气血大亏，又素体阳气不足，故每遇天冷或天气变化则加剧，从脉舌观察，与上述病机相吻合，故一诊用《张氏医通》改订宣痹汤。此方托名于《妇人大全良方》三痹汤，实则为张仲景的乌头汤、黄芪桂枝五物汤、真武汤、防己黄芪汤等方的合方，纯走阳刚的路子，是温阳益气、祛除寒湿、宣痹止痛的效方，合瓜蒌薤白半夏汤以宣通心胸的阳气。方证相符，故患者服后感觉舒畅，间断服用长达半年。二诊因为颈椎病发作，稍作变通，用桂枝加葛根汤、茯苓泽泻汤加黄芪、苍术、附子之类，仍然以温阳、祛寒、利湿为治，并以蒲辅周先生的双和散加鹿茸以温阳、苍术以燥湿，把重点放在心脑血管疾病方面，长期服药，得以痊愈。

五、胸胁疼痛

胸胁疼痛，常见于慢性肝炎和慢性胆囊炎，但疼痛多集中于右胁下，有肝病和胆囊炎的病史，可明确诊断。又可见于带状疱疹后遗症，胸壁挫伤，非化脓性肋软骨炎以及各种原因引起的肋间神经痛等。

带状疱疹的后期，由于病毒侵犯到肋间神经，经常出现较长时间的胸胁疼痛，特别是老人和体弱之人，疼痛往往可以延续两周以上，有的长达半年甚至一年。这种疼痛的原因，随着带状疱疹在皮肤相应部位的出现，可予以诊断。

胸壁挫伤，当有明显的外伤史，即胸部受到撞击或强力挤压，造成胸壁软组织损伤，主要表现为胸胁部局部的肿胀、瘀斑、疼痛。如果没有及时治疗，或治疗不彻底，则可能在挫伤部位经常发作疼痛。

非化脓性肋软骨炎，多为一侧的一根或几根肋软骨增粗、肿起，有压痛，拒按，静止则疼痛稍轻，活动或咳嗽后疼痛加剧，多见于青壮年女性。

肋间神经痛的特点，是沿着肋间神经的走向，从背部胸椎痛到前胸，出现突发、剧烈的放射性疼痛。疼痛的性质，多为刺痛、刀割样疼痛。造成肋间神经受损的原因有时难以查明。

中医对于以上病症，主要分虚实两途辨治，实者多为肝郁气滞，瘀血阻络，痰瘀交阻；虚者多为肝阴不足，肝阳不足。

肝郁气滞的患者，往往胸胁胀痛，痛无定处，或痛处走窜，胸闷不舒，喜太息，疼痛每因情绪变化而增减，舌淡，脉弦，宜用柴胡疏肝散[1]。

瘀血阻络的患者，往往胸胁刺痛，痛有定处，痛处拒按，活动加剧，昼轻夜甚，舌紫黯,或有瘀斑,脉沉涩,宜用复元活血汤[2]。

痰气交阻的患者,往往胸胁胀痛,咳嗽,痰多,每咳即牵引至肋间疼痛不已,舌苔厚腻,舌质黯淡,脉滑或涩,宜用旋覆花汤加减[3],如果患者阵发性胃脘疼痛,每发则牵掣至左侧胸胁及肩胛,或两胁疼痛,或兼喘息,宜用延年半夏汤[4]。

肝阴不足的患者,往往胁下隐痛,遇劳加重,夜间尤剧,口干咽燥,头晕目眩,五心烦热,舌红少苔,脉细数,宜用一贯煎加减[5]。

肝阳不足的患者,往往胁下隐痛,遇劳加重,形寒畏冷,面色㿠白,舌胖淡,脉沉弱,宜用暖肝煎合补肝汤加减[6]。

就我的临床所见,胸胁疼痛初起者多实,日久者多虚。而虚非纯虚证,往往虚中夹实,虚多邪少。在治疗时,须在辨证准确的基础上,根据不同病症加入有针对性的药物。对于慢性肝炎和慢性胆囊炎,以上治疗原则和方药也基本适合,但仍须参考有关章节,才能全面把握。

附方

1.《景岳全书》柴胡疏肝散

柴胡 10g　枳壳 10g　白芍 10g　炙甘草 10g　川芎 10g　香附子 10g　陈皮 10g

用方心得:

本方由《伤寒论》四逆散加味而成,四逆散以柴胡疏肝,枳壳理气,白芍柔肝,炙甘草和中,白芍、炙甘草又可缓急止痛。柴胡疏肝散在原方基础上,加香附子助枳壳理气止痛,加川芎助白芍活血止痛,加陈皮理气化痰,则使原方理气活血止痛效果更好,可广泛应用于胸胁脘腹部因为肝气郁结引起的各种疼痛。气郁化火,口苦,舌苔黄腻,脉数者,加丹皮 10g、栀子 10g;肋间神经痛,加川楝子 10g、延胡索 10g、青皮 10g;胸胁挫伤,加苏木 10g、三七末 5g(冲服)、土鳖虫 10g;肋软骨炎,加土贝母 10g、牡蛎 30g、三棱 10g、莪术 10g、穿山甲 5g。

2.《医学发明》复元活血汤

柴胡 10g　当归尾 15g　桃仁 10g　红花 5g　花粉 10g　穿山甲 5g　酒大黄 10~30g　甘草 10g

用方心得:

本方重用酒制大黄涤荡留瘀败血,柴胡疏肝理气,两药合用,以攻散胁下瘀滞,共为君药;当归尾、桃仁、红花活血祛瘀,消肿止痛,共为臣药;穿山甲软坚散结,天花粉既能消瘀散结,又能清热润燥,正合血瘀日久易化热化燥的病机,共为佐药;甘草缓急止痛,调和诸药,是为使药。全方目的不在泻下通便,而在祛瘀生新,故大黄必须酒制,且用量较大。

从我的临床经验来看,当瘀血凝聚一处时,常易导致气机升降失常,患者往往大便秘结,或几天不解,须重用酒大黄活血化瘀,引血下行,大便一通,则疼痛减轻大半,这是一种因势利导的治疗方法,一般不会造成泻下不止,切不可优柔寡断,坐失良机。本方不仅可治疗瘀血凝聚于胸胁,凡是跌打闪挫,伤及身体任何部位,痛有定处,痛处拒按,疼痛较剧,自受伤起即大便秘结或不畅者,均可使用,且奏效较捷。

3. 旋覆花汤加减(彭坚经验方)

旋覆花 10g　茜草 15g　丹参 10g　郁金 10g　桃仁 10g　薤白 10g　香附子 10g　半夏 10g　苏子 10g　陈皮 10g　茯苓 10g　薏苡仁 15g

用方心得：

本方即旋覆花汤合香附旋覆花汤加减，治疗痰气交阻或痰瘀阻络引起的胸胁疼痛，咳嗽有痰，每咳即疼痛加剧。旋覆花汤出自《金匮要略》，共三味药，原治"肝着，其人常欲蹈其胸上，先未苦时，但欲饮热"。方中以旋覆花消痰下气，治胁下胀满；茜草活血止痛，兼治咳喘；青葱开窍宣阳，后世代之以薤白，理气舒肝，治胸胁疼痛。旋覆花配半夏、茯苓、陈皮、薏苡仁化痰，薤白配香附子、苏子理气，所加之药，即《温病条辨》香附旋覆花汤，治疗水饮积结于胁下，疼痛咳喘，重在化痰饮。再以茜草配丹参、郁金、桃仁活血，共奏化痰、理气、活血、止痛的作用。

4. 延年半夏汤（岳美中经验方）

半夏 12g　鳖甲 9g　槟榔 6g　枳实 3g　前胡 6g　桔梗 3g　人参 3g　吴茱萸 3g　生姜 3g

用方心得：

延年半夏汤出自《外台秘要》，日本医家对本方颇有研究，岳美中先生非常赞赏此方，并撰专文介绍。先生认为："大凡神经系统疾病，中医多归于肝。胃痉挛疼痛，中医称为胃脘痛，大多兼有胁痛，发时其痛难止，除病在胃外，与肝亦相关。本方组成，除用半夏、生姜、吴茱萸和胃降逆外，另有大量和肝镇肝之品。方中鳖甲镇肝，槟榔破气舒肝，枳实与桔梗相伍，一升一降，令肝胃气机得调，配以人参，和肝之力更强，故而肝胃不和之胃痉挛疼痛，用之特效。除此以外，延年半夏汤所治范围尚广。方中半夏、生姜、吴茱萸等又为治水饮要药，因而移治支气管喘息兼有疼痛者，亦无不效。根据个人经验，大凡突发性阵咳作喘，痰带白沫，舌苔白腻，证属偏寒者，投之辄效。由于本方所治以神经性痉挛为主，故而用于两胁肋疼痛经久不治者亦效，取其能和肝镇肝也。"[14]

从我的临床经验来看，本方所适合的病机为痰气交阻，症见胁痛、咳喘。方中用药的风格与明清乃至现在大为不同，有明显的晋唐遗风，与仲景方较为贴近。方中没有当今常用的理气、活血、止痛药，而以槟榔理气，鳖甲活血，枳、桔调节气机的升降出入，吴茱萸、半夏、生姜、人参温化痰饮，有咳喘则用前胡以降肺气，胃痉挛则根据日本人野津猛男的经验，改前胡为柴胡，虽然非以止痛为目的，但对缓解神经痉挛引起的心胁疼痛以及支气管痉挛引起的咳喘，有非同寻常的效果，我在临床运用颇多。

5.《柳州医话》一贯煎加减

北沙参 10g　当归 10g　生地 30g　麦冬 10g　枸杞子 12g　川楝子 5g

口苦燥者，加酒炒川连 3g。

用方心得：

方中重用生地为君，滋阴养血以补肝肾；沙参、麦冬、当归、枸杞子为臣，配合君药滋阴养血生津以柔肝；更用少量川楝子疏肝理气为佐使。全方以滋阴柔肝为主，而行疏肝条达之功。

历代医家对本方评价甚高，如张山雷在《沈氏女科辑要笺正》一书中说："柳州此方，原为肝肾阴虚，津液干涸，血燥气滞，变生诸证者设法。凡胁肋胀痛，脘腹楮撑，纯是肝气不疏，肝木恣肆为虐。治标之剂，恒用香燥破气，轻病得之，往往有效。但气之所以滞，本由液之不能充，芳香气药，可以助运行，而不能滋血液。且香者必燥，燥更伤阴，频频投之，液尤耗而气尤滞，无不频频发作，日以益甚，而香燥气药，不足恃矣。反致脉反细弱，舌红光燥，则行气诸物，且同鸩毒。柳州此方，虽从固本丸、集灵膏二方脱化而来，独加一味川楝子,以调肝木之横逆,能顺其条达之性,是为涵养肝阴无上良药。其余皆柔润以驯其刚悍之气,苟无停痰积饮,此方最有奇功。桐乡陆定圃《冷庐医话》肝病一节,言之极其透彻。"又云:"口苦而燥,是上焦之郁火,故以川连泄火,连本苦燥,而入于大剂养液队中,反为润燥之用,非神而明之,何能辨此。"

从我的临床经验来看,用本方的证候,当见胁下隐隐灼痛,夜间为甚,口不渴,大便干结,小便短赤,舌红干瘦,无苔或有薄黄苔,脉细数。慢性胆囊炎、胆结石常见此证,特别是在用过大量疏肝利胆、理气活血、清热利湿、软坚散结之品后,肝阴受伤,易见此证。其时,不能按照常规再行峻猛开破之药,必须大力滋阴养血、柔肝固本为主,稍佐条达,方不致误。一贯煎的创制,不仅提供了一首有效的治疗方剂,更可贵的是提供了一种重要的治疗思路。本方尚可加女贞子 15g、旱莲草 15g、石斛 10g、白芍 15g、乌梅 10g、八月札 10g、绿萼梅 10g,以加强其滋阴柔肝理气的作用,疗效更好。此外,有人认为川楝子有小毒,不宜久用,可以大剂量麦芽代之。

6. 暖肝煎合调肝汤加减(彭坚经验方)

当归 10g　枸杞子 15g　茯苓 10g　山药 10g　乌药 10g　沉香 5g　小茴香 5g　白芍 10g　巴戟天 10g　上肉桂末 1g(冲服)　山萸肉 10g　生姜 10g

用方心得:

本方即《景岳全书》暖肝煎合《傅青主女科》调肝汤加减而成。两方都是为治疗肝肾阴血不足,阳虚有寒而设。肝经失去阴血之濡养、阳气之温煦,则表现为胁下、少腹、阴中隐隐而痛。方中以当归、白芍、枸杞子、山萸肉养血柔肝,山药、茯苓、生姜健脾渗湿散寒,乌药、小茴香、沉香理气止痛,共奏养血柔肝,温阳散寒,理气止痛的作用。

验案举隅

案例一:咳嗽引起肋间神经痛

周某,男,58 岁,长沙人,售货员,2006 年 12 月 5 日初诊。

患者嗜烟酒,有慢性支气管炎史,每年均发作多次,每次须住院用抗生素治疗。一个月前,因感冒引发急性支气管炎,咳嗽、吐痰,肺部有感染,注射抗生素 10 多天后,肺部感染基本控制,但咳嗽加重,日夜不停。10 天前,又出现肋间神经痛,每咳嗽即引发剧烈疼痛,用消炎、止咳、止痛药均失效。察其面容憔悴,神情紧张,气短乏力,怕冷,每咳即右胁下神经疼痛如刀割,呻吟痛苦,以致不敢深呼吸,咳痰清稀如泡沫,舌胖淡,舌苔黄厚而腻,口渴口苦,不喜饮,咽喉不红不痛,脉弦滑。拟用小青龙汤加减:

麻黄 6g　桂枝 10g　炙甘草 10g　细辛 5g　干姜 10g　半夏 15g　白芍 15g　五味子 10g　延胡索 20g　白芥子 10g　7 剂

12 月 13 日二诊:服上方后,咳嗽减轻大半,胁痛仍未减轻,但次数减少,痰仍清稀,口渴加重,舌淡,苔转薄黄,脉弦细滑。改用延年半夏汤加减:

半夏 10g　吴茱萸 5g　党参 10g　柴胡 10g　枳壳 10g　桔梗 10g　槟榔 10g　鳖甲 10g　花粉 10g　旋覆花 10g(布袋包煎)　香附子 10g　延胡索 15g　白芥子 10g　7 剂

服药后,咳嗽、胁痛均得以痊愈,以金水六君煎合六君子汤加白芥子 10 剂善后。

治疗心得:

西医治疗急性支气管炎,控制肺部感染,主要靠抗生素,见效很快,但长期使用抗生素的患者,往往产生耐药性,疗效降低,抵抗力减弱,咳嗽迁延难愈,小孩尤其如此。本例患者除了咳嗽加重之外,还诱发了肋间神经痛。从我的临床所见,大部分过分使用抗生素的患者,呈现出一派阳气被遏制,寒湿、水饮内停之象,即面色发白,怕冷,手足冷,口不渴,咳痰清稀或无痰,舌淡,苔薄白或白腻或无苔,须用小青龙汤、苓甘五味姜辛夏汤之类温化寒饮,但本例患者却舌苔黄厚而腻,口渴口苦,似乎为湿热内蕴或有内火未除。疑似之证,不可不察,从患者咽喉不红不痛来看,此火是假火,从患者生活习惯来分析,此苔是长期嗜好烟酒所致,并非因病而生,仍须温化寒饮为治。故一诊用小青龙汤温化寒饮止咳,加延胡索活血止痛,白芥子化痰止痛。二诊寒饮已化,咳嗽减轻,疼痛未止,用延年半夏汤合《温病条辨》香附旋覆花汤,疏肝止痛,化痰止咳两相兼顾,痊愈后,则以金水六君煎、六君子汤补气血,益肺肾,化痰止咳以善后。

案例二:胸胁疼痛,胸水

潘某,女,湘潭市人,88岁,2010年2月12日初诊。

患者素有结核性胸膜炎、胸水病史。一个月前感冒咳嗽,服药不愈,又连续输液一周,病情未得到控制。现咳嗽气喘,通宵达旦,不能平卧,咳则右胸部牵引疼痛,咳痰清稀如泡沫状,尿少,口干,舌微红,有津液,脉弦数。用厚朴麻黄汤加减:

麻黄6g 厚朴10g 杏仁10g 石膏30g 半夏10g 五味子10g 干姜10g 蜈蚣1条 全蝎10g 葶苈子30g 猪苓10g 前仁30g 大枣10个 7剂

2月19日二诊:服上方后,咳嗽、气喘、胸痛均有减轻,口干,睡眠差,大便干结,右胸部仍然胀,咳嗽,纳差,小便少,舌红,脉弦细。用小陷胸汤加减:

瓜蒌皮15g 黄连6g 薤白10g 枳壳10g 花粉10g 茯苓30g 泽泻15g 猪苓10g 车前子30g 西洋参10g 半边莲30g 枣仁30g 龙葵30g 瓜蒌仁30g 莱菔子15g 14剂

5月27日三诊:两个多月前服上方后,病情基本缓解。前几天受寒,怕冷,阵热,咳嗽,气喘,右胸疼痛,下肢肿,小便少,大便结,舌红苔白,脉弦数。西医检查有胸腔积液,建议抽胸水,患者希望先服中药。用柴苓汤加减:

柴胡10g 黄芩10g 西洋参10g 半夏10g 炙草10g 生姜10g 大枣10g 虎杖30g 桂枝10g 茯苓30g 泽泻10g 猪苓10g 杏仁10g 葶苈子30g 车前子30g 蜈蚣1条 全蝎10g 7剂

6月2日四诊:服上方后,症状均有所减轻,患者原准备去医院抽水,经检查后发现胸水减少,决定暂时不抽。右胸微胀痛,偶尔咳嗽,行动则微喘,乏力,大便秘结,几天不解,寐差,舌红,脉细缓。当标本兼治,以治本为主,用参蛤散加减,为药丸缓图:

蛤蚧5对 沉香20g 紫河车120g 西洋参60g 五灵脂30g 川贝30g 水蛭50g 柏仁30g 莪术30g 当归60g 熟地60g 芦荟30g 地龙60g 苏子50g 葶苈子50g 车前子50g

1剂,为蜜丸,每天2次,每次9g。

3个月后随访,病情稳定,行动自如。

治疗心得:

感冒咳嗽,如果治疗不当,容易引发旧疾,特别是内有水饮之人,输液过度,往往加重病情。本案患者旧有胸水史,连续输液数天后,不仅咳喘加剧,连带胸水复发,胸部牵扯疼痛。一诊用厚朴麻黄汤止咳平喘,清解郁热,加葶苈子、车前子、猪苓降气利水,加蜈蚣、全蝎解痉、止痛。水消之后,气阴有所损伤,虚热显露,故二诊用小陷胸汤去半夏之燥,加花粉养阴,西洋参益气,酸枣仁安神,枳壳、薤白理气止痛,瓜蒌仁通便,莱菔子消食,猪苓、茯苓、车前子、龙葵、半枝莲消水,病情得以缓解。三诊咳喘、胸痛又发,有寒热之证,故用柴胡汤调节气机;有胸水、下肢肿,合用五苓散加葶苈子、车前子;有胸痛,合用止痉散,三方合一,使得病情缓解。然而,患者年高体弱,抵抗力下降,呼吸系统功能衰退,屡次因为受寒而诱发咳喘、胸痛、胸水,倘若只是在发作时治标,终究不是办法,故四诊时,选择标本兼治,用参蛤散加减,以丸剂缓图,患者病情得以长期稳定,未再复发。

六、腹　痛

　　按照中医对人体部位的分类,腹部可分为胃脘部、胁肋部、脐腹部、少腹部四大区域。本节讨论的腹痛范围,主要是在脐腹部,即胃脘以下,以肚脐为中心3寸左右的范围。少腹疼痛,若属于妇女痛经、妇科慢性炎症、尿道炎、膀胱炎、前列腺炎、输尿管结石等,在以后的有关章节介绍,不列入本节讨论的范围。

　　中医对腹痛的辨治,大致可分为寒实、虚寒、实热、食积、虫积等几大类。

　　属于寒实疼痛者,有明显的外受风寒或寒邪的病因,腹痛多为阵发性绞痛,或拘急疼痛,疼痛部位多在脐腹,得热熨则减,可兼气逆呕吐,大便或溏泻或秘结,恶寒发热,手足逆冷,面色㿠白,舌淡苔白,脉弦紧,宜用五积散[1]。如果为感受暑热之邪,中暑发痧,突发腹痛,手足逆冷,面色㿠白,嘴唇青紫,或兼腹泻、呕吐,脉沉伏或弦紧,宜用雷击散[2]。

　　属于虚寒疼痛者,腹中常隐隐而痛,喜温喜按,手足不温,气短乏力,口不渴,小便清长,舌淡,苔薄白,脉弱无力,宜用小建中汤[3]。如果中焦虚寒,加以阴寒内盛,则脘腹疼痛剧烈,呕吐不能饮食,脘腹部隆起,触之有肿块,疼痛拒按,手足逆冷,舌苔白滑,脉弦紧者,宜用大建中汤[4]。

　　属于实热疼痛者,多为腹部胀痛拒按,扪之烫手,大便秘结,小便黄,口苦、口渴喜冷饮,舌苔黄腻,脉滑数,宜用大承气汤[5]。少腹右侧有反跳痛者,多为肠痈,即急性阑尾炎,宜用大黄牡丹汤加减[6]。

　　属于食积疼痛者,腹中疼痛饱胀,嗳气腐臭,不欲饮食,舌苔厚腻,脉滑数,宜用保和丸[7]。

　　属于虫积疼痛者,多在上腹部出现阵发性疼痛,疼痛的性质为顶痛、钻痛,发作时较为剧烈,患者有蛔虫史。同时,可伴有恶心,呕吐,额上冷汗出,手足逆冷,舌淡苔白,脉紧或脉沉伏,宜用乌梅丸加减[8]。

　　附方
　　1.《局方》熟料五积散
　　麻黄 180g　白芷 90g　干姜 120g　肉桂 90g　苍术 720g　厚朴 120g　陈皮 180g　半夏 90g　茯苓 90g　当归 90g　白芍 90g　川芎 90g　桔梗 360g　枳壳 180g　炙甘草 90g
　　以上药炒研为末,生姜3片,煎水送服,每次5g,日3次。本方药店有成药售卖。
　　用方心得:
　　本方为寒、湿、气、血、痰五积而设,其中,麻黄、白芷发汗解表,以散外寒;干姜、肉桂温中,以去内寒;苍术、厚朴以燥湿,陈皮、半夏、茯苓以化痰;枳壳、桔梗同用,以升降气机;当归、白芍、川芎并列,以活血止痛,炙甘草健脾和中,调和诸药。其中,苍术用量特重,值得玩味。《本草正》云:"苍术,其性温散,故能发汗宽中,调胃进食,去心腹胀痛,霍乱呕吐,解诸郁结,逐山岚寒疫,散风眩头疼,消痰癖气块,水肿胀满。"显然,以苍术为主药的本方,是以温散为主要治法,以祛寒、去湿、化痰为其主要目的,寒、湿、痰得以消散,则气血自然流通。

从我的临床经验来看,运用本方,须确认为寒湿困阻于内,不得宣泄,且尚未化热时,方可放胆使用。患者一般是因感受风寒湿而发病,主证为腹痛,身痛,头痛,恶寒,手足逆冷,或发热,或不发热,然而咽喉不红、不痛,口不渴,舌不红,此即寒湿尚未化热之征。改为汤剂时,苍术可用至15~30g,甚至50g,麻黄5~10g,肉桂可改为桂枝以温通经络,其余药物剂量可酌情确定。此外,心脏病、高血压患者,用麻黄须慎重,可改为葱白5根、豆豉10g。

总之,南方气候潮湿,冬春两季时有寒流,夏季虽热,人们长期处在空调房中,遇到寒湿困阻于脾胃的情况甚多,而一旦发病,常出现腹痛、身痛、发热等急重症,五积散是十分切合的效方,方中虽有麻、桂、干姜等温药,看似燥烈,其实非峻猛之剂,只要辨证准确,往往严重的急症,可以一剂知,二剂已。蒲辅周先生常用本方治疗产后各种病痛,一般去麻黄,加人参,有时亦加黄芪、防风,研为粗末,醋浸炒黄色。治疗妇女痛经,则加元胡、乌药、木香、炒艾叶等,亦足见本方除了散寒止痛之外,有和血理气作用,药味平和,故可应用于产后、痛经等妇科病。[15]

2. 雷击散(蒲辅周经验方)

猪牙皂11.5g(三钱半) 北细辛11.5g 朱砂7.5g(二钱半) 雄黄7.5g(以上4味药另研细末) 藿香10g(三钱) 枯矾3g(一钱) 白芷3g 桔梗6g(二钱) 防风6g 广木香6g 贯众6g 陈皮6g 薄荷6g 半夏6g 甘草6g(以上11味药共研为细末) 两种药末和匀,收贮瓶中勿泄气。

用方心得:

蒲辅周先生云:"此方开闭豁痰,祛风杀虫,避恶除邪,专治瘟疫,并治忽然腹痛吐泻,手足厥逆,面色青黑。凡遇急症取二三分(0.6~9g)吹入鼻中。再用一二钱(3~6g)姜汤冲服,安睡片刻,汗出而愈。此药治蛔虫痛亦效。我在农村遇有发痧腹痛,或肢厥吐泻,呻吟不已,若在田间,用冷水服药亦效。"[16]

据我考察,蒲辅周先生所说的雷击散,即成药"痧症丸"。痧症一名"闭痧"、以急性发作的腹中剧烈绞痛为显著特征,故又名"绞肠痧",同时可兼有四肢厥逆、呕吐腹泻等,但有的仅有长时间不间断的腹中疼痛。患者多为体质素弱之人,在暑天劳力暴晒,又食生冷、贪凉,导致暑热火毒被寒气闭阻于内,不得外泄而得病。这类病症在现代并非少见,但往往一发病即送往医院抢救,医院多诊断为中暑、急性胃肠炎、中毒性消化不良、病毒性肠炎等,有的数天仍然诊断不明。我曾经亲见一暑天患"绞肠痧"的病人,住进某省城大医院,抢救两天,不仅疼痛未缓解,至死未查明病因。

中药不仅"雷击散"治疗痧症有效,其他成药,如诸葛行军散、人马平安散、十滴水、藿香正气散以及中西药合璧的和胃整肠丸等,用之及时,均对感受四时不正之气包括痧症引起的急性腹痛,有立竿见影的治疗效果。

3.《伤寒论》小建中汤

桂枝10g 白芍20g 炙甘草10g 饴糖30g(分2次冲兑) 生姜10g 大枣10g

用方心得：

本方是温中补虚的祖方，方中以桂枝温阳，白芍益阴，饴糖补脾，生姜散寒，炙甘草、大枣甘温补中，其中，重用白芍合炙甘草为芍药甘草汤，有缓急止痛之效。如有短气、自汗、肢体困倦、脉虚大等气虚证，本方加黄芪，为《金匮要略》黄芪建中汤；如有面色萎黄，月经量少等，加当归，为《千金翼方》当归建中汤。

我在临床运用本方很多，一部分为胃及十二指肠球部溃疡病人，辨证为中焦虚寒者，以脘腹部隐痛喜按为主要特征，往往以黄芪建中汤加蒲公英治之，这是从朱良春先生著作中学到的章次公经验[17]。患者坚持服药2~3个月，不仅溃疡得愈，体质也得到加强。另一部分为神经性腹痛的小孩，虽然疼痛偶发，但多见营养不良，面色萎黄，精神不振，容易感冒，以黄芪、当归两建中汤合用，服用数十剂，则小孩抵抗力增强，腹痛也不再犯。本方药味甘甜，患者多能接受，但宜在饭后服用，以免影响食欲。

4.《金匮要略》大建中汤

川椒 3g　干姜 12g　人参 10g　饴糖 30g（分2次冲服）

用方心得：

方中川椒味辛性热，温脾胃，助命火，散寒除湿，下气散结，为君药；干姜温中散寒，协川椒建中阳，散逆气，止痛平呕，为臣药；人参补脾益气，饴糖建中缓急，并能缓和椒、姜燥烈之性，共为佐使药。诸药合用，共奏温中补虚、散寒降逆止痛之功。

从我的临床经验来看，《金匮要略》大建中汤证所描述的"心胸中大寒痛，呕不能饮食，腹中寒，上冲皮起出见有头足，上下痛而不可触近"属于一种严重的急腹症，可见于腹膜炎、嵌顿性疝早期、胃肠痉挛、蛔虫性肠梗阻、肠粘连等，触诊可扪及到隆起的包块，由于疼痛及隆起部位靠近腹腔上部，又呕吐、不能饮食，故切不可用下法或温下法，只能用本方的温散法。

5.《伤寒论》大承气汤

大黄 12g（后下）　芒硝 10g（冲兑）　厚朴 15g　枳实 12g

用方心得：

《伤寒论》大承气汤是寒下法的代表方，方中以大黄泻热通便，为君药；芒硝助大黄泄热通便，软坚润燥，为臣药；厚朴、枳实行气散结，消痞除满，为佐使药，临床以痞（心下痞塞坚硬）、满（胸胁脘腹胀满）、燥（肠中有燥粪，干结不下）、实（腹中硬满，痛而拒按，大便不通或下利清水，色纯青，气味奇臭）四证以及舌苔黄、脉实为辨证要点。

从我的临床经验来看，腹诊对于确定腹痛能否用大承气汤非常重要。因为承气汤证的病机属于阳明腑热，腹部按之当灼热，或者初按之温度不高，久久则感觉烫手，结合腹胀痛拒按，大便秘结，舌黄苔腻，脉数有力等，用之当不至于有误。如果呕吐频繁或呕吐物为血性液体，腹部隆起，按之局部有结块，疼痛剧烈而持久，脉急促，体温升高，白细胞计数很高，体虚，脉细弱或脉结代，本方须忌用或禁用。此外，阳明腑证，热结于胃肠，必然导致火毒蕴积，本方可加蝉蜕 8g、僵蚕 10g、栀子 10g、黄芩 10g、黄连 10g、黄柏 10g，此即杨栗山《伤寒温疫条辨》的解毒承气汤，除了可泻腑通便之外，尚可清热解毒，即加强了原方控制感染的作用。方中加入蝉蜕、僵蚕，使得大承气汤的一味沉降，具有了升清降浊的双向调节作用，更符合治病祛邪的需要。蒲辅周先生对杨氏的升降散系列方，曾给予高度评价，对我启发很大。[18]

我曾以解毒承气汤加麝香冲服，仅仅3剂，即治愈了一例乙型脑炎高热昏迷7天的患者。

6.《金匮要略》大黄牡丹汤

大黄 18g　芒硝 10g（冲兑）　丹皮 10g　桃仁 12g　冬瓜子 30g

用方心得：

本方是张仲景治疗肠痈的专方，原文云："肠痈者，少腹肿痞，按之即痛，如淋，小便自调，时时发热，自汗出，复恶寒。"其所描述的证候，与急性阑尾炎初起的体征完全吻合，为瘀热郁结肠内所致。本方重用大黄攻泻肠中瘀热，丹皮清热凉血，芒硝软坚散结，协大黄急下泻热，桃仁破血散瘀，并能通便；冬瓜子清湿热，排脓毒，合而成为通便泻热、活血化瘀、排脓解毒，治疗肠痈的有效方剂。

从我的临床经验来看，本方治疗急性阑尾炎，无论未化脓或已化脓，只要属于初起邪气实而正气未衰者，均可运用。在确定腹痛是否为急性阑尾炎所致时，腹诊非常重要，因为有的患者表现为满腹疼痛，很难说清楚疼痛的具体位置，只有在右小腹的阑尾所在位置有反跳痛，才能确诊为急性阑尾炎。用之对证，常一剂药即大便通畅，腹痛缓解，热退身凉。本方不仅可以治疗急性阑尾炎，我常用其治疗急、慢性盆腔炎以及其他小腹部位的炎症，均有疗效。常于原方中去芒硝，加红藤、败酱草、金银花、白花蛇舌草、穿山甲等。

7.《丹溪心法》保和丸

山楂 30g　麦芽 15g　神曲 10g　莱菔子 10g（炒）　陈皮 10g　半夏 10g　茯苓 10g　连翘 10g

用方心得：

本方为治疗食积的通用方，重用山楂以消肉食去油腻，麦芽消面食，神曲消酒食，陈皮、半夏、茯苓化痰，连翘去积热，而炒莱菔子则消食、化痰、下气、除胀、止痛、定喘、攻积，一物而兼七用，平和而不燥烈，有条畅胃肠气机的特殊作用。朱丹溪谓"莱菔子治痰，有穿墙倒壁之功"，张锡纯谓"此乃化气之品，非破气之品，盖凡理气之药，单服久服，未有不伤气者，而莱菔子炒熟为末，每饭后移时服钱许，借以消食顺气，转不伤气，因其能多进饮食，气分自得其养也"。故莱菔子在本方中的作用非凡，不可忽视。

从我的临床经验来看，本方看似平淡，但运用极多，这是因为当今中国人的饮食结构较之以前发生了很大变化，从小孩到成人，营养过剩导致胃肠有积滞的情况相当多。凡小孩发热，相当一部分属于积食发热，即俗话说的"滞烧"，患儿不咳、不流涕，咽喉不红肿疼痛，头与四肢摸之不热，而腹部久按之烫手，舌苔厚腻，口气较重，大便气臭，此为食积发热，可用本方消滞退热。小孩长期消化不良，也可用本方加鸡内金为丸剂缓图。凡成年人饮食营养过度，内有积滞，引起血脂、胆固醇增高，脂肪肝，胃肠功能失调者，本方有很好的调节作用，如果舌苔黄腻，加黄芩 10g、黄连 5g；长期嗜酒，加葛花 10g、茵陈 10g、砂仁 5g；大便秘结，加枳实 10g、大黄 5g；腹胀明显，加厚朴 10g、苍术 10g；老年人消化功能减退，不欲饮食，食后饱胀不舒，加白术 10g、木香 5g、砂仁 5g。

8.《伤寒论》乌梅丸

乌梅 15g　附子 5g　干姜 10g　细辛 3g　桂枝 10g　川椒 5g　黄连 10g　黄柏 10g　当归 10g　党参 10g

用方心得：

《伤寒论》中，乌梅丸主要用于治疗厥阴病寒热错杂之腹痛吐蛔证，方中重用乌梅酸以安蛔,川椒、细辛、附子、桂枝、干姜温以散寒,黄连、黄柏苦以清热,人参、当归补气养血,前人有谓"蛔得酸则静,得辛则伏,得苦则下",揭示了本方治疗蛔虫证的原理。但实验研究表明:本方并没有直接杀死蛔虫的作用,其作用机理有以下几方面:其一,有麻醉效果,从而抑制了蛔虫的活动;其二,作用于肝脏,促进肝脏分泌胆汁;其三,使胆道口括约肌松弛扩张;其四,对多种致病细菌有抑制作用。这些综合作用使得患者在服用本方后,腹痛呕吐证得以缓解,但蛔虫只是被麻醉,并未被杀死。故有些医家主张在本方中加使君子、榧子、苦楝根皮、雷丸等,以加强杀蛔虫的作用,并加大黄、槟榔以泻下虫体。

我认为本方虽为专治蛔虫而设,但并非只能用于治疗蛔虫症,因为方中的药物构成,展示了一种高超的思维技巧和复杂的治疗机理:全方刚柔相济,收散自如,既能清上,又能温下,既可扶正,又可祛邪,故凡是寒热错杂、虚实夹杂之证,都可以考虑使用。这为后世的拓展运用开辟了广阔的前景。我在临床运用本方很多,每当遇到一些疑难疾病,年深日久而用各种方法不效时,均考虑从伤寒六经的厥阴病入手,以寒热错杂、虚实夹杂立论,取扶正祛邪、温寒清热为法,用乌梅丸加减,往往能够取得意外的疗效。

验案举隅

案例一:神经性腹痛? 十二指肠溃疡,贫血待查

董某,男,11 岁,广州人,2004 年 12 月 21 日初诊。

患者 7 岁前能吃能睡,发育正常,3 年前开始腹痛,经常发作,频繁时,每天发作四五次,每次几分钟到十几分钟不等,休息片刻可自动缓解,疼痛的部位主要在肚脐周围,多为痉挛而痛,血红蛋白较低,只有 8 克左右,做过多次检查,排除地中海贫血、蛔虫症,近来查出有十二指肠溃疡,服用治疗溃疡的西药疼痛仍然不见好转,服用铁制剂也不见血色素上升,特从广州来长沙求治。察之面色㿠白,眼圈发青,形体消瘦,精神尚可,胃口不佳,腹部柔软,压之无痛感,素来大便干结,有时须服泻药才能解出,现已两天未解,腹胀,小便黄,舌胖淡苔黄腻,脉弦缓。此为食积所致,当先用消法,处以保和丸加减:

炒麦芽 15g　炒山楂 15g　神曲 10g　莱菔子 10g　陈皮 5g　半夏 5g　茯苓 10g　连翘 10g　炒白术 10g　藿香 10g　胡黄连 5g　5 剂

12 月 27 日二诊:服上方后,胃口稍好,大便每天 1 次,气臭,仍然阵发性腹痛,每天 2、3 次,舌苔已净,舌质白而胖淡,脉缓弱。此中焦虚证已显,当温补气血,处以黄芪建中汤加减:

黄芪 30g　桂枝 6g　生白芍 30g　炙甘草 10g　生姜 10g　大枣 15g　饴糖 30g　蒲公英 10g　三七片 3g　7 剂

2005 年 1 月 5 日三诊:服上方后,胃口转佳,大便通畅,7 天中腹痛仅仅出现 1 次,原方加当归 10g,续服 30 剂。

2005 年 3 月份,患者按上方服药 50 余剂,腹痛再未出现,十二指肠溃疡已排除,血红蛋白正常,面色白里透红,体重增加 5 公斤,食欲、大小便均正常,舌淡红无苔,脉弦缓,病已痊愈,嘱不必再服药。

治疗心得:

本例不明原因的腹痛、溃疡、贫血 3 种疾病集中在一个患儿身上,西医在治疗上有一定困难,故长期未能痊愈。儿童不明原因的神经性腹痛,用《伤寒论》芍药甘草汤、小建中汤一般皆有效,从本例患儿贫血、面色㿠白、眼圈发黑等全身证候来看,呈现一派虚证,属于《金匮要略》所说的"虚劳",当用黄芪建中汤、当归建中汤,但初诊时,见患者舌

239

苔黄腻,用建中汤又有所顾忌,仔细询问患者父母后,言其平常不见此种舌苔,意识到应为旅途活动过少,食积于胃肠所致,故暂用保和丸消食,加藿香化湿,胡黄连泻下。二诊时见舌苔退净,舌质白而胖淡,虚证本质已露,始用黄芪建中汤加减,因西医检查有十二指肠溃疡,故加蒲公英清热消痈,三七活血止痛。三诊守方不变,坚持数十剂,终于使这一复杂的病例治愈。

用药心得：

该案有几处本人用药的心得：其一,一诊保和丸加胡黄连,是消法中佐以泻法,患者平素即大便干结,单用保和丸难以消除积食,必佐以轻泻,胡黄连泻下作用弱于大黄,又可消疳积,故用之。其二,二诊用黄芪建中汤加蒲公英治疗胃溃疡,出自章次公经验,加三七,则是出自我的心得。三七活血止痛,消瘀愈疮,众所周知,但小剂量煎服,可健胃消食补血,则鲜为人知,多年前,我从周佑仙老中医处得知这一经验,用于小儿积食症兼见虚证者,每有佳效。我始终怀疑本病的形成与长期的积食有关,故选加三七,既可消积食,又可补血消疮,对溃疡、贫血均有益。其三,大便通畅是本案治疗的关键之一,但并非泻下才能通便,尤其是此案属于虚证,不宜泻,宜补而通之,饴糖能温润通便,白芍重用亦能通便,这2味药在方中的作用非常重要,由于大便通畅,中焦运化正常,则腹痛、溃疡、贫血得以全面治愈。

案例二：癔病？神经症？

杨某,女,62岁,河北人,长沙市某省级医院医生,2004年5月3日初诊

患者阵发性腹痛30余年,每次发作,均因受寒而起,发作时脐周绞痛,感觉有股寒气向上攻冲,心慌,头晕欲倒,一天之中,可以出现四五回,每次几分钟到十几分钟不等。中年时,每年发作两三次,近年来,发作频繁,有时1个月发作3~5次,每次发作过后,疲惫不堪,几天才能恢复,做过胃镜、肠镜、B超、心电图、CT等各种检查,除了有窦性心律不齐、早期动脉硬化之外,未见其他器质性病变。察其面色发青,嘴唇发绀,精神疲惫,头晕,身痛畏冷,口苦,舌胖淡,苔白厚,脉弦紧,1小时以前刚发作过1次。此为寒湿积结于内,不能宣泄,发为奔豚气,急用五积散温散：

五积散每次10g(布袋包煎)　生姜15g　红枣5个　煎10分钟,趁热服,日3次,盖被取微汗。

5月4日二诊：昨日服上方后,三度汗出,身痛已除,已不怕冷,腹痛未发,心中感觉舒畅,仍然精神疲惫,偶有心慌,头晕,面色已恢复正常,舌淡苔薄白,脉弦。治宜温阳活血,拟用奔豚汤合苓桂甘枣汤加减：

当归10g　白芍10g　川芎5g　桂枝10g　半夏10g　生姜15g　合欢皮15g　茯神15g　苍术30g　炙甘草10g　大枣30g　10剂

5月15日三诊：服上方后,腹痛未发,其余尚可,唯精神仍感疲惫,脉舌同前,上方加黄芪15g,生姜10g,白芍加至30g。10剂。

服十剂后,病情稳定,遂停药,跟踪至今,病未复发。

治疗心得：

本案患者自己是西医,由于查不出器质性疾病,被当作"癔病"、"神经症"几十年,也未曾得到有效的治疗,年轻时,患者只要注意保暖御寒,可以减少发作,一旦发作,则喝点生姜、胡椒、红糖水之类,可以对付过去。进入中老年以后,发作越来越频繁,促使患者不再去查病因,转而找中医治疗。本病根据其证候表现,当属于"奔豚"病,《金匮

要略》"奔豚气病篇"云:"师曰:病有奔豚,有吐脓,有惊怖,有火邪,此四部病,皆从惊发得之。""师曰:奔豚病从少腹起,上冲咽喉,发作欲死,复还止,皆从惊恐得之。""奔豚,气上冲胸,腹痛,往来寒热,奔豚汤主之。"从病因来看,患者的得病与发作,每每同受寒、寒湿内积有关,而并非第1条、第2条所说的"惊发""惊恐"等情志因素,从证候来看,同第3条所述基本相同,只是本案表现为身痛怕冷,而非往来寒热,本案以腹痛为主,而非一般奔豚病的气冲咽喉,这是由不同的病机所导致的差异,不可径用奔豚汤原方。故一诊先用五积散散寒祛湿解表,以治其标,二诊用奔豚汤合茯苓桂枝甘草大枣汤加减化裁以治其本,防止复发,奔豚汤去柴胡、黄芩,加苍术,即不把重点放在疏肝解郁上,而放在温化寒湿方面,茯苓桂枝甘草大枣汤,在《金匮要略》原文中曰"发汗后脐下悸者,欲作奔豚,茯苓桂枝甘草大枣汤主之",即有预防复发的作用,故两方合一,将治疗与预防结合在一起。三诊加黄芪、生姜,加重白芍用量,取黄芪建中汤之意,因本案以腹痛为主,毕竟与寻常奔豚病有所不同,故当有所偏重。由于方证相符,数十年顽疾,一诊见效,三诊痊愈。

用药心得:

该案有一处本人的用药心得:即用合欢皮代替李根白皮。奔豚病在临床并非少见,中年妇女尤其多,西医大部分将其归属于"癔病"之类,没有有效的治疗药物,而古方奔豚汤确实有效。此方由当归、白芍、川芎、半夏、生姜、甘草、葛根、黄芩、李根白皮组成,后世有人怀疑方中的葛根应当为柴胡,因为柴胡可疏肝解郁,与方中的半夏、黄芩、甘草、生姜相合,几乎占小柴胡汤的一大半,换一味柴胡,则与奔豚病中的病机"惊恐"、证候中的"往来寒热"完全吻合,无奈经方中的很多疑惑,本来已经弄清楚了,做学问、教方剂的人却不给以明确肯定,致使临床医生无所适从,只好搁置不用。特别是方中的李根白皮,近几十年来,任何药店都不备,无异于让临床医生失去了运用本方的机会。有人用桑白皮代之,桑白皮专入肺经,擅长泻肺热,这种替代只是表面相似,并无道理,我则用合欢皮代替。合欢皮入心、肝二经,《神农本草经》谓其:"主安五脏,和心志,令人欢乐无忧。"虽然没有直接平抑奔豚气的作用,但其疏肝解郁,宁心安神之性于本病非常吻合,与方中其他药物的配合也很协调。况且,从《金匮要略》中其他几首治疗奔豚病的处方如桂枝加桂汤、茯苓桂枝甘草大枣汤来看,治疗奔豚病不一定非依赖平抑奔豚气的专药不可,而是要发挥整首方剂的辨证施治作用。我用奔豚汤配伍柴胡、合欢皮治疗多例患者,均有很好的疗效。

案例三:腹痛,肠梗阻

廖某,女,79岁,上海人,退休职员,2003年7月14日初诊。

患者因为不能进食,半月前住某省医院治疗,已经7天不解大便,诊断为不完全性肠梗阻,目前血压、心率以及其他检查均正常。医院建议其尽早进行手术治疗,家属犹豫不决。察其面色潮红,手足躁扰不安,神志尚清醒,腹痛,压之痛剧,因为腹部皮下脂肪少,能够明显触摸到腹中的粪便积块,长略5cm,腹不胀,舌红而干,口渴不欲饮,脉沉细数,7天中有两次从肛门排出少量稀水、极臭、色青,未夹杂粪块。此为阳明腑证,热结旁流,宜润燥、泻热、通便,拟用调胃承气汤加味:

西洋参10g　大黄10g　芒硝10g　甘草10g

大黄、甘草先煎10分钟,冲入芒硝,西洋参另煎兑入。仅服1次药,1小时后,腹中肠鸣不已,拉出大量稀臭粪便,肠梗阻得以解除,第2天出院后,用中药调理。

治疗心得：

本案从中医的角度来看平淡无奇，因为在《伤寒论》中，"热结旁流"从脉证到治疗，都有确切的记载，由于患者年事已高，我只在方中加了一味西洋参，方证相符，取效神速是必然的。除了西洋参是患者自备的之外，调胃承气汤原方1剂，在药店抓药只须3角7分钱，以至于患者家属在治疗之后感慨万千。倘若接受医院的建议，在其他西药失效的情况下，非得进行肠梗阻手术，费用高达几千元尚属小事，问题是对此高龄患者进行这般创伤性治疗，一旦再发生感染、肠梗阻，则难以善后。从本案也可以看出，中西医结合在临床中确实是非常必要的。

案例四：腹痛，肾结石

彭某，男，64岁，2012年10月24日初诊。

患者3天前发病，左腹部上方疼痛，痛处向尿道口阵阵放射，认为是尿道炎，服阿托品、呋喃旦丁、清热止淋颗粒，半小时后缓解。今天上午11时又一次发病，双侧腰痛，仍然左腹部上方疼痛，痛处向尿道口阵阵放射，小便灼热，口渴，3天未解大便。再服阿托品、呋喃旦丁、清热止淋颗粒，3小时后疼痛没有缓解。舌淡红，脉弦缓。改服猪苓汤加减：

猪苓30g　茯苓30g　泽泻15g　滑石30g　木香15g　延胡索30g　海金沙15g　黄芩10g　大黄15g　芒硝10g（冲服）　1剂

服上方后，仍然持续疼痛，大便不通，晚上9点看西医急诊。经彩超检查：左肾轻度积水，左侧输尿管上段扩张，提示中下段梗阻；右肾细小强光团，考虑泥沙样小结石可能。静脉注射氨曲南、奥美拉唑、间苯三酚、氯化钠、氯化钾、葡萄糖等，疼痛仍然持续不缓解，早上5点半，打1针杜冷丁后，疼痛稍微减轻。6点，解出大量小便，疼痛随之消失，但未见石头排出。

10月28日二诊：上次疼痛后，连续进行了3天的静脉注射，药物以消炎、解痉为主，仍然用一诊的3种药物，再加氧氟沙星。医生告诫：由于石头没有排出，可能还会随时出现疼痛，疼痛时没有药物可以缓解，只有大量喝水、蹦跳，争取排出石头。今天疼痛又剧烈发作，从11点半到下午2点半，不断大量喝水，不断蹦跳、跑步，仍然不能缓解。舌淡红，脉弦数。处以四逆散加减：

方一：柴胡20g　白芍40g　枳实20g　甘草20g　法夏15g　黄芩15g　乌药15g　厚朴20g　大黄8g（泡服）　2剂

方二：金钱草60g，2剂

先以金钱草煎20分钟，取汁，煎方一的药物，20分钟后，取汁泡大黄。

服药后1个半小时，到下午4点半，疼痛仍然不见缓解，乃于第1剂药的第2煎，再加白芍30g、甘草15g、芒硝10g（冲服）。2小时后，疼痛仍然没有缓解，没有肠鸣音，没有要解大便的感觉，腹部不胀，不呕，拘急疼痛，按之不拒，感觉稍舒，口干，舌淡，脉弦数。改用芍药甘草汤加减：

方三：白芍120g　甘草60g　蜈蚣2条　全蝎10g　川楝15g　元胡30g　1剂

用金钱草60g煎水取汁煎药。

8点半服药，9点半疼痛缓解。大便随之而下，连续拉了3次，石头仍然没有排出。继续服此方5剂。

11月3日三诊：服上方后，疼痛没有发作，大便每天都有，但偏稀。用复元通气散加减：

穿山甲 30g　牵牛子 150g　延胡索 30g　鸡内金 50g　琥珀 30g　小茴香 10g　木香 30g　蜈蚣 60 条　全蝎 50g　白芍 90g　甘草 50g

为水丸，每天 2 次，每次 6g。用金钱草 30g 煎水送服。

陆续服完 1 剂后，疼痛未再发作。

治疗心得：

本案患者即本人。一诊我用猪苓汤加减，从泌尿系统结石的病名来看，诊断应该没有失误，但却没有疗效。改用西药消炎、解痉、止痛，甚至注射杜冷丁，也未见效果，疼痛持续了 17 个小时不能缓解，直到小便胀极解出后，疼痛才骤然消失。因为石头尚未排出，不敢懈怠，仍然连续输液 3 天，不料第 4 天又发作。主治西医曾告诫，疼痛发作时，难有药物止痛，只能靠多喝水，拼命跳动，使石头排出，我先按照这个方法进行了 3 个小时，石头未出，疼痛未止，二诊处以四逆散加减。这个处方是我的学生、一个临床经验丰富的医生开的，他用之治疗多例泌尿系统结石患者，十分有效，两三剂即能排出结石。我审核此方，发现重点在调节气机为主，又吸取了朱良春老重用金钱草排石的经验，应该是有效的。但服后疼痛没有缓解。经过反复思考，最后意识到：虽然这两首处方"辨病"没有错，但在具体运用时，"辨证"却没有完全到位。两次处方都使用了大黄，甚至芒硝，但服后都没有大便，甚至没有肠鸣音，腹部不胀，不呕，舌淡红，脉不滑数。左腹痛处，是一种拘急疼痛，按之虽然无法减缓，但并不拒按。这是由于左边输尿管的痉挛，导致肠道的痉挛，使得气机升降失调，大便下不来，重点应该放在缓解痉挛上。故仍然采用大剂量的芍药甘草汤，再加大剂量的止痉散、金铃子散，服完 1 次，半小时后疼痛得以缓解。由于石头仍然不见排出，三诊用复元通气散合用止痉散、芍药甘草汤，加鸡内金、琥珀为丸剂，希望能够排出细小石头，至今已经四个多月，再没有发生过疼痛，检查左肾轻度积水，左侧输尿管上段扩张已经消失，而右肾细小强光团仍然存在，考虑泥沙样小结石没有完全排出，改长期服成药石淋通以善后。

七、腰腿疼痛

慢性腰腿疼痛，常见于中老年人和体质较虚弱之人，如果没有伴随腿胫的浮肿，多为中老年骨骼系统的退行性病变。开始发生时，只是一般的腰肌劳损，很难查出骨质的病变。以腰部酸软、酸胀，不能任力，喜欢坐卧，喜温喜按，久立行走加剧，天气变化时不适为主。年深日久，则可能查出有骨质增生、椎间盘突出或膨出等器质性改变。疼痛也由局限于腰，延伸到腿部，引起一侧腿部的酸胀疼痛，这时由于椎体容易松动，患者在受寒、扭腰、动作不慎的情况下，可突然出现剧烈腰痛的症状，即闪挫疼痛，俗话叫"闪了腰"或"榨了腰"。如果腰椎的改变压迫了坐骨神经，则沿着坐骨神经的走向，从臀部开始，一直到后脚跟，发生剧烈疼痛。

显而易见，这种病多为虚实夹杂。中老年肾气日衰，督脉虚损，耐劳、耐寒、适应气候变化的能力下降，痰淤阻滞于经络，在治疗方面，必须考虑到扶正祛邪两个方面。

初起时，疼痛并非常年都有，只是劳累或气候变动时发生，多为肾气不足，不能耐劳和适应气候变化能力下降，西医检查多为腰肌劳损者，宜用青娥丸加减[1]。

腰痛日久，经年难以缓解，多为腰椎发生器质性改变，宜用百损丸加减[2]，这首方标本兼治，以治本为主，有很好的修复骨质的作用，可以延缓和阻止腰椎病的进一步发展，但适合于制成蜜丸,便于吸收和久服。

古方独活寄生汤[3]能扶正祛邪,对于老年人腰腿疼痛、脚弱无力者有良效。

闪挫腰痛的特点,是陡然而起,疼痛剧烈,或为胀痛,或为刺痛、钝痛,活动受限,宜用复元通气散[4]。

出现严重的坐骨神经痛时,可以用活络效灵丹[5]加蜈蚣、全蝎之类。

坐骨神经痛一般在臀腿部按压时,能找到一个或几个痛点,如果能够配合外治的方法,则疗效更快。例如用发泡疗法,又称作冷灸法,我常用丁香散[6]作为发泡剂,这个方法简便廉验,特别适合在农村和社区医疗中推广。

此外,我曾经得到民间医生一首称作"痛灵膏"的药方[7],在使用时,医生采用梅花针、砭石、火罐综合治疗的方法,很符合传统中医的特色,确实能够起到立竿见影的效果。

中青年妇女慢性腰痛,没有显著的白带异常和其他妇科疾病时,可用前方青娥丸合四妙散[1]加败酱草、地榆之类;产后腰痛,须用独活寄生汤[3]。

类风湿脊柱炎,又称强直性脊椎炎,是表现为腰痛的另一种严重疾病,以青年男性为多见,一旦患病则旷日持久,难以治愈,而且脊椎逐节发生骨质增生,渐至脊梁弯曲,严重变形。这个病最显著的特点是腰椎的"晨僵"症,早起腰部僵硬,需活动一阵才能松解。用激素或者用雷公藤制剂,都只能缓解一时,而且副作用很大。我用止痉散加减[8]治疗类风湿脊柱炎,效果较好,有的患者服用长达5年,直至痊愈,也没有发现副作用。

腰腿疼痛如果伴随着腿肿,则须排除慢性肾炎,需要验尿和作其他检查,以免耽误病情。

附方

1. 青娥丸加减(彭坚经验方)

杜仲15g　补骨脂10g　核桃肉15g　续断10g　黄芪30g　当归10g　鸡血藤30g　威灵仙30g

用方心得:

《局方》青娥丸,即前面三味药(作丸剂时,须加大蒜子),补肾壮腰,专为肾虚腰痛而设,因为药味平和,不寒不热,历代医家用得很多。

从我的临床经验来看,用本方治疗腰腿疼痛,须紧扣一个虚字,疼痛常见于体虚之人,其特点是腰部隐隐而痛,难以支撑,得坐卧休息则舒,直立行走或劳力加剧,同时,尚有气短乏力,面色不华,舌淡,脉弱等证候。中老年人、劳力过度之人、常年有妇科慢性炎症的妇女、用化疗药导致体质下降的癌症患者,最易见到。我常于方中加黄芪30g、当归10g、鸡血藤30g,以加强其补气血、通经络的作用;再加威灵仙10g,以消除无形之痰湿。

由于腰部劳损,适应温差和湿度的能力下降,故季节气候的变化,对腰痛的影响很大。如果腰部发冷,四肢不温,舌淡苔白,常见于冬天或气候转凉时,则是兼有寒湿,加炙川乌10g、茯苓15g、苍术10g;如果舌红苔黄腻,小便黄,常见于春夏季节炎热潮湿时,则是兼有湿热,加苍术10g、黄柏15g、薏苡30g、怀牛膝15g,即合四妙散之意。

2. 百损丸加减(蒲辅周经验方)

补骨脂75g　骨碎补60g　杜仲30g　川牛膝30g　续断30g　肉苁蓉30g　当归30g　鸡血藤90g　三七15g　琥珀10g　血竭15g　沉香15g

用方心得:

蒲辅周先生说:"此方为老中医口授方,我得此方已六十余年,治跌打损伤,不论内伤脏腑,外伤筋骨,以及劳伤经络。并治遗精、脚弱、腰膝酸痛,诸虚日损,久服自效。功专滋补肝肾,强壮筋骨,活血消瘀,续断伤,补骨髓,纯属以通为补,而无滞补之弊。"[19]

从我的临床经验来看,本方所适合的病机,是由瘀致虚,由虚致瘀,虚瘀夹杂的病症。原方中以补骨脂、骨碎补、杜仲、续断、肉苁蓉补肾,强筋壮骨;当归、黑豆、鸡血藤、川牛膝补血、通经络、利腰膝;沉香理气,三七、血竭、琥珀活血止痛。全方补消兼施,药性平和,正如蒲辅周先生所说:"纯属以通为补,而无滞补之弊。"我注意到整首方的药力,是集中于下焦,故虚与瘀当以下焦的病症为主。多年以前,我尝试用其治疗老年腰腿退行性疾病,取得初步疗效,进一步从朱良春先生用动物药的经验中获得启示,在原方中加入巴戟天10g、全蝎30g、土鳖30g、大海马1对,如检查有严重的骨质增生,再加急性子20g、威灵仙30g、白芥子20g、鹿角霜20g、穿山甲10g为蜜丸,每丸重9g,早晚空腹服1丸。意在通过加入虫类动物药、软坚散结药物,达到修复骨质、溶解骨刺的作用,以期标本兼治。近年来,我用本方治疗中老年腰椎骨质增生、骨质疏松、腰椎间盘突出等引起的腰腿疼痛症数百例,患者坚持服药几个月后,确实有很好的疗效。

3.《备急千金要方》独活寄生汤

独活 20g　秦艽 10g　防风 30g　桑寄生 30g　桂枝 10g　杜仲 15g　怀牛膝 15g　细辛 3g　熟地 15g　当归 10g　川芎 10g　白芍 15g　茯苓 15g　党参 10g　炙甘草 5g

用方心得:

这首方以八珍汤为基础,加祛风、散寒、补肾的药,以补为主,兼以祛邪,药味平和,十分适合治疗老年人的腰腿疼痛。古人认为真正的桑寄生不易得到,有的改为槲寄生,《妇人大全良方》则干脆去掉其中的桑寄生,加黄芪、续断,名三痹汤,治疗风寒湿三痹证,也是临床常用效方。

岳美中先生认为:三痹汤治疗老人半身不遂或脚力不好,尤胜于独活寄生汤,他曾治疗一例60岁的老年病人,走路无力,下不了床,服20剂后,能走数里地。[20]

朱良春先生认为:独活确有镇痛、消炎、镇静、催眠之作用,用量以20~30g为佳,唯阴虚血燥者慎用,或伍以养阴生津之品,如当归、生地、石斛等,始可缓其燥性。[21]

4.《局方》复元通气散

延胡索 15g　穿山甲 5g　小茴香 5g　牵牛子 10g　广木香 10g　陈皮 5g　炙甘草 10g

用方心得:

方中延胡索理气活血,穿山甲破瘀通络,共为君药;小茴香辛温,暖肾散寒、理气止痛,牵牛子苦寒,清泻湿热、通利二便,二味药俱走肝经、肾经,善治腰腹疼痛,共为臣药;木香、陈皮、炙甘草顺气和胃,共为佐使药。

从我的临床经验来看,本方对急性腰扭伤有极佳疗效。这类病患者大部分发病急骤,或受寒而起,或闪挫而起,腰痛剧烈,难以忍受。如能及时服药,不过一二剂,疼痛即告缓和。如果患者对酒精不过敏,每次煎药时加白酒30g同煎,则效果更快。

如属陈伤旧痛或腰椎病变,加土鳖10g、三七10g;腰痛牵引到坐骨神经痛,加地龙30g;疼痛剧烈不可忍受,加蜈蚣1条、全蝎10g研末,分2次冲服。

5.《医学衷中参西录》活络效灵丹

当归 30g 丹参 30g 乳香 10g 没药 10g

用方心得：

本方以当归、丹参补血活血,乳香、没药止痛消瘀,全身各部位的疼痛,只要是气血瘀滞所致,随其部位所在,适当加减,都有一定疗效。一般腿痛加牛膝 15g,臂痛加连翘 10g;妇女少腹疼痛有瘀血,加桃仁 10g、五灵脂 10g;疮疡红肿属于阳证者,加金银花 15g、连翘 10g、知母 10g;疮疡漫肿无边或白硬属于阴证者,加肉桂 3g、鹿角霜 10g;疮疡溃破后久不收口,加黄芪 30g、知母 10g、甘草 10g;脏腑有内痈,加三七 10g、牛蒡子 10g。近几十年来,本方在中西医结合临床运用中得到重视,用于宫外孕取得了较好的疗效,同时,也广泛运用于治疗子宫肌瘤、闭经、冠心病心绞痛、脑血栓、脑震荡后遗症、血栓闭塞性脉管炎、乳腺炎、跌打损伤等病。

从我的临床经验来看,本方活血止痛效果虽好,但只宜暂服而不可久服,特别是不宜长期服煎剂。因为乳香、没药气味难闻,且败胃口,体质虚弱之人,不良反应尤其大,况且这两味药属于树脂,大部分不溶于水,长服宜制成丸剂或胶囊。我在治疗坐骨神经剧烈疼痛时,常以本方加蜈蚣 1~3 条、全蝎 10g、川牛膝 30g,以 3 剂为限,中病即止。

6. 验方丁香散冷灸法

丁香、斑蝥各等分,研极细末备用。

找到臀腿部的压痛点之后,取黄豆大粉末,置于橡皮胶布中央,滴酒或酒精少许润湿,贴于痛点,几小时后,所贴处起疱,将疱刺穿,流出黄水,贴上"创可贴",暂时勿洗澡。

用方心得：

这是古人常用的一种外治法,称作发疱法,因为药物粘贴以后,刺激皮肤,在皮肤上会起疱,可以将疱挑破,也可以不挑破,过几天即会自动吸收,这种疗法类似于艾灸,不用火,故称又为"冷灸"法。用于发疱的药物,除了斑蝥之外,还可以用毛茛、地下明珠等。刘炳凡先生曾经详细介绍过地下明珠的发疱方法。这种方法对于腰椎病引起的腰腿疼痛、坐骨神经痛等,如果能够找到痛点,疼痛范围较小,痛处肌肉丰厚,则用发疱疗法效果极佳,而且简单、方便、价廉、灵验,特别适合在农村使用。每次可以敷贴 3~5 个痛点,同样的部位,隔半个月后可以再贴,一般不会在皮肤上留下瘢痕,疼痛可以缓解几个月甚至几年,如果仍然疼痛,须过一周再贴,仍然有效。这个方法还可以用来治疗急性扁桃体炎,我父亲彭承植在广州中南林学院工作时,常用之敷贴虎口、咽喉外扁桃体所在一侧的皮肤,用于治疗小儿急性扁桃体炎高热不退,往往几小时之后,热即退下,也不会留下瘢痕。

7. 痛灵膏及其制备法（民间秘方）

桂枝 干姜 花椒 山奈 荜拨 急性子各 30g 雪上一枝蒿研末备用。

膏药的制作须经过煎药、炼油、下丹、成膏、试膏、去毒、揩膏等几道程序。

煎药:将前面六种药材浸泡在 500g 麻油内 3 天,然后倒入铜锅中,用小火煎熬半个小时左右,并不断用金属网勺将浮上来的药压下去,待所有的药物炸枯(不能变成焦炭),将药油滤出,这个过程叫"煎药"。没有铜锅用铁锅代替。可以视锅的大小,按药与油的比例,一次用 1500g 或 2500g 油。

炼油:将药油倒入锅中,先用中火,后举大火熬炼,大约 2 小时左右,药油由青烟变白烟,发出一股膏药的清香,锅的周边起鱼眼一样的气泡,气泡由外至内,由少至多,直至满锅都是鱼眼泡,则药油已经熬好,测油温可达 400℃以上,这个过程叫"炼油"。炼好的油可取出一点,以备药膏熬老时补救用。

下丹与成膏:将准备好的黄丹粉末倒在罗筛里,均匀筛入锅中,边筛边用木棍搅拌,使粉末与药油充分作用,并防止药油遇到粉末后形成泡沫溢出锅外。同时,还须用扇子对着锅子上方猛扇,使毒烟散去。黄丹与药油结合后形成药膏,逐渐沉于锅底,这个过程叫"下丹"与"成膏"。黄丹与油的比例,夏天每 500g 油下 240g 丹,冬天下 120g 丹,春秋两季下 210g 为妥。黄丹在使用前,最好先放在锅里炒至白黄色,叫"炒丹",以去掉中间的水分,这样,丹与药油结合的更好。下丹和搅拌时,万一起火,切勿慌张,用锅盖盖住即能灭火;药油即将溢出时,将油锅端开火炉,含口冷水喷洒,泡沫即退。

试膏:将药膏乘热倒入装了冷水的器皿中,稍后,取出一小块药膏,试验药膏的老嫩。如果药膏质软,能拉至很长不断,则药膏太嫩,须再熬再试;如果一扯就断,毫无韧性,则膏太老,须在火上化开后,将备用的药油加入熬匀。总之,以色黑较硬,有韧性、不易断,揩成膏药贴在身上后,不易掉,不粘肤为佳。这个过程叫"试膏"。

去毒:药膏须在冷水中浸泡 3 天,每天换水 1 次,这个过程叫"去毒",即去除火毒,贴在皮肤上不过敏。

揩膏:将去毒后的药膏在锅中用温火化开,用筷子头挑蚕豆大一团,均匀揩在一寸见方的牛皮纸上,揩匀的要点是右手将粘了药膏的筷子头点在纸的中心,倾斜 45° 角,左手握纸,做逆时针方向旋转,揩出外薄内厚的圆形膏药,对折好,即可保存。

我亲自动手熬制过几料黑膏药,所以对以上的程序非常熟悉,只要有心去做,用心去做,其中也没有什么不可示人的秘诀。

用方心得:

具体操作方法是:在患者疼痛部位用酒精消毒后,用梅花针敲打,至呈现许多出血点;然后用瓷片或陶片轻轻划破一道寸余长的口子,在原位拔火罐,一般能拔出少量乌血,越是疼痛,血色越乌;揩净乌血后,将膏药化开,撒上另备的少量雪上一枝蒿药粉,贴在痛处即可。经过治疗后,患者疼痛立即减轻,半月后,才可作第二次治疗。治疗一次,往往能保持较长时间腰痛不发作。

对于撒在膏药上的白色药粉,我本来不知为何物,痛灵膏的原持有者长期秘而不宣,让来学的人出高价购买。后来我从老药工师傅游艺澄处得知,是研成粉的"雪山一枝蒿",一种剧毒的跌打损伤药,内服一次不能超过米粒大,否则中毒,但外用则是安全的。

我认为不能把疗效完全归功于这个膏药甚至药粉,那是江湖医生惯用的夸大手法,客观地说,这是针灸、砭石、火罐、膏药综合运用起到的治疗效果,是能够体现中医本色的方法,值得重视和继承。我曾经亲手制作过这种膏药,并且用这一套方法治愈过数百例有腰椎病的腰痛患者,希望更多的有心人,都能够重视民间经验,运用这类简、便、廉、验的方法,解除广大患者的痛苦。

8. 止痉散加减(彭坚经验方)

蜈蚣 10 条　全蝎 15g　乳香 10g　没药 10g　炙马钱子 5g　麻黄 5g　白芥子 5g　天麻 10g　钩藤 10g　羚羊角 3g

舌苔黄腻加龙胆草 10g,舌苔白腻加草乌 10g。

研末,分 10 天服用,1 日 3 次,每次大约 3g,饭后服。

用方心得：

验方止痉散，又称为蜈蝎散，即蜈蚣、全蝎两味，对于神经疼痛有极好的止痛作用，但宜制成散剂服用，不宜煎剂，因为煎剂不仅气味难闻，败坏胃口，而且动物蛋白难溶于水，降低了药效。止痉散加乳香、没药活血止痛，麻黄、白芥子化痰止痛，天麻、钩藤、羚羊角平肝止痛，再加上止痛效力强大的炙马钱子，即构成本方。成人服炙马钱子的量，一日不超过 0.6g，每次不超过 0.2g，又有诸多平肝息风止痉药物的监制，饭后服用，一般是安全的。马钱子急性中毒的主要症状为两颊发紧，流涎水，说话困难，头晕，背部肌肉紧张僵硬等，可用甘草 30g 或绿豆 30g 煎水解毒。

验案举隅

案例一：腰椎间盘膨出，伴骨质疏松，骨质增生

沈某，女，82 岁，辽宁人，某机关离休干部，2003 年 11 月 9 日初诊。

患者 8 年前诊断为骨质增生、腰椎间盘膨出，近年来，又发现有骨质疏松症，腰痛，腿疼，走路费力，日益加重，西医认为无法进行手术，也没有其他特效的治疗方法，建议经常服用有机钙，疼痛时服炎痛喜康、布洛芬等，可以减轻痛苦。3 天前，突然出现腰腿部剧烈疼痛，从右边臀部一直痛到脚后跟，痛如刀割，西医诊断为坐骨神经受压，注射止痛针剂无效。察其面容紧张痛苦，呻吟不止，卧床不起，转侧不能，已经 3 天未解大便，舌淡无苔，脉弦紧。此为闪挫疼痛，当活血通络止痛，拟用复元通气散加减：

穿山甲 10g　牵牛子 15g　木香 30g　陈皮 10g　炙甘草 15g　延胡索 20g　白芍 30g　蜈蚣 2 条　全蝎 10g　乳香 10g　没药 10g　红参 10g　附子 10g

2 剂，每次煎药，以黄酒 30g 同煎，日 2 次，饭后服。

11 月 12 日二诊：服上方 1 剂后，解大便 2 次，疼痛减轻大半，服 2 剂后，大便 1 次，疼痛十去其九，现感觉腰腿无力、微痛，舌淡，脉弦缓。当补肾健腰，强筋壮骨，先服煎剂，拟用青娥丸加减：

杜仲 10g　续断 10g　补骨脂 10g　核桃肉 15g　巴戟天 10g　肉苁蓉 15g　菟丝子 10g　白芍 15g　木瓜 15g　鸡血藤 30g　7 剂

11 月 20 日三诊：服上方后，感觉尚好，已能下床走动，但腰腿仍然乏力，走路时仍然疼痛，饮食、大小便正常，急于恢复正常。遂告知患者：腰椎间盘膨出、骨质增生、骨质疏松等，属于老年退行性疾病，非几剂煎药可以痊愈，修复骨质需要较长时间，须以丸剂缓图，拟用百损丸加减：

补骨脂 50g　骨碎补 30g　杜仲 30g　怀牛膝 30g　续断 30g　肉苁蓉 30g　当归 30g　鸡血藤 60g　三七 15g　琥珀 15g　血竭 15g　沉香 10g　土鳖 30g　菟丝子 30g　山萸肉 30g　紫河车 30g　大海马 1 对　穿山甲 15g　鹿角霜 15g

蜜丸，日 2 次，每次 10g，饭后开水送服。1 剂药大约可服一个半月。

2004 年 2 月，服完 1 剂药后，患者自行来诊，感觉腰腿有力，已很少疼痛，对完全治愈充满信心。告之仍然须注意：不能受寒，不能提重物，不能做弯腰踢腿等运动，只要能达到生活自理即可。原方鹿角霜改鹿茸 10g，加地龙 30g，续服 1 剂。

患者遵医嘱，安心长期服药，腰腿疼痛未发作，至今仍然健康，起居活动自如。

治疗心得：

中老年腰椎椎间盘滑脱、突出、膨出，骨质增生、骨质疏松等，属于腰椎退行性病变，手术效果不佳，牵引等物理疗法作用有限，西药能止一时之痛，但时间一长产生耐药性，

止痛效果降低，况且无法阻止其继续发展，特别是一旦膨出、增生的骨质压迫坐骨神经，则从臀部到脚后跟产生难以忍受的、放射性的剧烈疼痛，即中医所说的"闪挫疼痛"，多因受寒、外伤、弯腰、侧身不当所引起，一诊治疗方剂以复元通气散为主。方中加大木香的剂量以理气止痛，加白芍合炙甘草以缓急止痛，加乳香、没药，合延胡索以活血止痛，加蜈蚣、全蝎，合穿山甲以搜剔经络止痛，加人参、附子益气温阳，补虚止痛。患者三天不大便，这是疼痛症常有的情况，通便是止痛的一个重要环节，方中有牵牛子可利水泻下、通便止痛。总之，经过这种调整组合，使得本方止痛效果极快极佳。二诊用青娥丸加减，补肾、强筋、壮骨，选汤剂以资过渡，三诊以百损丸加减，治本为主，标本兼治，在二诊原方中已有的补肾强筋壮骨药物的基础上，再加入菟丝子、山萸肉、紫河车、大海马、地龙、鹿茸等大队补益肝肾药，帮助骨质疏松的改善，加穿山甲、鹿角霜等软坚散结之品，以助骨质增生的消除。经过几个月甚至几年的坚持治疗，这种老年骨质的退行性疾病得以缓解，不再发展，患者摆脱了疼痛的折磨，获得了高质量的老年生活。

用药心得：

该案有几处本人的用药心得：其一，用大剂量木香、延胡索止痛。这两味药一般剂量为 10g，但遇到这种剧烈的坐骨神经痛，分别可以用到 30g，其他如剧烈的肾绞痛、肠痉挛疼痛，也可如此，一般不会有副作用。复元通气散原方中有小茴香，也是温寒理气止痛之品，但我不喜用，因为性味偏温，剂量稍大，即容易产生伤阴上火等副作用，妨碍进一步的治疗。其二，通过多种治法止痛。对于剧烈疼痛，不能只使用一、两种途径止痛，我在方中适当加减，融入了理气止痛、活血止痛、缓急止痛、通络止痛、补虚止痛、通便止痛诸法，其中通便止痛与补虚止痛最容易被忽略。剧烈疼痛患者通大便非常重要，但根据疼痛部位的所在，用药当有所区别。如治疗胁下闪挫疼痛的复元活血汤，方中有大黄消瘀通便，本方中则有牵牛子利水通便，胁下属于肝经部位，肝主藏血，故用大黄活血，腰部属于肾，肾主水，故用牵牛子利水，制方的精妙可见一斑，本案患者不可再在方中加大黄，以免画蛇添足。凡是年高体弱的患者，往往元气不足，对疼痛的耐受力降低，当随其不足之所在，酌情加益气温阳、养阴补血的药物，一方面可以使其他止痛药增效，另一方面也可对机体起到很好的保护作用，以防止出现意外，这在治疗老年癌性疼痛患者时特别重要。其三，对于骨质增生、骨质疏松症，我喜用动物药，其中，穿山甲、鹿角霜通过软坚散结的作用，对抑制骨质增生进一步发展、消溶骨刺有佳效，紫河车、大海马、地龙、鹿茸等对控制骨质疏松，促进对钙元素的吸收有一定作用。

案例二：强直性脊柱炎

林某，男，39 岁，广东梅县人，1998 年 5 月 4 日初诊。

患者 10 年前曾出现低热、腰脊疼痛，后经多次检查，确诊为强直性脊柱炎。用中西药治疗多年，没有显著疗效。近年的拍片检查，发现胸椎与腰椎有 10 余节骨质增生，脊椎严重弯曲变形。患者腰痛，以酸胀为主，特别是晨起腰部僵硬，须活动 1 小时左右才能缓解，脊柱无法挺直，弯曲成 45°，小便黄，大便黏稠，解出不畅，舌苔黄腻中心发黑，脉弦细滑，有 5 年的乙型肝炎病史，检查为小三阳，肝功能尚好。此为顽痹，散剂处以止痉散加减，汤剂配以当归拈痛汤加减。

蜈蚣 5 条　全蝎 10g　蕲蛇 15g　乳香 10g　没药 10g　炙马钱子 5g　麻黄 5g　白芥子 5g　穿山甲 5g　鹿角霜 5g　急性子 15g　天麻 10g　钩藤 10g　羚羊角 3g　熊胆 2g　胡黄连 5g

研末,分15份,每份分2次,早晚各1次,饭后开水送服。

当归10g　党参10g　甘草5g　升麻10g　葛根15g　羌活10g　防风10g　苦参10g　茵陈10g　猪苓10g　泽泻10g　苍术12g　白术15g　黄柏15g　知母10g　女贞子30g　土茯苓30g

10剂,与散剂岔开时间服。

5月25日二诊:上方服后,腰痛、晨僵等症基本消失,舌苔转薄。继续投以改订止痉散加减,并以金银花10g、土茯苓30g、薏苡15g、甘草10g、茵陈10g、女贞子15g、旱莲草15g,煎汤代茶送药。

患者前后服用2年,不仅未再出现腰痛、晨僵,而且脊椎的生理曲度改善了很多,腰杆挺直,接近常人,骨质增生虽未完全消失,但程度减轻了许多,肝功能也一直正常。后改用成药益肾蠲痹丸(朱良春方)善后,至今尚可。

治疗心得:

类风湿脊柱炎或称强直性脊柱炎,目前仍然是困扰人类的一种难以治愈的严重疾病,西医没有特效的药物,尤其是中青年患此病,可在短时间内导致脊柱严重弯曲,给患者带来巨大痛苦。本例患者得病10年,主要靠服西药,偶尔服中药,疗效不显,而且病情仍然在发展,脊椎出现严重的退行性病变。在初诊时,患者特意拨通了广东某西医院一位类风湿专科著名教授的电话,这位教授很坦率地告诉我:对这个病例,西医已经没有什么好的治疗方法,用中医治疗时,请注意保护好患者的肝功能。对于这种病,就我的临床所见,以马钱子配虫类药制剂的疗效最好。为慎重起见,我曾经查阅了所有有关马钱子的文献资料,发现马钱子确有一定的毒性,如一次服用过量,可以引起抽搐、角弓反张等急性中毒现象;长期使用,则可能导致肌肉僵硬等。然而,马钱子的优点在于不损伤肝肾功能,不在体内积蓄,其弊病是可以通过严格控制好剂量和适当的配伍来克服的。炙马钱子每次服用量不超过0.3g,每天不超过0.6g,一般不会导致急性中毒。况且,马钱子与虫类药如蜈蚣、全蝎等配伍有相须、相使的作用,即过量服马钱子,可以引起抽搐、角弓反张等神经症状,而蜈蚣、全蝎等虫类药,恰有平肝息风,治疗抽搐、痉挛等病症的效果,可以制约马钱子的副作用。在西医的历史上,马钱子又是作为健胃药使用的,这对克服虫类药对胃的刺激有帮助。我用含有马钱子的制剂治疗多种疾病达数百例,只要配伍得当,控制好每一次的用药剂量,谨慎用药,尚未出现过任何急、慢性中毒的案例。初诊开方后,患者带药回广东老家,我叮嘱他注意服药后的反应。几天后接到电话,他学了一句湖南话给我听:"咯个药硬是霸道得很罗"!头一天晚上他服了第一次药,第二天早上,晨僵症就消失了,这是多年来没有过的,吃药有无疗效,他腰部的晨僵就是一个试金石。服药两年后,不仅疾病的发展得到控制,已经弯曲的脊柱也逐渐变直,达到了较佳的疗效。

用药心得:

本案有几处本人用药的心得:其一,以穿山甲、鹿角霜、白芥子、急性子组合,可软坚散结,有减缓骨质增生,松解骨质与周围组织的粘连,消除患处炎症的作用,但必须用丸散。其二,胡黄连可消疳化积,清热解毒去湿,我每遇大便黏稠腥臭,解之不畅,舌苔黄腻的患者,常以之推荡,在本例中,胡黄连有釜底抽薪,拔除病根的作用,不可轻视。其三,为了防止止痉散中的药物可能对肝脏造成伤害,我处以金银花、土茯苓、甘草、女贞子、旱莲草煎汤代茶送服散剂,既可能清利患者体内的湿热,又可解药物之毒,还可护肝,患者多次肝功能检查均无异常,保证了治疗的顺利进行。

案例三:类风湿关节炎,下肢先天性软骨发育不良?

曾某,女,26岁,未婚,湖南湘潭县人,农民,2005年4月28日初诊。

患者6岁时走路吃力,10岁时明显,省某儿童医院怀疑是类风湿关节炎,但未采取相应的治疗措施,16岁时四肢关节疼痛,尤其以下肢为剧,2000年即患者18岁时,在湘雅某医院第一次诊断为类风湿关节炎,治疗后效果不显,2003年5月30日,经X线诊断为类风湿关节炎,并有骨质损伤,湘雅某教授怀疑是因为父母近亲结婚导致的先天性软骨发育不良,治疗后也无明显好转,长期受到疾病折磨的痛苦。

患者因为两膝疼痛不能行走,已经卧床1个月,由人背负而来。察其下肢关节已经变形,部分肌肉萎缩,面容惨淡,口不渴,大小便正常,每天关节疼痛,遇冷时疼痛加剧,舌淡白,脉细缓。此为肾虚有寒,且久病入络,当补肾壮骨,活血通络。处方:

全蝎30g　蜈蚣10条　土鳖20g　地龙20g　紫河车20g　大海马1对　鹿茸3g　龟板20g　续断20g　补骨脂20g　巴戟天20g　狗脊20g　三七20g　血竭10g　琥珀10g　炙马钱子15g

研末,分30天服,每日3次,饭后用开水送服。

6月4日二诊:服药后疼痛逐渐好转,已经能下地行走,舌微红,口微渴,上方去龟板,加石斛30g以养胃阴。

7月9日三诊,8月22日四诊,患者情况一直稳定,因为天气湿热较重,随证加入黄柏、茵陈等清利之品。

12月19日通讯复诊,仍然用一诊方。

2006年2月15日复诊:经过近10个月的治疗,患者已经行动自如,关节基本不痛,只是在天气太冷时偶尔疼痛,下肢肌肉萎缩明显改善,行走较前有力,面上已有血色,舌淡红,脉细缓。原方去大海马、鹿茸、狗脊,加蕲蛇30g,炙川乌、炙草乌各20g,肉苁蓉30g,乳香20g,没药20g,龟胶30g,鹿胶30g,研末,日2次,每次3g。

患者坚持服药不断,已经基本治愈,不但可以料理日常生活,并且于一年前外出打工,自食其力,养活自己。2010年结婚,至今小孩已经2岁。

治疗心得:

本例无论西医诊断属于类风湿关节炎还是先天性软骨发育不良,都是十分难治的疾病,而且这两者在用药上是相互矛盾的,由于长期诊断不明和多年失治误治,导致患者成年后骨节变形,肌肉萎缩,关节疼痛,不能行走。从证候表现来看,本病当属于中医"骨痿"、"筋痿"、"痹证"等范畴,治疗上可统筹兼顾,在用药上可标本结合,因为属于沉疴之疾,故不宜用煎剂涤荡,但当以丸散为主缓图。其中,以炙马钱子为治疗痿、痹的主药,藉其雄劲之力,止痛振痿,以炙川乌、炙草乌温寒止痛,以三七、血竭、琥珀、乳香、没药活血止痛,以全蝎、蜈蚣、蕲蛇、土鳖、地龙等大队虫类搜剔药,息风、通络、消瘀、散结止痛,此为治标;以续断、补骨脂、巴戟天、肉苁蓉、狗脊等补肾强脊而治本,尤以紫河车、大海马、鹿茸、龟板、蕲蛇、龟胶、鹿胶等动物药,藉诸多"血肉有情之品",填补先天,营养筋骨,以起沉疴。患者初服即止痛有效,服之数年,虽然未能使得已经变形的膝关节得以改善,但下肢萎缩的肌肉大部分恢复,体质增强,关节基本不痛,可以正常行走和工作,患者的生活质量大大提高。同时,长期服药也未见任何其他副作用。

八、肢体疼痛

四肢关节肌肉疼痛和身体疼痛,多见于风湿性关节炎和类风湿关节炎,古代通称为痹证。《素问·至真要大论》说:"风寒湿三气杂至,合而为痹也,风气胜者为行痹,寒气胜者为痛痹,湿气胜者为着痹也。""其热者,阳气多,阴气少,病气胜,阳遭阴,故为痹热。"按《素问》的风、寒、湿、热分为4种痹证,在临床上一直具有指导意义,后世又将迁延经年、难以治愈的痹证称为顽痹,大致上,痹证分为这5种。

我在临床上采用更加简洁的思路,即所谓"三三制"。首先将疼痛部位分作3种:上肢痛,下肢痛,全身关节肌肉疼痛;再将疼痛的性质分作三种:寒痛,热痛(包括湿热疼痛),顽痛。

上肢痛:首先是臂痛,多数发生在一侧手臂,治疗可参考"肩臂疼痛"一节。

其次是手指疼痛肿胀。如果冷痛色白,作寒痛治疗,宜用当归四逆汤加减[1];如果热痛发红,有可能属于类风湿关节炎,作热痛治疗,宜用上中下通用痛风丸[2]。手指处于四肢之末,而藤类药善行经络四肢,因此,以藤类药为主的治疗痹证方剂,对手指疼痛有特殊疗效。

下肢痛:首先是膝痛,有寒热之分。属于寒证的,双膝冷痛,下可至胫,上可达腰,遇寒加剧,舌淡,口不渴,小便清长,脉沉细或沉缓,乃寒湿为患,当温阳散寒,宜用乌头汤[3]。属于热证的,双膝酸痛,小腿肿胀,舌红苔黄腻,口苦发黏,小便黄,乃湿热为患,当清热利湿,宜用二妙散[4]。急性发作的双膝关节疼痛,红肿发热,甚至肿大如鹤膝,宜用四神煎[5]。一侧或双侧的膝关节疼痛,时日已久,关节僵硬变形,行走乏力,这多为膝关节的退行性病变,已属顽痹,切不可当作风湿治疗,当补肝滋肾,柔筋壮骨,宜用金刚丸、四斤丸加减[6],缓缓图治。

其次是脚趾疼痛,有痛风与血栓闭塞性脉管炎之分。一侧大蹈趾第二关节或踝关节红肿疼痛,尿酸偏高的,多数为痛风,朱良春先生有一首泄化浊瘀汤[7],非常有效,我加用民间验方百合车前汤之后,感觉效果尤佳。脚趾疼痛发红,可以出现在任何一个趾头,很可能是血栓闭塞性脉管炎初起,失治日久将变紫、发黑、溃烂,古代叫脱疽,必须及早治疗,当解毒活血,宜用四妙勇安汤[8]。

全身肌肉关节疼痛:有寒湿、湿热、劳损之分。

寒湿疼痛,一般在气候寒冷潮湿时加剧,天气转暖时缓解,患者身痛怕冷,关节冷痛,四肢不温,舌淡口不渴,小便清长,脉沉紧或沉缓,当温寒祛湿,宜用乌头汤[3]。稍缓,则当兼顾气血,宜用张氏改订三痹汤[9]。

湿热疼痛,多发于春季天气由寒转暖时。早春则空气中寒重、湿重,热气开始萌生;晚春则湿重、热重,寒气逐渐消退。医生当权衡消息,全局在胸。

如果疼痛初起,轻者身体微发热,下午为甚,肌肉酸痛,口不渴,舌苔薄黄,重者寒战热炽,骨骱烦疼,面目萎黄,舌灰滞等,乃湿热郁闭经络,须解表透热渗湿,宜用《温病条辨》宣痹汤[10]。

如果湿热并重,流连不去,四肢关节酸胀疼痛,口苦,舌苔黄腻,小便黄,当清热燥湿、升阳除湿、益气养血,宜用当归拈痛汤[11]。

中老年人,由于年轻时辛劳过度,导致机体劳损,老来则经常出现全身烦劳酸痛,尤其在季节气候变化时明显,不宜作风湿疼痛治疗,宜用柴胡桂枝汤调和[12]。

此外,严重的骨质疏松症患者、个别肺癌患者,临床也可见到四肢疼痛,作痹证治疗长期无疗效者,医生应当有所警惕。

附方

1.《伤寒论》当归四逆汤

当归 15g 桂枝 10g 白芍 10g 炙甘草 10g 大枣 10g 细辛 3g 木通 5g

方中以当归苦辛甘温,补血活血,同芍药养血和营,共为君药;桂枝辛甘温,温经活血,同细辛散表里之寒,共为臣药;炙甘草、大枣健脾胃,木通通经脉,为佐使药。本方主治血虚有寒,血脉不通,症见手足厥冷,舌淡苔白,脉沉细者。

从我的临床经验来看,本方所治四逆证的病机是血虚有寒,阳气不能达于四肢之末,因而出现四逆、脉沉细等证,与阳气衰微的四逆证有根本的区别。故用本方治疗的手指冷痛,仅见手指温度低,颜色苍白或发青,但冷不过腕,可见面色不华,舌淡或有瘀斑,但绝无身冷汗出,面色㿠白,精神疲惫等阳气虚衰的严重表现。现代常用本方治疗风湿性关节炎、雷诺病、冻疮、血栓闭塞性脉管炎、末梢神经炎、坐骨神经痛、偏头痛、胃痛等,但辨证属血虚有寒者才能有效。我常于方中加黄芪 30g,鸡血藤 30g,以加强补气、养血、通经络的作用。

2.《丹溪心法》上中下通用痛风丸

苍术 60g 黄柏 60g 川芎 60g 神曲 60g 南星 60g 桃仁 30g 龙胆草 30g 防己 30g 白芷 30g 羌活 10g 威灵仙 10g 桂枝 10g 红花 6g

研末水泛为丸,每日 3 次,每次 6g,饭后开水送服。

用方心得:

本方是朱丹溪根据"六郁"理论创制的治疗痹证的方剂,目前很少有人运用。方中以羌活祛风,桂枝温寒,防己、白芷、威灵仙去湿,5 味药均行走经络而趋外;苍术、黄柏、龙胆草清热燥湿而趋内;更以桃仁、红花、川芎活血,南星化痰,神曲化食,兼顾风、寒、湿、热、痰、瘀、食各方面,重点不在止痛而在治本,本方是辨因论治的代表作,故能治疗上中下各个部位的痹证,临床也确有疗效,但以制成丸散为佳。

从我的临床经验来看,手指红肿疼痛,多见于中年妇女,发病缓慢,病程较长,春夏较严重,秋冬稍缓解,西医查血沉、抗 O 时高时不高。过去按照一般的热痹、湿热痹辨治方法,用清热凉血、清热养阴、清热燥湿、淡渗利湿等法,疗效不显。近年来,我逐渐意识到这类病应当属于"顽痹"的范围,其形成有很复杂的机制和较长的时间,与朱丹溪所说的"六郁"密切相关,于是采用本方治疗,从治本着手,以去因为主,仍用丸剂缓图,取得了很好的疗效。方中虽然有桂枝,似乎对手指红肿疼痛有碍,但剂量甚少,且大多数医家认为即使治疗热痹,也须反佐少量温药,故不能去之,我常于方中加全蝎 30g、穿山甲 15g、浙贝 15g、山慈菇 15g,以加强原方行瘀化痰、散结止痛的作用。

3.《金匮要略》乌头汤

炙川乌 10g 麻黄 10g 黄芪 30g 白芍 10g 炙甘草 10g

先用蜂蜜 30g 与川乌同煎 2 小时,再加入其他药煎 15 分钟,取汁,加水煎第 2 次,仍煎 15 分钟,两次药混合,分两次服。

本方以乌头大辛大热,祛寒逐湿止痛为君药;麻黄辛温,通阳行痹为臣药;芍药、甘草、白蜜酸甘养阴,缓急止痛,又能降低乌头峻猛之性;黄芪益气固表,且防麻黄发散过度,共为佐使药。

从我的临床经验来看,本方是一首治疗寒性疼痛十分有效的方剂,不仅仅限于治疗膝关节疼痛、周身关节肌肉疼痛、风湿性关节炎、类风湿关节炎,也包括头痛、偏头痛、三叉神经痛、坐骨神经痛、椎管狭窄症、肾绞痛等属于寒痛者。本方的设计极为严谨而精练,有发有收,有刚有柔,只要辨证准确,取效很快。但其中的炙川乌,虽经药店制过,如果剂量超过5g时,仍然要按照原方所嘱咐的与白蜜同煎。关于乌头、附子的使用剂量问题,历来争论很大,云、贵、川、晋一带的"火神派"医生,乌、附的用量往往偏大,有时每剂药用至50~100g,有的医生也据此向患者炫耀自己的"艺高胆大"。江南一带的医生则持反对意见者甚多,认为只能在高寒地区才能如此使用。

我在临床运用乌、附甚多,量大时,也常用至50g,甚至100g,其实这是仲景方正常的剂量,并非地方医生的别出心裁。从我的经验体会来看,本方在创制时,已经通过君臣佐使的有机组合,以便最大限度地发挥整体疗效和减少川乌的副作用,只要严格遵守书中的煎煮法,一般不会出现副作用。我在开方时,每次都反复叮嘱患者,须将乌头配两倍以上的蜂蜜,放在压力锅中加阀煎煮两个小时,再兑入其他煎好的药中,故从未发生过副作用。乌头、附子有极好的镇痛强心作用,高温、高压、长时间煎煮过后,其毒性和副作用全部消失,这就是大剂量用乌、附的诀窍。本方川乌的剂量,按照《金匮要略》原书的记载是"五枚",另外一方"大乌头煎"的剂量,更是"大者五枚",以现实中见到的成品川乌头实际重量计算,每枚至少重10g以上,五枚超过50g,大者五枚则可达100g,用量太少,达不到仲景方所规定的剂量,则起不到有效的治疗作用,用量稍大,却不遵循书中所介绍的煎煮法,则容易出现医疗事故。所以现代中医运用乌头、附子的误区,不在剂量上的多少之争,而在能否严格遵循古法进行煎煮。当然,也不能无限制地增大乌、附的剂量,必须因人制宜,最好从小剂量开始,逐渐加大,方为稳妥。

4.《丹溪心法》二妙散

苍术 10g　黄柏 10g

本方以黄柏为君药,苦以燥湿,寒以胜热,善祛下焦湿热;以苍术为臣药,苦以燥湿,温以健脾,使湿去而邪不再生。二药合用,可标本兼治,使湿去热清,诸症悉除。

从我的临床经验来看,本方所适合的病机是下焦湿热。大凡腰腿酸疼,下肢无力,足膝红肿疼痛,白带色黄,下部湿疮等,见到舌苔黄腻,小便色黄者,均须考虑到湿热所致,本方运用的机会很多。方中加川牛膝、防己、萆薢、当归尾、龟甲,为加味二妙丸,见于《古今医鉴》。只加川牛膝,为三妙丸,见于《医学正传》。三妙丸再加薏苡仁,为四妙丸,见于《成方便读》。三方主治大致相同,专以湿热下注,足胫肿痛、痿软麻木为主。我常用四妙丸加石斛10g、木瓜15g、白芍15g,以加强原方滋阴和舒缓经筋的作用,对于长期足膝疼痛,尤其以小腿酸胀痉挛,须捶打掐捻始舒,日轻夜剧的患者疗效甚好。

5.《验方新编》四神煎

黄芪 250g　远志 90g　牛膝 90g　石斛 120g

用水10碗煎成2碗,加入金银花30g,再煎成1碗,一气服之,服后觉两腿如火之热,即盖被暖睡,汗出如雨,待汗散后,缓缓去被忌风。一服病去大半,再服除根,不论久近皆效。

用方心得:

本力主治"鹤膝风",即痹证急性发作,四肢大关节红肿剧痛,尤以膝髋关节为甚。

周炳文论曰："痹症有风寒湿痹与热痹两大类,本方以治体虚受邪热痹为主之证,故重用黄芪鼓舞气血,通经活络,贯百脉,调营卫,密腠理为主;配银花甘寒清热解毒以除肿痛,石斛汁甘、益精滋阴,协同黄芪补虚损,壮筋骨,助一身元气;远志温经祛风消瘀结,逐痹通闭,助黄芪贯注络脉,温润关节;牛膝性滑,走十二经络,补髓填精,益阴活血,引药下降,直达病所。诸药共奏益气蠲痹,清热除痛之功。加减运用:肿胀退后,脉仍然滑数者,为阴虚内热,加鳖甲、龟甲、白芍,益阴除蒸而敛浮阳;若膝关节肿痛不消,膝盖畸形,上下瘦削如鹤膝,为风湿壅滞,则加独活、秦艽、苍术、萆薢、蚕砂、白茄根、枸杞等益肾祛风去湿,肿痛可消。"[22]

历来欣赏本方的医家不少,对其组方结构进行分析的人也不少。本方的构想之奇、用药之奇、用量之奇、煎法之奇,都是历代方剂中罕见的,但尚未有人能够令人信服地解析出本方的道理。从我的临床经验来看,真正的鹤膝风,即两膝关节红肿疼痛,可能属于急性化脓性关节炎,膝关节有水肿或大量脓性分泌物。

我在 2000 年 4 月曾经治疗过 1 例患者,为一年逾 80 岁的老干部,素来属于阴虚火体,性格急躁,有冠心病史,安心脏起搏器 10 余年。因活动、站立过久,突然发病。我去诊治时已经发病 1 天,患者通宵未睡,亦不能下地走动。视其双膝红肿僵硬,疼痛剧烈,按之有波动感,舌红苔黄腻,脉滑数。患者不愿意进医院,希望用中药尽快消除关节肿痛。我处以四神煎,悉照原方、原剂量、原煎服法,1 剂而肿消大半,3 剂后肿全消,患者可以下地行走。我从这个病例体会到本方的卓越疗效。其后,将本方拓展至治疗一般的热痹,方中的远志减少至 30~50g,其他药物也适当减量,金银花改为金银花藤,使其通络的作用更强,如兼有湿热,则加苍术、黄柏,即合二妙散。如果是手臂红肿疼痛,改牛膝为桑枝 50g,再加松节 15g。如此运用后,也感到效果超过寻常的方剂。虽然远志的剂量超过药典规定量的 3~5 倍,但我用之治疗数十例热痹证,其中包括风湿性关节炎、类风湿关节炎等,尚未见到有何副作用,有些类风湿关节炎患者,出现心律不齐,服后也得到改善。

6. 金刚四斤丸加减(彭坚经验方)

萆薢 10g　肉苁蓉 15g　杜仲 10g　菟丝子 10g　牛膝 10g　木瓜 15g　天麻 10g　附子 5g　巴戟天 15g　狗脊 15g　山茱萸 10g　补骨脂 10g　骨碎补 10g　威灵仙 10g　石斛 10g

用方心得:

本方即《保命集》金刚丸合《局方》虎骨四斤丸加减,金刚丸共 4 味药:萆薢、肉苁蓉、杜仲、菟丝,加猪腰子为蜜丸。虎骨四斤丸共 6 味药:虎骨、肉苁蓉、天麻、木瓜、牛膝、附子,两方均可治疗下焦湿热或风湿日久,导致肝肾两虚,腰膝酸疼,脚软无力,步履维艰等,合用之则力量更大,去虎骨后,共计 8 味药。

我在方中加补骨脂、骨碎补、巴戟天、山萸肉补肝肾,加强原方强筋壮骨的作用,加威灵仙,以助萆薢祛余留之湿,加石斛以养阴除痹,以上为汤剂。如果明确为骨质疏松症,则须制成丸剂长服,原方再加紫河车 10g、鹿筋 10g、海马 1 对,2 剂药制成蜜丸,每次5g,日 3 次,可服 1 个月。如果有骨刺,加鹿角霜 10g、穿山甲 10g、急性子 10g;如果肌肉萎缩,加鹿角胶 10g、龟甲胶 10g,一般以两三剂药制成蜜丸,每次 5g,日 3 次,可服 1 个月左右。

从我的临床经验来看,中老年的膝关节疼痛,伴随有腿脚无力,首先要考虑的是骨质退行性病变，即使有关节炎病史，或者疼痛可随季节、气候变化而增减，也不能一味祛风去湿散寒，要以补肝肾、强筋壮骨为主。把治疗的重点放在预防和治疗膝关节骨质疏松、骨质增生等退行性病变方面。这类疾病目前相当多，一部分中老年人通过补钙后，有一定效果，也有一部分人无效。我每以本方做为丸剂治疗，持之以恒，大都有明显疗效。

7. 泄化浊瘀汤（朱良春创制方）

土茯苓60g　草薢30g　薏苡仁30g　威灵仙30g　秦艽15g　泽泻15g　赤芍15g　泽兰15g　土鳖虫12g

加减：局部红肿已化热，加萆草、虎杖、黄柏等；痛甚加全蝎、蜈蚣、延胡索、五灵脂；漫肿加僵蚕、白芥子、胆南星；关节僵硬加露蜂房、蜣螂、穿山甲；偏热一般处于发作期，加生地、知母、寒水石、水牛角；偏寒一般处于缓解期，加炙川乌、炙草乌、桂枝、细辛、鹿角霜；偏虚加熟地、补骨脂、骨碎补、黄芪；腰痛、尿血，加海金沙、金钱草、小蓟、茅根等，以防止痛风性肾炎的发生。[23]

用方心得：

湿浊瘀结留滞体内，是痛风发病的两大原因，朱老原方的9味药，都是为排浊、化瘀而设，量重而力专，非常得体。其加减法也照顾全面，用药精当，可师可法。

我平常用原方即感到疗效很好，后来从病人那里得到一个民间验方：百合30g，车前子30g，每次发作时煎服一两剂，患者即大量排尿，病情很快能够控制。由此得到启示，将石韦30g、百合30g、车前子30g加入原方中，排浊消瘀的效果更好。病情缓解之后，再制成散剂，经常冲服，加上控制高蛋白的摄入，有的患者数年不再复发。

8. 四妙勇安汤加减（彭坚经验方）

金银花90g　玄参90g　当归60g　甘草30g　黄芪50g　石斛15g　穿山甲10g　藏红花3g

用方心得：

原方来自《验方新编》，即前四味药，主治脱骨疽，症见患肢红肿热痛，溃烂腐臭，舌红脉数。方中重用金银花清热解毒为君药；玄参解毒、滋阴、降火为臣药；当归活血散瘀，其性温又可制约君臣药之苦寒，以免寒凉过度，为佐药；甘草解毒，调和诸药为使药。全方具有清热解毒、活血止痛的作用。

从我的临床经验来看，本方所治"脱疽"，大多数医家都证实为血栓闭塞性脉管炎，近年来，有人用治冠心病心绞痛属于热证者也有显著疗效。由此可以悟出，本方能作用于血管，有消炎、镇痛、消除水肿、缓解痉挛的作用。我在原方中加黄芪补气以利于行血（合原方的当归、金银花、甘草，为《局方》神效托里散，治疗体虚之人的痈疽肿毒），石斛滋阴而濡润脉道，穿山甲软坚，藏红花活血，使之成为一首广泛运用于治疗慢性血管疾病的方剂，用其治疗血管炎、下肢静脉曲张、血管性头痛、痛风等属于热证者均有效，而且发现本方有一定的降血脂、抗血凝的作用。

9.《张氏医通》改订三痹汤

炙川乌10g　党参10g　黄芪15g　炙甘草5g　白术15g　茯苓10g　桂枝10g　防风10g　防己10g　细辛5g　生姜10g　红枣10g　当归10g　川芎10g　白芍10g

用方心得：

本方以乌头、桂枝、细辛温寒止痛，防风、防己祛风除湿，黄芪、党参、炙甘草、白术、茯苓益气健脾,当归、白芍、川芎养血活血,生姜、大枣调和营卫,合而为一首能够扶正祛邪、治疗风寒湿三痹的方剂。

从我的临床经验来看,本方的核心是以扶阳为主,阳气得以振奋,则血行因而流畅,风寒湿邪等阴霾之气为之四散。本方堪称"经方派"大医家张石顽的代表作,取名"改订三痹汤",意即将陈自明《妇人大全良方》中的三痹汤加以修改、订正,去掉了原方中独活、秦艽、桑寄生、杜仲、牛膝、续断、生地,增加了乌头、白术、防己、细辛。方中所去掉的七味药,属于阴柔之品,以防其恋邪而对祛风寒湿不利;所添加的4味药,属于温燥之品,则加强了原方温阳燥湿散寒的作用,方中恰好将仲景的乌头汤、附子汤、真武汤、黄芪桂枝五物汤、当归四逆汤、防己黄芪汤以及朱丹溪的玉屏风散熔于一炉,且"以防风搜气分之风,川芎搜血分之风,细辛搜骨髓之风"。全方一片阳刚之气,体现了这位"尊经派"临床大家的风范。

两首三痹汤,在临床运用上确有差别。若表现为气血虚而寒象不突出的,用陈氏三痹汤;若表现为阳气虚,寒证明显,疼痛较剧烈的,则用张氏三痹汤。就个人的习惯而言,我喜用张氏改订三痹汤,因为本方扶正祛邪皆能兼顾,凡阳气虚而痹痛日久者,只要没有内热之象,均可运用,疼痛不剧烈者,我常改川乌为附子。

10.《温病条辨》宣痹汤

防己 10g　　杏仁 10g　　连翘 10g　　滑石 10g　　栀子 10g　　苡仁 10g　　蚕砂 10g　　法夏 10g　　赤小豆 10g

用方心得:

方中防己苦寒清热、祛风除湿止痛为君药;杏仁宣肺理气,薏苡仁、滑石甘淡渗湿为臣药;蚕砂、半夏、赤小豆除痰化浊,连翘、栀子清泄郁热共为佐使药。本方主治:湿热痹证,症见寒战热炽,骨节烦痛,面色萎黄,小便短赤,舌苔灰滞或黄腻。痛甚加海桐皮、姜黄等。

从我的临床经验来看,本方所适合的病机,是湿热蕴结于经络,导致全身肌肉关节疼痛,属于湿热痹初起,不论有无寒战热炽,均可运用。本方出自叶天士的《临证指南医案》,不用苦寒或苦温燥湿的药物,而用淡渗利湿、芳香化湿的药物治疗湿热证,这是叶天士先生的一大创造。与二妙散等清热燥湿方剂相比,本方疏达解表之力较强,用方时的辨证要点在看舌象:舌红苔黄腻为二妙散证,舌胖淡、苔灰黄或浮黄为宣痹汤证,我在临床用宣痹汤可谓屡试不爽。只要掌握好本方适应的病机和辨证要点,则可将其广泛运用于风湿热、风湿性关节炎、类风湿关节炎、多发性神经炎、结节性红斑、痛风等病的治疗。

11.《医学启源》当归拈痛汤

当归 15g　　党参 10g　　升麻 5g　　葛根 15g　　羌活 10g　　防风 10g　　茵陈 15g　　苦参 10g　　知母 10g　　黄芩 12g　　猪苓 10g　　苍术 10g　　白术 10g　　炙甘草 5g　　泽泻 10g

用方心得:

本方可以看做是补中益气汤的加减方,方中当归、人参、炙甘草、白术、升麻、葛根升阳、益气、健脾,且重用当归补血活血,共为君药;以羌活、防风祛风,泽泻、猪苓、茵陈淡渗利湿,苍术、苦参、黄芩、知母清热燥湿,共为臣药。主治湿热痹证,症见遍身骨节疼痛,肩背沉重,口苦,舌红苔黄,小便热赤者。

从我的临床经验来看,本方所适合的病机,是气血亏虚,清阳不升,导致湿热长期困脾,留滞经络肌肉不去,而成湿热痹证。故这类患者大部分病程日久,以上肢、肩背为甚,以酸胀沉重为特征,并有短气乏力、面色不华、食欲不振、口苦尿黄、舌苔黄腻等症。这类病例临床所见极多。

12.《伤寒论》柴胡桂枝汤

柴胡 15g　桂枝 10g　法夏 10g　黄芩 10g　白芍 15g　炙甘草 10g　党参 15g　生姜 10g　大枣 10g

用方心得:本方出自《伤寒论》第 146 条。原文云:"伤寒六七日,发热,微恶寒,支节烦疼,微呕,心下支结,外证未去者,柴胡桂枝汤主之。"方中以小柴胡汤和解表里,桂枝汤调和营卫,本方是一首以和法为主治疗身体疼痛的方剂。

临床常见到许多中老年人,一到天气变化,即感到身体疼痛,心烦,头晕,心里不舒服,微恶寒,似发热,但这种疼痛又非剧痛,从风湿痹证的角度治疗效果不显,我认为是筋骨长年劳损,不能适应天气变化所致,正好属于条文中所描述的"身体疼烦",用此方和调,疗效显著。如果疼痛是因为气候变化引起的,如开春季节湿热萌生,则合用麻杏苡甘汤、二妙散;如属劳累所致,则合用当归补血汤,烦疼而致睡卧不安,再加鸡血藤、酸枣仁、茯神;如疼痛以臀部、腿部为甚者,则合用四妙散,即二妙散加怀牛膝、薏苡仁;如疼痛牵涉到颈部,则合用葛根汤,即加葛根;如疼痛剧烈,则合用止痉散,即加蜈蚣、全蝎等。

还有一些中老年人,总感到有一股气在身上窜动,气走到哪里,则哪里疼痛,按之即打嗝,令人称奇,用寻常疏肝理气之法不效。我后来从刘渡舟先生的《伤寒论十四讲》中得知,应当用此方治疗。总之,中老年人好比一部使用了几十年的机器,部件老化,容易出现这里、那里的故障,肢体经常会有一些莫名的不适,不宜大补、大泻,只需调节、维修,而此方是特别适合的方剂。

验案举隅

案例一:类风湿关节炎

杨某,女,34 岁,已婚,工程师,2005 年 8 月 8 日初诊。

患者产后关节炎已 8 年余,到处求医,越治越严重,尤其年前根据媒体的报道,到青海找当地著名的风湿病专家治疗半年后,情况更加糟糕。双膝关节僵硬疼痛,行走困难,肿大如脱,感觉发热,小腿肌肉开始萎缩,手腕关节有骨质疏松,肘关节僵直。每到下午7 时左右开始发低热,大约 37.8℃,到第二天早上退热,热退无汗或左半身出汗。面色白里透红,略微浮肿,口干,喜温水,舌胖淡,脉细滑数,此为湿热痹,处方:

石斛 60g　远志 50g　川牛膝 50g　黄芪 100g　金银花藤 60g　防己 20g　苍术10g　黄柏 10g　薏苡仁 30g　猪苓 10g　土茯苓 50g

3 剂,每剂药以 10 碗水煎成 3 碗,早、中、晚各服 1 碗,服药后,避风,盖薄被取微汗。

8 月 15 日二诊:服完 3 剂药后,膝关节肿大消退一半,顿时感到轻松、灵活,走路比原来进步,但仍然膝盖内发热,低热、疼痛依旧。舌红,有薄白苔,脉细滑。处方:

秦艽 10g　鳖甲 10g　牡丹皮 10g　地骨皮 30g　苍术 10g　黄柏 10g　薏苡仁 30g　蚕砂 10g(布袋包)　石斛 15g　远志 30g　川牛膝 20g　银花藤 30g　黄芪30g　防己 15g　10 剂

另外,炙马钱子 5g,全蝎 30g,蜈蚣 10 条,乳香 10g,没药 10g,研末,分 10 天服,每日3 次,饭后开水送服。

9月1日二诊:服上方后,膝盖内发热已除,疼痛未减轻,胃中觉得不适,低热也未去,脉细数,舌淡红,有薄白苔。处方:

防己 15g　木瓜 30g　白芍 25g　苍术 10g　黄柏 30g　薏苡仁 30g　秦艽 10g　怀牛膝 15g　石斛 30g　远志 20g　黄芪 30g　忍冬藤 30g　海风藤 30g　络石藤 30g　鸡血藤 30g　清风藤 15g　10 剂

9月8日四诊:服上方药后,止痛效果很好,胃中不适消失,但仍然有低热,色微红,舌苔薄黄,脉弦细。处方:

青蒿 10g　地骨皮 15g　秦艽 12g　茵陈 15g　防己 10g　苍术 10g　草薢 10g　薏苡仁 15g　滑石 20g　通草 5g　黄柏 10g　牛膝 15g　络石藤 15g　青风藤 15g　海风藤 15g　穿山甲 5g　7 剂

9月15日五诊:低热退,仍然疼痛,但不剧烈,脉弦细,舌淡。处方:

防己 15g　木瓜 30g　白芍 25g　苍术 10g　黄柏 30g　薏苡仁 30g　怀牛膝 15g　石斛 30g　远志 20g　黄芪 30g　忍冬藤 30g　海风藤 30g　络石藤 30g　鸡血藤 30g　10 剂

9月22日六诊:上方止疼效果好,服药后基本不痛。因为患者就诊不方便,嘱咐原方 2 天 1 剂,连服 30 剂。

12月1日七诊:因为天气骤然变冷,关节又出现疼痛,痛处发冷,关节僵硬,屈伸不利,每天用热水烫脚,身上微微出汗则稍微舒服,脉沉细,舌淡。

煎剂处方:

麻黄 10g　附子 10g　细辛 5g　地龙 10g　茯苓 30g　白术 30g　黄芪 30g　防己 10g　忍冬藤 15g　远志 10g　石斛 10g　5 剂

丸药处方:

蕲蛇 50g　土鳖 30g　地龙 30g　乳香 15g　没药 15g　穿山甲 20g　鹿筋 30g　紫河车 30g　炙马钱子 9g　海马 1 对　鹿茸 5g　鹿角胶 30g　龟甲胶 30g

研末,装胶囊,分 30 天服。每日 3 次,饭后服。

1月19日八诊:服汤药 5 剂后,症状缓解,继续服丸药,病情稳定,关节基本不痛,只是活动欠灵活,上下楼不方便,处方:

附片 15g　麻黄 10g　神曲 10g　鹿角霜 10g　黄芪 30g　远志 30g　白芥子 10g　地龙 15g　石斛 30g　鸡血藤 30g　忍冬藤 30g　石见穿 10g　巴戟天 20g　茯苓 15g　15 剂

3月13日九诊:病情稳定,可以行走、做家务,春期间虽然劳累、天气较冷,也没有反复。处方:

附片 15g　石斛 30g　合欢皮 10g　刺五加 30g　威灵仙 25g　忍冬藤 30g　苍术 10g　怀牛膝 30g　黄柏 10g　黄芪 20g　防己 12g　15 剂,胶囊照服。

从 3 月 13 日至今,一直服用此方,情况稳定,可行走,并可做简单的家务,汗出通畅,晚上睡觉好,因就诊不方便,继续服原处方。2007 年 2 月随访,已经基本恢复正常人的生活。

治疗心得:

在我的要求下,2006 年 4 月 12 日,患者家属提供了一份简单的书面材料,以供进一步治疗时参考:"患者得病 8 年,求医 8 年,病情越治越重,在彭医生处共服 19 个处方的中药,其中大部分是由人代诉。找彭医生看病之前,主要症状有 8 个方面:①双膝肿疼,患处发热;②右肘关节、右髋关节时时发痛;③左肘僵硬、手指关节疼痛,左脚背痛;④睡觉时腿不易伸直,伸直后不易弯曲,下床困难;⑤背部时有胀痛畏寒,抽筋;⑥每天下午 7 时低热,37.3℃左右,第二天早上热退,只有左半身出汗;⑦对季节更替、气候变化、月经周期变化特别敏感,每逢这时,疼痛加重;⑧行走困难,不能维持日常生活。治疗后的情况:①两膝水肿消退,已不发热,大小腿消瘦;②原来出汗只有左半边,现在全身可出汗;③不再低热,但易感冒,感冒时全身发软、发痛,但痛感较轻;④左腿较易屈伸,右腿难屈伸,可行走;⑤右肘大筋僵硬,右膝一直微痛,右髋关节时有痛感,左脚痛,但疼痛程度比以前好了许多;⑥可以行走几百米,做些家务,基本能够处理自己的日常生活。"

　　本案情况较为复杂。患者青少年时从事过体育运动,体质素好。病起于产后未禁生冷,以冷水洗浴,酿成产后关节炎。在治疗过程中,医生又过用生乌头、生附子之类温寒燥湿之品,以至于戕伤阴血,导致阳气未复而湿热内蕴,骨质疏松与阳气受损有关,肌肉萎缩、痿软无力则直接起因于湿热不攘,即《素问·生气通天论》所谓:"湿热不攘,大筋缓短,小筋弛张,缓短为拘,弛张为痿。"一诊因其双膝肿大如脱,类似鹤膝风,又有低热等湿热内蕴之象,故以四神煎合二妙散为治,并悉遵四神煎的煎服法,盖被取汗,二剂而膝盖肿消。此后,从二诊到六诊,针对湿热内蕴所致的低热、疼痛等,用秦艽鳖甲汤、二妙散等加减,历时近 3 个月,方告临床治愈。古人形容治疗湿热如"抽丝剥茧",的确如此。进入冬季,患者因为受寒而病情反复,阳气虚的一面又凸现出来,故七诊用麻黄附子细辛汤加减,因为有过用温药伤阴助热的先例,乃加忍冬藤、石斛、地龙等解热、滋阴、柔润之品以监制之。

用药心得:

　　该案有本人的一处用药心得,即从二诊开始,全程使用了动物药。本案属于顽痹,不仅病史长,且经误治,又有骨质疏松、肌肉萎缩等,不用"血肉有情之品"则不能恢复。关于痹证如何使用动物药,朱良春、焦树德等先生都有成熟的经验,从我的临床经验来看,动物药可分为 3 大类:一类偏于扶正补虚,如紫河车、大海马、蛤蚧、鹿角胶、龟甲胶等,一类偏于通络祛邪,如全蝎、蜈蚣、水蛭等,一类介乎两者之间,如蕲蛇、地龙、土鳖、九香虫等。当湿热内蕴时,不宜于用第一类补虚药,用之容易出现皮肤过敏、面色潮红、血压升高等反应,此时用蜈蚣、全蝎配炙马钱子,通络止痛效果甚佳;而对于骨质疏松、肌肉萎缩等退行性病变,则不宜于用第二类祛邪药,用之容易出现精神不振、脚软无力等反应。本案根据病情变化设计胶囊时,充分注意到了这一点。

　　案例二:系统性红斑狼疮

　　陈某,女,17 岁,长沙人,学生,2003 年 7 月 4 日初诊。

　　2003 年 2 月确诊为系统性红斑狼疮,用西药治疗 6 个月,每天服用泼尼松(强的松)至 20 片,每片 5mg,身高 1.62m,体重达 80kg,大量脱发,头发枯焦,腹背部有数条豹纹状皮疹,全身关节肌肉酸疼,尤以指关节为甚,红肿疼痛,时有低热,面呈满月型,有明显的红色蝴蝶斑,小便黄,大便结,口不渴。患病前,月经有时提前四五天,量多,色红,有血块,用激素治疗后闭经 3 个月,舌红,苔薄黄而滑。此为血热、湿热为患,当先清利经络中湿热,用宣痹汤加减,处方:

　　　　赤小豆 30g　　连翘 10g　　防己 12g　　滑石 15g　　杏仁 10g　　薏苡仁 30g　　蚕砂 10g　　半夏 10g　　忍冬藤 30g　　威灵仙 10g　　清风藤 15g　　海风藤 15g　　络石藤 15g　　桑

枝 30g　钻地风 10g　7 剂。

7 月 31 日二诊:上方共服 14 剂,肌肉关节酸痛显著好转,两手指关节红肿疼痛已消。但全身瘙痒,起红疹,搔之肿起,在服激素时即有,时重时轻,非常顽固,舌红苔滑腻,大便干结。治宜清血热,消风止痒,方用消风散加减,处方:

首乌 30g　苍术 10g　苦参 10g　知母 10g　荆芥 10g　防风 10g　蝉蜕 8g　牛蒡子 10g　滑石 15g　甘草 10g　麻仁 25g　生地黄 30g　白鲜皮 30g　土茯苓 15g　忍冬藤 30g　7 剂。

8 月 16 日三诊:服上方后,皮肤红疹消失,瘙痒已除,近几天咽喉疼痛,口舌生疮,大便秘结,舌红有薄黄苔,脉滑数,当滋阴、清热、降火、解毒,用甘露饮加减,处方:

生地 30g　天冬 10g　麦冬 15g　黄芩 10g　石斛 15g　茵陈 15g　金银花 15g　紫草 15g　土茯苓 30g　甘草 10g　枳壳 10g　板蓝根 30g　玄参 30g　7 剂。

12 月 5 日十诊:天气骤冷,右手掌小指从根部到指尖变红,并有一两处小疱疹,局部温度低,自我感觉发烫,西医诊断为血管炎,当活血凉血通络,用四妙勇安汤加减:

处方:银花藤 50g　当归尾 15g　玄参 30g　黄芪 30g　丹参 30g　甘草 15g　石斛 30g　藏红花 3g　穿山甲 10g　7 剂

另外:紫草 15g,胡黄连 5g,取麻油 30g,用微火将胡黄连、紫草煎枯,去渣,趁热化入血竭 2g、轻粉 1g,每日搽两三次。

上述两方内服、外用后,红肿完全消退。

2004 年 5 月 6 日二十四诊:经过半年左右调整,关节肌肉疼痛、皮疹瘙痒、口腔溃疡、血管炎等基本消失,疾病趋于平稳,考虑改用丸剂缓图,并逐渐将激素减量。

处方:金银花 30g　苡仁 30g　土茯苓 30g　甘草 10g　川芎 15g　莪术 15g　黄连 50g　苦参 20g　紫草 15g　茜草 15g　刘寄奴 20g　琥珀 10g　地龙 30g　丹皮 15g　凌霄花 10g　土鳖虫 10g　乌梢蛇 20g　丹参 15g　威灵仙 15g　首乌 30g　生地 30g　西洋参 30g

研末为蜜丸,每服 10g,日 2 次,强的松由 20 片减为 18 片。

6 月 3 日二十五诊:月经来潮二天,量不多,有少量血块,余无不适。有西医建议用环磷酰胺断其月经,家长不同意,续服丸药,继续减少激素 2 片。

处方:金银花 30g　薏苡仁 30g　土茯苓 30g　甘草 30g　川芎 15g　莪术 15g　黄连 50g　苦参 30g　琥珀 10g　地骨皮 30g　牡丹皮 30g　首乌 30g　生地黄 30g　女贞子 30g　旱莲草 30g　豨莶草 30g　藏红花 10g　乌梢蛇 30g　小海马 40g

研末为蜜丸,每服 10g,日 2 次。继续减强的松 2 片。

8 月 26 日二十六诊:已经服 2 剂药丸,自我感觉尚好,复诊前,检查补体为 775 单位,白细胞计数 4.5×10^9/L,因为补体未达标,西医建议不能再减少激素,患者身上的豹纹状皮疹已经逐渐变淡,除脸上尚有小块浅红色斑块之外,无任何不适。处方:

金银花 15g　薏苡仁 10g　土茯苓 15g　川芎 10g　莪术 10g　黄连 8g　琥珀 10g　牡丹皮 10g　首乌 30g　补骨脂 30g　女贞子 30g　鸡血藤 30g　旱莲草 30g　藏红花 5g　大海马 24g　乌梢蛇 30g　凌霄花 10g　刘寄奴 15g　丹参 10g　锁阳 15g　威灵仙 10g　沙苑子 10g　浮萍 15g　草河车 10g

研末为蜜丸,每服 10g,日 2 次,暂时不减激素,每日服 4 片。9 月 30 日检查,补体增至 1140 单位,C_4 为 172,血常规及尿检均正常。继续服原方二料,激素顺减至 2 片。

至2005年7月,已完全停用激素,补体维持在950~1100之间,患者感觉无任何不适,月经也基本正常,脸上红斑完全消退,身上豹纹状皮疹已经不显,偶有关节肌肉痒痛,用清热利湿解毒药物即效,但2004年11月9日做狼疮细胞全套检查,仍为阳性,近半年多未再作检查。

2007年随访,患者病情稳定,在长沙某大学念大三。2013年6月因为其他病来就诊,情况仍然稳定,没有再服激素药。

治疗心得:

红斑狼疮是一种自身免疫性慢性炎症性结缔组织病,属于风湿病范畴,本案发病是从全身肌肉关节酸痛开始的,在几年的治疗过程中,每次加重,也是首先表现为肌肉关节疼痛,从中医的角度来辨证,属于湿热痹。尽管西医已经在血液中找到狼疮细胞,明确诊断为系统性红斑狼疮,一诊仍然按照中医的辨证思路,用《温病条辨》的宣痹汤加减。湿热阴伤,火毒炽盛,是贯穿疾病整个过程的病机,二诊时表现为全身皮肤瘙痒、起红疹,故随机改用《医宗金鉴》消风散,该方重在清利湿热治疗皮疹,但清热解毒之力不够,加土茯苓、忍冬藤以助之。三诊时见咽喉疼痛,口舌生疮,用《局方》甘露饮,仍加土茯苓、紫草、板蓝根、玄参清解火毒。以上的治疗,均在7、8、9三个月,正值夏秋炎热的季节,湿热火毒表现较为严重,故变证叠起。十诊出现血管炎,虽然是受寒而起,又是在冬季,不敢贸然用当归四逆汤等温通活血之剂,选用四妙勇安汤加减,很快红肿消失。病情基本稳定后,在二十四诊时,开始以丸剂缓图,并逐步减少激素用量。丸剂的处方,以皮肤解毒汤为主加减,服用前后达3年,情况尚属稳定。

这中间曾经有过一次较大的反复:由于患者用过大量激素,出现虚胖,面如满月,面色㿠白,头晕乏力,肢端发凉,舌胖淡,脉缓等类似阳虚之证,加之久用寒凉之品,见效缓慢,跟我坐堂的中医内科博士、韩国留学生宋志浩先生提议改用温阳药物,他曾经跟随成都"火神派"名医唐步祺先生坐诊,唐先生用大剂量干姜、附片等治愈过几例系统性红斑狼疮,有验案在录。我接受他的建议,试用5剂,结果服1剂后,患者咽喉疼痛,右手小指发红,指甲处溃破流脓,赶紧停服,改用清热解毒之品,方未铸成大错。该病也许并非完全禁用温阳药物,但从我的临床经验来看,长期使用抗生素、激素的患者,往往阳气受损或阳气被抑制,表现为一派虚寒之象,须仔细辨认,方不致误。阳气受损,用温阳药物自当有效,倘若阳气被抑制,则多内有郁火,误作阳虚治疗,即祸不旋踵。信奉"火神派"之说的初学者,遇此情况,辨证时尤其要留意。

用药心得:

该案有本人的几处用药心得。其一,紫草、胡黄连油剂,治疗血管炎。该方取意于《外科正宗》的生肌玉红膏,伯父很欣赏玉红膏外治消炎止痛、生肌长肉的疗效,但原方炼制不易,又无成药可购,我取原方的紫草、血竭、轻粉,加胡黄连,教患者自制成紫草油外用,褪红消肿、解毒止痛,作为内服药四妙勇安汤的辅助治疗,有较好的作用。其二,丸剂中长期将乌梢蛇、海马并用,用以扶正祛邪,对于提高补体、保护肾脏、改善血管功能,可能起到一定作用。乌梢蛇,《本草纲目》云:"肉甘平无毒,主治诸风顽痹,皮肤不仁,风瘙瘾疹,疥癣,热毒风。"海马,《本草纲目》云:"暖水脏,壮阳道,消瘕块,治疗疮肿毒。"两味药对红斑狼疮这种严重皮肤病的治疗,都具有很强的针对性。其三,我在二十四诊后,用皮肤解毒汤加减作为治疗红斑狼疮主方。此方一般医书不载,我取自胡天雄先生的经验,胡先生谦称为整理方,原方出自日本人村上图基所撰的《续名家方选》。整理方共6味药,即土茯苓、黄连、莪术、川芎、银花、甘草。胡先生经多年临床观察,称此方对多种皮肤病有效,对过敏性皮炎效果尤著。干性皮肤,则去黄连、银花,改紫草、地骨皮。[24]胡先生并未用本方治疗红斑狼疮,但在另外一则医话中提到赵炳南先生用本方治疗红斑狼疮6例,5例痊愈,1例死亡,其痊愈者皆用黄连,其死亡者则未用,这启发了我选择该方作为治疗红斑狼疮的主方。

案例三:周身肢体疼痛

吴某,女,65岁,炎陵县人,农民,2011年7月20日初诊。

患者经常身痛,四肢酸胀疼痛,遇到天气变化或劳累时加重,在医院做过各种检查,类风湿因子不高,只有轻度腰椎骨质增生,查不出具体原因,饮食、二便尚可。最近下雨多,患者感到周身疼痛,右下肢从臀部到小腿胀痛厉害,活动稍舒,躺下尤剧,以致心烦不眠,舌淡苔薄黄,脉弦细。处以柴胡桂枝汤合麻杏苡甘汤:

柴胡10g 桂枝10g 白芍30g 炙甘草10g 黄芩10g 党参15g 半夏10g 生姜10g 大枣10g 麻黄5g 杏仁10g 薏苡仁60g 苍术10g 7剂

2011年7月26日二诊:服上方后,臀部及小腿胀痛显著改善,全身酸痛也有好转,颈部僵硬,感觉疲劳思睡,舌淡,脉缓。原方加减:

柴胡10g 桂枝10g 白芍30g 炙甘草10g 黄芩10g 党参15g 半夏10g 生姜10g 大枣10g 苍术10g 葛根50g 黄芪30g 防己10g 7剂

2010年5月10日三诊:服上方后,周身疼痛全部缓解,颈部灵活,精神亦好转,仅臀部留有酸胀感,脉舌同前,仍然用原方加减:

柴胡10g 桂枝10g 白芍30g 炙甘草10g 黄芩10g 党参15g 半夏10g 生姜10g 大枣10g 黄柏10g 苍术10g 木瓜30g 怀牛膝15g 薏仁30g 黄芪30g 当归10g 7剂

服后臀部酸胀感也消失,一如常人。

用方心得:

柴胡桂枝汤,是我用来调治中老年身体疼痛最常用的方剂,临床效果颇佳。经方中治疗周身疼痛的方剂不少,如乌头汤、白术附子汤、桂枝芍药知母汤、麻杏苡甘汤、防己黄芪汤、木防己汤等等。可以根据风寒湿热的不同病因,选取以上方剂,往往效如桴鼓。然而柴胡桂枝汤的立意却与以上方剂有显著的不同,本方是由小柴胡汤与桂枝汤合方,两方都以"和法"为治疗原则,而不是以祛风、散寒、去湿、止痛为目的。这种病痛,最常见于中老年或体质比较虚弱的患者,容易在劳累过后、天气变化、季节更替时发生,各种检查都查不出有严重疾病,用药偏凉、偏温,患者都感觉到不适。这是身体虚弱或年龄趋于衰老,肌肉筋骨不胜劳累,不能适应温差、湿度变化所致,这种因为身体不能调和而出现的疼痛,决不能当做风湿一类病来治疗,应当视为"亚健康状态",采用"和法"调治。故以小柴胡汤与桂枝汤合用,和阴阳,和表里,和营卫,和气血。全方药性平和,不偏温,不偏凉,具有调补与治疗兼施的特点,故在中老年人和亚健康人群中运用很广。

九、痛　经

痛经是妇科的常见病,特别是青年未婚妇女,发病率很高。临床以行经前或经期少腹及腰部疼痛为主症,其主要机理为气血运行不畅所致。只要月经周期尚准,最简便有效的方法是每次来月经之时,提前两三天服用佛手蛋,每天1次,共服5天,连续服两三个周期。此方对于未婚妇女原发性痛经效果很好[1]。

如果痛经属于热证,即月经周期正常或前后不准,小腹疼痛较为严重,且有烦躁、乳房胀痛、口苦、舌苔黄、脉弦数等热象,宜用宣郁通经汤[2];缓解后,用生龙活虎丹为丸[3],连服数月以善后。

如果痛经属于寒证,往往经行错后,经色黯淡或紫黯夹有血块,经将行则小腹疼痛剧烈,唇面发青,汗出肢冷,甚至呕吐,舌胖淡,脉弦紧者,当用温经散寒、补血化瘀之法,虚证宜用《金匮要略》温经汤[4],实证宜用《医林改错》少腹逐瘀汤[5]。

如果患者体质肥胖,平时带下量多,色白质稀,以致痰湿阻滞胞宫,经行不畅而小腹胀疼者,常用温肾健脾、养血舒肝之法,以附子汤合当归芍药散治之[6]。

如果每次痛经伴随有大量白带,颜色偏于黑褐色,腹中绞痛,多为经期淋雨、受寒、误食生冷所致,属于寒湿凝聚,宜用温脐化湿汤[7]。

如果月经干净后,小腹绵绵而痛,脉虚细者,此属经后肝血空虚,筋脉失养之故,宜用调肝汤[8]。

此外,还有一种"脱膜痛经",疼痛十分剧烈,以未婚青年女性为多,皆起于月经初潮期。腹痛多发于行经的第二三天,有大小不等的瘀血块及膜状物随同经血脱落而出,待块物落出后,腹痛渐减,已婚者则多不孕。脱落之膜经病理检验为异常增生的子宫内膜,遂有"脱膜痛经"或"膜样痛经"之称。当治以活血化膜、理气止痛,或祛瘀止血止痛,可用朱南荪化膜汤[9]。

附方

1. 佛手蛋(彭崇让经验方)

全当归30g 川芎15g 大枣10个 黑豆30g 枸杞子15g 红糖30g 生姜3片 鸡蛋1个

用方心得:

当归、川芎古称佛手散,有活血通经的作用,古人早就用于治疗痛经,再加生姜温寒以助归、芎活血,且能散寒止呕,红糖活血又能补血,加鸡蛋补虚,煮熟后,吃蛋、喝汤,变成民普遍使用的一首食疗方,很多做母亲的经常会用来帮助女儿缓解痛经。然而,伯父认为:四物汤之四味药物本为刚柔相济,佛手散取其中刚烈的两味,虽然是为了活血通经之需,又加了红糖、鸡蛋,毕竟稍嫌燥烈,有时服用后咽喉疼痛,如果再加大枣、黑豆、枸杞子3味,既能克服原方可能带来的副作用,而长期的效果又超过原方,且仍然不改食疗方的本色。

伯父生前推崇陆九芝、张山雷的著作,所加3味药的根据,皆化出于二人的著作。陆九芝《世补斋医书》的"坎离丸方论"云:"坎离丸者,山左阎诚斋观察取作种子第一方,最易最简,最为无弊。方乃红枣、黑豆等分。红枣色赤入心,取其肉厚者,蒸熟去皮核;黑豆色黑入肾,即大黑豆,非马料豆,椹汁浸透,亦于饭锅内蒸之,蒸熟再浸再蒸。二味合捣如泥,糊为丸,或印成饼,随宜服食。亦能乌须发、壮筋骨,以此种玉,其胎自固,而子亦多寿。"而张山雷的《女科辑要笺正》也说:"大枣补心脾,黑豆补肝肾,而调之以桑椹汁,确是养阴无上妙药。黑大豆尤以一种皮黑肉绿者更佳。豆形如肾,确能补肾,且多脂液,而色黑兼绿,专补肝肾真阴,尤其显然可知。"

伯父取方中大枣、黑豆二味,另改桑椹汁为枸杞子,因其更为简便易得。我临床使用的经验表明：有痛经的未婚、未育妇女，每逢月经来时即服几剂佛手蛋，不仅能够使得月经通畅，而且有利于发育和将来的生育，原先因为痛经、血行不畅而导致的脸色晦黯、无光泽等，也会逐渐好转。

2.《傅青主女科》宣郁通经汤

白芍 15g（酒炒）　当归 15g（酒洗）　牡丹皮 15g　栀子 9g　柴胡 5g　甘草 5g　香附子 10g　白芥子 6g　郁金 10g（醋炒）　黄芩 5g（酒炒）

用方心得：

方中以白芍、当归柔肝活血为君药；以牡丹皮、栀子、黄芩清肝泻火为臣药；柴胡、香附子、郁金、白芥子，疏肝、理气、解郁、化痰为佐药；甘草调和药性为使药。本方能够补肝之血，解肝之郁，利肝之气，降肝之火，故能使肝火郁结所致的痛经得以迅速消除。

从我的临床经验来看，本方是治疗痛经使用频率最高的方剂之一，所适合的病机是肝经郁火。治疗肝经郁火，古方有丹栀逍遥散，本方由该方加减而成，但立意有很大的不同。即去掉了原方中的白术、茯苓、薄荷、生姜，重用白芍、当归、丹皮，轻用柴胡、甘草，再加香附子、郁金、白芥子、黄芩，以理气活血、化痰清热，使柔肝活血、清肝解郁散结成为构方的重点，疏肝理气退居次要，健脾渗湿予以取消。显然，宣郁通经汤治疗痛经，是建立在养血活血为本，清解郁火为标的基础之上，方中的白芍须用酒炒，不能用生白芍，当归用酒炒，郁金用醋炒，都必须遵古法，向药店交代明白，否则效果大打折扣。加减：乳房胀痛，加绿萼梅 10g、八月札 10g；月经排出不畅，加刘寄奴 15g、九香虫 10g；疼痛剧烈，加川楝子 10g、延胡索 10g；瘀块多，加蒲黄 10g、五灵脂 10g；血量多，时间长，加蒲黄炭 10g、血竭 5g。

3. 生龙活虎丹（彭崇让传九芝堂药铺古方）

柴胡 10g　当归 30g　白芍 30g　炙甘草 15g　茯苓 10g　白术 10g　丹皮 15g　香附子 10g　三七 10g　琥珀 10g　人参 10g　阿胶 10g

用方心得：

这是伯父授给我的经验方，据他说：本方出自九芝堂药铺，原来制成成药出售。这首方也是丹栀逍遥散加减，去栀子是嫌其太凉，加香附子理气，三七活血，琥珀定痛，人参补气，阿胶养血，标本兼顾，考虑周全，制成丸剂缓图，不仅可以治疗痛经，也可用于调经。

4.《金匮要略》温经汤

吴茱萸 5g　桂枝 10g　当归 15g　白芍 15g　川芎 10g　丹皮 10g　阿胶 10g　麦冬 10g　党参 10g　炙甘草 10g　半夏 10g　生姜 10g

用方心得：

本方出自《金匮要略》"妇人杂病脉证并治"，方中以吴茱萸、桂枝、党参、炙甘草益气温阳，通利血脉，为君药；四物汤去熟地，加阿胶、丹皮，养血调经，活血祛瘀，为臣药；半夏、麦冬、生姜降逆滋阴止呕，为佐使药。全方共奏温寒补血、活血祛瘀之功。

从我的临床经验来看，本方适合的病机是阳虚血寒，血虚夹瘀。方中暗合胶艾四物汤、桂枝汤、吴茱萸汤、麦门冬汤在内，组方深合"气为血之帅，气行则血行"、"血得寒则凝，得温则行"之旨，因而广泛运用于血虚有寒的各种妇科病，如月经愆期、崩漏、不孕、子宫肌瘤、卵巢囊肿等。《金匮要略》原文中指出："妇人年五十所，病下利，数十日不止，暮即发热，少腹里急，腹满，手掌烦热，唇干口燥，何也？师曰：此病属带下。何以故？曾经半产,瘀血在少腹不去。何以知之？其证唇干口燥,故知之,当以温经汤主之。"方剂后的说明中进一步指出:"亦主妇人少腹寒,久不受孕,兼取崩中去血,或月水来过多及至期不来。"

从整个条文来看,温经汤所治并非一病一症,只要是"瘀血在少腹不去"、"少腹寒",即病机属于少腹血寒有瘀的妇科病,本方均可使用,这给我们以很大的启示。我在使用本方时,倘若伴随着严重呕吐、头痛的痛经,往往借鉴蒲辅周先生的经验:用益母草 60g,生姜 30g,先煎汤代水,下其他药再煎,吴茱萸可用至 30g,但一定要加红糖 30g 同煎,才不至于温燥过甚。

5.《医林改错》少腹逐瘀汤

小茴香 3g　肉桂 3g　干姜 5g　当归 15g　川芎 10g　赤芍 10g　蒲黄 10g　五灵脂 10g　没药 10g　延胡索 10g

用方心得:

本方以当归、赤芍、川芎养血活血为主药,蒲黄、五灵脂、延胡索、没药行瘀止痛,小茴香、肉桂、干姜温经散寒为辅药,共奏活血化瘀、温寒止痛的作用。王清任在"少腹逐瘀汤说"中指出:"此方治少腹积块疼痛,或有积块不疼痛,或疼痛而无积块,或少腹胀满,或经血见时,先腰酸少腹胀,或经血二月见三五次,接连不断,断而又来,其色或黯,或黑,或块,或崩漏,或少腹疼痛,或粉红兼白带,皆能治之,效不可尽述。更出奇者,此方种子如神,每经初见之日吃起,一连吃五付,不过四月必成胎。"

从我的临床经验来看,在王清任所创制的活血化瘀诸方中,这首方是后世用得最多的方剂之一。凡是血瘀寒凝于少腹所导致的男女各种病症,本方均可考虑使用。本方以"失笑散"蒲黄、五灵脂为基础,取"手拈散"中的延胡索、没药,"四物汤"中的当归、川芎、白芍,"暖肝煎"中的小茴香、肉桂,再加干姜,去掉其他方中的气药、补药,纯走温通活血化瘀一途因而气雄力专,止痛效果甚佳。可以说,凡是小腹疼痛,属瘀属寒的,此方都有一定疗效。其不仅治疗痛经,对妇科慢性盆腔炎、输卵管堵塞、卵巢囊肿、子宫肌瘤、宫外孕、不孕症、习惯性流产、子宫内膜异位症、盆腔瘀血症,以及慢性肠炎、结肠炎等,灵活运用,都有良效。本方与温经汤的区别在于:温经汤的病机是血虚有寒兼瘀,虚多实少;本方的病机是血瘀寒凝,实多虚少。

6.《金匮要略》当归芍药散

茯苓 15g　白术 30g　白芍 30g　泽泻 10g　当归 30g　川芎 10g

用方心得:

原方两次见载于《金匮要略》妇人病篇,原文曰:"妇人腹中诸疾痛,当归芍药散主之。"这首方看似平易,药仅当归、白芍、川芎、白术、茯苓、泽泻六味,但紧扣养肝和血,健脾化湿两个环节,既是妇科调经、治带的祖方,又可治疗各种杂病证属肝脾不和、血虚兼湿者。临床用之灵活,确实能够创造很好的疗效。如果痛经兼有白带多,颜色黄,气味重者,此为下焦有湿热,可加红藤、败酱草各 30g,黄柏、萆薢各 15g,以清热燥湿;白带清稀如水,气味淡,患者多体肥怕冷等,为阳虚有寒湿,加附子、鹿角霜、蜂房各 10g,以增加温寒化湿的作用。

从我的临床经验来看,本方最大的特点是立意平和,柔肝以和血,健脾以去湿,对于肝脾不和而致血行不畅、水湿内停的病症,较为适合。尤其适合于邪气不实而正气偏虚的慢性病患者,以作调补之用。

7.《傅青主女科》温脐化湿汤

白术 30g　茯苓 15g　山药 15g　扁豆 10g　莲肉 30g（不去心）　巴戟天 15g　白果 10 枚（捣破）

傅青主曰："妇人有经水将来三五日前，而脐下作疼，状如刀刺者，或寒热交作，所下如黑豆汁，人莫不以为血热之极，谁知是下焦寒湿相争之故乎！""治法利其湿而温其寒，使冲任无邪气之乱，脐下自无疼痛之疢矣，方用温脐化湿汤。然必须经未来前十日服之。四剂而邪气去，经水调，兼可种子。此方君白术以利腰脐之气，用巴戟、白果以通任脉，扁豆、山药、莲子以卫冲脉，所以寒湿扫除而经水自调，可受妊矣。倘疑腹疼为热疾，妄用寒凉，则冲任虚冷，血海变为冰海，血室反成冰室，无论难于生育，而疼痛之止又安有日哉！"

用方心得：

谢孟志先生说："余对此持有异议。综观全方温寒利湿之力单薄，方中莲子、扁豆、白果皆固摄之用，只可固脱补虚，怀山、巴戟肉、白术均属填补脾肾之用，纵有茯苓一味可淡渗利湿，但无温阳化气散寒止痛之功效。诸药皆固本之品，多呆钝，既不止痛，又欠运中，所求温脐化湿，颇疑难达目的。余于临证用于寒湿侵袭冲任而腹痛者，多采用《妇人大全良方》中的温经汤（当归、川芎、白芍、莪术、牛膝、丹皮、人参、桂心、甘草）加减[25]。

从我的临床经验来看，温脐化湿汤之立意，是以治疗带下为主。众所周知，傅青主治疗白带用完带汤，治疗黄带用易黄汤，而带下如"豆淋汁"，即黑豆汁的颜色，正是清稀白带被少量月经所染之色，兼以月经前少腹疼痛如绞，是月经为寒湿带下所阻，下来不畅的缘故，因而傅青主仍然以治疗带下为主，合用完带汤、易黄汤二方加减。然而，方中活血通经止痛之药确实不够，从这点来说，谢先生所论也不无道理，但他用温经汤似乎没有理解傅青主的方意。我常在原方中加温寒活血理气药，可以取得很好的效果。

8. 调肝汤加减（彭坚经验方）

山药 15g　山萸肉 10g　阿胶 10g　当归 10g　白芍 10g　炙甘草 10g　巴戟天 3g　黄芪 15g　党参 10g　熟地 10g　川芎 5g　八月札 5g　绿萼梅 5g

用方心得：

原方出《傅青主女科》，以当归、阿胶、白芍、山萸肉补肝，山药、甘草健脾，巴戟天益肾。其中，甘草合芍药、山萸肉，酸甘养阴，可缓急止痛；巴戟大辛甘温，温肾暖冲任，治少腹冷痛，用量很少，则寓有"阴中求阳"之意。全方共奏补肝暖肾、养血止痛的作用。

从我的临床经验来看，本方治疗少腹疼痛，所适合的病机是肝肾虚寒，尤以血虚为主。妇女以血为本，月经之后血海空虚，体弱之人，容易产生少腹空痛和其他各种病症，而养肝益血，调补冲任，是解决问题的根本方法，故傅青主说："此方平调肝气，既能转逆气，又擅止郁痛，经后之症，以此方调理最佳，不特治经后腹疼之症也。"本方的创制有类于左归饮的思路，左归饮以补肾阴为主，兼顾肝、脾；调肝汤以补肝血为主，兼顾脾、肾。本方与魏柳州的一贯煎、张景岳的暖肝煎相比，一贯煎适合的病机是肝阴虚而肝气郁结，暖肝煎适合的病机是肝阳虚而肝气郁结，而调肝汤适合的病机则是肝血虚而肝气郁结。本方不用川楝、乌药等任何理气药来疏肝止痛，巧用少量温药巴戟天以启迪肾气，阴中助阳，有助于肝气的舒展，这些用药经验，只有对"肝为刚脏，体阴而用阳"有深刻理解，才会有如此妙招。领会了其中的道理，才能掌握好调肝汤的运用范围。我常于原方中加黄芪、党参、熟地、川芎，即合用圣愈汤，以加强补气养血的作用；疼痛较剧，加八月札,绿萼梅以疏肝理气。在临床,除了治疗痛经之外,常用其治疗月经不调、闭经、慢性前列腺炎、阳痿、慢性肝炎等。

9. 化膜汤(朱南荪经验方)

生蒲黄 10~30g　赤芍 15g　三棱 10g　莪术 10g　青皮 10g　生山楂 30g　乳香 10g　没药 10g　血竭粉 5g(冲服)

用方心得:

朱南荪先生说:"此类痛经患者,一般无其他旧病宿疾,正气不虚,治以活血化膜、理气止痛或祛瘀止痛止血,方中主药为生蒲黄。如经量过多者,上方在月经间期起服,连服 10 剂。此方旨在化膜,膜散或消失则隧道通利,其痛必止。为防止经量过多,可于上方酌情加减,蒲黄、山楂均炒炭,去三棱、莪术,加三七粉、炮姜炭,通涩并举,祛瘀生新。如出血日久,气血耗损,则于行经后调补气血。如此调治 2~3 个月,使膜消不复作为止,则痼疾荡然,气血安和。至于药物化膜的机理,尚待进一步探讨和研究。"[26]

验案举隅

案例一:原发性痛经

成某,女,17 岁,长沙某中学高三学生,2001 年 4 月 25 日初诊。

患者自 13 岁来月经,每次均在第一天疼痛不已,无法上课,须卧床休息,月经周期尚准,经期 5 天,有少量血块。西医检查有子宫发育不良,曾经吃过数十剂中药,不见疗效。患者厌倦服药,勉强来就诊。察其面色无华,舌淡,脉细,每次月经来时,即便秘严重。处以佛手蛋,嘱其月经来时,提前四五天服,平常不服。

当归 30g　川芎 15g　大枣 10 个　枸杞子 15g　黑豆 30g　桑椹子 30g　生姜 15g　红糖 30g　鸡蛋 1 个,煎好药后,兑蜂蜜 30g。服 5 天,每天 1 剂。

另外,乳香、没药、花蕊石、血竭、三七各 5g,研匀,装胶囊,分 5 天以药汁送服,每次 5 粒。

5 剂药服完后,疼痛大减,可以去上课,血块极少,大便亦通畅。嘱第二个月经周期仍然照原方服。第三个月经周期即去胶囊,只服佛手蛋,半年后痛经完全消除,且容光焕发,子宫发育不良已被排除。

案例二:痛经

周某,女,28 岁,未婚,干部,长沙市人,2004 年 5 月 28 日初诊。

患者体质素来不好,每次来月经时,即须卧床休息,腹痛隐隐,腰腿酸胀,头晕乏力,眼睑浮肿,平常白带较多,色白,无气味,舌淡,脉缓。处以当归芍药散加减:

当归 15g　白芍 15g　川芎 10g　茯苓皮 15g　泽泻 10g　白术 10g　附子 5g　党参 10g　黄芪 15g　鸡血藤 15g　续断 10g　杜仲 10g　补骨脂 10g　7 剂

患者服 7 剂后,感觉甚好,连服 40 余剂,不仅多年来的痛经困扰得以消失,体质也得到增强。

案例三:痛经

张某,女,24 岁,未婚,北京市人,1998 年 10 月 12 日初诊。

患者痛经 3 年多,月经常提前四五天,来之前 1 周即烦躁,睡眠不好,乳房胀痛,脸上长痤疮,月经后症状减轻,口苦,舌红,苔薄黄,脉细数,约 5 天后月经将来。用宣郁通经汤加减;

白芍 30g　当归 15g　牡丹皮 15g　栀子 10g　黄芩 10g　香附子 10g　郁金

10g　八月札 10g　绿萼梅 10g　琥珀 10g（布袋包煎）　合欢皮 10g　甘草 3g　柴胡 5g　7 剂

10 月 29 日复诊：上方服完，月经即来，疼痛、烦躁、失眠诸症均减轻。嘱原方不改，每次月经前服 7 剂，连服 3 个月。3 个月后告知痛经已经痊愈。

案例四：原发性痛经

李某，女，21 岁，香港人，长沙某大学大一学生，2005 年 9 月 28 日就诊。

患者 14 岁初潮，17 岁开始即痛经，每次持续 2、3 天，有紫色血块，月经周期或前或后不定期，食欲不振，面色萎黄，舌胖淡，脉沉细，服过许多中药煎剂，未见明显好转，此次月经刚过。处以生龙活虎丹加减：

当归 50g　白芍 50g　柴胡 10g　丹皮 20g　白术 25g　高丽参 15g　炙甘草 10g　三七 20g　琥珀 20g　血竭 20g　阿胶 30g　花蕊石 30g　香附子 10g　蒲黄 20g　五灵脂 20g

1 剂，为蜜丸，每日 2 次，每次 10g，可服 1 个月。

10 月 8 日复诊：上述丸药已经服完，7 天前来月经，遵嘱月经期间亦未停药，本次经来疼痛大减，血块少了许多，5 天干净，自我感觉良好。察脉舌变化不大，但面色转好。仍用前方为蜜丸，连服 3 个月。3 个月后复诊，告知痊愈。

案例五：痛经，卵巢囊肿

刘某，32 岁，湖南郴州人，营业员，已婚，小孩五岁，2001 年 11 月 21 日初诊。

患者月经紊乱已经 3 年，每次月经均错后 1 周左右，来时小腹胀痛，量少，颜色黯淡，时有血块，手足不温，面色晦黯，头晕，舌淡，脉沉涩，2001 年 9 月 B 超检查左侧有卵巢囊肿，约 4.2cm×3.0cm×2.8cm。处以温经汤加减：

当归 15g　白芍 10g　川芎 10g　丹皮 10g　阿胶 10g（蒸兑）　麦冬 10g　吴茱萸 5g　桂枝 10g　党参 10g　生姜 10g　半夏 10g　炙甘草 10g　三棱 10g　莪术 10g　7 剂

患者因为路途较远，复诊不便，连服本方 50 余剂，中间两次来月经，均只有轻微疼痛，手足转温，精神较以前好，两次月经中间的间距为 31 天。2002 年 3 月 4 日，B 超检查：已不见卵巢囊肿。

第二类

慢性炎症

一、慢 性 鼻 炎

慢性鼻炎,主要包括单纯性鼻炎、鼻窦炎、过敏性鼻炎、萎缩性鼻炎4种。

单纯性鼻炎与鼻窦炎是儿童和青少年最容易罹患的疾病,并且多发于南方气候炎热潮湿的地区。一旦得病,治疗不当,则由急性转为慢性,慢性诱发为急性,交替发生,缠绵不已,直到成年之后,才得以休止。对孩子的学习、成长均有不良影响,有的鼻子因此而变形,影响外观。这两类鼻病,在临床上可分寒、热两类统一论治。

寒阻肺窍,则鼻塞流涕,舌淡苔白,口不渴,每每遇寒而发,受寒加重。单纯性鼻炎鼻流清涕,色白而淡,时间一久,鼻甲增厚,变成肥厚性鼻炎,可见鼻甲肥大,鼻塞严重,睡觉时常常以口代鼻呼吸。鼻窦炎,则鼻流浊涕,色白黏稠,擤之不尽,时发时缓,长年不断《内经》将之称作"鼻渊",有源远流长之意,形容鼻涕量多,流涕时间长。两类鼻炎,只要属于寒证,均可用温肺止流丹加减[1]。

热阻肺窍,则鼻流浊涕,黄白相兼,舌红苔黄或薄黄,口微渴。常因感受风热而常发。鼻涕清浊交混,白多黄少,程度稍轻的,一般鼻炎居多;鼻涕黏稠难出,黄多白少,气味腥臭,时有头痛的,多为鼻窦炎。均可用苍耳散加减[2]。

两类鼻炎,无论属寒属热,在用汤剂折其大半之后,宜制作蜜丸长服久服,以巩固疗效,可用都梁丸加减[3]。

如果有明显的脾虚证候,宜补土生金,用七味白术散加减[4]。

由于鼻窍与外界相通,适合用外治法。属于寒证的,可配合用滴鼻验方一[5]。属于热证的,可配合用滴鼻验方二[6]。不仅疗效好,而且没有副作用,很受病人欢迎。

过敏性鼻炎以鼻塞、鼻痒、打喷嚏、流清涕为主要证候。在气候变化大的季节,或者空气中含有某种特殊物质如花粉时,属于呼吸道过敏体质的人,容易罹患这种病。严重者,一年四季频繁发生,苦不堪言。这种病可以分为寒证、寒热错杂两大类型,极少有属于热证的。

属于寒证的,宜用麻黄附子细辛汤合方加减[7]。缓解后,以补中益气汤加减[8],以温补、收敛肺气。

属于寒热错杂的,患者除有鼻塞、打喷嚏、流清涕症状之外,尚有口渴、舌红、苔黄、鼻黏膜发红等热郁之象,用乌梅丸加减[9]。同时配合使用滴鼻验方三[10],效果更好。

萎缩性鼻炎,在《内经》中称作"鼻槁",鼻腔内干涩发痒发痛,鼻黏膜萎缩,或无涕,或有少量鼻涕,有的患者鼻臭难闻。该病多见于北方干燥地区,秋冬易发,妇女居多。也有的患者是因为长期使用西医滴鼻剂,而导致鼻黏膜萎缩。

该病基本属于热证,可分为肺热与肺阴虚两大类。急性期以肺热为主,患者鼻干、发热、口渴、舌红苔黄、脉洪数;慢性期以肺阴虚为主,患者鼻干涩、舌红少苔、舌体干瘦,脉细数,均可用清燥救肺汤加减[11]。

附方

1.《疡医大全》温肺止流丹

鱼脑石 15g(研末冲服 1~3g) 桔梗 10g 荆芥 3g 细辛 3g 诃子 5g 党参 10g

本方以鱼脑石(即大、小黄鱼的脑骨,黄鱼古称石首鱼)为君药,专治鼻渊、鼻鼽;以细辛、荆芥、桔梗为臣药,辛温宣肺,化痰止涕;以诃子收敛肺气为佐药;以党参温补肺气为使药,全方散中有收,泻中有补。颜德馨先生论曰:"鼻渊一证,实有寒热之分:大抵涕之浓而臭者,通于脑,为鼻渊,属热;涕之清而不臭者,通于肺,为鼻鼽,属寒。热者宜清凉之剂散之,如清肺饮即是;寒者以辛温之剂调之,如本方即是。"[27]

从我的临床经验来看,本方对于鼻流清涕或浊涕色白,屡犯屡止,遇寒则发,难以断根的鼻炎,确有疗效。其中的辨证要点在"色白"二字,即未曾化热,当然尚须结合其他脉证,确认为寒证。但方中的鱼脑石假货居多,有时只好不用,凡遇风寒而诱发者,可加辛夷 5g、苍耳子 10g、白芷 10g、麻黄 5g,暂时减去诃子、党参,以强化其温散的作用;流涕日久者,可加附子 3g、补骨脂 10g、黄芪 10g,甚至乌药 10g、益智仁 10g,以强化其温涩的作用;鼻甲肥大,堵塞严重者,可加石菖蒲 10g、郁李仁 5g、白芥子 10g、鹿角霜 10g,以化痰软坚,疏通鼻窍。

2.《济生方》苍耳子散

苍耳 15g 辛夷 30g 白芷 60g 薄荷 15g

研末,每服 6g,饭后用葱白、细茶煎汤调服。改用汤剂,药量可适当调整。

本方以苍耳子散寒去湿,辛夷祛风通窍为君药。焦树德先生认为:苍耳子"偏于散头部风湿,兼治头风头痛;辛夷偏于散上焦风寒,开宣肺窍"。[28]两味药均属治疗鼻病不可挪移之品,为君药;以白芷通窍止痛,薄荷疏散风热为臣药;以葱白之辛温,解表利窍,细茶之苦寒,清利头目为佐使药,合而治疗肺窍为风寒、风热所阻引起的鼻炎。

从我的临床经验来看,本方是治疗各种鼻炎的基本方,无论属寒属热,都可以在此基础上加减,使之更加符合辨证论治的要求。如果是风寒感冒诱发的鼻炎,症见头痛,鼻塞,畏寒,舌胖淡,鼻流清浊涕,色白,可加麻黄、细辛、苏叶等,或合用杏苏饮、温肺止流丹;如果是风热感冒诱发的鼻炎,症见头痛,发热,鼻塞,咽喉疼痛,舌干瘦,鼻流浊黄涕,或清涕中夹有黄涕,可加金银花、连翘、菊花、桔梗、甘草、黄芩、浙贝等,或合用银翘散;如果痰热中阻,症见头目昏重,四肢困倦,胸脘痞闷,舌苔黄腻,脉滑,黄涕量多,或兼咳嗽,痰多而黄,可加半夏、瓜蒌皮、胆南星、黄连、黄芩等,或合用小陷胸汤、千金苇茎汤等;如果是胆火上干,症见口苦,咽干,烦躁,眼红,头痛,鼻内红肿,舌红苔黄,可加龙胆草、栀子、丹皮、茵陈等,或合用龙胆泻肝汤。

3. 加味都梁丸(彭坚经验方)

白芷 50g 川芎 15g 辛夷 10g 细辛 5g 荜茇 5g 黄芩 10g 诃子 10g 鱼脑石 10g 穿山甲 10g 天花粉 10g 浙贝母 10g 黄芪 30g 当归 10g

以上 12 味药研末为蜜丸,早晚各 1 次,每次 9g,清茶送下,两剂药制作的蜜丸即可服 1 个月,有效则一般须服 3 个月。

鼻甲肥大,加山慈菇 10g、皂荚刺 10g、僵蚕 10g、乌梅 10g;耳闭、耳鸣,加石菖蒲

20g、磁石 30g;咽喉不利,加牛蒡子 10g、射干 5g。

用方心得:

以一味白芷研末制成蜜丸,清茶送下,《百一选方》中名"都梁丸"。白芷芳香辛散,上行头面,善治前额疼痛及眉棱骨痛,除了可通窍止痛之外,还可排脓解毒,尚有抑制细菌和真菌的作用,白芷这些作用恰恰是治疗慢性鼻炎所需,故一味白芷可为治疗头痛风眩的验方。

从我的临床经验来看,鼻炎转为慢性而长期不愈,多数形成了寒热错杂、虚实夹杂的格局,常非单一的治疗方法可以取效。故加辛夷、细辛、荜茇温寒通窍,黄芩清解郁热,诃子、鱼脑石收涩敛津,穿山甲、天花粉、浙贝化痰软坚,黄芪、当归补气血,组成一首温凉并用、消补兼施的方剂,并以蜜丸缓缓图之,服 3 个月到半年,往往能断根。

4. 七味白术散加减(彭坚经验方)

党参 15g　白术 15g　茯苓 15g　炙甘草 5g　葛根 30g　木香 5g　藿香 10g　砂仁 5g　石斛 10g　石菖蒲 10g　桔梗 10g　辛夷 5g　白芷 10g

用方心得:

从我的临床经验来看,慢性鼻炎的患者,因为长期以口代鼻呼吸,加之服药甚多,患病的又多是小孩,脾胃虚弱,易受戕伤,往往见到痰多、纳呆、便溏、舌淡、脉弱等证候,此时不宜再一味宣肺通窍,须用七味白术散补土生金,更加陈皮、半夏理气化痰,砂仁暖胃阳,石斛养胃阴,石菖蒲助藿香化湿,又能通窍,桔梗助葛根升阳,又能排脓,复加辛夷、白芷,以期标本兼顾,以治本为主。

5. 滴鼻验方一(彭坚经验方)

生萝卜、独头大蒜,等分取汁,每次 1ml,滴鼻,早晚各 1 次。

主治:鼻炎、鼻窦炎属于寒证者。

6. 滴鼻验方二(彭坚经验方)

黄连 5g、苍耳子 5g(捶破),用麻油 30g,小火煎枯,取油,趁热加冰片少许,搅化,收好备用,每次滴 2~3 滴,早晚各 1 次。

主治:鼻炎、鼻窦炎属于热证者

7. 麻黄附子细辛汤合方(彭坚经验方)

麻黄 5g　附子 5g　细辛 5g　桂枝 10g　白芍 10g　炙甘草 10g　白术 15g　防风 10g　黄芪 15g　生姜 10g　大枣 10g

用方心得:

这首方剂是麻黄附子细辛汤、桂枝汤、玉屏风散三方的合方,每首方的用药布局都发中有收、散中有守,均有治疗过敏性鼻炎的作用,合用则疗效更为显著。

如果用后出现热象,即口苦、咽干,加黄芩 10g、玉竹 15g;久服效减,加益智仁 10g、补骨脂 10g 以补肾摄津。我用本方加地龙治疗过敏性哮喘也很有疗效。

8. 补中益气汤加减(彭坚经验方)

黄芪 15g　红参须 10g　炙甘草 10g　白术 10g　陈皮 5g　当归 10g　升麻 10g　桔梗 10g　附子 10g　乌药 10g　益智仁 10g　山药 15g

用方心得:

前 7 味药,出自补中益气汤原方,以桔梗代替柴胡,取其既可升阳,又可排脓解毒,与本病甚为贴切;过敏性鼻炎往往遇寒而发,其根本是因阳气不足,故加附子温阳,与黄芪一以卫外,一以守内,相得益彰;益智仁、乌药、山药,名缩泉丸,本为治疗肾气虚冷、膀胱失约、小便频数而设。某老中医认为:肺肾母子相通,共同完成通调水道的作用,固下同样可以摄上,鼻流清涕不止,可用缩泉丸。我觉得很有道理,合用到补中益气汤中,肺肾同治,以收固本之效。

9. 乌梅丸加减(彭坚经验方)

乌梅 15g　黄芩 10g　黄柏 10g　附子 10g　桂枝 10g　细辛 5g　川花椒 5g　干姜 5g　党参 10g　当归 10g　苦参 10g　白鲜皮 10g　防风 10g　僵蚕 10g　蝉蜕 5g　苍耳子 10g

用方心得:

乌梅丸出自《伤寒论》,原治厥阴病吐蛔证,是治疗寒热错杂、虚实夹杂各种病证的祖方,共 10 味药。针对寒热错杂的过敏性鼻炎,我以黄芩代替原方中的黄连,因为黄芩清肺热而黄连清胃热,显然黄芩更适合;并加诃子酸收、专走肺窍,与乌梅相配,收敛止流的作用大增;再加苦参等 6 味清热、祛风、止痒之品,使得加减之后的乌梅丸对于本病效价更强。

10. 滴鼻验方三(彭坚经验方)

蝉蜕 5g(揉碎)　苍耳子 5g(捶破)　苏合香 1g　麻油 30g

用麻油先煎苍耳子至枯,捞出,次煎蝉蜕至枯,用纱布滤过,将药油加热,化入苏合香。每日 2 次,早晚各 1 次,每次 1~2 滴。

用方心得:

据耿鉴庭先生经验:蝉蜕配苍耳子有抗呼吸道过敏作用,我受其启发,改内服为外用,并加苏合香。苏合香外用可治疗皮肤湿疹、瘙痒,加之后疗效更好。

11. 清燥救肺汤加减(彭坚经验方)

桑叶 15g　石膏 15g　麦冬 10g　杏仁 10g　枇杷叶 10g　阿胶 10g　黑芝麻 30g　北沙参 15g　炙甘草 10g　玉竹 15g　石斛 10g

用方心得:

《医门法律》清燥救肺汤是治疗感受秋燥之邪、身热头痛、干咳无痰的名方,很多医家借以治疗萎缩性鼻炎,用原方即有效。我则常以北沙参代党参,黑芝麻代麻仁,再加玉竹、石斛。北沙参、玉竹养阴清肺,较之党参力专而凉润之性更适宜本病;黑芝麻配桑叶名桑麻丸,不仅润肠,且两滋肺肾;再加石斛滋养胃阴,则肺、肾、胃三者兼顾,适合于久服、长服。急性期以燥热为主,加寒水石、滑石、牡丹皮,凉血利窍;鼻臭加鱼腥草、黄芩、土茯苓、金银花清热解毒。

萎缩性鼻炎非同寻常,燥热与阴虚的病机总是同在,即使慢性期也须清热、养阴并举,可长期服用清燥救肺汤加减,直至痊愈。

验案举隅

案例一:慢性鼻炎,腺样体肥大症

李某,男,11 岁,长沙市人,小学生,2004 年 10 月 25 日初诊。

患者自从 3 岁起,即患慢性鼻炎,时好时发,本次因为感冒诱发,已经 6 天,鼻中流涕,清浊相兼,色白量多,睡觉时因为鼻塞,以口呼吸,时有鼾声,面色㿠白,鼻翼肥大,舌胖淡,苔白腻,脉弦。处以温肺止流丹加减:

辛夷 5g　苍耳 10g　白芷 5g　细辛 3g　荆芥 5g　桔梗 10g　甘草 10g　诃子

5g　麻黄 5g　石菖蒲 10g　路路通 10g　7 剂

11 月 4 日二诊:服上方鼻涕减少,但有少量黄涕,鼻堵塞减轻,上方去细辛,加浙贝 10g、桑白皮 10g、黄芩 6g,续服 7 剂。

11 月 12 日三诊:鼻中流涕基本消失,西医检查:慢性鼻炎,腺样体肥大,鼻中隔轻度弯曲。患者家长要求服丸药以求根治,处以原方加减:

鱼脑石 10g　辛夷 5g　苍耳 10g　白芷 10g　细辛 5g　荆芥 5g　桔梗 10g　甘草 10g　诃子 5g　麻黄 5g　补骨脂 10g　黄芪 15g　当归 10g　黄芩 10g　莪术 10g　浙贝母 10g　乌梅 15g　郁李仁 10g　白芥子 10g　穿山甲 10g　皂角刺 10g　鹿角霜 10g　露蜂房 10g　石菖蒲 10g　苏合香 5g

2 剂,为蜜丸,每次 5g,早晚各 1 次,可服两个多月。

2006 年上半年随访,上方前后共服 3 剂,鼻炎很少复发,腺样体肥大明显缩小,睡眠不再打鼾。

治疗心得:

本案属于慢性鼻炎,南方青少年发病率极高,每遇感冒时容易发作,西医没有特效的内服药物。严重时,外用滴鼻剂一般有效,但使用多了,容易引起鼻黏膜萎缩,嗅觉下降。特别是腺样体肥大者,睡觉时呼吸不畅,有的听力减退,影响小儿发育,西医主张手术治疗,患者家属多有顾虑。中医治疗慢性鼻炎急性发作的方药,如辛夷散、苍耳子散、温肺止流丹等,辨证使用,都非常有效。本案见证为寒证,故一诊时用温肺止流丹合苍耳子散加减。二诊时白色浊涕已经减少,只剩少量黄色浊涕,这是痰湿虽减,余者开始化热,故仍用原方,加清热化痰之药。三诊针对腺样体肥大而设,仍用原方,加软坚散结之品,以蜜丸缓图,半年后取得成效。

用药心得:

该案有本人的一处用药心得,即用软坚散结之药治疗腺样体肥大症。方中共有 4 个对药,即郁李仁配白芥子,侧重于利湿化痰;穿山甲配皂角刺,侧重于排脓解毒;鹿角霜配露蜂房,侧重于散结消肿,石菖蒲配苏合香,侧重于豁痰开窍。配合全方的温散、酸收、补气血、调寒热,用蜜丸缓图,经过较长时间的服用,可以消除腺样体增生。

案例二:萎缩性鼻炎

王某,男,64 岁,长沙市人,退休干部,2005 年 10 月 25 日初诊。

患者退休前在新疆工作 30 余年,3 年前患萎缩性鼻炎,至今未愈,且日趋严重。察其两鼻孔较大,鼻毛脱落,鼻黏膜萎缩、干红,患者自诉鼻腔内发干、发痒,气候干燥时加剧,潮湿时稍舒。鼻中偶尔有少量分泌物,色黄气臭,口干,大便干结,舌红少苔,脉细。处以清燥救肺汤加减:

北沙参 30g　炙甘草 10g　黑芝麻 30g　石膏 30g　杏仁 10g　麦冬 15g　炙枇杷叶 10g　桑叶 10g　玉竹 30g　胡黄连 10g　白鲜皮 15g　10 剂

复诊:服上方后,鼻中感觉有潮润感,口渴、鼻痒减轻,大便通畅。该病治愈恐非一日之功,拟制膏滋长服,处以集灵膏合二至丸加减:

生地 60g　熟地 60g　天冬 60g　麦冬 60g　西洋参 30g　枸杞子 30g　怀牛膝 30g　仙灵脾 15g　女贞子 60g　旱莲草 60g　桑椹子 60g　冬虫夏草 10g

以冬桑叶 120g、鱼腥草 120g、枇杷叶 120g 煎取汁,加入以上 12 味药,浓煎 2 次,去渣,浓缩,大约 600g,加蜂蜜 500g,慢火收膏,约得 1000g,每服 15g,早晚各 1 次。半年后告知,已经痊愈。

案例三:额窦炎,慢性头痛

周某,女,45岁,头痛10余年,终日前额昏痛,记忆力下降,服药无数,少有疗效,1999年4月5日初诊。近10年来,患者为治疗头痛,遍访各地名医,头痛仍时好时坏,未显著改善,亦未继续恶化。查阅患者服用过的药方,计有羌活胜湿汤、益气聪明汤、清上蠲痛汤、川芎茶调散、麻黄附子细辛汤等,均服头两三剂时似乎有效,后来就恢复原状。正在无计可施之际,患者偶然提到,多年前西医曾诊断她患有额窦炎,但从不流涕。考虑良久,处以下方:

土茯苓120g 川芎10g 辛夷5g 玄参24g 蔓荆子10g 天麻10g 防风10g 黑豆15g 灯心3g 金银花15g 细茶5g

服10剂后,头痛基本痊愈,以后每遇发作时,均以本方加减,服7~10剂,治疗大约3个月,一如常人,至今未发。

治疗心得:

这个病例,按照头痛的一般治法无效。在吸取了前医多次失败的教训后,才想到了本方。这是《先醒斋医学广笔记》中的"头风神方",在《伤寒温疫条辨》中,又称作芽茶煎,用来治疗头痛,但是,是治疗什么性质的头风、头痛,历来从未有人说清楚。我考察方中的药物,用于止痛的并不多,突出的是主药土茯苓,用量达到100g以上,这在古方中是很少见的。土茯苓自《本草纲目》开始入药,最早用于治疗梅毒,后来用于解铅汞之毒、解痈疽毒疮之火毒,朱良春先生用来解痛风尿酸积淀之毒,皆有效,但用来治疗头痛,理由何在? 始终不可理解。因此,我得此方20余年,始终存疑待考,备而未用。直到遇上这个案例,在常规治法无效时,才想到了此方。患者的头痛,应当是一种隐匿的、难以消除的炎症所致,与一般的神经性、血管性头痛不同,治疗当另辟蹊径。头风神方,用大剂量土茯苓,配以金银花、玄参、黑豆,正是为清热解毒而设,川芎止痛,天麻定眩,防风祛风,灯心、细茶引热下行,辛夷更是治疗鼻炎专药,整首方好似为额窦炎头痛专门设置。法外施法,困扰患者十几年、因额窦炎而引起的头痛才得以霍然而愈。

案例四:过敏性鼻炎

黄某,女,42岁,已婚已育,长沙人,经商,2003年7月15日初诊。

患过敏性鼻炎10余年,每天早晨打喷嚏、鼻痒、流清涕,须持续一个多小时,四季无差别,天冷尤剧。做过各种检查,服过多种中西药,均疗效不显。现在靠天天服一种昂贵的进口药,可以控制几小时不发作,但该药严重影响食欲。患者面白,口不渴,津液多,食欲差,小便少偶尔黄,舌淡,脉沉细。此为肺气虚寒,卫外不固。处以麻黄附子细辛汤合温肺止流丹加减:

辛夷5g 诃子10g 鱼脑石10g 荆芥10g 麻黄5g 细辛5g 附子10g 桔梗10g 炙甘草10g 党参15g 黄芪15g 肉桂2g 蝉蜕5g 僵蚕10g 服15剂。

8月1日二诊:上方服后,基本不发作,但月经提前1周,量多,白带偏黄,如豆腐渣状,月经前后阴部瘙痒,查有慢性阴道炎,口苦,咽微痛,舌苔薄黄。上方药性偏温,当予以调整,监之以凉药,兼以治带。拟用乌梅丸加减:

乌梅25g 黄柏15g 黄芩10g 苦参10g 白鲜皮15g 蝉蜕10g 僵蚕10g 附子10g 桂枝10g 细辛5g 辛夷5g 诃子10g 蛇床子15g 川楝皮15g 炙甘草10g 15剂

8月18日三诊：上方服后感觉尚可，温凉适中，原方去黄柏，加党参15g，生地黄10g，地骨皮15g，续服15剂。

9月4日四诊：5天前来月经，昨天已干净，两次月经间隔29天，白带不多，也无瘙痒，宜用蜜丸缓图，嘱服3个月以巩固疗效，处方：

乌梅30g　黄柏15g　黄芩10g　苦参10g　白鲜皮10g　蝉蜕10g　僵蚕10g　附子10g　桂枝10g　细辛5g　辛夷5g　诃子20g　蛇床子15g　川槿皮15g　炙甘草10g　苏合香10g　石菖蒲15g　补骨脂30g　益智仁15g

蜜丸，每日2次，每次5g，早晚各1次，饭后开水送服。

3个月后复诊：仍有稳定的效果，在极偶然的情况下，须加服一粒进口药，一般可以不服西药。原方再加麝香1g、苏合香5g、熊胆3g，仍为蜜丸，嘱再服3个月，终于告愈。

治疗心得：

对于过敏性疾病，西医很重视找出过敏原，并加以排除。过敏性鼻炎常常与患者对空气中含有的某种物质过敏有关，如对花粉过敏，只要找出导致过敏的原因，就可设法避开。然而对冷空气过敏，给患者带来的烦恼则大得多。本例患者刚开始服一般抗过敏的西药，既未达到脱敏的作用，又成天昏昏欲睡，工作效率降低，改服进口的高级抗过敏药，不影响日常工作，但食欲减退，况且不能停药，无法根治，服一次只能保一天，患者被此病困扰了10多年。中医认为本病属肺气虚寒，不能卫外，故屡屡为寒气侵袭，当温阳散寒，益气固表。一诊处方用麻黄附子细辛汤合温肺止流丹加减，取得初步疗效，但药性过温，导致月经提前，并诱发了慢性阴道炎，故二诊改用乌梅丸加减，寒温并用，上下兼顾，病情趋向平稳。为检验药性调节是否到位，直到服完一个月经周期，妇科慢性炎症不再复发，并有好转，才改用丸剂缓图，服药半年以后，始告痊愈。

用药心得：

该案有几处本人的用药心得：其一，内服蛇床子、川槿皮对药，止痒抗过敏。这两味药一般都外用，很少有人内服用于止痒。我从朱良春先生的著作中读到蛇床子可治咳嗽咽喉发痒[29]，试用于临床，确实有效。朱良春先生善用白槿花治疗过敏性结肠炎，白槿花长沙药店无货，只好用川槿皮代替，亦有效。蛇床子性温，川槿皮性寒，两者同用，则不温不凉，我常用于鼻痒、咽痒、皮肤瘙痒、阴痒等症，感觉比传统止痒抗过敏的对药如荆芥、防风、蝉蜕、僵蚕等效果要好。其二，用苏合香治疗过敏性鼻炎。我从文献中读到成药苏合香丸可用于治疗过敏性鼻炎，但该药价格昂贵，临床用之不多，难以购到，《本草纲目》云"苏合香气窜，能通诸窍，故其能辟一切不正之气"，成药中起作用的是主药苏合香，故取单味苏合香与其他药物配合，另外组方。其三，过敏性鼻炎不宜一味辛温通窍，久之必耗散肺气，当配之以摄纳肺肾的药物，我常用乌梅、诃子、补骨脂、益智仁等。

案例五：小儿鼻炎，发育不良

鲁某，男孩，5岁，吉林省农安县人。2012年10月9日初诊。

患儿母亲代诉：小孩自3岁多以来，长年流鼻涕，打喷嚏，易感冒，皮肤瘙痒，消瘦，西医诊断为过敏性鼻炎，湿疹，变应性皮炎，发育不良。长期吃西药无效，也曾找当地国家级名老中医，持续看过多次门诊，疗效不显，病情经常反复。目前的情况是：睡觉打呼噜，一侧鼻黏膜堵塞，半夜常打两次喷嚏，流清涕，偶尔呛咳几声。早上刚睁开眼时，即打喷嚏，流清涕10余次。饭量一般，易上火，牙龈起脓疱，嘴唇脱皮，不长身体，湿疹比原来稍好,但时常复发。察之脸上无光泽,身瘦体轻,舌淡,有块状剥脱苔,即地图舌,脉缓。用辛夷散、麻黄附子细辛汤、桔梗甘草汤加减:

辛夷20g　苍耳子60g　细辛30g　乌梅90g　穿山甲30g　鸡屎藤60g　鸡内金50g　黄芪60g　白芷40g　麻黄30g　熊胆5g　苏合香10g　桔梗40g　甘草30g　诃子40g　附子50g　补骨脂40g　益智仁50g　浙贝50g　皂角刺20g　鹿角霜20g　白芥子30g　蜂房30g　石菖蒲30g

1剂,为水丸,每天2次,每次5g,饭后开水送服。

2013年1月25日二诊(通过邮件):吃药丸第3天时鼻涕量就少了,流的次数也减少,很少打喷嚏,晚上睡得也好,鼻子通气。目前晚上稍稍有些睡不好,流几次清鼻涕,其他尚可。仍然用原方加减:

辛夷30g　苍耳子60g　细辛15g　乌梅90g　穿山甲15g　鸡屎藤150g　鸡内金50g　黄芪60g　白芷30g　麻黄15g　熊胆5g　苏合香15g　桔梗30g　甘草30g　诃子30g　附子30g　补骨脂40g　益智仁50g　浙贝30g　皂角刺20g　鹿角霜30g　白芥子30g　蜂房30g　石菖蒲30g　鹿茸10g　紫河车50g　白参30g　仙灵脾30g　苦参30g　白鲜皮30g　蛇床子30g

1剂,为水丸,每天2次,每次5g,饭后开水送服。

2月25日三诊(通过邮件):整个吃药丸的期间,比原来好很多,鼻涕量少,流的次数少,最少时一天2次清鼻涕,最多时5~10次,饭量比原来增加,抵抗力增强,肌肤比原来摸着壮实些了。停药7天后,又有一点反复,仍然用原方加减:

辛夷30g　苍耳子60g　细辛15g　乌梅90g　穿山甲15g　鸡屎藤180g　鸡内金50g　黄芪60g　白芷30g　麻黄15g　熊胆5g　苏合香15g　桔梗30g　甘草30g　诃子30g　附子30g　补骨脂40g　益智仁50g　浙贝30g　皂角刺20g　鹿角霜30g　白芥子30g　蜂房30g　石菖蒲30g　鹿茸10g　紫河车50g　白参30g　仙灵脾30g　蛇床子30g　冰片15g　牙皂30g　川槿皮50g　白术50g　神曲50g　枳壳30g

1剂,为水丸,每天2次,每次5g,饭后开水送服。

治疗心得:

因为空气寒冷、潮湿导致的过敏性鼻炎,在儿童中非常普遍,严重影响小孩的生长发育,学习和睡眠。口服脱敏的西药,外用喷雾剂,往往能够取得一时之效,但长期使用,则副作用大。中药煎剂疗效也不持久,更没有合适的成药。我用辛夷散、麻黄附子细辛汤、桔梗甘草汤3方合方,再根据每个人的具体情况适当加减,做成药丸长期服用,疗效颇为显著。本案患儿情况比较严重,在当地调治两年多未见太大的功效。我认为是上焦有寒痰阻肺,故打喷嚏,流清涕,呼吸不畅;中焦有积食伤脾,故出现地图舌;下焦肾虚有寒,故发育不良,个子不长。一诊在3方基础之上,加苏合香通窍,石菖蒲、皂角刺、浙贝母、白芥子化痰,鹿角霜、益智仁、补骨脂、诃子、蜂房固肾,鸡屎藤、鸡内金、穿山甲、熊胆消积,黄芪益气,乌梅收敛,使消中有补,发中有收。在初步取得疗效的基础上,二诊加鹿茸、紫河车、仙灵脾、白参,补肾益气,加蛇床子、白鲜皮、苦参除湿止痒,协助乌梅脱敏。三诊再加冰片通窍,川槿皮止痒脱敏,白术、枳壳、神曲调理脾胃的升降。本病治疗不能性急,当标本兼治,用丸剂缓图,需要坚持至少1年时间。

用药心得:

近年来,我用鸡屎藤治疗小儿厌食症,感觉效果不错。这味药从清代才开始选入本草之中,赵学敏的《本草纲目拾遗》即有记载。近代许多中医名家均喜欢用该药,如湖南名医刘炳凡先生就用之治疗头痛。民间更用来治疗风湿疼痛,胃脘疼痛,肝脾肿大,妇科带下,跌打损伤,无名肿毒等,认为可以补虚劳,调补脾胃元气。正因为其药性平和,具有消补兼施的功效,我治疗小儿不爱吃饭,在开汤剂时,每剂药常用到30~50克;在做丸剂消积滞时,常配鸡内金、穿山甲、三棱、莪术;若已经形成了疳积,则加熊胆、胡黄连等为丸,临床应用没有发现副作用。近来,读到曾培杰、陈创涛编著的《任之堂跟诊日记》(人民军医出版社,2013)用鸡屎藤配枳壳、桔梗,合三仙汤(神曲、麦芽、山楂)、四君子汤治疗小儿厌食,并编成了"一二三四"歌:"一味鸡屎藤消积,二味枳桔调气机,三仙消食开胃气,四君补养脾中虚"。颇有意味,可以师法。

二、慢性咽喉炎

慢性咽炎主要表现为咽中长期不适,有异物感,每以咯出为快,或咽中痛,或有少量痰,晨起为重,受凉加剧,有的与情绪波动相关联。检查可见咽部黏膜充血肥厚,咽后壁或咽侧束有颗粒状或片状隆起的淋巴滤泡。《金匮要略》所说"妇人咽中如有炙脔",后世所说的"梅核气",都形象地描绘了本病咽部梗塞不舒的一个特征。但有时咽喉部检查无所见,西医则认为属于咽部神经症或"癔病球"。实际上,很多慢性炎症与精神因素都密切相关,中医在治疗上可以统一考虑,没有必要严格区分。

慢性喉炎则经常喉干,咽痛,声音嘶哑,甚至失音,两者虽然在症状表现上有所区别,但咽喉本为一体,很难截然分开。

慢性咽喉炎的病机大部分为痰气交阻,但痰有寒痰与热痰之分。偏于寒痰的,舌白胖淡,津液多,口不渴,咽喉不红,宜于燥湿化痰理气,用厚朴半夏汤[1]。偏于阴虚痰热的,舌红苔薄黄,口微渴,咽喉红肿,当清热解毒,化痰养阴,宜用铁笛丸加减[2]。寒热错杂以热为主的,可用菖阳泻心汤[3]。

咽喉长期疼痛,日轻夜重,察之咽喉干红不肿的,称为"阴蛾",当滋阴补肾,引火归原,宜用引火汤[4]。

咽喉干痒疼痛,咳嗽难已,喉间有黯红斑点,状如苔藓的,谓之"喉癣",当滋阴降火,清咽化痰,宜用化癣神丹[5]。

慢性咽喉炎可因感冒等原因经常发作,出现发热、咽喉红肿疼痛等症,属于风寒的,宜用六神汤[6]。属于风热的,宜用代赈普济散[7]。

附方

1.《金匮要略》半夏厚朴汤

厚朴 10g　半夏 10g　茯苓 10g　生姜 10g　苏叶 5g

本方是治疗慢性咽喉炎的祖方,出自《金匮要略》妇人杂病篇:"妇人咽中如有炙脔,半夏厚朴汤主之。"方中以半夏化痰降逆气为君药;厚朴除满下滞气,茯苓渗湿宁心气为臣药;生姜散浊气,苏叶疏肺气为佐使药。诸药合用,共奏化痰散结,行气降逆之功。

从我的临床经验来看,本方所治的慢性咽喉炎,其适合的病机为痰气交阻,稍偏寒。症见咽喉梗塞不舒,似乎有痰,但吐之不出,咽之不下,即使咯出少量痰涎,也色白而浓,或呈灰色,舌淡苔白,咽喉壁察之色白不红,有滤泡。巫君玉先生常在方中加延胡索、炒枣仁、五味子,并认为:"慢性咽喉炎之非急性发作者,咽喉壁不赤而有瘰,亦常有异物感,欲咳而吐之,此病之来,除外邪之外,其内在因素亦常与情绪及免疫功能有关,正与梅核气病机有类似处,故常据辨证而伍用3味药,三药中延胡索活血理气,入肺、肝、脾经,有镇静镇痛作用,用以缓解咽部不适;枣仁补肝胆,宁心敛汗,能镇静安眠,用以安神而减缓焦虑;五味子敛肺滋肾,对神经的兴奋与抑制有平衡作用,用以调节神经。用此3药,直从本病之心、肝、肾着眼,亦从仲师于半夏厚朴汤之入苏叶,及甘麦大枣汤之养心阴、抑浮阳而治虚烦之法悟出。[30]

我在临床使用时,经常于原方中加陈皮、白芥子、苏子、苏梗、威灵仙,以加强本方调气化痰的作用。如果与精神因素明显相关,特别是妇女心情郁闷、月事不调时,再加苍术、香附子、枳壳、南星,改茯苓为茯神,即合用交感丸。

2. 铁笛丸加减(彭坚经验方)

栝楼皮 10g　川贝 10g　桔梗 10g　甘草 10g　麦冬 10g　玄参 10g　茯苓 15g　诃子肉 10g　凤凰衣 5g　青果 10g

用方心得:

原方出自《北京市中药成方选集》,据《寿世保元》方加减。方中共十味药,以桔梗、甘草宣肺祛痰,清热利咽;栝楼皮、川贝、茯苓清润化痰;麦冬、玄参滋阴降火;诃子敛肺降气,凤凰衣清肺养阴,青果清肺利咽,生津解毒,此三味为治疗咽喉疼痛、嘶哑要药。

从我的临床经验来看,慢性咽喉炎患者,属于阴虚火体者居多,居住在江南沿海一带气候潮湿炎热的环境中易得。本方立意于清热解毒、利咽降火、滋阴化痰,适合于大部分患者。但临床运用,感觉下气利湿的作用尚不够,故改为汤剂使用时,每于方中加射干、枇杷叶利咽下气,郁金、菖蒲解郁化痰,薏苡仁、通草清热利湿,即合用《温病条辨》宣痹汤之意,效果更佳。

3.《霍乱论》菖阳泻心汤

石菖蒲 15g　厚朴 10g　半夏 10g　苏叶 10g　黄芩 10g　黄连 5g　枇杷叶 10g　竹茹 10g　芦根 10g

用方心得:

朱良春先生治疗梅核气,常在厚朴半夏汤中加石菖蒲,认为:此物既长于治痰,又兼有理气之功,故用之甚为合拍。以石菖蒲为主药的菖阳泻心汤,治痰浊壅闭、神识昏蒙、胸膈痞塞之症甚效,盖以菖蒲之涤痰化浊,配合黄芩、黄连之苦降,半夏、厚朴之辛开,而奏通闭开痞之功。又介绍清代周岩的评价:"王孟英菖阳泻心汤,以菖蒲偶竹茹、枇杷叶等味亦妙。内用仲景泻心汤三物,以菖蒲代生姜,盖义各有当也。"大能启人慧思。[31]

我从朱先生的论述中得到启发,用这首方治疗寒热错杂、缠绵难已的慢性咽喉炎,借其辛开苦降的作用,取得一定疗效。

4.《辨证录》引火汤

熟地 90g　麦冬 30g　五味子 10g　茯苓 15g　巴戟天 10g

用方心得:

原方主治阴蛾,咽喉疼痛,日轻夜重。颜德馨先生认为:"阴蛾系肾水不足,肾火失却涵养而上越,倘误认阳证而投泻火之剂,必致偾事。惟有'壮水之主,以制阳光',始称合拍。本方药精量重,以大剂熟地为君,填补真水,配麦冬、五味滋养肺金,俾金能生水;用茯苓者,以其直入中宫能为浮越之虚火下行开通道路;妙在巴戟一味温肾,引火归原。不用引火归原之圣药附、桂,而用巴戟,是因附、桂虽引火于一时,毕竟耗水于日后,巴戟则能引火又能补水,此巴戟所以胜附、桂也。陈氏制方用心之精,令人折服。"[6]

我在临床运用本方颇多,凡是遇到风火浮越于上,出现头昏、头重、头痛、眼睑肿、耳鸣等,无论有没有咽喉疼痛,只要见到咽喉干红、大便秘结者,本方均可运用。

5.《辨证录》化癣神丹

玄参 30g　麦冬 15g　五味子 3g　牛蒡子 10g　白芥子 6g　百部 10g　紫菀 10g　白薇 10g　甘草 5g

用方心得：

原方主治喉癣,咽红干燥不舒,咳嗽不止。颜德馨先生认为:喉癣多由过食炙五辛,致肾阴亏损,虚火上炎,肺金受灼,咽喉得病。先有咳嗽,旋即咽干痒痛,喉间渐生暗红斑点,状如苔藓,燥烈疼痛,妨碍饮食,时吐臭液,日久不愈,渐成虚损。本方以大剂玄参补益肾水,麦冬滋养肺阴,以益水上之源;牛蒡子、百部、紫菀清肺止咳,散结理咽;白薇清热凉血;白芥子虽辛温,杂于大队甘寒剂中,不畏其伤阴,而取其辛润化痰,且能使阴柔之品流动,诸药合用,共奏滋阴降火、清咽化痰之功。[32]

我在临床,经常遇到许多长期咳嗽,当作支气管炎治疗无效的小孩,视其咽喉,有红色斑点,或挟有白色滤泡,干咳少痰,入睡汗多,即用喉癣神方,往往能取得意外的疗效。

6.《咽喉秘集》六味汤

荆芥 10g　薄荷 10g　防风 6g　桔梗 15g　僵蚕 6g　甘草 6g

服法:以沸水泡服或煎开数沸即可,服时宜徐徐含咽,使药汁缓缓经过咽喉部。

用方心得：

本方以桔梗、甘草清利咽喉,薄荷、僵蚕利咽散结,荆芥、防风疏风解表,诸药合用,共奏清利咽喉、疏风散邪之功,用于咽喉诸症之初起者。

颜德馨先生认为:"咽喉之证,有虚有实,虚者多由于肾水不足,实者多由于风火痰涩,故治虚宜补肾水,治实宜散风火、化痰涩。本方不仅配合精当,而且服法亦有深意,盖徐徐含咽则药汁不断经过咽喉,直接起到治疗作用。近人运用本方加减治疗急性炎喉炎,急性扁桃体炎,急性会厌炎,以及复发性口疮等疾患,均有较好的疗效。一般热毒甚者,加金银花、藏青果、山豆根;痰多加贝母、射干;便秘加大黄或元明粉。加刺少商出血,能速其效。"[33]

从我的临床经验来看,本方所适合的病机,是风寒郁闭于咽喉所引起的咽喉疼痛等证。其中最关键之处,是风寒尚未化热,如果已经化热,则本方不可再用。其辨证要点在于:疾病初起,咽喉不红,口不苦不渴,舌淡,苔薄白。即使咽喉肿痛剧烈,或发热恶寒,出现高热,只要以上证候仍在,即可用本方解表散热,断不可用苦寒清热之品,以免邪气冰伏于里,不能透发,变生他证。

7.《吴鞠通医案》代赈普济散

桔梗 15g　人中黄 6g　牛蒡子 12g　射干 6g　黄芩 9g　玄参 15g　荆芥 12g　薄荷 6g　金银花 15g　连翘 15g　蝉蜕 9g　僵蚕 9g　马勃 6g　板蓝根 6g　大青叶 9g　生大黄(炒黑)6g

这是汤药的剂量,也可按照这个剂量的比例制成散剂。

主治:温毒、喉痹、项肿、发疹、发斑、温痘、牙痛、杨梅疮毒,上焦一切风热,皮毛痱痤等证。

用方心得：

这是吴鞠通晚年常用的一首方，即普济消毒饮去升麻、柴胡、黄连，合培赈散而成。培赈散由大黄、僵蚕、蝉蜕三味药组成，是当时广泛用于预防治疗传染病、作为赈灾之用的通行各地的效方，主治温毒、喉痹、项肿、发疹、发斑、温痘、牙痛、杨梅疮毒，上焦一切风热，皮毛痱痤等证。据考证，培赈散最早出自一本名《二分析义》的医书，是升降散的祖方。早年的吴鞠通，在《温病条辨》中治疗温毒初起时，用上述普济消毒饮减味，严格按照卫气营血、上中下三焦辨证的程序用药，一味清凉宣肃上焦，决不敢遽然用入里之大黄，到晚年，见识增多，又参考了瘟疫学家的经验，采用上下分消的方法治疗温毒，才有了本方的创制。我在治疗头面火毒的各种疾病，包括青春期的痤疮，使用本方，见效很快。

验案举隅

案例一：慢性咽喉炎急性发作

陶某，男，48 岁，长沙市人，机关干部，2006 年 11 月 15 日初诊。

患者于 1 周前出差回来，路上感受风寒，出现声音嘶哑。西医某医院检查，咽喉充血，喉头高度水肿，开始用大量抗生素，后来用激素治疗，渐至不能发声。察之面色红润，体型较胖，咽喉微痛，痰涎壅盛，色白清稀，不咳嗽，口渴，喜热饮，舌偏红，舌体胖，舌苔厚腻色白细腻，上有浮黄苔，脉弦紧，自诉属于阴虚火体，经常咽喉疼痛，大便干结，有慢性咽喉炎病史。此为寒火闭结于咽喉，宜先温开，处方：

麻黄 10g　附子 5g　细辛 5g　半夏 15g　桔梗 15g　甘草 15g　射干 10g　茯苓 15g　威灵仙 15g　白芥子 10g　石见穿 10g　诃子 10g　金果榄 10g　木蝴蝶 10g　1 剂

上方煎煮时，加陈醋 15g，蜂蜜 30g，煎 15 分钟，取一大碗，再加醋、蜜煎取一碗，两碗混合后，不分昼夜，多次频服，每 15 分钟服 1 次，每次服一小口，慢慢咽下。

11 月 20 日二诊：服上方 1 剂后，即能发声讲话，察之舌苔已经褪净，舌红，有少许薄黄苔，脉滑数，口渴，喜冷饮，咽喉疼痛，大便 3 天未解。治宜清润化痰，处方：

桔梗 15g　甘草 15g　瓜蒌皮 15g　川贝 10g　麦冬 10g　金果榄 10g　诃子 10g　木蝴蝶 10g　茯苓 15g　7 剂

服上方后，咽喉疼痛消失，大便亦通畅，以原方为蜜丸，巩固疗效。

治疗心得：

咽喉部位，在中医概念中属于"至阴之地"，慢性咽喉炎患者，大部分属于阴虚夹有痰热，或虚火上浮。本案患者素体阴虚火旺，此次患病，则因感受寒邪而起，寒闭于外，热郁于里，造成寒热错杂的局面。西医开始用大量抗生素、后来用大量激素治疗，致使阳气受抑，生湿生痰，寒邪内陷，火郁更深，越治效果越差，以至于最后完全不能发声。古人云："金破不鸣，金实亦不鸣。"寒痰胶结，是本案患者不能发声的主要原因。此时治法，当大力扶阳，温散寒邪，宣通肺气，化痰开窍。故一诊处方为麻黄附子细辛汤、半夏苦酒汤、桔梗甘草汤合方，借张仲景 3 首经方的大力，熔温阳、散寒、化痰、宣肺、开窍于一炉，又加威灵仙、茯苓、白芥子以助半夏化寒痰，并以射干降肺气，诃子敛肺气，金果榄、木蝴蝶苦寒利咽，以防温燥宣泄太过，带动咽喉中的伏火。本案用附方中的"菖阳泻心汤"也未尝不可，但药性太过缓和，不易立马奏效，而患者 1 天之后即将作重要报告，缓不济急，故勉用阳刚之剂，未料 1 剂而声音开，能够坚持做完长达几个小时的报告。二诊寒痰温散，已见阴伤火旺之象，转用铁笛丸加减，从本论治，取效后，并以蜜丸善后，得以痊愈。

用药心得：

该案有本人的几处心得。其一，醋、蜜同煎频服治疗咽喉病。本案一诊用醋与药同煎，取苦酒汤之意。《伤寒论》312 条曰："少阴病，咽中伤生疮，不能语言，声不出者，苦酒汤主之"，苦酒即醋，方中药共三味，半夏、醋、鸡蛋清。醋性收敛，蜜性甘润，两者同用，酸甘养阴，有利于保护咽喉，又可防止其他药辛温发散太过而伤阴。采取频服、每次一小口的方法，使药物多次经过咽喉，有局部治疗的作用。其二，威灵仙、白芥子、石见穿同用利咽化痰。如见慢性咽喉炎咽中梗塞不舒，分泌物增多，喉头水肿，而又咽喉不红者，我每以威灵仙、白芥子、石见穿 3 味药合用，能迅速消除梗塞、减少分泌物，但咽喉红肿、舌红苔黄不宜。其三，射干、金果榄、诃子、木蝴蝶同用开声。此 4 味为治疗声音嘶哑、咽喉疼痛要药，常可同用，但整体药性偏凉，主要用于阴虚火旺者。本案患者寒痰阻塞导致"金实不鸣"，在温化宣散以治其因的前提下，佐此 4 味药，以治其果，故而收到标本同治的疗效。

案例二：急性喉炎？高热

孙某，女，20 岁，大学生，高热 3 天，体温 39.8℃，始终不降，住院后经过各种检查，一直找不到病因，2004 年 11 月 1 日初诊。

患者面部潮红，舌红而干，咽喉部干红不适，偶尔干咳，喉壁布满黯红色颗粒。不头痛，不出汗，没有其他感冒症状，大便已经 3 天未解，平时经常大便干结，脉搏急促异常，每分钟达 140 次以上。西医怀疑是急性心肌炎，拟于第二天做进一步检查。这时长沙已经数月不下雨，气候干燥。此为热伏少阴，酿成喉癣，当滋阴降火，处方：

生地 60g　玄参 30g　淡豆豉 30g　麦冬 30g　五味子 6g　桑白皮 10g　地骨皮 15g　黄芩 10g　白薇 10g　紫菀 10g　百部 10g　白芥子 5g　人中黄 6g

嘱其一剂药煎 2 次，每次煎一大碗水，下午 6 时服第 1 碗药，9 时服第 2 碗药，清晨 6 时，热已退至 36.8℃，旋即出院，服下方 5 剂以善后：

熟地 30g　生地黄 15g　麦冬 15g　山萸肉 15g　桑白皮 10g　地骨皮 10g　川贝 10g　甘草 5g

治疗心得：

我历来重视望诊中的"望咽喉"，只要是咽喉疼痛或发热，必详细观察咽喉的情况。这个案例的关键就在于此。从咽喉所见，当属于喉癣，这是我生平遇到的第 1 例，用化癣神丹应有效，但患者高热不退，使得病情复杂化，开方不得不斟酌再三。

临床属于温病的发热，有外感与伏气之分。外感温邪，发热常逐渐升高，必有咳嗽、头痛、流涕等症状；属于伏气温病，常陡然出现高热，偶见咳嗽，咳声短促轻浅，无痰，很少头痛。外感温病，初起虽有舌红、咽红，但必定颜色较淡；伏气温病，内热潜伏甚久，一旦发病，则舌红绛无苔，咽深红而干。慢性咽喉炎和慢性扁桃体炎急性发作时，常带有伏气温病的特点。提出温病应当分外感与伏气论治的是王孟英，他以此纠正了《温病条辨》认为温病的发展规律是"始上焦，终下焦"的片面观点，但是，王孟英没有拿出一个治疗伏气温病的有效方剂。柳宝诒在《温热逢源》的"伏温从少阴初发证治"中，提出用黄芩汤加玄参、豆豉，为至当不易之法。[32]

张镜人先生则赞赏葛洪《肘后方》中的黑膏（主药为生地黄、淡豆豉），认为黑膏着重于育阴达邪，犹如叶天士的"乍入营分，犹可透热，仍转气分而解"的原则。[33]

我参考了两位名家之说，以化癍神丹为主方，加黄芩、生地黄、淡豆豉，以清解郁热，育阴达邪。因为药证相符，故能一剂奏效。这也为我后来治疗慢性咽喉炎、扁桃体炎的急性发作提供了经验。

三、慢性扁桃体炎

慢性扁桃体炎，罹患者以小孩居多，一般扁桃体肿大，颜色发红，咽喉时感不适，偶尔干咳，无痰，声音短促，听者感觉难受。小孩经常汗出，尤其以夜汗为多，以头颈部为多，大便偏干，小便偏黄，舌红而干。

大部分慢性扁桃体炎都属于阴虚内热，治宜泻热降火滋阴，宜用泻白散加减[1]。

由于小孩多汗，腠理疏松，抵御风寒的能力差，加之内有炎症的存在，特别容易被感冒诱发急性扁桃体炎，一旦发作，则出现高热，常在39℃以上，用抗生素注射往往高热几天不退，用银翘散之类的辛凉解表剂也无效。

如果小孩几天未解大便，干烧无汗，其他饮食、娱乐、学习尚正常，当升清降浊、分解邪热，宜用升降散[2]；如果头痛昏沉思睡，扁桃体红肿严重，舌红苔黄，当清咽降火泻毒，宜用代赈普济散（见前慢性咽喉炎附方7）；如果扁桃体上有脓点，已成化脓性扁桃体炎，当清热排脓解毒，宜用加减仙方活命饮[3]。

急性扁桃体炎缓解之后，往往转为慢性扁桃体炎，宜用泻白散加减为蜜丸，坚持服用几个月，使慢性炎症逐渐吸收，能够保持半年到一年不发作，则可痊愈。

附方

1. 泻白散加减（彭坚经验方）

桑白皮 10g　地骨皮 10g　炙甘草 5g　黄芩 10g　玄参 10g　丹皮 10g　浙贝 10g　诃子 10g　金果榄 10g

用方心得：

泻白散出自宋代钱乙的《小儿药证直诀》，原方即前 3 味药，以桑白皮入气分，清泄肺热为君药；地骨皮入血分，清肺中伏火为臣药；炙甘草、粳米养胃和中以扶助肺气，为佐使药。本方是清肺热、养肺阴的祖方，今用一般去粳米。

从我的临床经验来看，本方适合的病机为肺热阴虚，患有慢性扁桃体炎的小孩往往干咳少痰，晚上睡觉时夜汗多，大多属于肺热阴虚，与此相吻合，但原方力量稍弱，故我在方中加黄芩助桑白皮清肺热，玄参滋阴，丹皮凉血，助地骨皮清伏火，浙贝化痰，诃子敛肺，金果榄利咽喉止痛。获效后，可再加僵蚕、儿茶、急性子、穿山甲、山慈菇等，软坚散结，制成蜜丸，久服以缩小扁桃体。

2.《寒温条辨》升降散

僵蚕 10g　蝉蜕 5g　大黄 12g　姜黄 9g

以加饭酒 30g 同水煎药，煎好后，加蜂蜜 15g 冷服。原方为散剂，也可为蜜丸，蜜丸名太极丸。

用方心得：

在当代名医中，蒲辅周先生最重视升降散及其衍生的 15 首治疗瘟疫的方剂，他不仅在《蒲辅周医疗经验》中详细列举全部方剂，而且告诫其学生要好好研究，蒲老认为："其名曰升降散，盖取僵蚕、蝉蜕升阳中之清阳，姜黄、大黄降阴中之浊阴，一升一降，内外通和,而杂气之流毒顿消矣。"又说:"瘟疫之升降散,有如四时温病之银翘散"。[34]

虽然蒲老一再强调升降散治疗热性病的重要作用,但我始终心存疑惑,认为瘟疫毕竟不是四时温病,并非经常可以看到,特别是受到现代医学观念的影响,容易把瘟疫同急性传染病等等同起来,总觉得难有用此方的机会。直到遇到急性扁桃体炎这一类病,一发作即高热,无外感风热所应有的头痛、咳嗽、鼻塞、微汗出等症状,用银翘散等辛凉解表之剂罔效,发病的部位又在上下出入的门户咽喉之地,才考虑到用升清降浊、清解郁热的方法治疗,选择了本方。可见治病不能囿于病名,而要看所用方与病机是否吻合。

3.《校注妇人大全良方》仙方活命饮

金银花 15g　浙贝母 10g　皂角刺 10g　穿山甲 5g　天花粉 10g　乳香 10g　没药 10g　防风 10g　白芷 10g　陈皮 5g　当归 10g　赤芍 10g　甘草 10g

用方心得:

本方是治疗痈疽毒疮的名方,方中以金银花清热解毒,消散疮肿为主药,辅以当归尾、赤芍、乳香、没药活血散瘀止痛,陈皮理气行滞以消肿,防风、白芷疏风散结以消肿,贝母、天花粉清热排脓以散结,穿山甲、皂角刺解毒透络,以消肿溃坚,甘草清热解毒共为佐药。合而用之,共奏清热解毒、消肿散结、活血止痛之效。脓未成者,服之可使其消散,脓已成者,服之可促其外溃。

从我的临床经验来看,在急性扁桃体炎初起,恶寒发热,头痛,咽喉疼痛,舌淡苔薄白,扁桃体红肿,但尚未见脓点时,可用原方煎服,也可去当归、赤芍、陈皮、白芷,加荆芥、薄荷、桔梗、僵蚕,即合用六神汤以疏风散结,则更加切合病机。一般服两三剂当热退、肿消、疼痛减轻。若两三天后,发热未退,扁桃体一侧或两侧出现小脓点,仍然高热,头痛,舌红苔薄黄,咽喉疼痛时,原方去陈皮,加桔梗排脓,玄参解毒,黄芩、黄连、栀子清热,一般 3 剂可热退脓尽,脓液排出时,疼痛与发热均会减轻。

验案举隅

案例一:慢性扁桃体炎急性发作

汤某,女,3 岁,深圳人,1995 年 9 月 2 日初诊。

患儿每月都因扁桃体炎高热住院,全家为此困扰不堪,西医建议动手术摘除,未获同意。目前小孩高热 3 天,上午 10 时量体温 39.8℃,舌红有津液,口不渴,咽红,扁桃体红肿疼痛,头不痛,无其他感冒症状,全身滚烫无汗,饮食玩耍如常,发育也良好,询之已经 3 日不大便,平常大便干结。处以升降散加减:

大黄 10g(后下,煎 5 分钟即可)　蝉蜕 5g　僵蚕 10g　玄参 15g　板蓝根 25g　土牛膝 25g　麦冬 15g　生地黄 15g

煎法悉照升降散原方,1 剂即大便通而热退。叮嘱家长:每遇大便干结几天不解时,即将原方服一两剂,俾大便得通而火降。

2006 年 5 月小孩来长沙,询之 10 余年来,再未因为扁桃体炎而发热住院,成长发育良好。观察其扁桃体仍然胖大,但对身体已不造成危害。

治疗心得:

小孩慢性扁桃体炎反复急性发作,引起高热不退,在临床所见极多,每次发作,动辄 39℃以上,用抗生素往往须 1 周左右才能退热,而对证用升降散的患儿,只须两三剂即热退身凉。这类小孩大部分属于"火体",病机是阴虚内热,这可能与营养过剩或营养失调有关。一些家长看到小孩汗多、时有咳嗽,常发高热,以为是身体虚弱所致,常给小孩服用治虚汗的补药,如黄芪制剂之类,或注射提高免疫功能的药物,不但无效,而且有害,这是个认识的误区,因为这些药物助长了内热,容易激活慢性炎症。中医的治疗法则,应当滋阴清热为主。同时,要劝说小孩多吃蔬菜、水果,少吃辛辣刺激物、冰饮料、高蛋白、高脂肪类的食品,如肯德基之类,以利于炎症的吸收。大部分小孩在发高热之前,即由慢性转为急性扁桃体炎时,往往几天不解大便,睡卧不安,或大量汗出,说明内热正在集聚,津液受到煎熬,此为发病先兆,服用对证药物如升降散之类一两剂,大便通畅,火往下降,即可阻止发热。急性炎症得以控制后,转为慢性期,可用泻白散、引火汤等加减做为蜜丸长期服用,以求根治。只要家长注意以上几点,又经过较长时间的滋阴清热法治疗,阴虚内热的体质得到调整,慢性炎症得以缓缓吸收,最终可治愈,而不必用手术治疗。

用药心得:

该案有本人的一处用药心得,即板蓝根、玄参、土牛膝同用,对咽喉疼痛有特殊的效果。大凡急性咽喉炎、扁桃体炎,咽喉疼痛而察之咽喉红肿者,均可使用。但有的小孩服用后呕吐,多因其胃气薄弱,又玄参气味苦涩,可去之,以金果榄10g代替。

案例二:化脓性扁桃体炎,高热

李某,男,7岁,2006年7月6日初诊。

患慢性扁桃体炎,经常发作,每次因为感冒诱发,动辄高热39℃以上,必须上医院用抗生素滴注始能退热。今年以来发作频繁,平均每个月上医院1次,现发热,39.3℃,汗多,颈背汗出,咽喉疼痛,大便不干,扁桃体红肿,右侧扁桃体有一处凹陷,旁边有米粒大黄白色脓点。询之去年发热,西医诊断为化脓性扁桃体炎。口干,舌红,苔黄腻,脉细数。当清热泻火,排脓解毒,处方:

金银花15g 连翘10g 桔梗15g 甘草10g 乳香5g 没药5g 浙贝母10g 黄芩10g 黄连3g 栀子10g 天花粉10g 皂角刺10g 穿山甲5g 3剂

每剂药煎两次,两碗药共分6~8次喂服,每隔两小时1次,每次一两匙,可放糖。

7月9日二诊:服上方1剂后,体温开始下降,2剂后体温退尽,右侧扁桃体上的脓点消失。此时宜用蜜丸缓图,以巩固疗效,处方:

咸竹蜂30g 浙贝母30g 儿茶20g 血竭20g 桑白皮20g 地骨皮30g 玄参30g 僵蚕20g 蝉花20g 皂角刺10g 穿山甲10g 花粉20g 黄芩20g 诃子30g 乳香10g 没药10g 桔梗30g 甘草30g

2007年5月随访,扁桃体炎至今未曾发作。

治疗心得:

化脓性扁桃体炎的治疗,与痈疽相类似。初期脓未成之时,往往有寒战高热,扁桃体一侧有针头大隆起,呈半透明状;中期脓已成或已溃,则高热虽不退,但全身症状减轻,隆起部位出现白色、黄色脓头;脓排尽之后,则可痊愈。在初期阶段,可选用仙方活命饮,方中虽有防风、白芷、当归等温散活血之品亦无妨。中期则须去之以免助热,并加黄连、黄芩、栀子等苦寒药,以清热解毒。本病虽然来势凶猛,热度很高,但只要治疗得法,程序不乱,往往有惊无险,3~5天即可治愈。患儿得过一次化脓性扁桃体炎后,形成了一个病灶,容易再度复发,宜服蜜丸善后。

用药心得:

该案有本人的一处用药心得,即化脓性扁桃体炎的善后用药。善后宜蜜丸缓图,以

第一类

慢性炎症

便长期服用,这是确定的,但古人并无成方可依。我设计的这个处方,以桑白皮、地骨皮、黄芩清泻肺热,桔梗、甘草排脓解毒,浙贝、玄参、花粉、皂角刺、穿山甲、化痰散结,竹蜂、蝉花、僵蚕祛风化痰、消肿散结,乳香、没药活血止痛,诃子敛肺,血竭、儿茶生肌长肉,修复创面。其中,蝉花、竹蜂的使用当今临床比较少见,蝉花功同蝉蜕,但散结之力过之,竹蜂为生长于竹竿内的蜜蜂,具有祛风、化痰、定惊、止痛之功,为治疗咽喉病的要药,且宜入丸剂,但除了两广地区之外,知之用之者甚少。我历来认为:久病入络,选用虫类药以搜剔血络中的顽邪,是治疗许多慢性病的重要环节。我治疗慢性咽喉炎、扁桃体炎时喜用这两种虫类药,感觉疗效甚佳。

四、慢性支气管炎

慢性支气管炎是临床常见的多发病,属于中医的"咳嗽"、"痰饮"、"咳喘"等范畴,本病的特点是反复发作,经久不愈。因为患者往往年龄较大,抵抗力较弱,一遇风寒或季节更替,衣着添减不及时,则会因为感冒而引起急性发作,经过治疗之后,虽能缓解,但很难断根,留下平日咳喘的毛病,如果继续发展,则可能导致肺气肿、部分肺不张、肺源性心脏病等。最近,西医界提出将以上呼吸道疾病统称为"阻塞性肺病"或"阻塞性呼吸道病"的主张。在治疗方面,本病应当遵循《黄帝内经》所说:"急则治其标,缓则治其本"的原则。在急性发作期,首先须分寒热论治:

属于寒证者,则咳痰稀白量多,甚者喘息不能平卧,恶寒发热,舌胖苔白腻,口不渴,脉弦紧。当散寒化痰,宣肺降气,镇咳平喘,宜用小青龙汤加减[1]。

属于热证者,则咳嗽咯痰黄黏不爽,发热口干,舌红,苔黄,脉滑数,当清肺化痰,宜用定喘汤加味[2]。

在慢性迁延期,多数为虚实夹杂,当标本兼顾。

如病久肺脾两虚,痰湿壅盛,咳嗽痰多色白,清稀黏稠兼有,但易咳出,纳差腹胀,或大便时溏,神疲乏力,舌胖,苔薄或腻,脉缓弱或弦滑者,当补气健脾、燥湿化痰,宜用三合六君子汤[3]加减。

如果肺肾两亏,痰湿内盛,患者咳喘痰多,面色白,头晕,舌淡,脉细弱,食欲尚可,大便不溏者,宜用金水六君煎[4]。

如果阳虚不能运化水湿,聚而生痰,则形寒怕冷,动则气喘,痰涎壅盛,舌胖淡,脉沉细无力者,可用阳和平喘汤[5]。

如久病缠身,肺肾两虚,降纳失司,咳嗽伴有喘息,气短,呼多吸少,动则尤甚,腰膝酸软,舌淡或紫黯、苔薄或无,脉弱或虚数者,当补肾纳气,佐以活血化瘀,可用叶天士熟地补骨脂方加味[6]。

附方

1. 小青龙汤加减(彭坚经验方)

麻黄 10g　桂枝 10g　细辛 5g　干姜 10g　半夏 15g　白芍 10g　五味子 5g　炙甘草 10g　杏仁 10g　地龙 30g

用方心得:

小青龙汤出自《伤寒论》,方中以麻黄、桂枝发汗解表;干姜、细辛温肺化饮;半夏燥湿化痰,五味子敛肺止咳,芍药、炙甘草益气和营,合而成为解表化饮,止咳平喘之剂。

从我的临床经验来看,本方适合的病机是肺有寒饮。凡素来阳虚,内有痰饮的慢性支气管炎患者,感受风寒后急性发作,咳嗽气喘加重,但尚未化热,无论有无恶寒发热、有汗无汗,但见咳嗽、气喘而形寒怕冷,咳痰色白清稀有泡沫,咽喉不红,舌胖淡,苔薄白者,皆可运用。小青龙汤堪称治疗慢性支气管炎急性发作属于寒证之最有效的处方,但有些人畏之如虎,怕麻黄、桂枝上火,怕麻黄升血压,其实只要"认证无差",是无须顾虑的。我常于方中加杏仁 10g、地龙 30g,主要是考虑到:小青龙汤具有宣散之力,可以导致气机向上,而咳喘的病机本来就是气逆于上,若加杏仁、地龙以降气止咳平喘,则使得肺气的升降失常能得到更好的调节。何况小青龙汤借杏仁、地龙的柔韧,可制约麻桂的刚烈;麻黄虽升压,地龙可降压,如果患者血压高,大便不稀,地龙可以加到 50g。只是有严重的心脏病时,麻黄须慎用,可以去原方中的麻黄,加附子 10g。药书虽说附子畏半夏,但我经过多次临床使用,发现并无任何副作用。本方经过加味之后,多年来,我在临床使用时效果颇佳。

辨证使用本方的关键是:咳痰清稀,如泡沫状,咽喉不红,这是"肺有寒饮"最重要的体征。特别值得指出的是:目前滥用抗生素的现象十分严重,不少患者,尤其是小孩,在感冒初期即用抗生素压制,炎症虽暂时被控制住了,咳嗽、气喘仍然迁延不止,变成慢性支气管炎,一般的止咳药罔效。如见咳痰清稀,或干咳无痰,咽喉不红,舌淡,口不渴,多是寒邪闭塞于内,不论时日多久,仍须用小青龙汤大力宣发。有的小孩属于"火体",原本容易出现咽喉红痛,用大量抗生素之后,咽喉不红,服小青龙汤时宜合用泻白散,即加桑白皮 10g、地骨皮 10g,以防止肺中伏火被温药所诱发。

2. 定喘汤加减(彭坚经验方)

麻黄 10g　杏仁 10g　半夏 10g　苏子 10g　款冬花 10g　黄芩 15g　桑白皮 15g　炙甘草 10g　浙贝母 15g　地龙 15g　牛蒡子 10g　虎杖 15g(大便干结加至 30g)　鱼腥草 50g

用方心得:

《摄生众妙方》的定喘汤,是治疗风寒外束,痰热内蕴,咳嗽气喘,痰黄黏稠的名方,相传为明代南京一药肆专售的治喘良方。本方以麻黄宣肺散邪以平喘,白果敛肺定喘而祛痰,共为君药;苏子、杏仁、半夏、款冬花降气平喘,止咳祛痰,共为臣药;桑白皮、黄芩清泄肺热为佐药;甘草调和诸药,为使药。

从我的临床经验来看,本方对于慢性支气管炎急性发作而属于痰热证的,颇为适合。但初起时,特别是发热时,方中的白果不宜用,因为恐收敛而咳痰不出,我代之以诃子,既可敛肺气,亦无副作用;方中清化热痰之药尚嫌不够,故加浙贝、地龙、牛蒡子利窍滑痰;如有肺部感染时,清热解毒之力亦感不足,须加虎杖、鱼腥草。白花蛇舌草、败酱草、葶苈子等也可随证而加入。

虎杖于近年来频繁用于治疗急性支气管炎和肺炎,包松年先生对此深有体会:"祛邪重在清化:'老慢支'急性期主要表现为咳、痰、喘、发热,临床常根据痰的色、质,以及舌苔、脉象等辨其寒热。寒痰宜温化,痰热宜清化。痰黄苔黄者乃痰热之证,但痰白苔白者并非尽是寒痰,只要有痰黏难咯,脉数不静者,多属有热,故临床多从痰热着手。'老慢支'有反复发作的咳喘,痰伏肺家是其发病基础,长期伏痰必从热化,所谓'阴凝之处,必有伏阳',是其一也;久病咳喘,肺阴常虚,肺家易生虚热,则痰从热化,是其二也;现代医学认为:'老慢支'急性期多伴有细菌、病毒的感染,中医认为是毒,毒者热毒,热从毒生,是其三也;再从临床表现看,患者多有咯痰不爽,口渴脉数,也是痰热津伤之象,此其四也。故祛邪重在清化痰热。清热多用苦寒,或合辛寒,辛则透,苦则降,苦泄邪热,顺降肺气,以复其清肃之权。且苦寒清热之药,大都具有解毒功效,毒解则热除,咳、痰、喘诸症可平。常用药如:黄芩、桑白皮、大贝母、虎杖、全瓜蒌、鱼腥草等。其中虎杖一味尤其喜用。据现代药理研究,虎杖可抑制多种细菌,消除炎症,虎杖甙水解后可生成大黄泻素,有轻泻作用;肺与大肠相表里,取其通腑,解除毒素对脏器的影响,腑气通则肺气降,毒素除则肺气宁。虎杖一名清血龙,具有良好的活血作用,'老慢支'常有肺郁血及肺纤维化形成,虎杖通过其活血作用,可改善肺循环及肺纤维化,促进肺脏功能的恢复。且虎杖有镇咳功效,可谓一药多功。兼表者,加银翘、桑菊之类,取其辛凉透散;痰热壅盛,气逆喘甚者,加葶苈子、莱菔子之属,取其泻肺平喘。"[35]

这一段论述,完全出自临床心得,值得记取。但虎杖泻下之力较强,肺气上壅而不降,且经常大便秘结的患者,可用 15g 甚至 30g,平常只能用 5~10g。

3. 四合六君子汤(彭坚经验方)

党参 10g 白术 10g 茯苓 15g 炙甘草 10g 陈皮 10g 半夏 10g 五味子 10g 干姜 5g 细辛 3g 白芥子 10g 苏子 10g 莱菔子 10g 黄芪 15g 防风 10g 生姜 10g 大枣 10g

用方心得:

从我的临床经验来看,大部分慢性支气管炎患者,虽长期咳嗽、吐痰,终年难愈,有时遇天气变化,容易感冒,并诱发急性支气管炎,但全身状况一般尚好。其病机关系到脾肺,即脾肺气虚,痰饮内阻,须用四合六君子汤治疗。本方实为六君子汤、玉屏风散、苓甘五味姜辛夏汤、三子养亲汤合方,以六君子汤健脾,兼以化痰;玉屏风散益肺,固卫祛风;干姜、五味子、细辛配半夏温化寒饮;三子养亲汤下气化痰,其中白芥子化寒痰,苏子降肺气,莱菔子降胃气。全方肺脾同治,标本兼顾,对于中老年人咳嗽气喘,食欲不佳,痰多色白,时而清稀(这是有寒饮)、时而黏稠(这是有寒痰)者,甚为切合。

4.《景岳全书》金水六君煎

熟地 30g 当归 15g 陈皮 5g 半夏 10g 茯苓 10g 炙甘草 10g 生姜 3~7 片

用方心得:

本方即二陈汤加熟地、当归而成。方中以陈皮、半夏、茯苓、炙甘草即二陈汤健脾、燥湿、化痰,当归、熟地滋阴补血,以助肺肾之气;二陈汤得归、地,则燥湿不致伤阴,归、地得二陈汤,则滋阴而不助湿。本方重在调补肺肾,因肺属金,肾属水,全方共六味药,故曰金水六君煎。原方云:"治肺肾虚寒,水泛为痰,或年迈阴虚,血气不足,外受风寒,咳嗽呕恶,多痰喘急等证神效。"

历代医家对本方的理解,始终存在着误区和疑问。有人以为方名金水,是指"金水相生",故将本方看做是滋阴养血、化痰燥湿的方剂,用之治疗肺肾阴虚的咳喘,这明显是错误的,因为说熟地补肾水尚可,说当归补肺金则谬,何况整首方剂药性偏温,阴虚断不能服。另外,刘盛斯先生认为:"景岳谓金水六君煎主治'肺肾虚寒,水泛为痰'之证,颇为费解。本方所含各药及其加减法中所用药品,无一味具温阳散寒之功,却反云其可温肺肾之阳,补肺肾之虚,散肺肾之寒,则费解之一;景岳在'和略'中说:'阳虚于上,忌消耗,如陈皮之属是也',今若肺阳虚于上,而用陈皮,岂非自相矛盾,此为费解之二。基于此,故于本方治'肺肾虚寒'之说存疑待考。"[36]

刘先生的疑问当然不无道理,但本方经受了数百年的临床考验,其疗效是毋庸置疑的,究竟如何才能准确地理解组方的原理,是用好本方并取得最佳疗效的关键。

从我的临床经验来看,本方适合的病机是肝肾精血不足,痰湿内阻,导致肾气不纳,肺气不降者。患者除有咳嗽、吐痰,痰稠黏色白,舌淡脉缓之外,当有短气、喘促、头晕、面色萎黄等证。本方应当看做是"贞元饮"与二陈汤的合方,以贞元饮补肾纳气,二陈汤降肺化痰,金水同治,乃金水六君煎的原意。贞元饮见于《景岳全书》"新方八阵"之"补阵",为熟地、当归、炙甘草3味药。景岳说:"治气短似喘,呼吸促急,提不能升,咽不能降,气道噎塞,势剧垂危者。常人但知为气急,其病在上,而不知元海无根,亏损肝肾,此子午不交,气脱证也,尤为妇人血海常亏者最多此证,宜急用此饮,以济之缓之,敢云神剂。"虽然贞元饮中的熟地轻则七八钱(20多克),重则一二两(30~60g),而金水六君煎中的熟地仅三五钱(10多克),虽然两方所治之证有轻重缓急的不同,但肝肾阴血亏虚导致短气、喘急,应当是一致的。我在用金水六君煎治疗慢性支气管炎时,见有喘证,而食纳尚可,大便不稀者,必加大熟地剂量至30g,甚至90g。大便干结者,当归也加大到15~30g,因为《神农本草经》早有记载:当归"主咳逆上气"。如此则疗效甚佳。

5. 阳和平喘汤(胡翘武创制方)

熟地 30g　淫羊藿 20g　当归 10g　麻黄 6g　紫石英 30g　肉桂 3g　白芥子 6g　鹿角片 10g　五味子 4g　桃仁 10g　皂角 3g

用方心得:

胡翘武先生认为:"咳喘之证不离乎肺,缠绵经久,无不由气及血而瘀阻脉络。肺络瘀阻,宣肃通调乏权,津难化气,悉变痰浊,与瘀血为祟,互结一体,阻塞气道,影响气体出入,咳喘益甚而重笃难以向愈也。气主于肺而根于肾,且肺肾又为金水相生之脏,经久咳喘又无不虚体害正,穷必归肾,伤及下元,损及气根,气体吐纳失节,此咳喘又不止于肺也。故老慢支患者无不为痰壅络阻于上,元精内夺于下,肺肾同病,虚实相兼,诚为其必然也。考王洪绪《外科全生集》之阳和汤,具温阳补虚、散寒通滞之用,虽为阴疽效方,但从其组方配伍观之,于肾督阳虚、寒痰凝滞之咳喘,有补虚泻实、上下同疗之意。然化痰调营尚嫌不足,温纳肾气也需增添。本方以熟地、鹿角片、淫羊藿、肉桂温养肾督峻补下元,易鹿角胶为鹿角片者,以胶者凝滞有助痰浊之弊。鹿角除温补肾督功用外,更具活血通络散滞之用,与熟地相伍,温补精血,可减少胶、地同用黏滞碍膈之嫌;淫羊藿补肾壮阳,肉桂温养命火;紫石英质重色赤,性味甘温,功擅温养下元,主咳逆痰喘,与五味子配用,镇摄之力更显。合此六味,温而不燥,补而不腻,既摄纳又重镇,为补虚填精、求本培元之道。当归养血活血,更具"主咳逆上气"(《本经》)之用;桃仁破血行瘀,是"止咳逆上气"(《名医别录》)佳品,以此合鹿角片、紫石英,既调营通络,又止咳平喘,皆一药而二得其用之品,为咳喘由气及血,络脉瘀阻不可缺如之味也。白芥子利气豁痰,皂角滑痰通窍,皆辛温入肺之品,为寒痰壅肺、痹阻气道首选之药。麻黄宣闭通滞,止咳平喘,与五味子对药,又可一开一合,启闭肺气,且肺金得肾督之温养,治节宣肃之职有复,协同麻黄、五味子,更利于气体出纳,痰浊排送。全方虚实补泻得宜,肺肾上下同疗,为下元虚寒,肺金痰瘀咳喘之良方。

加减运用:阳虚及阴者,去肉桂,加山药20g、山茱萸10g;寒痰化热者,去白芥子,加葶苈子10g、泽漆15g;气急喘甚者,加苏子10g、沉香3g(后下);大便秘结者,加肉苁蓉20g、紫菀20g;胃脘饱满,纳后不馨者,加砂仁6g、麦芽、谷芽各30g;痰浊消减者,去白芥子、皂角,加橘红 10g、茯苓 20g。"[37]

本方脱胎于《外科证治全生集》的阳和汤,阳和汤以熟地补肾养血为君药;鹿角胶补肾温阳为臣药;炮姜、肉桂破阴和阳,温通经脉,麻黄、白芥子通阳活血,消痰散结,共为佐药;生甘草解疮毒、调和诸药为使药。全方具有温阳补血,散寒消痰,软坚散结的功效,为治疗外科阴证痈疽的圣方。近几十年来,广泛应用于临床各科疾病的治疗。

从我的临床经验来看,阳和汤适合的病机为肾虚有寒,痰瘀交阻之证。我常用其治疗慢性支气管炎、肺气肿、慢性前列腺炎、腰椎退行性病变、妇女多囊卵巢综合征等。阳和平喘汤治疗慢性支气管炎,在阳和汤的基础上加减,甚为得体,真所谓善用古方者,可师可法。

6. 叶天士熟地补骨脂方(陈克正总结)

熟地 120g　山萸肉 120g　茯苓 120g　山药 120g　怀牛膝 45g　车前子 45g　补骨脂 45g　五味子 45g　胡桃肉 90g　蜜丸,每次服 10g,日 2 次。

加减:如无萸肉,可以枸杞子 60g 代之;暴喘汗出,加人参 60g;肾虚较甚,加巴戟天 30g、青盐 15g;喘甚加沉香 15g。

用方心得:

陈克正先生云:"本方以熟地、山萸肉、怀牛膝补肾阴,补骨脂、胡桃肉补肾阳,茯苓、山药健脾肾,五味子、胡桃肉敛气纳气平喘,车前子祛痰止咳利水。共治肾气不纳,身动则气促喘急,形瘦食少,尺脉下垂者。程门雪先生说:'此方所选方药,则温补柔养,通而不滞,且重摄纳之力,较八味尤优,又可久服无弊,高年内伤久恙调理最妙。'"[38]

此方实际化裁于济生肾气丸,去附桂之温、丹皮之寒、泽泻之利,加补骨脂、五味子、胡桃肉补肾纳气,确如程门雪先生所说:本方所具有的温柔摄纳之力,比金匮肾气丸为优。

从我的临床经验来看,如果年深日久,"老慢支"不能控制,其发展趋势,往往变成肺气肿、肺不张、肺心病等,此时虚多邪少,本方力量尚不够,除了人参、沉香在所必加之外,我常加蛤蚧、紫河车、五灵脂、柏子仁。其中,加五灵脂非常关键,是借其活血激荡的作用,让全方灵动起来,这是从朱良春先生处得到的启发。他有专文介绍"人参与五灵脂同用而效佳无弊";并介绍古方坡肺丸,即由五灵脂、柏子仁、胡桃肉组成,治疗肺气肿(肺胀)有效。朱先生认为:"五灵脂能入血分以行营气,能降浊气而和阴阳,它的多种作用即可据此引申和参悟"。[39]经过这样添加之后,全方不仅能够大为改善心肺功能,甚至能使部分肺不张的患者获得痊愈。

验案举隅

案例一:支气管肺炎,高热,肺气肿,肺不张

郑某,男,67 岁,湖南郴州人,退休干部,2003 年 4 月 25 日初诊。

患者 7 天前因为感冒并发支气管肺炎,在省人民医院住院治疗,体温 39℃ 上下,每天用抗生素、激素滴注,发热始终未退。咳嗽、气喘不停,咳痰困难,但咳出大量黄色浓痰后稍舒,胸闷,不能平卧,大便干结,小便黄而短少,不出汗,口干,喜冷饮,舌红,苔黄腻,脉滑数。平素有肺气肿,部分肺不张,经常咳嗽、短气。此为春温引动伏邪,痰热郁闭于上,先治其标,用定喘汤加减:

麻黄 10g　杏仁 10g　半夏 10g　苏子 10g　黄芩 15g　桑白皮 10g　地龙 30g　鱼腥草 60g　金银花 30g　虎杖 30g　瓜蒌皮 30g　葶苈子 30g　牛蒡子 15g　玄参 30g　生地黄 30g　淡豆豉 100g　鲜竹沥口服液 5 支(每支 20ml,成药)　3 剂

用大容器煎,初煎取 3 大碗,二煎取 2 大碗,共 5 碗,分 5 次服。每 2 小时服 1 碗,每次兑鲜竹沥口服液 1 支。

4 月 28 日二诊:服 1 剂后,身上汗出不断,体温 38.4℃,喘咳减少大半,痰也少了许多,可以平卧。嘱咐第 2、3 剂每天改为服 3 次。现在体温降至 37℃,仍然咳嗽,动则气喘,但痰已经不多,大便通畅,小便仍黄,舌苔黄腻已减,脉弦滑,时有间歇。患者已经出院,拟回家休养,希望能够拟定一个长期服用的处方。授以熟地补骨脂丸加减:

熟地 30g　山药 30g　山萸肉 30g　茯苓 15g　西洋参 30g　蛤蚧 1 对　紫河车 30g　怀牛膝 15g　车前子 15g　补骨脂 30g　胡桃肉 30g　五灵脂 30g　琥珀 10g　柏子仁 30g　沉香 10g　葶苈子 15g　川贝 15g

3 剂,为蜜丸,日 2 次,每次 10g,1 剂蜜丸大约可服 3 个月。

患者服完两剂药丸之后,症状基本消失,很少感冒咳嗽,2005 年 6 月,西医检查:肺气肿大为改善,已经看不到肺不张的迹象。

治疗心得:

本案为支气管肺炎,高热不退。患者 7 天始终不出汗,因感冒而诱发,从时令考虑,当为春温引动伏邪,单纯着眼于痰热,用清热化痰之药,不可能达到治疗目的,故必须大力透发,一诊基本方即改订定喘汤,加生地、豆豉、鲜竹沥。生地、豆豉为葛洪的"黑膏方"中两味主药,豆豉剂量达到 100g,配合麻黄、金银花等其他清热解毒、宣肺降气、化痰平喘止咳之药,冀其一鼓而汗出。并采取大剂量、频服的方法,以保证疗效,因为中药虽然副作用小,但效价较低,也不如西药来得快,作用也不如西药持久,故采取这种超常规的服法,时刻维持药物在血液中的高浓度,对于治疗急性发热是合适的。二诊则是"缓者治其本",基本方是叶天士的熟地补骨脂方,加葶苈子、川贝、琥珀等降气化痰消瘀,采用丸剂缓图,不意半年之后,不仅肺气肿得以改善,肺不张也消失,说明即使是器质性的疾病,中医药也是可以逆转、改变的。

用药心得:

该案有本人的一处用药心得,即用大剂量竹沥清化热痰。对于肺部感染等病出现痰热胶黏,咯之不出的症状,用川贝、瓜蒌皮、杏仁等药,有时效果不显,从我的临床经验来看,清解滑利热痰燥痰之药,首选之品是鲜竹沥,但剂量要大,大至每剂药 100~200ml,甚至 500ml,方能有效。这个方法我学自江尔逊先生,江先生治痰热壅肺咳嗽方,喜欢用唐容川氏豁痰丸,并且有一段精彩的论述:"痰热壅肺伤津证候,不唯可见于急性支气管炎、慢性支气管炎急性发作、支气管哮喘、肺炎等疾病,尤其常见于胸腹部各种手术后引起的肺部感染。其症状表现为胸痛、咳嗽、喘促,痰稠量多,咯吐困难,口干思饮,水入则呛。其病机为内热熏灼,炼液成痰,壅塞肺窍,耗伤肺津,一旦稠痰上涌,堵塞气道,呼吸骤停,险象丛生。临床抢救痰热壅肺伤津危证,必用唐宗海之豁痰丸。本方以桔梗、甘草、射干、白前、茯苓祛痰利咽,清热散结;当归、杏仁、枳壳止咳定喘,宽胸畅膈;知母、花粉、瓜蒌霜、麦冬、石斛滋肺润燥,养阴生津;尤妙在重用鲜竹沥一味,荡痰热之窠臼,开痰涎之壅塞,功专效宏,卓尔不凡。"[40]江先生最后一句为画龙点睛之笔。城市没有鲜竹沥,可用成药竹沥口服液代之,一般包装为 1 盒 5 支,每支 20ml,每次服 2 支,每 2 小时服 1 次,可单独服,也可兑入汤药中。

案例二:慢性支气管炎,肺气肿,肺心病

赵某,男,68 岁,湖南湘阴人,农民,2005 年 10 月 27 日初诊。

患者咳嗽30余年，每日均咳，痰多浓稠色白，遇寒或季节交替时加重，剧烈时，连咳带喘，近年来，走路、上楼均觉乏力，短气，头晕，有时心悸、心律不齐，饮食尚可，大便干结，小便黄，察之面色晦黯，舌淡苔浮黄，脉滑，有长期吸烟历史，西医检查有慢性支气管炎，肺气肿，部分肺纤维化，早期肺心病。此为肺肾两虚，夹有痰饮，拟用金水六君煎加减：

熟地50g　当归50g　陈皮10g　半夏10g　茯神30g　炙甘草10g　白芥子10g　苏子10g　莱菔子10g　葶苈子15g　桂枝10g　苍术50g　生姜15g　大枣30g　15剂

2006年3月17日二诊：服上方后，患者感到效果十分明显，咳嗽次数减少，痰量减少，大便通畅，体力增加，抵抗力增强，头晕、心悸等也很少出现，故将原方断断续续服用了100余剂，不意3天前淋雨，又将慢性支气管炎诱发，现咳嗽，吐痰色白，清稀中带有浓稠，微喘，舌淡，苔厚腻，脉紧，不发热，此为寒邪引动伏饮，拟用小青龙汤合苓桂术甘汤加减：

麻黄10g　桂枝10g　炙甘草15g　细辛5g　干姜10g　半夏10g　白芍10g　五味子10g　苍术50g　茯神30g　地龙30g　5剂

3月23日三诊：服上方后，咳嗽减轻大半，拟回老家调养，汤药仍处以金水六君煎加减，另外制作蜜丸1剂同服。

熟地50g　当归50g　陈皮10g　半夏10g　茯神30g　炙甘草10g　白芥子10g　苏子10g　莱菔子10g　葶苈子15g　桂枝10g　苍术50g　生姜15g　大枣30g　15剂

红参须50g　蛤蚧2对　五灵脂30g　紫河车30g　地龙50g　鹿茸10g　紫石英30g　三七30g　丹参30g　琥珀30g　肉苁蓉30g　山萸肉30g　沉香10g　核桃肉60g　五味子30g　川贝母30g

2剂，研末，蜜丸，每日2次，每次6g，1剂大约可服3个月。

2007年3月5日四诊：服上方后，1年来，咳嗽气喘基本未发，很少感冒，体质增强，经过X光及CT检查，慢性支气管炎不排除，但肺气肿、部分肺纤维化、早期肺心病已否定。

治疗心得：

本案根据现在西医新的病名，称为阻塞性肺病或阻塞性呼吸道疾病。一诊为典型的精血亏损，肾不纳气，痰饮上泛，故取金水六君煎为主方，补肾纳气，降肺化痰，合三子养亲汤、葶苈大枣泻肺汤，以加强降气化痰的作用，合苓桂术甘汤以化饮而宁心。初服15剂，感觉良好，服至100余剂，症状大为改善，体质得到增强。不料因为感冒又诱发了咳喘，辨证属于寒邪引动伏饮，故二诊用小青龙汤合苓桂术甘汤，很快控制了病情。三诊为固本起见，除了汤剂继续服金水六君煎标本兼治之外，丸剂以固本为主，以参蛤散、阳和平喘汤、熟地补骨脂方3方合方。坚持服药1年多，得以痊愈。本病由最初的慢性支气管炎到肺气肿再到肺心病，从医学上看，几乎是呼吸道疾病发展的必由之路，最初只是难以消除的炎症，最后导致器质性改变，用西药很难阻止疾病的进程，但本案经过中医长期治疗后，疾病发生了逆转，使一个高龄患者恢复了健康，这不能不说是中医药创造的奇迹，其实，说奇不奇，这在我的意料之中。20多年以前，我曾经意外发现一个肺气肿的亲戚在服用参蛤散数年之后，原有的肺不张已经消失，当时就引起了我的深思。SARS疫情过后，我看到一则报道说：部分在治疗过程中服过一种含有鲜西洋参、鲜蛤蚧、鲜小白花蛇制剂的 SARS 病患者,没有发生肺纤维化的改变。近年来,我在治疗肺癌患者时,常以参蛤汤作为扶正的主方,患者的病情均得到改善,这些都显示了这个古方对于肺部疾患器质性改变的独特疗效,其中的道理值得进一步研究。

用药心得:

该案有几处本人的用药心得:其一,在运用参蛤散加减时,人参我一般用红参须或白参须,除了价格低廉之外,据研究,其所含有效成分超过中等人参,长期服用此品即可,不必用高丽参等高档人参,这有利于减轻患者的经济负担。同时,如有肺纤维化等器质性改变,方中必加五灵脂,人参合五灵脂,不仅没有副作用,而且可以加快肺部纤维化的逆转,缩短病程。在治疗其他纤维组织增生性疾病如多囊卵巢综合征时,也可以运用这一思路。其二,在运用苓桂术甘汤温化痰饮时,凡见肺气肿、肺心病有心律不齐时,则茯苓改用茯神,苍术用至 50g 以上,有很好的调节心率的作用。其三,用小青龙汤治疗肺心病属于痰饮者,即使心律不齐,或心动过速,不必忌麻黄,加大量苍术即可,即使血压高,也不必忌麻黄,加大地龙量即可,麻黄与苍术或地龙的剂量之比可为 1∶5,即用 10g 麻黄,则配 50g 苍术或 50g 地龙,但出现房颤或高血压危象时,麻黄则不可用。

五、慢性口腔炎

慢性口腔炎,又称复发性口疮、复发性口腔溃疡。患者长期口腔黏膜溃烂,舌边尖生疮,时好时坏,无休无止,十分苦恼。这个病究竟是炎症、内分泌失调、还是维生素缺乏所导致的?至今众说纷纭,用西药治疗也不理想。

从中医病机上分析,这种病也很不单纯,大致可以分为湿热内蕴、虚火上浮两大类,无论哪一类,一旦治疗有效,当谨守病机,密切观察证候的变化,细心调节方中的药物,处理好滋阴、清热、燥湿、温阳、潜镇等药物之间的相互关系,用寒远寒,用热远热,化湿不过燥,滋阴不过腻,以免顾此失彼,持以时日,才能完全治好。

湿热内蕴分为以下四种情况:

如上焦心火旺盛,热重于湿,导致口舌生疮,则红肿热痛,舌边尖红、苔黄厚而干,心烦、失眠、多梦,且每因睡眠不好而复发。宜于清热养阴,用黄连阿胶汤[1]。

如湿热中阻,虚实相兼,寒热错杂,患者口舌生疮,舌苔厚腻,黄白相间,兼有心下痞胀、不欲饮食、经常腹泻等,宜于温清并用,补泻同施,用甘草泻心汤[2]。

如下焦湿热流连,气阴俱损,导致口舌生疮,患者多有舌红、舌体瘦、苔薄黄,腰酸膝软,男子遗精,女子白带黄等,宜于清热燥湿、坚阴益气,用三才封髓丹[3]。

如阴血不足为主,又有湿热内蕴,导致口舌生疮,往往红肿不明显,舌苔薄黄而有津液,小便黄,大便偏干。宜于养阴清热利湿,用甘露饮[4],或用耿鉴庭治疗口疮复发方[5]。

虚火上浮的病机,多为阳虚于下,火浮于上,出现上热下寒、上实下虚的见证,患者口舌生疮,但舌淡红,口不渴,或渴喜热饮,且面色浮红,手足发冷,宜于滋阴潜阳,引火下行。证属痰火互结的,用《疡医大全》引火汤[6];证属阴虚湿热而阴病及阳、久治不愈的,用导阳归肾汤[7]。

附方

1.《伤寒论》黄连阿胶汤加减(彭坚经验方)

黄连 10g　芍药 10g　黄芩 5g　阿胶 10g　石斛 15g　合欢皮 10g　生地 10g　麦冬

10g　莲子心 5g　乌梅 10g

用方心得：

原方出自《伤寒论》，治疗"伤寒二、三日，心中烦，不得眠"。方中以黄连清心火，黄芩解郁火，芍药、阿胶、鸡子黄滋阴养血安神，使火不炽，水不亏，则心烦、失眠诸症可除。

从我的临床经验来看，大部分因为熬夜或失眠而引起口疮者，本方可用。本方的作用为苦寒清热、酸苦坚阴、酸咸养阴，适合于阴虚火炽的病机，但以心火炽盛为主。失眠为其主症，为其因；口疮为其兼症，为其果。我去方中的鸡子黄，加生地、乌梅、麦冬、石斛滋养心肝、肺胃之阴，莲子心、合欢皮清心安神。如果舌红干瘦，大便秘结，则是阴伤较重，当酌情减少芩连之苦燥，加麦冬、生地、玄参、石斛、乌梅等大队甘寒酸咸之品，以养阴润燥；如果舌红干瘦，上有薄白苔，而又大便溏，则尚有脾虚湿邪不化的一面，当再加山药、薏苡仁、茵陈、藿香，以健脾渗湿，芳香化湿。

2.《伤寒论》甘草泻心汤

炙甘草 15g　黄芩 10g　黄连 5g　半夏 10g　党参 15g　干姜 10g　大枣 10g

用方心得：

本方在《伤寒论》中用于治疗心下痞满、干呕心烦、肠鸣下利、食谷不化等证候，类似于现今所说的急、慢性胃肠炎或胃肠功能紊乱。在《金匮要略》中，又用于治疗狐惑病，类似于现今所说的口眼生殖器综合征。方中以炙甘草、党参、大枣健脾益气，半夏和胃降逆，干姜温中，黄连、黄芩泻火，通过辛开苦降来调整胃肠气机。

从我的临床经验来看，本方所适合的病机为湿热内蕴，虚实相兼，寒热错杂。其遣方用药的立意，与乌梅丸相似，但本方的重点在中焦脾胃，药性偏凉；乌梅丸的重点在下焦肝肾，药性偏温。甘草泻心汤用于治疗比较复杂的口眼生殖器综合征，尚须适当加减，并配合外用药物，才能更好地保证疗效。

3.《卫生宝鉴》三才封髓丹

党参 10g　天冬 10g　熟地黄 10g　黄柏 15g　砂仁 5g　甘草 10g　肉苁蓉 10g

用方心得：

本方以天冬滋肺阴、熟地补肾精、人参益心气而谓之天、地、人三才，合封髓丹中的黄柏、砂仁、甘草3味药，名三才封髓丹。《医理真传》解析说："按封髓丹一方，乃纳气归肾之法，亦上、中、下并补之方也。夫黄柏味苦入心，禀天冬寒水之气而入肾，色黄而入脾，脾也者，调和水火之枢也，独此一味，三才之义已具。况西砂辛温，能纳五脏之气而归肾，甘草调和上下，又能伏火，真火伏藏，则人身之根蒂永固，故曰封髓。其中更有妙者，黄柏之苦，合甘草之甘，苦甘能化阴。西砂之辛，合甘草之甘，辛甘能化阳。阴阳合化，交会中宫，则水火既济，而三才之道，其在斯矣。此一方不可轻视，余常亲身阅历，能治一切虚火上冲，牙疼、咳嗽、喘促、面肿、喉痹、耳肿、目赤、鼻塞、遗尿、滑精诸症，屡获奇效，实有出人意料，令人不解者。余仔细揣摩，而始知其治方之意，重在调和水火也。"

从我的临床经验来看，本方适合的病机为气阴两虚，下焦湿热蕴结，或湿热蒸腾于上。故本方所治的口疮患者，当有头晕，腰酸膝软，男子梦遗，女子带黄，小便黄，舌红，舌苔黄腻等见证。另外，原方是制成水丸，用肉苁蓉煎汤送服，后世很多医家及方剂学教材在解析本方时，竟然忽弃了肉苁蓉，这是一个失误。丹道医家和江湖医生喜用丹药，常常配以药引或叫做丹头，每一种药引都有其特殊作用，其中包含一些诀窍，要细心品味才能体会到。在这首方中，肉苁蓉一方面温肾阳，更重要的是引火下行，使得龙雷之火归于肾。可见，这味丹头的作用是不可或缺的。煎汤也当用肉苁蓉。

4.《局方》甘露饮

生地黄 10g　熟地 10g　天冬 10g　麦冬 10g　石斛 10g　黄芩 10g　枳壳 10g　茵陈 10g　枇杷叶 10g　炙甘草 10g

用方心得：

这首方是治疗阴虚湿热的主方，方中的二地、二冬名固本丸，滋养肺肾之阴，加上石斛养胃阴，则上、中、下三焦的阴虚均能固护；清热的药物只有一味黄芩，说明火热不盛，而且是隐而不彰的郁火；茵陈淡渗利湿，炙甘草和胃，枇杷叶、枳壳降肺胃之气，以利于湿热的排除。

从我的临床经验来看，凡病机属于阴虚夹有湿热，是最难治疗之证，难就难在病情总是缠绵不已，不易断根，治疗时，必须兼顾阴虚、湿、热三头，用药难以掌握分寸，稍有过分，即伤害到另一方面。治疗阴虚湿热的方剂也不多，本方是非常有效的一首。唐容川先生有一本名为《医学见能》的临床通俗著作，经秦伯未先生校订出版，但发行数量不多，鲜为人知。20 年前，我从凌可与先生那里得知，湖南中医临床家王足明老中医一生最欣赏该书，从中获益很多。我从此注意阅读本书，感到书中唐容川用得最活的即本方，不仅用其治疗口腔溃疡，凡是上、中、下焦阴虚湿热的病症，适当加减，均有卓效。

5. 治口疮复发方（耿鉴庭创制方）

肉苁蓉 15g　玄参 15g　黄精 10g　石斛 10g　玉竹 10g　绿萼梅 10g　藿香 5g　灯心 3g　莲子心 5g　竹叶心 5g

用方心得：

本方共 10 味药，以肉苁蓉温肾阳，又能引火下行；玄参滋肾阴，又能降火解毒；黄精益脾阴，石斛养胃阴；玉竹润肺健脾，兼去湿热；藿香散脾火，梅花调肝气；灯心、莲子心、竹叶心轻泻心火。诸药相合，组方别致，用药讲究，考虑周全，五脏阴阳湿热的调摄，均在一方之中。[41]

从我的临床经验来看，本方与甘露饮在滋阴清湿热方面，有异曲同工之妙，而侧重点又有所区别。两方的相同之处在于：都以滋阴固本药物为构方主体，佐以调理气机、清利湿热之药，凝重而不避滋腻，流动而不伤正气。不同之处在于：本方侧重化脾湿，清心火，调肝气，患者可兼见心烦失眠、肝气不舒等症；甘露饮侧重清肝经郁火、胆经湿热，降肺胃之气，患者可兼见呃逆、脘腹饱胀等。相比之下，本方的用药更轻清灵动。能够掌握好这两首方的机理，随证调节，对于阴虚湿热引起的慢性口腔溃疡即可得心应手。耿鉴庭先生的这首方，很少有人识得和介绍，近年来，我常应用于临床，作为甘露饮的补充，发现其确有其不可替代的妙用。

6.《疡医大全》引火汤

熟地黄 30g　山药 12g　山萸肉 12g　茯苓 15g　玄参 30g　五味子 6g　白芥子 10g　肉桂 3g

用方心得：

本方即六味地黄丸去泽泻、丹皮，以熟地滋肾，山药、茯苓健脾渗湿，山萸肉补肝，加玄参滋阴降火，白芥子利气豁痰，五味子益肾固精，肉桂温肾纳气。全方共奏补肾温阳，降火化痰，引火归原的作用。

从我的临床经验来看，本方适合的病机为阳虚于下，火浮于上，痰火互结，故其口疮症,除了面红足冷等上热下寒证之外,当有咽喉疼痛,喉中有痰梗塞等。如无咽喉有痰梗塞之症,当用《疡医大全》另外一首引火汤:熟地 90g,巴戟天 10g,麦冬 30g,天冬 30g,茯苓 15g,五味子 6g。此方与前述"慢性咽喉炎"篇中所介绍的《辨证录》中"引火汤"相比较,仅仅多 1 味天冬。我在临床不喜用肉桂,因为肉桂不同品种之间的质量差别很大,上等肉桂,简称上桂、油桂,质地沉着,富含油脂,香气浓郁,入口味甜,主要靠从越南进口,与一般肉桂的价格相差数十倍。并且,肉桂只能研末冲服,不可煎煮,如此才能起到引火归原的作用。否则,汤药下咽,口舌疼痛必定加剧,这不是方剂之过,而是医生不识药性之过。我年轻时因为用肉桂引火归原,反而致火升的教训不少,后来发现从傅青主开始,很多医家就已经认识到巴戟天可温肾阳,暖冲任,引火归元,且无动火伤阴之弊,从《疡医大全》所载以上两首引火汤来看,用巴戟天替代肉桂是完全可行的,故凡须用肉桂之处,我常代之以巴戟天,现代中医喜用仙茅、仙灵脾代替附子、肉桂,我则用巴戟天、仙灵脾代替之。

7. 导阳归肾汤(邹云翔创制方)

生地 10g　玄参 10g　麦冬 15g　石斛 10g　黄柏 3g　黄连 1g　龟甲 10g　甘草 3g　肉桂 6g　蒲黄 10g

治疗口腔溃疡、扁平苔藓、口腔黏膜白斑病等。[42]

用方心得:

本方以生地、玄参滋肾阴,黄柏清肾中之火;以麦冬、石斛养胃阴,黄连泻胃中之热;甘草和中。从阴虚湿热着手,立意与前面的黄连阿胶汤、甘露饮并无大的区别,不同之处在于:本方再以龟甲潜阳,肉桂引火下行,蒲黄活血、消肿、止痛,使得全方具有应对复杂病机的能力,故对于湿热久羁,阴损及阳,虚火上浮,肿痛不消的口腔溃疡,是比较适合的。

验案举隅

案例一:慢性口腔炎? 上颌脓肿

曾某,女,69 岁,望城县人,务农,2006 年 1 月 22 日初诊。

患口腔溃疡 30 余年,近几年来反复发作,每月两三次,每次 7 天以上才逐渐痊愈,隔几天又复发,1 个月之内难得几天舒适。称服过的中、西医药无数,无一有效。最近一年,溃疡疼痛延伸到咽喉,凡食辛辣、油煎、干硬的物品,都使溃疡、疼痛加剧,大部分时间只能吃清淡的蔬菜和稀饭等半流质食物。察其面色红润,体格尚强,舌偏红,中心有黄腻苔,舌边尖有两三个小疱,上颌至咽喉红肿,疼痛剧烈,右上颌前半部有 1cm×0.5cm 左右橄榄形溃疡,溃疡面上充满蛋黄色质地致密的脓液,口不渴,大便秘结,脉细滑。当清热解毒,引火下行,拟用引火汤加减:

熟地黄 30g　生地黄 30g　怀山药 12g　山萸肉 12g　茯苓 15g　五味子 6g　白芥子 10g　巴戟天 10g　玄参 30g　板蓝根 30g　土牛膝 30g　虎杖 30g　7 剂

1 月 30 日二诊:服上方后,咽喉疼痛消失,舌边尖疼痛未减轻,服药时大便通畅,停药后,大便仍然干结,上颌部红肿,溃疡及脓液仍在,舌脉同前,宜滋阴清热,拟用甘露饮加减:

生地黄 30g　熟地黄 10g　麦冬 15g　天冬 10g　黄芩 12g　石斛 25g　茵陈 15g　枇杷叶 10g　人中白 10g(布袋包煎)　胡黄连 10g　蒲黄 10g(布袋包煎)　7 剂

2 月 7 日三诊:服上方后,舌边尖疼痛好转,脉舌同前,继续治疗上颌部脓肿,拟用汤

剂仙方活命饮加减,丸剂醒消丸加减:

金银花 15g　浙贝 10g　乳香 10g　没药 10g　花粉 10g　赤芍 10g　白芷 5g　穿山甲 5g　皂角刺 10g　甘草 10g　玄参 30g　石斛 10g　大黄 3g　虎杖 30g　7 剂

麝香 1g　牛黄 1g　乳香 10g　没药 10g　明雄黄 3g　胡黄连 5g　熊胆 5g　梅冰片 3g　儿茶 10g

研末,装胶囊,每日 3 次,每次 5 粒,饭后开水送服。

2 月 14 日四诊:服上方后,大便通畅,有时日三四次,胃部有时不舒,口渴,舌边尖疼痛稍微减轻,上颌红肿消退,溃疡部脓液减少,已经出现凹陷,舌微红,苔薄黄,脉细缓。仍用前法,汤、丸并进,处方:

金银花 15g　浙贝母 10g　皂角刺 10g　甘草 10g　天花粉 10g　穿山甲 5g　生地黄 30g　玄参 30g　石斛 15g　神曲 10g(布袋包煎)　10 剂

麝香 10g　牛黄 10g　乳香 10g　没药 10g　明雄黄 3g　梅冰片 3g　朱砂 3g　熊胆 4g　胡黄连 10g　儿茶 10g　白及 10g

研末,装胶囊,日 3 次,每次 5 粒,饭后开水送服。

2 月 26 日五诊:服上方后大便通畅,口渴减轻,胃部未见不适,舌痛也有所减轻,前些日子正逢过年,尝试吃一点硬物,不见复发,上颌溃疡部脓液只剩下绿豆大一点,暴露出大约 0.2cm 深的凹陷,色黯红,舌淡苔薄黄,脉细缓,汤剂改用引火汤加减,丸剂仍用上方加减,处方:

熟地黄 30g　生地黄 30g　山药 12g　山萸肉 12g　茯苓 15g　玄参 30g　五味子 6g　白芥子 10g　肉苁蓉 30g　巴戟天 10g　7 剂

麝香 10g　牛黄 10g　乳香 10g　没药 10g　明雄黄 3g　梅冰片 3g　朱砂 3g　熊胆 4g　胡黄连 10g　儿茶 10g　白及 10g　白蔹 10g　琥珀 10g　三七 10g　血竭 10g

研末,装胶囊,日 3 次,每次 5 粒,饭后开水送服。自从服此方后,口腔溃疡两年多未发。

治疗心得:

慢性口腔炎又称口腔溃疡、复发性口疮,至今为止,该病到底属于炎症? 维生素缺乏? 内分泌失调? 西医界仍然没有定论,而且,无论从哪个角度治疗,西药效果都不理想,大部分患者通过清淡的饮食,有规律的生活,可以暂时自愈,但不久又复发,有的可以迁延几十年,在饮食方面的禁忌颇多,触之易发。最近还有人提出:肝炎病毒有可能通过口腔溃疡这一途径进入人体,这些无疑都给患者带来身体上的痛苦和精神上的压力。从我治疗的病例来看,该病属于阴虚夹湿热者居多,用甘露饮加减非常有效,可以断根,但须讲究用药的艺术,因为湿性缠绵,古人形容治湿如"抽丝剥茧",不能性急,医者在运用甘露饮时,须处理好阴虚、湿、热三者的矛盾,滋阴不宜太腻,以免助湿留邪,化湿不宜太燥,以免伤阴助热,清热不宜太凉,以免伤阳生湿,根据病情审时度势,灵活加减。同时,要劝慰患者耐心治疗,经过数十天才能治愈。然而,本案的情况比较特殊,咽喉疼痛、口腔溃疡、上颌脓肿并见,一诊时,见咽喉疼痛突出,先用引火汤加玄参、板蓝根、土牛膝等,使得咽喉疼痛得以迅速消除,二诊以甘露饮加减治疗口腔溃疡,三诊专门针对上颌部的脓肿进行治疗,据患者解释,患处已经存在很久了,有人建议取样做个镜检,但医患两方面都不积极,因患处不痛,故拖延至今。此为脓肿,因火毒所致,恐变生癌症,故用仙方活命饮合醒消丸,煎剂、胶囊并投,迅速见效。三诊继续排脓解毒,四诊则在三诊的基础上敛疮生肌。

用药心得：

该案有本人的两处用药心得：其一，严重的口腔溃疡在对证药方中可选加人中白、胡黄连，此2味药是治疗口腔溃疡的专药。尤其是人中白，据《本草纲目》记载："降相火，消瘀血，盖咸能润下走血故也，今人以之治口舌生疮，用之有效，降火之验也。"其二，咽喉疼痛属于火热者，常采用民间验方，以大剂量玄参、板蓝根、土牛膝加入对证方中，降火解毒止痛，见效很快。

案例二：口腔溃疡

池某，男，73岁，湖南长沙市人，2010年10月30日初诊。

患者口腔溃疡30余年，经多方治疗不效，原来每月发作2、3次，每次溃疡疼痛3、5天，即可自愈。多年来，不敢吃辛辣味重之品，饮食清淡，尽量多吃水果，新鲜蔬菜。近年来，发作十分频繁，几乎每天都发，此起彼消。察之见舌部溃疡灶数个，疼痛剧烈，语言亦受影响，不能吃硬物，只能喝粥，面色红润，大便素干结，解之极臭，舌胖肿胀，津液多，但舌质红绛，苔黄厚，舌中心呈焦黑色，口干，思冷饮，不能多喝，脉弦数。内服用泻黄散合甘露饮，外用含漱方：

藿香10g 栀子10g 石膏30g 防风10g 生甘草10g 生地15g 麦冬15g 耳环石斛10g 黄芩15g 胡黄连10g 茵陈15g 7剂。

含漱方：蒲黄10g 五倍子10g 人中黄10g

七剂，水煎，每次含一口，在口腔中停留3~5分钟，即吐掉，每日多次。

11月8日二诊：药后口腔两边已不痛，言语稍清晰，舌痛亦减，舌左侧仍有3、5个溃疡灶，且病灶与舌根有伪膜覆盖，膜擦即去，舌红，肿胀稍减，黄苔中稍焦黑，大便仍偏干，脉弦数。守前方，调整含漱方：

藿香6g 栀子10g 石膏30g 防风6g 生甘草10g 生地15g 麦冬15g 耳环石斛10g 黄芩15g 胡黄连10g 茵陈15g 玉竹20g 七剂

含漱方：蒲黄10g 五倍子10g 秋石10g

七剂，水煎，每次含一口，在口腔中停留3~5分钟，即吐掉，每日多次。

11月15日三诊：药后感觉舒服，舌痛减轻，然而涎液渐增，不能自禁，溃疡灶及伪膜覆盖处之伪膜减少、变小，大便不畅，舌红绛，苔黄厚稍腻，中焦黑色变浅，脉弦数。仍然用上方加减，嘱药后可稍有腹泻，无碍：

藿香6g 栀子10g 石膏30g 防风6g 生甘草10g 生地15g 麦冬15g 耳环石斛10g 黄芩15g 胡黄连10g 茵陈15g 玉竹20g 芦荟3g 7剂。

另外，用成药鲜竹沥口服液，每天4支。

药煎好后，早晚各服1次，每次加入鲜竹沥口服液2支。

含漱方如前：蒲黄10g 五倍子10g 秋石10g 7剂，水煎，含漱。

11月22日四诊：药后稍腹泻，然泻后感到舒畅，涎稠如清稀胶水状，较多，下滴不能自禁。舌红苔黄，厚度较前诊减轻，舌中焦色浅，但仍可见，脉弦。用上方合宣清导浊汤：

藿香6g 栀子10g 生地30g 麦冬30g 黄芩15g 茵陈15g 枳壳10g 耳环石斛10g 人中黄10g 芦荟3g 猪苓10g 蚕砂10g 皂荚10g 石膏30g 寒水石15g 滑石30g 7剂

11月29日五诊：服上方后，病情大为好转，患者欣喜之情洋溢于面，口中已经不流涎水,讲话流畅,舌溃疡病灶消失,唇红,舌红苔中央少许黄焦,较前诊焦色更浅,唯近两天食上火之物,内唇下侧发小溃疡1、2处。仍然守上方,制成药丸:

藿香30g 栀子50g 生地90g 麦冬60g 玄参60g 黄芩30g 茵陈30g 耳环石斛30g 人中黄30g 芦荟30g 蚕砂30g 皂荚30g 石膏60g 寒水石60g 滑石60g 猪苓50g 草决明50g 马勃30g 木蝴蝶15g 五倍子30g

一剂,为水丸,每天2次,每次9g。

服上方后,2个多月来,口腔溃疡不再发作,大便通畅,每天都有,察之舌淡红,苔薄黄,脉弦细。嘱再做1剂药丸,以巩固疗效。

治疗心得:

口腔溃疡是一个目前找不到具体发病原因的慢性病,该病最大的特点是缠绵不愈,可以持续几年甚至几十年。从我的临床经验来看,大部分患者属于中焦湿热夹阴虚,用甘露饮加减,对于病情较轻者有很好的疗效。但本案病情严重得多,不仅病程长达30余年,近年来几乎每天发作,满嘴都是,而且舌象提示了一种十分复杂的病机:舌质红绛,是热入血分之征;却又红胖肿胀,津液多,即内有湿毒;舌苔黄厚,中心焦黑,加之大便极臭,则为火毒炽盛。这种舌象极为少见。一诊、二诊、三诊,用泻黄散合甘露饮,以中焦为主,清湿热,养胃阴,先加胡黄连、后加芦荟,凉血、解毒、通便,情况有所好转。然湿毒渐起,从舌面上可以看到一层白色的伪膜,拭之即去,旋即又生,口中涎水欲滴,唾之不尽,说明光从中焦芳化湿热,力量显然不够,何况养阴之品滋腻,导致湿毒加重,故四诊用甘露饮合宣清导浊汤,守中焦,开下焦,令湿毒、火毒从二便而去,果然获得显效。因为患者病程较长,不易根治,最后做成药丸缓图,巩固疗效。本案邪气虽实,但患者体质甚好,正气不虚,这也是获得疗效的一个重要因素。

用药心得:

本案用芦荟、决明子、马勃、木蝴蝶,学自朱良春老的经验。《朱良春医集》云:"朱老治疗脾经积热之口疮,以苦泻为重点,参用解毒、护膜、生肌之品,常应手收效。可用芦荟,配合决明子、马勃、木蝴蝶、甘中黄等。芦荟苦寒,入心、肝、脾三经,除善折肝火通便,亦善泻脾经湿热,《儒门事亲》曾以其配合使君子治疗小儿脾疳。决明子能清肝、和胃、通便,朱老历验其为治疗消化性溃疡之效药,并引申于治疗口腔溃疡,它与芦荟相伍,诱导下行,使湿热从下而泄,遂不至炎上为患。马勃、木蝴蝶同用,清泄邪热,保护溃疡面,加速其愈合。甘中黄有良好的清热解毒作用。"甘中黄即人中黄,秋石即人中白的精制品,前者长于解毒凉血,后者长于滋阴降火,二者都是治疗咽喉、口腔病的要药。

案例三:口腔溃疡

刘某,男,33岁,长沙市人,2012年10月6日初诊。

患者有口腔溃疡病史十多年,舌头及口腔黏膜反复溃疡,从未停歇,每个月仅有四五天愈合。数年中,曾经到长沙、武汉、北京等各地的西医院,寻找著名口腔科专家治疗,未取得效果。又找过本省数位名中医开方,用过导赤散、泻黄散、生脉散加减,以及熊胆、牛黄、肿痛安、珍黄片等。并遵从医生的告诫:饮食清淡,不粘任何辛辣刺激的食品,口腔溃疡仍然发作,疼痛不已。平时身体健康,经常运动,大便正常,小便微黄,无其他不适。察之舌淡,脉小弦。用甘露饮加减:

生地15g 熟地10g 麦冬10g 天冬10g 耳环石斛10g 枳壳10g 茵陈10g 黄芩10g 枇杷叶10g 人中白10g 7剂

10月13日二诊:服上方后,口腔溃疡未愈,仍然疼痛,且有加剧之势。仔细观察舌面,见三四个溃疡点分布在舌头两边,不容易看出,舌体胖淡,有齿痕,薄白苔,脉小弦。改用麻黄附子细辛汤加减:

麻黄8g　附子10g　细辛5g　半夏15g　茯苓15g　干姜(炮)10g　耳环石斛10g　人中白10g　7剂

10月18日三诊:上方未服完,因为患者要出差,提前来看病。告知服完第2剂药,疼痛已止,今天服完第五剂药,溃疡面已经愈合。察之舌体比上次瘦了许多,仍然舌淡,苔薄白,脉细弦。患者又告知:头上长疙瘩不断,也同口腔溃疡一样,有十多年历史,吃了许多凉药从未消除,察之微红,有少许压痛。汤剂仍然用原方,服7剂,另外用原方加减制成丸剂:

麻黄30g　附子120g　细辛30g　半夏30g　茯苓60g　干姜50g　耳环石斛30g　人中白30g　鹿茸15g　五倍子30g

1剂为丸,每天2次,每次6g。

11月22日四诊:上方服了1个月,已所剩不多。患者告知:1个月之中,口腔溃疡没有发作,头上包疖也缩小了许多。效方不变,仍然做药丸,继续服1个月,巩固疗效。

2013年3月11日五诊:服上方后,口腔溃疡一次也没有发作,头上包疖已经全消,舌淡仍有齿痕。用上方加仙灵脾30g为丸,继续吃完1剂,以巩固疗效。

治疗心得:

一般口腔溃疡,以阴虚夹湿热者居多,极少有属于阳虚夹寒湿的,本案的情况十分特殊。初诊时,我即发现患者舌淡、苔薄白,与一般口腔溃疡的舌红、苔黄有异,心中虽然疑惑,但恐是患者长期服用寒凉药所出现的假象,不敢贸然使用温药,担心火上加油。暂且沿袭常法,聊以投石问路,处以甘露饮加减。二诊见服甘露饮无效,有加重之势,舌体变胖,才改用温药,处以麻黄附子细辛汤温经散寒,加半夏化痰,茯苓渗湿,干姜温中。唯恐骤然用温药,引起伏火上浮,再加耳环石斛养胃阴,人中白清中焦虚火。考虑周全之后,施之果然有效。其中促使我改弦更张的原因,是患者说了一句话:"只要舌头变胖,有齿痕时,我自己就知道病加重了"。常言说:"病人是医生的老师"。如果不是患者自己提供了这个关键信息,我也难以下决心用大温大热之药。

用药心得:

在三诊制成药丸巩固疗效时,我在原方中加入了鹿茸、五倍子2味药。用鹿茸治疗疖疮,出自岳美中老中医的经验。患者疖疮与口腔溃疡同时发生,年深日久,用凉药治疗始终不消,则也应当同治疗口腔溃疡一样,采取逆向思维,视为"阴疽",用温药温散之。五倍子是我治疗顽固性口腔溃疡的良药,既善于敛疮,又能消除痈疽。两味药都不宜煎服,适合入丸散中使用。

案例四:白塞病

曾某,女,42岁,已婚已育,沅江人,干部,1989年4月27日初诊。

患者口腔溃疡发作10余年,近年来,阴部瘙痒,白带多而偏黄,某西医院诊断为白塞病。察之眼红,咽喉红肿疼痛,舌质紫黯,舌苔黄腻,口腔黏膜及舌边尖溃疡约有三四处,脉滑数,长期大便溏,解之不净,色黑气臭,小便黄。此为湿热火毒弥漫三焦,深入血络,当清热、凉血、解毒,内服、外用一起配合。内服药处以甘草泻心汤加减:

炙甘草5g　生甘草10g　黄连10g　黄芩10g　炮姜5g　半夏10g　苦参10g　胡

黄连 10g　当归 10g　诃子 10g　玄参 15g　玳瑁 10g　升麻 10g　紫草 10g　服 10 剂

佐以漱口药方:蒲黄 15g,五倍子 10g,煎 15 分钟,取汁,兑入人中白 10g,每次含漱 5 分钟,含漱时仰头,使药汁到达咽喉部,每日 3~5 次。

配以浸洗药方:白及 30g　白鲜皮 30g　苦参 15g　白矾 10g　鹤虱 10g　蛇床子 15g　百部 30g　川椒 10g　五倍子 30g

以上药加 1000ml 水,煎开 10 分钟,滤汁,乘热坐浴,浸洗阴部,每次半小时左右,日 1 次。

滴以胡连药油:胡黄连 1 根约 5g,麻油 30g,将胡连放在麻油中用小火煎枯,去胡连,取油,若加少许熊胆更好。每天用药油滴眼 3~4 次,也可坐浴浸洗后,涂抹于阴部。

二诊:治疗 10 天后,病情大为好转。初服药时,腹痛腹泻,排出大量腥臭黑便,5 天后,大便转正常,人感觉轻松,口疮、眼红、阴部溃疡瘙痒均有好转。原方去胡黄连,3 剂药制为蜜丸,服 1 个月,漱剂、油剂及浸洗剂不变。连续服用 3 个月后基本治愈,至今没有复发。

治疗心得:

用甘草泻心汤治疗口眼生殖器综合征,临床屡有报道,这个病例也曾用过本方,但疗效不显,很可能是没有适当加减和运用综合疗法的优势之故,而到找我处诊治时,病已由气分开始转入血分,从舌紫黯即可略见一斑。我在原方中加升麻、玳瑁、当归以及紫草、胡黄连,侧重凉血解毒,加诃子敛疮。加入的前 4 味药物,源于《金匮要略》升麻鳖甲汤,该方治疗"阳毒之为病,面赤斑斑如锦文,咽喉痛,唾脓血"。"阴毒之为病,面色青,身痛如被杖,咽喉痛"。主药升麻轻清升泻,鳖甲滋阴沉降,当归和血,甘草解毒,合而解毒透邪,为凉血解毒的祖方。后世医家以犀角代替鳖甲,与升麻相伍,认为其解毒作用更强。如今犀角不可入药,常规以十倍的水牛角代替,我则代之以玳瑁。由于内服药气血同治,外用药漱、洗、滴、搽并用,方证相符,痊愈之快,出乎意外。

用药心得:

该案有几处本人的用药心得。其一,以玳瑁代替犀角。俞根初的《通俗伤寒论》中有一首名方"玳瑁郁金汤",治疗痰热蒙蔽心包,不用犀角,何秀山为之注解说:玳瑁"泻热解毒之功同于犀角",因此凡是遇到当用犀角时,我概以玳瑁代替。再加一味紫草,以加强解毒作用。其二,以胡黄连解血分之毒。胡黄连与黄连,均有苦寒清热燥湿的作用,但黄连入气分,胡黄连入血分,《本草正义》说:"胡连之用,悉与川连同功,惟沉降之性尤速,故清导下焦湿热,其力愈专,其效较川连为捷。"用胡黄连治疗口疮,出自许公岩先生经验:"胡连汤治口舌生疮,因嗜茶酒,积湿较甚,大便干燥不爽者,用胡连 12g,当归 10g,甘草 12g。胡连服后,里急腹痛甚,故以归、草缓解。"[43] 我见患者长期大便不爽,色黑气臭,因此,学用了许先生的经验,无疑此药在方中起了重大作用。外用的胡黄连药油,是我家祖传验方,其清肝、明目、杀虫,用于该病的眼部、阴部炎症和溃疡,甚为合拍。其三,含漱方止痛敛疮。古人单用蒲黄含漱,即可治疗舌咽肿胀,加入人中白也治口舌生疮,二味药都入血分,凉血活血止痛,再以五倍子收敛,使疮口早早愈合,药仅 3 味,但效果甚佳,我常用于治疗严重的口腔溃疡。其四,浸洗药方止痒敛疮。该方是我常用于治疗阴部及皮肤瘙痒的外洗剂,出自宋代的溻洗方,也可加工成散剂,给患者提供方便。总之,像这种复杂顽固的疾病,必须内外配合、标本兼治,才能成功。

案例五：白塞病

孙某，男，40岁，郴州人，2012年12月22日初诊。

患者于2010年口腔溃疡反复发作，2011年2月双小腿部位及关节出现红肿结节，如蚕豆样大小丘疹，表面红肿，呈紫红色，压痛明显，口腔黏膜有黄豆大小溃疡，曾经怀疑为过敏性紫癜？结节性红斑？血管炎？白塞氏病？于4月12日在当地某市人民医院做活检，病理结果见皮下组织灶性坏死，并见白细胞碎裂性血管炎。补体C4、免疫球蛋白、胆红素等指标偏高。用强的松、泼尼松、依匹斯汀等治疗一年多，未见明显疗效。察之精神尚可，面色红润，双小腿多个结节，自觉有灼热感，左手上肘部皮肤发红，时有脓点冒出，口腔溃疡长期不愈，分布在舌头两边，大便黏稠，舌淡红，有薄白苔，脉沉细。用四妙勇安汤和升麻鳖甲汤加减：

玄参90g　当归60g　忍冬藤60g　甘草60g　玳瑁30g　升麻50g　紫草60g　生地60g　赤芍30g　丹皮50g　熊胆5g　黄连60g　黄芩60g　苦参60g　人中白30g　茵陈30g　耳环石斛30g　水蛭50g　穿山甲30g

1剂，为水丸，每天2次，每次6g。服后开水送服。

2013年1月17日二诊：收到患者邮件称："我吃了您给我开的药有18天了，症状有明显的好转，口腔溃疡这几天也好了，腿上原来结节留下的黑色斑也没有了，红斑也没有发过，有天晚上因有事工作到半夜两点多，都没有出现红斑，原来那么晚睡觉一定会现红斑的。现在只是大便还是黏黏糊糊，有时候早上起来小便黄，但只出现过几天的早上，其他时候的小便还正常。至于舌苔我就不知道看了。"嘱咐患者继续吃完药丸再来看。

2月28日三诊：患者情况稳定，舌脉同前，心情舒畅。继续为水丸服一剂。

案例六：白塞病

邹某，男，株洲市人，30岁，2013年1月1日初诊。

患者于2005年开始经常出现口腔溃疡，2006年开始出现下肢结节性红斑，红斑面积较大，大约拳头大小，红肿疼痛，表面发热，持续一周以后，红斑内部有脓液。开始医院治疗以简单的消炎处理，消炎药对结节性红斑的作用开始比较大，一般三天点滴挂下来就会好，但是复发也很容易，复发后慢慢对消炎药水就产生了耐药性，以后红斑就越来越难好。到长沙湘雅附三医院做红斑的切片检查，未确诊病情。2006年底出现生殖器溃疡，溃疡只出现过1次。同期还出现附睾炎，以后2008年出现过1次附睾炎。2007年到北京解放军总医院检查，确诊为白塞病。去北京时有口腔溃疡，下肢结节性红斑，眼睛虹膜炎，肺结核。医院开药：沙利度胺片1日2片，白芍总苷胶囊1日3次，1次2粒，另有治疗结核及眼睛虹膜炎的药物。住院两周后出院，口腔溃疡，下肢结节性红斑，眼睛虹膜炎都得到有效控制。坚持吃药1年后复查：肺结核痊愈。口腔溃疡偶尔发作，结节性红斑1年发作一两次，眼睛虹膜炎未发作。因此，本人于2009年停了所有药物。2009年至2012年中旬病情均未发展，口腔溃疡偶尔发作，结节性红斑1年一两次发作，而且发的面积较小，不用药也会在四五天内自己好。脚部的踝关节和手腕一年会有一两次关节炎发作，四五天后也会好。脸部的毛囊炎一直没断过，总是会隔一段时间长出来几个痘痘。2012年12月发作，下肢出现3处结节性红斑，3周后仍未见好转，脚膝关节炎疼痛，腰部疼痛，没有口腔溃疡和双眼结膜炎。吃了沙利度胺片和白芍总苷胶囊3周，没能控制住病情。察之面色红润白皙，舌红，苔黄腻，脉弦数。双下肢均有结节性红

斑,右下肢的红斑从踝关节往上延伸,面积大约 30cm×8cm,颜色鲜红如血。用犀角地黄汤合四妙勇安汤加减:

银花 50g 甘草 10g 炮甲 5g 石斛 30g 紫花地丁 30g 水牛角 30g 黄芪 30g 川膝 30g 生地 15g 当归 15g 赤芍 15g 玄参 50g 紫草 15g 丹皮 10g 7剂

2013 年 1 月 22 日二诊:服上方 7 剂后,效果不明显,并且腹泻,每天 3、4 次。后通过短信联系,原方加湘曲 10g、蜈蚣 1 条、全蝎 10g,再服 7 剂,效果很好,结节性红斑消退,膝关节疼痛减轻,脸上毛囊炎也得到控制。仍然用上方加减为水丸:

土茯苓 120g 金银花 60g 甘草 30g 穿山甲 30g 耳环石斛 60g 紫花地丁 60g 玳瑁 30g 黄芪 90g 川牛膝 30g 生地 50g 当归 50g 赤芍 30g 玄参 90g 紫草 60g 丹皮 30g 神曲 30g 蜈蚣 30g 全蝎 30g 丹参 50g 土鳖 50g

治疗心得:

白塞病,原来称作"白塞氏综合征"、"口眼生殖器综合征",属于疑难病之一,至今仍然原因不明,多发于中青年男女。西医以激素治疗为主,虽然能够取得一时之效,但只能控制,无法治愈,病情容易反复。况且激素副作用大,长期依赖,可导致肥胖、月经紊乱、骨质疏松等药源性疾病。我虽然曾经治愈过好几例患者,但由于本人不属于治疗这种专病的专科医生,而大多数人受到现代医学分科很细的影响,不理解中医其实是不分科的,每个高明的中医都是"全科医生"。因此,并没有大量白塞氏病患者前来就诊。2012 年 12 月,我接到一个患者发来的短信,他们了解到我能够治疗这种病,想组织"湘鄂群"患者,在元旦这一天同我见一面。接着,又收到"白塞病友互助联盟"发来的 2012 年工作年报和部分参加年会的病友照片。从照片上来看,他们是一群活泼可爱,乐观向上的青年男女,丝毫见不到重病患者的悲伤和无奈。白塞病互助联盟参加了"中国罕见病"组织,准备在每年 2 月份的最后一天,在全国各大城市开展"国际罕见病日"公益宣传活动,他们希望我能够协助在长沙举办。据说中国白塞病互助联盟的会员有 1700 多人,而他们经过亲身就诊的经历,了解到在全国真正能够治疗这种病的中医,只有寥寥几人。我如期同"湘鄂群"的患者见了面,也联系了我坐堂看病的"养天和门诊部",他们同意协助举办"国际罕见病日"公益宣传,但由于特殊的原因,去年的宣传没有办成,案例六的邹先生,即是在元旦见面那天看的病。白塞病起源古老,在《金匮要略》中的"百合狐惑阴阳毒篇"中,即有类似的记载和治法,篇中的甘草泻心汤治疗口疮,当归赤小豆汤、升麻鳖甲汤治疗目赤,苦参煎水洗、雄黄烧烟熏治疗生殖器溃疡,仍然被后世医家所采用。从我治疗的病例来看:此病往往波及三焦。多数先从中焦开始,出现口腔溃疡,病机为胃肠湿热,用甘草泻心汤加减有效。湿热内蕴,日久不除,必酿成火毒。火毒熏蒸于上,则出现眼部发红、充血,用升麻鳖甲汤加减有效。火毒流走于下,则出现阴部溃疡、腿胫皮肤红赤,用四妙勇安汤加减有效。所增加的药物,当以清热、解毒、凉血为主。内服为主,外治配合,只要辨证准确,治愈是有希望的。从我的经验来看:白塞氏综合征虽然属于难治病,但与其他"罕见病"来说,预后还是要好很多,有的能够彻底治愈。本章"案例二"的那位曾姓患者,当西医诊断为白塞病后,她拒绝服激素,遍访长沙、上海、北京、天津的名中医,在效果不佳、病情严重时,才在百草堂门诊部找到我,服药 3 个月后,基本治愈,而且 20 多年来未曾复发。她没有服激素,可能是好得快的原因之一;即使服了激素,用中药治疗,仍然可以治愈,只是在撤激素时,必须递减,不能性急。总之,只要坚定信心,持之以恒,白塞病大多数是能够治愈的。2013 年 9 月,白塞病友互助联盟的 30 多位患者,集体编写并出版了一部以他们的亲身经历为题材的著作,书名为《我想要怒放的生命》,我为这本感人至深的励志作品写了一篇序言——《愿生命像山花一样烂漫盛开》。

六、慢性胆囊炎与胆石症

慢性胆囊炎是临床常见的疾病之一,患者经常右胁下胀痛或隐痛,能够找到压痛点,疼痛有时放射至右背部,每食油腻食物,容易腹泻,B 超检查往往发现胆囊壁粗糙。由于胆汁排泄不畅,常导致胆汁淤积、凝结而产生结石,胆囊结石一般呈泥沙状,沉积在胆囊中,症状不明显,胆总管结石则可以引起剧烈疼痛,加剧炎症的复发。结石与炎症存在互为因果的关系。对于反复发作的慢性胆囊炎,西医提倡手术切除,较大的胆总管结石,可以用碎石疗法,大部分疗效好。但也有不少患者,或者不能手术,或者手术后遗症很多,特别是肝内胆管结石,手术效果不理想,对于这部分患者,中医治疗则呈现出一定的优势。

治疗慢性胆囊炎以及胆石症,古今医家积累了许多经验,大致上可分为实证、虚证、寒热错杂等三大类进行辨证论治。

属于实证的,患者多数身体壮实,右胁疼痛,或为胀痛,或为刺痛,时有时无,口苦咽干,小便黄,大便结,舌红苔黄腻,脉滑数。此为肝经实热,或为肝胆湿热,可以合而治之,用大柴胡汤合茵陈蒿汤加减[1]。

属于虚证的,要分阴虚、阳虚。阴虚者,右胁下隐隐而痛,夜晚尤显,舌红少苔,脉细数,用一贯煎加减[2]。阳虚者,右胁下隐痛,得热则舒,形寒怕冷,口不渴,舌胖淡,脉沉细无力,用柴胡桂枝干姜汤合茵陈附子汤[3]。

属于寒热错杂的,用乌梅丸加减[4]。

附方

1. 大柴胡汤加减(彭坚经验方)

柴胡 10g　黄芩 10g　半夏 10g　白芍 10g　枳实 10g　炙甘草 10g　茵陈 15g　栀子 10g　黄柏 10g　大黄 5~15g　海金沙 10g　郁金 10g　鸡内金 10g

用方心得:

本方即大柴胡汤合茵陈蒿汤,加三金而成。多年来证明对于慢性胆囊炎属于实证、湿热证均有效,并有排石和防治结石的作用。如果疼痛较剧,加蒲黄 10g、五灵脂 10g,活血止痛、扩张胆道;慢性胆囊炎急性发作,发热、感染严重,加虎杖 30g、蒲公英 30g、白花蛇舌草 30g;有化脓倾向,加金银花 30g、皂角刺 10g、穿山甲 10g。

2. 一贯煎加减(彭坚经验方)

沙参 30g　当归 10g　生地黄 15g　麦冬 15g　川楝子 10g　白芍 15g　石斛 30g　乌梅 10g　八月札 10g　绿萼梅 10g　女贞子 15g　旱莲草 15g

用方心得:

见前第一章慢性疼痛、第五节胸胁疼痛的附方 5。

3. 柴胡桂枝干姜汤加味(彭坚经验方)

柴胡 10g　黄芩 10g　桂枝 10g　干姜 10g　炙甘草 10g　天花粉 10g　牡蛎 15g　茵陈 10g　茯苓 10g　白术 15g

用方心得：

本方出自《伤寒论》147条，原文为："伤寒五六日，已发汗而复下之，胸胁满微结，小便不利，渴而不呕，但头汗出，往来寒热，心烦者，此为未解也，柴胡桂枝干姜汤主之。"方中以柴胡、桂枝和解少阳，并散太阳未尽之余邪；黄芩、花粉清解郁热，止渴除烦；干姜、牡蛎温中散饮，消痞软坚；甘草调和诸药。

从我的临床经验来看，本方所适合的病机为寒热与水饮互结于少阳，患者的主证为胸胁不舒，这种感觉是似痛非痛，似胀非胀，用言语难以表达清楚，即原文中所说的"胸胁满微结"，或兼有头上汗出，口渴，小便短少，或兼有往来寒热，舌苔或黄或白，舌质或淡或红，但舌上一定有津液而不干燥。凡是慢性肝炎，慢性胆囊炎，胸膜炎，胆石症，慢性胃炎，乳腺增生等病，有以上证候可凭者，均有较好的疗效。对于慢性胆囊炎患者，我常在方中加茵陈、茯苓、白术，以加强利胆去湿化饮的作用。

4.《伤寒论》乌梅丸加减（彭坚经验方）

乌梅15g　黄柏10g　黄连10g　附子10g　桂枝10g　干姜5g　川椒5g　细辛5g　党参10g　当归10g　虎杖15g

用方心得：

乌梅丸在《伤寒论》中主要治疗厥阴病寒热错杂之吐蛔证，后世运用范围很广，凡是寒热错杂、虚实夹杂之证，都可以考虑使用。但实验表明：本方没有直接杀死蛔虫的作用，其作用机理有以下几个方面：第一，有麻醉效果，从而抑制了蛔虫的活动。第二，作用于肝脏，促进肝脏分泌胆汁。第三，使胆道口括约肌松弛扩张。第四，对多种致病细菌有抑制作用。以上四点研究结果，对于胆囊炎、胆结石的治疗都是有利的。我在方中仅加入虎杖一味，近年来，临床应用发现这味药对胆结石、胆道感染都有良好治疗作用。

验案举隅

案例一：肝内胆管结石

刘某，男，64岁，干部，河北保定人，2001年5月17日初诊。

自诉5年前因为慢性胆囊炎、胆结石反复发作，不断引起感染、疼痛，进行了胆囊摘除手术，手术后不到半年，右胁下疼痛又发作，1995年11月再次进行B超检查，结果：肝脏大小正常，胆管扩张，发现肝内胆管多发性结石，肝左右两叶都有，右叶可见3~4个光斑团，最大的直径1.2cm×2.0cm，左叶可见5~6个光斑团，最大的直径1.0cm×1.8cm，随即进行了肝内胆管结石清除术。半年后，结石又复发，再次进行手术，但被告知，胆管内小结石甚多，这次手术后已经不能再作手术，建议找中医治疗。

患者身体较胖，面色红润，感到右胁下时胀痛，胃口尚好，嗜好烟酒，口渴，口苦，大便秘结，小便黄，舌苔黄厚而腻。近年来体质下降，经常感冒，发冷发热，平时也比以前怕冷，脉滑数。处方：

柴胡10g　黄芩10g　枳实12g　白芍10g　茵陈15g　虎杖30g　大黄10g　半夏10g　炙甘草10g　海金沙10g　鸡内金15g　郁金10g　15剂

6月20日二诊：服上方30剂，感到右胁下胀痛有所减轻，大便通畅，有时腹泻，口苦、口渴减轻，但食欲比以前差，比以前更怕冷，舌苔仍然黄腻，脉弦细滑。处方：

乌梅50g　黄芩30g　黄连15g　当归30g　红参须30g　附子30g　川椒20g　桂枝30g　干姜30g　细辛15g　八月札30g　五灵脂30g　虎杖30g　海金沙30g　鸡内金30g　郁金50g　火硝15g　芒硝15g　白矾15g　熊胆5g

蜜丸,每日 2 次,每次 10g,1 剂可服两个月左右。

10月30日三诊:服完 1 剂药丸之后,感觉还好,又继续服 1 剂。目前感到体质增强,右胁下已经不痛,食欲改善,大小便通畅,舌苔薄黄,脉弦缓。10月28日 B 超检查:肝脏大小正常,肝内部分胆管壁增厚,有小的回声放射,未发现结石。临床获得痊愈。

治疗心得:

这一案例说明,有些病并非能够"一刀了之"。患者 5 年内前后 3 次手术,每次都只能去其果,而不能除其因,故结石拿掉又长,而患者体质受到很大的损伤。一诊时,见到患者似乎呈实热之证,故立法于疏肝、利胆、通腑,用大柴胡汤加减,用过之后,呈现寒热错杂、虚实夹杂的证候,故用乌梅丸加减。因为病位在肝胆,以黄芩代黄柏,改以丸剂缓图,坚持数月,乃获痊愈。

用药心得:

该案有本人的一处用药心得,即 10 味药构成的化石组合。以熊胆配三金(海金沙、郁金、鸡内金)、三盐(火硝、芒硝、白矾),加八月札理气,虎杖活血,五灵脂化浊,是我惯用的化石效方,所加的 10 味药物,经临床证实均有不同程度的溶石作用。方中人参与五灵脂同用,起相畏相激的作用,对溶石、排石有利,不必顾忌。肝胆结石的治疗,必须把辨证与求因结合起来,才能取得痊愈。

案例二:慢性胆囊炎

常某,女,47 岁,2010 年 5 月 24 日初诊。

患者胸闷,右边胁下隐隐疼痛,有时反射到右背部,平时大便偏稀,吃油腻则腹泻,怕冷,乏力,口苦,舌淡红,苔薄白,脉弦细,检查有慢性胆囊炎。用柴胡桂枝干姜汤加减:

柴胡 15g　桂枝 10g　干姜 10g　花粉 10g　黄芩 10g　牡蛎 30g　炙甘草 10g　白术 10g　茯苓 10g　白参 10g　瓜蒌皮 10g　薤白 10g　枳实 10g　7 剂

6月1日二诊:服上方后疼痛消失,大便正常,精神转佳。嘱再服 14 剂以巩固疗效。

用方心得:

以柴胡为主的一系列经方,是治疗慢性胆囊炎的有效方剂。根据我的临床经验来看:如果以胁下胀痛为主,无明显寒热表现的,可用四逆散加香附子 10g、青皮 5g、川楝子 10g、元胡 10g,疏肝理气止痛。如果胁下疼痛,口苦,咽干,舌淡红,苔薄白或薄黄,脉弦,头晕,大便不干结的,可用小柴胡汤;舌红,苔偏黄,大便干结的,可用大柴胡汤。伴有慢性浅表性胃炎、食管炎,两方均可合用小陷胸汤,再加蒲公英 30g、败酱草 30g;伴随有胆囊结石的,两方均可加海金沙 10g、鸡内金 10g、郁金 10g、茵陈 10g。如果以胁下隐痛、胀痛为主,怕冷,大便溏稀,口干口苦的,可用柴胡桂枝干姜汤。疼痛反射到背部,合用瓜蒌薤白半夏汤,再加枳实;疼痛日久,合四君子汤以益气、健脾、扶正。本案即采用了这种组合。

七、慢 性 胃 炎

按照西医的分类,慢性胃炎主要分为慢性浅表性胃炎、慢性萎缩性胃炎两种。慢性浅表性胃炎是在胃黏膜上皮发生持续的炎性改变,慢性萎缩性胃炎则是胃黏膜固有腺体萎缩,黏膜变薄,黏膜肌层变厚,胃酸分泌减少,或伴有肠上皮化生等。严重的慢性萎缩性胃炎伴有中、重度肠上皮化生及重度不典型增生者,多为胃癌前期病变。

慢性胃炎的主要症状为上腹部呈现不规律的饱胀疼痛,有时呈阵发性,有时呈持续性,也有的胀痛长时间不发作,并可能伴有恶心、食欲不振、嗳气等。慢性萎缩性胃炎除了有上述症状外,还可出现明显的消瘦,疲乏,贫血,腹泻,舌炎等。用西药治疗慢性浅表性胃炎有一定疗效,但是病情容易反复。而对于慢性萎缩性胃炎,目前尚无促使其病理改善的西药,萎缩病变一旦形成后很难逆转。在药物治疗方面,中医药有很大的优势,经过长时间治疗,部分患者已经萎缩的胃黏膜可以得到逆转。

慢性胃炎在中医学中,归属于"痞证"、"胀满"、"胃脘痛"、"呃逆"、"吞酸"、"腹泻"、"虚劳"等门类,大致上可分为热证,寒证两大类,热证又可分为实热与阴虚两种,寒证则主要为虚寒证。

当患者无明显的寒热虚实可辨时,可采用通治方三合四合汤[1],或变通梅蕊散加减[2]。属于实热证的患者,胃中灼热,饱胀疼痛,口苦口渴,大便秘结,小便短赤,舌红苔黄腻,脉数有力,宜用三合清中汤加减[3]。

属于阴虚证的患者,胃脘灼热隐痛,嘈杂易饥,口干不欲多饮,大便干燥,形体消瘦,身倦乏力,舌红干瘦无苔,脉细数,宜用养胃汤加减[4]。属于虚寒证的患者,胃痛隐隐,喜温喜按,脘腹饱胀,时胀时消,神疲畏冷,手足不温,舌淡苔白,脉缓弱,宜用理中汤加减[5]。

附方

1. 三合四合汤(焦树德经验方)

高良姜 9g　香附子 9g　百合 30g　乌药 12g　丹参 30g　檀香 6~9g　砂仁 6g

用方心得:

焦树德先生说:"笔者幼年时跟随外祖父学习中医临床时,他老人家教了我一句口诀:'痛在心口窝,三合共四合。'意思是说:上脘部疼痛的病证,可用三合汤和四合汤治疗。三合汤即良附丸、百合汤、丹参饮 3 个古人的方子合在一起应用。其中,良姜、香附理气散寒,利三焦,解六郁;百合、乌药清泄肺胃郁气,温散胃经逆气,相辅相成,《本经》云百合'补中益气',张洁古说乌药能'理元气',故本方更适用于日久不愈,正气渐衰之证;丹参活血行瘀止痛,合檀香、砂仁,行气调中,和胃醒脾,对久治难愈,气滞血瘀,正气渐衰的胃脘痛,不仅能活血定痛,且能养血益肾,醒脾调胃。此方我在临床应用 60 多年,可谓非常有效。如病人病程较长,或舌上有瘀斑或痛处固定不移者,可再加炒五灵脂 10g、生蒲黄 10g(布包)(即失笑散),就成为四合汤。我在临床上凡遇曾经服其他中药上百付而效果不明显者,常用三合汤或四合汤治疗,常建奇功。希望大家试用。凡是久治无效的胃脘痛,都可投用此方,再根据病人的证候变化和舌苔、脉象的变化随证加减,常能收到意想不到的良效,大家临床用过之后,会知吾言不谬。"[44]

焦树德先生的介绍可谓宝贵的经验之谈。非常巧合的是,我在初学医时,伯父也教给了我这首口诀,云其流传自清末,并告知此方可作为治疗胃脘胀痛的"统治方"、首选方,意即无论寒热虚实,本方适当加减,均可应用而很少有副作用。我在治疗慢性胃炎时,如无明显的寒热虚实证候可凭,往往将其作为首选处方,本方药性平和,稍偏温润,非大寒、非大热,不开破,不滋腻,能理气消胀、活血止痛两擅其长,既可投之以作首次治疗的问路之石,又可久服而不必担心其药性的偏弊。

2. 变通梅蕊丸(彭坚经验方)

绿萼梅蕊 10g　八月札 10g　莪术 15g　甘松 10g　香附子 10g　娑罗子 10g　砂仁

5g　茯神 10g　石斛 10g　枳壳 10g　桔梗 10g　蒲公英 15g

用方心得：

梅蕊丸出自王士雄的《潜斋简效方》，原方为：绿萼梅蕊 90g，莪术 150g，甘松 150g，香附子 60g，木香 4.5g，砂仁 9g，益智仁 9g，滑石 210g，牡丹皮 120g，远志 3g，桔梗 3g，茯苓 10.5g，山药 4.5g，黄芪 9g，人参 9g，甘草 2.1g。上药研细末，白蜜 360g 捣丸，如龙眼大，白蜡封固，每服 1 丸，开水送服。

王士雄先生云："此方传自维阳，吾乡沈月枝封翁幕于姑苏时，患心腹久痛，诸药罔效，得此而愈。遂照方配合施送，服者多效。今高芝检先生家踵其事，求药者日益广。但用药甚奇，其分量之多寡，亦难测识。谨附录之，以质博雅。"

颜德馨先生解析说："本方以绿萼梅蕊、香附、木香、甘松、砂仁、益智仁疏肝理气和胃；以人参、黄芪、山药、茯苓、甘草、远志益气养胃宁心；莪术、丹皮活血祛瘀；桔梗、滑石一升一降，调理气机。诸药合用，共奏疏肝和胃、活血利气之功。大抵此方在抑木之横，以培土之虚，俾土得培而不受木侮，木得疏而不再侮土，则诸证自已。主治肝胃久痛，诸药不效，或腹有癥瘕，此方皆验，孕妇慎用。"[45]

从我的临床经验来看，本方适当变通，用治慢性胃炎以痞塞胀痛为主者，确有良效。变通之后的新方，以绿萼梅、香附子、八月札疏肝气，莪术、甘松、娑罗子理胃气，砂仁醒脾暖胃，石斛益胃养阴，蒲公英清解胃中郁热，茯神健脾渗湿宁神，枳壳、桔梗调节气机升降。全方偏于清润，与三合四合汤之偏于温润有所差别，但对于久治不愈的慢性胃炎都是安全可靠的效方。疼痛剧加延胡索 10g；有溃疡加白及末、三七末、血竭各 1g 冲服；睡眠不佳加琥珀 10g（布袋包煎）、合欢皮 10g；有萎缩性胃炎者，加浙贝 10g、穿山甲 5g、水蛭 10g、炙刺猬皮 5g、乌梅 10g、九香虫 10g，宜制成散剂或装胶囊服。

3. 三合清中汤（彭坚经验方）

黄连 6g　栀子 10g　瓜蒌皮 10g　半夏 10g　枳实 10g　陈皮 10g　茯苓 10g　甘草 5g　草豆蔻 5g　川芎 10g　香附子 10g　神曲 10g　苍术 10g　干姜 5g

用方心得：

本方即《伤寒论》之小陷胸汤、《统治方》之清中汤、《丹溪心法》之越鞠丸 3 方合方，去生姜、大枣，加枳实而成。3 方均可治疗胃脘热痛，但侧重点略有不同。合方后以黄连、栀子清胃热，二陈汤加瓜蒌皮、枳实下气化痰，越鞠丸疏解（气、血、痰、火、食、湿）六郁，以少量草豆蔻、干姜反佐，温寒止痛，共奏清热化痰、解郁止痛的作用。

如胃镜检查，见黏膜充血、肿胀、糜烂，可加蒲公英、连翘、虎杖以清热解毒；如胃黏膜相见黏膜红白相间、树枝样血管透见，黏膜呈颗粒样或结节样增生等改变，病理活检提示肠化生和不典型增生，则加三棱、莪术、路路通、贝母以化痰逐瘀通络；如胃黏膜相见出血或渗血，则视病及血分，加失笑散、赤芍、三七粉以止血而不留瘀。如属糜烂性胃炎，则加白及、栀子；胆汁反流性胃炎加赭石、旋覆花或酒制大黄。

从我的临床经验来看，即使是辨证为"实热证"的慢性胃炎，因患病日久，已非纯热证，往往是寒热错杂，兼夹气血痰湿诸郁，遣方用药时，不能一味寒凉清热，当佐以少量温药，并兼以解郁，三合清中汤正是为此而设。这类患者的症状特点是：胃中灼热胀痛，时痛时止，喜冷饮冷食，但饮食后不舒。胃中热，但手足冷，能食而消瘦，大便或干结，或溏稀，小便黄，舌赤苔黄腻，脉滑数。如果诊断为十二指肠溃疡、胃溃疡、复合部溃疡，我用白及、血竭、三七、白矾等分研末，以汤剂送服，每次 2g，日 2 次，对愈合溃疡面，有佳效。

4.《临证指南医案》叶氏养胃汤

北沙参 15g　麦冬 10g　石斛 10g　玉竹 12g　扁豆 12g　粳米 15g

用方心得:

颜德馨先生认为:"本方系从《金匮》麦门冬汤变化而来。麦门冬汤原为益胃生津,降逆下气之剂,主治胃津干枯,虚火上炎之肺痿证。兹去其半夏之辛燥,加石斛之甘寒滋润;去其甘草之滞腻,加玉竹之通补阳明;去其大枣之甘守,加扁豆之健运中宫;沙参易人参,则养阴更胜。"又说:"叶氏云:脾宜升则健,胃宜降则和。盖太阴阴土,得阳则运;阳明阳土,得阴自安。以脾喜刚燥,胃喜柔润。仲景急下存阴,治在胃也;东垣大升阳气,治在脾也。叶天士发明脾胃之生理功能不同,在东垣治脾阳的基础上发展养胃阴,使脾胃学说更臻完备,其功甚巨。叶氏养胃阴之法,不过甘平或甘凉濡润,常用药物即如本方,俾津液来复,自得通降,诸证随解,乃叶氏神来之笔。"[46]

从我的临床经验来看,本方适合的病机为胃阴虚,这类患者大多胃脘灼热疼痛,嘈杂易饥,口干不欲多饮,大便干燥,形体消瘦,舌红干瘦无苔,脉细数。如果饱胀明显,可加佛手 10g、香橼 10g、厚朴花 10g;疼痛明显,可加川楝子 10g、延胡索 10g;饮食不消,加麦芽 15g、谷芽 15g、鸡内金 10g;嗳气频繁,加竹茹 10g、丁香 1g、柿蒂 10g;大便干结如羊屎,加生地黄 30~60g、玄参 30g,麦冬加至 30g。

萎缩性胃炎及其前期患者,以胃阴虚见证为多,常胃酸缺乏,食欲不振,可加乌梅、山楂肉、木瓜、白芍等治疗胃病的酸味药,这几种药既可合用,也可根据其不同特性,分别选用。周仲瑛先生云:"乌梅以敛阴生津为长,可用于胃津不足,脘中灼热疼痛,口干较甚者;山楂肉以消食助运为主,可用于食少纳呆,脘腹胀痛明显者;白芍养阴缓急,可用于肝脾不和,脘腹拘挛急迫疼痛及胁痛。"[47]可谓经验之谈。

李恩复先生认为:"慢性萎缩性胃炎病人常伴有慢性咽炎症状,且胃脘胀满疼痛等症状常与咽部红肿堵闷等症状呈并行的相关性,常在辨证用药的基础上加入板蓝根、山豆根等清热利咽之品;背沉重痛,由胃肺之气虚所致,重用沙参一味而收佳效,既疗胃之阴虚,又补肺之气津;治肝邪犯胃,倡用茵陈以轻舒肝气,遂其升发条达之性,或用佛手、青皮等疏理肝气,防其郁结壅土之变,对肝气横逆犯胃者,恒用柏子仁,柏子仁质润多脂,凌冬不凋落,得金水之气最全,其滋润之性善养肝体而润胃腑,禀秋金之气可抑肝木之横恣,一物两善其用,制肝而善养肝。"[48]

朱良春先生擅长治疗萎缩性胃炎,属于阴虚木横者,以白芍、乌梅为对,沙参、麦冬为对,花粉、枸杞子为对,即遵叶天士养胃阴之说。以绿萼梅、佛手为对,蒲黄、五灵脂为对,兼以调理气机,活血化瘀止痛;特别是以治疗口疮的柿霜饼与治疗痈疽的蒲公英为对,以擅长愈合溃疡的凤凰衣、玉蝴蝶为对,反映了其独到的治疗经验。朱良春先生的经验尚有:凡病理报告伴肠上皮细胞化生者,加刺猬皮、穿山甲以软坚散结,消息肉,化瘀滞;凡脾气虚损,胃脘作痛者,用黄芪配莪术以益气消瘀;疼痛甚者,可以加用化瘀、散结、止痛之失笑散,因其不仅善于止痛,而且有改善微循环,调节局部代谢及血管营养,促使肠细胞化生和增生性病变得以转化和吸收的作用。凡脘胀甚者,徐长卿必不可少,取其善于行气消胀,缓急止痛,而凤凰衣、玉蝴蝶二药,功擅养阴清肺,还有补虚宽中,消除慢性炎症及促进食欲之殊功,在治疗消化性溃疡及萎缩性胃炎时,屡获佳效。在病情稳定后,改服散剂,其基本方为:黄芪 90g,莪术 30g,炙甘草 30g,鸡内金 60g,党参 30g,

山药 90g,刺猬皮 60g,生蒲黄 60g,五灵脂 60g,徐长卿 60g,穿山甲 45g,玉蝴蝶 45g,凤凰衣 45g。偏阴虚者,加北沙参、石斛、枸杞子各 60g,生白芍 90g;偏阳虚者,加高良姜、炒白术各 60g,荜茇 30g,共研极细末,每服 4g,日 3 次,食前半小时服。[49]

5. 理中汤加减(彭坚经验方)

党参 15g　白术 10g　干姜 10g　炙甘草 10g　吴茱萸 5g　半夏 10g　厚朴 10g　苏梗 10g　砂仁 10g　木香 10g

用方心得:

《伤寒论》理中汤是治疗中焦虚寒之祖方,本方即以此为基础,用党参、白术、干姜、炙甘草健脾温中,加吴茱萸、半夏暖胃降逆,厚朴、苏梗、木香、砂仁理气消胀。

从我的临床经验来看,本方适合于慢性胃炎病机属于虚寒者,患者以脘腹胀痛,喜温喜按,嗳气,手足不温,口不渴,或渴喜热饮,小便清长,舌淡,苔薄白为主要证候。如果胀痛明显,我常加隔山消 10g、荜澄茄 3g 健胃消食,消胀止痛,这是学自刘炳凡先生的经验[50];如果疼痛剧烈,加草豆蔻 5g、延胡索 10g、五灵脂 10g、没药 10g 活血止痛,这是合用手拈散;如果以食后脘腹饱胀为主,偶尔疼痛,不思饮食,大便稀溏,可用"生食进胃汤"。此方出自陈士铎《辨证录》,也是理中汤加减方,原方为:党参 10g,白术 10g,干姜 5g,茯苓 10g,山药 10g,高良姜 10g,远志 10g,枣仁 15g,神曲 10g,莱菔子 10g,枳壳 10g。许多中老年人,胃脘不痛,进食虽少,但终日饱胀不舒,嗳气,大便不畅,舌苔白腻,用保和丸、木香顺气丸之类效果不显,胃镜检查多诊断为慢性浅表性胃炎者,我用此方有显著疗效。

中焦虚寒证,从方证对应的角度而言,至少有小建中汤证、理中汤证、香砂六君子汤证 3 种类型,步玉如先生认为:"三方证虽相似,表现胃痛喜温按,不思饮食,乏力,苔白,脉虚等,然在'大同'之中,又有不可忽视的'小异',即香砂六君子汤证属气虚,'气不足便是寒',但寒轻微,又兼痰湿、气郁,痛喜轻按,重按痛反增,腹胀闷、嗳气、苔白润等;小建中汤证,系中阳虚兼营阴弱(实为中焦阴阳两虚证),症见痛喜重按,口稍干,便调,或足心热与畏寒喜暖并存;理中汤证乃中阳虚兼寒湿,症见痛喜轻按,畏寒喜热食,得冷则痛剧,痛势比前二证为剧。既然三者病机脉症均有区别,三方当然不同。偏阴阳双亏时用小建中汤,属于温润法(黄芪建中、归芪建中亦属温润方);阳虚夹寒湿证则以温燥之,理中汤及其衍生方(附子理中、桂附理中力较强)为代表方。若小建中汤证误用了理中汤,则温燥足以伤营阴;若理中汤反错投小建中汤,则柔润又易恋寒湿。香砂六君子汤与前二方也不宜换用,它施于小建中汤便嫌香燥,应用于理中汤证则温阳力不逮。"[51]步先生这种细微的辨析,对于临床用方确有指导意义。

验案举隅

案例一:慢性胃炎,十二指肠球部溃疡

张某,男,45 岁,长沙市人,公司职员,2006 年 7 月 22 日初诊。

胃胀不舒,内有烧灼、嘈杂感,按之疼痛,得温则舒,呃逆,泛酸,餐前明显,夜间尤剧,睡眠不实,患病 5 年。经胃镜检查有慢性浅表性胃炎,十二指肠溃疡,口苦,小便黄,大便秘结,舌红,苔黄腻,脉滑数,此为中焦痰火郁结,拟用三合清中汤加减:

黄连 6g　半夏 10g　瓜蒌皮 10g　枳实 10g　干姜 3g　栀子 10g　香附子 10g　白豆蔻 5g　陈皮 5g　蒲公英 25g　浙贝母 10g　乌贼骨 10g　虎杖 15g　7 剂

8 月 12 日二诊:上方服后,胃胀、烧灼、呃逆、泛酸等症状均好转,停药 1 周后,因为

饮食不当,昨起又胃胀、胃痛,胃中烧灼,疼痛从心下旁及两胁,呃逆,但不泛酸,舌红,中心苔黄腻,脉滑数,仍用原方加减:

黄连 6g　半夏 10g　瓜蒌皮 10g　枳实 10g　栀子 10g　香附子 10g　川芎 10g　神曲 10g　蒲公英 25g　延胡索 10g　地榆 10g　八月札 10g　青皮 5g　7 剂

8 月 22 日三诊:服上方后,疼痛基本缓解,舌红,苔薄黄,脉滑,告之此病须服药半年以上,才有可能治愈,患者要求服散剂,处方:

黄连 6g　半夏 10g　干姜 10g　瓜蒌皮 10g　枳实 10g　栀子 10g　香附子 10g　川芎 10g　神曲 10g　蒲公英 30g　虎杖 30g　地榆 30g　延胡索 10g　郁金 10g　娑罗子 10g　九香虫 10g　琥珀 15g　血竭 10g　三七 10g　白及 15g　乌贼骨 10g　浙贝 10g　2 剂

研末,每日 3 次,每次 3g,两餐饭中间及睡前各服一次,开水送服。

上方服后,病情稳定,又续服半年,2007 年 2 月 15 日胃镜检查,有慢性浅表性胃炎,排除十二指肠球部溃疡。

治疗心得:

慢性胃炎很少有见证单纯的,多呈错综复杂的局面。本案属于痰热互结,气机阻塞,可明确诊断,但胃脘部得温则舒服,说明仍有中焦虚寒的机制夹杂于内,用药不可过凉。故一诊用三合清中汤,清温并用,以清为主,加浙贝、乌贼骨制酸,蒲公英、虎杖清热解毒通便。二诊因饮食不慎而发,以痛及两胁为主证,故仍用原方加减,加神曲消食,延胡索、八月札、青皮理气活血止痛。鉴于慢性胃炎及溃疡均须长期服药方可痊愈,特别是消化道的疾病以散剂最为合适,三诊在一诊方的基础上,增加愈合溃疡的药物,制成散剂,并嘱咐在胃部排空的时段服用,坚持半年,不仅症状消除,溃疡也告愈合。

案例二:慢性萎缩性胃炎,十二指肠球炎

林某,男,68 岁,上海市人,退休干部,2005 年 10 月 9 日初诊。

患者有 30 余年胃肠疾病的历史,长期胃痛,腹痛,腹泻,消化不良,时好时坏,未做系统治疗。2 年前做胃镜并活检,诊断为慢性萎缩性胃窦胃炎,十二指肠球炎,部分糜烂。察之形体黑瘦,精神尚可,胃脘部烧灼胀痛,呃逆则舒,能食,但食后腹胀不消,腹痛腹泻,小便黄,口渴,不能多饮,舌红干瘦,有薄黄苔,脉弦数。处以养胃汤合连梅汤加减:

金钗石斛 30g　北沙参 15g　麦冬 10g　生地黄 10g　扁豆 10g　蒲公英 15g　乌梅 15g　黄连 5g　白芍 15g　生甘草 10g　厚朴花 10g　佛手 10g　鸡内金 10g　川楝子 10g　延胡索 10g　30 剂

2005 年 11 月 25 日二诊:服上方后,胃痛、胃胀、腹泻均已好转,偶尔有消化不良现象,患者要求服散剂。拟用绿萼梅丸加减,处方:

绿萼梅 30g　北沙参 15g　耳环石斛 25g　莪术 50g　地榆 30g　刺五加 30g　黄芪 30g　穿山甲 10g　刺猬皮 10g　蒲公英 30g　乌梅 25g　黄连 10g　鸡内金 15g　徐长卿 15g　蒲黄 10g　五灵脂 10g　娑罗子 15g　九香虫 30g

研末,每服 3g,日 3 次,饭前服。上方服 1 年后,所有症状均已消失,胃镜检查为浅表性胃炎,已排除萎缩性胃炎。

治疗心得:

慢性胃炎一般治疗周期长,而且停药容易复发,尤其是慢性萎缩性胃炎,属于癌前期病变,病机复杂,目前西医没有特效的治疗药物,中药疗效甚佳,但辨证要准确,一旦

311

第二类

慢性炎症

有效,则须长期坚持服药,经过 1 年左右的疗程,有可能治愈。本案患者形体黑瘦,胃中灼热疼痛,脉舌均呈现一派阴虚火郁、气机阻滞的病机,故一诊处方用连梅汤、益胃汤、芍药甘草汤、金铃子散合方加减,以上诸方理气消食清解之力尚嫌不够,故加厚朴花、佛手理气,扁豆、鸡内金消食,蒲公英清热解毒。患者虽有腹痛、腹泻,为气机失调所致,不必忌讳生地等养阴药。二诊在一诊方基础上,针对慢性萎缩性胃炎的病理改变,加强活血化瘀、软坚散结的环节,故收佳效。

用药心得:

以上两案有本人的几处用药心得。其一,清解胃热首重蒲公英。蒲公英甘平无毒,清热解毒之力甚强,但又不像黄连、黄芩之类寒凉药容易化燥伤阴,苦寒败胃。古人非常推崇此药,《本草新编》云:"蒲公英至贱而有大功,惜世人不知用之。蒲公英泻胃火之药,但其气甚平,既能泻火,又不损土,可以长服久服而无碍。""蒲公英虽非各经之药,而各经之火,见蒲公英而尽服。"缪希雍认为其为"甘平之剂,能补肝肾,凉血,乌须发。"总之,此药为清、补两兼的平和之品,我在治疗慢性盆腔炎、慢性胃炎等多种慢性炎症时,长期使用而没有副作用。其二,养胃滋阴重用石斛。无论是慢性浅表性胃炎,还是慢性萎缩性胃炎,属于热证的,大多数有胃中阴液受伤的病机,而石斛是滋养胃阴的上品,无麦冬、生地易滋腻留邪的弊病。入煎剂宜用金钗石斛,量宜大,煎宜久,入丸散宜用耳环石斛,药效则更为集中。其三,止痛用娑罗子配九香虫。这一对药轻灵走窜,纯入气分,止痛效果迅速而强劲,但很少为人知晓。我在临床,发现其与另一沉凝迟缓、纯入血分的对药蒲黄、五灵脂合用,有相得益彰之妙,但宜用丸散。其四,琥珀、血竭、三七、白及同用,可活血、止血、定痛、收敛,有愈合溃疡面的作用,凡属于胃溃疡、十二指肠球部溃疡、溃疡性结肠炎者,均有较好的促使溃疡愈合的作用,但以热证、实证疗效佳。

八、慢性结肠炎

腹痛,腹泻,大便中有黏液,是慢性结肠炎的主要症状。腹痛呈阵发性、痉挛性疼痛,疼痛的部位在左下腹,痛时即要解大便,大便后疼痛减轻,是其主要特征。当大便有脓血、血液时,则结肠部位不仅有炎症,而且出现了溃疡,称之为慢性非特异性溃疡性结肠炎。与此症状相类似的疾病,有慢性痢疾,肠易激综合征等。慢性痢疾一般可从大便中找到痢疾杆菌;肠道易激综合征属于功能性疾病,与情绪有很大关系,便秘与腹泻经常交替出现,大便中一般只有黏液,没有脓血或血液,同时,也查不到白细胞、脓球和致病细菌;而慢性结肠炎用抗生素治疗可以取得短暂的疗效,慢性非特异性溃疡性结肠炎则通过内窥镜基本可以确诊。

本病属于中医的"下利"、"腹痛"、"泄泻"、"休息痢"等范畴,在辨证论治的前提下,以上 3 种疾病可以"异病同治"。可分为寒证、热证、寒热错杂三种情况辨治。

属于实热证的,患者大便黏稠腥臭,有黏液或脓血,腹痛拒按,肛门灼热,口渴,舌苔黄腻,脉滑数,宜用白头翁汤加减[1]。

属于虚寒证的,患者大便清稀或黏稠,气味不臭,腹痛喜按喜温,口不渴,舌胖淡苔薄白,脉缓弱,宜用补中益气汤加减[2]。

迁延日久,多方治疗效果不显,属于寒热错杂,虚实夹杂,或无明显寒热之证可辨的,可用通治方仙桔汤[3]。

附方

1. 白头翁汤加减（彭坚经验方）

白头翁 10g　黄连 5g　黄柏 10g　秦皮 10g　地榆 15g　大黄炭 3g　木香 5g　槟榔 5g　白芍 15g　当归 10g　甘草 10g

用方心得：

《伤寒论》中白头翁汤以白头翁入血分，清热解毒凉血，为治疗热毒赤痢的主药；黄连、黄柏、秦皮走气分，清中下焦湿热，秦皮又善于收涩止痢。加地榆则既可助白头翁凉血，又可助秦皮收涩，其本身又善于止血、止泻。加少量大黄炭，既可导肠胃积滞，又可活血止血。加少量木香、槟榔调气除胀，加白芍、甘草，酸甘敛阴，缓急止痛。加当归和血补血，治疗下痢腹痛，其性苦温质润，又可作为反佐，以防止全方过于寒凉、斫伤阴血。

从我的临床经验来看，慢性溃疡性结肠炎在急性发作期，往往来势凶猛，呈现实证、热证，须苦寒直折，本方尚可加虎杖、槐花、蒲公英、白花蛇舌草等清热解毒之药，待证候稍缓，才可用收敛止涩之法，如加乌梅、石榴皮、椿皮等，失血多则加阿胶，否则，恐有留邪之患。

2. 补中益气汤加减（彭坚经验方）

黄芪 15g　党参 10g　炙甘草 10g　陈皮 5g　白术 15g　升麻 10g　柴胡 10g　当归 10g　白芍 10g　防风 10g　补骨脂 10g　肉豆蔻 10g　五味子 10g　炮姜 5g　艾叶炭 5g　侧柏叶 10g

本方即补中益气汤、痛泻要方、四神丸、侧柏叶汤 4 方的合方，以补中益气汤健脾益气，四神丸去吴茱萸补肾固肠，痛泻要方疏肝和脾，侧柏叶汤温中止血。

从我的临床经验来看，慢性结肠炎有的极其顽固，可以迁延数年或数十年，发展到后来往往出现脾气下陷、肾气不固、肝气不调等复杂局面，须升阳气，固肾气，疏肝气合而治之，故选择以上 4 方合方加减。如果气虚较甚，党参改红参 10g；下利滑脱，加赤石脂 15g、石榴皮 15g；腹痛甚，大便有瘀血成块，加蒲黄 10g、五灵脂 10g；没有便血，去炮姜、艾叶炭、侧柏叶。此外，有条件可配合药物灌肠，如三七、白矾、青黛、血竭、儿茶研匀，或单用锡类散保留灌肠，每天 1 次。

3. 仙桔汤（朱良春创制方）

仙鹤草 30g　桔梗 8g　木槿花 9g　炒白术 9g　炒白芍 9g　木香 5g　炒槟榔 1.2g　乌梅炭 4.5g　白头翁 10g　甘草 4.5g

用方心得：

朱良春先生说："慢性泄泻，迭治不愈，缠绵难解者，辨证往往有脾虚气弱的一面，又有湿热滞留的存在，呈现虚实夹杂的征象，所以在治疗上，既要补脾敛阴，又须清化湿热，才能取得效果，余之仙桔汤即据此而设，主治脾虚湿热型慢性泄泻。适用于久泄便溏，夹有黏冻，纳呆肠鸣，腹胀乏力，苔腻舌尖红，脉象细濡等症，包括过敏性结肠炎、溃疡性结肠炎、慢性痢疾急性发作者。其中，仙鹤草除善止血外，并有治痢、强壮之功。《滇南本草》载'治赤白痢'。个人体会本品不仅可治痢，还能促进肠吸收功能的恢复，而对脾虚湿热型慢性泄泻最为有益，可谓一药数效。桔梗，《别录》载'利五脏肠胃，补血气……温中消谷'；《大明》载'养血排脓'；《本草备要》载治'下痢腹痛'。久泻用其排脓治痢，凡大便溏泻夹有黏冻者，用桔梗甚效。白术、木香健脾调气；白芍、乌梅、甘草酸甘敛阴，善治泄泻而兼腹痛者，腹痛甚者可加重白芍、甘草之用量，白芍用至 15~30g。白槿花甘平,清热利湿,凉血,对下焦湿热能迅速改善症状。槟榔本是散结破滞,下滞杀虫之药,小量则善于行气消胀,对腹泻而腹胀较甚者,芩、连宜少用、短时用,因苦寒之味,过则伤脾,损阳耗阴,久泻脾虚尤需注意。白头翁配白槿花,可增强清泄湿热之效而无弊端。脾虚湿热之久泻,处理不当,往往顾此失彼。甘味健脾之品,过则助湿生热;苦寒燥湿之属,重则伤阳损阴。仙桔汤补泻并施,有健脾敛阴,清泄湿热之功,对虚实夹杂之证,既不壅塞恋邪,亦无攻伐伤正之弊。本方桔梗伍槟榔,升清降浊;槟榔伍乌梅炭,通塞互用;木香伍白芍,气营兼调。方中无参、芪之峻补,无芩、连之苦降,无硝、黄之峻猛,盖肠道屈曲盘旋,久痢正虚邪伏,湿热逗留,一时不易廓清,进补则碍邪,攻下则伤正,故宜消补兼行,寓通于补,始于病机吻合。"[52]

从我的临床经验来看,本方最大的创意,是选择大剂量仙鹤草为主药,避开苦寒、避开温燥,不用攻下、不用补药,专以调节气机,调养气血,对于慢性结肠炎属于寒热错杂、虚实夹杂、迁延不愈者,本方开辟了一种新的治法。

验案举隅

案例一:慢性非特异性溃疡性结肠炎

游某,女,63岁,已婚育,长沙市人,干部,2005年10月28日初诊。

患慢性结肠炎18年,自诉因在农村吃了生冷腥物而起,长期大便不成形,每日3~4次,大便中常有白色黏液,腹胀、脐周隐痛,得温则舒,手足冷,饮食稍微不慎或受凉时即加剧,近年来大便中时夹有鲜血,多次经肠镜检查,确诊为慢性非特异性溃疡性结肠炎,无有效药物治疗。昨日因为受凉,腹痛、腹泻,一天达7~8次,大便中有多量红白色黏液,面色白,舌淡苔腻,脉紧,拟用仙桔汤加减:

仙鹤草50g(先煎代水) 侧柏叶10g 艾叶炭10g 干姜炭5g 桔梗30g 川槿皮10g 白头翁15g 蒲公英30g 白芍15g 白术15g 木香5g 槟榔5g 乌梅炭10g 甘草10g 7剂

11月5日二诊:服上方后,腹泻、腹痛、脓血便逐渐减少,到第5剂药时,已经完全消失。现精神转好,饮食恢复正常,大小便正常,舌淡红,苔薄白,脉弦缓,拟用白头翁汤加减:

琥珀30g 三七30g 血竭15g 儿茶15g 白及30g 珍珠粉10g 黄连10g 秦皮15g 黄柏15g 刺猬皮30g 地榆30g 乌梅炭30g 干姜炭15g 附片15g 木香10g 槟榔10g 白芍15g 当归15g 白头翁15g 川槿皮15g

研末,每日3次,每次3g,两餐饭中间及睡前开水送服,以上散剂,每剂可服一个多月。

连续服3剂后,一年多来症状完全消失,也未再做肠镜检查。

治疗心得:

慢性腹泻是临床常见的疾病,中医脾胃学说对该病有完整的论述,并且创制了各种有效的治疗方剂,如理中汤、附子理中汤、乌梅丸、补中益气汤等。西医曾经有慢性肠炎的病名,但近年来取消了这个病名,而且不认为慢性腹泻的主要病因是慢性肠炎。作为肠道的炎症,西医目前只列入了慢性结肠炎一种,全称为"慢性非特异性溃疡性结肠炎",这种强调科学的分类是否有利于临床操作,据说在西医界也有所争议。本病从证候表现来看,实际上类似于中医的"痢疾"、"久利"、"休息痢"、"痛泻"等,为了求得在慢性炎症这个大的分类上与西医统一,本节没有全面介绍中医最有特长的治疗腹泻的各种方法。

本案是已经确诊的慢性结肠炎,一诊用仙桔汤加减,因为是受寒引起,中焦虚寒突出,故合用张仲景的侧柏叶汤以温中止血。二诊重点在修复溃疡面,排除各种不利因素,防止复发,故选择白头翁汤加减方,加附子、干姜以温阳,珍珠、白及、琥珀、血竭、三七、刺猬皮以活血敛疮,愈合溃疡面,乌梅、川槿皮以脱敏,制为散剂,以便长期服用,并讲究服药的时间,以适合于胃肠道疾病的特点,坚持一年,最终获得治愈。

用药心得:

该案有本人的两处用药心得。其一,超常规剂量使用桔梗。桔梗常规只用10g-15g,我尚未见到古今医家有超剂量使用者。原来以为是超剂量可能引起中毒或其他副作用,后来到东北,看到当地朝鲜族人做朝鲜辣菜时,桔梗是一味主菜,始悟到此药并无毒性,遇到非常情况,可考虑大剂量使用。有一次,治疗一例慢性非特异性溃疡性结肠炎,患者一天之内腹泻黏液脓血便十几次,已经持续3天,我开始用仙桔汤治疗,桔梗按照原方用8g,服3剂,无显著疗效,后来将桔梗加至30g,1剂而腹泻减少至3次,3剂,腹泻完全消失。可见慢性溃疡性结肠炎患者在腹泻过度、气机下陷时,必须用大剂量桔梗以升提阳气、排脓解毒。其二,用川槿皮代替白槿花。仙桔汤原方有1味白槿花,亦称木槿花,《日华子本草》云其:"治肠风泻血,赤白痢",药店一般不备,我常用其皮即木槿皮代替。《本草拾遗》云:木槿皮"止肠风泄泻,痢后热渴,作饮服之,令人得睡。"《本草纲目》云:"治赤白带下,肿痛疥癣,洗目令明,润燥活血。"此物除了可以清湿热,治疗泻痢之外,尚可止痒、抗过敏,而慢性非特异性溃疡性结肠炎的病因至今并不完全清楚,有人认为与过敏有关,故此药在方中的作用不可忽略。我过去只懂得将川槿皮用于皮肤瘙痒、神经性皮炎等疾病的外治,自从在仙桔汤中以之代替白槿花治疗有效后,发现其内服有抗过敏的作用,又拓展于治疗久咳咽喉奇痒,效果超过传统的荆芥、防风、僵蚕等祛风止痒药物。

案例二:慢性肠炎

代某,男,51岁。浏阳人,2010年4月25日初诊。

患者慢性腹泻20余年,每天大便四五次,甚至七八次,从来没有成形过,大便前腹部隐隐作痛,得温稍舒,口不渴,不能吃凉性食物。察之形体消瘦,面色萎黄,头晕,精神不振,食欲尚可,但不敢多吃,舌胖淡,苔白腻,脉沉细弱。用补中益气汤合附子理中汤、四神丸加减:

红参10g 黄芪50g 陈皮10g 白术30g 柴胡10g 升麻10g 炙甘草10g 干姜10g 肉豆蔻10g 补骨脂10g 五味子10g 吴茱萸6g 7剂

5月4日二诊:服上方后,腹泻次数明显减少,每天两三次,原来的稀溏便开始成条,怕冷减轻,腹部隐痛消失,精神好转,但腹胀,口微渴,舌淡红,舌苔黄白相间,脉弦细数。仍用上方加减:

红参10g 黄芪50g 陈皮10g 白术30g 柴胡10g 升麻10g 炙甘草10g 干姜10g 肉豆蔻10g 补骨脂10g 五味子10g 吴茱萸6g 半夏10g 黄连6g 木香10g 7剂

5月15日三诊:服上方后,感觉尚好,大便每天一两次,舌脉同前。用原方加减为丸:

红参60g 黄芪80g 陈皮15g 白术50g 柴胡15g 升麻15g 炙甘草30g 干姜30g 肉豆蔻30g 补骨脂30g 半夏30g 黄连15g 木香30g 当归30g 白芍

60g　乌梅 60g

1 剂,为水丸,每天 2 次,每次 5g。服完 2 剂后,基本治愈,没有再复发。

用方心得:

由慢性肠炎引起的慢性腹泻,可以持续数年甚至数十年。患者吃过各种抗生素和中药煎剂、成药,开始多半有效,后来则无效。一诊见患者一派阳气虚寒之象,即用补中益气汤合理中汤散中焦虚寒,用四神丸温下焦虚寒,加附子照顾全身虚寒,很快取得疗效。二诊见腹胀,口微渴,舌淡红,舌苔黄白相间,脉弦细数,不必疑惧,这是温摄、升提稍过,少佐黄连清、半夏降、木香通,仍然服汤剂。三诊在进一步取得疗效之后,加当归、白芍,合原方的红参、黄芪补养气血,加乌梅,是因为此品乃张仲景治疗慢性腹泻的要药,乌梅丸方后即有明确记载"又治久泻"。诸药做成水丸,以求彻底治愈。

治疗心得:

从我的临床经验来看,本案有两点值得注意:其一,凡是慢性胃肠道疾病,用药丸比用煎剂效果好,药丸宜用水丸而不宜用蜜丸。本案一诊先用煎剂,是为了看方证是否相合,一旦无误,则改为水丸。其二,凡是多年不愈的疾病,多数呈寒热错杂,虚实夹杂,很少有单纯寒证、热证、虚证、实证的。本案一诊所见似乎一派寒证,但用过纯温阳之品后,胃中"伏火"开始冒头,所以佐以黄连。最后更加当归、白芍等,以期气血同补,温凉并用,既突出重点,又照顾全面,才能保证药丸能够长服、久服,彻底治愈疾病。

九、慢性妇科炎症

妇科慢性炎症,大致上可以根据炎症所在的内、外生殖器,分为慢性盆腔炎、慢性宫颈炎、慢性阴道炎三大类。盆腔是妇女内生殖器所在的位置,故慢性的子宫内膜炎、子宫肌炎、卵巢炎、输卵管炎、盆腔结缔组织炎、盆腔腹膜炎等,都包括在慢性盆腔炎之内。

慢性盆腔炎,多由急性盆腔炎治疗不当或不彻底转化而来,患者白带量多,色白或黄,有腥味,腹部钝痛或隐痛,小腹坠胀,一侧或两侧按之有包块或硬块,腰部酸痛,尿频。有时可影响月经,出现痛经、月经量多、经期延长等,如输卵管因为炎症而粘连阻塞,则可导致不孕症。西药抗生素对于控制盆腔炎急性期细菌感染较为有效,但慢性盆腔炎往往出现组织粘连、局部循环障碍,抗生素很难渗入到患病部位发挥疗效,又不具备缓解粘连和止痛的作用,因此,用中药治疗具有很大的优势。

慢性宫颈炎,患者白带多,且为脓性白带,颜色黄而黏稠。严重者,常导致宫颈肥大、宫颈糜烂、宫颈囊肿、宫颈息肉等。

慢性阴道炎可分为三种:滴虫性阴道炎,则白带增多呈灰黄色,清稀或成泡沫状,有腥臭气味;外阴灼热瘙痒,性交疼痛,白带镜检可找到滴虫。真菌性阴道炎,则白带多,呈白色豆腐渣样或奶酪状,外阴瘙痒灼痛,白带镜检可见白色念珠菌的芽苞和假菌丝。老年性阴道炎,轻者只有少量白带,重者白带多,呈黄带、脓性白带或血性白带,有气味,阴道灼热。三者的阴道镜检都可发现病理改变。

以上无论哪种慢性炎症,都有阴道分泌物即白带异常的情况,慢性盆腔炎,多兼有腹痛,慢性宫颈炎和阴道炎,多兼有外阴瘙痒。由于内外生殖器相通、相连,因此,某个部位的慢性炎症,经常会旁及其他,共同受累。加上性生活和月经周期性生理激素的刺激,慢性炎症往往加剧或被激活,变成急性炎症。在急性炎症阶段,总的来说,用西药抗生素能很快控制,但转成慢性炎症之后,抗生素很难再起作用,如持续使用,不但抑制了人体的免疫功能,而且产生耐药性和许多副作用,如真菌性阴道炎,有一部分就是滥用抗生素所导致的,以上均导致慢性炎症缠绵难愈。

慢性炎症长期不能消除,内在环境不好,容易产生盆腔积液、输卵管粘连堵塞、宫颈糜烂、宫颈息肉等一系列病变,即使是卵巢囊肿、子宫肌瘤的产生,也与其有一定关系。

中医对妇科炎症的认识,是从带下入手的,有所谓"五带"之分,白带、黄带,多见于慢性妇科炎症,青带、黑带,多见于急性妇科炎症,而赤白相兼的赤带,即血性白带,多属于慢性妇科炎症,如果固定出现于两次月经之间,则多见于排卵期出血。此外,尚有所谓五色带,颜色与气味大异于常,则需要做进一步的检查,以防妇科癌症或其他严重疾病的发生。

大部分妇科慢性炎症都与痰湿有关,湿久未化热者,多为白带;已化热者,多为黄带;带下日久,则病久入络,易兼夹瘀滞,由此而涉及肝、脾、肾三脏的病变。故中医对妇科慢性炎症的治疗,首先要从辨认带下的颜色着手,结合腹痛、外阴瘙痒以及月经的情况,进行综合考虑,以内服药为主,配合使用外用药。

第一,白带证治

妇女正常的阴道分泌物,当为无色无臭、或略白透明的少量黏液,一般在月经前后出现。如果量多色白,清稀如涕,气味不重,而又连绵不断者,则为妇科慢性炎症的主要特征之一,在慢性盆腔炎、宫颈炎、阴道炎中均可见到,尤其以慢性盆腔炎为多见。中医责之为脾肾虚寒,或肝经寒湿。

若患者以白带量多为主,兼见面色苍白,神倦乏力,食纳不佳,舌淡脉弱者,宜于健脾祛湿,以完带汤通治之[1]。

若患者以小腹疼痛为主,兼有白带,面色萎黄,月经量少,色淡或色黯。属虚者,腹中隐痛或拘急疼痛,喜温喜按,舌淡,脉缓弱,或小弦,宜于养肝和血,健脾利湿,用《金匮》当归芍药散加减[2];属实者,腹中胀痛,得温稍减,脉弦紧,需温寒祛湿,理气止痛,宜用暖宫定痛汤[3]。

第二,黄带证治

黄带的特点是带下色黄,或带下如米泔,或黏稠腥臭,气味较重,月经提前或经期延长,患者面色萎黄,小便黄,口渴,舌红苔黄腻,脉滑数。治宜清热燥湿止带,偏实证,宜用止带汤[4],偏虚证,宜用益黄汤[5]。

附方

1.《傅青主女科》完带汤

白术 30g　山药 30g　党参 10g　甘草 3g　陈皮 5g　白芍 15g　柴胡 6g　车前子 10g　苍术 10g　荆芥炭 5g

用方心得:

傅青主先生认为:"夫白带乃湿盛而火衰,肝郁而气弱。"故本方的立意,重在健脾以燥湿,疏肝以解郁,方剂源于钱乙治疗脾虚的五味异功散合逍遥散加减。方中异功散的部分,重用白术,加同量的山药,一以健脾阳祛湿,一以养脾阴束带;再加苍术燥湿,车前子利湿,合原方的人参、甘草、陈皮,益气健脾,理气燥湿,使湿去而带消。我感到使人费解的是:异功散中的茯苓,本为健脾利湿的佳药,傅氏弃之不用,却加车前子利水。揣摩中间的原因,恐怕在于作者虑及白带为中焦脾虚气弱、甚至气虚下陷不能束缚所致,茯苓虽能健脾,但渗湿的作用毕竟有碍于脾气的固涩,故去之不用,改用走下焦、利膀胱、滑阴窍的车前子,既能将白带排除体外,又不妨碍中焦脾气的固涩,傅青主组方考虑之细密,由此可见一斑。方中取逍遥散的柴胡、白芍,一以疏肝,一以柔肝,使肝气不至抑郁、不致过旺而克脾;用荆芥炭是傅氏用药的一大特色,因为荆芥生用辛温走表,祛风散寒,乃众所周知,而炒炭苦涩入里,止带止血,却知之者寡。

我在临床运用本方甚多,本方看似平淡,但疗效颇佳,只是慢性炎症的消除非一日之功,须久服才能取效。如果带下日久且量多,宜加白芷、升麻、黄芪,以加强燥湿、升提、益气的作用,以防脾气进一步滑脱下陷。如果带下似清水,连绵不断,有滑脱之势,加芡实、金樱子、乌贼骨、龙骨以固涩下焦;重者加露蜂房、鹿角霜、五倍子。腰酸背痛是肾虚,加杜仲、续断、补骨脂。腹痛多为慢性盆腔炎所致的炎性疼痛,以小腹中间为主,或旁及两侧疼痛,多为慢性盆腔腹膜炎以及结缔组织炎,如腹痛绵绵,喜温喜按者,为肝脾虚寒,加艾叶暖宫,炮姜温中;如以胀痛为主者,为肝气郁结,加香附、乌药疏肝理气。小腹两侧或一侧疼痛者,多为慢性输卵管炎,加橘核、小茴香、沉香、刘寄奴以暖肝散结。腹部按之有包块者,多为炎性包块或炎症水肿引起的粘连,加白芥子、鹿角霜、急性子、威灵仙、莪术、石见穿等化痰软坚散结。白带中夹有稍许黄带,则是寒湿有化热倾向,加黄柏以监制之。

2. 当归芍药散加减(彭坚经验方)

当归 15g　白芍 30g　川芎 10g　白术 30g　茯苓 15g　泽泻 10g　巴戟天 10g　白果 10g　乌药 5g　沉香 3g

用方心得:

当归芍药散本为《金匮要略》方,即前 6 味药,原治妇人妊娠,腹中拘急,隐隐作痛,小便不利,因为此方能和血利湿,柔肝健脾,故对腹痛、白带多属于虚证者,颇为合拍。班秀文先生擅治带下病,喜用当归芍药散,强调"治湿不忘瘀",对于带下伴有下腹疼痛,或带下伴见面色黧黑之人,或久病带下不愈之人,常用本方治疗。我治疗慢性盆腔炎用此方,实受班先生的影响,但我在原方中常加乌药、沉香、巴戟天、白果 4 味药。

我在方中加乌药、沉香的目的,是借其温寒理气作用。张介宾先生有一首"暖肝煎",治疗肝虚有寒,少腹、两胁疼痛非常有效,原方为:乌药、沉香、小茴香、肉桂、当归、枸杞、茯苓、生姜。我只是取其中乌药、沉香两味,加入当归芍药散中,增添了理气这个环节,则原方活血、利湿的作用大为增加。我在方中加入巴戟天、白果的目的,是借其走少腹、通任脉的作用。傅青主先生有一首"温脐化湿汤",今人将其归纳为治疗寒湿下注之痛经,原文为:"妇人有经水将来三、五日前而脐下作痛,状如刀刺者,或寒热交作,所下如黑豆汁(一作豆淋汁),人莫不以为血热之极,谁知是下焦寒湿相争之故。"原方为:白术、茯苓、扁豆、山药、莲肉、巴戟天、白果,这首方可以明显看出从参苓白术散化出的痕迹。

以现在的观点来看,方中没有乳没、延胡索之类的理气活血药,何以止痛?没有参茸、枸杞之类的补肾助阳药,何以种子?从临床考察,所谓"寒湿下注"之痛经,实际上是月经前腹痛,腹泻,或正式来月经前,流出如茶色的分泌物,临床所见甚多,病机都是寒湿交缠之故,湿去则泻停痛止,不必用活血止痛药,这同藿香正气丸治疗腹泻、腹痛的道理是一样的。但毕竟这种病症不同于普通寒湿腹泻,具有妇科病的特殊性,故傅青主先生在参苓白术散的基础上有所增减,增添了巴戟、白果,他对新方的解析也是别具一格的:"此方君白术以利腰脐之气,用白果、巴戟以通任脉,扁豆、山药、莲子以卫冲脉,所以寒湿扫除而经水自调,可受孕矣"。方中加巴戟、白果两味走肝经的温涩药,这最是傅青主先生的心得之处,妙不可言。先生为肝脾两虚兼有寒湿的机理而制方,并非为某一病症而设,目的非常明确,故只要病机相同,既可止泻,又可止痛,又可种子。我在临床运用的过程中感觉到:这首方治疗白带,功效不弱于完带汤,兼治虚寒腹痛,又当在完带汤之上,而治疗不孕的对象,则是长期受慢性炎症困扰而不能受孕的妇女。

从我的临床经验来看,治疗妇科慢性炎症,活血化瘀是一个重要环节,我认为傅青主的完带汤、包括这首方用于治疗白带,均缺少活血化瘀药物,似有"见带治带"之嫌,难有久远疗效,故班秀文先生提出"治湿不忘瘀",首选当归芍药散,实为经验之谈。我在当归芍药散中再加入巴戟、白果的温涩,则止痛之力更强,止带之效更佳,并能引领诸药专走肝经,更适合慢性盆腔炎和其他妇科慢性炎症属于虚寒的病证。

3.《刘奉五妇科临床经验》暖宫定痛汤

荔枝核 10g　橘核 10g　川楝 10g　延胡索 10g　乌药 10g　香附 10g　小茴香 5g　胡芦巴 10g　五灵脂 10g

用方心得:

刘奉五先生的这首方是从治疗寒疝的"橘核丸"化出。寒疝属于肝经寒湿凝结下焦,气机不畅,因而疼痛肿胀,其理与属于肝经寒湿的白带多、腹痛、按之有包块的证候相一致,因而作者借用橘核丸,去掉原方的肉桂、苍术等温燥药,加重理气活血药而成。其中,橘核、荔枝核辛温,入肝经,行肝经之结气,善治少腹两侧包括男子睾丸、女子输卵管和卵巢部位的肿痛;胡芦巴、小茴香暖下焦,再配以五灵脂,以增强行气活血定痛的作用。[53]

我在使用这首方剂时,往往再加紫石英暖宫,雪莲花祛寒湿,石见穿散结,八月札、刘寄奴行肝经少腹之气,除了治疗白带、腹痛效果更佳之外,对妇科因为慢性炎症引起的不孕症也时而有效。

4.《世补斋医书》止带汤

茵陈 15g　栀子 10g　黄柏 10g　猪苓 10g　茯苓 10g　泽泻 10g　车前子 10g　牡丹皮 10g　赤芍 10g　川牛膝 15g

用方心得:

止带汤出自清末名医陆九芝的《世补斋医书·不谢方》,是由茵陈蒿汤、五苓散加减而成。张仲景的这两首方以清热利湿为主,因为湿热内蕴,既不宜温,也不宜泻,故陆氏去两方中的桂枝、白术、大黄;湿热流连气分,日久必然波及血分,故取犀角地黄汤之一半,即丹皮、赤芍凉血活血;更妙在加车前子、川牛膝,前者利水行气分,后者活血行血分,药性均趋下而有利于湿热白带的渗利排出。很明显,这是一首专门针对湿热病机而设的方剂,既可以止带,但并不囿于止带,我在治疗中下焦湿热引起的各种疾病,如急慢性尿道炎、前列腺炎时,经常以此方加减,疗效很好。

5.《傅青主女科》易黄汤

山药 30g　芡实 30g　黄柏 15g　车前子 10g　白果 10g

用方心得:

易黄汤是出自《傅青主女科》的名方,以山药、芡实为君药,两者均能补脾益肾,固带摄精;以黄柏为臣药,泻肾中之火,清下焦湿热;以白果为佐药,入任脉而收涩止带;以车前子为使药,利水而引邪外出。药仅 5 味,极为简练,却有补有涩,有清有利,张弛之间,留有很大的施展空间,但仍以久病虚多邪少为宜。

我在临床运用本方,见腰腿酸胀疼痛者,这是慢性盆腔炎的主要见证之一,再加杜仲 15g、续断 15g、木瓜 30g、防己 10g、苍术 10g;小便短赤,甚至淋漓涩痛者,多为并发尿道感染,加萹蓄 10g、瞿麦 10g、猪苓 10g、滑石 15g;小腹部疼痛,尤其以两侧为剧者,多为输卵管炎,加刘寄奴 15g、王不留行 10g、川楝子 10g、延胡索 10g;小腹部有包块者,多为炎性包块,或检查有盆腔积液,加忍冬藤 15g、红藤 15g、浙贝 10g、穿山甲 10g、皂角刺 10g;带下颜色黄绿,黏稠腥臭者,多为较严重的宫颈炎、阴道炎、宫颈糜烂等,加败酱草 15g、土茯苓 30g、白花蛇舌草 15g、鱼腥草 15g,以清热解毒;并加地榆 15g、贯众 15g、椿根皮 10g、鸡冠花 10 等,以清热止带。外阴瘙痒者,加苦参 10g、白鲜皮 15g、蛇床子 15g。检查有宫颈息肉或囊肿,加乌梅 10g、僵蚕 10g、穿山甲 5g,以软坚散结。同时配合使用外洗剂和阴道栓塞剂。

以上加减法也适用于止带汤。

6. 加减淴洗方(彭坚经验方)

五倍子 30g　蛇床子 30g　白鲜皮 30g　苦参 15g　贯众 30g　百部 30g　乌梅 30g　川花椒 15g　白头翁 15g　蒲公英 15g

以上药物煎半盆水,加苏合香 5g,白矾 15g,冲化,趁热坐浴,每次 15 分钟,每天 1 次,1 周为 1 个疗程。

这是我的临床习用方,出自宋代淴洗方加减,对外阴瘙痒、肛门瘙痒均有效,初次浸泡时有一点蜇痛,但痛痒很快消失,治疗慢性阴道炎效果颇佳。

验案举隅

案例一:真菌性阴道炎,乳腺小叶增生

张某,女,38 岁,成都市人,已婚育,经商,2006 年 3 月 25 日初诊。

患有阴道炎 10 余年,长期使用抗生素,病情反复不定,白带量多,如豆腐渣状,阴道中奇痒,难以忍受,尤其以月经前后为剧,少腹及腰部隐痛,精神及睡眠不好,容易上火,近年来,经多次妇科检查确诊为真菌性阴道炎,双侧乳腺小叶增生,月经周期及月经量较正常,现月经干净 3 天,开始阴中瘙痒,有白带,颜色偏黄,心烦失眠,疲劳乏力,舌红,苔薄黄,脉细数,拟内服用止带汤加减,外洗用淴洗方加减。处方:

茵陈 15g　栀子 10g　黄柏 10g　猪苓 10g　茯苓 10g　泽泻 10g　车前子 10g　牡丹皮 10g　赤芍 10g　苦参 10g　白鲜皮 15g　蛇床子 10g　萹蓄 10g　瞿麦 10g　7 剂

外洗方:苦参 30g　白鲜皮 30g　川花椒 15g　乌梅 30g　苏合香 10g　五倍子 30g　白矾 30g　贯众 30g　百部 30g　狼毒 10g　7 剂

药煎好后,趁热坐浴 15 分钟到半小时,或用专用注射器推注到阴道中。

4 月 2 日二诊:服上方配合洗剂后,阴中瘙痒、白带多、心烦失眠均消失,但感觉疲乏无力,腰酸膝软,食欲下降,舌红苔薄黄,脉细弱,拟用三才封髓丹加减,处方:

党参 15g　天冬 10g　生地 15g　黄柏 10g　砂仁 10g　甘草 10g　地榆 30g　刺五加 30g　白鲜皮 10g　川楝皮 10g　乌梅 10g　7 剂

4 月 10 日三诊:服上方后感觉尚好,1 周后将来月经,现又开始双侧乳房隐隐胀痛,白带增多,夹杂少量豆腐渣样块状物,小腹隐痛,腰痛,但比以前均有所减轻,舌红,苔薄黄,脉细数,拟用丹栀逍遥散加减:

丹皮 10g　栀子 10g　柴胡 10g　白芍 15g　当归 10g　八月札 10g　王不留行

10g　穿山甲5g　苦参10g　土贝母10g　蒲公英30g　白鲜皮10g　川槿皮10g　7剂

外洗方：苦参30g　白鲜皮30g　川槿皮15g　蛇床子15g　乌梅30g　苏合香10g　五倍子30g　白矾30g　贯众30g　百部30g　狼毒10g　黄精50g　7剂

患者坚持治疗半年，每次月经前后，均按照以上的治疗方案服药7剂，并配合洗药坐浴，阴道瘙痒及乳房胀痛告愈，睡眠也转佳，检查已无阴道真菌，尚有乳房轻度小叶增生。

治疗心得：

本案属于真菌性阴道炎，以阴部瘙痒、白带呈豆腐渣状为其特征，大部分患者在月经前后症状明显，此病多为细菌性阴道炎长期使用抗生素所导致，一旦罹患，则常常缠绵不已，很难治愈，同时患者往往伴随体质下降，疲劳乏力，睡眠不佳，情绪忧郁等一系列全身症状。一诊正逢月经干净后，阴部瘙痒，故用止带汤加减，并佐以加减溻洗方，瘙痒减轻，则心烦不眠自然消除。二诊在局部症状消除后，全身虚弱之象反而突出，故用三才封髓丹加减，以益气养阴，醒脾益肾，清热燥湿。三诊患者正逢月经之前，阴部开始瘙痒，兼有小叶增生，乳房隐隐胀痛，故内服药以丹栀逍遥散为主，疏肝理气消胀，外洗药仍用加减溻洗方。经过一个月经周期的治疗，各项症状大为减轻。在确定了治疗方案之后，患者坚持半年治疗，终于获得痊愈。

用药心得：

该案有本人的两处用药心得。其一，白鲜皮配川槿皮、蛇床子内服治疗慢性阴道炎。这3味药临床外用者多，很少有人内服，我用之治疗各种瘙痒，均有疗效，而未发现其副作用。在治疗慢性阴道炎时，用药当有所分别：月经来之前，雌激素处于高潮期，白鲜皮宜配川槿皮，月经来之后，雌激素处于低落期，白鲜皮宜配蛇床子。其二，地榆配刺五加治疗妇科慢性炎症。凡是妇科慢性炎症，久用西药抗生素或久服清热解毒药，总不免伤及阳气，抑制人体免疫功能，出现体倦乏力，食欲不振等症状，而地榆配伍刺五加则很少有这种情况出现。盖地榆性微寒，味苦酸涩，味苦即具有清热解毒之能，性微寒而非大寒，味酸涩而非苦泻，则伤阳气、损脾胃的副作用比一般苦寒清热之品要小得多。朱良春先生认为"地榆是一味很有前途的止血、清热、抗菌、消炎药物"[54]，并非虚言。刺五加是一种强壮药，具有较人参更好的"适应原"样作用。所谓"适应原"，就是能使机体处于"增强非特异性防御能力状态"的药物。我将二者配合使用，不仅能帮助慢性炎症患者消除疲劳，并发现其可增强清热解毒药物的疗效。

案例二：宫颈炎，附件炎，子宫内膜炎，卵巢囊肿，盆腔积液

王某，女，32岁，湖南岳阳人，已婚未育，经商，2005年2月27日初诊。

患者于四个月前行人工流产，月经一直未来，现乳房、小腹轻微胀痛，阴道有少量分泌物，既往每次月经前双侧乳房胀痛，小腹不适，左侧有压痛，白带多，颜色偏黄，有腥味，月经量多，有少量血块，常持续八、九天，检查有子宫内膜炎、宫颈炎、附件炎，怀孕后多次流产，2月15日B超显示：左侧卵巢囊肿，大小约32mm×30mm，盆腔内见到多个液性暗区，最大左侧10mm×8mm，右侧15mm×13mm，察之面色萎黄，舌淡红，苔薄白，脉弦滑，拟用桂枝茯苓丸加减，处方：

桂枝10g　茯苓15g　丹皮10g　桃仁10g　赤芍15g　茜草15g　泽兰10g　穿山甲15g　王不留行15g　刘寄奴15g　八月札15g　急性子15g　7剂

另外，炮甲黄蜡丸6g，分两次用开水送服，早晚各1次。

4月12日二诊：服上方五剂后，月经即来，量不多，颜色偏黑，四天干净。本次月经将来，小腹胀痛，乳房胀，腰酸，白带多，颜色黄，舌红，脉滑数，拟用宣郁通经汤加减，处方：

柴胡10g　白芍15g　当归30g　牡丹皮10g　栀子10g　黄芩10g　香附子10g　郁金10g　白芥子10g　八月札10g　王不留行15g　蒲公英30g　败酱草30g　7剂

另外，炮甲黄蜡丸6g，分两次用开水送服，早晚各1次。

4月29日三诊：服上方后，月经已来9天，仍未干净，腰酸乏力，小腹有压痛，口渴，舌淡红，苔薄白，脉细缓，拟用固经丸加减，处方：

龟甲10g　生地15g　地榆15g　刺五加30g　续断10g　萹蓄10g　瞿麦10g　黄芩10g　黄柏15g　白芍30g　车前子10g　椿皮10g　蒲黄炭10g　蒲公英15g　败酱草15g　5剂

另外，炮甲黄蜡丸6g，分2次用开水送服，早晚各1次。

5月5日四诊：服上方后，月经干净，但小腹空痛，腰酸乏力，精神疲惫，白带清稀，舌淡红，苔薄白，脉细缓，拟用当归芍药散加减，处方：

当归15g　白芍30g　川芎5g　白术30g　茯苓15g　泽泻10g　续断15g　山萸肉10g　巴戟10g　白果10g　乌药5g　小茴香3g　露蜂房10g　10剂

另外，炮甲黄蜡丸6g，分2次开水送服，早晚各1次。

5月27日五诊：月经将来，距离上次月经来大约27天，这次反应不大，有少量白带，腹中隐痛，腰酸，乳房不胀痛，大便有点干结，舌淡红，脉弦滑，拟用当归芍药散加减，处方：

当归15g　白芍30g　茯苓10g　白术30g　川芎10g　泽泻10g　地榆30g　蒲黄10g　蒲公英30g　败酱草15g　白花蛇舌草15g　虎杖10g　5剂

另外，炮甲黄蜡丸6g，分2次开水送服，早晚各1次。

6月8日六诊：服上方3剂后，月经即来，5天干净，干净后3天进行B超检查：未发现卵巢囊肿与盆腔积液，现白带不多，腹痛也不明显，拟用调肝汤合温脐化湿汤加减：

当归15g　白芍15g　川芎5g　阿胶10g　续断10g　白术10g　茯苓10g　扁豆10g　山药10g　巴戟10g　白果10g　菟丝子10g　蛇床子10g　14剂

8月10日七诊：已怀孕1个多月，现食欲不振，口苦，精神差，时有恶心，嗜睡，舌淡红，苔薄黄，脉细滑数，拟用资生健脾丸加减：

党参15g　白术15g　茯苓10g　甘草5g　陈皮5g　麦芽15g　神曲10g　山楂10g　山药10g　薏苡仁15g　莲肉10g　芡实10g　砂仁3g　白豆蔻3g　藿香5g　黄连3g　桔梗10g　14剂

2006年中秋节有人来告，已剖宫顺利生一男孩。

治疗心得：

从我的临床经验来看，患有多种妇科炎症者，如果炎症长期无法控制，则容易导致盆腔积液、卵巢囊肿、输卵管粘连堵塞，乃至于结婚数年而不孕，治疗的重点是要解决炎症，本案即为一例。初诊因为进行人流后数月而月经不来，察之有小腹胀、分泌物增多等月经欲来的迹象，当因势利导，故先用桂枝茯苓丸加减以通经，此方对妇科慢性炎症以及卵巢囊肿均有消除作用，用药后月经量不多，这是闭经后第一次来月经的普遍现象。三诊为闭经后第二次来月经，9天仍然未净，显然是炎症所致，用固经丸加减，于滋阴补肾固经之中，兼以清热解毒凉血，月经得止。月经干净后出现小腹空痛，为妇科慢性炎症患者所常见，中医责之为任脉空虚，精血不足，也与长期使用消除炎症的寒凉药易斫伤身体有关，预警清热解毒凉血之品当适可而止，故四诊用当归芍药散养血活血，利水祛湿，加温肾摄带之药以继续消除慢性炎症。五诊时即将开始第三个月经周期，激素水平增高，慢性炎症容易激活，虽仍用当归芍药散加减，但所加之品以清热解毒为主，防止急性炎症出现，服药后，月经、白带均基本正常，于是，建议患者在月经干净3天后进行B超检查，发现卵巢囊肿、盆腔积液皆已消失，趁排卵期即将来临之际，六诊处以调肝汤合温脐化湿汤加减，两方均可"种子"，在补肾调冲任时，仍然注意消除慢性炎症，且很快达到了既定目标，患者得以怀孕。七诊时，妊娠已近两月，持续恶心，不欲食，在该患者的妊娠史上，有因此而胎儿不保者，故处以资生健脾丸原方，患者平安度过了这一敏感阶段，最终安全生产。

用药心得：

该案有本人的几处用药心得。其一，用炮甲黄蜡丸消除盆腔积液。患者因为长期有较严重的妇科炎症，导致盆腔积液、卵巢囊肿的产生，这两者都是西医妇科最难以对付的。我在临床遇到这种情况，最初也感到束手，后来从金千里先生处学到此方，试用于临床，颇有疗效。[55]

穿山甲排脓解毒，软坚散结，但煎服不仅气味难闻，而且大部分不溶于水，造成浪费，黄蜡又称蜜蜡，为蜂巢制品，味甘淡无毒，《本草纲目》称其"蜜之气味俱厚，故养脾，蜡之气味俱薄，故养胃，厚者味甘性缓质柔，故润脏腑，薄者味淡性涩质坚，故止泻痢。"穿山甲属于开破之品，不宜久用，但得黄蜡能养脾胃之助，则久用无妨。在该案的治疗过程中，配合用炮甲黄蜡丸长达3个多月，对于消除盆腔积液和卵巢囊肿起了不可忽视的作用。其二，用蒲公英、败酱草、白花蛇舌草治疗慢性盆腔炎。这3味药均药性平和，不苦寒败胃，可长期使用而无副作用，三者配合使用，对于慢性盆腔炎有较好的作用。唯一不足的是药性较淡，三者剂量均宜大。其三，用八月札、刘寄奴、急性子缓解输卵管粘连。慢性盆腔炎时间较久，常引起输卵管粘连，患者往往一侧或两侧小腹输卵管循行的部位疼痛、压痛，并导致不孕，这3味药都循肝经，走少腹，理气活血，有消除输卵管粘连的作用。其四，用资生健脾丸预防先兆流产。我治疗先兆流产一般从以下三种原因着手：一者，怀孕后，胎儿不长，这是先天不足，宜用《医学衷中参西录》寿胎丸：菟丝子、桑寄生、续断、阿胶。二者，怀孕后腹痛、阴道流血，这是胎气不固，宜用《景岳全书》泰山磐石散：熟地、当归、白芍、川芎、党参、白术、炙甘草、黄芪、黄芩、续断、砂仁、糯米。三者，怀孕后严重恶心、呕吐、不食、消瘦，中医称作"恶阻"，一般不超过3个月，即会发生流产，宜用《兰台轨范》资生健脾丸。西医主张怀孕后尽量不要吃药，因为西药副作用大，怕药物致畸，而中药不会，古人对于妊娠期的用药禁忌有明确的规定，如果患者素有流产的历史，患者怀孕后出现以上三种情况，应当积极服药，养胎保胎。

案例三：霉菌性阴道炎

漆某，女，35岁，望城县人，已婚，2012年4月11日初诊。

患者多年来，月经时间尚准，但头两天下不来，后几天淋漓不止，须拖拉八九天，甚至10天以上，有少量血块，颜色发黑，月经前后阴部瘙痒，白带多，颜色黄，黏稠，有异味，西医检查属于霉菌性阴道炎，用过多种西医、中药，刚开始有效，后来效果不显。察之舌淡红，有齿痕，舌苔薄黄，脉沉弦细。用白头翁汤合乌梅丸：

乌梅120g　白头翁60g　蒲公英50g　败酱草50g　秦皮30g　黄柏60g　黄连30g　黄芩50g　干姜15g　川椒15g　桂枝15g　蛇床子30g　炙甘草30g　当归30g　白参30g　苦参50g　白鲜皮50g　五倍子50g　萆薢50g　茵陈50g　穿山甲30g　蜂房30g　乌梢蛇30g　刺猬皮30g　熊胆5g

1剂，为蜜丸，每次服10g，每天2次，月经期间不停药，1剂大约可以服2个多月。

外用加减溻洗方：

苦参60g　川椒15g　川槿皮30g　五倍子60g　白矾30g　蛇床子30g　贯众30g　百部30g　白鲜皮60g　石榴皮60g　狼毒10g　5剂，每瘙痒时煎洗，坐浴15分钟。

2012年6月16日二诊：服上方期间，来过两次月经，洗剂仅用过1次，白带显著减少，瘙痒大为减轻，月经周期缩短至5天，比原来通畅，颜色鲜红，脉舌同前。效方不改，仍然以上方为蜜丸，续服1剂。

用方心得：

霉菌性阴道炎属于妇科顽疾之一，病情反复，缠绵不已，患者苦恼不堪，抗生素能够取得一时之效，但长期使用，不仅疗效逐步降低，患者体质变差，而且导致菌种紊乱，霉菌滋生，中药煎剂也鲜有确定的效果。从病机来分析，此病属于湿热凝滞于下焦，导致寒热错杂、虚实夹杂，治疗须兼顾多方面，遣方用药不易把握尺度。本案选用两首经方加减：第一首白头翁汤，原方用于治疗"热痢下重"，第二首乌梅丸，原用于治疗"蛔厥"、"久利"，从"方证对应"的角度来看，两方似乎都与妇科"带下"渺不相涉，但白头翁汤证的"热痢下重"，其病机是肝经湿热，而霉菌性阴道炎大多数也属于肝经湿热，由于病机相同，故白头翁汤凉肝解毒、清热燥湿的作用，用治本病可谓切中肯綮。然而，白头翁汤的药性一派寒凉，治疗急性期有效，用于慢性期则无效，也无法防止其再度复发，这是霉菌性阴道炎的病机由于湿热久缠，导致寒热错杂、虚实夹杂所决定的。而乌梅丸恰恰是对付这种复杂病机的一首效方，两方相合，再加入止痒、摄带的苦参、白鲜皮、蛇床子、五倍子、乌梢蛇等，制成丸剂缓图，并辅以外洗药"溻洗方"治标，最终得以痊愈。本案说明：用经方虽力求方证对应，但方证不对应时，方与病机对应，同样可以有效，这符合异病同治的道理，也是拓展经方运用的重要途径。我在临床治疗各种妇科慢性阴道炎，包括宫颈糜烂等，这一组合用得很多，疗效颇佳。

第三类

病毒性疾病

一、感冒与流感

感冒与流感是一种不可等闲视之的疾病,无论古今中外,这都是一种常见病、多发病,危害甚广,特别是流感及其并发的肺炎,在历史上曾经夺走过成千上万人的性命。

感冒是由病毒所导致的疾病,迄今为止,人类还没有生产出可以有效杀死病毒的药物,加上感冒病毒变异的能力很强,即使注射了某种类型的感冒疫苗,对其他类型的感冒仍然不起作用。西医对付感冒,主要是对症治疗,多喝开水,保持体温,注意休息,用抗生素来控制其并发症。从理论上讲,一般人1周左右即可康复。但是,近年来很多人一旦患上感冒,即经月不愈,有的咳嗽一拖半年,时好时发,困苦不堪。究其原因,除了环境污染,人们的抵抗力下降之外,滥用抗生素,或过早服用收敛镇咳的中成药,也是其中的一个重要因素。

中医治疗感冒和流感的基本法则,是"扶正祛邪",特别在外感初起时,无论发热或不发热,无论属于风寒感冒或是风热感冒,无论是体虚之人或壮实之人,只要不出汗,或汗少出之不畅者,首要的措施是发汗解表,故均可用葱豉汤[1],或将其参入对证的方药之中。只要这个时机掌握得好,发汗透彻而又适当,往往可以一汗而愈,热退身凉。在确立发汗解表为第一原则的基础上,再结合季节气候的变化、地域的差异、患者体质的差别,根据不同情况、不同阶段辨证论治,或发或收、或宣或降、或用温散、或用清泻,在遣方用药的决策过程中,遵循疾病发展的规律,有程序地进行治疗,就能缩短疗程,提前治愈。

第一,分寒热论治

1. 风寒感冒 这类感冒往往出现在天气转凉之时,如秋冬季,病人感受了风寒之邪,发热畏寒,头痛,咳唾清稀痰,舌淡苔薄白,或咳痰稠黄不爽,舌淡苔薄黄,宜用参苏丸加减[2]。

如果迁延时日,尚未化热,仍然舌淡、口不渴,诉咽喉痒甚者,宜用金沸草散[3]。表证已解,若咳嗽仍未止,转用止嗽散加减[4]。

阳气不足的老、弱之人,患风寒感冒之后,往往不发热,只畏寒,或仅有低热,头痛,身痛,特别怕冷,手足不温。如果脉虚大,可用补中益气汤加减[5];如果脉浮缓,肩背冷痛拘紧,身痛酸楚,则用桂枝加葛根汤加减[6];恶寒肢冷,骨节疼痛,舌淡苔白,脉沉细,则用附子汤加减[7]。咳痰清稀加半夏、干姜、五味子、细辛,发热加麻黄、附子、细辛。

2. 风热感冒 这类感冒往往出现在天气转热之时,如春、夏季。病人感受了风热之邪,发热头痛,微恶寒,口微渴,咽喉不爽,咳痰稍稠,舌苔薄白或薄黄,宜用银翘散[8]

加杏仁、浙贝母、黄芩;胸脘胀闷加石菖蒲、藿香。咳未全止,且已化热化燥,用叶天士沙参芦贝散[9]。

风寒或风热感冒,如果表解不彻,或迁延日久,热邪壅肺,咳嗽气喘,痰多黄稠,口渴苔黄,脉滑数,宜用麻杏石甘汤[10]。

风寒或风热感冒,如果邪气已去,余留轻微咳嗽久久不已,宜用观音应梦散[11]。

第二,分季节论治

1. 冬春季流感、重感冒 冬春季为流感、重感冒多发的季节,因为寒邪外束,病人憎寒壮热无汗,体温常高达 39℃ 以上,头痛如破,全身肌肉酸痛,脉浮紧。如果口不渴,或虽渴而舌淡苔润,宜用人参败毒散[12];如果外证相同而又有口渴、咽痛、舌偏红,夹有微咳,这是已有内热,可选用清瘟解毒丸[13];如果表解未透,或迁延日久,外寒未尽而里热已炽,出现壮热微恶寒,无汗或汗出不多,仍头痛,肌肉酸疼,鼻干,目痛,口渴,舌红,脉洪数,宜用柴葛解肌汤[14],和解少阳阳明之热。

热退身凉之后,咳嗽不止,如果咳痰黄稠,宜用清气化痰丸[15];如果干咳气逆,少痰或无痰,宜用沙参芦贝散[9]。

2. 夏季伤暑感冒 南方的暑天不仅炎热,且多夹湿,倘若贪凉受寒,表气郁闭,则病人出现发热、恶寒、无汗,头痛,周身酸疼,或兼有口渴,小便黄,宜用香薷饮[16]加减。如果呕吐,腹痛,腹泻,宜用藿香正气散[17],加滑石,即合六一散。

3. 长夏湿温感冒 长夏是夏秋之间的一段时日,空气中暑气与湿气并重,初得病时,患者身上往往呈现出一系列热为湿裹的病证,如发热恶寒,头胀昏痛,身重酸胀,面色淡黄,胸闷不饥,上午身凉,午后发热,舌白不渴,脉弦细而濡者,宜用三仁汤[18]。如果湿热俱盛,身热,汗出热解,继而复热,身痛,脉缓者,宜用黄芩滑石汤[19]。如果高热持续不退,身热,面色红赤,舌苔黄腻,脉洪数,宜用三石汤[20]。值得注意的是:像广东、湖南这样的省份,热为湿裹这种病机,四季皆可出现,凡遇到不明原因的低热,汗出热退,继而又起,缠绵不已,患者口不渴,或渴不多饮,或渴喜热饮,舌质红,苔厚腻,晨起色白润,中午渐黄燥的,都应从湿热内蕴的角度来考虑。

体弱之人暑天感冒,往往表现为头晕,四肢倦怠,身体酸胀,食欲不振,口渴,小便黄短,或有低热,或不发热,脉虚软,可用清暑益气汤[21]。

4. 秋季温燥、凉燥感冒 进入秋季,一般人都可以感到皮肤干燥,大便干结,鼻咽干涩,甚至有血丝血块,头发干枯脱落等,均异于平时,这就是秋燥所致。这时可以采取一些食疗的方法,不必当作疾病治疗,如常服成药秋梨膏、生地煎水兑蜂蜜等。若微热,不恶寒,咽痛喉痒,咳剧喘促,痰黏稠不易咯出,宜用叶天士桑叶贝母方[22]。

凉燥感冒,初起头痛鼻塞,身热,恶寒无汗,咳嗽痰清稀,与风寒感冒无异,惟唇干咽燥,喉痒呛咳有所不同,宜用杏苏散(见参苏丸[2])。

第三,感冒的预防

经常罹患感冒的人,多是年老体虚,或因各种原因导致抵抗力下降者,中医责之阳气不足,可常服成药补中益气丸,蒲辅周先生主张用姜枣煎玉屏风散,小剂量常服。我的伯父则认为:不可完全着眼于补虚。江南之地,四季潮湿,常晴雨变换无时,体弱之人,易感受湿气,又难以适应天气的变化,每每先有了感冒的基础。对这种人,最好的预防感冒之药是藿香正气散。藿香正气散本来是为治疗感受四时不正之气,头痛发热、恶寒身痛、呕吐腹泻而设,其散寒化湿、解表和里、止呕止泻的作用,雄厚而又不温燥。伯父将之誉为中医"千古第一方",认为迄今为止,没有哪一种西药在治疗胃肠型感冒的作用上比得上这个药的疗效。在节气交替和气候变化之时,易患感冒之人,一旦感觉胃口不开,食欲下降,头昏困重,四肢酸胀不适等,不待感冒正式上身,即可用成药藿香正气丸泡服,或用生姜、红枣煎服,每日二、三包,如果体内有热,尿黄口渴,或在暑月之时,可加泡成药六一散或人中黄,往往可以预防感冒的发生。

此外,在临床常可以见到很多易得感冒的人,鼻咽喉部长期存在慢性炎证,每每容易被感冒诱发。这种人多半属于中医讲的"火体"之人,即内有伏热,小孩尤多,切切不可视作阳气虚而用补中益气丸、玉屏风散等温补药,可常用辛夷、苍耳、黄芪、金银花、板蓝根、土茯苓、甘草等煎服以清解。也可参考本卷慢性炎症一类病中的慢性鼻炎、慢性咽喉炎的治疗方法。

附方

1.《肘后方》葱豉汤

豆豉 30~50g　葱白连须 5~10 根

煎煮 10 分钟,取一大碗,趁热服,日 3 次。

用方心得:

张镜人先生论曰:"外感热病不外乎新感外袭和伏气内发二端。新感虽有寒温之分,但外邪侵犯,由表入里,治疗亦宜透达。除里结阳明的实证可下可夺外,新感与伏气的出路同在肌表,故'表'与'透'实为治疗外感热病的要法。新感务求'表透',勿使内入;伏气务求'透表',令其外达。惟豆豉一味,兼擅'表'和'透'的功效,乃治新感与伏气的至当不易之品。""故卫分之邪偏于寒者,不必赖麻、桂之辛温,辛温则燥湿化热;偏于温者也不宜桑菊、银翘之辛凉,辛凉恐遏其邪。章虚谷曾说:'始初解表用辛不宜太凉,恐遏其邪,反以内走也',实为经验之谈。此际惟葱、豉的微辛微温,恰到好处。"[56]

从我的临床经验来看,治疗感冒、流感、重感冒,乃至于所有急性传染病初起阶段,最有效、最经济的办法,是发汗解表,使邪气透达于外,这是治疗所有外感病的第一道程序,是古今所有名医都谆谆告诫的首要原则。外邪束表所呈现的发热恶寒,头痛身痛,咳嗽吐痰等症状,用现代的眼光来看,一方面是感冒病毒及其代谢产物刺激机体的结果,另一方面也是人体保护性的条件反射,而中医的大部分解表药,含有多种挥发性成分,实验表明:这些成分既能激活人体免疫功能,又能抑制病毒。通过发汗解表,不仅能使汗出热退,体内毒素以及病毒的代谢产物也随之大量排出,全身症状得以减轻,病程因之缩短,这是一种十分经济省钱的治疗方法。

感冒初起,在宣肺解表之后,若肺有余邪,咳嗽仍不止,再根据患者的寒热虚实,或清肺,或润肺,或温肺,辅以降气、化痰、止咳等,始不为错。西药的抗生素、磺胺类消炎药和镇咳药,用在感冒引起的咽喉、支气管的继发性感染这一阶段,才能恰到好处。如果在感冒初起,表证未解或汗出不彻的情况下,使用抗生素、磺胺等只对细菌有杀灭作用而对病毒感染无效的消炎药,不仅药不符证,而且抑制和削弱了人体免疫功能。使用市售润肺止咳或收敛止咳的成药,似乎能镇住一时之咳,但不久又恢复原状。这两种在程序上错位的治疗方法,使得病人的免疫功能长期处于压抑低迷状态,形成虚实夹杂、寒热错杂的局面,病程拉长,缠绵不愈,构成了治疗中的大忌。

葱豉汤自创方以来,备受历代医家推崇,方仅葱白、豆豉两味药,发汗解表之力很强而又无偏寒偏热之弊,对风寒、风热两类感冒均有良效,又是寻常佐料,患者乐于接受。

在罹患感冒之后,如果不发热,只畏冷者,服汤后立刻全身温暖,每天服 3 次,连服几天,往往可以不服其他感冒药而将感冒消弭于无形,如果已经发热者,服后覆被睡卧取汗,常一服而周身汗彻,表证霍然而释。如果病人先内有伏热,而后感冒,一开始就有口渴、舌红、咽痛等,则在方中加生地、玄参,煎汤代茶,以滋阴透热。

2.《和剂局方》参苏丸　附:杏苏散、杏苏饮

党参 10g　苏叶 10g　葛根 10g　半夏 10g　前胡 10g　木香 5g　枳壳 10g　茯苓 10g　桔梗 10g　炙甘草 10g　陈皮 5g　生姜 10g　红枣 10g

《温病条辨》杏苏散:上方去党参、葛根、木香,加杏仁 10g

《医宗金鉴》杏苏饮:参苏饮去党参、葛根、木香、茯苓,加杏仁 10g,桑白皮 10g,黄芩 10g,麦冬 10g,浙贝母 10g

用方心得:

本方以党参益气,苏叶、葛根疏风解表,半夏、茯苓、陈皮化痰止咳,枳壳、前胡、桔梗、木香升降肺胃之气,生姜、红枣调和营卫。用治虚人感受风寒,头痛,咳嗽,痰多清稀色白等症。《温病条辨》杏苏散解表之力稍弱而止咳之力较强,更适合于感受凉燥引起的咳嗽;《医宗金鉴》杏苏饮能够宣肺解表,又能清热化痰,更适合于外寒内热即所谓“寒包火”引起的咳嗽。

蒲辅周先生为杏苏散拟定的加减法:若咽痛加马兜铃 5g、射干 10g、橄榄 10g;头痛甚加僵蚕 10g、蔓荆子 10g;口干加天花粉 10g、麦冬 10g;烦热加知母 10g、生石膏 15g;气促痰黏加苏子 10g、桑白皮 10g;有食滞加山楂炭 10g、麦芽 15g;胸胁满加炒枳实 10g、竹茹 10g;呕者加枇杷叶 10g、半夏 10g。[57]

从我的临床经验来看,一般感冒,大致可以分为胃肠型感冒和呼吸道型感冒两大类,胃肠型感冒,以急性呕吐、腹泻、腹痛为主要证候,主方可选藿香正气散;呼吸道型感冒,以发热、头痛,咳嗽为主要证候。属于热证者,主方可选银翘散或桑菊饮,属于寒证或“寒包火”者,主方为上述三方。全身证候突出的,用参苏饮,可加麻黄 10g,去党参;咳嗽较重的,用杏苏散;风寒未除,内已化热的,用杏苏饮。

3.《和剂局方》金沸草散

旋覆花 8g　麻黄 10g　前胡 10g　荆芥 12g　半夏 10g　赤芍 10g　甘草 10g　生姜 10g　红枣 10g

用方心得:

本方以旋覆花、前胡、半夏降气化痰,麻黄宣肺止咳,荆芥祛风止痒,赤芍散瘀和营,性凉泻热,以防辛散之品温燥太过,炙甘草和中,姜、枣调和营卫。

对于本方的运用,江尔逊先生有过切身的体会:“本人早年体弱,感受风寒辄咳,每以止嗽散、杏苏散、六安煎等取效。一次夏咳,遍尝诸方,了无寸效,咳嗽频频,咽喉发痒,痒必咳嗽,迁延旬余。查阅方书,见陈修园《医学从众录》云:‘轻则六安煎,重则金沸草散’。乃试服一剂,咳嗽喉痒即止,遂施诸他人,亦收捷效。数十年来,临床治咳嗽,毋论新久,亦不论表里寒热虚实,恒喜用此方化裁。有的病者咳嗽缠绵二、三个月,遍用中西药物无效,服此汤数帖而瘥。若风寒咳嗽,不论久暂,可径用本方,其喉痒咳嗽不爽,似燥咳而实非,可加桔梗;风热咳嗽去荆芥、前胡,合桑菊饮;燥热咳嗽,去荆芥、前胡,合贝母瓜蒌散;痰多而清稀,合二陈汤;痰黄而夹热,加黄芩,或合泻白散;兼喘,合三拗汤;痰壅气促,上盛下虚,去荆芥、前胡,合苏子降气汤;咳嗽日久,无明显外证,合止嗽散;脾胃虚弱,合五味异功散;反复感冒者,合玉屏风散。"[58]

从我的临床经验来看,本方与其他散寒解表方剂的最大区别,在于擅长祛风止痒,降气化痰。我在临床运用时,以阵发性咽喉刺痒,气呛于上,忍不住咳嗽为快为主要指征。其中,旋覆花、前胡、荆芥为方中不可挪移之品,一以化痰,一以降气,一以祛风止痒。且荆芥的剂量宜稍大,旋覆花的剂量宜稍小。金沸草为旋覆花之茎叶,药店早已不备,代之以旋覆花,但旋覆花质轻多绒毛,必须以布袋包煎,一个布袋以装 8g 为度,以防绒毛漂浮药汁中,刺激咽喉,反而增加咽痒。我常于方中加细辛 3g、杏仁 10g,改赤芍为白芍 10g。细辛为张仲景治疗寒饮咳嗽的必用之药,《长沙药解》称其"善降冲逆,专止咳嗽",又有镇静、麻醉作用,协同荆芥止痒、止咳;杏仁配麻黄,协同前胡,可加强原方宣降止咳的作用;我对原方用赤芍颇为费解,故改为白芍,合炙甘草为芍药甘草汤,可以缓解因阵发性呛咳引起的支气管痉挛。其他加减变通法,可参考江尔逊先生的论述。

4.《医学心悟》止嗽散

桔梗 10g　荆芥 5g　紫菀 10g　百部 15g　白前 10g　甘草 5g　陈皮 6g

原书加减法:初感风寒,加生姜 10g,头痛鼻塞,发热恶寒,再加防风 10g、苏叶 10g;风寒散而咳不止,专用本方,调和肺气;湿气生痰,痰涎稠黏,加半夏 10g、茯苓 10g、桑白皮 6g、生姜 10g、红枣 10g;燥火焚金,干咳无痰,加瓜蒌 10g、浙贝母 10g、知母 10g、柏子仁 10g;暑气伤肺,口渴心烦溺赤,加黄连 5g、黄芩 10g、天花粉 10g。

用方心得:

从我的临床经验来看,本方的最大特点是药物的组成专一于止嗽,《医学心悟》的另外一首同名方"止嗽散",连祛风的荆芥都予以去掉,很能说明作者构方的用意。全方不宣发,不肃降,不寒凉,不温燥,不滋腻,不收敛,其平和稳妥之性,反而使得本方在治疗各种咳嗽时,有了很多加减进退的回旋余地,作者本人就提出了五种加减法。后世对此方治疗咳嗽的评价也很高,许多医家以此作为治疗咳嗽的通治方。我常借其平和之性,用于治疗小儿咳嗽,初起时,加杏仁 10g、蜜炙麻黄 5g;有内热,夜汗多,加桑白皮 10g、地骨皮 12g;咽喉有痰,咯之不出,加浙贝 10g、沙参 10g。成人在风寒、风热已解,余留咳嗽不已时,亦可用此方加减治疗,以收全功。

5.《脾胃论》补中益气汤

黄芪 15g　党参 15g　炙甘草 10g　陈皮 6g　白术 10g　当归 10g　升麻 10g　柴胡 10g　生姜 10g　红枣 10g

用方心得:

本方为李东垣治疗脾胃气虚,阳气不升的名方,患者可见头晕乏力,倦怠懒言,饮食减少,大便稀溏,舌淡,脉弱等。亦治虚人感冒发热。老年体弱之人,感冒缠身,常见畏冷而不发热,手足冷,身体酸楚疼痛,因为体温不高,极易被忽视。这是阳气不足所致,不可径用宣肺解表的方药,当升阳益气,提高免疫功能,稍佐以疏散风邪,我常以本方加附片 5g、羌活 5g;咳痰加半夏 10g、茯苓 10g。

6. 桂枝加葛根汤加味(张彦忠经验方)

桂枝 10g　白芍 10g　炙甘草 10g　生姜 10g　红枣 10g　葛根 30g　附片 3g　苍术 15g

用方心得:

桂枝加葛根汤原方出自《伤寒论》,以桂枝汤解肌,调和营卫,加葛根升津达表,缓解肩背拘急,治疗风寒表虚证,发热,汗出,恶风,项背强几几。这首方为人们所熟知,但如今用桂枝汤治疗感冒的中医已经不多,尤其用桂枝加葛根汤的人更少。20多年前,我从广东汕头张彦忠先生那里学到一首治疗感冒的经验方,据云为当地一老中医所传。张先生用于治疗感冒初起,疗效卓著,原方即桂枝加葛根汤再加苍术、附片。我原来以为以广东汕头的地理和气候特点而言,感冒之类的外感病,当概用银翘散之类的辛凉剂,或从朱丹溪、叶天士治疗湿热的的方剂中设法,不意仲景方如此加减,竟然能够获得普遍疗效,由此深感辨证论治的灵活性。即使是全年气候温暖潮湿之地域,也有阳虚寒湿的病机,特别是老年体弱之人,阳气不足,容易感受风寒湿之邪,不宜用峻猛之剂发汗,只宜解肌和营卫,故可以桂枝加葛根汤为主方,加少量附片助阳,以提高机体的免疫功能,加苍术燥湿,以祛除内外之湿气,用之以治感冒,符合湖广两地的气候特点。近年来,凡是老年体弱之人感冒后,以畏寒、肩背周身酸胀疼痛为主要证候,只要无舌红、咽喉疼痛等内热之征者,我均以本方治疗。即使有内热,也可以加玄参、板蓝根、黄芩之属治之。

7.《伤寒论》附子汤
附片 10g　白术 15g　白芍 10g　茯苓 10g　党参 10g

用方心得:

本方出自《伤寒论》,以附子温阳散寒,化湿止痛为君;重用白术化湿利痹,复以白芍缓急止痛为臣;以人参、茯苓健脾益气利湿为佐使,治疗阳虚之人,感受寒湿之邪,出现身体骨节疼痛,恶寒肢冷等证。

从我的临床经验来看,阳气不足而罹患感冒的老弱之人不在少数,一般不发热,或发低热,但恶寒,手足冷,身体酸楚疼痛。兼有颈项肩背胀痛而脉浮者,证轻,用桂枝加葛根汤加减温阳和表;兼有骨节烦疼而脉沉者,证重,用附子汤温阳逐湿。附子汤中的白术,可视情况改用苍术,如患感冒时正逢阴雨潮湿天气,则必用苍术,剂量可用 30g,因为苍术有发汗作用,更有利于内外湿气的排除。此外,咳痰清稀加半夏、干姜、五味、细辛,附片与半夏同用无妨。

8.《温病条辨》银翘散
银花 15g　连翘 15g　薄荷 10g　豆豉 10g　荆芥 6g　桔梗 10g　甘草 10g　牛蒡子 10g　竹叶 6g　芦根 15g

原书加减法:咳者加杏仁 10g;渴甚者加天花粉 10g;胸膈闷者加藿香 10g、郁金 10g;二三日病犹在肺,热渐入里,加生地 12g、麦冬 10g;仍不解,或小便短者,再加知母 10g、黄芩 10g、栀子 6g;项肿咽痛者,加马勃 10g、玄参 15g;衄者,去荆芥、豆豉,加白茅根 15g、侧柏炭 10g、栀子炭 10g。

开水 4 碗,浸泡 15 分钟,然后煮开 5 分钟,温服 1 平碗,病重者,每 4 小时服 1 碗,随煮开随服;轻者每 6 小时服 1 碗。

用方心得:

《温病条辨》银翘散为治疗风热外感的著名方剂,方中以金银花、连翘清热解毒,轻宣透表为君药;荆芥、薄荷、豆豉辛散表邪,透热外出为臣药;牛蒡子、桔梗、甘草利咽散结,竹叶、芦根清热止渴共为佐药;甘草调和诸药为使药。治疗发热,头痛,微恶风寒,口微渴,舌微红,苔薄白等一切外感上焦风热之证。

从我的临床经验来看,用本方的要点是服药的方法。一般感冒咳嗽,每天煎 1 剂药,服 2~3 次即可;风热感冒重证,则以每 4 小时服 1 次为妥。叶天士在《温热论》中说:"温病传变最速"。风热感冒往往比风寒感冒发展变化要快,及时控制非常重要。加之中药是天然药物,比化学合成的西药有效成分低得多,采用总剂量较大、频繁投药的方式,使药物有效成分在血液中始终保持较高的浓度,对于迅速控制和治愈疾病是十分有利的。吴鞠通很懂得这个道理,他创制的名方银翘散就是采用这种重者4小时服1次的频服法。然而,吴鞠通太过于拘泥"在卫汗之可也,到气方可清气"的原则,往往在温热病初起时避开苦寒药,用过银翘散几天之后仍不解时,再加黄芩、栀子等苦寒清热药,这无异于刻舟求剑,有时耽误病情。不少当代医家对此亦颇有微词,如朱良春、姜春华等前辈曾撰文指出:对重证温病,一开始就要用苦寒药"截断"。

我在临床用银翘散治疗重证风热感冒发热、咳嗽的病人,一开始就在原方中加葱白、杏仁、黄芩、板蓝根、玄参;若胸脘痞闷,胃纳不佳,更加郁金、石菖蒲、藿香、神曲;银花与板蓝根常用至30g。每剂药用4~5碗水煮开数分钟,热饮1碗,余下的药汁让其浸泡在药中,每2~3小时热饮1碗,使身上始终保持微汗,患者常常在一天之内未尽剂而愈,并且很少有人继发支气管炎与肺部感染。

9. 沙参芦贝散(彭崇让经验方)

北沙参15g　芦根15g　浙贝母10g　桔梗10g　甘草5g　瓜蒌皮10g　天花粉10g　栀子6g　桑白皮10g　牛蒡子10g　苏子10g(布包)　连翘5g　薄荷5g

水两碗,煎15分钟,煎成1平碗,凉服,日2~3次。

用方心得:

这是伯父根据叶天士《临证指南医案》厘定的方剂,治疗风热感冒咳嗽,用过银翘散之类辛凉解表之后,全身症状得以松解,但咳嗽未止,甚或加剧,呛咳,痰黏黄稠,咽干口渴,舌红苔薄黄,脉数者,此乃肺热、阴伤、气逆、痰阻所致。此方以北沙参、芦根、花粉滋阴润燥,牛蒡子、苏子、瓜蒌皮、浙贝母降气化痰,桔梗、甘草利咽止咳,栀子、黄芩、桑白皮苦寒清肺热,仍用少量薄荷、连翘辛凉透达,十分切合表解之后肺热阴伤的病机。

10.《伤寒论》麻杏石甘汤

麻黄10g　杏仁10g　石膏30g　炙甘草10g

用方心得:

方中麻黄辛苦温,宣肺解表以平喘为君;石膏辛甘寒,清泄肺热以生津为臣;杏仁降肺气,止咳喘,以为佐药;炙甘草益气和中,平调寒热,以为使药。药虽4味,但组方严谨,配合巧妙,特别是麻黄、石膏为伍,一辛温,一辛寒,而辛寒倍于辛温,使宣肺而不至于助热,清肺而不至于留邪,使肺气肃降有权,这种相制为用的配伍,体现了经方独特的魅力。

从我的临床经验来看,本方所适合的病机为热壅于肺,或痰热壅肺,以气喘、咳嗽、口渴、舌红、苔黄、脉数为主要指征。发热或不发热,有汗或无汗,均不作为用方的主要依据。气喘、咳嗽、无痰而证重者,加葶苈子15g、地龙30g;痰多而黄者,加鱼腥草30g、浙贝10g、瓜蒌皮10g;痰多而腥臭者,加芦根30g、薏苡仁15g、冬瓜仁15g、桃仁10g、红藤15g、败酱草30g;口大渴,加知母10g、天花粉10g、鲜竹沥口服液1支兑服。

高热不退,证重者,日服两剂,每2~3小时服一大碗。肺热壅盛或痰热壅肺的患者,因为气机上逆,往往大便秘结,用上述加减法之后,泄肺化痰之力大增,患者有可能大便次数增多,这是肺气顺降的结果,不必过虑,如果泄泻不止,加神曲10g即可。

11. 观音应梦散(彭崇让经验方)

党参50g　生姜100g　蜂蜜250g

生姜刨去皮,切薄片,与党参同煎 15 分钟,加蜂蜜煮开即可。候冷,收瓶中,每日冲服 3~5 次,每次 1 匙,约可服 5 天。若痰多气逆,加小金橘饼两三枚,宜切碎煎;若微喘,加连皮核桃肉 15g;若大便结,加玉竹 30g。

用方心得:

本方是伯父传给我的一首民间验方,用于咳嗽"收尾"。据传为小孩咳嗽,久治不愈,其父母求观音菩萨,梦中得到此方。称作"散",其实是煎作汤,有如饮料,口感很好,小孩乐意喝。伯父经常提到治病之难,一难于"转方",二难于"收尾"。收尾难,又莫过于感冒咳嗽。感冒咳嗽虽称之为"小病",但治疗不当,可以迁延日久,即使治疗得当,有时也易留有一点尾巴,患者每天偶尔咳几声,别无不适,大都不愿意再服药,然而一旦受一点风寒,咳嗽又起,老人小孩尤其如此。本方药仅 3 味,用于感冒咳嗽的收尾,十分合适。生姜散寒止咳,蜂蜜润燥止咳,党参益气补虚。生姜得蜂蜜之润,则温而不燥,蜂蜜得生姜之温,则润而不涩,党参得生姜之温散,则补虚而不留邪。痰多气逆,加金橘饼顺气化痰,微喘加核桃肉补肾纳气,大便结加玉竹滋肺止咳润肠。以上 6 味,都是药食两用之品,口感甚佳,患者乐于接受。我用于外感咳嗽后期,迟迟不愈,干咳无痰或少痰,倦怠少气,扶正祛邪两难者,每每有效。

12.《小儿药证直诀》人参败毒散

羌活 10g　独活 10g　川芎 5g　柴胡 10g　前胡 10g　枳壳 10g　桔梗 10g　茯苓 10g　甘草 5g　党参 10g　生姜 10g　薄荷 10g

用方心得:

本方以羌活、独活为君,辛温发散,通治一身上下之风寒湿邪,川芎行血祛风,柴胡辛散解肌,并为臣药,助羌活、独活祛邪止痛;枳壳降气,桔梗开肺,前胡祛痰,茯苓渗湿,化痰止咳,并为佐药;甘草调和诸药,人参补气以助正气祛邪,生姜、薄荷发散风寒,皆为使药。本方虽以人参为方名,但并非以人参为君药,只是突出扶正在祛邪之中的作用而已。为避免误解,故后世多称之为败毒散。本方去人参加荆芥 10g、防风 10g,名荆防败毒散,去人参、生姜、薄荷,加金银花 10g、连翘 10g,名银翘败毒散。

从我的临床经验来看,这 3 个败毒散之所以被后世广泛用于治疗感冒、流感、疟疾、急性痢疾、产后高热、无名肿毒、急性乳腺炎、急性蜂窝组织炎、麻疹、荨麻疹、狂犬病等,在于其病机同属于邪气在表,故可以通过发汗解表而祛邪于外。在辨证时,患者当有发热恶寒,头痛身痛等表证存在,或疾病的趋势有从外而出者。如果不具备表证的证候,则本方不会有效。属于风寒表证者,宜用荆防败毒散,属于风热表证者,宜用银翘败毒散,属于体虚或迁延日久,表证仍在者,宜用人参败毒散。败毒散所治疗的疾病,大多属于细菌或病毒感染,除了发热之外,其他许多症状,如头痛,身痛,畏冷,很可能是细菌、病毒的毒素刺激神经所致。如果能在表证阶段及时予以发汗解表,往往严重的疾病可"一汗而愈"。即通过解表剂发汗,将细菌或病毒的代谢产物大量排出体外,减轻了毒素对机体的刺激,缓解了症状,细菌或病毒繁殖和复制的能力降低,机体紊乱的状态得以纠正。中医解表剂的综合功能,与用阿司匹林、泰诺灵等西医发汗药物的单纯散热降温的作用是不能等同的。古人极其重视用"汗法"表散的作用,特别是因为细菌或病毒引起的感染性疾病,如果在表证阶段及时恰当地运用汗法,即能取得最佳、最快的效果。据何炎燊先生介绍:"1985 年春,流感肆虐岭南,多出现外感束内热如大青龙证者,余用人参败毒散加石膏治愈 1000 余例,皆一剂知,二剂已,疗效较其他中西医方药为优。

1985年9、10月间，广东登革热流行，经治200余例，全部治愈。病初起多震栗恶寒，重裘不温，壮热无汗，体若燔炭（40℃以上），头痛如劈，项强拘挛，面赤睛疼，骨节如被杖，腰背如折，烦躁口渴，脉浮洪数，舌不绛不燥，苔白黄欠润。此感受疫邪，卫气同病，表寒极盛而里热方炽也。若仅用辛凉之剂，病重药轻，病邪即迅速传变多端。急用人参败毒散得加石膏治之（如其项强面赤，以葛根易川芎）。"[59]

13.《内府药方》清瘟败毒丸

生地10g　玄参15g　花粉10g　赤芍10g　黄芩10g　山豆根10g　银花10g　连翘10g　竹叶10g　柴胡15g　葛根15g　羌活10g　防风10g　白芷10g　川芎6g　甘草5g

用方心得：

这是故宫珍藏清代御药房抄本《内府药方》中的一首药丸方。[60]该方脱胎于九味羌活汤与柴葛解肌汤两方，减去过于温燥的细辛、苍术，过于寒凉的石膏，加上元参、花粉、山豆根滋阴降火解毒，银花、连翘、竹叶辛凉透热解表，制为丸剂缓图。全方综合了元明伤寒名家和清初温病、瘟疫名家的用药特点，又能去其所短，用其所长，匠心别具，实为难得，是一首治疗瘟疫初起，表热不解，毒火炽盛的有效方剂。

14.《伤寒六书》柴葛解肌汤

柴胡15g　葛根30g　白芍15g　羌活6g　白芷6g　桔梗10g　甘草5g　黄芩10g　生石膏24g　生姜3片　红枣3枚

用方心得：

方中柴胡、葛根分别走少阳、阳明经，解肌清热为君药；黄芩、石膏清泄少阳、阳明里热为臣药；羌活、白芷走太阳、阳明经，助柴、葛解表止痛，桔梗宣肺气，助诸药疏泄外邪为佐药；芍药、甘草和营泄热，生姜、大枣调和营卫为使药。

从我的临床经验来看，本方所适合的病机为流感、重感冒发汗后，表证已解或渐减，热入少阳、阳明，出现发热重，恶寒轻，无汗，或汗出不彻，头痛，鼻干目痛，心烦，口渴，舌红，苔黄腻，脉浮数等证候。方中柴胡、葛根、石膏性凉，用量宜重，不重不足以清泄邪热，羌活、白芷性温，用量宜轻，过重则反而助热。

中医治疗外感病，现今予以高度评价的是《伤寒论》方或《温病条辨》方，但从临床实际来看，冬春季节的流感、重感冒和某些传染病的病机，在初期阶段，往往是寒湿束表，继而化热，用以辛凉解表为特征的银翘散之类温病方，基本无效，用以辛温解表为特征的麻黄汤、大青龙汤之类伤寒方，只是部分有效，因为其发散风寒、解表泻热之作用虽强，但祛寒除湿之力不够。从魏晋以降到明清之前，有许多伤寒派医家创制了不少治疗外感病的名方，而人参败毒散、九味羌活汤、柴葛解肌汤即其中的杰出代表，这些方剂在治疗流感、重感冒和其他一些急性传染病方面，特别是在初、中期阶段，发挥了很大的作用，虽然很少有人肯定这些医家在理论上的建树，但绝不能忽略了其方剂不可取代的临床实用价值。

15.《医方考》清气化痰丸

胆星10g　陈皮5g　半夏10g　茯苓10g　枳实10g　瓜蒌仁30g　杏仁10g　黄芩10g

用方心得：

方中以胆南星为君药，味苦性凉，清热化痰；以黄芩、瓜蒌仁为臣药，降肺火，清痰热,润肠通腑;杏仁、枳实合二陈汤去甘草为佐使药,降气化痰,健脾燥湿。如此则热清火降,气顺痰消,诸证自解。

从我的临床经验来看,本方所适合的病机为痰热壅阻于肺,以胸闷,痰稠色黄,苔黄腻,脉滑数为主要指征。本方可广泛用于急慢性支气管炎,肺炎,肺脓肿,肺气肿等,以邪气实、正气尚未虚者较妥。高热加石膏 30g、知母 10g;气急脉促,加葶苈子 15g、麦冬 15g、五味子 10g;咳痰稠黄而量多,加浙贝 10g、虎杖 10g、鱼腥草 30g;咳唾脓痰加芦根 30g、薏苡仁 30g、冬瓜仁 30g、桃仁 10g;痰中带血,加仙鹤草 50g、茜草 30g;大便稀溏,瓜蒌仁改用瓜蒌皮 10g、加桔梗 10g。

16.《和剂局方》香薷饮

香薷 10g　厚朴 10g　扁豆 10g

《温病条辨》加金银花 10g、连翘 10g,改扁豆为扁豆花,名新加香薷饮;《医方集解》加黄连 5g,为四味香薷饮;《百一选方》加人参 10g、黄芪 10g、白术 10g、陈皮 5g、木瓜 12g、茯苓 10g、甘草 10g,名十味香薷饮。

用方心得:

本方以香薷辛温发汗,芳香祛湿,厚朴行气宽中化湿,扁豆健脾利湿,合而治疗暑天寒湿束表,出现头痛,身痛,发热恶寒,无汗,恶心欲呕,口不渴,苔薄白等证候。

从我的临床经验来看,本方的病机在表气闭塞,无论是暑湿闭表还是寒湿闭表,只要是表闭无汗,又出现一系列内有暑湿热或寒湿暑的证候时,本方均可加减使用。古人云:"夏月之用香薷,犹冬月之用麻黄",即言香薷发汗的作用强大,但麻黄擅长发汗祛寒解表,香薷擅长发汗祛湿解表,又能和胃止呕,但在外感病无表证时,不可随意使用。对于本方的运用,李时珍有一段中肯的论述:"世医治暑病,以香薷饮为首药,然暑有乘凉饮冷,致阳气为阴邪所遏,遂病头痛发热恶寒,烦躁口渴,或吐或泻,或霍乱者,宜用此药,以发越阳气,散水和脾。若饮食不节,劳役作丧之人伤暑,大热大渴,汗泄如雨,烦躁喘促,或泻或吐者,乃劳倦内伤之证,必用东垣清暑益气汤、人参白虎汤之类,以泻火益元可也。若用香薷之药,是重虚其表而又济之以热矣。"

新加香薷饮,是在香薷饮基础上加金银花、连翘,辛温与辛凉并用,又改扁豆为扁豆花,重在宣发上焦气分之寒湿暑热,当有恶寒无汗,头痛发热,身重体痛,口微渴,面赤,舌苔薄腻微黄等证候;四味香薷饮是香薷饮加黄连,辛温与苦寒并用,适合于寒湿束表、暑湿内蕴的病机,除了恶寒无汗,头痛发热等表证之外,当有口渴心烦,腹痛吐泻等证候;十味香薷饮则是香薷饮合五味异功散,加黄芪、木瓜,发汗、健脾,宣化表里之寒湿,当有恶寒无汗,腹胀吐泻,乏力,脚转筋等证候。

本方主要用于暑热季节,但在其他季节并非不能用,也并非暑病才能用,只要掌握了其所适合的病机在于寒暑湿束表,不得宣发,则可拓展其使用的范围。蒲辅周先生曾经用香薷饮加减治愈一例"自汗"患者,该患者两个月来每晚汗出如洗,集中在头部及上半身。询之患者去年秋后旅居长沙,适逢淫雨十余日,即感身重困乏,纳呆汗出,迁延未愈。察之舌质黯,苔厚秽腻。其本固属阴虚肝热,其标则为暑湿遏郁,虽然时值冬春,仍用香薷、豆豉、葱白、桑叶、菊花、茵陈、滑石等祛暑利湿之品而愈。虽见自汗仍用汗法,虽在冬春仍解夏暑,老中医善于治病求因、通因通用,由此可见一斑。[61]

我常用此方加茵陈、凌霄花、地肤子等治疗寒湿热怫郁于表的皮肤湿疹,也有佳效,对于湿温病初期,汗出不透时,我常于三仁汤、黄芩滑石汤中加香薷、茵陈,往往 1 剂药而汗出热退。

17.《局方》藿香正气散

藿香 10g　白芷 10g　苏叶 6g　厚朴 10g　白术 10g　大腹皮 10g　陈皮 5g　半夏 10g　茯苓 10g　甘草 5g　桔梗 10g

用方心得：

方中以藿香芳香化湿，和胃止呕，兼解表邪，故为君药；紫苏、白芷、桔梗宣散解表，半夏、陈皮和胃化痰，厚朴、大腹皮消胀除满，白术、茯苓健脾利湿，均为臣药；甘草、姜枣调和脾胃，均为佐使药。诸药合用，使风寒得以表散，湿浊得以温化，脾胃得以调和，则寒热、吐泻、疼痛诸症得以消除。

从我的临床经验来看，本方所适合的病症为胃肠型感冒或急性胃肠炎初起，以腹痛，呕吐，腹泻，舌苔薄白或白腻为主症，或兼有寒热、头痛，身痛等表证。这类疾病发病率极高，一年四季均有，举凡饮食不洁，消化不良，又贪冷受凉，或刚到异地，水土不服，或季节交替、气候变化时，温差过大，湿度过大，均可影响到肠胃功能而出现以上病证。有的老年人或体弱之人，因为适应气候变化的能力以及肠胃消化吸收功能减退，往往不必等到寒热、呕吐、腹泻等证候出现，只要有纳呆、胸闷、身体酸疼、苔白腻等不适时，又有气候、饮食变动的因素在内，医生就应当考虑到胃肠型感冒的可能性，而选择本方。我的伯父推崇本方为"千古第一方"，实为经验所得，道出了临床的一种诀窍。他在其所工作的湘雅医院，曾治一例因急性腹痛剖腹待查的患者，临上手术台时，家属改变主意，拒绝手术，改用中药，结果一剂藿香正气散而腹痛缓解，3 剂药痊愈。因此，掌握好运用这首方的内外环境，既可防患于未然，又可使得很多看似凶险的疾病化解于平淡的治法之中。

古方藿香正气散目前有酊剂、水丸、蜜丸、胶囊几种剂型。酊剂发挥作用快，对于止腹痛、头痛效果最好，但小孩、患有胃病和对酒精过敏者不适合。水丸对止腹泻、呕吐效果好，但作用稍慢，有寒热表证时，宜用豆豉、葱白煎水送服，有食滞时，宜用炒神曲、麦芽、山楂即焦三仙煎水送服。蜜丸的剂型不合古法，效果也稍差。用丸散时，当日服 3~5 次为妥，每次宜 2~3 包（瓶），因为目前各种包装的藿香正气丸剂量偏小，每包仅 3g。

18.《温病条辨》三仁汤

杏仁 10g　苡仁 30g　白蔻仁 6g　通草 5g　滑石 10g　厚朴 10g　半夏 10g　竹叶 10g

用方心得：

本方以杏仁宣通上焦肺气，气化者湿易化；白蔻仁芳香醒脾，以化中焦湿滞；薏苡仁健脾渗湿，通利下焦湿热，三仁为方中主药。辅以半夏、厚朴燥湿消痞，行气散满；佐以竹叶、滑石、通草甘淡渗利。合而治疗湿温初起，邪气逗留气分，湿重热轻，症见"头痛恶寒，身重疼痛，舌白不渴，脉弦细而濡，面色淡黄，胸闷不饥，午后身热，状若阴虚"者，通过上下分消，使三焦通畅，湿化热清，诸症悉除。

《温病条辨》列举了以上湿温初起的十大证候，每一证候都概括得十分准确，在临床中全部都能见到。但从我的临床经验来看，其辨证要点在"舌白不渴"、"胸闷不饥"、"脉弦细而濡"上。四季外感病，无论初起或迁延日久，只要见到以上舌、证、脉，均须考虑为湿温病。午后发热，一般容易诊断为阴虚，但阴虚当舌红而干，脉细数，不可能有以上舌、脉证，用滋阴退热药不仅无效，反而导致疾病缠绵不已。这种情况在临床极为常见，易令医者迷惑,感到束手无策,因此,掌握好湿温病以及本方的辨证要点,在临床上有重要的意义。

19.《温病条辨》黄芩滑石汤

黄芩 10g　滑石 30g　茯苓皮 10g　大腹皮 10g　猪苓 10g　白蔻仁 6g　通草 5g

用方心得:

本方以黄芩清泄湿热;以茯苓皮、猪苓、滑石、通草清热利湿;白蔻仁、大腹皮理气化湿,合而使湿去热清。治疗湿温病"脉缓身痛,舌淡黄而滑,渴不多饮,或竟不渴,汗出热解,继而复热"之证。

从我的临床经验来看,本方可视作三仁汤的后续方,从临床实际来看,本方也确实常用于三仁汤之后。湿温患者在服过三仁汤、银翘散之类方剂之后,经常出现汗出热退,接着又发热的情况,按照叶天士的见解:"此水谷之气不运,湿复阻气,郁而成病,仍议宣通气分,热自湿中而来,徒进清热不应。"疾病仍在气分,病在中焦不能化湿,但湿已开始郁而化热,然而并未形成燥热之证,其重要标准为"舌淡黄而滑",故仍然以化湿为主,兼以清解郁热,用药偏重于中下焦。总之,"汗出热解,继而复热"属于湿阻者,在外感病的临床所见极多,本方的运用机会也极多。

20.《温病条辨》三石汤

滑石 10g　石膏 15g　寒水石 10g　杏仁 10g　通草 6g　竹茹 10g　金银花 10g(金银花露更妙)　金汁 1 酒杯(冲)

用方心得:

方中以杏仁宣开上焦肺气,气化则湿亦化;石膏、竹茹清泄中焦邪热;滑石、寒水石、通草通利下焦湿热,金银花、金汁清解暑毒。诸药合用,宣通三焦,清热利湿解毒,使得湿热之邪随之清彻。方中的金汁今已不用,可用人中黄、土茯苓、大青叶等代替。

从我的临床经验来看,本方又可视作黄芩滑石汤的后续方,即暑湿为邪,热重于湿,患者当有高热不退,胸脘痞闷,大便溏泄,或神志昏蒙等证。本方出自《临证指南医案·暑》,叶天士云:"暑热必夹湿,吸气而受,先伤于上,故仲景伤寒,先分六经,河间温热,须究三焦。大凡暑热伤气,湿著阻气,肺主一身周行之气,位高,为手太阴经。据述病样,面赤足冷,上脘痞塞,其为上焦受病显著,缘平素善饮,胃中湿热久伏,辛温燥烈,不但肺病不合,而胃中湿热,得燥热锢闭,下利稀水即协热下利,故黄连苦寒每进必利甚者……议三焦分清治,从河间法。"刘河间的桂苓甘露饮是治疗感受暑湿,发热头痛,呕吐腹泻,烦渴引饮,小便不利的名方,以三石加甘草合《伤寒论》的五苓散而成,叶天士的三石汤出自该方,但不用官桂等温化之药,改用芳香淡渗之品,显然更符合暑温的病机。就连对叶天士十分挑剔的徐灵胎也在《临证指南医案·湿》部分中"总评"道:"治湿不用燥热之品,皆以芳香淡渗之药,疏肺气而和膀胱,此为良法。"

总之,三仁汤、黄芩滑石汤、三石汤是叶天士、吴鞠通治疗湿温病湿热流连气分的一组前后递进的方剂,三仁汤证是湿温初起,湿重热轻,发热的特点是"午后身热,状若阴虚";黄芩滑石汤证是湿已开始化热,发热的特点是"汗出热退,继而复热";三石汤证的特点是热重于湿,发热的特点是"暑温蔓延三焦",持续高热。掌握好这三首方的用法及证候特点,对于治疗外感病有着极其重要的价值。

21.《脾胃论》清暑益气汤

黄芪 15g　党参 10g　炙甘草 5g　升麻 10g　葛根 30g　白术 10g　当归 10g　陈皮

5g　青皮 5g　麦冬 10g　五味子 5g　苍术 12g　黄柏 12g　泽泻 10g　神曲 10g

用方心得：

本方以补中益气汤健脾益气，加苍术、黄柏、泽泻以清热燥湿利湿，加麦冬、五味子以养阴，加神曲以助运化。其中，白术、苍术同用，目的在于通过一静一动，加强本方扶正祛邪的作用，诚如《玉楸药解》所言："白术守而不走，苍术走而不守，故白术善补，苍术善行。"陈皮、青皮同用，目的在通过一升一降，加强本方调节全身气机的作用，诚如《本草纲目》所言："陈皮浮而升，入脾肺气分，青皮沉而降，入肝胆气分，一体二用，物理自然也。"改柴胡为葛根，则因为旨在升提阳明脾胃之气，况且葛根又可升津养阴。如此组方，共奏健脾升阳、益气养阴、清热利湿的作用。

从我的临床经验来看，本方是治疗暑湿和湿热困脾以致耗气伤阴的最佳方剂，有其他温病方不可替代的价值。王孟英一句"有清暑之名，无清暑之实"的评价，误导了许多后世读书人，使其至今不知道掌握运用本方的要领，而方剂学教材仍然把王孟英的清暑益气汤作为正方，把李东垣的清暑益气汤作为附方，只是顺带一提，不予分析，这是完全不了解临床实际所致。四季温病，按照病机可分为燥热与湿热两大类，在暑季则分为暑温与暑湿。燥热为邪，在气分者，当以甘寒清热养阴为主，如人参白虎汤、三石汤；湿热为邪，在气分者，当以清热化湿为主，如三仁汤、黄芩滑石汤。当暑温之邪耗气伤阴，出现体倦少气，口渴汗多，舌红而干，脉虚数时，可用王氏清暑益气汤，也可用生脉散等；当暑湿之邪耗气伤阴，出现体倦少气，头晕乏力，胸闷不饥，舌苔黄腻，脉虚软时，则是李氏清暑益气汤所主。王氏方与李氏方两者不可替代。虽然李氏方中没有荷叶、西瓜皮之类的清解暑热的专用药，化湿也不用温病学家所喜用的白蔻仁、藿香、滑石、薏苡仁之类，但该方能够解除暑湿之患，是毋庸置疑的，王孟英的评价属于不实之词。

从我见到的临床实际来看，李氏方运用的几率比王氏方大得多，这也许是本人所生活的地域暑季炎热潮湿所致。故每当暑季治疗一些年老体弱的患者，见其身倦乏力，胸闷不饥，舌苔黄腻，小便黄，长期低热不退时，投本方疗效甚佳。有时介绍给老弱之人作为养生防病之方常服之，大都能安然度过暑季。

22. 叶天士桑叶贝母方（陈克正整理）

桑叶 10g　川贝母 10g　北沙参 12g　马兜铃 5g　杏仁 10g　枇杷叶 10g　天花粉 10g

用方心得：

陈克正先生云："方中以桑叶轻清温邪，贝母、杏仁、兜铃、枇杷叶化痰止咳，沙参、花粉养阴润燥，全方有辛润化痰止咳之效。在《未刻本叶氏医案》治咳诸案中，有一个由沙参、花粉、桑叶、川贝4味药组成的比较固定的药组，用以治疗素体阴津不足而感温邪，或温邪袭肺后化燥伤阴所致的发热咽疼、呛咳痰难咯等症。今人侯氏报道，对临床所遇30例温热咳嗽患者进行观察，结果疗效满意。尤其对已用过数天发汗类西药，发热咽疼等症虽减，但咽痒咳嗽、痰黏难咯等症不除，且用多种药物无效，而用此药组为主治疗，往往二三剂即愈。"[62]

从我的临床经验来看，本方治疗燥咳的疗效在历代诸方包括"清燥救肺汤"之上。喻昌先生在《素问》"病机十九条"中，补入"诸燥"一条，居功甚伟，其清燥救肺汤被后世誉为治疗秋燥第一方，纳入方剂学教材中重点讲解，我以前也常用。但从临床实际情况来看，方中的人参偏温补，阿胶偏滋腻，都于秋燥不宜，我对该方始终心存疑惑，但又感到无有替代者。从陈克正先生所编写的《叶天士临证大全》中见到叶天士桑叶贝母方之后，才自认找到了治疗温燥咳嗽的最佳方剂，再细心揣摩叶氏治疗温燥的诸多医案，将其加减变化的规律运用到本方中，在临床使用颇为应手。如秋天温燥初起，发热，微恶风寒，头痛，咳嗽少痰，咽干鼻燥，口渴，脉数，加栀子10g、豆豉10g，以加强宣肺透邪的作用。风温或温燥入肺，咳嗽喘急，身热，口渴，汗出，加薄荷10g、连翘10g、石膏30g、甘草10g，以清宣肺热。以上四味，加原方的桑叶、杏仁，陈克正先生定名为"桑叶石膏方"，认为与"麻杏石甘汤"同中有异，而清解肺热则更胜一筹。胸闷痰多，再加瓜蒌皮10g、郁金10g；头胀痛，再加钩藤15g、荷叶10g。燥咳伤肺胃之阴，干咳，少痰，食欲不振，加玉竹10g、麦冬10g、扁豆10g；烦躁，盗汗，夜卧不宁，加茯神10g、糯稻根15g、地骨皮15g。以上加减法，有的经吴鞠通加减厘定后，分别命名为"桑杏汤"、"沙参麦冬汤"、"玉竹麦冬汤"，纳入到《温病条辨》之中。总之，掌握了桑叶贝母方及其加减法，在临床治疗燥咳，特别是小孩感冒后期的咳嗽，有显著疗效。

案例举隅

案例一：感冒发热咳嗽

张某，女孩，7岁，常德人，2011年10月24日初诊。

患儿感冒3天，咳嗽，咳痰色白，头痛，发热，1小时前量体温38.5℃，不出汗，不想吃饭，今天呕过1次，大便正常，以前发热、咳嗽时，动辄吃消炎药、输液，每次拖很长时间才好，这次家长想改吃中药。察之面色微红，舌淡，苔薄白，咽喉不红、不痛，脉浮数，用参苏丸加减：

杏仁8g　麻黄5g　苏叶10g　炙甘草10g　桔梗10g　前胡10g　枳壳6g　法夏6g　陈皮5g　木香5g　葛根10g　茯苓10g　神曲10g　藿香10g　生姜10g　红枣10g　3剂

服1剂药，热即退下，体温正常，仍然有咳嗽，并未加剧，3剂药后，感冒痊愈。

治疗心得：

感冒初起时，其实不必到医院就诊，可以根据个体的情况，选择中成药治疗。感冒一般分为两大类：一类是呼吸道感冒，一开始表现的重点是咳嗽，鼻塞，并可能伴随有头痛，发热，不出汗，或者汗不多。属于风寒者，多数有形寒怕冷，咽喉不疼，口不渴，舌淡，脉浮缓或浮数，用参苏丸；属于风热者，多数有咽喉疼痛，口渴，舌偏红，脉浮数，用银翘解毒丸，桑菊感冒片；属于"寒包火"者，既有形寒怕冷，流清鼻涕，又有咳嗽吐黄痰，用通宣理肺丸。一类是胃肠型感冒，一开始表现的重点是呕吐，腹泻，腹痛，并可能伴随有头痛、发热、身痛等。偏于寒湿重者，用藿香正气丸；偏于湿热重者，用保济丸。当然，胃肠型感冒与呼吸道感冒不是截然划分的，在咳嗽、腹泻同时出现时，则可以选择参苏丸加藿香正气丸，或银翘解毒丸加保济丸，两类感冒同治。如果有食积，消化不好，不想吃饭，口臭，舌苔厚腻，都可以加保和丸消食和胃。以上几首古方均流传了几百、上千年，一般中药店都有成药出售，十分安全有效，特别适合于小孩和老人服用。只要掌握了以上的辨证原则，每个普通人都可以选择对证的成药，不必上医院找医生，自己就可以治愈各种类型的早期感冒发热、咳嗽、腹泻等。本案情况稍微有些复杂，所以我开的煎剂。

我曾经于2011年7月13、14日，在央视10台《健康之路》栏目上做过《中医看过来：小儿感冒发烧咳嗽》的节目，内容收载在上卷。在这之前，也在该栏目讲解过《千古名方》"藿香正气散"、"小柴胡汤"、"小青龙汤"等，点击新浪网："彭坚的博客"，就可以看到。

但由于视频节目给予的时间有限,很多细节无法讲清楚。在播出后的一年多来,我收到各地发来的短信、邮件、微博数千条,全国许多观众都想进一步深入了解有关知识。故我在本节选择了10多例感冒发热咳嗽用不同方剂治疗的病案,患者都是小孩,意在尽量让全国孩子的父母、爷爷、奶奶们都能够学习和掌握。这些治疗的方法,同样适合于成人,只是用药的剂量须适当加大。

案例二:感冒咳嗽

黄某,男孩,5岁,2012年11月5日初诊。

患儿感冒3天,咳嗽,有痰声,偶尔咳出白痰,咳剧时呕吐,流清鼻涕,不发热,口不渴,不出汗,食欲尚可。察之面色白,唇淡,舌苔薄白,有津液,脉弦数。用杏苏饮加减:

杏仁6g　苏叶5g　炙甘草10g　桔梗8g　前胡6g　枳壳6g　法夏6g　陈皮5g　茯苓10g　生姜10g　红枣10g　5剂

服3剂后即痊愈。

用方心得:

杏苏饮是参苏丸的减味方,治疗单纯感受了凉燥,由于肺气不宣而引起的咳嗽。这种感冒咳嗽,多半为深秋天气转凉的季节易得,患者咳嗽、吐白痰、舌淡、口不渴,但一般没有头痛、身痛,不发热,饮食尚可,身体不虚,故减去参苏丸中解表止痛、理气和胃、益气补虚的葛根、木香、党参等3味药,使药味更加精炼、专一。但此方发汗解表的力量不够,如果发热,不出汗,则要加麻黄3g,或豆豉100粒、葱白5根发汗透表;头痛,不想吃饭,仍然要加入葛根15g、木香6g。

案例三:感冒发热咳嗽

刘某,女孩,10岁,2012年12月4日初诊。

患儿感冒咳嗽1周,吃过感冒灵、安必仙、护彤等感冒药未愈,仍然咳嗽,痰多,色黄,流清鼻涕,怕冷,不出汗,体温38℃。舌淡红,有薄黄苔,脉浮缓。用通宣理肺丸加减:

杏仁9g　苏叶10g　炙甘草10g　桔梗10g　前胡10g　枳壳6g　法夏10g　陈皮10g　茯苓10g　生姜10g　红枣10g　麻黄6g　黄芩10g　浙贝10g　5剂

1剂药后退热,服5剂后痊愈。

用方心得:

通宣理肺丸可以视为杏苏饮的加味方,即杏苏饮加麻黄、黄芩,用于治疗风寒感冒,属于"寒包火"的证候。因为仍然外有风寒未去,故鼻塞,流清鼻涕,怕冷,不出汗;风寒久滞,有往内走化热的倾向,故痰黄,舌淡而有薄黄苔,这都是"寒包火"的特征。如果鼻塞严重,清鼻涕中夹有黄鼻涕,则是感冒诱发了鼻炎,可以合用辛夷散,即加辛夷5g、苍耳子10g、白芷5g;如果黄痰多者,可以加浙贝10g,小孩素来属于"火体",喜欢出汗者,再加桑白皮10g、地骨皮10g清泄肺热。

案例四:感冒咳嗽

张某,男,5岁,2011年5月7日初诊。

患儿从送幼儿园开始,近2个月来,反复感冒咳嗽,刚好几天,又感染了。只得多次送医院打针,吃抗生素。这次又咳嗽了5天,痰不多,流清鼻涕,食欲下降,精神不好,面色无华,大便偏稀,苔薄白,咽喉不红不痛,脉缓。用参苏丸合六君子汤加减:

杏仁6g　苏叶5g　麻黄5g　炙甘草10g　桔梗6g　茯苓10g　前胡5g　枳壳5g　法夏5g　陈皮6g　党参10g　白术10g　木香5g　葛根30g　神曲10g　生姜

6g 红枣 10g 7 剂

5月13日二诊:服上方后,咳嗽已愈,精神好转,食欲仍然不太好,舌淡,脉缓。仍然用参苏丸合六君子汤加减:

白参 6g 茯苓 10g 炙甘草 10g 白术 10g 陈皮 5g 法夏 5g 杏仁 5g 枳壳 6g 前胡 6g 木香 5g 葛根 15g 山楂 10g 藿香 5g 黄芪 15g 14 剂

服上方后,精神好,胃口开,面色转佳,送幼儿园后不再感冒。

用方心得:

以上几个属于风寒感冒咳嗽的案例,全部是用参苏丸及其变方治疗的。患者即使不找医生开煎剂,只要认准属于风寒或"寒包火"的感冒咳嗽,对证选择成药参苏丸或通宣理肺丸,都能够取得迅速治愈的效果。这两种成药,不仅适合小孩,也适合用于成人。《局方》参苏丸堪称治疗风寒感冒的标本兼治方,在临床运用极为广泛,灵活加减,可以适合于各种风寒感冒、发热、咳嗽的患者。如果表证郁闭的证候突出,不出汗,身痛,头痛,怕冷,发热或不发热,则用原方加麻黄散寒解表或用葱豉汤煎煮后,送服成药参苏丸;如果咳嗽的症状表现突出,则加杏仁降气止咳;如果兼内有郁火,则加黄芩清热,痰黄,再加浙贝化热痰,咽喉疼痛,再加玄参清热解毒;如果脾虚突出,则加白术,即合六君子汤健脾益气,特别是抵抗力下降,反复咳嗽者,尚可加黄芪,党参改白参益气固表,有很好的预防再次感冒咳嗽的作用;如果兼有肠胃不适,则加藿香、神曲、山楂、化湿、消食、开胃。

案例五:感冒咳嗽

孙某,男孩,5 岁,2010 年 3 月 15 日初诊。

患儿感冒咳嗽已经持续一个多月,开始时发热、咳嗽,用过 3 天抗生素之后,发热已退,但仍然咳嗽,且日益加剧,近两天通宵咳嗽,咳痰清稀,如泡沫状,咽喉痒,痒则咳。用过多种中、西药没有效,西医说是支原体感染。小孩的父母告知:此儿从 3 岁起每个月都感冒,几乎不断。察之面色青灰,消瘦,头发稀疏,食欲不佳,舌胖淡,有津液,咽喉不红,脉缓,大小便尚可。用小青龙汤合止痉散:

麻黄 5g 桂枝 6g 炙甘草 10g 细辛 3g 干姜 6g 白芍 10g 五味子 5g 法夏 6g 蜈蚣 1 条 全蝎 5g 7 剂

3月21日二诊:服上方后,咳嗽减轻十之八九,只是偶尔咳几声,咽喉已经不痒,只是精神有些疲倦,舌淡,有津液,脉缓。用六君子汤加减:

白参 6g 茯苓 10g 炙甘草 10g 白术 10g 陈皮 5g 法夏 5g 干姜 5g 五味子 5g 细辛 3g 7 剂

服上方后,咳嗽痊愈。嘱再加黄芪 15g、红枣 5 个,服 15 剂。

用方心得:

小青龙汤是温阳化饮之剂,治疗因为风寒外束、水饮内停引起的咳嗽十分有效,用于小孩咳嗽的几率非常高。当天气变冷或季节更替的时候,小孩容易受寒感冒,一见到咳嗽,特别是一旦发热,家长往往惊慌失措,赶忙送去医院输液,服抗生素。输液的结果导致水饮内停,长期用抗生素的结果导致阳气受到压制,发热虽退,但咳嗽可以拖很长时间不愈。医院检查后,经常被告之"支原体感染"、"衣原体感染"。这种错误的用药方法,对于属"寒体"的小孩,危害更大,因为这种小孩阳气不足,温化水饮的能力更差。我在央视 10 台《健康之路》做《千古名方·小柴胡汤》的节目时,提出过"抗生素儿童"的概念,在接着做《中医看过来:小儿感冒发烧咳嗽》的节目时,提出感冒发热咳嗽一开始,最重要的是宣肺、解表,不能用抗生素! 本案就是一例典型的"抗生素儿童"。这类患者特别适合于用小青龙汤治疗。不论咳嗽的时间多久,不论还有没有感冒症状,只要咳痰清稀,舌淡,咽喉不红,说明寒饮仍在,尚没有化热,仍然需要温寒、化饮、宣肺、外透,即可以大胆使用小青龙汤。如果已经开始化热,口渴,则加石膏15g。

用药心得:

本案用了两味在治疗咳嗽方剂中很少见到的动物药,即蜈蚣、全蝎,目的是为了止痒。咽喉瘙痒,是咳嗽经常伴随的一个典型症状,咽痒一日不停,咳嗽一日不愈。初起的咳嗽、咽痒,用金沸草散有效;用六神散治疗慢性咽喉炎引起的咽痒,也颇能见功;朱良春老提出在对证药中加蛇床子止痒,更不失为一种经验之谈。但是属于小青龙汤证的寒饮久伏、将化热而未化热所导致的咽喉剧烈瘙痒,痒得钻心,极难消除者,根据我的经验,用蜈蚣、全蝎最有效。这两味药名止痉散,寻常用于止痛,很少见到有人用于止痒。但我分析:咽痒属于风邪上扰,因痒导致的剧烈咳嗽,类似于痉咳,止痉散的主要作用正是息风止痉,对于这种难治的咳嗽,理当有效。近年来,我用于治疗咽喉剧烈瘙痒引起的咳嗽,在对证的方剂中合用止痉散,常有奇效。有的家长看到小孩的药中有蜈蚣、全蝎,害怕中毒,我反问他们:吃蛇肉怕不怕中毒? 不怕,原因在于蛇咬了人,唾液进入了血液,麻痹中枢神经,才会导致中毒,而蛇肉是没有毒的。普通蜈蚣、蝎子唾液中的毒性远不及毒蛇。法国大餐中有一道菜就是油炸蝎子,食其肉,享其美味,何毒之有? 香港药店有一种中成药"蜈蚣散",就是专门用来治疗久咳不愈的。

案例六:感冒喘息性咳嗽

宋某,女孩,9岁,2011年7月12日初诊。

患儿从6岁起,经常感冒咳嗽,每次持续一两周,咳剧时,则能够听到喘息声,西医分别诊断为过敏性支气管炎、喘息性支气管炎、喘息性咳嗽等,用过抗生素、激素、氨茶碱、雾化剂等药物,见效慢,体质越来越差,本次发作已经两天,怕冷,咳嗽,口渴,小便黄,大便偏干,痰白而黏稠,白天较少咳,晚上频繁,咳嗽加剧时,可以听到喘息声。察之面色不华,微喘,烦躁,舌淡红,苔薄黄,脉弦数,平素夜尿多,食欲不好。用厚朴麻黄汤加减:

厚朴10g 麻黄5g 干姜6g 五味子6g 细辛5g 石膏30g 杏仁6g 炒小麦30g 射干10g 苏子10g 5剂

7月16日二诊:咳喘已平,服中药期间未用西药。缓则当标本兼治,用参蛤散合三子养亲汤加减为丸:

蛤蚧2对 白参50g 苏子50g 白芥子30g 莱菔子30g 厚朴30g 射干30g 桑白皮30g 黄芩30g 浙贝母30g 虎杖30g 紫河车60g 仙灵脾30g

1剂,为蜜丸,每天2次,每次5g。1剂大约可以服2个月,饭后开水送服。

服上方期间,没有感冒咳喘,食欲增加,夜尿减少,大便顺畅,体质增强。拟再服1剂,以巩固疗效。

用方心得:

厚朴麻黄汤与射干麻黄汤都是小青龙汤的变方,我经常用之治疗小孩喘息性咳嗽,十分有效。《金匮要略》中记载射干麻黄汤的原文是:"咳而上气,喉中水鸡声,射干麻黄汤主之。"上气就是气喘,气往上逆;水鸡声就是青蛙叫的声音,这句话非常形象地描述了喘息性咳嗽的典型症状。射干麻黄汤即小青龙汤去桂枝、干姜之热,白芍之收,甘草之缓,专以麻黄、细辛宣肺,加射干利咽喉,配五味子下气,加紫菀、款冬润燥,加生姜配半夏开痰,四法荟萃于一方,分解其邪,加大枣运脾和药性。整首方剂不寒、不热,药性平和,特别适合于小孩服用。《金匮要略》中厚朴麻黄汤的原文是:"咳而脉浮者,厚朴麻黄汤主之。"证候记述十分简略。此方即小青龙汤去桂枝、白芍、炙甘草,加厚朴、杏仁、石膏、小麦,保留了小青龙汤中的半夏、干姜、五味子、细辛四味药,按照清代陈修园的说法,这个四味药的组合,是张仲景"治疗水饮不可挪移之品",加石膏之后,石膏配干姜,温凉并用,说明寒饮已经化热,形成了寒热错杂的局面;石膏配麻黄,不唯辛凉解表,还擅长宣泄痰热。加厚朴、杏仁,降气平喘的作用大增,加小麦,可以益气、养胃、安神。全方以化饮、平喘、止咳为主,有麻黄之辛,干姜之温,石膏之凉、小麦之补,看似杂乱,但实际上非常适合于治疗寒热错杂、虚实夹杂的咳喘病。本案就是这种情况,我再加射干利咽喉,苏子平喘,效果更好。然而,在喘息性咳嗽急性发作时有效,在缓解时还须治本。故二诊时以参蛤散合三子养亲汤为丸剂标本兼治。

案例七:感冒高热

胡某,男孩,7岁,2010年3月12日初诊。

患儿昨天半夜发热,服感冒灵、泰诺,至今晨未退,也未出汗。上午9点来看病时,量肛表体温39.8℃。头痛,面赤,烦躁,身痛,全身滚烫如火烧,皮肤干燥,无一丝汗,怕冷,大便正常。起病在昨天白天受寒,淋了雨没有及时擦干所致。医院担心患脑炎,要做各种检查,家长不同意。察之舌淡红,咽喉不红肿,按之不疼痛,小孩意识清楚,脉数。用大青龙汤加苍术:

麻黄 12g　桂枝 5g　杏仁 6g　炙甘草 10g　石膏 30g　生姜 3 片　红枣 5 个　苍术 10g　1 剂

叮嘱家长:煎药时,用 9 小碗水,先煎麻黄,用大火煮开后,再用小火煎,边煎边去掉浮在药罐上面的泡沫,煎 15 分钟后,加入其他药物,再煎 15~30 分钟,大约得 3 碗药汁。先服第一碗,盖被子,不见风,约 15~30 分钟,身上开始出汗,持续出汗半小时左右,体温会逐渐下降至正常,汗出自然停止。如果不出汗,或出汗不多,体温没有完全降下来,仍然较高的话,过两个小时后,再温服第二碗。如果还没有完全降下来,两个小时后,可服第三碗。一般喝完第一碗药,即可完全退热。热退下来后,注意保暖,让患者安睡,身冷的话喝一碗热粥,剩下的药不能再服。

第二天家长告知:患儿只服了一剂药的第一碗,服完后,刚开始有些烦躁不安,体温略微上升,10 分钟后,持续微微出汗半个多小时,热即完全退下,一早起来,便若无其事地玩耍了。

用方心得:

大青龙汤是治疗流感、重感冒初起:高热、不出汗、烦躁、怕冷、头痛、身痛,起效最快、最安全的方药,然而,会用此方的人不多,我对此方的认识也有一个过程。几年前,学生尹周安到衡阳南华医院中医科工作不久,来电话询问我:他在会诊时见到不少白血病患者,每次急性发作时,总是高热,怕冷,不出汗,烦躁,头痛,身痛,脉紧,该用什么方? 我顺口而出:大青龙汤。然而,他用了没有效。我也没有仔细推敲不效的原因在哪里,因为自己用得也不多。后来他从福建一个年轻的经方高手方志山医生那里得知;不效的原因就在于剂量不对,煎服的方法不到位。听到这个信息之后,我赶紧又仔细温习了一遍《伤寒论》的原文第 38 条："太阳中风,脉浮紧,发热,恶寒,身疼痛,不汗出而烦躁者,大青龙汤主之。若脉微弱,汗出恶风者,不可服之,服之则厥逆,筋惕肉瞤,此为逆也。"处方记载是:"麻黄六两,桂枝二两,杏仁四十枚,生姜三两,大枣十枚,石膏如鸡子大"。煎服的方法是:"上七味,以水九升,先煮麻黄,减二升,去上沫,内诸药,煮取三升,去渣,温服一升,取微似汗。汗出多者,温粉扑之。一服汗者,停后服。若复服,汗多亡阳,遂虚,恶风,烦躁,不得眠也。"从原文的记载来看,所有的症状与流感、重感冒初起的高热,怕冷,不出汗是完全相符合的。从处方中 7 味药的剂量来看,除了杏仁用四十枚有疑问之外,桂枝二两,相当于 6g,生姜三两,相当于 9g,石膏如鸡子大,相当于 60g,大枣十枚,相当于 30g,这都不成问题。关键在于麻黄用六两,相当于 18g,是桂枝剂量的 3倍。大大超过现代麻黄的用量。麻黄发汗解表的力量很大,如果认证不准,煎之不当,服之不当,真的会如张仲景所说的那样"服之则厥逆"、"汗多亡阳"。因此,晋唐之后,特别是从明清到如今,许多医家"畏麻黄如虎",说白了,就是害怕出医疗事故,宁可不用麻黄,用之也不敢超过三钱,即 9g。然而,《伤寒论》对大青龙汤煎法、服法是有明确规定的,只要严格遵守,并不会导致医疗事故。汉代的一升水究竟是多少毫升? 历来有争论。我们不必参入这种文字之争,只从最后"煎成三升,先温服一升",来比照今人服药的剂量,一升水,应当相当于一饭碗,即 250ml。因为我们一般服药,每次就是服一饭碗。回过头来看,大青龙汤"以水九升",就是用 9 碗水,先煎麻黄,边煎边要去掉浮上来的泡沫,大约 15 分钟后,再下其他药,最后煎成三碗,这个煎药程序十分重要。服法也重要:先服一碗,出了汗,热一退,就停服。由此可见,张仲景用药是极其谨慎、仔细的。如此去煎麻黄,如此服大青龙汤,就不会导致医疗事故。我们不光要学经方,而且要学习经方中体现出来的这种严谨的科学态度和负责精神。明白了这一点,我在临床运用大青龙汤退高热时,一般成人麻黄用 18~24g,小孩用 12~15g,在处方上仔细写明白,并慎重嘱咐患者家属必须严格遵守煎服法,每次只开一剂药,并留下我的手机号码,以便出现状况时及时处理。几年来,我用之治疗看似十分严重的流感、重感冒,哪怕高热达到 40℃的患者,往往如《内经》所说:仅一剂药,即"覆杯而卧,汗出而愈",从来没有出现过医疗事故,许多西医觉得不可思议。医生的职业是高尚的,也是高风险的,医生应当尽力为患者治好病,但也要谨防出医疗事故,不能因为害怕承担风险而放弃有效的治疗措施,唯有如孙思邈所说的那样:"胆欲大而心欲小,智欲圆而行欲方"。这句至理名言应该成为每个中医的座右铭。

案例八:感冒发热

李某,女孩,7 岁,长沙市人,2011 年 4 月 15 日初诊。

患儿感冒发热已经 1 周,刚开始高热 39℃,服感冒药退热后,这两天又有一点发热,波动在 37.8~38.5℃。晚上体温高一点,食欲有所减退,咳嗽,有痰声,偶尔咳出黄痰,口微渴,小便黄,大便偏干,舌淡红,有薄黄苔,咽喉微红,不痛,脉细数。用小柴胡汤加减:

柴胡 12g　半夏 6g　炙甘草 10g　黄芩 6g　沙参 10g　生姜 3 片　红枣 3 个　枳壳 10g　桔梗 10g　杏仁 6g　浙贝 10g　虎杖 10g　5 剂

服上方后,咳嗽痊愈。

用方心得:

小柴胡汤有成药颗粒剂,许多家长都用来给小孩退热,但在什么情况下使用才是正确的,则很茫然。因为在小柴胡颗粒剂说明书上,"功能主治"是这样写的:"解表散热,疏肝和胃。用于外感病,邪犯少阳证,症见往来寒热,胸胁苦满,食欲不振,心烦喜呕,口苦咽干"。生产厂家编的这条说明文字,改写自《伤寒论》第96条:"伤寒四五日中风,往来寒热,胸胁苦满,嘿嘿不欲饮食,心烦喜呕。"第263条:"少阳之为病,口苦,咽干,目眩"。其中,什么是"少阳证"?什么是"往来寒热"?什么是"苦满"?什么是"喜呕"?这些专有名词,即使是中医药大学的高年级学生学习《伤寒论》时,都必须在老师的讲解下,才能够弄清楚,这样的说明书,怎么能够让现代的老百姓看明白?又怎么去推广小柴胡颗粒的运用?何况《伤寒论》记载小柴胡汤的原文,除了描述"往来寒热,胸胁苦满,嘿嘿不欲饮食,心烦喜呕"这四大主证之外,并没有完,还有七个兼证:"或心中烦而不呕,或渴,或腹中痛,或胁下痞硬,或心下悸、小便不利,或不渴、身有微热,或咳者,小柴胡汤主之。"因此,小柴胡汤除了可以退热之外,也能够兼治感冒咳嗽。宋代著名的伤寒派医家许叔微有诗云:"小柴治咳值千金",说明他是擅长用小柴胡汤治疗感冒发热咳嗽的,而小柴胡颗粒并没有标明可以治疗咳嗽。然而,小柴胡颗粒不是所有感冒发热咳嗽都能够运用,中医要讲究辨证论治。《伤寒论》把感冒初起,发热、怕冷、头痛,疾病在表,叫做"太阳病",这个阶段可以用麻黄汤、桂枝汤加厚朴杏仁、参苏丸,也可以用我在央视节目中提到的"葱豉汤"发汗解表。《伤寒论》把感冒在表证阶段未愈,进入到半表半里时,叫做"少阳病",这个阶段发热的特点是一阵发热,一阵怕冷,交替出现;或者发热退了以后,又开始发热,这就是"往来寒热"。伴随的其他症状还有:口苦,咽干,头晕,咳嗽,想呕,不想吃饭,舌淡红,有薄白苔或薄黄苔,脉弦。掌握了这些证候,用小柴胡颗粒治疗感冒、发热、咳嗽、呕吐,就目标明确了。本案是用煎剂治疗的,用沙参代替党参,是因为其既可补气,又能止咳,一物二用。加杏仁、枳壳、桔梗,是用其调节肺部气机的升降,止咳效果更好。加浙贝,是因为痰黄,说明风寒入里,开始化热,用其清化热痰。加虎杖,是因为大便偏干,虎杖除了含大黄素可以降火通便之外,对呼吸道炎症也有消除作用。

案例九:感冒发热咳嗽

邵某,男孩,6岁,长沙市人,2011年8月11日初诊。

患儿从昨天起感冒发热,头痛,咳嗽,有黄白色痰,咽喉疼痛,精神疲惫,吃了退热药和注射抗生素后,没有退热。半个小时以前量口表,体温39.8℃。察之面色红,咽喉红肿,舌红,苔薄黄,脉浮数。扪之额头微微有汗,全身干燥无汗,大便不干结。用银翘散加减:

银花15g 连翘10g 薄荷6g 荆芥6g 桔梗10g 甘草10g 豆豉10g 牛蒡子10g 芦根15g 淡竹叶6g 黄芩6g 玄参10g 浙贝10g 2剂

加小葱的葱白连须5根,拍烂,加水4碗,煎开后8分钟,先服1碗,其他药泡在容器中,下次服时煎开即可。如果热未退,2个小时后再服1次,每剂药可以服3、4次。

服上方1剂后,汗出热退,去葱白和豆豉,2剂后即愈。

用方心得:

银翘散是治疗风热感冒的首选方剂,是饮片煎服,做成药丸,称作银翘解毒丸,丸剂以水丸为佳,不宜做成蜜丸。风热感冒从罹患的季节来看,春夏秋季为多,属于火体者为多。患者一般都有咽喉疼痛,发热,不怕冷,或轻微怕冷,汗出不多,舌红,苔薄白,脉数等症状。原方外透的力量尚不够,故我常加葱白助热外达;汗闭得厉害,甚至可以加麻黄3~5g,暑天则可以加香薷5g。因为温热之邪内传迅速,故原方加黄芩清郁火以预防,咽喉疼痛较甚,则加玄参清火解毒。如果咳嗽痰黄,则加浙贝清热化痰。此方的煎服法也非常重要,煮开后几分钟即可,不宜久煎。2 小时服 1 次,一天可以服三四次,以汗出热退为度。如果服后汗出不多,热度继续升高,有惊厥抽搐倾向者,则加羚羊角磨服或煎水兑服。有的小孩曾经有过高热惊厥的病史,改用羚翘解毒丸,或一开始用银翘散时,即加羚羊角汁。羚羊角取汁的用法:可以用整支羚羊角放在药用磨盘中,加水磨 5 分钟,也可以用羚羊角片 5g,放在压力锅中加阀煮半小时,取汁,兑入煎好的药中。

案例十:感冒并发急性咽喉炎

王某,男,9 岁,2012 年 6 月 8 日下午 3 点初诊。

患儿感冒发热,今天上午体温 38.6℃,汗出不多,咽喉疼痛,咳嗽痰黄,口苦,口微渴,舌红,苔薄黄,脉细滑数。用麻黄杏仁石膏甘草汤加减:

麻黄 6g　杏仁 6g　石膏 30g　桔梗 10g　甘草 10g　黄芩 10g　浙贝 10g　牛蒡子 10g　2 剂

6 月 9 日二诊:昨天服一剂半药后,发热已退,量体温 36.5℃,咳嗽有所减轻,咽喉疼痛加剧,有黄痰。改用桔梗甘草汤加减:

桔梗 15g　生甘草 15g　枳壳 10g　土牛膝 15g　板蓝根 15g　玄参 15g　桑白皮 10g　浙贝 10g　黄芩 10g　瓜蒌皮 10g　5 剂

服药后,病已痊愈。

用方心得:

咽喉疼痛是外感病初起最常见的症状。倘若疼痛不剧烈,尚无其他感冒症状者,服板蓝根冲剂之类即可;属于风热感冒,轻者用银翘散,重者用麻杏石甘汤加减。外表已解,而咽喉疼痛不止时,多为感冒并发了急性咽喉炎,以桔梗甘草汤,加板蓝根、玄参、土牛膝清火、解毒、止痛,加枳壳,与桔梗一降一升,调节气机。兼咳嗽、吐黄痰,则加桑白皮、浙贝、黄芩、瓜蒌皮,清热化痰止咳,效果甚好。如果大便干结,加大黄 10g。大黄放在碗中,用刚煎好滚烫的药汁泡 10 分钟,即可服药。

此外,感冒也可以并发急性扁桃体炎,发作时,体温骤然升高到 39℃以上,感冒的症状很轻,不出汗,不咳嗽,甚至咽喉不疼痛,小孩的精神很好,但扁桃体红肿充血,舌红苔黄,脉数,用银翘解毒丸、板蓝根冲剂之类,基本无效,可以用升降散或凉膈散治疗。具体治法,参看本书中第二类慢性炎症、第三节慢性扁桃体炎,其中介绍了升降散的运用,以及慢性扁桃体炎急性发作的案例。

温病学中有"新感"和"伏气"之分,一般风热感冒,发热、咳嗽、咽喉疼痛,不出汗,舌淡红,苔薄白或薄黄,属于"新感温病",用成药银翘解毒丸或银翘散加减治疗,很快可以退热。但急性扁桃体炎多数属于"伏气温病",最显著的特点是小孩发热时,体温特别高,常常高达 40℃,全身不出汗,其他头痛、咳嗽等感冒症状不明显,舌红无苔,或苔黄,打针、服抗生素,往往折腾 1 周,热都退不下来。但患儿照样玩耍,精神照样好。这种小孩,从体质上分属于"火体",即内有"伏火",一旦因为受寒、受热,风寒、风热外束,则伏火上浮,出现高热。在治疗措施上,与银翘散所适合的新感温病有很大的不同,不宜辛凉解表,而需清火解毒、降泻通便。

案例十一:感冒咳嗽

宋某,男孩,5 岁,长沙市人,2012 年 9 月 14 日初诊。

患儿咳嗽已经半个多月,不发热,不流鼻涕,饮食、睡眠尚可,晚上睡觉前、早上起床时咳嗽几声,咳嗽时可以听到呼吸道有痰声,但小孩不知道吐出来。察之舌淡红,无苔,脉缓。用止嗽散加减：

紫菀 6g　荆芥 5g　百前 5g　桔梗 6g　炙甘草 8g　陈皮 6g　百部 6g　川贝 5g　5剂

服完药后，咳嗽痊愈。

用方心得：

止嗽散是临床用于治疗咳嗽十分广泛的一首名方，虽然原创制者清代的程钟龄给出了许多种加减法，告知用方者无论哪种咳嗽，适当变通，都能够泛用曲当，然而从我的用方经验来看，此方对于咳嗽久久不愈，既无外感证候，又无明显寒热表现，咳嗽不是很剧烈，但咽中总是有少许痰，感觉不清爽者，最为有效。此方取名止嗽散，是有深意的。古人云："咳而有声者，谓之咳，咳而无声者，谓之嗽。"咳嗽有声音，是气道受阻，故咳声响亮，需要降气、止咳，所以很多止咳的处方都选用杏仁、前胡、枳壳、射干、牛蒡子等，用以降肺气、止咳。咳嗽没有声音，则说明气道受阻不严重，只有少许痰未化，咳嗽声音并不响亮，但咽中有痰需要嗽出。所以，此方基本没有以上降气的药物，专一化痰为务。我常在方中加川贝，化痰止嗽效果更佳。

用药心得：

治疗咳嗽、气喘时，痰的清稠、颜色、多少，对于临床判断疾病的性质、深浅，至关重要。痰清稀如水，如泡沫状，多属水饮，宜用干姜、五味子、细辛，温寒化饮，代表方剂为小青龙汤。痰白而浓，较易咳出，多属湿痰，宜用半夏燥湿化痰，代表方剂为二陈汤。痰白而黏稠，如牵丝状，不易吐出，多属老痰，宜用白芥子，代表方剂为三子养亲汤。痰黄而浓，多属热痰，宜用浙贝清热化痰，代表方剂为叶天士沙参芦贝散。干咳，痰不多，难嗽出，多属燥痰，宜用川贝润燥化痰，代表方剂为叶天士桑叶贝母方。

案例十二：咳嗽，汗多

周某，男孩，4岁，湘潭市人，2012年10月11日初诊。

患儿经常咳嗽，有痰色黄，爱出汗，白天稍微活动即满头大汗，尤其是晚上，睡着前后的半个小时，即衣服湿透，每天都需要换衣。吃过许多药，如虚汗停、玉屏风散等，没有疗效。察之面色红润，唇红，爱动，口渴，饮食和大小便均可，舌红无苔，脉数。用泻白散加减：

桑白皮 10g　地骨皮 15g　炙甘草 10g　杏仁 6g　炙枇杷叶 6g　黄芩 5g　浙贝 6g　麻黄根 5g　乌梅 10g　枣皮 10g　7剂

服上方后，咳嗽、出汗均消失，3个月来，没有再感冒。

用方心得：

泻白散加减是我在临床治疗小儿肺热咳嗽用得最多的方剂。属于"火体"、内有肺热的小孩，往往爱动，动辄出汗，尤其是晚上睡觉时，衣服汗湿，由于不能及时换衣，就容易反复出现感冒咳嗽。许多家长一见到孩子经常感冒出汗，即误以为是体质虚弱，经常给小孩用西药"斯奇康"，服中成药"虚汗停"、"玉屏风散"等，多数无效。这种小孩，不需要补虚、益气、增加免疫力，而需要清肺热、化痰、敛汗，宜用泻白散加减。泻白散药仅三味，桑白皮甘寒，清肺中实热，地骨皮甘寒，清肾中虚热，炙甘草甘平养胃，组方精炼，对于小孩咳嗽，属阴虚有热的，颇为适合。但用于目前的临床，药味稍嫌薄弱，故加黄芩协同桑白皮清热，加杏仁、枇杷叶、浙贝止咳化痰，加乌梅、枣皮酸收止汗，加麻黄根既可助杏仁止咳，又可助乌梅、枣皮止汗。这个加减方我在临床用之甚多，对于咳嗽、汗多、活泼好动的"火体"小孩很有效，但前提是没有外感表证，或表证已解。

案例十三：发热中暑，恶心呕吐

陈某，男孩，8岁，长沙市人，2012年8月12日上午10时初诊。

患儿昨天从乡下回城，天气闷热，加上劳累，突发高热，用口表量体温40℃，恶心，呕吐，不想吃饭，昨天用酒精棉花擦拭手脚心、前胸、背心等处多次，每次体温稍微降下，旋即又升高。半个小时以前量体温39.8℃。察之面色红，昏睡，头微晕痛，想呕，小便短赤，舌淡红，苔薄白，咽喉不红、不痛，脉细数。用新加香薷饮合六一散加减：

香薷6g　银花15g　连翘10g　扁豆10g　厚朴6g　滑石15g　生甘草10g　藿香5g　砂仁5g　半夏5g　1剂

用开水3碗泡10分钟，盖上盖子，煎开8分钟，服1碗，服后含一点梅子、五味姜之类，不让药吐出来，半小时后，如果不出汗，热不退，则服第2碗药，如果汗出，热退后，让患者静卧，4小时后再服第2碗。

一剂药仅服1碗，汗出，热即退。服2碗后，第二天恢复正常。

用方心得：

新加香薷饮是治疗感冒中暑，高热、不出汗的效方，与银翘散同为温病初起的首选方剂。两者比较：银翘散用于治疗风热闭表，感冒发热，一年四季均可用；新加香薷饮用于治疗暑热闭表，感冒发热，夏天用得多；银翘散所适合的患者火毒重，典型的症状是咽喉疼痛；新加香薷饮所适合的患者夹湿热，典型的症状是恶心、欲呕。单用新加香薷饮力量有所不逮，合用六一散，即加滑石、甘草，则使得暑热能从表散发，暑湿能从小便而出，解暑利湿的作用大增。原方再加半夏、藿香、砂仁，则降逆止呕，芳香化湿的效果更佳。

案例十四：感冒发热腹泻

陈某，男孩，6岁，长沙市人，2012年10月5日上午9点初诊。

患儿发热、腹泻3天，打针、外用宝宝贴、内服蒙脱石散等，热退下，又上升，腹泻仍然未止。1小时前用肛表量体温39.4℃，今早已经腹泻2次，呕吐1次，排泄物和吐出物臭秽难闻，不想吃饭。身上汗不多，舌红，苔厚腻，脉细数。用藿香正气散合保和丸加减：

藿香6g　苏叶5g　白芷5g　陈皮5g　桔梗5g　茯苓8g　神曲6g　炒麦芽10g　山楂炭10g　白术6g　半夏5g　黄连3g　木香5g　3剂

10月7日二诊：服上方1剂后，热即退，腹泻减少，3剂后痊愈。但患儿思睡，没有精神，不想吃饭，口渴，舌淡红，苔薄白，脉缓。用七味白术散：

白参5g　白术8g　茯苓10g　炙甘草10g　藿香5g　木香5g　葛根15g　7剂

用方心得：

我在央视10台健康之路做《千古名方》节目时，称藿香正气散为"千古第一方"，不仅因为此方流传至今已有千年之久，而且在南方运用的机会特别多，尤其是罹患了胃肠型感冒，出现发热，头痛，腹泻，呕吐，身体疼痛时，用之健脾、化湿、解表，有立竿见影之功。如果吐泻的食物气味臭秽难闻时，则是夹食，合用保和丸。小孩和老人抵抗力差，一旦气候变化，感受了寒邪、湿邪，或者生冷过度，饮食过饱，都可能患病。只要明确了发热、腹泻、呕吐，是气候变化与饮食失调所导致的这两方面因素，自己即可以选择成药藿香正气散予以治疗。此外，中成药保济丸的功效和主治与藿香正气散相类似，也是用于治疗胃肠型感冒，发热、头痛、腹泻、呕吐，但保济丸偏于清湿热，两广一带用得多，藿香正气散偏于化寒湿，两湖一带用得多。本案患者在一诊基本痊愈后，因为元气受伤，脾胃功能尚未恢复，因而倦怠乏力，食欲不振，故二诊用钱乙的七味白术散善后，以方中的四君子汤健脾,葛根生津,藿香化湿,木香理气,而收全功。

案例十五:夏季低热,病毒感染?

仇某,男,45岁,已婚,广西柳州人,在长沙高新技术开发区某医药公司工作,2004年6月14日初诊。

患者于10年前夏天感冒过1次,拖延近3个月才好。其后每进入夏天即浑身不适,或者发低热,或者周身乏力,头目昏沉,困乏思睡,睡而不醒,工作效率差,饮食无味,但勉强能食,身体消瘦,大便稀溏。夏季一过即慢慢恢复正常,做过病毒性肝炎的各种检查,均未发现异常,现在已经低热半个月,听朋友介绍前来就诊。察之面色淡黄,神情憔悴,自诉成天萎靡不振,注意力不集中,小便黄短,大便黏滞,解出不畅,每到下午3~4点即感到全身烘热,量体温37.3~37.5℃,晚上11点左右热退,退热时微微出汗。舌淡苔黄腻,口渴不多饮,脉濡。此为"疰夏",当益元养阴,清湿热,宜用清暑益气汤加减,处方:

黄芪15g　党参15g　炙甘草10g　麦冬10g　五味子5g　升麻10g　葛根30g　苍术15g　白术10g　陈皮10g　青皮5g　黄柏15g　泽泻10g　神曲10g　石斛10g　茵陈10g　7剂

6月29日二诊:服上方后,不再发热,感到神清气爽,全身轻快,有饥饿感。前几天去爬山,回来后虽然疲劳,仍然同房,以至这两天又感到恢复原状,只是未发热,倦乏的程度也比服药前减轻。舌淡红、苔薄黄,脉濡,仍用原方加减,但告诫服药期间,不要做激烈运动,戒烟酒,忌同房,禁冷饮、忌辛辣,保护元气,保持精力。处方:

黄芪15g　西洋参10g　炙甘草10g　麦冬10g　五味子5g　升麻10g　葛根30g　苍术15g　白术10g　陈皮10g　青皮5g　黄柏10g　泽泻10g　神曲10g　石斛10g　茵陈10g　茯苓15g　刺五加30g　14剂,两天1剂。

8月25日三诊:上方共服30剂,每2天1剂。2个月中,身体状况之好为近十年来所未有,头脑清醒,精力充沛,食欲较佳,大便正常,小便清长。察之面色红润有光泽,舌淡苔薄白,脉濡。嘱之停药以观察。

其后3年,未再出现夏季低热。

治疗心得:

本案为长达10年的季节性发热,西医做过结核、病毒性肝炎、风湿热等无数次各种检查,年年都查不出病因,只能归结为"不明原因发热"。患者是学西医的,怀疑自己体内潜伏着某种未知的病毒,曾经打了3年的干扰素,这3年果真没有发热,但第四年再用,却失去疗效。患者从未服过中药煎剂,一诊时,希望我根据他提供的思路,选择有抗病毒作用的中药来治疗。其假设不是没有道理的,其建议也曾给我以诱惑,使我马上联想到了治疗"邪伏膜原"的达原饮,想到用板蓝根、大青叶、贯众、白花蛇舌草、金银花等现代药理实验证明有抗病毒作用的药物,但这种思维的干扰只是一刹那间的事情,我很快找回了自我,中医至高无上的治疗法则是"辨证论治",而不是"辨病原微生物论治"。从证候来看,这种病应当属于"疰夏",即夏天出现的长期低热,具有明显的季节性,虽然"疰夏"一病几乎是小孩夏季发热的专有名词,但老人和抵抗力差的成年人也常有。暑天湿热并重,一旦汗出不畅或小便不利,湿热不攘,邪无出路,则耗气伤阴,出现午后发热、身热不扬(低热)、四肢困倦,胸闷不饥,口渴等一系列证候,而且可以缠绵很长的时间,甚至年年到季节即发作。因为该患者发病已久,病史较长,故一诊不用香薷饮、三仁汤、甘露消毒丹等清暑解表或清热利湿的方剂,而选择李东垣的清暑益气汤加减,以益气养阴、清利湿热，服后立见成效。其后患者之所以出现反复，是因为症状改善后，一时高兴，忘乎所以，不讲禁忌所致。故二诊仍然守方不变，向患者交代清楚禁忌，把服药的疗程拉长，最终获得痊愈。

案例十六：感冒发热，乙肝？

贺某，男，32岁，已婚，长沙市人，行商，2005年5月12日初诊。

患者因为发低热已住院17天。最开始是头痛，流清涕，发热38.5~39℃，服药后，感冒症状基本消失，只是每到下午4点左右开始发热，温度37.8~38.2℃，晚上11点左右退热，发热前有一阵畏冷，肌肉酸痛，退热前有一阵烦躁，畏冷加剧，然后微汗出，汗出过后，热虽退，但仍然感到周身不适，天天如此。现在头不痛，咽喉不红、不肿，不咳嗽，住院做了各种检查，血象不高，也排除了急性肝炎、类风湿等病的可能。察之面色微黄，口不渴，小便黄，舌淡黄，脉弦。此为湿热流连气分，当清热利湿，宜用黄芩滑石汤，处方：

黄芩10g　滑石30g　茯苓皮10g　大腹皮10g　猪苓10g　白蔻仁6g　通草5g　香薷10g　茵陈15g　3剂

先用开水3碗将药浸泡一刻钟，用盖捂好，煎开7、8分钟，筛出1大碗，于下午3点左右趁热服，每天只服1次。

5月15日二诊：服上方第1剂后，不到半小时，遍身均匀出汗，汗黏滞黏手，1刻钟后汗止，感觉全身舒畅，当天下午和晚上未发热。服第2剂后，只有少量汗出，服第3剂后不出汗，一连3天未发热。又观察2天未发热后，患者出院，出院前再做了一个固相放射免疫分析（即所谓"两对半"）检查，反而发现第二、第四、第五项指标呈阳性，说明患者这一次可能得的是急性乙型肝炎，但无形中已经治愈了。

治疗心得：

本案不是感冒，只是类似于感冒，因为在住院治疗期间，为了查清病因，给患者做过乙肝检查，并未发现异常，而治愈后再做"两对半"检查，反而显示病人近期内感染过乙肝病毒，已经痊愈，并且自身产生了抗体。因此，我怀疑他的感冒症状只是病毒性肝炎初期表现出来的，由于治疗得当，阻断了疾病发展的进程，使得这次乙肝病未能最后形成。从我的临床经验来看，很多严重的传染病，包括病毒和细菌引起的传染病，初起的症状往往类似于普通感冒，在没有发展到一定程度之前，即没有完成由量变到质变的过程之前，无法通过理化检查加以确诊。如果在起始阶段就用发汗解表等治法，力求透邪于外，往往可以阻断疾病的进程，使其消灭于始萌。张仲景的"六经辨证"和温病学家的"卫气营血三焦辨证"，之所以能够成为中医治疗各种传染性疾病和病毒性疾病的有力武器，就是因为这两大辨证体系把这些疾病发病的共同规律和共同体征，进行了准确的归纳，并且提供了成系列的治疗效方。无论是张仲景还是叶天士，都特别重视各种治法中的首要方法"汗法"，这是阻断病毒性疾病发展的第一道屏障，通过"发汗"透邪，达到退热、消炎，使病毒及其代谢产物通过汗腺排除到体外的作用，这就是中医用解表法治疗感冒和其他病毒性疾病的优势所在。当然，其药理作用可能不至于这么简单，只是现代科学尚缺乏更深入的研究，但绝非某些庸俗学者说的那样："汗法"只相当于喝一杯白开水，或者吃几片阿司匹林出汗。

本案就是使用的汗法透邪。选用黄芩滑石汤的主要理由，出自《温病条辨》卷二第63条："脉缓身痛，舌淡黄而滑，渴不多饮，或竟不渴，汗出热解，继而复热……黄芩滑石汤主之。"从证候来看，本案患者与条文颇为吻合，但从患者出汗前后的情况来看，显然用原方透达之力尚不够,故在黄芩滑石汤清热利湿的基础上,加香薷发汗祛湿,加茵陈清热利湿,以强化原方透达清利的作用,并且选择在发热之前1个小时左右服药,从而达到一鼓而汗出热退的效果。

案例十七:重感冒,高热

周某,男,39岁,常德人,干部,2001年4月24日初诊。

患者于五天前淋雨受寒,晚上即发高热,达39.5℃,头痛欲裂,痛剧时呕吐,周身肌肉疼痛,畏冷,不出汗,急送长沙市某医院住院治疗,高热一直未退,徘徊在38.7~39.7℃,做过各种检查,发现白细胞不高,怀疑为流行性脑炎,要求作脑脊液穿刺,患者家属不同意。察之面色红,表情痛苦,呻吟不止,仍然畏冷,不出汗,咽喉红,口不渴,腹部软,压之不痛,5天来,大便解了两次,量不多,小便黄,舌红,苔厚腻,黄白相兼,脉紧数。此为寒湿束表,热郁于内,仍当解表,宜用清瘟解毒丸。处方:

生地10g　玄参15g　花粉10g　赤芍10g　黄芩10g　山豆根10g　银花10g　连翘10g　竹叶10g　柴胡15g　葛根15g　羌活10g　防风10g　白芷10g　川芎6g　甘草5g　2剂

水3碗,煎10分钟,温服1平碗,以汗出热退为度,不汗出,则2小时后再服1碗。

4月26日二诊:服上方第1剂第一碗药时,感觉苦涩难咽,药入胃后不到五分钟,即全部吐出,嘱继续补服,服完药含话梅或糖块一枚,以免再吐。第2碗服完未吐,但体温上升了0.2℃,达39.6℃,头更痛,身更胀,脸色更红,嘱勿惊慌,此为药物瞑眩,注意保暖。半小时后,周身徐徐汗出,持续了10多分钟之久,高热退至38.2℃,患者感觉轻松许多,想吃东西,嘱余药不再服,以待明天。第二天早上8点量体温,腋下37.8℃,嘱其上午10点、下午4点服药。晚上9点测体温,已不再发热。第3天一整天未发热,患者头痛、身痛等全部症状均已消失,只是疲劳、乏力、思睡,舌苔厚腻虽减,仍然黄白相兼,嘱第三剂药继续服完,以巩固疗效,另外,处以补中益气汤加栀子、藿香、神曲7剂,带回家煎服以善后。

治疗心得:

本案属于重感冒。在南方春季乍暖还寒之时,温差大,湿度大,湖南人谓之"倒春寒",患流感、重感冒的人甚多,病势凶险陡峻,症状表现严重,体温常在39℃以上。西医采取物理降温和其他对症治疗的方法,有时热退不下来,拟进一步作脑脊液穿刺,以确定是否为脑炎,家属往往不肯配合。该病用中药治疗,只要得当,往往一剂知,二剂已。这类病从季节上来看,应当属于温病中的"风温"、"春温",但用辛凉解表诸方,如银翘散、桑菊饮等,几乎没有疗效,用辛温解表诸方,如桂枝、麻黄、大青龙汤等,也不能解决问题。因为空气中夹有寒湿,这两类治法及其方剂都不对证。过去,我常投《此事难知》的九味羌活汤,多一两剂而汗出热退,头痛恶寒、周身酸痛等症状悉除,虽然退高热也是治疗中的一个重要环节,但有的病人咳嗽旋起,久久难平。可能是这些病人先内有伏热,而方中羌、苍、辛、芷等温药又助热化燥,并引动肺气上逆所致,从西医来看,可能是继发感染了急性咽喉炎、急性支气管炎等,我长期未找到对证的成方。

十多年以前,我在为海南出版社整理故宫藏珍本医书时,从清廷御药房所备丸散膏丹及其炮制方法的手写本上发现此方,深感其与重感冒、流感病风寒湿外束、内有伏热的病机吻合,施之临床,疗效显著。本案用的是原方,只是改丸剂为煎剂,提供给中、西医同行们参考。方中玄参、山豆根味道苦涩难咽,有的患者服后反应较大,应当告诉患者做好思想准备,采取必要措施,如服药后含块糖等。

二、慢性病毒性肝炎

在慢性肝病中,慢性病毒性肝炎可以说是当前对人类健康威胁最大、最广的疾病之一。其中的乙肝病从发现其致病的病毒和找到其检测的方法,迄今不超过30年。近年来,发现丙型肝炎的患者也逐渐增多,其他类型的病毒性肝炎患者也陆续出现,针对这些病毒性肝炎,除了给健康人注射疫苗、积极预防之外,对于已感染的患者,现代医学至今尚没有找到可称之为真正有效的治疗方法。

按传统的中医方法辨证用药,有时对改善症状有效,但要使乙肝血清标记物阳转阴却很难;有相当一部分患者甚至无"证"可辨,使治疗者束手,在这个病上,最初似乎看不到中医药的治疗优势。

近年来,经过中医、中西医结合专家不断的实验研究和临床验证,发现很多中药及其复方在对乙型肝炎血清标记物阳性的治疗、肝功能异常的治疗、免疫功能失调和病理改变的治疗方面,显示了可喜的苗头。因此,目前对乙肝的治疗,很多医生往往采取先根据辨证理论确定证型,然后选择某一个相应证型的古方作为主方,再有针对性地添加若干对改善某项检测指标有效的药物,构成新方,施用于患者,取得了很好的疗效。这种典型的中西医结合的思维方法,或者说是既不放弃中医的辨证论治原则,又充分吸取现代中药研究成果的方法,证明是一种治疗慢性乙型肝炎的可取的思维模式。

但是,鉴于乙肝的病程很长,取得疗效的时间也很长,病机错综复杂,中间充满了各种变数,要想凭借某个成方一用到底,即将慢性乙型肝炎病彻底治愈,是不现实的。很多新开发的治乙肝的中成药,一经媒体渲染,患者趋之若鹜,再经临床运用之后,发现其疗效并不比常规西药高多少,最终昙花一现,就是这种想摆脱中医的辨证论治,采用简单思维方法所导致的结果。

我国乙肝病毒携带者有一亿两千万人以上,处于活动期的患者有三千万人以上。近年来,卫生部门多次宣布:目前没有真正能治愈乙肝的药物,乱服药只能加重肝脏的负担,加重病情。这一方面,对于抑制虚假广告起了强有力的作用,另一方面,也体现了西医学术界实事求是的科学精神。因为西医对付疾病的基本思路是对抗治疗,到了病毒这个层次,没有药物能够杀死病毒,因为大部分病毒都有一层很厚的外膜,药物渗透不进去。然而,这种无所作为的观点,也具有一定的片面性,不但使成千上万的人背上了沉重的精神包袱,而且,完全忽略了十多年来,中医、中西医结合在治疗乙肝方面所作的努力和取得的成效。

对中医而言,乙肝"不可治愈",并不是绝对的,只要辨证准确、精心治疗、持之以恒,有些病人能够治愈。这主要在于中医的治疗思想是"扶正祛邪",而不是"对抗治疗"。

迄今为止,同西药一样,中医也没有找到一味真正有效的、可以杀死乙肝病毒的中药,但是,通过"扶正",可以保护肝脏,提高机体的免疫功能,通过"祛邪",可以把乙肝病毒的代谢产物排除体外,减少毒素对肝脏和机体的刺激,通过日积月累的较长时间的治疗,最后可以达到治愈的目的。

慢性乙型肝炎患者,经常表现为舌苔黄腻,尿黄,全身乏力,食欲下降,脘腹饱胀,右胁隐痛,面色萎黄或面色无华等,似可属于中医的"胁痛"、"湿阻"、"腹胀"、"郁证"、"黄疸"、"痞积"等范畴,但单纯按照以上病症来治疗,效果不佳。也有部分患者没有任何症状,只是在进行检查时,发现有慢性乙型肝炎的存在。慢性乙型肝炎一般都有一个急性发作的过程,由于治疗不当或不及时,迁延为慢性;也有的患者急性发作阶段不明显,或没有在意,一经发现就是慢性乙型肝炎。更有一些患者,乙肝病毒是从母体中遗传下来的。这些,都给传统的中医辨证论治方法带来了一些困难。

近十多年来,很多中医临床家创制了许多有效的治疗方法,如关茂会先生擅长用大方煎剂治疗[1],董建华先生分初、中、末三期辨治[2],赵国荣先生紧扣湿热蕴毒的基本病机,治疗"大三阳"颇具特色[3],我在多年的摸索中,也创制出二至丸加减[4],治愈了一些患者,特别是"小三阳"患者。

附方

1. 关茂会经验方(刘燕玲总结)

北京西苑医院刘燕玲教授曾经著文介绍关茂会治疗慢肝,特别是慢性乙型肝炎、丙肝的经验。关教授是国家七五肝病攻关课题组组长,中国中医研究院研究员,善于用大方治疗此病,每方用药多达二三十味,3~6个月可获显著疗效。组方用药有4个方面的特点:

其一,调节免疫系统,以益气健脾与固肾药协同。常用黄芪、党参、白术、茯苓与仙茅、仙灵脾、肉苁蓉、巴戟天、菟丝子等。上述诸药,特别是黄芪,可以增强免疫功能和网状内皮细胞的吞噬作用,保护肝细胞。在病情较稳,肝功能变化不大时,前类药每用10~15g,后类药每用5~10g,病情波动时,肝功能指标明显升高,两类药适当减量或减味。

其二,保肝降酶,以疏肝理气与养阴药配伍。常用柴胡、郁金、枳壳、香附、元胡、川楝、佛手、青陈皮与枸杞子、女贞子、五味子、白芍等。其中,柴胡有抗肝损伤作用,使丙氨酸转移酶活性降低,促进肝功能及肝组织损害的恢复,还可抑制纤维增生,回缩肿大的肝脾,并且可以利胆。女贞子所含齐墩果酸等成分有护肝降酶之效。五味子单味即可降酶,减轻肝细胞的损伤,对湿热内蕴者,暂时不用或少用酸敛之品,以免恋邪。

其三,祛邪抗毒,以清热解毒与利湿药联手。常用金银花、野菊花、蒲公英、紫花地丁、紫草、龙葵、白英、虎杖、蚤休、鸡骨草、白花蛇舌草、蛇莓、贯众、山栀子与茵陈、薏苡仁、茯苓、泽泻、金钱草、垂盆草等。特别是在患者肝功能波动,病毒复制活跃,正气尚足时,以上诸药,除了栀子外,均可用至15~30g。体外药理实验证实,蚤休、虎杖、金银花、白花蛇舌草有较强的抑制乙肝病毒的作用,茵陈可清除肝脏炎症,减少肠道细菌生长繁殖过程中的代谢产物对肝脏的损害,收到护肝之效。湿热虽盛,可不忌讳用甘草。一则该药对肝损伤有明显的保护作用,能使肝脏的变性与坏死减轻,肝糖原恢复;二则一些药物的抗炎作用是通过肝脏所具有的糖皮质激素的作用来实现的;同时,甘草还有解除其他药物毒性和矫味护胃的作用。

其四,阻抗肝纤维化,以活血化瘀与软坚散结药组合。常用丹参、桃仁、红花、当归、川芎与鸡内金、鳖甲、龟甲、牡蛎、穿山甲等。关教授强调治疗肝炎一定要考虑活血化瘀,提早使用抗肝纤维化的药物。特别是丹参,在活血化瘀中有一定的补益作用,药理研究也证实该药有抗肝纤维化,保护肝细胞的完整性,清除毒性自由基,减轻肝脏的免疫损伤,恢复肝功能,回缩肿大的肝脾等作用,对慢性肝炎最为合拍。对长期慢性肝炎伴随脾脏增大,蛋白代谢障碍者,均用穿山甲、鳖甲等,它们能在抗肝纤维化的同时,对增大的脾脏,也能起到极为明显的回缩软坚之效。另外,夏枯草、生山楂既能保肝降酶,又可抗肝纤维化,前者还可清肝泻火以降压,后者又能消脂以降压,故对嗜辛酗酒,饮食不节,因肝炎导致肝硬化并伴有高血压者,经常入药。鉴于活血软坚药每每有导致出血耗气之弊,在肝功能反复波动的不稳定期,对这类药的运用应慎重。此外,当谷丙转氨酶(ALT)、谷草转氨酶(AST)值较高时,当归、红花等辛温活血药应不用或少用,否则,会使转氨酶居高不下,加重肝细胞的损害。[63]

2. 董建华经验方

分为初、中、末3个阶段,以及湿热蕴毒、气血瘀滞、脾气亏虚、肝肾阴虚四期辨治,总的病机是邪侵正虚和正虚邪恋。

初期,邪毒入侵,表现为湿热蕴毒之象,宜用清热利湿解毒法,基本方为:龙葵、虎杖、板蓝根各15g,茵陈、车前子、滑石各10g,通草6g,其重点在于攻邪,以使邪去正安。肝经火盛加龙胆草、黄芩、栀子;湿热重加藿香、佩兰、苍术、白术、黄柏;毒邪盛加蒲公英、紫花地丁。

中期,湿邪久恋,必凝滞气血,终成气滞血瘀之证,治宜理气活血化瘀,基本方为:柴胡、枳壳、香附子、鳖甲(先煎)各10g,青皮、陈皮各10g,赤芍、白芍各15g,川芎6g。全方共奏疏肝理气,活血化瘀之功。气滞明显者,加川楝子、木香;瘀血重者,加当归、三棱、莪术;痞块坚硬而痛者,加干蟾皮、穿山甲、生牡蛎。

末期,湿热毒邪留恋不化,久踞肝脾,肝失条达而郁结,脾失健运而益虚,治宜健脾益气扶正法,基本方为:党参、黄芪、仙鹤草、十大功劳叶各10g,茯苓15g,白术6g。其中,仙鹤草、十大功劳叶是董老常用对药,补气而不助火。若脾虚痰湿盛者,加陈皮、半夏;大便溏泄者,加扁豆、木香、砂仁;脾气下降者,加升麻、荷叶。

后期,因肝脾久病耗血伤阴,出现肝肾阴虚之象者,治宜滋肾养肝益阴,基本方为:生地黄、熟地黄、女贞子、旱莲草、桑寄生、五味子、八月札、绿萼梅。若阴虚内热、潮热盗汗者,加牡丹皮、地骨皮;口干渴明显者,加天花粉、芦根;转氨酶持续不降者,加垂盆草、鸡骨草。[64]

3. 赵国荣经验方(尹周安整理)

第一,病因病机认识

湿热蕴毒是病毒性肝炎的基本病机。湿为阴邪,重浊黏腻;热为阳邪,蒸腾炎上,易伤阴动血。湿热胶结成毒,则流注全身,导致甲亢或甲减,病毒性心肌炎,乙肝相关性肾炎,影响到骨髓则继发性再生障碍性贫血等等。在发病的形式上也是多种多样,疾而暴发则多为急性病毒性肝炎,或急性、亚急性重型肝炎;徐而后发则成慢性肝炎,甚至仅有病毒标志物阳性,不具备典型的临床症状或体征,病情缠绵难愈。

第二,治疗原则

首先,病毒性肝炎必须根据病情轻重缓急采取相应的治疗措施。对于急慢性重症肝炎以恢复肝功能,防治并发症为首务,采用中西医结合治疗;对于轻、中度肝功能异常的患者,直接采用中药治疗,以汤剂为主,结合丸散;对于肝功能基本正常者,多采用辨病与辨证相结合,采用丸散剂型,既方便又经济。

病毒性肝炎湿热蕴毒的病性决定了肝病的治疗非一方一药,一朝一夕就能速愈。医家必须谨守病机,方随证转,药据病裁;患者必须耐心治疗,积极配合,方可达到量变到质变的疗效。考虑该病的病程长,服药时间久,用药须少而精:其一,剂型力求单纯,能够用中药解决就绝不用西药,对于重症肝炎或肝性脑病的病人需要配合西药支持疗法时,用药也是遵循能口服就不肌注,能肌注就不静脉给药,每天的用药种类不超过3

种。其二,遣方务须精练:赵师在肝病的治疗上融汇伤寒、温病两派,旁参各家,十分推崇张仲景、吴鞠通治肝病的思想,从湿、热、毒论治。或投伤寒、温病原方,或随证加减一两味,往往寥寥数味即可收到四两拨千斤的效果。其三,用药讲究轻灵。剂量轻灵,常用剂量在10g左右,苦寒之品如黄连、大黄在1~5g之间进退。辛温之品如白蔻仁、砂仁的剂量也是3~6g,处方用药力求做到苦寒清热不败胃,辛温化浊不伤阴。

第三,用方经验

赵师治疗肝病多从清热、解毒、化浊几个方面入手。赵师通过大量的临床观察发现,病毒性肝炎不论急性、慢性,只要有肝功能损害,就有湿热内蕴,治宜采用清热利湿之法,才能较快恢复肝功能,消除临床症状。临床分清湿、热、毒三者孰重孰轻,辨清病位在上、在中、在下,选用不同的方药。

疾病初期或是在治疗过程当中出现兼有表证(如感冒),当先解表,从上焦论治,方从三仁汤、藿朴夏苓汤、麻黄连翘赤小豆汤、吴氏加减藿香正气散、新加香薷饮等方加减化裁,常常在方中加入茵陈、平地木、田基黄等清热利湿之品。

各种肝病中湿热阻滞中焦最常见,可按湿热病论治。因为体质的差异,故中焦湿热证候的病机和表现也有所不同,病位有在胃与在脾之别,诚如叶天士所言"在阳旺之躯胃湿恒多,在阴盛之体脾湿亦不少"。若脾湿和胃热并重则临床表现为湿热并重,治宜辛温开郁,苦温燥湿之法。湿热久治不愈则有化毒、化燥之势,因此在辨证方中适时加入清热解毒,凉血止血之品,往往可以收到事半功倍的效果。热重于湿则首选茵陈蒿汤,湿重于热则首推茵陈四苓散,湿热并重者或湿热化毒者则用甘露消毒丹化裁,湿热化燥入里,动血耗血者则投犀角地黄汤加味。在临床上对于肝功能严重异常(中医属于疫黄),则数方合用,或投清瘟败毒饮、千金犀角散,对于湿热蒙蔽心包者(肝性脑病),则用菖蒲郁金汤化裁,配合西医的支持疗法,对于降低死亡率大有裨益。

下焦湿热,多见于肝病合并肾损害、肝病合并泌尿系统感染,或是痔疮出血,以及女性肝病患者合并妇科病,表现为小便短黄、淋漓涩痛,大便出血,肛门灼热疼痛,白带黄稠秽浊,外阴瘙痒等等,常常选用龙胆泻肝汤、萆薢分清饮、八正散、四妙散、易黄汤、枳实导滞丸等方出入,随证加减。

在以上列举的常用方剂当中,赵师十分推崇清代温病大家王孟英誉为"湿温时疫之主方"的甘露消毒丹,并将其广泛运用于各种肝病的治疗,颇有心得。赵师常云:该方集清热、解毒、化浊于一体,具有宣上、畅中、渗下之功,颇合病毒性肝病湿热夹毒的病机。不论肝功能正常与否,但见有湿热中阻的证候,就可以大胆用之,或合茵陈蒿汤,或合茵陈四苓散。大量的临床观察发现,该方具有很好的护肝、降酶、退黄的作用,也有一定的抗病毒功效。清热解毒化浊片就是赵师在该方基础上化裁出的治疗病毒性肝炎的经验方,经湖南中医药大学国家肝病中医医疗中心10余年的临床运用,1997年成为湖南中医药大学第一附属医院自制剂型。通过一系列的临床疗效观察和现代药理研究,发现该成药有良好的改善症状、护肝、抗肝纤维化的作用,临床既可用于湿热内蕴型患者,也可用于肝郁脾虚型患者,疗效因证型不同而异,湿热内蕴型患者的疗效明显优于肝郁脾虚型患者。

第四,肝病专药

赵师在长期的临床实践中发现:肝病辨证用药结合辨病用药的疗效优于单独的辨证用药或辨病用药,在不违背辨证的前提下,发掘一些专病专药对于提高临床疗效是很有意义的。下面仅列举赵师常用的几味"肝病专药":

连翘:辛,甘,寒。赵师发现该品具有"发汗,利小便,退黄"之功,现代中药药理研究发现连翘有很好的护肝,抗肝损伤,利尿等作用。赵师对于肝病患者,肝功能异常者属于湿热并重时,常在辨证方中加入此药,疗效可靠。

茜草:甘,寒,具有凉血活血的功效。赵师在临床运用时:小剂量止血,大剂量活血利水,炒炭则止血。对于肝病伴有血小板减少有出血的患者,具有很好的止血和改善血小板功能和提高血小板数量的作用。

紫草:甘,寒,具有凉血止血透疹的功效,赵师在临床发现该药具有一定的抗病毒功效,对于HBeAg及HBVDNA(+)伴有血小板减少者,有一定的疗效。

仙鹤草:又称脱力草,具有很好的收敛止血之功,与茜草、紫草、黄芪、当归、赤小豆等为伍,赵师命名为"三草汤",临床随证加减运用于各种血小板减少的病症。

大黄:苦寒之品,具有推陈致新的功效。小剂量具有健胃之效,中剂量具有轻泻之功,大剂量则攻下,酒炒活血,久煎则缓泻,后下则峻泻。赵师对于肝功异常,特别是黄疸较高为主者,不论大便干结与否,在辨证方中加入3~5g大黄,轻泻几次后,肝功能及临床症状亦随之改善。

4. 二至丸加减(彭坚创制方)

女贞子15g 旱莲草10g 白芍15g 木瓜15g 五味子10g 乌梅10g 山萸肉10g 山楂肉10g 甘草15g 柴胡5g 枳壳10g 郁金10g 海金沙10g 黑木耳5g 瓜蒌皮10g 茵陈15g 败酱草15g 蒲公英10g 虎杖10g 黄芩6g 苦参10g 黄柏10g 苍术10g 石菖蒲10g 猪苓10g 黄芪15g 丹参10g 土鳖虫10g 鸡内金15g 生麦芽30g 蝉蜕5g 僵蚕10g 炮山甲末3g 鳖甲末5g

用方心得:

本方创制的思路,是从以下六个方面考虑的。

其一,柔肝养肝。许多西医认为病毒性肝炎,在一般情况较稳定时,不要进行治疗,以免药物进一步造成对肝脏的损害,这个观点有一定道理。中医认为:"肝为刚脏,喜柔而恶燥",护肝须养阴柔肝,避免用过于辛燥刚烈的药物,这是一个在治疗过程中应当自始至终贯彻的原则。本方选择二至丸为主体,即女贞子、旱莲草,加白芍、乌梅、五味子、山茱萸、山楂、木瓜等大队酸收之品,配以甘草,以酸甘养阴柔肝。

其二,疏肝利胆。肝胆互为表里,胆汁郁积于肝脏,不利于病毒产物的排泄,改善肝脏的内环境,因此,利胆成为治疗本病的一个极其重要的环节。本方选用柴胡、枳壳、郁金、海金沙、黑木耳、瓜蒌皮、茵陈以疏肝利胆。制成丸散时,尚须加白矾、熊胆等。若用药时间较长,恐寒凉抑遏,须加安息香、苏合香等以温通流动。

其三,清热燥湿解毒。因为湿热内蕴是导致疾病迁延不愈的主要病机。本方选用败酱草、蒲公英、虎杖、黄芩、苦参、黄柏、苍术、石菖蒲、猪苓以清热燥湿解毒。其中,特别是败酱草,有保肝利胆,促进肝细胞再生,改善肝功能的作用。蒲公英则有显著的降转氨酶作用。

其四,升肝和胃。肝病长期用苦寒、酸收、降泄之品,势必使得肝气不升,胃纳不开。本方先取生麦芽、鸡内金两味药,以升肝和胃。重用生麦芽升肝降胃,是张锡纯先生《医学衷中参西录》中的创见:"升肝之用,柴胡最效,然治肝不升、胃不降之证,则不用柴胡,以生麦芽代之。盖因柴胡不但升肝,且能引起胃气上逆,至生麦芽虽然升肝,实无妨胃气之下降,盖其麦芽发生之性,与肝木同气相求,能宣通肝气郁结之开解而自然上升,非若柴胡之纯升提也。"此外,本方再取僵蚕、蝉蜕之轻清浮越,以助肝气的升发。

其五,活血软坚。乙肝日久,由于机体功能减退、毒素刺激、用药失当,容易产生肝硬化。看到这种疾病发展的趋势,用药时应当及早预防,适当地加用一些活血软坚的药物,以改善肝脏的血液循环,阻止肝硬化的发展。但在选药时,宜慎之又慎。本方选用丹参、土鳖虫活血,炮山甲、鳖甲软坚散结。在活血软坚的药物中,这几种药均较为柔和,没有破血伤肝之弊,可以久用。即使如此,在乙肝毒热炽盛期、有血小板减少和出血倾向时,也宜慎用或不用。

其六,温肝补气。湿热久羁,不但伤肝阴,最终也伤肝阳。但温阳益气的药物宜慎用,因表面的、看得见的湿热易清,深层的、隐伏的湿热难去,一旦用之过早,则令余烬未熄,死灰复燃。温药中顾忌最少的是黄芪,张锡纯有云:"肝属木而应春令,其气温而性喜调达,黄芪性温而升,以之补肝,原有同气相求之妙用。愚自临床以来,凡遇肝气虚弱,不能调达,一切补肝之药不效者,重用黄芪为主,而少佐理气之品,服之,覆杯之顷,即见效验。"故本方温阳益气的药物仅选黄芪一味。

总之,全方在整体设计时,力争做到养阴不滋腻,温阳不助火,清热不过寒,利湿不过燥,活血忌动血,散结忌伤肝。以求上下调达,内外通畅,使正气得以扶持,邪气能有出路,疾病终以痊愈。这只是我治疗慢性乙型肝炎的基本方,药物已经超过20味,临床上还要根据病情和疾病的不同阶段随证加减。

从我的临床经验来看,病毒性肝炎的复杂性可能超过古代任何一种病,因此在治疗的思路上,应当有所突破。古方大多精炼,药物很少用至12味以上,古代名医治疗疾病也大多从一点入手,层层推进,最后取得全面治愈。但是,经过较长时间的临床实践,我感觉用这种一般的治疗方法对付慢性病毒性肝炎,疗效不佳,必须从整体来把握。

由于乙肝的发病规律隐伏,难以治愈,很多现代老中医将其病机归结于瘟疫中的"伏邪",无论是急性发作转为慢性期,还是一发现就是慢性期。据我观察,大部分的病机是湿热内蕴。显现者,能观察到舌苔黄腻,尿黄,全身乏力,食欲下降,脘腹饱胀,右胁隐痛;隐伏者,则完全无证可凭,只能按照《黄帝内经》所说的:"有则求之,无则求之",但求来求去的结果,仍然归结到湿热之上。这种因为疫毒产生的湿热,不同于一般的湿热,极其顽固,而且还只是初始的病机,内蕴日久,不得宣畅排泄,必然耗气伤阴,损肝害脾,呈现出一派复杂的病机,在治疗上,不能顾此失彼,必须综合平衡,组建一个照顾到病机各个方面的大方,在实施的过程中,随机灵活加减,才能稳妥、安全地完成治疗。

验案举隅

案例一:大三阳、肝功能损害转表面抗原阳性

叶某,男,34岁,已婚已育,工程技术人员,2004年5月20日初诊。

患乙肝15年,西医检测为大三阳,2003年下半年加重住院,用过苦参素、甘利欣等药物后,曾有所好转,但很快反弹,于是从2004年2月开始注射干扰素,2天1支,5月14日检查:谷丙转氨酶(ALT)上升至845U/L(正常值0~50U/L),谷草转氨酶(AST)上升至647U/L(正常值0~50U/L),谷氨酰转肽酶(r-GT)上升至150U/L(正常值11~50U/L)。

患者消瘦无华,感觉极度乏力,不思饮食,食后胃部梗塞不舒,口渴,舌红无苔,小便黄,眼白微黄,肝区持续隐痛。此为木旺克土,肝胃阴伤,当养阴柔肝和胃,处以二至丸合芍药甘草汤加减:

女贞子30g　旱莲草15g　白芍15g　生甘草10g　乌梅10g　五味子10g　山萸

肉 10g　山楂 15g　木瓜 15g　黄芪 30g　茵陈 15g　白花蛇舌草 30g　丹参 10g　郁金 10g　瓜蒌皮 20g　白术 10g　生麦芽 30g　紫河车 10g　15 剂

6 月 5 日二诊：服药后，患者食欲逐渐正常，气色转好，乏力减轻，肝区仍有隐痛，舌红。化验结果：谷丙转氨酶降至 120U/L，谷草转氨酶降至 70U/L，谷氨酰转肽酶降至 64U/L。原方加八月札 10g、九香虫 10g，续服 10 剂。

6 月 25 日三诊：舌红减退，口味大增，仍然小便黄，眼白发黄。原方去乌梅、山楂、紫河车、木瓜，加猪苓 10g、苦参 10g、虎杖 15g、败酱草 15g，15 剂。

7 月 15 日四诊：服药后，化验结果转氨酶全部正常，患者除了感觉疲劳之外，没有其他不适。处以丸药长期服用，以巩固疗效：

女贞子 30g　旱莲草 15g　枸杞子 15g　沙苑蒺藜 10g　五味子 10g　木瓜 10g　茵陈 30g　苍术 10g　黄柏 10g　败酱草 10g　瓜蒌皮 10g　郁金 10g　海金沙 10g　鸡内金 10g　生麦芽 15g　黄芪 30g　丹参 10g　九香虫 10g　炒鳖甲 10g　大海马 1 对

作为蜜丸，每丸重 10g，一日 2 次，每次 1 丸，饭后开水送服。连续服用半年，期间有其他不适，则用汤药辨证调适。

1 年后，患者由大三阳转为仅表面抗原阳性，DNA 滴度检测小于 10^3，肝功能一直正常，仅胆红素略高，目前仍然在服用丸药。

治疗心得：

本病例的病史长达 15 年，患者是在住院半年，初用苦参素、甘利欣等中西药有效，后来出现反弹，最后用干扰素导致肝功能全面破坏时，才找中医辨证治疗的。

第一诊的遣方用药，无疑起到了转危为安的作用。患者舌红、口渴、肝区隐痛，乃一派肝阴受损的证候；而不思饮食、胃部梗塞不舒，则为阴虚阳亢，木旺克土；消瘦无华，极度乏力，更显示元气大伤，已不耐攻伐。考虑到整体情况，以养阴柔肝为当务之急，故以大队酸性药为主。当三项过高的酶迅速下降，病情开始趋缓时，即适当减掉酸性药，逐步增加清热利湿、活血软坚、补养肝肾之药，终于取得较好的效果。

用酸性药降酶，我是 10 多年前得自高允旺的介绍。高先生从山西名医孔二交那里得到一首"补肝降酶汤"，据云为数代相传，治疗转氨酶长期波动在 200~300U/L 之间，有效[65]。其方为：

白芍 20g　山楂 20g　山萸肉 15g　五味子 15g　乌梅 10g　甘草 10g　瓜蒌皮 20g　黄芪 20g　白术 15g　丹参 10g　连服 20 余剂。

其实，早在 1984 年，中西结合的研究已经得出结论：肝细胞的酸碱环境，也能影响肝细胞对酶的释放。肝细胞周围的 pH 愈高，则酶的释放愈多且快；pH 愈低，则酶的释放小而慢。中药酸味药可能对肝细胞的酸碱环境有调节作用，以及减轻肝细胞内酶的渗出，因此，使用酸味中药可以起到降酶效应。具体运用时，如热象显著者，宜选牛膝、旱莲草、白芍、鱼腥草；气滞血瘀者，宜用生山楂、木瓜、石榴皮；肝肾亏虚者，宜选覆盆子、五味子、乌梅；对无症状或症状不明显者，应注意舌苔变化，无苔者，可重用白芍、乌梅等酸味药；苔黄或白腻者，可先清热化痰祛湿，而后再加酸味之品，凡舌苔经久不退者，可在化湿之际，同用升麻、葛根、蒲黄、五灵脂等。

中国科学院院士朱清时先生有一段讲话，对于乙肝的研究很有启示："中医现代化应当如何研究呢？中医事实上应该已经可以借助现代仪器了。我们以一个例子说明。我们知道，病原微生物之所以能致病，是因为它能进入细胞内，影响细胞的复制过程，其结果是细菌与病毒细胞大量复制,正常细胞的复制被抑制。在分子的复制和组装过程中,溶液的理化性质是至关重要的,溶液(包括酸碱度、营养元素、各种氨基酸、稀有元素)就是细胞质。血液的一种功能就是调节细胞质的这种平衡。因为人体所有的复制过程都是在细胞质这种溶液环境中进行的,这些溶液的理化性质,如成分、浓度、酸碱度都会对这种过程产生影响。人体在某些因素影响下,将会使这种溶液的理化性质发生变化,溶液中的一些成分变化了,就可能有益于细胞或病原微生物发生非正常复制,就会致病。因为溶液是整体的,服用中药后,溶液的理化性质会改变,变得不利于细胞或病原微生物的非正常复制,就使得肌体恢复正常,这是可以通过实验证实的。如细胞的复制在什么样的细胞质中复制得快,中医用什么样的药抑制了这一过程,中医可以利用现代仪器从这个方向来研究。从细胞的复制,从复杂的科学体系来研究。"[66]

我认为:朱院士的这段讲话,不仅为中医现代化的研究提出了一种值得重视的新方向,而且为用中医药治愈慢性乙型肝炎提供了一种可能的理论根据。

案例二:乙肝"小三阳"痊愈

姜某,男54岁,长沙人,某大学教师,2003年9月15日初诊。

患者于1981年患急性肝炎,后确诊为慢性乙型肝炎"大三阳",经过赵国荣教授治疗几年后,转为"小三阳",此后迁延不愈,但肝功能一直正常。近3年来,患者每到春夏或秋冬季节交替之际即肾绞痛发作一两次,疼痛剧烈,须住院治疗,医生疑为肾结石,但拍片及尿检始终未找到结石。近几天腰部酸胀,饮食减少,口中发腻,大小便不畅,根据以往经验,自己预感到肾绞痛近期内将发作,特来就诊。察其面色油黄,神情紧张,口苦,小便黄,舌质偏红,舌苔灰腻,脉弦滑。此为湿热内蕴,当清利湿热,拟三金散加减。处方:

鸡内金30g　海金沙30g　郁金30g　茵陈30g　滑石30g　栀子20g　黄柏30g　大黄15g　甘草30g　黄芩30g　大腹皮30g　猪苓30g　泽泻30g　续断30g　石韦30g　车前子30g　女贞子30g　旱莲草30g　熊胆3g

研末,日3次,每次3g,开水送服。

2003年11月27日二诊:服上方后,腰痛缓解,口中清爽,食欲增加,绞痛未发作,并意外发现乙肝表面抗原转阴,这是近年来第一次,继续清热利湿治之,拟三金散加减,处方:

海金沙20g　苍术15g　水蛭30g　熊胆3g　白背黑木耳20g　苡仁15g　豨莶草15g　虎杖15g　土鳖虫15g　地骨皮30g　茵陈15g　威灵仙25g　炮甲10g　土茯苓30g　蝉蜕10g　鸡内金15g　丹参15g　萆薢10g　川连10g　黄芪30g　女贞子30g　甘草15g　苦参30g　僵蚕30g

研末,日2次,早晚各1次,每次3g,饭后开水送服。

2004年2月14日三诊:服此方后,尿酸(UA)由465μmol/L降到308μmol/L,表面抗原继续呈阴性,其他感觉尚可,上方加虫类药搜剔化瘀,处方:

水蛭30g　茵陈50g　苦参50g　鳖甲30g　海金沙20g　女贞子30g　黄芩15g　熊胆3g　白背黑木耳20g　苍术20g　土鳖虫20g　土茯苓30g　虎杖20g　豨莶草30g　僵蚕15g　黄芪30g　九香虫20g　蝉蜕10g　柴胡15g　紫河车25g　鸡内金20g　郁金20g

研末,日2次,每次3g,饭后开水送服。

2004年6月7日四诊:服上方后,检查乙肝表面抗原继续呈阴性,但血脂有所上升,其他均可。但6月5日时突然左肾区胀痛,自己吃氧氟沙星、肾石通冲剂后缓解。改用

硝石矾石散加减,减少虫类药:

熊胆 7g 茵陈 30g 郁金 30g 火硝 20g 乌梅 30g 白矾 20g 五灵脂 30g 鸡内金 35g 女贞子 35g 僵蚕 30g 海金沙 30g 莪术 35g 威灵仙 30g 八月札 30g

研末,日 2 次,每次 3g,饭后开水送服。

2004 年 10 月 11 日五诊:9 月 10 日在某省医院体检乙肝表面抗原呈阳性,9 月 30 日因为腰痛在某市医院住院,10 月 1 日 B 超检查结果:有轻度脂肪肝,肝内多发小囊肿,胆囊内少许小结石,右肾有泥沙样结石,右侧输尿管下段结石,并右肾少量积液,10 月 2 日检查:乙肝表面抗原呈弱阳性。10 月 7 日出院。住院期间,以输液消炎为主,未做其他治疗。刻诊:仍然腰部酸疼,腿脚乏力,大便结,小便色黄不畅,舌苔薄腻微黄,脉缓,此为肾虚夹杂下焦湿热,拟用青娥丸合八正散加减,处方:

杜仲 15g 补骨脂 10g 胡桃肉 15g 茵陈 15g 萹蓄 10g 瞿麦 10g 车前子 10g 续断 10g 琥珀 10g 5 剂

嘱咐其长期用海金沙 10g(布包),土茯苓 30g,茵陈 25g,甘草 5g,泡水服,以解决湿热蕴积酿成结石的问题。

2004 年 10 月 28 日六诊:服上方后腰痛、大便结、小便短赤等均有改善,治宜柔肝养阴,清利湿热,拟用二至丸、硝石矾石散、三金散合方加减。处方:

虎杖 50g 白矾 50g 木瓜 50g 茵陈 30g 女贞子 50g 旱莲草 30g 黄芪 50g 丹参 20g 海金沙 20g 郁金 20g 鸡内金 20g 枣皮 30g 乌梅 20g 五味子 20g 白芍 20g 炙甘草 20g 苍术 15g 瓜蒌皮 20g 凤尾草 20g 败酱草 20g 沙苑子 20g 熊胆粉 2g 火硝 20g 清肝散 30g(苦参、豨莶草等 10 余种药)

研末,日 3 次,每次 3g,饭后开水送服。

2005 年 1 月 31 日七诊:一般情况尚可,偶有腰酸,乏力,小便黄,舌淡,苔微黄腻,脉弦缓。处方:

败酱草 30g 虎杖 20g 白矾 20g 木瓜 50g 茵陈 30g 女贞子 50g 旱莲草 20g 黄芪 50g 丹参 20g 土鳖虫 20g 蜈蚣 5 条 苏合香 10g 海金沙 20g 郁金 20g 鸡内金 30g 枣皮 20g 乌梅 20g 五味子 20g 甘草 30g 苍术 20g 瓜蒌皮 20g 火硝 20g 清肝散 50g 楮实子 30g 威灵仙 15g 共 25 味。

研末,一日 3 次,每次 3g,饭后开水送服。

2005 年 5 月 14 日八诊:表面抗原继续呈阴性,劳累时肝区隐痛,腰酸,大便结,小便黄,精神尚可,食欲尚佳,舌淡,苔薄黄,脉弦缓。处方:

牵牛子 20g 炮山甲 10g 延胡索 20g 郁金 20g 茵陈 20g 海金沙 20g 瓜蒌皮 20g 白矾 30g 木香 20g 防风 20g 虎杖 20g 木瓜 30g 乌梅 20g 威灵仙 15g 火硝 10g 败酱草 20g 熊胆 2g 内金 20g 大黄 10g 土鳖虫 10g

研末,一日 3 次,每次 3g,饭后开水送服。

2005 年 7 月 23 日九诊:上方服完,有时感到腰酸,腿脚无力,口苦,大便微干,小便黄,舌苔薄黄,脉弦缓。处方;

白花蛇舌草 30g 蒲公英 20g 黄芪 30g 安息香 5g 炮山甲 10g 玄胡 20g 郁金 20g 白芍 30g 海金沙 20g 女贞子 30g 旱莲草 20g 枸杞 30g 五味子 20g 车前子 30g 白矾 20g 木香 10g 防风 30g 虎杖 30g 木瓜 50g 乌梅 20g 威灵仙 20g 火硝 10g 山栀子 20g 熊胆 8g 鸡内金 20g 大黄 15g 紫河车 30g 蛤蚧 1

对　清肝散 30g

研末,一日 3 次,每次 3g,饭后开水送服。

2005 年 10 月 22 日十诊:情况尚可,上方加茵陈 30g。

2005 年 11 月 18 日十一诊:表面抗原继续呈阴性,脉证如九诊所述,精神好转,腰腿感觉比以前有力。处方:

白花蛇舌草 30g　蒲公英 20g　黄芪 30g　安息香 5g　炮山甲 10g　延胡索 20g　郁金 20g　白芍 30g　海金沙 20g　女贞子 30g　旱莲草 20g　枸杞 30g　五味子 20g　车前子 30g　白矾 20g　木香 10g　防风 30g　虎杖 30g　木瓜 50g　乌梅 20g　威灵仙 20g　火硝 10g　山栀 20g　熊胆 8g　鸡内金 20g　大黄 15g　紫河车 30g　蛤蚧 1 对　茵陈 30g

研末,一日 3 次,每次 3g,饭后开水送服。

2005 年 12 月 8 日报告,已经第九次转阴,2006 年 2 月 25 日报告,第十次转阴,即:HBsAg、HbsAb、HBeAg、抗 -HBCIgM 均阴性,HbeAb、抗 -HBC 均阳性。

以上方加减,服药长达一年多,已经连续 10 次表面抗原转阴,肝功能未见任何异常,提示该病已经临床治愈,无须过度治疗,腰痛也未复发。此外,患者感到此方有升压作用,吃药后,有时血压升高至 140/85mmHg,停药后几天,又恢复至 125/75mmHg。遂建议患者停药。至 2007 年 2 月 9 日检查,表面抗原仍然阴性,但也未产生抗体。

治疗心得:

本例患者是我几十年的同学和朋友,原来并无意找我治疗乙肝,是来找我治疗结石的,因为他知道我并非肝病专家。按照目前西医已有的知识,乙肝"小三阳"如果肝功能正常,无须治疗,也无法治愈,用药不当反而损伤肝脏,即使作为肝病专家,对付病毒性肝炎的能力也是有限的。亿万患者被迫接受这种无奈的事实,患者的精神包袱之沉重可想而知,因为患者总会担心"小三阳"长期不愈,有可能最终转化为肝硬化或肝癌。在长期接触中,我时常感受到该同学内心深处的忧虑和无言的悲情。在开出第一张治疗结石的处方时,我似乎有意无意地说了一句:你吃完药后,顺便注意一下肝病的检查结果。没有想到,在服药后的第一次学校常规健康体检时,"小三阳"就已经消失了。当时在校内引起了轰动,因为他为人坦诚,无人不知他是有 20 多年资历的老乙肝,每次检查结果不用看,都是老样子,而这次的检查报告单,他甚至是请别人代取的,代取的人无意中发现转阴,给他带来了意外的惊喜。我让他在治疗结石的同时,注意肝病的检查结果,当然不是无意的,因为在中医看来,结石与乙肝有一个共同的病机,即湿热内蕴,我当时正尝试将疏肝利胆、清热化湿作为治疗乙肝的主要途径,这是第一次得到了明确的验证。按照这个治疗方向,患者坚持服药 3 年多,经过十次以上的检查,化验单毋庸置疑地证明:"小三阳"已经痊愈。在用药过程中,患者经常提示我:服某方血脂有所升高,服某方血压有所升高,后来竟至于一服药血压即升高,停药血压即降低。这些信息对于帮助我积累用药经验,有重要的参考价值,这也是我首次发现:某些动物药可能不适合于湿热内蕴的病症。在中医文献和名老中医经验介绍中,尚未见到类似的报道。

我很感谢这位同学,使我对动物药的运用宜忌,有了新的认识。同时,也感谢许多患各种疑难疾病前来就诊、并始终不渝守候在我身旁的病人,是他们的充分信任,给我提供了深层次思考和临床磨炼的机会,即使有所失误,也很少有人怪罪我,但终因自己学识有限,仍有许多疑难病治不好,自觉愧对病人,总之,作为一个医生,能够时常取得患者的谅解与配合,总是心存感激!

案例三:乙肝"大三阳"转"小三阳"

孙某,女,25岁,某大学教师,长沙人,2003年12月1日初诊。

患者体检时发现乙肝标志物阳性8年余,HBV-IN显示:HBsAg(+)、HBeAg(+)、HBcAb(+)。服用贺普丁8个多月无效,肝功能尚可,无任何症状表现,未引起重视,只是间断服药。处方:

茵陈30g 虎杖25g 田基黄25g 鸡骨草25g 女贞子30g 旱莲草30g 柴胡15g 丹参30g 土鳖虫15g 鳖甲30g 黄芪50g 苍术30g 穿山甲10g 紫河车30g 海金沙20g 白背黑木耳25g 熊胆4g 威灵仙20g

研末为蜜丸,每5粒重1g,每服50粒,日2服。

2004年10月28日二诊:患者未能坚持服药,中断治疗,前不久复查肝功能发现异常,血清谷丙转氨酶(ALT)75U/L,血清谷草转氨酶(AST)109.1U/L,总蛋白(TP)34.1g/L,白蛋白(ALB)1.3g/L,患者才下决心服药,处方:

乌梅10g 瓜蒌皮10g 山萸肉10g 五味子10g 白芍10g 木瓜25g 苍术10g 丹参10g 茵陈25g 白矾8g 虎杖25g 黄芪15g 败酱草25g 凤尾草15g 草河车15g 栀子10g 大黄5g 黄柏10g 海金沙30g 郁金10g 白背黑木耳10g 女贞子15g 旱莲草15g 清肝散10g(分2次冲服) 15~30剂

2004年12月16日三诊:服上方后,复查肝功能,谷丙转氨酶(ALT)89U/L,谷草转氨酶(AST)89U/L,处方:

木瓜50g 虎杖30g 白矾10g 半枝莲25g 女贞子30g 旱莲草30g 猪苓10g 苏合香10g 海金沙10g 五味子10g 枸杞子25g 茵陈15g 蒲公英30g 败酱草30g 瓜蒌皮15g 黄芩10g 乌梅15g 山萸肉10g 蜈蚣1条 清肝散10g(分2次冲服) 15~30剂

2005年3月12日四诊:服上方后复查肝功能,谷丙转氨酶(ALT)84U/L,谷草转氨酶(AST)56U/L,HBV-DNA 3.7×10^7。处方:

苦参30g 豨莶草15g 蝉蜕10g 僵蚕10g 枸杞子30g 五味子10g 白蒺藜15g 女贞子30g 旱莲草30g 茵陈30g 郁金10g 栀子10g 大黄5g 黄柏30g 虎杖25g 贯众15g 败酱草30g 黄芪30g 丹参15g 猪苓10g 海金沙15g 甘草15g 清肝散10g(分2次冲服) 15~30剂

另外,白矾40g,苏合香10g,研末,装胶囊,日3次,每次5粒,饭后开水送服。

2005年4月11日五诊:服上方后,查肝功能,ALT 70U/L,HBV-DNA 9.85×10^7。处方:

瓜蒌皮20g 苍术15g 郁金10g 木瓜30g 苦参30g 白芍15g 僵蚕10g 蜈蚣1条 五味子10g 山萸肉15g 乌梅10g 虎杖15g 甘草15g 败酱草30g 女贞子30g 旱莲草15g 黄芪30g 茵陈30g 栀子10g 黄柏15g 黄芩10g 大黄5g 15~30剂

另外,白矾30g,苏合香5g,安息香10g,研末,装胶囊,日3次,每次5粒,饭后开水送服。

2005年5月9日六诊:服上方后,查肝功能,ALT 59U/L,HBV-DNA 5.96×10^7。处方:

仙灵脾10g 瓜蒌皮20g 乌梅20g 山萸肉15g 山楂30g 枸杞子30g 五味子

20g 女贞子 30g 旱莲草 15g 补骨脂 10g 鸡血藤 20g 肉苁蓉 30g 黄芪 30g 茵陈 15g 木瓜 30g 白芍 15g 郁金 10g 巴戟天 10g 蜈蚣 1 条

另外,白矾 30g,苏合香 10g,安息香 10g,没药 10g,研末,装胶囊,日 3 次,每次 4 粒。

2005 年 6 月 2 日七诊:查肝功能,ALT 121U/L,HBV-DNA 6.99×10^7。处方:

苦参 20g 虎杖 20g 豨莶草 15g 露蜂房 10g 蝉蜕 6g 僵蚕 10g 瓜蒌皮 20g 乌梅 20g 黄芩 15g 栀子 10g 黄柏 15g 五味子 10g 茵陈 30g 海金沙 10g 木瓜 30g 大黄 5g 女贞子 30g 甘草 10g 郁金 10g 14 剂

另外,火硝 10g,安息香 5g,苏合香 5g,研末,装胶囊,每日 3 次,每次 4 粒,饭后开水送服。

2005 年 7 月 21 日八诊:复查,HBV-IN 显示:HBsAg(+)、HBcAb(+)、HDcAb(+),即"小三阳"。ALT 66U/L,HBV-DNA 4.53×10^7。处方:

苦参 20g 虎杖 20g 豨莶草 15g 露蜂房 10g 蝉蜕 6g 僵蚕 10g 瓜蒌皮 20g 乌梅 30g 栀子 10g 山萸肉 15g 白芍 15g 半枝莲 25g 白花蛇舌草 30g 黄柏 15g 五味子 10g 茵陈 15g 海金沙 10g 木瓜 30g 大黄 5g 女贞子 30g 甘草 10g 郁金 10g 黄芪 30g 14 剂

另外,白矾 30g,火硝 10g,安息香 10g,苏合香 3g,研末,装胶囊,每日 3 次,每次 4 粒,饭后开水送服。

2005 年 9 月 1 日九诊:复查,HBV-IN 显示:"小三阳",ALT 53U/L,HBV-DNA 5.66×10^7。处方:

半枝莲 30g 白花蛇舌草 25g 败酱草 30g 虎杖 15g 木瓜 30g 五味子 10g 茵陈 15g 甘草 15g 女贞子 30g 旱莲草 15g 八月札 10g 九香虫 10g 瓜蒌皮 15g 苍术 10g 海金沙 10g 白背黑木耳 5g 郁金 10g 黄芩 10g 15 剂

另外,白矾 30g,熊胆 3g,安息香 10g,苏合香 10g,研末,装胶囊,每日 3 次,每次 4 粒,饭后开水送服。

2005 年 10 月 20 日十诊:复查,HBV-IN 显示:"小三阳",HBV-DNA 5.35×10^6。处方:

蒲公英 30g 白花蛇舌草 25g 败酱草 30g 虎杖 15g 木瓜 30g 五味子 10g 茵陈 15g 甘草 15g 女贞子 30g 山楂 30g 旱莲草 15g 瓜蒌皮 15g 土鳖虫 10g 苍术 10g 海金沙 10g 白背黑木耳 5g 郁金 10g 黄芩 10g 15 剂

另外,白矾 30g,熊胆 3g,安息香 10g,苏合香 10g,研末,装胶囊,每日 3 次,每次 4 粒,饭后开水送服。

2006 年 1 月 7 日十一诊:上方两天 1 剂,共服 30 剂,历时 2 个月,复查 HBV-IN 显示:"小三阳",HBV-DNA(−)。处方:

蒲公英 30g 白花蛇舌草 25g 败酱草 30g 木瓜 30g 五味子 10g 茵陈 15g 甘草 15g 女贞子 30g 山楂 30g 旱莲草 15g 土鳖 10g 瓜蒌皮 15g 苍术 10g 海金沙 10g 白背黑木耳 5g 郁金 10g 八月札 10g 绿萼梅 10g 黄芩 10g 30 剂

另外,白矾 30g,熊胆 3g,安息香 10g,苏合香 10g,研末,装胶囊,每日 3 次,每次 4 粒,饭后开水送服。

2006 年 3 月 11 日十二诊:3 月 7 日复查,HBV-IN 显示:"小三阳",HBV-DNA(−),3 月 12 日到某权威性更高的省级医院再次复查,结果仍然相同。察患者面色白中带有红晕,精神尚好,无其他任何不适,色淡红,脉缓。遂停药。

治疗心得：

这个案例比较特殊，为我整理这个病案的肝病研究生尹周安感到很惊讶，在长达一年半的治疗记录中，几乎找不到患者关于病痛的倾诉，只好简单记录下每次的处方和检查的结果，作为一个病案，未免显得干瘪。"无证可辨"，这是中医辨证论治最为棘手之处，而在病毒性肝炎病人中，确实有相当多的患者处在这种并无痛苦的状态，有的人甚至根本不知道患有该病，因此忽略了治疗，有的掉以轻心，不愿积极治疗，加之某些权威医学机构宣布乙肝"不可治愈"，只要肝功能正常即不必治疗。于是，很多患者干脆选择放弃。如果不是患者与案例三的患者在一个单位工作，亲眼看到了治愈的效果，如果不是患者肝功能出现轻微异常，使其有了治病的紧迫感，如果不是患者下决心长期吃药，就不可能在一年半后，达到由"大三阳"转为"小三阳"的结果。当然，该患者的决心尚不彻底，以至于转为"小三阳"之后，不肯再服药，按照她的话说，"这辈子已经吃得够够的了"，嫌药难吃。对于一个未婚的年轻女孩子来说，天天捧药罐子，长达一年多，也够难为她的了！这也说明中药剂型的改革是十分必要的。

我对小尹说：患者虽然自诉无痛苦，似乎没有明显的证候可凭，但《黄帝内经》云："有则求之，无则求之。"医生应当具备敏锐的观察力：患者面容无光泽，白中带有淡青色，缺乏年轻人的生气，舌胖淡，在医生眼中，这就是凭据，从中就可以探求出病机，这是肝气长期被抑遏，不得伸展之象。我在治疗该案时，仍然是以二至丸加减为主方，但多数加入了苏合香、安息香这两味药，借其温通、芳香之性，达到舒展肝气的作用，恐其太过，有时又配以白矾的酸涩、熊胆的苦寒来监制之。在用药过程中，有时病毒指数、甚至转氨酶会陡然升高，此时无需惊慌，继续用药，则自然下降，而且一旦降低，即很少反弹，这是我在治疗病毒性肝炎时积累的用药心得。这两味药在整个治疗过程中无疑发挥了举足轻重的作用，然而其作用机理，至今仍然无法解释清楚，我也在不断积累案例，进行着深入思考。由于患者不愿意继续走完由"小三阳"到表面抗原转阴的漫长旅程，而我察其面色已由淡青转为红润有光泽，遂同意她停药，换句话说，"无则求之"，算是初步求到真谛了。

案例四：乙肝"大三阳"痊愈

尹周安，男，22岁，湖南中医大学本科99级学生，2004级肝病研究生，2002年5月9日初诊。

病史摘要：体查发现乙肝标志物阳性5年余，多次查乙肝六项示：HBsAg(+)、HBeAg(+)、HBcAb(+)，肝功能基本正常，曾间断服用西药、中草药，疗效不显。2001年10月因学习工作劳累出现乏力纳差，肝功能轻度异常，血清谷丙转氨酶168U/L，血清谷草转氨酶96U/L，至长沙某医院住院治疗一个月，住院期间用甘利欣、潘南金等护肝降酶。住院期间出现严重的鼻衄不止，用麻黄素、去甲肾上腺素外用止血无效。熊继柏老师处以大剂量犀角地黄汤加大黄6g，数剂即安，续服甘露饮加味后未再发作。肝功能基本恢复正常后出院。出院后因经济困难未服用抗病毒药治疗，亦未进行系统的治疗。2002年5月1日因劳累再次出现恶心呕吐，乏力纳差，皮肤巩膜中度黄染，再次住入湖南中医药大学第一附属医院肝病科。查肝功能：GLB(球蛋白)37.5g/L，ALT(谷丙转氨酶)2100U/L，AST(谷草转氨酶)1850U/L，TBIL(总胆红素)134μmol/L，DBIL(直接胆红素)63μmol/L，IBIL(间接胆红素)81μmol/L。肝胆B超示：肝实质光点增粗，提示肝脏炎性改变。现症见大便干结不爽，口干口苦，小便短黄，舌红苔黄腻。

赵国荣老师处方如下：

藿香 10g　茵陈 10g　滑石 10g（包）　木通 5g　石菖蒲 10g　黄芩 10g　连翘 10g　浙贝母 10g　栀子 6g　大黄 3g　茜草 10g　白茅根 15g　3 付,每天 1 付,水煎服。

另外要求病人多吃西瓜。西药用甘利欣、潘南金护肝退黄。服药之后,大便轻泻数次,恶心呕吐即止,能进食,小便增多。原方再进 3 剂后复查肝功能结果大为好转,皮肤巩膜黄染已经减退,乏力明显好转,恶心呕吐已止。唯肝区胀痛不舒,偶见刺痛。舌红,苔薄黄腻。肝功能检查结果如下:GLB 36g/L,ALT 868U/L,AST 456U/L,TBIL 67μmol/L,DBIL 34μmol/L,IBIL 33μmol/L。考虑病久有瘀,前方加桃仁 6g,茜草改为 15g,再进 7 剂。

2002 年 5 月 16 日:查肝功能 ALT(-)、r-GT(r- 谷氨酰转肽酶)132U/L,AST 76U/L,TBIL 22.2μmol/L,GLB 32g/L,A/G 1.43。皮肤巩膜黄染基本消退,已经无明显不适,二便如常,舌红苔薄黄。守方再进 7 剂。

2002 年 5 月 23 日:查肝功能:ALT 76U/L,AST 56U/L,r-GT 95U/L,余可。病者未诉明显不适,晨起口腻,口干不苦,舌红苔薄黄腻。前方白蔻仁减为 5g,加旱莲草 15g、女贞子 10g,14 剂。

2002 年 6 月 6 日,患者已经出院,肝功能基本正常。稍感劳累,疲倦,近段时间口舌生疮,口干,舌淡红、苔薄白腻。三才封髓丹合茵陈四苓散加减:

西洋参 2g　麦冬 15g　生地黄 10g　茯苓 15g　泽泻 10g　猪苓 10g　白术 10g　甘草 6g　黄柏 6g　砂仁 3g　茵陈 6g　14 剂。另服清热解毒化浊片,每次 8 片,每天 3 次。

服上药,病情稳定,口舌生疮未再发作,守方治疗。

2002 年 7 月,暑假已至,正值农忙,因劳累病情突然复发加重,又出现恶心,呕吐黄绿苦水,疲乏,喜卧嗜睡,口干口苦,舌红苔黄腻。自己处方甘露消毒丹加减,3 剂。3 剂药后,恶心呕吐症状不见减轻。又处蒿芩清胆汤(青蒿改茵陈)3 剂,呕吐止,但皮肤巩膜黄染消退不多,无奈之下,又赶回长沙求助于赵老师。因经费不足,拒绝住院。

7 月 25 日查肝功能结果如下:TBIL 140.2μmol/L,ALT 670U/L,AST 858U/L,TBA(血清总胆汁酸)170μmol/L,AKP(血清碱性磷酸酶)244U/L,r-GT 177U/L。赵师处方如下:

茵陈 10g　茯苓 10g　猪苓 20g　泽泻 20g　栀子 5g　大黄 3g　茜草 10g　白茅根 10g　5 剂

5 天后查肝功能明显改善,续服中药 14 剂。

2002 年 8 月 8 日:服上方后进食不呕,口苦口干已经不著。但晨起口腻,大便黏滞不爽,日行数次。查肝功能结果如下:TBIL 39μmol/L,DBIL 30.3μmol/L,ALT 670U/L,AST 285U/L,TBA(-),AKP 164μmol/L,r-GT 157U/L。上方加大黄至 5g。服 21 剂。2002 年 8 月 29 日:药后相安,纳佳,胁肋刺痛间作,小便黄。舌红,苔薄黄。查肝功能:TBIL 24μmol/L,DBIL 11.5μmol/L,AST 56U/L,r-GT 83U/L。处方:

茵陈 10g　白蔻仁 3g　藿香 6g　滑石 10g　木通 6g　石菖蒲 6g　黄芩 10g　连翘 15g　浙贝母 10g　茜草 10g　白茅根 15g　桃仁 10g　生地黄 10g　21 剂。

2002 年 10 月 3 日:服药无不适,偶感口干,鼻干,时乃秋燥当令。甘露饮合二至丸煎水送服清热解毒化浊片(每次 8 片,每天 2 次)。

2002 年 11 月 23 日:查乙肝六项:HBsAg(+)、HBeAb(+)、HBcAb(+),HBeAg 阴转,即"大三阳"已转为"小三阳",肝功能基本正常。近日感冒,咽痒,咳嗽,痰少质黏。舌淡红,苔薄黄。杏苏散加减。

杏仁 10g　苏叶 10g　陈皮 10g　法半夏 10g　前胡 10g　桔梗 10g　枳壳 6g　茯苓

10g　桑叶 10g　浙贝母 10g　甘草 6g　矮地茶 20g　5 剂。

另清热解毒化浊片，每次 8 片，每天 2 次，二至丸煎水送服。

2003 年 3 月 3 日：查肝功能（-）、HBV-DNA（-），赵师云，病毒基本清除。但必须巩固治疗半年至一年方可停药。前方续服。

2003 年 6 月 20 日：再次复查肝功能（-）、HBV-DNA（-），无明显不适，时有牙龈出血。舌苔白腻，三仁汤加减：

杏仁 10g　薏仁 15g　白蔻仁 3g　竹叶 6g　滑石 10g　厚朴 6g　法夏 6g　通草 3g　茵陈 10g　茜草 10g　紫草 10g　白茅根 15g　女贞子 10g　旱莲草 15g　15~30 剂

此后，赵师出国至捷克访问 10 个月期间，患者正值考研，心身疲惫，经常通宵失眠，患者本人及好友贾曾祥处方调理，常投黄连温胆汤、丹栀逍遥散、酸枣仁汤等；鼻衄则服用犀角地黄汤、甘露饮、侧柏叶汤等数剂而安。

2004 年读研究生一年级，多次查肝功能基本正常，乙肝六项示："小三阳"，HBV-DNA（-）、AFP（-）、CEA（-）、血常规（-）、肝胆 B 超（-）。但时诉口干，秋冬季节则鼻干，齿衄，自己经常处甘露饮合二至丸代茶饮，基本能控制。秋冬则经常食用梨子，夏天则以西瓜为主要水果，并经常以百合、莲子、怀山药、绿豆、枸杞等药膳佐餐。

研究生二年级：病情稳定，但时有牙龈出血，量不多，渗血为主，肝区隐痛，劳累加重，舌红少苔。

2005 年 12 月，彭坚老师处以二至丸加减合一贯煎：

旱莲草 50g　女贞子 50g　乌梅 30g　五味子 20g　白芍 30g　瓜蒌皮 30g　甘草 20g　地骨皮 30g　枸杞子 30g　桑叶 30g　生地黄 30g　麦冬 30g　沙参 30g　当归 20g　海金沙 30g　丹参 30g　郁金 30g　鸡内金 20g　黄芪 50g　茵陈 20g　1 剂

研末，每次 3g，早晚各 1 次。

间断服药两个月余，牙龈出血好转，肝区隐痛不显，纳食颇佳，体重逐渐增加 10 余斤。但服药期间，稍感大便不成行。舌苔转厚时则加服清热解毒化浊片，小剂量服用，间断服用。

2006 年 8 月 23 日查表面抗原：HBsAg 0.75ng/ml（参考范围 0~5ng/ml，发光免疫法，湖南中医药大学第一附属医院），表面抗原转阴，第二天复查表面抗原（-），表面抗体 HBsAb 24.700ng/ml（+）（参考范围 0~2ng/ml，发光免疫法，湖南中医药大学第一附属医院）。至此，历经近十年的乙肝"大三阳"终于治愈。

治疗心得：

本例患者尹周安是赵国荣教授的研究生，他主动要求公开自己的真实姓名。他的主攻方向即是病毒性肝炎，2005 年随我在百草堂坐诊一年，第一次门诊就遇到了"案例二"的那位姜姓患者。当时，姜某拿着乙肝"两对半"的化验单来诊所，告诉我表面抗原已经连续第五次转阴。我从这位刚接触的研究生的神情中可以看出，他对这种结论是信疑参半的。因为从现代西医的知识体系中获得的信息告诉他，乙肝是不可治愈，至少是不可轻易治愈的，一、两次"转阴"，并不可靠。而我的思路居然这么原始，用的方法居然这么简单，药费居然这么低廉，而疗效也似乎比较稳定，也许只能用"不可思议"四个字来形容。慢慢治愈的病人见多了，他主动提出：要帮我系统收集和整理一些成功的案例，如上述"案例三"的资料，就是他收集整理的。我历来有自知之明，深感自己并非肝病专家，有关乙肝的西医知识懂得不多，故每当遇到需要用西医知识解释而本人不懂时，即当着患者的面向他请教，或让他直接给患者解答，将其视为我在门诊治疗肝病的专家顾问。半年之后，也就是他跟我坐诊的日期快结束时，又逢姜某拿着第九次"转阴"的化验单兴冲冲地来门诊相告。小尹终于告诉我：他也是乙肝患者，原来是"大三阳"，经过赵国荣老师多年治疗后，转成了"小三阳"，并要求我开方治疗。跟我坐堂一年，这个处方他自己何尝开不出？但事不关己，关己则乱，这种复杂的心理是可以理解的。我仍然处以二至丸加减合一贯煎。三个月之后，早已结束跟我坐堂的小尹，忽然打来一个电话，说是他的表面抗原转阴了，而且产生了抗体，由于不敢相信，重复做了一次检查，几分钟前刚拿到第二次结果。换句话说，他的乙肝"小三阳"确实已经"临床治愈"了，从大三阳到完全治愈，历经熊继柏、赵国荣教授和我之手，十年磨难，一朝解脱！电话里的声音悲喜交集，其中还夹杂着一些吵闹声，据他后来说，是研究生同学们在电话旁议论纷纷。他感到从自己身上，看到了周围患有乙肝的亲戚朋友和广大乙肝患者的希望。我建议他将自己患病求医的经过以及他的导师赵国荣教授治疗乙肝的经验进行一下初步的总结，将来收载到我的书中，一并进行介绍。我之所以有这种想法，是因为感到自己毕竟不是肝病专科医生，治疗的病例显然有限，自己所用的二至丸加减对于"小三阳"效果较好，而对于"大三阳"、特别是肝功能不稳定时的效果尚不理想，赵国荣教授的经验或许能够弥补我的不足。只要对患者有利，同行之间互相学习、尊重，经验互补是应该的。在我的鼓励和催促下，最终，小尹如期交出了如上"赵国荣经验方"和这份"案例"。有了这番患病求医的苦难经历之后，作为肝病研究生和乙肝患者双重身份的他，自有许多话要说：

"我就是案例四的病人，其真实性是毋庸置疑的，通过我的治病经历，有几点可以给各位医生、患者和同学们借鉴：

1. 在长期的求医过程中我选择了中医，选择了真正的中医（因为现在打着中医的幌子行医的假中医、伪中医实在太多），而且坚信中医一定可以治好该病，即便在治疗过程中病情几次反复，都没有怀疑过中医，坚持服药。其实，不仅仅是肝病，诸多慢性疾病，甚至是被现代医学宣布的不治之症，在中医这里或许还有一线希望，一线生机。精神支柱不可以崩溃，精神一旦崩溃，再好的医生，再好的医术也将无力回天，离死亡也就不远了！肝病是难治之病，但并非某些权威的医疗部门所宣告的那样是'不治之病'，'无药可治'，也不像广告中所说的：得了肝病就注定走向肝硬化、肝癌这条不归之路。这些误导造成两种截然不同的心态：一种是过度紧张，过度治疗，盲目投医，盲目服药，这种情况在经济条件较好的城市颇为多见。岂不知是药三分毒，所有的药物基本都要经过肝脏代谢，过度用药本身就是摧残肝脏；另一种就是过分悲观，放弃治疗，整天郁郁寡欢，以酒为浆，这种情况在经济状况较差的农村极为普遍。岂不知，情志不遂亦是导致肝病复发或加重的重要因素。

2. 几位老师坚持中医的思维，坚持中医辨证论治是取得疗效的关键。可以说此病案是诸位老师联袂演绎的典范。尽管现代医学认为病毒性乙型肝炎是一个单独的病种，但中医却不这样认为，它可以表现为多种病证：黄疸、疫黄、急黄、胁痛、湿温、肝着、肝积，甚至呕血、便血、衄血在某个阶段都可以上升成为主证、主病。第一次住院期间，我出现鼻衄不止，住院医生束手无策，熊老师按血证论治，证属热入营血，按照唐容川治血四法，首先是大剂量犀角地黄汤凉血止血，加大黄导热下行。血止之后就是宁血、和血，方用甘露饮加味，有条不紊。第二次发病是赵老师接诊，赵师辨为黄疸，而且是阳黄热重于湿,方用甘露消毒丹合茵陈蒿汤化裁,病情很快得到控制,阻断了病情向重症肝炎发展。赵师抓住湿热邪毒为患,病情缠绵,变化多端的特点,守方治疗数周。病情一旦有变化则随证加减,甚至果断易方,如胁肋刺痛明显则加入桃仁、茜草等活血不伤正之品;秋燥感冒,用杏苏散加减;湿热伤阴则合二至丸,养阴不碍邪;热去湿恋,则改三仁汤、茵陈四苓散,宣肺利湿。总之,赵师娴熟地把治疗湿温病的诸多理方药借用过来,取得了很好的疗效。当病毒被清除后,体质也有所改变,阴虚为主,湿热为标,故彭坚老师采用的是养阴为主,佐以清化湿热之法,故选加味二至丸(彭坚老师经验用方)合一贯煎化裁。包括后期自己调理过程中也是遵守这个原则,甘露饮合二至丸可以算是我的保健茶,舌苔变厚时,则以小剂量的清热解毒化浊片清化之。

3. 在剂型上,病急时采用汤剂,汤者,荡也;病情稳定时则采用散剂,甚至代茶饮。如鼻衄不止时,熊老师采用犀角地黄汤大剂量顿服;黄疸明显时,赵老师先用甘露消毒丹为汤剂,合茵陈蒿汤;肝功能逐渐恢复,湿热胶结时,采用小剂量的汤剂合清热解毒化浊片,其则二至丸煎水代茶送服清热解毒化浊片。在恢复阶段,彭老师采用加味二至丸合一贯煎为散,连服数月,这样不仅切合病情的需要,而且大大节省了医疗费用,我几年的门诊治疗费用不会超过1.5万元。对我而言是一个莫大的帮助。

4. 在生活调理方面,我也积累了一些经验,俗话说'肝病须七分治,三分养',首先是肝病要学会调情志。避免情绪上的大起大落,在思想上既要重视又要放松。第一次发病住院时我情绪非常悲观,患得患失,结果轻度的肝功能损伤一个月才恢复;第二次发病时我调整了心态(其中赵老师有效的治疗给了我莫大的信心,老师、朋友、家人的鼓励安慰给了我莫大的帮助),积极配合治疗,非常严重的肝功能受损20几天就恢复出院了。特别是在考研、实习期间,我更是全身心投入,不背包袱,但在吃药、饮食上却从不马虎。在后期的调理过程中,彭坚老师坚信'乙肝小三阳一定可以治好',以及他个人对待生活、工作、中医的态度深深地影响着我。在饮食上,肝病最忌酒。酒为辛甘温之品,助湿生热,对肝病百害无益。因此肝病患者最宜戒酒。其次,辛辣刺激之品,如羊肉、牛肉、狗肉、火锅等都宜少食或不食。有很多病人病情复发和加重都是饮食不节所致。肝病病人宜多食汤,最好是清淡为主。一般情况下,肝功能基本正常者则按正常人饮食,但以清淡为佳;肝功能异常者则要严格遵守医嘱。秋冬季节,百合炖猪肚,莲子煲粥,都是肝病病人食疗之佳品,这对于我后期体质的增强,睡眠的改善,脾胃的运化都起到了一定的作用。

回顾这8年来,求过多少医,吃过多少药,熬坏过多少药罐子,花过多少钱,我都无法计算。但这几年里,求医治病和求学问道成了我大学和研究生生活的主旋律,现在想来,我倒是以一种感恩的心态回首这几年的治病经历,因为生病我走进了中医学府,选择了中医,因为治病,我结识了一群良师益友,因为治病,我更能体会生病时的痛苦,更能体恤病人,关爱他人,珍惜生命,善待自己!

在我们周围还有很多乙肝大、小三阳病人,他们也在彷徨,困惑!我想告诉他们:在现代医学那里宣布不治,或没有太多好的方法,在中医这里并不意味着不治,中医还是有很多方法和途径可以尝试!至少我的三位老师治疗肝病的方法虽然不尽相同,但有一点基本一致,那就是坚持中医思维,坚持中医的辨证论治,坚持中医的理法方药。我想做的,也是现在正在做的,就是认真总结历代诸贤治疗肝病的体会和经验,用心总结几位老师治疗此类疾病的体会和教训,然后在临床上付诸实践,希望给正在饱尝肝病折磨的病人一线希望,帮助更多的病人走出肝病阴影,为中医治疗肝病添上片言碎语!"

第四类

增生性疾病

一、子宫肌瘤与卵巢囊肿

子宫肌瘤多发于已婚妇女,特别是中年妇女。西医认为与内分泌紊乱有关,尤其是体内雌激素水平过高或长期使用雌激素容易导致。肌瘤的存在,有的影响到月经,使得月经或提前、或推后,或痛经,或出现崩漏,月经中往往有血块。有的患者没有任何反应,只是在做妇科常规检查时才发现。当肌瘤较小,约 1cm×1cm×1cm 时,西医不主张用药和手术,因为激素类药物副作用大,手术后也容易复发。快到绝经期时,西医也不主张手术,认为随着体内雌激素的减少,肌瘤会逐渐萎缩。但根据我的临床所见,较大的子宫肌瘤,即使是绝经多年以后也难以自动萎缩。

子宫肌瘤可分为热证与寒证两大类,大部分为虚实夹杂,以实为主。实则因气血痰瘀凝滞而成积块,虚则因为积块长期盘踞子宫内,影响气血的流通,导致正气虚衰。但毕竟是因实而致虚,故在治疗时,当以去实为主,用活血化瘀、软坚散结的药物以消之,以扶正为辅,兼以益气养血之品。

属于热证的,患者常身瘦面黯,大便秘结,手足心热,口干口苦,或者月经量少、色黑,或者月经提前、量多、色红、有血块,舌苔黄腻,舌边尖有瘀斑,脉滑数,宜用大黄䗪虫丸加减[1]。

属于寒证的,患者常面色㿠白,怕冷或者少腹冷,痛经或月经推后,有血块,色紫黯,口不渴,舌淡,脉缓,宜用化癥回生丹加减[2]。

就我的临床经验来看,4cm 以下的肌瘤,服中药消除有比较大的把握,月经量少的,治疗时顾虑较小,因为软坚散结的中药可导致月经量增多,但由于个体情况的不同,消除的时间至少要 3~6 个月。服药一个半月到两个月时,可以动员患者到医院做一次 B 超检查,与服药前的 B 超检查进行对比,如果有明显的缩小趋势,继续服药,则完全消除的可能性比较大。当肌瘤大于 4cm 时,服中药消除困难较大,以西医手术治疗为妥。即使围绝经期过后,太大的肌瘤也很少会自动萎缩,为预防癌变,也应当考虑手术摘除。

卵巢囊肿的机理比较复杂,如:卵泡不排卵,卵泡内有液体潴留;黄体持续存在,导致黄体囊肿;多囊卵巢综合征,致使双侧卵巢增大,皮层增厚;子宫内膜异位出现在卵巢中等。较小的卵巢囊肿多数无自觉症状,生长缓慢;增大以后,下腹部可出现包块,时发疼痛;巨大的囊肿则可能导致蒂扭转,当感染、破裂、出现急腹症时,必须进行手术治疗。卵巢囊肿患者,经常出现带下增多,色黄汁浓稠,尿频尿急,月经量多或量少,婚后多年不孕等。

子宫肌瘤、卵巢囊肿、盆腔积液与慢性炎性包块,虽然从西医的病理上分析有很大的区别，但都属于中医"癥瘕"的范围，从中医的病机来看，颇多相似之处，都属于痰瘀交阻。子宫肌瘤偏重于瘀，卵巢囊肿偏重于痰，故在治疗方面有所差别。而卵巢囊肿与盆腔积液、妇科慢性炎性包块则病机更相接近，大多属于痰饮、湿浊、瘀血阻滞于胞脉，可以用相同的方法治疗。临床上以实证和虚实夹杂两类情况最多。

属于实证的卵巢囊肿患者，往往体质尚好，白带多，色偏黄，少腹部可扪及条状或块状物，时胀痛，舌红苔黄，脉滑数，宜用桂枝茯苓丸加减[3]。

属于虚实夹杂的卵巢囊肿患者，往往病程较长，有长期用抗生素治疗的历史，常头晕乏力，面色不华，少腹隐痛，食欲不佳，月经量少或量多，舌淡脉弦细，宜用桃红理冲汤[4]。

附方

1. 大黄䗪虫丸加减（彭坚经验方）

大黄（酒蒸或炒炭）60g　土鳖虫30g　水蛭30g　生地50g　赤芍20g　甘草20g　桃仁30g　黄芩30g　牡丹皮20g　干漆20g　穿山甲30g　血竭30g　没药20g　五灵脂20g　肉苁蓉30g

以上药研末为蜜丸，每服5g，每日2次，饭后开水送服。1剂药可服2个月。

用方心得：

本方以大黄䗪虫丸为基础方，去原方中的虻虫、蛴螬、杏仁，改白芍为赤芍，加穿山甲、五灵脂、血竭、没药、丹皮、肉苁蓉而成。方中以大黄、䗪虫逐瘀攻下，共为君药。桃仁、干漆、血竭、没药活血通络，水蛭、穿山甲、五灵脂软坚散结，共为臣药。黄芩、赤芍、丹皮配大黄以清气分和血分的瘀热，生地滋阴养血，肉苁蓉补肾益精、炙甘草益气和中，共为佐使药。诸药相合，组成一首扶正祛邪、软坚散结、消除肿块的方剂。

从我的临床经验来看，子宫肌瘤之类的良性肿瘤，多为日积月累形成的实质性积块，不宜在短时间内以大攻大破的方法消除，以免导致患者的元气耗损，甚至出现崩漏出血不止，采取用丸散缓图的方法比较稳妥，张仲景的大黄䗪虫丸以"缓中补虚"立方，可行瘀散结而不伤正气，具有消除子宫肌瘤的基础。该方出自《金匮要略》"血痹虚劳病"篇，原文为："五劳虚极，羸瘦，腹满不能饮食，食伤、忧伤、饮伤、房室伤、饥伤、劳伤、经络荣卫气伤，内有干血，肌肤甲错，两目黯黑，缓中补虚，大黄䗪虫丸主之。"其中，最关键的词是"内有干血"，即瘀血在体内停留已久，从而产生各种病症，同时又由瘀致虚，导致旧血不去，新血不生。大黄䗪虫丸具有"缓中补虚"的独特疗效，后世广泛应用于虚、瘀夹杂属于热证的多种病症，包括子宫肌瘤、卵巢囊肿、闭经、子宫内膜结核等妇科疾病在内，但毕竟不是治疗子宫肌瘤的专方，组方用药不完全对证。妇科名家何子淮先生治疗子宫肌瘤自创"血竭化癥汤"，方用血竭末、干漆、没药、五灵脂、穿山甲、桃仁、制大黄，共7味药。其中，干漆、桃仁、大黄三味药与大黄䗪虫丸相同。原方注解说："取干漆破血散瘀，治日久凝结之瘀血，消经年坚结之积滞；制大黄破积行瘀，攻下瘀血，治女子经闭，瘀血癥瘕；桃仁质重性降，祛局部瘀血；另加没药散血消肿；五灵脂行血中气滞；穿山甲散血通络。而以血竭为君者，其功虽'补血不及当归、地黄，破血不及桃仁、红花，止血不及蒲黄、三七'，然一药而功兼补血、破血、止血之用，能攻补兼施，散瘀生新，活血定痛，与较多的攻积散瘀之品同用则较稳妥，且无后顾之忧。"作者给该方定位为："主治败瘀聚结的包块型癥瘕和郁滞气蓄的囊胞型癥瘕，属实证者。"[67]

我在临床上常将两方合用，去掉前方的虻虫、蛴螬，代之以后方的穿山甲、五灵脂，同样是动物药,而后两味的搜剔软坚作用更佳,再加丹皮、肉苁蓉两味药。丹皮凉血,与大黄、赤芍、桃仁合用,取大黄牡丹汤之意,对于瘀热互结的子宫肌瘤更为吻合。肉苁蓉补肾养精,《神农本草经》云:"主五劳七伤,补中,除茎中寒热痛,养五脏,强阴,益精气,妇人癥瘕。"除了与生地配合,平补阴阳,代替杏仁起润燥作用外,据《神农本草经》的记载和许多名老中医的临床经验,证实其有消除妇科肿瘤的作用。如此加减组方,治疗子宫肌瘤则更加有的放矢。

本方中的大黄有两种制法,月经量少者,宜用酒制大黄,以加强其行血活血的作用;月经量多者,宜用大黄炭,以加强其消瘀止血的作用。必要时,尚须加蒲黄炭以助大黄炭止血。

2. 化癥回生丹加减(孔二交经验方)

红参18g　桂枝6g　麝香6g　姜黄6g　丁香18g　虻虫6g　苏木18g　桃仁18g　苏子6g　五灵脂6g　降香6g　当归12g　没药6g　香附子6g　吴茱萸2g　延胡索6g　水蛭6g　阿魏6g　艾叶6g　川芎6g　大黄24g　益母草24g　鳖甲60g

以上药共23味,研末,加米醋浓熬,晒干,反复3次,每日4次,每次1.5g。1剂药大约可服3个月。

用方心得:

据高允旺先生介绍:本方是山西介县三代名医孔二交先生治疗肝硬化、肝癌的常用方,特别对于子宫肌瘤、卵巢囊肿有确切的疗效。[68]

但据我的分析,此方是《温病条辨》化癥回生丹减味而成,吴鞠通原方共35味药,是活血祛瘀、消癥散结的名方,可以用于治疗子宫肌瘤属于虚寒夹瘀者。但方中药味过多,益母草须熬成膏、鳖甲须熬成胶,制作也颇复杂。孔先生的减味方,去掉原方的熟地、白芍、杏仁、干漆、两头尖、三棱、乳香、藏红花、高良姜、川椒炭、小茴香炭、蒲黄炭等12味过于柔润、过于活血、过于温燥以及炭类止血药,又将肉桂改为桂枝,变温下为温通,使整个方剂药味有所精简,药性趋于平和。特别是强调用米醋煮晒3次,十分重要,因为醋性酸柔,经过3次煮晒,其性味渗透药中,使得方中破而有敛,散而有收,活血而不致动血,对于肝病和子宫肌瘤月经量多者,以醋加工这个环节,极有意义。这种用米醋煮晒的方法,也是出自《温病条辨》化癥回生丹,并非孔二交先生的独创,但孔先生强调醋煮的重要性的确来自临床心得。

3.《金匮要略》桂枝茯苓丸

桂枝　茯苓　牡丹皮　桃仁　白芍

以上5味药等分,炼蜜为丸。每次服3g。

用方心得:

桂枝茯苓丸出自《金匮要略》"妇人妊娠病"篇,原文为:"妇人宿有癥病,经断未及三月,而得漏下不止,胎动在脐上者,为癥痼害。妊娠六月动者,前三月经水利时胎也。下血者,后断三月衃也。所以血不止者,其癥不去故也,当下其癥,桂枝茯苓丸主之。"方中以桂枝温通血脉,茯苓健脾利湿,丹皮、桃仁、芍药活血化瘀,清解瘀热。"上五味,末之,如兔屎大,每日食前服一丸,不知,加至三丸。"

桂枝茯苓丸目前有成药,很多西医妇科医生在手术之外,常照说明书开给患子宫肌瘤的妇女服用。从我的临床经验来看,桂枝茯苓丸确实能够治疗妇女的癥瘕病,但力量较小,对此应当有所认识。从以上原文的叙述来看,这是创方者在一种特殊的情况下来处理癥瘕的,即:患者素有癥瘕病,将近三个月未来月经,而出现漏下不止,肚脐上跳动,医者判断这种情况不属于妊娠胎漏,而是癥瘕引起的出血,故"当下其癥"。无论是否怀孕,因为正值出血,用药必须慎之又慎,所以这首以"攻下"为法的方剂,活血化瘀的四味药物,无一不稳妥平和,制成蜜丸后,又采用小剂量、递增的方法,唯恐加重出血。这体现了张仲景辨证论治的高超水平,但也由此可知,本方理应属于活血化瘀的轻剂,对于较大、较为严重的子宫肌瘤,本方的作用有限。故我在临床上,对于 1cm×1cm×1cm 左右的子宫小肌瘤,主张用本方治疗,太大的肌瘤,如不适当加减,则难以消除。

当代许多中医名家喜用本方治疗子宫肌瘤、卵巢囊肿,多数使用汤剂,并且在原方上有所加减。由于方中有 4 味药作用是活血化瘀,仅 1 味茯苓利湿,故加减方一般偏重于增加化痰、软坚、散结之药,以加强原方在治痰湿方面的不足。这类痰瘀同治的方剂,更适合卵巢囊肿的病机,因而用于治疗卵巢囊肿多过于治疗子宫肌瘤。

4. 归桃理冲汤(朱良春经验方)

黄芪 30g　党参 20g　当归 20g　白术 15g　山药 15g　鸡内金 15g　三棱 10g　莪术 10g　白芥子 10g　桃仁 18g　刘寄奴 18g　水蛭 1~2g(研末,装胶囊,分 3 次吞服)

用方心得:

理冲汤和理冲丸是张锡纯先生治疗男女脏腑"癥瘕积聚"的两首名方,汤剂由黄芪、党参、白术、山药、花粉、知母、三棱、莪术、鸡内金9味药组成,丸剂由生水蛭、黄芪、当归、三棱、莪术、知母、桃仁 7 味药组成。因为两首方的设计均攻补兼施,照顾全面,特别是张锡纯先生在《医学衷中参西录》中,对于水蛭、三棱、莪术的功用进行了详细的阐述,消除了许多医家认为这几味药具有"猛烈开破"之性的误解,因而这两首方得以广泛运用。后世用治妇女卵巢囊肿、子宫肌瘤、闭经、乳腺增生、慢性盆腔炎,男子前列腺增生,肝硬化等疾病,多有疗效。朱良春先生的归桃理冲汤,即出自这两首方加减。其弟子云:"卵巢囊肿患者,下焦虚寒者十有八九,经行崩冲者病例甚少,其肿块经 B 超显示多为'液性暗区',盖液性肿块属中医阴邪之类,质本沉寒,故朱师在理冲汤、丸合二为一的择药中去掉寒凉药知母、花粉,加入辛温走窜、通达经络、专入'皮里膜外,涤痰利气,消肿散结'之白芥子,以及刘寄奴,笔者临证中还常加肉桂、附子,实践证明'液性肿瘤'必须温散。"[69]

临床在使用本方治疗卵巢囊肿或兼见子宫肌瘤时,尚须注意白带的情况:如见到白带清稀,连绵不断,或无气味,或腥而不臭,这是子宫内膜腺体分泌增多之故,原方加鹿角霜 10g、露蜂房 10g,以温肾固涩并能软坚散结。如见到白带色黄、量多、腥臭,少腹部压之疼痛,则伴有较严重的炎症或炎性包块,须寒温并用,原方加附子 10g、薏苡仁 30g、败酱草 30g、蒲公英 30g、红藤 30g 等。

从我的临床经验来看,"液性肿瘤,必须温散"的见解,确实来自于临床的真切体验,十分宝贵,不仅是卵巢囊肿,而且对于盆腔积液、慢性炎性包块,也须温散才能彻底治愈。因为,大部分卵巢囊肿和盆腔积液都伴随有慢性炎症,患者多数有用抗生素之类消炎药以及中药苦寒药物的治疗历史,时间越久,囊肿越大,积液越多,特别是对于盆腔积液,西医认为抗生素难以到达这个部位,故往往加大抗生素的用量和提高抗生素的档次,但仍然难以消除,而患者的免疫功能则逐渐受到损害。在这种情况下,用扶阳温散的方法,是一种最佳的选择。即使患者有某些"内热"之象,如白带色黄等,也不必过多顾虑。

验案举隅

案例一:子宫肌瘤,慢性浅表性胃炎伴上皮组织增生

陈某,女,44岁,浙江人,已婚育,会计师,2005年4月18日初诊。

患胃病多年,平常工作压力大,饮食不按时,现胃脘胀痛,夜间流口水,背心胀痛,手指发麻、灼热,手心热,尿黄,月经提前,量多,经期延长,有血块,2004年发现多发性子宫肌瘤,最大者为3.2cm×2.5cm×1.8cm,食欲可,大便可,怕冷,察之面色黧黑,形体较瘦,舌体瘦红,苔黄腻,拟用绿萼梅丸合小陷胸汤加减,处方:

莪术30g　绿萼梅10g　甘松10g　香附子10g　滑石15g　黄连8g　吴茱萸3g　隔山消10g　瓜蒌皮15g　半夏10g　枳实10g　7剂

4月25日二诊:服上方后,胃脘胀痛、背心痛、流口水均已减轻,白带较多,颜色偏黄,舌红,苔薄黄,脉滑,煎剂仍用上方加减,并以化癥回生丹加减为蜜丸缓图,以期消除子宫肌瘤:

莪术15g　绿萼梅10g　甘松10g　香附子10g　滑石15g　黄连8g　瓜蒌皮15g　半夏10g　枳实10g　地榆15g　蒲公英15g　败酱草15g　14剂,煎服。

莪术50g　绿萼梅15g　甘松30g　黄连15g　藏红花10g　两头尖20g　苏木20g　穿山甲30g　鳖甲30g　水蛭30g　九香虫25g　五灵脂20g　干漆15g　三棱30g　吴茱萸5g　阿魏20g　瓦楞子30g　香附子20g　丁香5g　丹皮20g　没药30g　姜黄10g　川芎20g　三七30g　琥珀30g　血竭20g　蒲黄炭15g　艾叶炭10g　地榆炭30g　黄芪30g　刺猬皮(焙炒黄)30g　鸡内金30g　麝香3g

将药中阿魏、血竭、没药等胶质、粉末类药物取出,用上好陈醋1000g,每次用三分之一倒入其他药中,在微火上拌炒,待醋被药物全部吸收后,于地上搁置一晚,第二天依法炮制,共炒3次,研末为蜜丸,日2次,每次3g。1剂药可服3个月左右。

9月8日三诊:服煎剂14剂后,停汤药,单服蜜丸近4个月,感觉甚好,胃病未复发,只是偶尔有些饱胀,国庆节前作B超检查:子宫肌瘤明显缩小,最大一个为1.8cm×1.2cm×1.0cm,面色较几个月前红润有光泽,略微长胖,舌淡红,苔薄白,脉弦,效方不更,加木香30g、神曲30g,续服1剂。

2006年2月电告:经B超检查:子宫肌瘤已经完全消失,胃镜检查,有慢性浅表性胃炎,未见上皮组织增生,遂停药。

治疗心得:

医生在临床遇到的疾病,很少有单纯一种的,在治疗时,往往要左右兼顾,选择好治疗的重点,确定好治疗的程序,才能避免顾此失彼。本案既有慢性胃炎,又有子宫肌瘤,应当先治胃,因为药物的消化吸收有赖于脾胃的健运,治疗子宫肌瘤又多用软坚散结之品,于胃病有所妨碍,故一诊以治疗胃病为主,用绿萼梅合小陷胸汤加减。二诊见胃病有所好转,则在煎剂守原方的基础上,加服治疗子宫肌瘤的丸剂。丸剂的药物,采用绿萼梅方与化癥回生丹加减合方,由于治疗子宫肌瘤需要一个漫长的服药过程,故在设计丸剂时,不能不兼顾到胃,丸剂中采用了绿萼梅方的几味主药,就是虑及于此。化癥回生丹加减也不是原方,而是去掉了方中的大量辛温药,因为辨证属于热证,不能完全用原方。三诊是在服丸剂3个月之后,经检查,肌瘤缩小一大半,效方不更,只作微调。经过8个多月的治疗,不仅子宫肌瘤完全消除,胃部的上皮组织增生也已消失。

用药心得：

该案有本人的一处用药心得，即在制成蜜丸之前，以醋炒药物。这个炮制环节非常重要，切不可忽视，因为软坚散结、消除肿块的药物容易动血，引起阴道流血，特别是患子宫肌瘤的妇女，有的本来就月经量多，或出现崩漏，全部药物经醋炒过，则借醋的酸收之性，以缓和药物的开破之弊，防止出现崩漏。我最初按照孔二交先生原方的炮制法，将药物研末，用米醋煮晒3次，再制成蜜丸，但实际操作难以掌握，于是改为将饮片分3次拌炒的方法，并交代患者自己炮制好，再交给药店研末制成蜜丸，效果同样好。多年来，我用此方治疗子宫肌瘤无数，其中不乏月经量多的患者，始终没有发生过因为服药而导致崩漏者，其中的诀窍就是醋制。

案例二：慢性盆腔炎，子宫肌瘤，卵巢囊肿

吴某，女，38岁，长沙市人，2006年5月20日初诊。

患者2006年3月因为宫外孕做手术，5月8日来月经，时疼痛，有小血块，至今已经12天，仍然淋漓未净，小腹两侧隐痛，既往检查有子宫肌瘤，大约1.8cm×1.6cm，卵巢囊肿，大约4.9cm×4.4cm。平素月经量多，时间长，常迁延10余天，白带多，色偏黄，舌黯红，苔薄黄，脉细数，处方：

小蓟15g　侧柏叶15g　荆芥炭10g　蒲黄15g　地榆25g　萹蓄10g　瞿麦10g　椿根皮15g　白花蛇舌草30g　败酱草30g　蒲公英30g　皂角刺10g　穿山甲5g　7剂

5月27日二诊：服上方后，月经干净，白带多，颜色偏黄，有腥味，小腹两侧隐痛，舌红，苔黄腻，拟用当归芍药散加减，处方：

当归15g　白芍15g　川芎10g　白术15g　茯苓10g　地榆15g　泽泻10g　皂角刺10g　穿山甲5g　刘寄奴15g　败酱草15g　土贝母10g　7剂

6月3日三诊：服上方后，腹痛消失、白带减少，按照以往规律，月经5天后将行，处方：

生地榆15g　蒲黄10g　丹皮10g　萹蓄10g　瞿麦10g　黄柏15g　虎杖15g　茜草30g　黄芪30g　当归10g　三七10g　桑叶15g　7剂，行经时也服药。

6月8日四诊：月经刚过，以前每次月经均须十多天，头几天难下，夹有血块，后几天淋漓不尽，此次仅四天即干净，亦无其他不适，拟用桂枝茯苓丸加减，缓消子宫肌瘤及盆腔积液，处方：

桂枝15g　茯苓30g　丹皮30g　桃仁30g　赤芍30g　三七30g　琥珀20g　血竭30g　三棱30g　莪术30g　穿山甲30g　皂角刺20g　土贝母30g　山慈菇20g　土鳖虫30g　大黄炭30g　蒲黄炭30g　乌梅炭30g

用海藻、甘草、败酱草、夏枯草各250g，煎半小时，取浓汁，加陈醋500g，拌炒到以上药物中，收干，研末，为蜜丸，每日2次，每次10g，饭后开水送服。

上方服用一个半月后，经B超检查：子宫肌瘤、盆腔积液均已消失，服药期间，来过1次月经，也较正常，疾病告愈。

治疗心得：

本案慢性盆腔炎、子宫肌瘤、卵巢囊肿三者均有，一诊所见，则是月经淋漓不尽，此症中医称之为漏症，内分泌失调与炎症均可导致。从患者的既往史及月经周期始终正常来看，当与炎症有关。伴随有炎症的子宫出血，如果强力止血，往往止不住，即使止后，又可能出血,须配合消炎。故一诊用小蓟饮子合八正散加减,凉血止血之中,兼以清热解毒。二诊见腹中隐痛,白带多,慢性盆腔炎的症状突出,故用当归芍药散加减,和血止痛,解毒散结。三诊正逢月经之前,以凉血活血、解毒通淋为法,并合用当归补血汤,预防再次出现崩漏。四诊在调经止血有效的基础上,着眼于消除子宫肌瘤与盆腔积液,用桂枝茯苓丸加减。

用药心得:

该案有本人的一处用药心得,即利用7味药组成的4个药对消除肌瘤与囊肿。第一个药对是三棱对莪术。莪术理气,三棱活血,擅长通过理气活血消除肿块。很多医生以为这两味药是峻烈的开破之品,经过张锡纯先生《医学衷中参西录》有关三棱、莪术的专论,这个误解得以澄清。我在辨证治疗慢性胃炎和闭经时,莪术常用到每剂药30g,没有见到任何副作用。第二个药对是海藻对甘草。据《神农本草经》记载:海藻"主瘿瘤结气"、"癥瘕坚气",现代药理研究又证实海藻能使卵巢增厚之包膜软解,有促使病态组织崩溃和溶解的作用。然而海藻的药效较低,配之以相反的甘草,则相互激荡而药效大增。沈仲理先生说:"近年大量医学文献证明,海藻、甘草同用对一些病理性肿块,确能增强其消散软坚作用,其机制值得今后进一步研究。"第三个药对是穿山甲对皂角刺。这是外科名方"仙方活命饮"中的一对主要药物,用以消肿溃坚,排脓解毒。穿山甲对于卵巢囊肿的治疗还有其特殊作用,金千里先生擅长用单味穿山甲研末,加入少量麝香,以黄蜡为丸,名之为"山甲黄蜡丸",每日2次,每次3g,一疗程一个月,常3个疗程即使较大的卵巢囊肿消除[70]。第四个药对是皂角刺对牵牛子。邵亨元先生说:"附件囊肿虽非痈肿,却酷似痈肿;虽非水潴,而其内容物酷似水潴。故方中用皂角刺、黑丑二味药相辅,既化瘀托毒以消痈,又逐水消潴以除肿,疗效显著。"[71]这一看法,对于理解卵巢囊肿的中医病理机制和治疗法则,很有启示。以上4个药对可以根据不同情况组合到大黄䗪虫丸或桂枝茯苓丸中,可入汤剂,也可入丸散。用桂枝茯苓丸加以上对药作汤剂时,如果患者有明显的热象,方中尚可酌加金银花30g、蒲公英30g、马鞭草30g、败酱草30g、白花蛇舌草30g等;局部包块较大,尚可加黄药子10g、山慈菇10g、土贝母10g、蚤休10g、刘寄奴15g、天葵子10g、石见穿15g等。如果附件有包块,按之有囊性感,常伴有少腹胀痛或冷痛,桂枝茯苓丸可合己椒苈黄丸,即原方加防己10g、椒目10g、大黄5~10g、葶苈子10g。这是出自刘云鹏先生的治疗经验,他认为:"桂枝茯苓丸为活血化瘀、缓消癥块之剂,主治寒湿凝阻、瘀血与水阻滞经脉而形成的癥块;己椒苈黄丸为攻坚决壅、分消水饮之剂,主治水走肠间的腹满。桂枝茯苓丸长于活血化瘀,己椒苈黄丸长于攻坚逐水,两方合用,共奏活血祛瘀、逐水化癥之效,适用于血与水结成的附件炎性包块。"[72]

案例三:子宫肌瘤,盆腔积液

唐某,女,39岁,长沙人,已婚育,铁路系统职工,2006年2月15日初诊。

患者每次来月经前,乳房胀痛,白带如清水,月经愆期五六天,来时疼痛较剧,排出血块后,疼痛减缓,月经颜色黯淡,量不多,平时小腹冷痛,尤以左侧明显,痛处喜温喜按,头晕,腰酸,2005年11月检查,有子宫肌瘤2.3cm×2.1cm×2.1cm,左侧卵巢囊肿4.1cm×3.4cm×3.2cm,乳腺小叶增生,现月经已经干净1周,察其面色白,舌胖淡,苔薄白,脉沉涩。此为血虚寒凝,拟煎剂与丸剂并投,煎剂拟用温经汤加减,丸剂用化癥回生丹加减。处方:

吴茱萸5g 桂枝10g 当归15g 白芍15g 川芎10g 阿胶10g 牡丹皮10g 党

参 15g　半夏 10g　炙甘草 10g　生香附子 10g　艾叶 10g　露蜂房 10g　14 剂

紫石英 30g　花蕊石 30g　桃仁 10g　藏红花 5g　血竭 10g　乳香 10g　没药 10g　五灵脂 10g　蒲黄炭 15g　川芎 10g　高良姜 10g　两头尖 10g　干漆 10g　三棱 10g　莪术 30g　水蛭 30g　艾叶炭 10g　麝香 1g　当归 10g　肉苁蓉 30g　公丁香 5g　香附子 10g　穿山甲 20g　鹿角霜 15g　白芥子 15g　上肉桂 5g　急性子 15g　红参 30g

以上药物，用山西陈醋 500g 在微火上炒拌 3 次，研末，为蜜丸，每日 2 次，每次 3g，饭后开水送服。1 剂药大约可服 3 个月

3 月 2 日二诊：服上方后，头晕、腰酸、小腹冷痛有所好转，现已开始出现乳房胀痛、白带增多等月经将来之兆，但比以前减轻，察之舌淡红，脉弦细紧，拟用少腹逐瘀汤加减：

小茴香 3g　干姜 10g　当归 15g　川芎 10g　赤芍 10g　蒲黄 10g　五灵脂 10g　延胡索 15g　香附子 10g　白芥子 10g　鹿角霜 10g　穿山甲 5g　露蜂房 10g　7 剂

3 月 10 日三诊：服上方后，疼痛大为减轻，血块显著减少，月经颜色也比原来鲜红，月经 5 天干净，舌淡红，脉缓。续服一诊所开的温经汤 7 剂，每 2 天 1 剂，继续服丸剂。

5 月 30 日四诊：7 剂汤药服完后，再未服煎剂，丸剂也已服完，服药过程中，又经过两次月经，每次都基本正常，前天 B 超检查，未见子宫肌瘤和卵巢囊肿。

治疗心得：

本案的病机是典型的血虚寒凝，从证候表现来看，有痛经，月经推后，量少有血块，颜色黯淡，白带清稀，小腹冷痛，面白神疲，舌淡胖，苔薄白，脉沉涩等，从检查结果来看，有子宫肌瘤，卵巢囊肿，为虚实夹杂之证。由于所有的指标是趋向一致的，并无疑惑之处，故一诊即确定了汤丸并投、消补兼施的两个方案。以《金匮要略》温经汤作为温阳补血的主方，以《温病条辨》的化癥回生丹作为消除肌瘤和囊肿的主方。二诊正值月经之前，出现乳房胀痛，白带清稀，按照以往规律，在月经正式来时，当有疼痛、血块等瘀血之证，故用少腹逐瘀汤加减。经过一个月经周期的汤丸结合治疗后，症状大为改善，并专心将丸药服完，历时 3 个月，经检查：子宫肌瘤、卵巢囊肿业已消除。

用药心得：

该案有本人的两处用药心得。其一，鹿角霜、露蜂房治疗白带清稀。妇女白带清稀如水，量多，无气味，绵绵不断，此为肾虚有寒，不能约束带脉，是子宫内膜腺体分泌增多之故，切不可用苦寒清热止带药，如黄柏、地榆、椿根皮等，越用则带越多，须用温肾摄纳之品，如鹿角霜、露蜂房、蛇床子、紫石英等。倘若盆腔内有积液、囊肿，与清稀带下治法相类似，同样宜当温散、温消，用鹿角霜、露蜂房配以白芥子、上桂、水蛭、急性子、红参、肉苁蓉等。其二，紫石英、花蕊石温寒活血治疗痛经。紫石英甘温，镇心安神，为暖宫要药，花蕊石酸涩，能止血消瘀，化血为水。两者配伍，对于痛经，有大量血块，情绪紧张者，有特殊疗效。

案例四：子宫内膜异位症，痛经

陈某，女，32 岁，已婚，小孩 4 岁。2012 年 5 月 24 日初诊。

患者生小孩后痛经，每次在月经快完时疼痛，疼痛持续三四天到一周，平时月经推后四五天，检查有子宫内膜异位症。现在是月经第四天，即将干净，小腹开始疼痛，仍然有少量血块，手足怕冷，面色㿠白，舌淡，有瘀斑，脉小紧，用桂枝茯苓丸合少腹逐瘀

汤加减:

桂枝 10g　茯苓 15g　丹皮 10g　桃仁 10g　赤芍 15g　炮姜 10g　元胡 15g　乌药 10g　五灵脂 10g　没药 10g　小茴香 5g　炙甘草 10g　蜈蚣 1 条　全蝎 5g　7 剂

6 月 7 日二诊:服上方后,小腹没有发生剧烈疼痛,但仍然隐隐空痛,持续了 1 周,舌淡有瘀斑,脉小弦。改用调肝汤加减,作为丸剂缓图:

当归 60g　巴戟天 50g　白芍 90g　炙甘草 30g　枣皮 50g　山药 50g　阿胶 50g　桂枝 30g　茯苓 30g　丹皮 30g　桃仁 30g　乳香 15g　没药 15g　小茴香 10g　穿山甲 15g　蒲黄 30g　五灵脂 30g　蜈蚣 30g　全蝎 30g

1 剂,为水丸,每天 2 次,每次 6g。

11 月 10 日三诊:连续服上方 3 剂,经历了 5 次月经,已经完全不痛,月经日期也趋于正常,没有血块。嘱继续服一剂后,做 B 超检查,看子宫内膜异位是否消失。

治疗心得:

从我的临床经验来看,一般的子宫内膜异位症是来月经时疼痛,一天比一天痛,有大量血块,待血块排干净后,疼痛才消失。严重者,患者面色发青,眼白微带蓝色,舌青紫或有瘀斑,脉紧或脉涩。我常用震灵丹加减为丸,效果颇佳。本案不同之处是月经过后疼痛,用桂枝茯苓丸合少腹逐瘀汤加减之后,虽然没有出现往常那种剧烈疼痛的情况,但仍然隐隐疼痛了一周。这说明此案病机属于虚实夹杂,虚为任脉虚寒,实为血瘀有寒,当温补与温消结合。傅青主的调肝汤温补任脉,滋养精血,治疗月经过后腹中虚痛,颇为合适。而桂枝茯苓丸合少腹逐瘀汤加减,活血化瘀,散寒止痛。三方合用,虚实兼顾,故能够取得满意效果。

案例五:巧克力囊肿手术后复发

李某,女,31 岁,长沙市人,2010 年 9 月 30 日初诊。

患者 2004 年因患巧克力囊肿,进行手术后,最近复发。经 B 超检查,囊肿大小为 3.0cm×2.7cm×2.5cm。月经时间尚准确,有血块,白带多,颜色偏黄,经常腰酸,腹痛腹胀,大便黏腻,舌红,苔黄腻,脉滑数。用二妙散加减:

苍术 30g　黄柏 60g　草薢 60g　穿山甲 60g　露蜂房 50g　红藤 120g　败酱草 60g　蒲公英 60g　三棱 30g　莪术 60g　水蛭 90g　土鳖 90g　天龙 120g

1 剂,为水丸,每天 2 次,每次 6g。

2010 年 12 月 20 日二诊:服上方后,白带显著减少,腹胀减轻,月经血块也少很多,但左下腹牵扯疼痛,经 B 超检查,囊肿为 1.1cm×1.0cm×1.3cm,显著缩小。舌淡红,苔薄白,脉弦细。仍然用原方加减:

苍术 30g　黄柏 60g　草薢 60g　穿山甲 60g　露蜂房 50g　红藤 120g　败酱草 60g　蒲公英 60g　三棱 30g　莪术 60g　水蛭 90g　土鳖 90g　天龙 120g　乳香 50g　没药 50g　白芍 90g

1 剂,为水丸,每天 2 次,每次 6g。

2011 年 3 月 1 日三诊:服上方后,左腹部疼痛基本消失,经 B 超检查,已不见复发的囊肿,尚有少量白带,颜色偏黄,少量血块,舌红,苔薄黄,脉弦。仍然用原方加减为药丸:

苍术 30g　黄柏 60g　草薢 60g　穿山甲 60g　露蜂房 50g　红藤 120g　败酱草 60g　蒲公英 60g　三棱 30g　莪术 60g　水蛭 90g　土鳖 90g　天龙 120g　乳香

30g　没药 30g　赤芍 60g　丹皮 30g　黄芩 30g　黄连 30g

1剂，为水丸，每天2次，每次3g。

2012年11月，患者因为其他病来门诊治疗，告知药丸持续服用了半年，经过两次B超检查，均未复发，月经和白带的情况尚可。

治疗心得：

比较严重的巧克力囊肿，口服西药、中药，都很难消除，采取手术剥离或药物注射使之萎缩是必要的。但治疗后，许多患者容易复发，动员患者再次进行手术的几率不大，同时，医生也难以保证术后不再复发。在这个环节，用中医治疗往往有效。根据我的经验来看，大部分患者复发的基础，仍然是盆腔内的慢性炎症，本案患者的症状表现为腰酸，白带多，大便黏腻，腹痛，腹胀，属于下焦湿热，积结为痰瘀，故一诊选用了二妙散加减。加萆薢、露蜂房，清湿热，摄带下；加红藤、败酱草、蒲公英清热解毒，治疗盆腔内的慢性炎症；加三棱、莪术理气消胀；加穿山甲、水蛭、土鳖、天龙软坚散结，活血化瘀。作为药丸服用两个月后，囊肿显著缩小。左下腹牵扯疼痛，是输卵管有炎症，故二诊用原方加乳香、没药活血止痛，大剂量白芍缓急止痛。三诊时，囊肿已经完全消除。为防止复发，针对盆腔内的炎症，原方再加黄芩、黄连，清气分湿热，丹皮、赤芍清血分瘀热，作为药丸，小剂量长期服用，直至最终治愈。

用药心得：

盆腔内慢性炎症，是盆腔积液、卵巢囊肿、巧克力囊肿产生的共同基础，患者不一定白带多，但多数表现为腹痛。我常用大剂量红藤为主，佐以败酱草、蒲公英。红藤又称大活血、大血藤，《景岳全书》曾用大剂量红藤、紫花地丁治疗肠痈，民间用于治疗胃肠炎腹痛，小儿蛔虫腹痛，关节红肿疼痛等。现代研究表明此品对多种细菌有极敏感的抑制作用。红藤、蒲公英、败酱草均性味平和，不似黄连、黄芩之类苦寒燥湿，容易矫伤阳气、津液，宜于长期服用，惟剂量要大。这三味药也可以加入到当归芍药散中，则止痛效果更佳。

二、乳腺增生

乳腺增生症，分为两大类，一类为乳腺囊性增生，一类为乳腺纤维腺瘤。乳腺囊性增生，又称乳腺小叶增生症，常见于中青年妇女，大多数患者表现的症状是月经前一侧或两侧乳房胀痛，月经过后，疼痛自然消失。也有的始终不消失，只是月经后有所减轻。触诊可见乳房内有结节，呈片状或条索状。本病的发生与卵巢内分泌功能紊乱有关，一般认为是雌激素分泌过多、孕激素分泌不足，使月经周期中乳腺组织的增生与复旧的过程发生紊乱，以致乳腺小叶和乳腺导管末梢扩张、增生，出现囊性改变。西医将本病分为4级，前3级除了密切观察之外，有的可采用雄性激素周期疗法，但效果不够理想，第4级囊性增生期容易出现恶变，主张进行切片检查和手术切除。乳腺纤维腺瘤属于乳腺良性肿瘤，其发生也与雌激素水平长期过高有关，肿块多见于乳房的外上象限，大多数是单侧、单个，一般只有一个指节大小，表面光滑，质硬，推之能动，与周围其他组织不粘连，生长速度缓慢。西医主张手术切除，以防止恶变。

中医认为本病的发生与肝气郁结和冲任失调有关。长期的肝气郁结或冲任失调，导致痰瘀凝滞，在乳房集结成块，成为囊肿或纤维瘤。

肝气郁结的患者,往往月经来之前一周或更长的时间即乳房胀痛,触之疼痛,扪之有块,脾气烦躁,或月经有血块,白带多,舌红有瘀斑,脉弦滑。宜用四逆瓜蒌汤加减[1]。

冲任失调的患者,往往月经愆期,量少,色淡,月经前后乳房隐隐疼痛,得热则舒,扪之难以找到硬块,心胸郁闷,腰酸乏力,面色白,舌淡,或有瘀斑,脉细弱或脉涩。宜用调肝汤加减[2]。

从我的用药经验来看,乳腺囊肿比乳腺纤维瘤较为易治。乳腺囊肿又以改善症状较易,改善黄体功能和内分泌紊乱较慢,囊肿消除则需要较长时间。在服中药的过程中,一方面要询问患者症状改善的情况,另一方面,要注意进行B超检查结果的对照。服药3个月左右,如果囊肿或纤维瘤显著缩小,则可以继续服中药治疗,直至完全消失。如果改变不明显,则可以加用外治的药物,如外治消岩膏[3]。如果治疗数月后,肿块仍然在增大,则应考虑西医外科手术切除,以免耽误病情。

附方

1. 四逆瓜蒌汤加减(彭坚经验方)

柴胡10g 白芍10g 枳壳10g 甘草10g 瓜蒌皮15g 当归10g 乳香5g 没药5g 海藻15g 夏枯草15g 穿山甲5g 土贝母15g 天花粉10g 王不留行10g 急性子10g 炒麦芽50g 白蒺藜15g

用方心得:

本方由四逆散与神效瓜蒌汤合方加减。《伤寒论》的四逆散被认为是疏肝理气之祖方,后世逍遥散、柴胡疏肝散等都由此化出,神效栝楼汤则为治疗乳痈结核的专方。合方之后,以柴胡、枳壳疏肝理气,白芍、当归养血和荣,瓜蒌皮化痰,乳香、没药活血,甘草调和诸药。构成了一首具有理气活血、化痰止痛的基本方,对于乳房胀痛有快捷疗效。

从我的临床经验来看,一般的乳腺小叶增生患者,只是在月经来之前乳房胀痛,月经过后胀痛即消,适当服一些逍遥丸、乳癖消之类即有效,或者在月经前服上述四逆散合神效瓜蒌汤几剂即有效,但对于乳腺囊肿和乳腺纤维瘤来说,这首方软坚散结的力量仍嫌不够,故方中加海藻、夏枯草、穿山甲、土贝母清热化痰、软坚散结;加天花粉、王不留行、急性子活血化瘀、软坚散结;加炒麦芽、白蒺藜回乳散结。方中诸多的活血化瘀、化痰软坚药物,可以改善患处的充血和水肿,抑制胶原纤维的合成,因此,对于本病能够起到标本兼治的作用。

此外,还有许多理气活血、化痰散结的药物,如青皮、陈皮、八月札、绿萼梅、三棱、莪术、猫爪草、九香虫、蚤休、草河车、浙贝母、漏芦、蒲公英、白花蛇舌草、半枝莲、山慈菇、木鳖子、牡蛎、瓦楞子、昆布等,都为许多现代名医所喜用,可以根据个人的心得,随证加入,或更替方中相类似的药物,以免某味药服用时间太久,产生耐药性。

2. 调肝汤加减(彭坚经验方)

当归10g 白芍15g 山萸肉10g 阿胶10g 山药10g 炙甘草5g 巴戟天10g 鹿角霜10g 鸡血藤15g 露蜂房10g 白芥子10g 仙灵脾10g

用方心得:

傅青主先生的调肝汤,为治疗月经后血海空虚,冲任失养,少腹疼痛而设。方中以当归、白芍、山萸肉、阿胶补肝养血,巴戟天补肾温阳,山药、炙甘草健脾和中,纯用补药,无一味疏肝理气之品,不止痛而痛可止,本方之奇,就奇在这里。傅青主先生云:"何以虚能作疼哉?盖肾水一虚,则水不能生木,而肝木必克脾土,木土相争,则气必逆,故而作疼。"又云:"此方平调肝气,既能转逆气,又善止郁疼。经后之症,以此方最佳。不特治经后腹疼之症也。"傅青主先生的这段话,给我以很大的启发:其一是揭示了月经后的少腹疼痛,可以通过补肝肾、调冲任而达到疏肝止痛的目的,这种疼痛为疾病之标,而冲任亏虚为疾病之本。其二是从"经后之症,以此方最佳",可以进一步领悟到举凡肝肾亏虚,冲任失调之症,此方均可考虑使用。

从我的临床经验来看,因为乳房与胞宫一样,同为足厥阴肝经所循行之处,故妇女的痛经与乳房胀痛,病机有相同之处,均有虚有实。属于实者,多为阳证,须疏肝理气,活血化瘀;属于虚者,多为阴证,须滋肝养血,调补冲任。陆德铭先生认为:"乳癖之为病,与冲任二脉关系最为密切。肾气不足,冲任失调为发病之本;肝气郁结,痰瘀凝滞则为其标。故临证以调摄冲任为主治疗本病,常效如桴鼓。实验研究证明,调摄冲任可调整内分泌,从根本上防治和扭转本病的发生和发展。"[73]这一观点对于临床无疑是有指导意义的。班秀文先生则直接应用调肝汤加仙茅、仙灵脾、菟丝子、制附子等以治疗本病。[74]

我从临床的实际需要出发,平素喜欢研究和使用具有相同组方原理而又具有不同属性的"对方"。我认为本方堪称一贯煎的对方,两方均具有补肝肾、养阴血、疏肝气为主的相同组方原则,不同之处在于:调肝汤稍偏温,适合于阳虚证;一贯煎则稍偏凉,适合于阴虚证。此方的价值和精妙之处,完全可以与魏柳州的一贯煎相媲美,然而一直未得到后世充分的认识。我在用本方治疗乳腺增生时,考虑到肿块已成,纯用温补尚嫌不够,仍需温散,故在方中除了加仙灵脾助巴戟天温阳,加鸡血藤助归芍养血之外,再加白芥子化寒痰,鹿角霜、露蜂房暖奇经、散癥结,使肿块得消。

3. 外治消岩膏(李济舫家传方)

五倍子 30g 山慈菇 30g 土贝母 30g 生半夏 15g 生南星 15g 生香附子 30g 独活 30g

共研细末,以醋膏调和如厚糊状,摊贴核块上。使用时注意贴膏部位,不可过小,当视块状的情况,略为加宽,必须贴着四周,始稳固而不致移动脱落,一日一易,至全消为止,切忌时时揭开,时时更换。

制醋膏法:用上好米醋,陈久者更好,不拘多少,温火熬老至1/4为度,冬季可凝结不散,夏天可略加白蜡少许。膏成,趁热倾入冷水中,以去火毒为要。

禁忌:急性发生的化脓性炎症忌用此膏。

用方心得:

李济舫先生说:"我家世习疡科,祖孙相传,已历三世,对慢性诸外症,像瘰疬、乳癌、瘿瘤等阴证,沿用消岩膏,效验诸多。先祖继云公此方当年曾以百金易得,故一向私自配制,秘不告人,虽及门诸弟子,无有知者。笔者积累了20年的经验,效果指不胜数。"[75]

我在临床使用这一外贴膏方,治疗乳腺囊性增生和乳腺纤维瘤,确有一定疗效。刚开始使用时,患者相告:敷贴1周左右,感到乳房表皮发紧、发硬、变粗,而乳中结块更显突出,有的患者不敢继续使用。我分析此方,收敛之力较大,而渗透、消散之力,尚可加强。于是在原方中加麝香1g、阿魏30g、藤黄10g,则以上情况再未发生。但肿块的消除非一日之功,要敷贴数十日,才得以消散。

验案举隅

案例一:乳腺结节

卓某,女,56岁,湘潭人,社区干部,2006年11月13日初诊。

5 年前,患者左乳上方发现结节,大小为 17mm×9mm,性质不明,肿块发硬,不按不痛,每年均做 B 超检查,未见长大或缩小,常年怕冷、胸闷、背胀,经常感到一阵寒一阵热,吃温药则上火,吃凉药则腹泻,平时小便多,口干口苦,大便先硬后溏,有肾囊肿史,也未手术,舌胖淡,有浮黄苔,脉缓。此为肝郁气滞,痰湿凝结,而成乳癖,拟用柴胡桂枝干姜汤加减:

柴胡 10g　黄芩 10g　桂枝 10g　干姜 10g　牡蛎 30g　花粉 10g　炙甘草 10g　7 剂

11 月 20 日二诊:服上方后,胸闷、背胀均消失,全身发热,感到很暖和,多年怕冷的现象解除,仍然有口苦,口渴,小便多,舌淡红,脉缓,仍用上方加软坚散结之品:

柴胡 10g　桂枝 10g　干姜 10g　黄芩 10g　牡蛎 30g　花粉 10g　甘草 10g　露蜂房 10g　鹿角霜 10g　白芥子 10g　夏枯草 15g　浙贝母 10g　14 剂

12 月 5 日三诊:服上方后,感觉乳房肿块变软,其他均可,脉舌同前,拟用化铁丸与调肝汤合方加减:

威灵仙 30g　楮实子 30g　当归 30g　白芍 15g　川芎 15g　山萸肉 30g　巴戟天 15g　肉苁蓉 30g　鹿角霜 15g　鸡血藤 30g　露蜂房 15g　穿山甲 15g　白芥子 10g　急性子 15g　菟丝子 15g　仙灵脾 10g　大海马 1 对

2 剂,研末,蜜丸,每日 2 次,早晚各 1 次,每次 10g,饭后开水送服,大约可服 2 个月。服药丸后,经 B 超复查,左乳房肿块消失。

治疗心得:

本案很快获得治愈,在于一诊切入得当,而一诊处以柴胡桂枝干姜汤,得益于熟悉和理解《伤寒论》条文及其方证。原文第 147 条:"伤寒五六日,已发汗而复下之,胸胁满微结,小便不利,渴而不呕,但头汗出,往来寒热,心烦者,此为未解也,柴胡桂枝干姜汤主之。"这是少阳郁热兼以痰饮内停,属于寒热错杂之证。本案所述之证候显然与条文不完全相同,但仔细思索,病机是一致的,况且乳腺肿块所生位置正好在肝经循行之处,无论从整体辨证或是局部辨证,均相吻合。患者服完一诊所开的 7 剂药后,大喜过望,因为困扰多年的怕冷、胸闷、阵寒阵热竟豁然而愈。二诊着眼于局部的肿块,仍用原方加化痰散结之品,所选之药,均注意到药性的寒热平衡,故服后肿块变软。三诊从调摄冲任入手,温散结合温补,从本论治,所选方为化铁丸合调肝汤加减。化铁丸虽立意于温散与温补,但仅有威灵仙、楮实子两味药,力量不够,合调肝汤加减后,以丸剂缓图,服药不到 3 个月,多年疾患得以治愈。

用药心得:

该案有本人一处用药心得,即用温散合温补的方法消除乳腺肿块。我治疗盆腔积液、清稀带下,属于虚寒证的,喜用鹿角霜、白芥子、露蜂房,采用温散之法,这是学自朱良春先生的经验,但感到属于虚寒证的乳腺肿瘤,情况远比以上两者复杂,温散尚须结合温补。温补之品,须注重督脉,所选之药,以巴戟天、肉苁蓉、山萸肉、大海马、楮实子、菟丝子为妥,不宜过温之品,如上桂、附子等,温散之药,可加急性子、威灵仙等。

案例二:乳腺纤维瘤

贺某,女,35 岁,江西萍乡人,已婚已育,营业员,2004 年 11 月 4 日初诊。

近五年来,患者长期乳房胀痛,从未消停,经期加重,月经提前 5 天,经行 7 天,经量中等,色红夹有血块,伴小腹胀痛。2004 年 4 月 9 日,萍乡某人民医院 B 超提示:右乳外区(10:30 处)探及 10mm×6mm×10mm 低回声结节;2004 年 9 月 17 日 B 超提示:

右乳外区（9：00处）探及 9mm×6mm×9mm 低回声结节,初步判断为:右乳房乳腺纤维瘤,双侧乳腺小叶增生,激素测定:泌乳素 62.453(正常值 14~24),雌二醇 1025(正常值 348),均高出正常范围。察其面色红润,舌红,苔薄黄,脉弦滑,此为肝郁血热,拟用丹栀逍遥散合神效瓜蒌散加减:

丹皮 10g　栀子 10g　柴胡 10g　白芍 10g　黄芩 10g　花粉 10g　瓜蒌皮 15g　乳香 10g　没药 10g　麦芽 50g　海藻 15g　王不留行 10g　漏芦 10g　穿山甲 5g　甘草 10g　30 剂

2005 年 3 月 10 日二诊:服上方 30 剂后,于 2004 年 12 月 25 日经同一个医院 B 超检查,右乳房乳腺纤维瘤消失,仍有双侧乳房小叶增生,泌乳素偏高,服药期间乳房不胀痛,月经也较正常,停药后月经来过 1 次,又出现乳房胀痛、小腹胀痛的情况,但程度比服药前减轻,当继续巩固疗效,以煎剂、蜜丸并投:

莪术 30g　穿山甲 10g　石见穿 15g　丹皮 10g　花粉 10g　草河车 15g　露蜂房 10g　丹参 15g　黄芩 10g　漏芦 15g　浙贝 20g　蒲黄 20g　没药 20g　皂角刺 10g　香附子 10g　八月札 15g　绿萼梅 20g　僵蚕 15g　王不留行 15g

蜜丸,月经干净后 1 周开始服药,每日 2 次,每次 10g,早晚各 1 次,饭后开水送服。

牡丹皮 10g　栀子 10g　柴胡 10g　黄芩 10g　香附子 10g　地榆 30g　蒲黄 10g　花粉 10g　白芍 15g　蒲公英 30g　白蒺藜 30g　麦芽 50g　山楂 30g　八月札 15g　7 剂

每次月经来之前提前 5 天开始服。

按照以上方案治疗,半年后患者所有症状消失,泌乳素正常,B 超检查,双乳仅有轻度小叶增生。

治疗心得:

乳腺增生与乳腺纤维瘤在中青年妇女中发病率极高,由于发病原因并不明确,西医治疗比较棘手。在乳腺增生属于轻度以及乳腺纤维瘤小于 1cm 时,西医只是强调注意观察和定期复查,不主张用药和手术,因为激素类药物往往达不到控制目标而副作用大,手术则清除不干净,容易复发。然而,伴随着月经周期出现有规律的乳房胀痛,以及乳房组织发生的器质性改变,给患者造成的心理压力很大,而精神紧张、情绪抑郁,又恰恰是患此类病的心理基础,因此,找中医治疗的患者颇多。一诊从脉证观察,属于肝郁血热,故处以丹栀逍遥散合神效栝楼散加减,因为患者月经一直提前,经期长,故去当归、白术等偏温之药,加黄芩、漏芦、花粉等,加花粉出自《闻过喜医辑》中马继松先生的经验,马先生认为:天花粉经现代研究证实有极好的抗肿瘤作用,对于急慢性炎症或非炎性包块,如乳腺增生,该药疗效确定。二诊在症状改善,且乳腺纤维瘤消除的前提下,为防止疾病反复,巩固疗效,继续汤、丸并投。坚持服药半年多,终于获得痊愈。

用药心得:

该案有本人的一处用药心得,即利用药物收与发、相反相激的辩证关系促使乳腺增生的消除。乳腺增生患者,大部分催乳素(PRL)较高,表现为月经前长时间乳房胀痛,有的月经过后,仍然有胀痛感,治疗须疏肝理气,活血消胀。此类中药很多,选择余地颇大,我常选择以下两个配伍。其一,炒麦芽配穿山甲,有一发一收之妙。炒麦芽是传统的回乳散结药物,一般用于"退奶",即抑制乳汁的分泌,但剂量宜大,单用一剂至少 50~120g,此药经研究证实有抑制催乳素分泌的作用,用于消除月经前的乳房胀痛也有卓效,配合白蒺藜则可以增效。穿山甲、王不留行是传统的通乳散结药物,《本草纲目》说:"穿山甲,王不留,妇人吃了乳长流",一般用于"发奶"。其二,海藻配甘草,有相反相激之功。海藻中含有大量的碘,通过现代药理研究发现含碘药物可以刺激促黄生成素的分泌,从而改善黄体功能,调整雌激素和孕酮的比例,使得乳腺增生得以消除。但海藻的药性较弱,配合相反的药物甘草,是借其相互激荡的作用,以加强药物疗效。乳腺增生有时不易消除,中药软坚散结之品不少,用之能改善症状的也不少,但有时长期使用,仍然未见增生消除,利用以上两对药物一收一发、相反相激的作用,能使增生较快地得到消除。

案例三:乳腺囊性增生

周某,女,47岁,长沙市人,2011年8月28日初诊。

患者月经来时乳房胀痛,平时抚摸感觉有小肿块。2010年8月23日,经其所在地省肿瘤医院彩超检查,发现右乳上限见1~2个近无回声区,大小约5mm×2mm、4mm×2mm,初步诊断为双侧乳腺小叶增生,右乳伴灶性囊性增生。西医建议观察为主,未予药物治疗。2011年8月26日,经同一医院彩超复查,右乳外上限可见6mm×3mm、5mm×4mm低近无回声结节,诊断为双侧乳腺小叶增生并部分囊性增生。于是找中医治疗。察之面容忧虑,月经时来时不来,来之前几天乳房疼痛,经常感觉时冷时热。舌淡无苔,脉弦缓。用柴胡桂枝干姜汤合神效瓜蒌散加减为丸:

柴胡30g　桂枝30g　干姜30g　黄芩30g　花粉30g　牡蛎30g　乌梅60g　麻黄30g　白芥子30g　鹿角霜30g　穿山甲60g　牙皂30g　蜂房30g　两头尖30g　猫爪草30g　乳香30g　没药30g　三棱30g　莪术30g

1剂,为水丸,每天2次,每次5g。

11月13日二诊:服上方后,寒热、乳房疼痛基本消失,但患者近半年来血压有时升高,头晕,面潮红,月经提前,量很少,舌红,脉弦。11月3日彩超复查:右侧乳腺内可见一液性暗区,大小约4mm×2mm、4mm×3mm,比上次检查略有缩小。用大补阴丸加减为丸:

天麻30g　龟板30g　知母30g　黄柏30g　乌梅30g　生地30g　枣皮30g　丹皮30g　白蒺藜30g　首乌藤30g　炙鳖甲30g　穿山甲30g　土鳖30g　牡蛎30g　蜂房30g

1剂为水丸,每天2次,每次6g。

2012年1月2日三诊:服上方后,血压尚平稳,月经准时,未提前,经前乳房仍然有胀痛感觉。继续用大补阴丸加减:

鹿角霜30g　巴戟天30g　天麻30g　生地60g　龟板50g　知母30g　枣皮60g　丹皮30g　牡蛎60g　炙鳖甲30g　穿山甲60g　牙皂30g　蜂房30g　乳香30g　没药30g　猫爪草80g　白蒺藜30g

为水丸,每天2次,每次6g。

四诊、五诊、六诊仍然用原方。

2012年10月18日七诊:经彩超复查,双侧乳腺小叶增生,囊肿已经消失。

治疗心得:

患者本人是肿瘤医院医生家属,知道乳腺囊性增生是乳腺癌的发病基础,故在囊性增生不严重时,并未观察、等待,而是积极找中医治疗,经过一年多的耐心服药,终于得以消除。一诊所用柴胡桂枝干姜汤合神效瓜蒌散,是我治疗乳腺病的基本方,对于寒热错杂而又乳房疼痛者往往有效。增生严重时,常加猫爪草、两头尖、鹿角霜、白芥子、穿山甲等,以软坚散结。二诊时,有阴虚阳亢现象,则用大补阴丸滋阴潜阳,加穿山甲、鳖甲、土鳖、牡蛎、蜂房等以软坚散结。三诊时,阴虚阳亢得以缓解,仍然加入乳香、没药、猫爪草、白蒺藜、牙皂等,理气活血,化痰消瘀。持之以恒,直至痊愈。

案例四:乳腺小叶增生合并腺管轻度扩张

曹某,女,48岁,湖南湘潭市人。2011年7月2日初诊。

患者近年来月经时间尚准,但量少,经前乳房胀痛,经后腹中隐隐痛,白带如清水,气味淡,平常怕冷。几天前经省妇幼保健院B超检查:双乳多发小叶增生并腺管轻度扩张,右侧大者12mm×8mm,左侧大者13mm×10mm。察之面色无华,舌质淡暗,舌边尖有瘀斑,薄白苔,脉沉细。用神效瓜蒌散加减:

瓜蒌皮30g 乳香50g 没药50g 当归60g 炙甘草30g 白芥子30g 炮山甲30g 蜂房30g 石见穿30g 王不留行子60g 鹿角霜30g 巴戟天30g 白芍60g 菟丝子60g 蜈蚣30g 全蝎30g

1剂,为蜜丸,每日2次,每次10克。

9月22日二诊:服上方后,月经前乳房疼痛已经消失,月经量稍微增多,有少许血块,仍然经后小腹隐痛,患者于9月16日在湘潭市中心医院行B超示:双乳腺管扩张已无,双乳小叶增生,子宫肌瘤,大约2.7cm×2.4cm×2.7cm,左侧卵巢内囊性结节3.0cm×2.4cm×2.4cm。察之面色稍微红润,舌暗红,苔薄黄,脉沉细。用调肝汤加减:

鹿角霜50g 仙灵脾30g 巴戟天50g 当归90g 枣皮60g 赤芍50g 丹皮30g 桃仁30g 赤芍30g 桂枝30g 茯苓50g 水蛭120g 土鳖90g 炮山甲60g 蜂房50g 白芥子30g 三棱60g 莪术60g 皂角刺50g 小海马60g

二剂为蜜丸,每日2次,每次10g。

2012年1月15日三诊:服上方后,B超示:双乳小叶增生,子宫肌瘤,大约1.1cm×1.0cm×1.3cm,乳腺导管扩张、卵巢囊性结节均不见。察之面色红润,舌淡苔薄黄,脉沉细。嘱服成药桂枝茯苓丸半年。

治疗心得:

我在临床上见到许多女性:上有小叶增生,下有子宫肌瘤、卵巢囊肿或结节,我谓之"增生体质",大多属于阳证、热证,中年妇女为多。有时无需手术治疗,用中药煎剂也没有明显效果。本案患者通过B超检查,发现了两侧乳腺导管扩张,这就必须高度警惕,因为乳腺导管扩张、乳腺纤维瘤、乳腺囊性增生,均属于癌前期病变。然而,该患者导管扩张发生在乳房两侧,大小均不超过1.5cm,还不具备手术指征。况且,一旦手术,必须行乳房根治术,医患双方都没有做好这种思想准备,故患者找中医治疗。从患者的全部证候来看,属于上实下虚,偏于血寒有瘀。上实则表现为月经前乳房胀痛,下虚表现为月经量少,经后小腹隐痛,有寒则可见白带清稀,怕冷,有瘀则可见舌尖有瘀斑。一诊治疗重点在导管扩张,故以神效瓜蒌散为主,二诊重点在治疗子宫肌瘤、卵巢囊肿结节,故以桂枝茯苓丸为主,两方都合用了调肝汤。

用方心得:

神效瓜蒌散是我治疗乳腺病最常用的方剂,此方所针对的病机是痰瘀胶结,证候是乳房胀痛不可触摸,特别是月经前疼痛。药物虽然只有五味:瓜蒌皮、乳香、没药、当归、甘草,但伸展余地很大。止痛可以加蜈蚣、全蝎,化痰可以加白芥子、浙贝母,软坚散结可以加穿山甲、王不留行等。调肝汤则是我治疗月经后小腹隐痛,属于冲任虚寒的有效方剂。乳腺增生类疾病大多数为虚实夹杂,故这两个处方合用,制成药丸,长期服用,寓消于补,消补兼施,对于未达到手术指征的各种慢性乳腺病有很好效果。

三、前列腺增生

前列腺增生是中老年男子常见的疾病,常伴随有慢性前列腺炎。早期的症状主要为尿频,尤以夜间为剧;中期的症状主要为排尿困难,即所谓尿等待,随着梗阻的加重,尿流变细、排出无力,甚至点滴不尽,尿后仍然有尿意;后期可出现尿潴留、尿失禁或尿血。有的患者尚有睾丸下会阴部位的胀痛不适等。由于排尿不畅,尿液潴留,容易并发尿路感染,出现小便频数、灼热、涩痛等。西医通过直肠指检或B超,可以发现后尿道黏膜下中叶或侧叶腺体结缔组织及平滑肌组织增生,并形成多发性球状结节。

中医治疗本病,主要分虚实两途辨治,实则为标实,病情呈急性发作状态,可分膀胱湿热与气滞血瘀两大类;虚则为本虚,病情较缓,可分为肾气虚寒与气虚瘀阻两大类。

属于膀胱湿热的,患者往往小便量少而短赤灼热,甚至点滴不通,小腹胀满,口苦口黏,大便不畅,舌红苔黄腻,脉滑数。宜用八正散加减[1]。

属于气滞血瘀的,患者往往小便艰涩,尿如细线,甚至闭而不通,小腹胀满疼痛,面色晦黯,舌紫黯,或有瘀斑,脉涩,宜用代抵当丸合沉香散加减[2]。

属于肾阳虚的,患者往往腰膝酸软,下半身有冷感,或小便不利,排尿无力,或夜尿频数,尿色清淡,口不渴,舌淡苔薄白,尺脉沉弱为其辨证要点,患者往往夜尿频数,宜用金匮肾气丸加减[3]。

属于肾气不足,下焦气虚瘀阻的,患者往往排尿无力,时有尿等待,小腹胀痛,乏力,腰膝酸软,舌淡或有瘀斑,脉细涩,宜用刘寄奴方[4]。

就我的临床所见,由于前列腺增生属于老年性疾病,与机体的功能衰退、内分泌紊乱、组织松弛密切相关。用中医辨证治疗,对于改善症状较为容易,倘要使增生的组织得以缩小和消除,却非易事,只能缓消缓补,假以时日,采用丸散制剂为妥,可仿大黄蟅虫丸法,用化铁丸加减[5]。如果前列腺增生较为严重,屡屡出现并发症和其他危急情况,在身体条件许可的前提下,用手术治疗不失为一种明智的选择。

附方

1. 八正散加减(彭坚经验方)

萹蓄10g　瞿麦10g　车前子10g　滑石15g　甘草5g　栀子10g　大黄5~10g　虎杖10g　大腹皮10g　黄柏10g　知母10g　肉桂1.5g(冲服)

用方心得:

《局方》八正散是治疗下焦湿热的代表方,无论是急慢性膀胱炎、尿道炎、或妇科急慢性炎症,只要病机属于下焦湿热者,本方皆有疗效。方中萹蓄、瞿麦、车前子、滑石、木通均为清热去湿、利水通淋之药,栀子清三焦湿热,大黄降浊破结,泻火解毒,甘草调和诸药,缓急止痛。当前列腺增生并发急性尿道感染时,用本方清利湿热,去木通,是不欲其渗利太过,加黄柏、知母、肉桂,是合用《兰室秘藏》通关丸,以黄柏、知母加强清利湿热的作用,以肉桂反佐,温阳化气,不使清降太过。再加虎杖活血解毒,大腹皮理气化湿,构成一首以清利下焦湿热为主,理气、活血、降浊、化气、开闭的方剂。如果胀痛较剧,可加荔枝核、橘核、延胡索、广木香等以理气散结、活血止痛。

2. 代抵当丸合沉香散加减(彭坚经验方)

大黄 10g　芒硝 10g(冲服)　桃仁 10g　生地 10g　当归尾 10g　穿山甲 5g　肉桂 2g(冲服)　沉香 3g(冲服)　陈皮 10g　冬葵子 15g　王不留行 15g　石韦 10g　滑石 15g

用方心得:

《伤寒论》有抵当丸,治疗瘀血蓄积下焦,症见少腹硬满疼痛,其人如狂,小便利等,原方由水蛭、虻虫、大黄、桃仁组成。《证治准绳》认为方中水蛭、虻虫峻猛开破过甚,代之以生地、当归尾养血活血,芒硝软坚,穿山甲散结,肉桂温阳化气以行血,同样治疗下焦蓄血证,相对较为温和,故命之为代抵当丸。本方活血之力有余,理气、通淋、滑窍之力尚不足,故合《金匮翼》之沉香散,即加沉香、陈皮理气,冬葵子、王不留行、石韦、滑石等滑窍、通淋利水,当前列腺增生出现急性并发症,有少腹胀痛硬满拒按,小便闭塞,大便秘结,神志焦虑不安,舌见瘀斑,脉涩等下焦瘀血证时,可予运用。

3. 金匮肾气丸加减(彭坚经验方)

熟地黄 10g　山药 10g　山萸肉 10g　茯苓 10g　牡丹皮 10g　附子 10g　肉桂 2g(冲服)　肉苁蓉 10g　乌药 10g　益智仁 10g　桑螵蛸 15g　五味子 5g　九香虫 5g

用方心得:

金匮肾气丸为治疗肾阳虚、膀胱不能气化、水液代谢失常的祖方,用于前列腺增生的治疗,尚须适当加减。本方即原方去泽泻之渗利,加益智仁、乌药、桑螵蛸、五味子以温摄固肾;加肉苁蓉者,因《神农本草经》谓其可"除茎中寒热痛";加九香虫者,因其入肝肾两经,可理气止痛,温中壮阳,《本草新编》谓其"为虫中佳品"。从我个人的用药经验来看,加此两味药,对于缓解尿后阴茎中的不适和解除会阴部位的胀痛有明显效果。

4. 刘寄奴方(朱良春创制方)

刘寄奴 20g　黄芪 30g　熟地 15g　山药 20g　山萸肉 10g　琥珀 2.5g(分吞)　沉香 5g(后下)　王不留行 15g

用方心得:

朱步先先生说:"前列腺肥大引起之溺癃,常见于老年患者,其时阴阳俱损,肾气亏虚,气化不行,瘀浊逗留,呈现本虚标实之症。若一见小便不利,即予大剂淡渗利尿,不仅治不中鹄,抑且伤阴伤阳,诚为智者所不取。朱老治此症,抓住肾气不足,气虚瘀阻这一主要病机,采用黄芪与刘寄奴相伍,以益气化瘀;配合熟地、山药、萸肉补肾益精;琥珀化瘀通淋,沉香行下焦气滞,王不留行迅开膀胱气闭,组成基本方剂,灵活化裁。如瘀阻甚者,加肉桂、丹皮和营祛瘀;阳虚加仙灵脾、鹿角霜温补肾阳;下焦湿热加败酱草、赤芍泄化瘀浊,收效较著。"[76]

关于方中的主药刘寄奴,朱良春先生首先从《本草从新》载其能"除癥下胀"中,领悟到该药有良好的化瘀利水作用,因此可用于治疗瘀阻溺癃症,尤其适用于前列腺肥大症引起之溺癃或尿闭。

5. 加味化铁丸(彭崇让经验方)

威灵仙 100g　楮实子 100g　三七 30g　琥珀 30g　穿山甲 30g　土贝母 30g

以上药研末为蜜丸,早晚各 1 次,每次 9g,1 剂大约可服 1 个月。

用方心得：

化铁丸原方出自《本草纲目》，仅威灵仙、楮实子2味药，等分为末，云治"腹中痞积"。其中的威灵仙治疗鱼骨鲠喉，为人们所熟知。李时珍云："威言其性猛也，灵仙言其功神也。宣通五脏，去腹内冷滞，心膈痰水，久积癥瘕，玄癖气块，膀胱缩脓恶水，腰膝冷痛，疗折伤。"显然这是一味化痰软坚的重要药物，而威灵仙在这方面的功能，后世很少有人提及。楮实子亦很少被当代医家所看重，然《本草纲目》云其"壮筋骨，助阳气，补虚劳，健腰膝，益颜色"，《药性通考》称之为"补阴妙品，益髓神膏"，古代著名的延年益寿方剂还少丹、治疗眼底病名方驻景丸，均有此品。另据《本草纲目》的记载，单味楮实子煎汤亦可治疗骨鲠，其软坚散结之效可知。故此二味药，刚柔相济，相得益彰，虽云"化铁"，实则平和，非一般虎狼之剂可比。伯父彭崇让先生认为："慢性疾病，每每不离痰、瘀、虚三字，特别是一些增生性疾病和退行性疾病，治当缓图，不宜峻攻，药须平和，以便久服，而化铁丸是比较理想的方剂，只是化痰软坚之力尚嫌不足，于是增添三七、琥珀、穿山甲、土贝母四味，使之更臻完善，命为'加味化铁丸'。举凡子宫肌瘤、前列腺肥大、骨质增生、早期肝硬化、多发性脑梗死等，均可以此方加减治疗。"

验案举隅

案例一：慢性前列腺炎，前列腺增生

杨某，男，48岁，望城县人，建筑商，2004年5月5日初诊。

患慢性前列腺炎10余年，有轻微前列腺增生，小便浑浊，尿后有余沥，时有白色分泌物，阴茎胀痛，小腹胀，会阴部胀，大便时常干结，全身乏力，失眠多梦，心烦口苦，舌边尖红，苔黄腻，脉滑，拟用清心莲子饮加减，处方：

石莲子15g　莲子心5g　莲须10g　车前子10g　麦冬10g　黄芩10g　地骨皮15g　刺五加30g　地榆15g　茯神15g　香附子15g　川楝子10g　延胡索10g　虎杖10g　14剂

5月30日二诊：服上方后，大便通畅，阴茎、小腹、会阴部胀痛的症状大为缓解，睡眠状况和精神疲乏都有改善，尿后仍有余沥，会阴部偶尔有不适感，口苦，舌苔薄黄，脉弦滑，仍用前方加减：

石莲子30g　莲子心15g　莲须15g　车前子15g　麦冬10g　黄芩10g　地骨皮15g　刺五加30g　地榆30g　茯神30g　香附子30g　川楝子15g　延胡索15g　水蛭30g　大黄30g　土鳖虫30g　琥珀20g　穿山甲15g　熊胆3g

蜜丸，每日2次，每次10g，饭后开水送服。

7月18日三诊：服药后可维持不发，小便淋漓涩痛症状已经不明显，仍有小便不尽，时有腰酸、怕冷的现象，舌苔薄黄，脉弦细滑，仍用原方，加续断15g、仙灵脾15g、菟丝子15g、九香虫15g、大海马1对，为蜜丸。

患者服蜜丸近1年，所有症状基本缓解，轻度前列腺增生也消失。

治疗心得：

慢性前列腺炎到底属于炎症还是非炎症，西医学界至今仍有争论，此病可以迁延多年不愈，且用抗生素疗效不好。由于前列腺以及生殖器长期处于充血、水肿状态，故产生小腹胀、睾丸胀痛、阴茎胀痛、小便浑浊、余沥不尽、阳痿等一系列局部症状，并影响到全身，出现疲劳乏力，腰酸腰痛，失眠多梦等症状，时间较长，则多伴有前列腺增生，炎症与增生之间有着直接的因果关系。中青年患者炎性表现较为突出，老年患者增生特点较为明显,慢性前列腺炎在中医多属于"淋证"范畴,前列腺增生则多属于"癃闭"。在治疗方法上,慢性前列腺炎初起多宜清热通利,兼以理气活血,八正散为其代表方;中期不宜一味通利清泄,当通中有涩,利中有收,清泄之中兼以养阴益气,才能获得长期的疗效,其代表方为清心莲子饮,如果已经伴有前列腺增生,当适当参以软坚散结之品。本案以炎性表现为主,兼以轻度增生,故始终以清心莲子饮为主方加减。

用药心得:

该案有本人的两点用药心得:其一,莲子肉、莲子心、莲须并用。莲子肉长于健脾益气,莲子心长于清心除烦,莲须长于益肾摄精,三者同用,对于缓解慢性前列腺炎一系列局部和全身的症状,比单纯用莲子肉效果更好。原方的莲子,本为石莲子,即带黑褐色皮的老莲子,《本经逢源》云:"石莲子,本莲实,老于莲房,坠入淤泥,经久坚黑如石,故以得名,补助脾阴而涤除热毒,然必兼人参之大力开提胃气,方始克用。"很显然,石莲子清热解毒祛邪的作用是普通莲子肉所不能替代的,可惜现今药店一般不备此品,根据我的经验,如果能够用石莲子,则效果比莲子肉好。其二,地榆、刺五加并用。对于各种慢性炎症,如果既有内热存在,又因病久耗气阴伤时,我经常将地榆、刺五加并用,以期达到消炎作用持久、热清而元气不伤的效果,其中,地榆性微寒,味苦酸涩,擅长清热解毒,凉血止血,是一味不可多得的既可入气分,又可入血分的良药,朱良春先生常用之"清利通淋",认为:"生地榆所以能治淋者,盖缘其能解毒抗菌消炎,一也;擅入下焦除疾,二也;性涩可缓尿频,三也。本品通中寓涩,祛邪而无伤肾耗阴之弊,诚非其他淡渗清利之品所可比拟,凡遇急性或慢性泌尿系感染急性发作,皆相适宜。"[77]对于慢性前列腺炎的治疗,清心莲子饮本为对证的方剂,我在方中加地榆、刺五加,并以刺五加代替原方中的人参、黄芪,感觉对于改善该病局部及全身症状,效果超过原方。

案例二:前列腺肥大

铁某,男,80岁,河北保定人,退休干部,2004年1月10日初诊。

患前列腺增生多年,经常小便癃闭,点滴不出,自行导尿才能缓解,有冠心病、高血压,经常腰酸腰痛,小腹胀,会阴部胀,大便不畅,小便清,察其面色红润,舌苔黄腻,口不渴,脉小弦,拟用刘寄奴方加减,处方:

刘寄奴20g　王不留行15g　熟地15g　山药20g　山萸肉10g　萆薢10g　琥珀10g(包煎)　沉香5g(后下)　杜仲15g　续断15g　补骨脂10g　核桃肉30g　肉苁蓉30g　14剂

1月24日二诊:服上方后,腰痛腰酸、小腹胀明显好转,大便通畅,小便清长,会阴部胀感仍未消失,煎剂照原方续服14剂,另加服一料化铁丸,处方:

威灵仙45g　楮实子45g　三七20g　穿山甲20g　土鳖20g　水蛭20g　鹿角霜30g　大海马30g　乌梅30g　鸡内金30g　皂角刺30g　全蝎30g　急性子30g　露蜂房30g　紫河车30g　仙灵脾30g　九香虫15g

蜜丸,每日2次,每次10g,饭后开水送服。

3月14日三诊:服上方后,感觉良好,会阴部胀痛也基本消失,停服煎剂,续服蜜丸,处方:

威灵仙45g　楮实子45g　三七20g　穿山甲30g　萆薢10g　桃仁30g　九香虫15g　急性子15g　水蛭30g　大黄15g　土鳖虫15g　莪术50g　皂角刺30g　全蝎30g　乌梅30g　露蜂房30g　大海马1对　紫河车30g

蜜丸,每日2次,每次10g,饭后开水送服。

5月16日三诊:偶尔脚麻,腰部隐痛,检查第4、5腰椎骨质增生,口不渴,舌淡苔白,脉缓,百损丸合化铁丸加减,处方:

威灵仙45g 楮实子45g 急性子20g 石见穿15g 土鳖20g 皂角刺10g 大海马1对 肉苁蓉30g 紫河车30g 刺猬皮20g 穿山甲10g 仙灵脾10g 杜仲20g 补骨脂10g 续断15g 骨碎补20g 三七10g 琥珀10g 血竭10g 鹿角霜10g 露蜂房10g 白芥子20g

蜜丸,每日2次,每次10g,饭后开水送服。

上方服至2007年,几年来小便再无困难,腰痛也未发作,但前列腺也未明显缩小。

治疗心得:

患者因为是高龄,又患冠心病、高血压等,尽管前列腺增生比较严重,但医患双方都不愿进行手术治疗,一直采用保守疗法,每当小便不出时,即实行导尿,多年来,患者自己已经掌握了导尿术,免除了住院之苦。但就诊前的半年以来,尿闭发作频繁,三五日要导尿1次,生活质量不高是可以设想的,故患者希望中医能解决问题。一诊所见证候,为肾虚瘀阻,适合于用朱良春先生的刘寄奴方合青娥丸加减,二诊时,在一诊处方有效的基础上,以化铁丸缓图,丸药守方不变,患者一直吃到现在,虽然前列腺未见明显缩小,但不再需要导尿,保证了老人的基本生活质量。

用药心得:

该案有本人的一处用药心得,即在丸剂中,针对前列腺增生的特点,使用了大量动物药,以加强其软坚散结、缓中补虚的作用。所加动物药共11味,即水蛭、土鳖、穿山甲、刺猬皮、九香虫、鸡内金、大海马、全蝎、露蜂房、鹿角霜、紫河车。诸动物药中,攻邪之品五味,即水蛭、全蝎、土鳖、穿山甲、刺猬皮,均具有深入血络、搜剔顽邪的强大作用。其中的刺猬皮较少运用,《神农本草经》云其治:"阴肿痛引腰背",《名医别录》云其:"疗腹痛疝积",现代有人单用此药治疗前列腺炎和肾结石。扶正之品共6味,即鹿角霜、鸡内金、大海马、紫河车、露蜂房、九香虫。其中,鹿角霜既能温补督脉,又可软坚散结,对于中老年人由于肾气衰退引起的各种增生症,具有独到的扶正祛邪作用。鸡内金健胃消食,亦可消积。张锡纯说:"不但能消脾胃之积,无论脏腑何处有积,鸡内金皆能消之,是以男子疟癖、女子癥瘕,久久服之皆能治愈。"九香虫,《本草新编》云:"兴阳益精,虫中之至佳者,入丸散中,以扶衰弱最宜。"特别是大海马,我认为其堪称治疗前列腺增生的要药。李时珍评价海马的四大功效为:"暖水脏,壮阳道,消瘕块,治疗疮毒肿",其中前三项均适合于本病,因为小便不利,阳痿,前列腺增生,都是本病的主要特征。方药宜制成蜜丸以缓图,久服能改善症状,恢复功能,尚不严重的增生可得以缩小或控制发展。总之,通过临床实践可知,治疗前列腺增生,不仅需要软坚散结、活血化瘀的药物,也需要温肾壮阳,增加雄激素水平的药物,互相配合,才有可能消除增生的组织,这就是中医消补兼施的道理。

第五类

恶性肿瘤

　　肿瘤始终伴随着人类而生，是一种古老的疾病。《黄帝内经》中有"癥瘕"、"积聚"的病名，其中就包括了肿瘤。宋元时期出现了"癌"字，对乳腺癌的初、中、晚期，有了确切的描述。明清时期对乳腺癌、颈淋巴癌、食管癌、皮肤癌、阴茎癌有了更深刻的认识，积累了许多治法方药，至今还在临床运用。西医对肿瘤的认识同样很早，19世纪德国著名的病理学家魏尔啸，选择了一幅巨大的卵巢肿瘤图像作为他的著作《细胞病理学》的封面，揭示了肿瘤细胞繁殖的可怕性。

　　恶性肿瘤并不直接导致人体死亡。从肿瘤的一般特点来讲，良性肿瘤与恶性肿瘤都是细胞的非正常增生，前者增生得慢，细胞没有变形，外面有包膜；后者增生得快，细胞发生畸变，外面没有包膜，容易侵袭周围组织，转移到别的地方。如果恶性肿瘤在很短的时间内迅速繁殖，夺走了人体正常细胞需要的营养，就会使得代谢紊乱，患者变得消瘦、虚弱，肿瘤压迫了神经，就会产生疼痛，损伤了血管，就会导致出血，伤害到重要器官，就会出现生命危险或死亡。总的来说，只要癌症处在相对稳定的状态，就不会威胁生命，这就为使用中药赢得了时间，带癌生存的可能性是非常大的，而这样的病例也非常多。

　　西医治疗肿瘤的主要方法是手术切除，对恶性肿瘤，除了手术切除之外，加上放疗、化疗，尽可能多地杀死周围和全身的癌细胞。

　　手术、放疗、化疗三大疗法，用于治疗恶性肿瘤，已经有近百年的历史，至今为止，仍然是西医治疗癌症的主要手段，对早期癌症是卓有成效的。困难在于很多癌症不易早期发现，在中国尤其是这样，一发现就是中、晚期。手术切除有时是必要的，但是容易造成对身体、精神的创伤，放化疗则导致烧心、呕吐、出汗、失眠、脱发、白细胞下降、血小板减少、肝功能受损等一系列毒副作用，有些患者刚开始还能承受，多次的化疗则使机体耐受力下降，免疫功能降低，最后可能导致全面崩溃，癌症复发转移。况且，从理论上来说，要想把全身所有的癌细胞杀死是不可能的，只要有一个，就可以克隆出无数个来，这是癌症难以彻底消灭的主要原因。目前，大多数西医尚不能接受"带癌生存"的观点。"除恶务尽"是西医三大治疗手段追求的终极目标，这就导致对癌症的治疗始终处在徘徊不前的状态。

　　从我的临床经验来看，就杀死癌细胞的力量而言，任何中药，包括复方，都比不上西医3大手段厉害，尽管很多人仍然不断在筛选、寻找抗癌的中草药，我却不认为这种研究方向前景可观。中医不能跟在西医后面走，应当扬长避短，创造自己的优势，弥补西医的不足，与西医长处互补。西医的短处在于没有很好的药物来克服放化疗的毒副作用，也没有很好的药物来提高患者的免疫功能，以及防止治疗后癌症的再一次复发，在完成了3大疗法之后,失去了治疗目标,基本无所作为,只能消极地等待复发,计算3年、5年存活率。西医的这些不足,使得中医大有用武之地。

在对待人类尚未完全攻克的癌症这种疾病时,中西医结合其实是一种最合理的选择。在病人没有失去手术机会之前,手术往往是其最佳选择,更重要的是,说服病人在进行放化疗的同时服用中药煎剂,这样可以有效减轻放化疗药物的毒副作用。在两次放化疗的间歇期,用中药进行调补,可以增强患者的免疫功能。在西医的治疗过程结束,病情处于缓解期的阶段,服用能抑制癌细胞增生的中药丸散,防止癌症的复发和转移。中西医配合得好,往往可有效地减轻患者痛苦,提高生活质量,延缓生命,乃至治愈。

因此,在不同的阶段使用中药的丸、散、膏、汤、药酒等手段,以克服放化疗的毒副作用,提高免疫功能,缩小肿块、抑制癌症的扩散和增生为主要目标,这就是我力图发挥中医的优势,弥补西医的不足而摸索总结的3大治疗方法,在临床上有一定的疗效。

一、克服放化疗的毒副作用

化疗最大的反应是恶心,呕吐,食欲下降,腹泻等,尤其是初次化疗的病人有时要持续几天。而对证使用二陈汤、香砂六君子汤、黄芪六君子汤、七味白术散、小半夏加茯苓汤、旋覆代赭汤等都有效,我更习惯用启膈散加减[1]。

放疗最容易灼伤阴液,出现一派胃阴、心阴、肺阴受伤的证候,如口干、舌红、烧心、烦躁、失眠、汗多、干咳、大便干燥等。沙参麦冬汤、清燥救肺汤、益胃汤、天王补心汤等都可用,而且要提早用,不要等到伤阴已经严重的时候才用。我习惯用三阴汤加减[2]。另外,还要嘱咐家属,每天用马蹄、雪梨、绿豆、薏苡煮清汤代茶饮服,取法《温病条辨》五汁饮,平淡之中寓有深意。食疗的方法,尚可用雪羹汤[3]。

二、升高血象与提高人体免疫功能

很多中医古方都有提高人体免疫功能的作用,特别是以黄芪、当归和人参、肉桂组合的补益剂。韩国、日本、东南亚一些国家,根据长期的临床观察,分别报道了八珍汤、十全大补汤、当归补血汤、补中益气汤、人参养荣汤、理中汤等方剂对中晚期癌症患者的疗效,以及与手术、放化疗协同使用的情况,给予这些古方以很高的评价,日本人甚至赞誉十全大补汤是"治疗肿瘤的新曙光"。其实,明清时期的陈实功、王洪绪等就已经观察到用人参养荣汤、香贝养荣汤可以延缓晚期乳腺癌、淋巴癌病人的生命。

在选择提高免疫功能的方药时,首重阴阳气血。属于阴虚的,多有头晕耳鸣,咽燥干咳,心烦失眠,舌红,脉细数等证候,可用琼玉膏合二至丸加减[4]。属于气血虚的,多有面色白,头晕乏力,舌淡,脉弱等证候,可用人参养荣汤加减[5]。属于阳虚的,多有畏寒身冷,手足逆冷,小便清长,口不渴,舌淡,脉沉细,兼见胃脘胀痛,嗳气吞酸等证的,可用胃阳虚温补心阳方[6]。兼见大便稀溏,食欲不振的,可用脾阳虚温补肾阳方[7]。

三、缩小肿块与防止癌症复发扩散

西医的手术、放疗、化疗,被称之为"总攻疗法",即一次性地解除癌症的威胁。然而,有些癌症如中央型肺癌,既不能手术,又不能放疗,对化疗也不敏感,癌肿无法消除。大部分癌症,在治疗过后无法确保癌症不转移、不复发。在这种情况下,中医"扶正祛邪"的综合治疗,体现出较大的优势。消除局部肿块和抑制癌细胞增生,可用缩癌消肿胶囊[8]。防止癌症的扩散,可试用蟾酥蜜药酒[9]。两者都可合用平癌丹[10]。

四、减轻癌性疼痛

我常用的几首外用、内服方剂,用于缓解癌症病人的痛苦,有一定疗效。

内服药治疗癌性疼痛,当分虚实。骨转移疼痛,属于实证,可用青娥丸加减[11]。

当病人气血大亏、形销骨立、接近生命的最后阶段而疼痛不止时,青蛾丸加减一般不会再有效,可用黄芪乳香散[12]。

缓解局部疼痛,可用外用方:雄鸡止痛贴[13]。

五、癌症患者的食物禁忌

中医是讲究食物禁忌的,这是来自长期的生活经验总结,虽然我们还无法完全解释清楚其中的科学道理。但并不是所有的病都必须讲究食物禁忌,有的老中医总是交代患者,这也吃不得,那也吃不得,其实没有必要,也没有充分的理由。特别是说吃中药不能吃萝卜,是一种很深的误会,毫无道理。在我看来,只有某些过敏性疾病、胃肠道疾病,以及癌症,才是真正需要了解事物禁忌的。然而,除了众所周知的一些食品,如垃圾食品、油炸食品、添加剂太多的食品之外,对于正常的健康食品,癌症患者究竟有哪些是忌讳的,很少有人研究,我认为要根据食物的寒、热性,辨明患者的寒热、虚实,才能够有针对性地总结出癌症患者的食物禁忌。我根据多年的临床经验,进行了一次初步的总结[14]。

附方

1. 启膈散加减(彭坚经验方)

北沙参 30g　丹参 15g　茯苓 15g　郁金 10g　川贝母 10g　砂仁壳 10g　荷叶蒂 5g　麦芽 30g　威灵仙 30g　急性子 15g　石见穿 15g

用方心得:

原方出自清代程钟龄的《医学心悟》,是治疗"噎膈"即早期食管癌的有效方。方中以沙参、川贝、茯苓润燥化痰散结;丹参、郁金、砂仁壳行气化瘀开郁;荷叶蒂、杵头糠化浊和胃降逆,症见呕吐痰涎、胸脘痞懑、吞咽梗阻者可用。

从我的临床经验来看,在进行化疗的阶段,患者最大的反应是恶心呕吐,不能进食,有的患者由于痛苦不堪,因而中止或拒绝继续化疗。和胃降逆方有多种,但能够持久发挥作用的,本方当属首选。况且本方在降逆之中又具开郁作用,药物不寒不热,气味较淡,比较适合病情且患者易于接受。方中的杵头糠现在的药店不备,故以麦芽代之,此物可和胃消食,尚能舒展肝气。原方加威灵仙、急性子、石见穿,则化痰、软坚、散结、止呕的作用更为显著。

加减:痰多,加陈皮 10g,半夏 15g;干呕,头痛,吐涎沫,加吴茱萸 5g,半夏 10g;口苦,舌苔黄腻,加黄连 5g,白蔻仁 10g;嗳气,胃脘痞闷,加旋覆花 10g,代赭石 30g。

2. 三阴汤加减（彭坚经验方）

石斛 15g　花粉 10g　北沙参 30g　麦冬 15g　百合 30g　山药 30g　扁豆 10g　合欢花 10g　琥珀 10g（包煎）　枣仁 15g　茯神 30g　太子参 15g　五味子 3g　茵陈 10g

用方心得：

本方从叶天士的养胃汤化裁而来，以养胃阴为中心，兼顾心、肺之阴，故曰三阴汤。方中以石斛、花粉、山药、扁豆养脾胃之阴，沙参、百合养肺阴，太子参、麦冬、五味子养心阴，合欢花、枣仁、琥珀、茯神调节心神，茵陈淡渗，清利阴虚之中所兼夹的湿热。全方药味清淡，滋阴但不滋腻，养阴而兼益气，对于放疗所导致的胃、心、肺阴伤有热颇为适合。

从我的临床经验来看，放疗所导致的痛苦，主要是伤阴，特别是原本属于阴虚火旺体质的患者，表现更为突出。而一系列伤阴的症状，如烧心、烦躁、失眠、汗多、燥热、咽疼、干咳、大便干结、小便黄赤、口干、舌红、脉细数等，又不离胃、肺、心三脏。故治疗当以胃为中心，兼顾心肺，养阴为主，兼顾益气。如果口干纳呆，舌红苔白腻，为阴虚夹湿热，加白蔻仁 6g 以芳化淡渗；如果口苦，舌红苔黄腻，为毒火郁结在内，加黄连、黄芩、山栀、土茯苓、人中黄等以清解，但芩连等苦寒清热之药容易化燥伤阴，用量宜小；如果咽痛较剧，加玄参 30g、土牛膝 30g、板蓝根 30g；咽肿加马勃 10g、僵蚕 10g、山慈菇 10g；干咳加川贝 10g、牛蒡子 10g、诃子 10g；大便秘结加生地 30g、玄参 30g、玉竹 30g、火麻仁 30g；大汗淋漓，可加浮小麦 30g、龙骨 30g、牡蛎 30g。

3.《绛雪园古方选注》雪羹汤

新鲜荸荠半斤，去皮，海蜇皮半斤，煨汤，作甜食当早餐，可分 2 天服。

用方心得：

古人对这个食疗方评价很高，认为能清肝降火，滋阴润燥，生津通便，消瘰疬，现代临床也发现其有降血压、软化血管、防治癌症的作用。何绍奇先生有一段精彩的文字介绍此方："雪羹一方，出王晋三《绛雪园古方选注》，谓海蜇味咸，荸荠味甘酸咸，皆性寒而质滑，有清凉内沁之妙。凡肝经热厥，少腹攻冲作痛，诸药不效者，用以泻热止痛，捷如影响。因其为寻常食物，人多忽视，王孟英乃激赏之。《归砚录》谓：海蜇宣气化瘀，清痰行食，软坚开结，而不伤正气，哮喘、胸痹、腹痛、癥瘕、胀满、便秘、滞下、疝、疸等病，均可量用。至宜下之癥而体弱不能率投硝黄者，辄重用，而随机佐以枳、朴之类，无不默收敏效云云。其用量用法如次：海蜇 120g，清水漂尽，以无盐矾味为度；荸荠 120g 洗净泥沙，切开，同煮至海蜇化尽（约需 2 小时，如用高压锅煮则不需如此费时）。取煎出液 400ml，一日 3 次分服。如无荸荠，可以白萝卜代之。我常用此方治疗呼吸系统疾患之属痰热，痰色或黄或白，但黏稠而难以咯出者，用后一二日痰即转清易出。腹满，大便燥结者，用之即通。又尝用于多囊肝、多囊肾、乳腺增生、脂肪瘤、甲状腺瘤及肿瘤、颈淋巴结核（均加荭草 120g、夏枯草 30g）。配合汤药、丸药使用，惟须坚持使用 3 个月以上，始可见其潜移默化之功。"[78]

从我的临床经验来看，本方运用的对象为大便燥结而又阴虚体弱者。这类患者不仅不任硝黄攻下，即使是生地、玄参、麦冬等生津润燥之药，久服亦碍胃纳呆而无法坚持。长期便秘，必然导致气机升降失常，轻者肺气上逆，胸闷、咳嗽、痰喘，肝气上逆，少腹攻冲作痛，重者痰瘀互结，产生肿瘤、囊肿。雪羹汤不仅润肠通便，且有消瘀化痰的作用，又是寻常食物，可久服而不伤元气，故肺癌或其他肿瘤患者，凡属阴虚大便秘结者，每配合使用本方，特别是放疗后大便秘结者，效果更佳。

此方宜用慢火煲煮 12 小时以上，最后，海蜇皮完全融化，水解为多种氨基酸，荸荠仍在，主要喝汤。我曾经用其治疗两例患有脑瘤的老人，不能做手术，专以这个食疗方作为主要治疗手段，目前都健在，1 例 85 岁，1 例 76 岁。

4. 琼玉膏合二至丸加减（彭坚经验方）

生地 15g　西洋参（或高丽参）10g　茯苓 15g　麦冬 10g　天冬 10g　枸杞子 10g　女贞子 15g　旱莲草 15g　蜂蜜 30g

上药浓煎 1 小时，兑入蜂蜜饮服。也可将药熬膏冲服。

用方心得：

本方即琼玉膏合二至丸。琼玉膏载于《洪氏集验方》，相传出自著名养生家铁瓮城申先生，故又称"铁瓮先生琼玉膏"，方中以生地补肾滋阴为君药，以白蜜养肺润燥为臣药，二者合用，取金水相生之义；以人参、茯苓健脾益气为佐使药，有补土生金之效。明代太医院再加麦冬、天冬、枸杞子，加强了原方滋阴作用。李时珍在《本草纲目》中称其："常服开心益智，发白返黑，齿落更生，辟谷延年，治痈疽痨瘵、咳嗽唾血等病。"二至丸以女贞子滋肾养肝为主，配以旱莲草养阴益精，凉血止血，药味虽少，但滋补肝肾之力雄厚，且无滋腻碍胃之弊。

从我的临床经验来看，免疫功能低下是癌症患者发病的主要原因之一，而放化疗又进一步损害了患者的免疫功能。临床表现以虚证居多，须分别阴虚、阳虚进行调补。其中，阴虚或气阴两虚的癌症患者，其血象检查的结果，大部分白细胞较低，其症状表现多为干咳，气短，头晕，腰酸，乏力，消瘦，失眠，大便干结，口干，舌红，脉细数等，也有的患者症状不明显，仅仅感到疲乏无力，口干，大便干结。治疗当以肺肾为中心，通过益气养阴之法，大力提高机体免疫功能。琼玉膏与二至丸合方，是比较恰当的选择。关于琼玉膏的作用，张炬等先生认为："据现代医学研究，方中地黄有保护肝脏、防止肝糖原减少的作用；动物实验证明，地黄能够延长家蚕的寿命；日本学者还报告说地黄可防止老化，增进神经反射机能。人参不仅对神经系统、内分泌系统、循环系统的功能有促进和增强作用，而且具有'适应原'样作用，能增强机体对各种有害刺激的防御能力，并有降血糖、抗肿瘤、抗溃疡以及提高机体免疫功能等作用，同时还可使细胞的传代次数增加，这些均说明它确有延缓衰老的功能。茯苓不仅有较强的抗肿瘤作用，而且有强壮神经、降血糖、抗溃疡、利尿等功能，它还能提高机体的免疫功能、增强机体的抗病力。鉴于免疫功能低下是衰老的重要原因，所以说它也有延年益寿的作用。白蜜除含有大量糖分外，尚含有多种维生素、氮化合物和多种酶，以及镁、钙、钾、钠、硫、磷、铁、锰、铜、镍等，具有很高的滋补营养价值。"[79]

二至丸则已广泛运用于白细胞减少、慢性再生障碍性贫血等疾病的临床治疗。经动物实验证明：二至丸可使脾脏、胸腺、腹腔淋巴结、肾上腺等免疫器官重量明显高于对照组，并可对抗强的松的免疫抑制作用，可纠正强的松所致的外周白细胞下降。此外，女贞子对 T 淋巴细胞具有促进作用，可升高白细胞，促进造血机能，保护肝脏，帮助肿瘤患者对抗光敏反应等。旱莲草则能够促进淋巴细胞转化率，从而提高机体的免疫力，有利于抑制肿瘤生长，并有保肝、止血等作用。

我经过多年的临床实践，体会到以上两方合用，对免疫功能低下属于肺、脾、肝、肾阴虚者，确有较好的提升、滋补作用。

本方除了可以用煎剂之外，我经常向癌症患者推荐自制成膏滋服用。王绵之先生说："本方名琼玉膏,是取'起沉疴,赛琼瑶'之意,极言其填精补髓,益气生血之功。方中人参、生地、茯苓、白蜜看似平常,但制作精致,似有道家炼丹般用心,确有滋阴精、益气血的妙处,后世有河车大造丸,人参固本丸,都是治疗虚损的成药,其处方或有人参、茯苓加滋阴降火药,治虚损痨瘵,内热水亏;或人参、生地加熟地、天冬、麦冬,治痨瘵虚热,咳血盗汗等,都是从琼玉膏化裁而来。相比之下,这个(剂型的讲究,彭坚注)就差了些。"[80]

相对于煎剂和丸剂,膏滋口感好,易吸收,药效更集中,营养更丰富,服用更方便,非常适合于癌症患者长期使用。膏滋可以自己制作,也不必像古代那么复杂。我告诉患者:最简单的方法,可将5剂药为一料药,放到压力锅中,加水3kg左右,加压力阀,小火煮半个小时,待冷却后,倒出药汁,再添水加压煎煮1次,2次的药汁浓缩成500ml左右,加蜂蜜300~500ml,微沸,冷却后装瓶,放置于冰箱中,分作10天服,每天3、4次,开水冲服。如继续在微火上浓缩,最后适当加入生麦芽糖收膏,则制出的成品一如古代膏滋,保存时间更久。

5. 人参养荣汤加减(彭坚经验方)

红参10g　黄芪15g　炙甘草10g　肉桂末1~3g(冲服)　茯苓10g　白术10g　陈皮5g　熟地黄10g　当归10g　白芍10g　远志10g　五味子6g

用方心得:

本方出自《和剂局方》,从十全大补汤变化而来。方中以人参、黄芪、炙甘草、白术、茯苓健脾益气;当归、熟地、白芍补肝养血;肉桂温心肾之阳,鼓舞气血生长;五味子敛肺滋肾,宁心安神;陈皮理气,以助运化;远志化痰,以调心神;姜枣辛甘,以和营卫,共奏益气补血、养心安神之效。

焦树德先生认为:"本方与八珍汤的双补气血有所不同。八珍汤以四君子汤补气,四物汤补血,好像如此气血得以双补。然而进一步分析,四君子汤补气过于呆滞,四物汤补血却含川芎芳香燥烈之品,不适应于久虚之证。本方加陈皮以行气,去川芎之芳燥,再加远志、五味子,则静中有动,动中有静,动静药相得益彰,故可养荣而强身。方中虽有酸甘化合生阴之意,而酸收之中又有辛温之品通达,甘缓之中又有渗运之品行利,因而无壅滞碍胃之弊,功主于奉养心营,适于久服。十全大补汤为八珍汤中加黄芪、肉桂而成,虽然亦能双补气血,但仍存在上述八珍汤的缺点。如气血两虚欲长期服药者,或遇气血两虚中兼有心虚,症见惊悸、自汗、健忘、失眠诸症者,则不如本方五脏互养互荣之效佳。本方虽然是从十全大补汤加减变化而来,但从此方的加陈皮减川芎,另加远志、五味子这一加减中,即可体会到中医方剂的加减变化,相须配伍,实寓有旋转造化之机的妙用,发人深省。"[81]

从我的临床经验来看,晚期癌症患者,特别是经过多次化疗后的晚期癌症患者,在出现气血大亏、各项血液检验指标低下时,用药不能再拘泥于消癌、攻邪、祛毒,当以救人为主,扶正为主,如此才可延缓患者的生命,使患者获得较高的生存质量。从许多中医古籍的记载来看,古人对于疮疡、痘疹、乳癌等溃后久不收口者,每每认为是气血大亏所致,不再用清热解毒等凉性药,转而大补气血,十全大补汤与人参养荣汤常被列为首选方剂。现代日本汉方医甚至赞誉十全大补汤是"治疗肿瘤的新曙光"。从我运用于癌症患者的临床效果来看,人参养荣汤比十全大补汤还要好,焦树德先生所做的分析和评价是非常中肯的。

值得重视的是:两首方中都用了肉桂,其中的道理,王绵之先生有一番说道:"补血的问题主要有两个重点,一个是原料,一个是功能。血的生成,依赖脾胃对营养物质的消化吸收和心肾之阳的气化,水谷精华只是造血的原料,使之变化为血,还得依赖心肾的气化功能,如果病人能吃,食欲不减,进食也不差,还贫血,就说明是有原料但不能变化。而方中的肉桂味甘、气辛、性热,入心肾脾,有促进脾胃的消化功能和心肾气化功能的双重作用,在气血俱虚的情况下,八珍汤的两个变方十全大补汤和人参养荣汤,都加上黄芪、肉桂,是为了加强补气温阳,促使阳生阴长,促使补血的功能加强,两方是治疗气血俱虚而偏于寒的。这样的方剂用来治疗各种贫血,效果比较好。"[82]

肉桂有两种,一种为普通肉桂,一种为紫油桂,价格悬殊百倍,方中的肉桂借其启迪阳气,至关重要,一般肉桂容易上火、动血,不堪大用,必须用紫油桂,即上桂,而且宜研末冲服。

我在方中还加入刺五加 15g,鸡血藤 30g,补骨脂 10g,穿山甲 10g。其中,刺五加可助黄芪强壮补气,鸡血藤助归、地补血通络,补骨脂助肉桂补肾温阳,穿山甲活血化瘀。这个配伍同时被国内许多中医癌症专家证实,对于化疗后白细胞下降有可靠的升高作用。我将以上组合添加到人参养荣汤中,使之具有了升白细胞、血小板、血红蛋白、提高免疫功能、克服放化疗后遗症、改善症状的全面效果。值得注意的是,穿山甲在其中起的作用举足轻重,如若去之,则升高血象的效果显著降低,然而,其作用机理至今未能明白,有待于以后的进一步研究。

6. 胃阳虚温补心阳方(孙秉严创制方)

陈皮 10g　半夏 10g　茯苓 10g　白术 10g　桂枝 15g　干姜 15g　附子 15g　远志 10g　枣仁 10g　厚朴 10g　枳壳 10g　木香 10g　高良姜 10g　佛手 10g　槟榔 30g　牵牛子 30g　熟地 20g

7. 脾阳虚温补肾阳方(孙秉严创制方)

黄芪 20g　党参 10g　白术 10g　山药 15g　陈皮 10g　砂仁 6g　鸡内金 6g　升麻 10g　柴胡 10g　肉桂 15g　干姜 15g　附子 15g　菟丝子 20g　补骨脂 10g　肉豆蔻 10g　核桃肉 15g　白芍 15g

用方心得:

国内治疗癌症的名家孙秉严先生认为:"癌的发生,是人体脏腑阴阳失调,六淫、七情、外伤等因素诱发的结果。与其他疾病不同的是,上述致病的内外因素,使体内产生寒性或热性瘀滞后,又产生一种'毒',由于毒的日积月累,才引发了癌。此毒虽然看不见,但有'象'表现于局部和全身。所以癌症是一种全身性的病变,肿物是其局部表现,应把治疗全身与局部、治本与治标结合起来,使用的药物,既峻猛攻邪,又使病人饮食增加,精神振奋,不偏废其中任何一方面。"孙先生力主中晚期癌症 80% 是阳虚而寒瘀毒结,故采用扶正祛邪的方法治疗。驱毒大胆用汞制剂、砷制剂、斑蝥、巴豆(不去油)等,扶阳则用以上两首方。孙教授认为:"两方的区别,前者用干姜、附子、高良姜温中补火,牵牛、槟榔、厚朴降逆通腑,以恢复胃以降为顺的生理功能为主旨;又加桂枝、白术、茯苓、远志、枣仁温振心阳,是治疗一切胃阳虚疾患的基本方。后方也用干姜、附子、肉桂温中补火,而用黄芪、党参、白术、山药、升麻、柴胡补气升阳,以恢复脾阳宜升的生理功能为主旨;又加菟丝子、补骨脂、核桃肉温补命火,壮肾益精,是治疗一切脾阳虚疾患的基本方,两方中分别加入熟地、白芍,用以监制温药,勿使过燥。"[83]

从我多年的临床经验来看,癌症患者,属于阴虚或阳虚的两种情况都有。属阴虚有火或阴虚夹湿热者,患癌之前,往往身体健壮,并无他病,一旦患癌,则恶性程度较高,发展迅速,较为难治;属阳虚有寒或阳虚夹寒湿者,患癌之前,往往身体多病,患癌之后,发展较慢,恶性程度较低,较为易治。前者须用凉药,一般见效慢,可供参考的成方少,药物的选择余地小,取效后容易反复;后者须用温药,见效快,可供参考的成方多,药物的选择余地大,取效后不易反复。当然,这并不是绝对的,也有的情况与之相反。关于用温药或用凉药治病的得失,伯父常说:"中医界有句俗语,叫'凉药杀人无过,温药救人无功',温热剂往往能够振奋人体机能,激活全身的免疫功能,但辨证宜精,一旦出现偏差,则易诱发局部的炎症,出现头晕脑胀、血压升高、咽喉疼痛、大便秘结等'上火'甚至出血的现象,其不良反应是迅速而显著的,病人服之害怕,故曰'救人无功'。寒凉剂则擅长消除急性炎症和水肿,但抑制人体的免疫功能,久服则食欲下降,体质下降,乏力思睡,容易感冒,不过,其不良反应是缓慢而隐匿的,病人服之不知,故曰'杀人无过'。出于一种自我保护意识,历代医家敢于用温药、大药治病者不多,至今已经积习成弊"。孙秉严先生认为癌症阳虚者居多,强调从整体出发进行辨证,力主用温药治疗癌症,这些观点,都是非常可取的。除了以上两首方之外,历代温阳之剂,如《伤寒论》的四逆汤、人参四逆汤、小青龙汤、苓桂术甘汤,《局方》的三生饮、《医林改错》的急救回阳汤,特别是清代治疗癌症的名家王洪绪所创制的阳和汤、阳和丸、小金丹、醒消丸等,用之对证,的确能够力挽狂澜,消除癌块,延缓癌症患者的生命。然而,对于癌症患者所兼夹的"寒瘀毒结",孙先生主张用汞制剂、砷制剂、斑蝥、巴豆等以毒攻毒。我却不赞成这种治疗方法,因为这类药容易引起大吐大泻,或导致癌块溃破,对患者造成的痛苦很大,其副作用绝不小于西医的化疗药,而疗效不见得高于化疗药,这不能体现中医的优势。我主张以软坚散结、化痰消瘀的药物制成丸散缓图,以逐渐消除肿块。即使是试图以毒攻毒,也应当设法减缓药物的毒性,最大限度地增强其治疗效果。我所创制的缩癌消肿胶囊、蟾酥蜜药酒,就是根据这种理念和临床实践而设计的。

8. 缩癌消肿胶囊(彭坚创制方)

三七 30g　血竭 20g　琥珀 30g　没药 30g　天葵子 30g　山慈菇 20g　黄药子 20g　土贝母 20g　穿山甲 30g　鹿角霜 20g　露蜂房 30g　蕲蛇 30g　全蝎 20g　蜈蚣 10条　土鳖 20g　阿魏 30g　干漆 20g　五灵脂 20g　红参(或西洋参)30g　冬虫夏草 5g　紫河车 30g　鸡内金 30g

加减:肺癌,咳嗽有痰,加川贝 20g;痰中带血,加藏红花 10g,该药有细胞毒样作用,对于癌性出血和其他出血均有作用;气喘,加狼毒 10g,蛤蚧一对;有胸水,加蝼蛄 30g;肺部伴有慢性炎症或炎性包块,加壁虎 30g,该药是安全有效的抗癌药,又因为可抗结核,消慢性炎症,愈合瘘管等,对癌症伴有炎症,或炎症引起肿块、包块者,均可使用。

鼻咽癌,加僵蚕 30g。

声带癌:加僵蚕 30g、乌梅 30g。

喉癌:加山豆根 30g、诃子 30g。山豆根有广谱治癌作用,诃子有抑制癌细胞增生作用。

扁桃体癌:加儿茶 20g、蝉蜕 20g、僵蚕 20g。蝉蜕有高度抗癌活性,并有明显镇痛作用。

胃癌:加莪术 30g,莪术可广泛抑制癌细胞增生。

食管癌:加壁虎 30g,有单用该药而使食管癌根治者。

直肠癌:加乌梅 30g,乌梅可抑制癌症,增加免疫功能,治疗食管癌、直肠癌,消除多种息肉。

肝癌:加蚤休 20g、鳖甲 30g、蛦螂 20g、白矾 20g。蚤休善治肺癌、肝癌疼痛,白矾能抑制癌细胞增生。

甲状腺瘤:加穿山龙 30g。

乳腺癌:加狼毒 10g、猫爪草 30g、海马 1 对。

女性生殖器癌:加海龙 1 条、海螵蛸 20g。

慢性粒细胞型白血病:加鳖甲 50g。

骨癌:加补骨脂 30g。

脑癌:加胆南星 20g、水蛭 30g、千金子霜 3g、麝香 1g。

分别以酒、醋炮制后,研末装胶囊,每日服 3 次,每次 5 粒,饭后服。一料药大约可服两个半月左右。

用方心得:

本方以三七、血竭活血止血,琥珀、没药镇静定痛;天葵子、山慈菇、黄药子、土贝母清化顽痰;阿魏、干漆、五灵脂消融死血;穿山甲、鹿角霜、露蜂房软坚散结;蕲蛇、全蝎、蜈蚣、土鳖虫祛风剔络;人参益气,冬虫夏草益肺,紫河车益肾,鸡内金健脾消食,三脏同补,以扶正祛邪。

其中,有些单味药物经实验研究证实了其治疗癌症的原理,如:三七有极明显的广谱治癌作用,同时止痛止血。琥珀具有各种抗癌作用,尤其用于治疗阴茎肿瘤。没药有抑制癌症作用,可促使癌细胞逆转,提高免疫功能。天葵子治疗纵隔、鼻咽、甲状腺、乳腺、淋巴癌有效。山慈菇消肿散结,有广谱治癌作用。阿魏抑制癌细胞增生,升高白细胞、血小板。干漆有广谱治癌作用。五灵脂有抗肿瘤,增加免疫功能作用。蕲蛇具有强烈的生理活性,应用得当,疗效十分确切,在抗癌、扶正祛邪、消炎方面有独特疗效,镇痛效果比吗啡要强,更加持久。土鳖虫有广谱抗癌作用。人参包括西洋参,具有抗癌活性,对于各种泌尿、生殖系统癌有效。紫河车提高免疫功能,含干扰素,有抗癌、抗病毒作用等。

从我的临床经验来看,癌块的产生多为正气已衰,痰瘀互结,当在扶正的前提下,涤痰消瘀。但这种痰瘀,为沉痼已久的顽痰死血,非寻常之药可消,又不可过于峻猛开破,再伤已损的正气。故本方选用十一味动物药为组方主体,占全部药物的一半,古人称其为"血肉有情之品"、"虫类搜剔药",擅长扶正祛邪,可激活人体免疫功能,以消除癌肿;更以人参合五灵脂,借其相畏的作用,以激励元气推动血行。不用煎剂,改用散剂装胶囊送服,除了避免动物药气腥难服,不溶于水,造成浪费之外,且峻剂缓图,寓攻于消,使癌肿得以在无伤正气的前提下,逐渐消散吸收。本方不仅能够止痛消肿,缩小癌块,而且在较大程度上有阻止癌细胞增生,防止手术后癌症原位复发的作用,对各种以增生为特征的癌症均有一定疗效。

然而,必须了解的是:本方的构方思路并非立足于攻邪,而是消补兼施,故药性较为缓和,肿块消除较慢,只有在病情相对稳定的情况下才能发挥较好的疗效。如果癌块较大,或者在短期内发展迅速,应当利用放、化疗对癌症适当加以控制,再配合用本方;如果病情起伏跌宕,险象丛生,即非单纯用本方所能控制,必须依靠西医抢救,或中西医结合共同治疗。另一方面,癌症有转移迹象者,尽管原发的癌块已经消除,患者仍须按照"扶正祛邪"的思路,坚持不懈地减量服用本方至少 2~3 年,没有任何复发的迹象,才可以考虑停药。再者,用此胶囊只是缩小癌块的措施之一,还必须根据癌症的性质和所在的不同部位,以及全身的状况,根据辨证论治原则配合使用各种煎剂,才能发挥更好的疗效,不能单纯依赖这一种手段。近年来,一些经过西医治疗的癌症病人,大多是比较严重的癌症病人,也有个别未经西医治疗的癌症病人,按照我的思路用药,坚持数年,安全度过了危险期、复发期,至今仍然健康,或带癌生存。

9. 蟾蜍蜜药酒(彭坚创制方)

鲜大蟾蜍 15 个(去内脏)　西洋参 30g　麦冬 50g　五味子 30g　地榆 30g　刺五加 50g　砂仁 10g　丁香 5g

用加饭酒(即绍兴黄酒)2500g,蜂蜜 500g 与上述药同置于容器中,盖上盖,用大蒸笼蒸 4 个小时以上,滤出酒,放冰箱冷藏层。分 30 天服,日 3 次,饭后服,服后欲呕含一枚五味姜或话梅。无蟾蜍用蟾酥 3g 代替,此为 1 个月的剂量。

用方心得:

据我看到的文献,当代用蟾蜍治疗癌症,早在 30 多年前即有报道。最开始是一位患急性粒细胞型白血病高热不退的男性农民患者,在用中西药治疗无效的情况下,采用民间验方,每天用 1 只活蟾蜍去内脏,加黄酒煮熟,喝汤,数十天后,症状得以完全缓解。《本草拾遗》谓:蟾蜍"主温病生斑者,取一枚,生捣绞取汁服之,亦烧末服",与此颇合。后来有人用此法治疗 32 例白血病,总缓解率 75%,完全缓解率 25%。据《神农本草经》记载:蟾蜍"味辛寒,主邪气,破癥、坚血、痈肿、阴创,服之不患热病,生池泽。"《本草求真》则谓:"蟾蜍气味辛寒,凡癥瘕积块,疯犬咬伤,小儿疳积,瘟疫发斑,痈疽发背,用之皆效。"由此可见,古人早已积累了用该药治疗急性白血病和其他癌症的丰富经验。现代研究表明:蟾蜍内脂类有抗肿瘤作用,蟾蜍提取物在体外能抑制人的肝癌、卵巢腺癌、颧上下颌未分化癌、间皮癌、胃癌、唇癌、软肉瘤等肿瘤细胞的呼吸,蟾蜍皮能抑制人肝癌细胞和白血病细胞的呼吸,华蟾蜍毒素、华蟾蜍次素均有明显的抗肿瘤作用。除此之外,蟾蜍能止痛,对癌症晚期的疼痛有效。还能升高白细胞,提高机体免疫力。临床常用于防治放化疗引起的毒副作用,有助于减轻恶性血液病化疗时对骨髓的抑制,对骨髓正常造血细胞的恢复有一定的帮助,并且能够预防联合化疗时感染的发生,并增加抗生素抗感染的效果。还能不同程度地防治放化疗引起的白细胞下降,对已经下降者,可使之回升,且不再下降。

然而,蟾蜍本身的毒副作用是不可低估的。蟾蜍所含有的蟾蜍毒素、蟾蜍次素以及蟾蜍配质等,除了强心之外,可升压和兴奋呼吸,对心脏的毒理作用与洋地黄相似,小剂量能够加强心肌收缩,大剂量则使心肌麻痹,停于收缩期,中毒早期出现胸闷、心悸、发绀,四肢厥冷,面色苍白,继而头晕,目眩,出汗,烦躁不安,呼吸急促,严重者可导致循环、呼吸衰竭而死亡。其在体内的代谢过程也与洋地黄类似,可迅速排泄而无蓄积作用。此外,蟾蜍对消化道的刺激也很大,可见恶心、呕吐、烧心、腹痛、肠鸣、腹泻,严重者可导致脱水。

目前蟾蜍广泛用于治疗白血病、肝癌、肺癌、食管癌、肠癌、乳腺癌、泌尿系统癌症等。有许多临床医生使用活蟾蜍、干蟾蜍皮入药煎服或制成丸散,医院则大部分使用以蟾蜍皮或蟾酥制成的注射剂。针剂虽然能够较好地控制药物的剂量,以防止中毒,但仍然无法避免原有药物导致的恶心，呕吐，食欲减退等副作用。

从我的临床经验来看，蟾蜍是所有治疗癌症的中药中，极为难得的兼有扶正祛邪两方面强大作用的药物。正因为如此，应当努力设法克服其毒副作用，最大限度地发挥其疗效，使其在临床得以广泛运用，不应当简单地沿用民间验方的煎服法或使用单一的蟾蜍针剂，致使其因毒副作用未能完全消除而被统计学贬低，被临床淘汰。我根据以上资料的分析得知，蟾蜍的毒副作用主要有两类：其一是对心脏有刺激，其刺激心脏的作用类似于洋地黄，而生脉散恰好有克服洋地黄副作用的效果，故方中用西洋参、麦冬、五味子以益气养心，保护心脏。其二是刺激胃肠，引起消化道的不良反应，故选用丁香辛温暖胃，砂仁芳香醒脾，两者均可止呕止泻，以保护胃肠。丁香尚有抗癌和抗诱变的作用，砂仁则在治疗慢性白血病的民间验方中，每以之配蟾蜍焙干研末冲服，目的显然是用以缓和蟾蜍对胃肠道的刺激。另外，我还选用了刺五加与地榆两味药。刺五加是一种性味平和的强壮药，其所含成分之一有类似人参皂苷的作用，其整体作用能够抗疲劳，耐缺氧，抗辐射，抗应激，抗衰老，可有效地治疗放化疗引起的白细胞减少症。经动物实验证明，刺五加能够减轻抗癌药物的毒性，抑制癌症的转移，促使细胞产生高效价的干扰素。地榆清热解毒，凉血收敛，有止泻，止血，抗炎症，抗溃疡，保护肝功能，保护胃黏膜，促进细胞免疫功能的作用，并能抑制注射洋地黄引起的呕吐。蟾蜍得刺五加，则抗肿瘤和防治癌症转移的药效大增；得地榆，则对胃肠道的刺激进一步减缓。刺五加与生脉散相配，有协同保护心脏的作用，地榆与丁香、砂仁为伍，可平调药性的寒热，共同发挥止呕止泻的作用。刺五加与地榆同用，曾经是古代医家极为看重的延缓衰老的药物，宋代的《证类本草》引用古语说："宁得一把五加，不用金玉满车，宁得一斤地榆，不用明月宝珠"，足见其珍贵。然而，时隔代迁，几百年来，已经无人运用它们，今人更难知晓其中配伍为何能够延年益寿的道理。目前，我将其用于克服蟾蜍毒副作用与增效，也勉强算是"古为今用"了。蟾蜍得到以上药物的配合，在制剂时再加入大量蜂蜜，高温久蒸，则毒性大减，药效大增；对防止癌症扩散，缩小原发肿块，提高免疫功能，起到了过去使用单味蟾蜍所难以达到的效果。近年来，我在治疗各种晚期癌症中，常配合运用蟾酥蜜药酒，除了一例弥漫型肝癌患者很快出现深度黄疸，不敢继续使用外，其他只要严格控制好剂量，大部分未发现毒副作用。

10. 平癌丹又称散结丸（彭坚创制方）

八月札 30g　九香虫 30g　莪术 30g　枳壳 30g　郁金 30g　蒲黄 30g　五灵脂 30g　三七 30g　没药 30g　山慈菇 30g　天葵子 30g　炙南星 30g　阿魏 15g　干漆 15g　乌梅 50g　皂角刺炭 30g　五倍子 30g　火硝 15g　白矾 15g　穿山甲 15g　鳖甲 30g　蕲蛇 50g　蝉蜕 30g　壁虎 60g　全蝎 30g　蜈蚣 30 条　僵蚕 30g　水蛭 30g　土鳖虫 60g　地龙 60g　紫河车 90g　补骨脂 60g　扁豆 30g　天冬 50g　炙马钱子 30g　研末。

仙鹤草、旱莲草、败酱草、龙葵、茵陈、茜草、白英、白花蛇舌草、半枝莲、鱼腥草各100g，以上药物煎取汁，拌炒药末，烘干备用。

以上是基本方，可广泛用于治疗手术后的各种癌症，用于抑制癌细胞的增生和癌症复发，有一定的效果，当然，这个组方并不是固定不变的，有时，也要根据不同的癌症和它的原发部位以及转移倾向，灵活添加一二味针对性强的药物，然后制成散剂，每次 2g，如灌成 0 号胶囊，每次 5 粒。饭后开水送服，日 3 次。制成蜜丸，则每次 4g，其他相同。

著名中医肿瘤专家贾堃创制有一首平消片,由火硝、明矾、仙鹤草、枳壳、干漆、马钱子、五灵脂、郁金 8 味药物组成,本方已经制成了成药,在临床运用了多年,对于各种癌症的治疗,均有一定疗效。[84]

从单味药来看,本方并非筛选了最有效的抗癌药物,其中,有的药物甚至无法通过实验证明其有抗癌作用,但八味药配伍组成的方剂,却显示出治疗癌症的整体效果,不仅为贾先生长期的临床实践所证实,且已作为准字号药品,成批生产,得到广泛应用。本方即以贾堃先生的平消丹与《伤寒论》大黄䗪虫丸、《外科正宗》的六甲散为基础组合而成,以理气活血、止痛止血、化痰消瘀、软坚散结为主要目的,从控制癌细胞增生、缩小癌块、防止癌症原位复发的角度来看,疗效比较满意。

多年来,我考察了 500 余种抗癌中草药,发现通过实验研究给予评价最高的药物有:补骨脂、败酱草、漏芦、蕲蛇、三七、千金子、女贞子、旱莲草、天花粉、五倍子、蒲黄、五灵脂、没药、龙葵、地龙、壁虎、西洋参、藏红花、阿魏、茜草、茵陈、扁豆、紫河车、黄芪、蝉蜕、瞿麦等。

确定有明显抑制癌症的药物有:

三七:有极明显的广谱治癌作用,同时止痛止血。

干漆:有广谱治癌作用。

土大黄:止血,通便,对白血病、肠癌、骨髓癌等有治疗作用。

土鳖:有广谱治癌作用。

大蒜:有治疗肺癌作用。

山豆根:有广谱治癌作用。

山慈菇:消肿散结,有广谱治癌作用。

千金子:有治疗皮肤癌、脑癌作用。

马勃:可治疗恶性淋巴瘤。

马齿苋:有治疗食管癌、肠癌作用。

天冬:治疗乳腺癌,防止乳腺癌手术后转移。

天葵子:用于治疗纵隔、鼻咽、甲状腺、乳腺、淋巴癌有效。

天南星:治疗颅内、食管癌。

天仙子:有杀死癌细胞作用。

五味子:可治疗血癌。

五灵脂:有抗肿瘤,增加免疫功能作用。

乌梅:可抑制癌症,增强免疫功能,治疗食管癌、直肠癌,消除多种息肉。

牛黄:可治疗舌癌。

甘松:可治疗皮肤癌。

龙葵:可治疗多种癌症,升高白细胞,消除胸、腹水,镇咳。

仙鹤草:有细胞毒样作用。

白英:有广谱抗癌作用。

白矾:抑制癌细胞增生。

白花蛇舌草:有广谱抗癌作用。

半枝莲:抑制白血病,抗基因突变,促进免疫功能增强。

地龙:有很强的抗癌活性,升高白细胞,调节免疫功能。

西洋参:具有抗癌活性,对于各种泌尿、生殖系统癌有效。

藏红花:有细胞毒样作用,对于癌性出血和其他出血均有作用。

肉桂:治疗血癌,卵巢囊肿。

花蕊石:治疗乳腺癌广泛转移。

没药:有抑制癌症作用,促使癌细胞逆转,提高免疫功能。

诃子:有抑制癌细胞增生作用。

补骨脂:抑制癌细胞增生,升高白细胞、红细胞,提高免疫功能,刺激骨髓。

阿魏:抑制癌细胞增生,升高白细胞、血小板,治疗血管瘤。

鸡血藤:升高白细胞、血小板,对肝癌、骨癌有治疗作用。

败酱草:有强烈抑制癌细胞增生作用,促使癌细胞转化为正常细胞。

鱼腥草:抑制癌症扩散,增强免疫功能,止咳,消除胸水。

栀子:可治疗肝癌。

茜草:有强烈抑制癌细胞增生作用,明显升高白细胞,治疗绒毛上皮癌。

荜茇:治疗纵隔肿瘤。

旱莲草:抑制癌细胞增生,增加免疫力,诱生干扰素,治疗肝癌。

威灵仙:治疗乳腺癌、肺部鳞癌、未分化癌、黑色素癌、食管癌。

骨碎补:治疗骨癌。

蚤休:治疗肝癌,肺癌疼痛。

穿山甲:治疗胰腺癌。

穿山龙:治疗甲状腺瘤伴甲亢。

扁豆:治疗各种癌。

儿茶:治疗扁桃体癌。

绞股蓝:有广泛抑制癌细胞扩散的作用,避免白细胞减少。

莪术:广泛抑制癌细胞增生。

徐长卿:治疗骨癌。

海龙:治疗女性生殖器癌、胃癌。

海马:治疗乳腺癌。

海螵蛸:治疗绒毛膜上皮癌。

桑椹子:治疗肠癌,能激活淋巴细胞。

菝葜:治疗消化道癌。

黄芪:提高免疫功能,治疗放化疗后白细胞减少。

淫羊藿:治疗肺癌、外阴白斑。

琥珀:具有各种抗癌作用,治疗阴茎肿瘤。

葶苈子:有消除和抑制癌性腹水的作用。

硫黄:治疗消化道癌。

紫草:治疗各种癌症和白血病。

紫河车:提高免疫功能,含干扰素,有抗癌、抗病毒作用。

紫花地丁:治疗泌尿、生殖系统癌症。

紫石英:治疗子宫癌、膀胱癌等。

锁阳:有增强免疫功能,增强骨髓造血功能作用。

蒲黄：有多种抗癌作用。

蜈蚣：能治疗多种癌症。

蜂乳：能抑制癌细胞增生，对增加免疫功能极为有利。

蜣螂：治疗肝癌、食管癌。

蝉蜕：有高度抗癌活性，明显镇痛作用。

漏芦：抗肝癌、乳腺癌、胃癌，增加免疫功能。

熊胆：能够抑制癌细胞增生。

蕲蛇：具有强烈的生理活性，应用得当，疗效十分确切，在抗癌、扶正祛邪、消炎方面有独特疗效，镇痛效果比吗啡要强，更持久。

僵蚕：有治疗脑癌、声带癌、鼻咽癌、乳腺癌等作用。

薏苡仁：有抑制癌细胞增生作用。

壁虎：是安全有效的抗癌药，用于食管癌有根治者，又因为可抗结核，消慢性炎症，愈合瘘管等，对癌症伴有炎症者，或炎症引起肿块、包块者，当重点考虑，对子宫肌瘤、卵巢囊肿伴有炎症者，也可试用。

瞿麦：有强烈抑制癌细胞增生作用，治疗膀胱癌，子宫肌瘤等。

蟾蜍：可治疗胃癌、肝癌、何杰金氏病、白血病，颈部转移癌肿以及各种肿瘤放疗后的辅助治疗。

蟾酥：能抑制颞上下颌未分化癌、间皮癌、胃癌、肝癌等肿瘤细胞的呼吸，对白血病细胞有抑制作用，防止放化疗引起的白细胞下降，有类似肾上腺样作用。

鳖甲：治疗肝癌、慢粒型白血病。

露蜂房：治疗乳腺癌、骨癌、子宫颈癌、肝癌等。

麝香：治疗脑癌、卵巢癌、子宫颈癌、肺癌、肝癌等。

此外，还有很多临床用于治疗癌症有效，而实验研究未发现明显抗癌效果的中药，如：八月札、九香虫、三棱、川乌、马钱子、鹿角霜、猫爪草、白芥子、铁扫把、土贝母、全蝎、枳实等。在临床治疗各种癌症中，以上的研究可供参考。

11. 青娥丸加减（谷铭三经验方）

杜仲 15g　补骨脂 10g　胡桃肉 15g　大蒜 10g　青木香 10g　威灵仙 50g　石见穿 15g　透骨草 15g　徐长卿 30g　寻骨风 15g　延胡索 30g　白屈菜 10g　露蜂房 10g　土鳖虫 10g

用方心得：

《局方》青娥丸又称"健腰丸"，方中杜仲、补骨脂、核桃肉补肾助阳，大蒜温肾止痛，为治疗肾虚腰痛的有效方剂。谷铭三先生以本方为基础，适当加减，治疗晚期癌症骨转移以及骨癌患者。

其中，鼻咽癌骨转移者，转移部位多有疼痛，加青木香、威灵仙、苏木、马钱子丸。

肺癌骨转移者，加用较大剂量的威灵仙、牛膝、土茯苓、石见穿、白屈菜、透骨草、木瓜、延胡索等，以消风散结，祛瘀止痛。其中土茯苓强筋骨利关节，治骨痛恶疮，配以威灵仙、石见穿、透骨草是治疗骨转移的常用药，再配马钱子丸、白屈菜等对骨转移的疼痛疗效明显。

肾癌患者，用六味地黄汤和青娥丸相配，补肾壮骨以治本，加寻骨风败毒抗癌，通经络止痛，该药善治"筋骨疼痛"；徐长卿解毒止痛，常用于各种癌症疼痛；露蜂房善治"恶疮"，常用于各种癌症，且有明显止痛效果；白屈菜败毒抗癌，消肿止痛，配伍延胡索、透骨草等，常用于治疗骨癌痛重之人，再配土鳖虫、乳香、没药等祛瘀散结药，持续应用能明显缓解骨转移的疼痛，减轻患者痛苦，提高生存质量。

良性骨肿瘤患者，包括骨软骨瘤，骨瘤、肌腱、韧带钙化，颈椎肿瘤以及进行性骨化性肌炎属肾虚型，以青娥丸化裁，基本处方为：补骨脂 15~25g，杜仲 15~25g，核桃仁 15~25g，威灵仙 25~100g，川乌 5~7.5g，黄芪 30~50g。属肾阴亏型，以六味地黄汤化裁，基本处方为：熟地 20g，山药 20g，牡丹皮 20g，茯苓 15~25g，泽泻 15~25g，山萸肉 15g，威灵仙 25~100g，黄芪 30~50g，秦艽 15~25g，当归 15g，川乌 5~10g。

原发性恶性骨肿瘤患者，多由肾气亏损，毒邪乘虚侵入，寒邪痰瘀凝聚于骨所致，当温补肾气，化痰祛瘀，消肿散结，以青娥丸配伍黄芪、杜仲、狗脊、川断以增强益气补肾的功效；伍用徐长卿、白屈菜、苏木、土茯苓、乳香、没药和马钱子丸等，以祛风消瘀、散寒止痛治疗骨痛；加用威灵仙、骨碎补、石见穿、寻骨风、土鳖虫、白花蛇以消风散结，抑制恶性骨肿瘤的发展；用木瓜、五加皮、苏木、防己缓解关节的功能障碍。当归补血汤、阿胶可治贫血；金银花、羚羊角粉、熊胆粉和小柴胡汤可消除恶性骨肿瘤的发热。[84]

从我的临床经验来看，癌细胞扩散转移到骨，已属癌症晚期，主要表现为骨性疼痛。单纯用西医化疗药或止痛药并不能阻止疾病的发展，能够缓解的也只是一时之痛。此时，患者正气大衰，邪气尚实，扶正祛邪，均属不易。所幸，从骨转移到癌症的最后阶段往往有一个较长的时间，用中医药把握好这一关，对于延缓癌症的发展，减轻患者的痛苦，提高患者的生存质量，具有重要意义。中医的脏腑理论有"肾主骨"之说，以补肾为主，兼以活血止痛，是用方遣药的主要原则。青娥丸具有补肾健骨的佳效，只是活血止痛的作用不够，我在临床也常以青娥丸加味，仍然使用丸剂，以便于长期服用和充分吸收，常加入黄芪、当归、鸡血藤、锁阳、巴戟天、肉苁蓉、菟丝子、鹿角霜、穿山甲、地龙、土鳖、紫河车、露蜂房、蕲蛇、炙马钱子、乳香、没药等，制成蜜丸服用。疼痛剧烈者，用谷铭三先生的方法，以煎剂为主，多能迅速取效；疼痛较缓或转移到骨的时间尚短者，采用丸剂缓图，远期效果较好。

12.《外科正宗》乳香定痛散（彭崇让经验方）

当归 15g　白芍 30g　高丽参 10g　生黄芪 30g　川芎 10g　熟地 15g　陈皮 5g　甘草 10g　乳香 5g　没药 5g　罂粟壳 10g

用方心得：

本方出自《外科正宗》，以黄芪、人参、炙甘草补气，熟地、当归、白芍、川芎补血，陈皮理气，乳香、没药活血止痛，罂粟壳收敛止痛。原书云："治痈疽、发背、诸毒、疔疮疼痛不可忍者。或未成者速散，已成者速溃，败腐脓毒，不假刀砭，其恶肉自然脱下，及治打扑损伤，筋骨疼痛并服之。"

从我的临床经验来看，晚期癌性疼痛，纯用止痛药物，有时并不能完全达到止痛目的。古人有言："见咳休止咳，见血休止血"，说明治病需治本的重要性。对于晚期癌性疼痛的治疗，也应当遵循这样的原则。晚期癌症患者，气血已经大亏，对疼痛的耐受力显著下降，各种止痛药物逐渐失效，致使疼痛无休无止，此时，当大补气血为主，兼以止痛，本方即为有效方剂。原书没有介绍用治癌痛的效果，但我的伯父认为其原理是一样的，故借用来治疗癌性疼痛。

30多年前，我亲眼见伯父用本方治疗一例晚期胃癌骨转移患者，男性，64岁，患晚期胃癌,已经失去手术机会,经过化疗后,3个月即转移到骨。患者大肉枯槁,呈恶性病容,全身疼痛,呼号不已,历时两周后,用杜冷丁已无效。用本方5剂,病人疼痛完全消失,一月后去世,其间再未出现过反复。后来,我用治多例晚期癌性疼痛病人,均有一定的效果,特别是对于肝癌、骨癌疼痛,效果更好。原方如缺罂粟壳,可用穿山甲10g,延胡索30g代替。

13. 雄鸡止痛贴(彭坚经验方)

取老公鸡1只,绞杀不见血,也不能用开水烫毛,剔出带血的鸡肉后,加入适量的冰片、血竭、阿魏、儿茶、三七、雪山一枝蒿末,剁成肉泥,在痛处薄薄敷上一层,盖以保鲜薄膜,用绷带扎紧,大约一两个小时后,凉气透入体内,疼痛逐渐消失。如痛未全止,可更换新的药鸡肉再敷,日换一次,但须注意鸡肉的保鲜,冷藏收好,药末随用随调。皮肤过敏者,先在敷药处搽以醋酸肤轻松等抗过敏药,疼痛的癌块处发热、发红,可加生栀子、生大黄,但须慎用蟾酥、天仙子等,因其对皮肤刺激性太大。

用方心得:

本方原来是一首治疗骨折疼痛的民间验方,方名是我所定。我曾用来敷治老年股骨颈骨折剧痛难忍的患者,有立竿见影的效果,后来尝试用治癌性疼痛,如晚期肝癌、骨癌、淋巴癌的疼痛,也有一定疗效。制作本方的关键环节,是杀鸡的方法,须绞杀而不让血流出。据研究,动物在突然遭受剧烈疼痛时,释放出大量内啡肽,进入血液,这可能是本方在止痛方面具有独特疗效的重要原因。加上冰片等活血化瘀药物,穿透力甚强,能够使药力到达体内深部,起到迅速止痛的作用。

14. 癌症患者的食物禁忌(彭坚经验)

猪脚　黄花菜　鲫鱼　鲤鱼　狗肉　羊肉　鹿肉　鹿血　公鸡　春笋　香椿　香菜　荔枝　桂圆　红薯　土豆　芋头

心得体会:

癌症患者的饮食禁忌不少,在选择食品时,一定要分清楚患病后体质的寒热、虚实,食物性质的寒热、温凉,才能够了解其中的禁忌何在。举例来说,乳腺癌患者,属于阴虚者居多,这类患者,不可食或少食以上温热性质的食品。这些食品在中医的观念中都属于"发物",有的患者简直是"一触即发"。曾经有一个例子,是我所经治的一个晚期乳腺癌、淋巴癌患者,虽然已经失去了手术机会,对放化疗也不敏感,但尚未转移到内脏和其他部位,服中药半年后情况稳定,逐渐好转,但听信台湾某博士说的"红薯是第一营养食品,第一抗癌食品",于是天天吃红薯,1个月后,癌块大面积溃破而导致不救,年仅38岁。

我不否认"发物"中的大部分食品从营养学的角度来看,是健康食品,营养价值很高,有些还有抗癌的作用,但这只是"健康人的抗癌食品",已经患癌症的病人服后可能导致癌症恶化或复发。营养学不能只见物不见人,不能只研究物质的营养成分而忽视个体的差异,不能也无法研究清楚在患有各种不同疾病时,分别需要哪些不同的营养。西医没有"发物"之说,但确实有些患者是食用之后,导致癌症加剧或复发的,例如,黄花菜(金针菜)从营养学的角度来看,也被列为营养最丰富的蔬菜之一,但是,乳腺癌患者大多数不能吃。中国老百姓从常识上能够接受,因为黄花菜可以"发奶",食后自然会加重乳腺癌。目前,还没有人专门就"发物"可能诱使癌症复发或使癌症加剧进行系统研究,找出其中的科学道理。也许目前的科学手段还不可能证实其中的科学道理,但中医来自实践的经验总结是不可忽视的,只要留意,临床所见的此类病例比比皆是。

从我的临床经验来看,大部分乳腺癌患者在患癌症前体质强健,很少得病,属于中医所说的"火体",而诸多"发物"大部分属于温性食品,长期食用这类食品,就类似于热证用热药一样,火上浇油,促使癌症复发。因此,我经常推荐乳腺癌患者长期服天冬,防止乳腺癌复发,但也有一部分乳腺癌患者属于寒体的,服天冬这种寒凉滋阴的药物不合适。有些人对海鲜容易过敏,但蟹壳、蟹爪是古代治疗癌症的药物,我则经常用海蜇皮作为癌症患者的辅助治疗食物。有的癌症不能吃鸡蛋,但吃鸭蛋无妨等等。因此,对于哪些食物属于癌症患者的禁忌,也应当因人而异,重要的是要分别阴阳、寒热、虚实。有的食物寒热之性不明显,有些患者体质无明显的寒体、火体之分,这就需要患者自己在饮食上不断摸索、观察,一旦吃了某种食物感到不舒服,则应当及时停止。

癌症患者不能禁忌太过,什么都不吃,尤其不敢吃荤。美国曾经有一个癌症素食疗法协会,主张癌症患者只吃水果、蔬菜,理由是不给癌细胞提供能量,让癌细胞饿死,从理论上看来似乎是有道理的,但癌症是一种消耗性疾患,正常细胞也需要营养,缺乏营养,则经受不了放化疗的打击,衰竭得更快。前几年被否定的北京"刘太医",有一首"牛蹄筋汤",主张癌症患者每几天,用牛蹄筋半斤,加几颗山楂,慢火煮12个小时以上,化成了水或果冻状胶质,分1到3天喝。照理牛蹄筋是"发物",但据国外研究:经过12个小时以上的炖煮,牛蹄筋化成了各种优质的氨基酸,很适合于癌症患者的营养需要。上海作家赵英健写了一本《生命的疆界——刘太医调查》(上海三联书店),详细记载了119例癌症和其他患者服牛蹄筋汤获得的效果。我也推荐一些癌症患者服牛蹄筋汤,以及保元汤(牛肉、鲫鱼、猪蹄各半斤,用慢火煲12小时以上,每3天1次),服后身体感觉良好,放化疗后身体恢复很快。这说明任何事情都不是绝对的。

从我的临床经验来看:属于阴虚、火体的癌症患者,一般身体状况较好,饮食宜清淡,不忌讳水生类、凉性肉类,如海鲜、泥鳅、鳝鱼、鸭子、鸭蛋,食补宜选择雪羹汤;属于阳虚、寒体的癌症患者,一般身体状况较差,饮食宜注重营养,不忌讳陆生类热性食品,包括红烧肉、牛肉、羊肉等,但以久煮、久炖为宜,可以选择牛蹄筋汤、保元汤,以补充必需的营养,恢复体能,提高机体的免疫功能。总之,这是一个尚未得到充分研究、值得深入探讨的课题,我也在不断总结之中。

此外,上海作家潘肖珏教授根据自己患乳腺癌、股骨头坏死的经历,写过1本著作:《我们该把自己交给谁》(2011年复旦大学出版社出版),介绍了癌症患者如何寻找医生,如何调适心理状态,如何选择保健食品和药品,以及如何调整饮食结构的真实过程等,十分珍贵,癌症患者可以参阅,并根据自己的具体情况决定取舍。

验案举隅

案例一:恶性肉芽肿

吴某,女,34岁,新化人,省妇联干部,1985年3月25日初诊。

患者两个月前突然高热不退,热退后,省内某医院确诊为鼻腔后的恶性肉芽肿,放化疗刚结束,患者的经治医生、该院五官科博士生导师即建议她找中医治疗。我在带她寻找名老中医开方看病时,顺便也详细询问了其患病的情况,诊视了她的脉舌,见其舌苔黄腻,脉滑,叮嘱她无论别的中医开什么处方,坚持每天服成药"西黄丸",一日2次,每次1瓶。

8个月后,接到患者的电话,向我报告西医检查的结果,说已经临床治愈,而且那位博导告诉她:这是他临床30多年来,所见到的治疗情况最佳的一例,可以视为奇迹。患者私下怀疑,是否"西黄丸"在其中起了重要作用。我询问她服其他中药的情况,她如实相告:名老中医不好找,煎剂也无法坚持,只有西黄丸始终没有间断。由于西黄丸成药价格昂贵,又经常缺货,既然病好了,她不想继续服下去。在我的一再奉劝下,患者终于同意继续服药,故为其拟定西黄丸加减,请药店加工:

麝香1g　牛黄1g　乳香30g　没药30g　梅冰片5g　朱砂5g　雄黄5g　琥珀15g　全蝎15g　僵蚕15g　鱼脑石30g　辛夷15g　苍耳子30g　白芷30g　诃子30g　浙贝母30g　穿山甲15g

研末,装胶囊,每日3次,每次2粒,饭后开水送服。1剂药大约可服3个月。

患者服胶囊1年左右,一般情况尚可,癌症也未见复发,于是不肯再服药,坚持锻炼,但每年打一个电话,告诉我检查结果,以报平安。1991年4月,不意在某医院肿瘤病房碰到该患者,而不到一个月前,她还打过电话给我,告知已经平安度过5年,进入第6个年头。当时她说,几天前左乳房发现不明肿块,做活检之后,医生马上要她进行乳房根治手术,她犹豫不决,咨询那位五官科博导,得到的答复是这种癌症不可能转移到乳房。结果耽误了半个月之后,癌症全身广泛转移,很快死亡。

治疗心得:

这个案例,还算不得我治疗癌症的开始,我只是看到几位名老中医给这个患者开的处方,大都轻描淡写,没有担负起用中药治疗癌症的责任,而那位西医院五官科博导,主动要她找中医开方,明显是暗示她:西医的治疗方案,对这种癌症有一定的局限性。出于对这位患者的担心,我叮嘱她一定要坚持服西黄丸。我当时说了一句重话:哪怕是倾家荡产,你也不要间断。我之所以推荐用西黄丸,不仅是因为其创制者清代名医王洪绪已经用之治疗癌症,而且本方被视作治疗痈疽的"圣药",患者的主要症状恰好是发热,鼻中流出脓液臭水,癌症不断侵蚀周围的组织,既是癌症,又表现为阳性毒疮的特征,药证是相符的。8个月后,当她告诉我出现"奇迹"时,我心中清楚,这其实是中西医互补的结果。但是,防止癌症的复发和转移是一个漫长的过程,医生需要从扶正祛邪两方面着手,精心设计,患者则需要坚持治疗,耐心服药,医患双方都不能无所作为,坐等3年、5年的存活率,以为熬过了这个年头,就万事大吉。也不能认为已经控制住的某种癌症,绝对与另外一种癌症的出现无关。因为免疫功能低下的癌症患者,随时都可能以不同性质的癌症在身体的不同部位产生。可惜,懂得这些道理的医生和患者,至今仍然不多。

案例二:放化疗汗出呕吐

张某,女,35岁,长沙市人,干部,1990年6月5日初诊。

患者去年发现左乳房肿块,未曾在意,2个月前乳房在1周内迅速增大,切片检查为乳腺纤维瘤。遂进行乳腺根治手术,在切除的15个淋巴中有8个转移,施局部放疗后,日夜汗出不止,每天换衣无数次,吃过许多中药。大多数医生认为是气虚卫表不固,所开方均是以黄芪为主的制剂,越服越严重。就诊时,患者正逢汗出,察其大汗淋漓,几分钟后渐止,面色潮红,舌红,口渴,脉数。自诉出汗之前,全身燥热,烦躁,继而一阵汗出,夜晚因为阵汗出而不能入寐。此为阴血被扰,虚阳外浮,当柔肝养阴,摄纳浮阳,处方:

山茱萸50g,3剂,浓煎,每日1剂,饭后服。

6月10日二诊:服上方后第1剂,即感到汗出明显减少,服完3剂,汗出减少大半,口渴减轻,但感到胃中发酸,舌仍红,脉弦数。当柔肝和胃,处方:

山萸肉 30g　山药 30g　薏苡仁 30g　5 剂

每日 1 剂,熬粥,可放糖,早餐、下午各服 1 次。

7 月 25 日三诊:患者服上方后,汗出已止,接着进行第一次化疗,化疗时连续 3 天恶心、烧心、心慌,剧烈呕吐,不能进食,1 周后才勉强恢复。现在仍感到胃口欠佳,头晕,乏力。因为马上要进行第二次化疗,特来就诊。察其面容较前消瘦,舌红,有薄黄苔,脉细滑。拟启膈散加减。处方:

北沙参 30g　郁金 10g　丹参 15g　茯神 15g　川贝母 10g　砂仁 10g　荷叶蒂 10g　刀豆子 15g　枇杷叶 10g　石斛 10g　香附子 10g　石见穿 15g　急性子 10g　5 剂

8 月 4 日四诊:化疗前及化疗中服本方,均未发生恶心、呕吐、心慌等症状,感觉甚好,化疗后,白细胞计数由原来的 5.0×10⁹/L 降到 2.5×10⁹/L,血小板也有所下降,疲劳思睡,口渴,大便不畅,舌微红,脉细数。当益气养阴,拟用琼玉膏加减,处方:

西洋参 10g　麦冬 15g　生地 15g　茯苓 15g　女贞子 15g　旱莲草 15g　桑椹子 15g　五味子 10g　地骨皮 15g　黄芪 30g　7 剂

服上方后,白细胞、血小板均恢复至正常。此后,每次化疗均以上述两方交替服,从而顺利完成了乳腺切除后的 8 次化疗,头发亦未大量脱落。两年后,癌症转移到骨,进行了多次化疗,仍以上述两方加减予以配合,白细胞、血小板始终能够保持在正常水平。7 年后,终因病重,在进行最后一次化疗后,出现大量腹水而不治身亡。

治疗心得:

本例第一方,用一味山萸肉收敛止汗,是出自《医学衷中参西录》的经验。张锡纯先生谓:"凡人元气之脱,皆脱于肝",元气从肝外脱的证候,主要是乍寒乍热、躁扰汗出。此证不当以人参、附子、黄芪救心益气,而应当用大剂量山萸肉柔肝敛阳。本案虽然未至于到元气外脱的危候,但因放疗严重伤阴,阴伤而不能摄纳阳气,导致肝阳上浮外越,出现阵汗、面赤等症,其原理是相同的。服后感到胃中不适,乃酸味太过,故加山药、薏苡仁煮粥服。这两味药名"珠玉二宝粥",也是张锡纯先生的经验方,有和胃敛阴的作用,堪称食疗妙品。患者属于阴虚有热的"火体",放、化疗始终是以伤阴为主,故后来每次化疗时用启膈散加减和胃止呕,用琼玉膏加减益气养阴,克服化疗副作用,收到很好的疗效。某西医院肿瘤科主任见到患者在数年中每次化疗都能够经受得住,白细胞等血象始终较高,也充满信心,希望能够通过中西医结合创造一个奇迹,故屡次用最新的进口化疗药,用最大的剂量予以治疗。患者的观念中也认为:在放化疗时,吃中药扶正、提高免疫功能、克服副作用有效,但治疗还是要靠西医。在进行最后一次化疗前,患者完全能够维持正常生活,血象也全部正常,患者到百草堂来向我咨询:医生告诉她,这次用的化疗药是最新进口、最昂贵、最有效的,同时也是副作用最大的一种,问她是否愿意一试。我当然无法提供意见,大主意得她自己拿。化疗后,患者感到严重不适,希望不再做化疗,改吃抑制癌症扩散和缩小癌块的酒剂和胶囊,可惜为时已晚,一周后出现严重腹水。这是她的终生遗憾,不能不说也是我的遗憾。

案例三:乳腺癌肺转移手术后

瞿某,女,43 岁,长沙市人,小学教师,2002 年 10 月 23 日初诊。

患者于 1998 年 9 月发现右侧乳腺癌,淋巴切片有 4 个淋巴转移,随即进行放化疗,服三苯氧胺 3 年,2002 年 6 月发现转移到左肺,切除部分左上叶肺,进行常规放化疗,休息一段时间后,前来就诊。察其面色白,自诉头晕,饮食淡而无味,睡眠不实,多梦,舌淡、

苔薄白,脉细缓。此为放化疗后气血亏虚,拟用人参养荣汤加减调理,处方:

红参 10g　黄芪 15g　炙甘草 10g　白术 10g　当归 10g　白芍 10g　熟地 10g　茯苓 10g　陈皮 5g　远志 10g　五味子 10g　7 剂

11 月 2 日二诊:服上方后,精神、睡眠、食欲均转好,拟用胶囊缓图,以期长期控制,处方:

全蝎 30g　穿山甲 30g　夜明砂 30g　蝉蜕 30g　僵蚕 30g　蜈蚣 15 条　壁虎 30g　三七 30g　琥珀 30g　川贝母 30g　山慈菇 30g　鹿角霜 30g　露蜂房 30g　平癌丹 150g

研末,装胶囊,日 3 次,每次 5 粒,饭后开水送服。另外,天冬 40g,每天煎水代茶,坚持天天服,不间断。

2005 年 10 月 20 日:患者服中药治疗已经 3 年,除了第一年遵医嘱做过两次复查之外,近两年来不肯再去检查。一方面,是因为心存畏惧,害怕又查出复发的肿块,另一方面,几年来身体并未出现任何不适。在我的一再要求下,患者于国庆后到原来进行放化疗的某医院放射科复查,复查后告诉我两个消息,一个坏消息,一个好消息:坏消息是当年放射科一同住院的 32 个病友,如今仅剩下她一人,好消息是她未发现任何复发迹象。2007 年 5 月 28 日来告,前几天进行复查,仍未发现转移复发的迹象,也没有其他任何病痛。2013 年 6 月得悉,仍然在深圳正常生活,健康状况良好。

治疗心得:

本例患者患乳腺癌手术后 18 年,转移到肺部手术后超过 14 年,最初在我接手用中药治疗时,就给她灌输了一个观点:不要坐等 3 年、5 年的存活率,一方面要运用中药积极防止复发转移,另一方面要注意食物禁忌,减少诱发的因素。中药方选择了两个,一个是代茶方,即天冬每天 40~50g,煎水代茶,长年累月,不可中断。天冬对于乳腺癌和原发于乳腺癌的其他转移癌症,属于阴虚者,有可靠的抑制作用,作为手术后的补充治疗,是一种廉价、口感较好的理想药物,加之患者属于阴虚"火体",用天冬是药证相符的。一个是《外科正宗》的"六甲散"加味,制成散剂,长期坚持服用,此方有显著的抑制癌症增生的作用。由于患者在治疗的几年中,恪守我所提出的两条原则,长期守方,不间断服药,饮食清淡,避开"发物",不轻易进补药,从而获得了较好的效果。

案例四:混合型原发性脑癌

余某,男,14 岁,台北人,中学生,1997 年 8 月 25 日初诊。

患有混合型原发性脑癌,恶化程度很高,医生告诉小孩的父亲,治疗方案是手术加放疗,手术切除不可能干净,因为担心伤害正常脑组织,放疗结束 3 个月后的复发率可能高达 97.3%,当时放疗已快结束,患者父亲转而带小孩到大陆求诊于中医。

患者口苦口干、咽喉疼痛、充血、微咳、咽中有痰、色黄、大便干结、精神稍差、舌红、苔黄腻、脉弦滑。此为手术、放射线治疗导致耗气伤阴,湿热存留,当益气养阴清湿热,兼以软坚散结,去除残留于脑部的未尽癌肿。汤药以琼玉膏加减,丸药以大黄䗪虫丸合安宫牛黄丸加减:

生地 30g　麦冬 15g　茯苓 15g　地骨皮 15g　西洋参 10g　石斛 10g　浙贝 10g　瓜蒌皮 10g　茵陈 10g　土茯苓 30g　金银花 15g　玄参 15g　煎服 15~30 剂

麝香 3g　牛黄 2g　朱砂 2g　梅冰片 3g　鱼脑石 5g　沉香 3g　金礞石 5g　郁金 10g　黄芩 15g　黄连 5g　栀子 10g　水蛭 20g　全蝎 20g　僵蚕 20g　土鳖 20g　大

黄 15g　生地 30g　白芍 15g　琥珀 20g　牡丹皮 20g　天麻 20g　三七 15g　西洋参 20g　干漆 15g　莪术 30g　穿山甲 10g。

以上药 2 料，研末，装胶囊，每次服 5 粒，一日 3 次，饭后服，可服 3 个月。

9 月 20 日二诊：患者感觉精神好转，咽喉已经不痛，痰已消失，仍然舌红，苔薄黄，脉弦细。此为痰热已去，仍须益气养阴、清湿热、解余毒，继续软坚散结，汤药去浙贝、栝楼皮，服两个月，丸药则继续服完。

3 个月后，脑瘤没有复发，也未进行其他西医治疗或服用其他中药，原方不断调整，继续服药，直至 3 年后仍然未复发，开始停中药，至今已 10 年，患者智力正常。经多次检查，除了原患病处脑部血管有所增粗之外，脑细胞没有任何受损害的迹象，2001 年已经顺利上大学，在患者所在的台湾某医院视为一个典范。2006 年 3 月，患者的父亲咨询我：据西医告知，因为当时治疗时，使用了大量射线，在体内存积 10~15 年，可能引起总暴发，使病情出现反复，中医有何办法清除和预防？我告知当时的用药，即已多方考虑克服放射线疗法的副作用，如仍有担心，则以金银花、土茯苓、甘草煎水代茶，每天当饮料喝，坚持数年。

治疗心得：

这是我治疗的第一例脑癌，在我看来，原发性脑癌既有"坏"的一面，也有"好"的一面。所谓坏，是指只要长在脑部，无论哪一种肿瘤都很危险；所谓好，是原发性脑癌不转移到别处。西医的手术可以切除大部分癌块，然后配合放疗。但是，某些癌症生长在脑部的位置比较特殊，这些常规治疗无法彻底清除，换句话说，复发几乎是必然的。这方面的一般知识，当然是我在准备接手治疗之前，阅读西医有关癌症的资料所了解的，但我没有进行更深入的研究，因为即使是西医，有关脑肿瘤的部分，本身也是一门需要花大量精力投入的、专深的学问。作为一个中医，我所要做的是如何用中药使得脑部残存的癌组织吸收，至少设法抑制它，不让它再增生、复发。这需要运用中医的传统方法，即"扶正祛邪"，扶正，必须根据患者不同的情况，设计出能够提高机体免疫功能的处方，长期服用，因为只要患者免疫功能较好，就能够自身杀死癌细胞、抑制癌症扩散或者复发。在这个病案中，我选择了"琼玉膏"作为扶正的主方；而对于祛邪，在一般情况下，我不赞成用"攻法"，例如使用斑蝥、天仙子、轻粉等制剂，因为这些药物通过研究证实，虽然可以"杀癌"，但其毒副作用不比西药的放化疗药小，而疗效并不比其高，显示不出中医的优势。我主张用中医的"消法"，主要凭借"软坚散结"药物，消之磨之，抑之散之，缓缓图之。其中，不少是虫类药，如蜈蚣、蝎子、白花蛇之类，大部分人以为这些都是毒药，其实是误解。它们咬人时，可以引起神经中毒，但作为动物药食用，不仅无毒，不会损伤肝肾，而且在中药中属于珍贵的"血肉有情之品"，可以深入血络，搜剔顽疾，激活人体免疫功能，用得恰当，对多种疑难疾病有卓越的疗效。对于这个病例，我选择的是《金匮要略》中的大黄䗪虫丸作为"消法"的主方。原方是治疗"血痹虚劳"的，张仲景称其可"缓中补虚"，说明对人体副作用不大。多年来，我用以治疗子宫肌瘤等良性肿瘤，疗效很好，大块增生组织尚且可以消除。只要患者经过手术、放化疗，癌症暂时处于稳定状态，能够为用软坚散结的中药争取到时间，用之清除术后残留的小量癌块，控制增生，应当是可以做到的。只是一般药物很难透过血脑屏障，必须用麝香、牛黄制剂，于是，又合用了安宫牛黄丸，终于取得了成功。

这个病例说明中西医结合互补的优势，也坚定了我在治疗癌症时，既不排斥西医的手术、放疗、化疗方法,同时尽量运用中医药减轻其不良反应,提高患者的免疫功能,抑制癌症扩散与复发的治疗思路。

案例五:乳腺癌骨转移

李某,女,34岁,已婚已育,湖南新化人,农民,2002年9月3日初诊。

两年前患有左侧乳腺癌,经施行根治术等常规治疗后,3个月前,左边锁骨、肩胛骨出现疼痛,越来越剧烈,经骨扫描诊断为乳腺癌骨转移,某西医院认为存活期只有两个半月,建议其进行骨化疗。患者不愿施行,前来诊治。

患者自诉:终日疼痛难以忍受,头晕、气短、畏冷、乏力,夜不能寐,察其面容痛苦,颜色惨白,口不渴,小便清长,大便结,舌胖淡,苔薄白,脉弦紧。此为气血大亏,寒凝血滞,当补气血,壮筋骨,温寒活血止痛。汤药用人参养荣汤,丸药以铁弹丸合青娥丸加减:

黄芪30g 红参10g 白术10g 茯神10g 炙甘草15g 当归10g 熟地10g 白芍15g 陈皮10g 五味子10g 远志10g 上桂末2g(冲服) 7剂

生川乌10g 生草乌10g 生南星10g 生半夏10g 雪山一枝蒿15g(上述五味药加蜂蜜50g,用高压锅加阀煮1个小时) 乳香30g 没药30g 地龙50g 全蝎20g 蜈蚣10条 露蜂房10g 补骨脂10g 胡桃肉15g 青木香10g 威灵仙30g 石见穿15g 透骨草15g 徐长卿30g 寻骨风15g 急性子15g

研末,装胶囊,每天3~5次,每次2粒,蜂蜜水送服,1周后用量可增加,每次增加1粒,以疼痛减轻,口不麻、头不晕为度,切不可图速效,随意加量。并与医生保持密切联系。

2002年9月12日二诊:服药后,患者疼痛显著减轻,睡眠好转,手足转温,精神好转,面色开始有血色,舌微红,脉弦缓。汤药予以上方去上桂,加麦冬10g,续服15剂,胶囊仍然保持原剂量。服完一料后,电告已经基本不疼。

2005年3月3日三诊:服药2年来,病情一直稳定,已停药半年。近日来,因为家庭琐事,发怒后,下肢胀痛,腹股沟及腰骶部疼痛,舌淡苔白,脉弦缓,处方:

生川乌10g 生草乌10g 生南星10g 生半夏10g 雪山一枝蒿15g(上述5味药加蜂蜜50g,用高压锅加阀煮1小时) 红参30g 五灵脂30g 地龙30g 全蝎20g 蜈蚣5条 露蜂房10g 九香虫30g 补骨脂30g 胡桃肉15g 徐长卿30g 骨碎补25g 钻山风30g 千年健20g 鹿角霜30g 土茯苓30g 甘草20g

制成胶囊,日3次,每次服5粒,饭后蜂蜜水送服。患者至今(2007年4月)仍健在,距离乳腺癌骨转移已近5年,并能够胜任一般家务劳动和农活,也未再做检查。

治疗心得:

本案患者为乳腺癌骨转移,出现剧烈疼痛,但不愿做骨化疗,乃找中医诊治。一诊见其疼痛欲死,而又面容惨淡,气短乏力等,为邪气实,正气大虚之象,一味止痛不会有持久疗效,须大补气血,兼以止痛。故汤剂用人参养荣汤,我的经验表明:在气血大亏的情况下,此方有增强患者对疼痛耐受力的作用;散剂用青娥丸加减,制成胶囊,以便于控制剂量。散剂中的生南星、生半夏、生川乌,特别是雪上一枝蒿有剧毒,服之宜慎而又慎。这4味药集中在一起,原是一首民间验方,我得自长沙楚仁堂老药工罗爹,据他介绍,民间有草医用以上几味药泡酒治疗跌打损伤,剧烈疼痛,也有人用来缓解癌症的剧烈疼痛,酒须膏粱白酒,泡酒的容器须用锡壶。这无疑毒性巨大,为安全起见,我将以上几味剧毒药加蜂蜜用高温高压煮过,同其他药研末制成胶囊后,又从小剂量开始递增,达到效果后,不随意加量,如此,才取得较好的疗效。患者不仅缓解了疼痛,并且存活至今,这是未曾料到的。

案例六:晚期中央型未分化肺腺癌

黄某,男,60岁,常德人,干部,2006年2月25日初诊。

患者2004年夏天间断出现上肢酸疼,未做进一步检查和处理,12月份因感冒后吃狗肉,出现声音嘶哑,颈部淋巴结肿大,经中南大学湘雅二医院检查,确诊为左上叶舌段肺癌,并纵隔淋巴转移(未分化腺癌)。由该院出示的2006年1月6日CT双肺增强扫描报告显示:左肺舌叶肿块大小为1cm×1.5cm,左上纵隔转移淋巴结大小约7cm×4.5cm,左锁骨下也见到多个淋巴结,定性为左上肺舌叶周围型癌,伴纵隔淋巴结转移,不除外左肺中心型肺癌。2006年1月14日病理诊断图文分析报告:(左锁骨上淋巴结)转移性分化差的癌,结合免疫组化标记:SCLC(+),LCK(+),HCK(-),SYN(+),S100(-)。考虑为未分化腺癌,部分伴有神经内分泌癌成分。蛋白芯片报告:癌胚抗原增高。心电图检查:①窦性心率;②电轴轻度左偏;③部分ST段改变。其他肝功能、血液检查均正常。

2006年1月19日,经湖南某肿瘤医院PET-CT报告:左上肺前段纵隔旁见一大小约5.3cm×7.2cm×7.4cm团块状异常放射性浓聚影,其内呈放射性缺损,SUV值3.6~4.4,CT于相应部位见软组织肿块影,边缘不光整;左上肺见索片状影,左上肺舌叶实变,其内见一大小约1.5cm×2.3cm结节状异常放射性浓聚影,SUV值4~54,右肺清晰。左上叶支气管狭窄,左肺门区、主肺动脉窗、气管旁左侧、颈前胸骨上窝及左锁骨上窝见多个大小不同结节状异常放射性浓聚影,SUV值30~46,CT于相应部位见肿大淋巴结。左胸见胸腔积液,心包见少量积液,未见明显胸膜硬结。全身脊柱骨普遍见放射性摄取增高,CT于相应部位未见明显骨质破坏。诊断意见:①左上肺癌,并左肺门、纵隔、胸骨上窝及左锁骨上窝淋巴结转移;②左上肺内结节状异常放射性浓聚影,考虑肺转移瘤可能性大;③左上肺肺炎;④左侧胸腔积液,心包少量积液;⑤全身脊椎骨普遍见放射性摄取增高,CT相应部未见明显骨质破坏,考虑骨髓增生、活跃。建议进行化疗,但告知预后情况不佳。

经两次化疗后(健择加顺铂),2006年2月24日CT显示:左肺上舌叶结节影大小无明显变化,有部分肺不张改变,纵隔淋巴结较前明显缩小,但仍见个别淋巴结,未见明显胸腔积液现象。

2006年2月25日:确诊为肺癌2个月余,化疗阶段,严重恶心、呕吐,时见鼻中流血,化疗两次后,白细胞下降至$3×10^8$/L,注射升白细胞制剂后,骨髓内癌细胞高度活跃。患者感到极度疲乏,日夜思睡,食欲不佳,体质下降,声音嘶哑,家属决定放弃化疗,找中医治疗。察其面色㿠白,神情憔悴,口干不思饮,舌红,脉虚数,处方:

女贞子30g　旱莲草30g　西洋参15g　耳环石斛15g　地骨皮30g　茯神30g　麦冬30g　生地黄30g　黄芪30g　补骨脂10g　当归10g　枸杞子30g　鸡血藤30g　14剂

麝香1g　牛黄1g　乳香10g　没药10g　小白花蛇10条　壁虎10g　蜈蚣10条　炙马钱子5g　土鳖10g　平癌丹10g

研末,装胶囊,每日3次,每次5粒,饭后开水送服。

另外,雪蛤2g,每天炖服。

2006年3月12日:服上方后,精神好转,仍然干咳,无痰,有时痰黏难出,舌淡红,苔

白,脉缓,处方:

女贞子 30g　旱莲草 20g　黄芪 30g　当归 10g　鸡血藤 30g　补骨脂 10g　石斛 15g　茯苓 30g　地骨皮 30g　麦冬 15g　诃子 10g　橘络 8g　7 剂

胶囊仍用上方,服法同前。另外,雪蛤 2g,每天炖服。

2006 年 3 月 18 日:口味恢复,仍然肩背疼痛,短气,声音嘶哑,舌淡红,脉虚弱,处方:

女贞子 30g　旱莲草 30g　西洋参 10g　黄芪 30g　补骨脂 10g　鸡血藤 30g　地骨皮 30g　生地 30g　茯苓 30g　14 剂

麝香 3g　牛黄 3g　小白花蛇 15 条　蜈蚣 15g　全蝎 10g　乳香 10g　没药 10g　雄黄 1g　炙马钱 7.5g　耳环石斛 15g　平癌丹 15g

研末,装胶囊,分 15 天服,日 3 次,饭后开水送服。

蟾酥 1.5g　西洋参 30g　麦冬 30g　生地 50g　茯苓 50g　地骨皮 30g　壁虎 50g　蛤蚧 1 对　紫河车 20g　平癌丹 20g　丁香 5g　砂仁 10g

将以上药置于非金属容器中,加绍兴黄酒 2500g,蜂蜜 500g,隔水蒸 4 小时以上。滤汁,放冰箱中冷藏,分 15 天服,饭后温服一杯。欲呕,则含一片五味姜或梅子。

处方三:雪蛤 30g,分 15 天服。

2006 年 4 月 15 日:今天的 CT 结果显示,转移结节较前缩小,但有放射性肺炎。肩背疼痛,短气,声音嘶哑均有所好转,舌淡红,脉虚弱,煎剂处方加鱼腥草 30g,半枝莲 15g,续服 14 剂,胶囊、药酒处方不变,照服。

2006 年 5 月 4 日:上方服后感觉尚可,其他无变化,煎剂仍用上方,胶囊及药酒仍用 3 月 18 日方,服半个月。

2006 年 5 月 18 日:药酒及胶囊均已服完,感觉尚好,精神、食欲正常,微有咳嗽,有时口干,不欲饮,舌淡红,脉缓,处方:

女贞子 30g　旱莲草 30g　西洋参 10g　刺五加 30g　补骨脂 10g　鸡血藤 30g　地骨皮 30g　生地黄 30g　茯苓 30g　川贝母 10g　14 剂

大海马 2 对　麦冬 60g　茯苓 50g　生地 60g　西洋参 50g　石斛 30g　小白花蛇 5 条　蟾酥 3g　壁虎 30g　冬虫夏草 10g　地骨皮 50g　砂仁 20g　丁香 10g

制成药酒,制法及服法同前。为 1 个月药量。

蛤蚧 1 对　西洋参 30g　紫河车 30g　白花蛇 1 条　五灵脂 15g　三七 15g　血竭 15g　山慈菇 15g　琥珀 15g　炙马钱子 8g　平癌丹 15g

研末装胶囊,分半个月服,每日 3 次,饭后开水送服。

2006 年 6 月 1 日:CT 显示,左肺转移结节较前缩小,但仍可见,纵隔未见新的转移灶。续服上方。

2006 年 7 月 9 日:昨天 CT 检查显示,左肺舌叶病灶仍然可见,肺门、纵隔病灶基本消失,片状影明显吸收。病情稳定,续服前方加减。

2006 年 9 月 15 日:CT 显示,左上舌叶结节影较前增大,边缘欠规整,纵隔处片状影明显吸收,消失,建议追观复查。

2006 年 9 月 29 日:昨天因为家务事发怒,通宵未睡,肩背酸疼,胃胀,手臂酸,吐白痰,舌淡,苔白腻,脉沉细弱,家属提醒,在检查出肺癌之前,有一年以上时间主要表现为肩背酸胀,现在酸胀的部位正是癌肿的所在位置。处方:

羌活 10g　秦艽 10g　当归 30g　白芍 30g　炙甘草 10g　白芥子 10g　半夏 10g　陈

皮 10g　茯苓 15g　黄芪 30g　柴胡 10g　香附子 10g　附子 10g　焦三仙各 10g　14 剂

雪莲花 2 朵　蟾酥 1.5g　大海马 1 对　蛤蚧 1 对　小白花蛇 5 条　补骨脂 20g　肉苁蓉 60g　砂仁 20g　丁香 5g　耳环石斛 15g　麦冬 30g　土鳖虫 30g

以上为药酒方,制法与服法同前,为半个月量。

2006 年 10 月 12 日:肩背仍然酸胀,尤其以夜间为剧,要坐起捶打方能再睡,食欲欠佳,大便偏稀,口不渴,小便清长,舌淡有津液,脉缓,处方:

附子 50g　干姜 30g　炙甘草 30g　红参 30g　桂枝 30g　茯苓 15g　黄芪 30g　秦艽 10g　羌活 10g　当归 15g　白芍 15g　白芥子 10g　陈皮 10g　半夏 10g　14 剂

前 4 味药加蜂蜜 50g,水 5 碗,同放压力锅中加阀煮 1 小时,取汁煎余药。下同。

土鳖 30g　麝香 2g　川贝母 30g　穿山甲 30g　山慈菇 20g　黄药子 20g　乳香 10g　没药 10g　全蝎 30g　三七 30g　大海马 1 对　诃子 20g　琥珀 20g　鹿茸 5g　高丽参 30g　紫河车 10g　血竭 10g　炙马钱子 15g　平癌丹 15g

研末装胶囊,分 30 天服,日三次,饭后开水送服。

雪莲花 2 朵　大海马 30g　蛤蚧 1 对　砂仁 20g　肉苁蓉 60g　耳环石斛 15g　白豆蔻 10g　公丁香 5g　小白花蛇 5 条　补骨脂 20g　麦冬 30g　蟾酥 1.5g

以上为药酒方,制法与服法同前,以上为半个月量。

2006 年 11 月 25 日:服上方后,肩背酸胀有所减轻,食欲好转,精神较佳,大便成形,口不渴,小便清长,处方:

附子 50g　干姜 30g　炙甘草 30g　红参 30g　桂枝 30g　茯苓 15g　黄芪 30g　秦艽 10g　羌活 10g　当归 15g　白芍 15g　白芥子 10g　陈皮 10g　半夏 10g　7 剂

穿山甲 50g　土鳖 20g　白芥子 20g　川贝 20g　麝香 2g　大海马 1 对　山慈菇 20g　黄药子 20g　乳香 15g　没药 15g　全蝎 30g　三七 20g　琥珀 20g　鹿茸 10g　高丽参 30g　血竭 10g　炙马钱子 15g　平癌丹 30g

研末,分 30 天服,每日 3 次,饭后开水送服。

2006 年 11 月 30 日:PET-ST 显示,上肺舌叶结节增大,2.6cm×2.9cm,左肺门结节状增大约 2cm×2.8cm,淋巴结又显转移灶,肿瘤细胞活跃。决定口服化疗药(易瑞沙)一个月。暂停中药胶囊和药酒。

2006 年 12 月 7 日:腹泻,每日四、五次,胃口下降,全身痒,痰多,为化疗药副作用所致,舌淡,脉缓,处方:

砂仁 10g　陈皮 10g　茯苓 15g　半夏 10g　附子 10g　干姜 15g　红参 15g　白芥子 10g　肉豆蔻 10g　炙甘草 10g　苍术 30g　补骨脂 10g　蛇床子 15g　7 剂

2006 年 12 月 25 日:服上方后,诸证改善,停药几天,感到胃口又下降,大便溏稀,痰多,头晕,舌淡,脉缓,处方:

白芥子 10g　当归 15g　熟地 15g　五味子 10g　陈皮 10g　附片 15g　半夏 10g　砂仁 10g　红参 15g　茯苓 15g　炮姜 10g　炙甘草 15g　细辛 5g　5 剂

2006 年 12 月 30 日:因为家务事发怒,烦躁,心悸,睡眠不佳,咽喉不适,痰涎陡然增多,上方改茯苓为茯神 30g,加苍术 30g,桂枝 10g,远志 10g,枣仁 15g,香附子 10g。服 5 剂。

2007 年 1 月 2 日:口服化疗药 1 个月后,CT 检查显示,上肺舌叶、肺门、纵隔结节状继续长大,三处病灶连为一体,并有少量胸水。

2007 年 2 月 26 日:咳嗽加剧,咳痰难出,偶有血丝,大便有时干结,每天汗出,近几个月来未下雨,气候干燥,加上正值立春前后,咳血、大便干结出少量鲜血,当非疾病加重,而是气候、季节变动使然,不必恐慌,但不宜再用温药,改为清润:

西洋参20g 蛤蚧1对 壁虎30g 刺五加30g 地榆10g 茯苓10g 耳环石斛10g 仙鹤草30g 麦冬15g 五味子10g 山萸肉30g 川贝10g 葶苈子30g 神曲10g 7剂

琥珀30g 三七30g 血竭20g 全蝎20g 冬虫夏草10g 白芥子15g 小白花蛇10条 山慈菇20g 黄药子20g 穿山甲30g 土贝母20g 鹿角霜20g 胆南星20g 藏红花10g 西洋参20g 五灵脂20g 平癌丹30g

研末,日3次,每次3g,饭后开水送服。大约可服1个月。

海蜇皮250g、荸荠250g(去皮),高压锅煮1小时,取汁,雪蛤2g,冷水浸泡七、八小时,膨胀后,煮开,兑入1/4的海蜇皮、荸荠汁,每天早上服。

2007年3月10日:咳血减少,但食欲差,舌淡红,脉细数,处方:

西洋参10g 蛤蚧1对 壁虎30g 仙鹤草50g 刺五加30g 地榆15g 茯苓15g 耳环石斛10g 麦冬15g 五味子10g 川贝母10g 神曲10g 葶苈子30g 冬虫夏草5g 鱼腥草30g 7剂

2007年3月22日:痰易咯出,带血丝,苔白厚,锁骨淋巴结肿大,处方:

穿山甲10g 茯苓10g 陈皮10g 蛤蚧1对 葶苈子30g 壁虎30g 仙鹤草50g 蒲黄10g 川贝母10g 神曲10g 鱼腥草30g 玄参30g 浙贝母10g 牡蛎30g 山慈菇10g 西洋参10g 冬虫夏草2g 7剂

2007年3月29日:头晕甚,痰黏,不易咯出,舌淡红,少苔,脉细数,处方:

西洋参10g 葶苈子30g 蛤蚧1对 小白花蛇1条 壁虎30g 川贝10g 天竺黄10g 冬虫夏草2g 仙鹤草50g 7剂

2007年4月14日:低热,37.7℃,头痛,纳差,无汗,乏力,舌苔黄腻,脉濡数,处方:

黄芪30g 炙甘草10g 茵陈10g 苍术10g 白术10g 葛根30g 麦冬10g 五味子10g 红参须10g 青皮10g 陈皮10g 黄柏10g 泽泻10g 茯苓10g 香薷10g 焦三仙各10g 5剂

2007年4月18日:服上方3剂后,微微出汗,精神稍好,胃口好转,但昨天发热上升到38.5℃。嗜睡,因我在外地出差,嘱用原方3剂,去香薷加用安宫牛黄丸1颗,早晚各半颗,煎汤送服。

2007年5月5日:服上方3剂,同时用西药激素后,热已退10余天,昨天从下午起又开始发热,体温37.4℃,晚上9点37.9℃,乏力,纳差,轻微咳嗽,痰中有少量血丝,舌苔黄腻,处方:

白豆蔻10g 茵陈10g 黄芩10g 川贝母10g 藿香10g 连翘10g 滑石30g 石菖蒲10g 通草5g 砂仁10g 女贞子25g 旱莲草25g 仙鹤草30g 焦三仙各10g 刺五加30g 地榆15g 5剂

2007年5月7日:右颈部淋巴结突然肿大、高凸,大概鸡蛋大小,有压痛,昨天低热,今天早上体温37.6℃,神疲乏力,舌苔薄黄,脉促,处方:

金银花30g 花粉10g 乳香10g 没药10g 甘草10g 皂角刺10g 穿山甲10g 当归10g 赤芍10g 浙贝母15g 玄参25g 蚤休10g 连翘10g 砂仁10g 白豆蔻10g 7剂

麝香 2g　牛黄 2g　雄黄 2g　朱砂 2g　乳香 10g　没药 2g　全蝎 5g　蜈蚣 5g　土鳖 5g　平癌丹 5g

研末,分 3 天服,日 3 次,饭后开水送服。

2007 年 5 月 12 日:淋巴结稍微变小、变软,轻度贫血,血小板减少,面色白,精神较差,舌淡,脉细数。处方:

红参 10g　黄芪 30g　白术 15g　茯苓 15g　炙甘草 10g　陈皮 10g　远志 10g　五味子 10g　当归 10g　白芍 10g　熟地黄 10g　鸡血藤 30g　补骨脂 10g　穿山甲 10g　5 剂

2007 年 5 月 17 日:出汗,低热 37.4℃,大便稀,淋巴结明显缩小,有压痛,舌淡,苔白腻,脉细数,处方:

红参 15g　黄芪 30g　白术 15g　炙甘草 10g　茯苓 15g　远志 10g　陈皮 10g　五味子 10g　穿山甲 10g　白芥子 10g　鹿角霜 10g　鸡血藤 15g　砂仁 10g　焦三仙各 10g　5 剂

麝香 2g　牛黄 2g　雄黄 3g　朱砂 3g　乳香 10g　没药 10g　全蝎 10g　蜈蚣 5 条　土鳖 10g　平癌丹 10g

研末,分 4 天服,饭后开水送服。

2007 年 5 月 21 日:服上方后,低热已退,精神转好,淋巴结已摸不到,仍然乏力,胃口尚可,舌淡,脉细弱,处方:

穿山甲 10g　刺五加 30g　茯苓 30g　陈皮 10g　白芥子 10g　鹿角霜 10g　鸡血藤 30g　白术 15g　炙甘草 10g　远志 10g　黄芪 30g　焦三仙各 10g　砂仁 10g　白豆蔻 10g　5 剂

麝香 2g　牛黄 2g　乳香 10g　没药 10g　全蝎 10g　蜈蚣 5 条　土鳖 10g　朱砂 1g　雄黄 1g　平癌丹 5g

研末,分 4 天服,每日 3 次,饭后开水送服。

治疗心得:

本案治疗历时近一年半,记录比较详细,患者目前仍在服药治疗。这是一例严重的晚期中央型未分化肺腺癌,癌块较大,已有转移,诊断明确,预后不良。当时医生预期生命只有 3 个月,只能进行化疗,第一次化疗仅仅做了两次,白细胞即下降到 300 单位,注射升白制剂之后,骨髓中的癌细胞又高度活跃,病人疲惫不堪,西医已宣布无计可施。患者家属于是下决心找中医治疗,并且给医生以充分的信赖。我设计的方案是煎剂、胶囊、药酒三管齐下,间或辅以食疗。药丸是采用平消丹又称散结丸,药酒的基本方是蟾酥药酒,食疗主要是雪羹、雪蛤。只有煎剂随证转方,在一年中变动非常大。服中药四个多月后,2006 年 4 月 15 日、6 月 1 日、7 月 9 日、9 月 15 日,经过 4 次 CT 检查,大约 5.3cm×7.2cm×7.4cm 的继发性肿块已经逐渐消失,各个转移灶也趋于平稳,肺不张得以消除。当时的 CT 片在湖南的几个大医院请专家看过,都认为结论可靠,患者家属仍然不放心,专程到北京请教更权威的专家,看法亦相同,尽管两地的肿瘤专家们都觉得不可思议。病情出现大的反复是在 2006 年 9 月,一直持续到 12 月底,由于家庭问题的纠缠,患者情绪波动,有一次大怒,10 多天不能入睡,CT 片发现癌肿又在长大,11 月 30 日,决定用口服化疗药 1 个月,效果仍然不佳。其后出现了几次险情,如吐血、发热不退、颈淋巴结突然肿大,但最终得以控制。至 2007 年 5 月份,癌肿仍然局限在左肺,没有转移到右肺和其他器官,也没有骨、脑转移,肝肾功能完全正常。由于患者的前妻死于乳腺癌,此事对其精神打击极大,而西医当时的预期生命只有3个月,故家属在得到确诊时决定向患者隐瞒真实病情,患者至今仍然不清楚自己得的是癌症。这样做的结果当然利弊都有,好处是患者精神上没有垮下来,坏处是患者不明底细,老是埋怨吃中药过多,怪医生本事不大,骂家属"谎报军情",患者经常要苦口婆心做思想工作才肯就诊,家属为此吃了不少苦头。但令他们宽慰的是,患者得病一年多,始终体重正常,行动自如,没有出现大的痛苦,保持了较高的生活质量。家属认为,如果患者能够积极配合,可能疗效尚不止是今天这个样子。虽然很难预料这个患者的前景如何,但在西医密切监视下的这一病例,高质量地带癌生存了1年半,已经超出西医的意料之外了,这也说明中医治疗癌症确实有效。

案例七:肺癌手术后复发转移

陈某,男,67岁,湖南长沙市人,2012年8月18日初诊。

患者两年前进行右肺癌根治手术,因为咳血、胸痛住院。8月15日经CT平扫:右下肺门区见软组织肿块影,大小约5.7cm×5.8cm,形态不规则增强呈不均匀性强化肿块与左心、肺分界不清,右肺主支气管闭塞,右肺不张,纵隔右偏,纵隔内见多发肿大淋巴结影,大者约2.6cm。左肺内见多发高密度结节影,大者约3×3.7cm。右侧胸腔内见少量积液。初步诊断:右肺门区占位并右肺阻塞性肺不张,纵隔淋巴结及左肺多发转移,左心房受侵可能,右肺胸腔积液。经右锁骨上肿块穿刺:在涂片中找到转移性癌细胞,大致为低分化鳞癌。现右侧胸部疼痛剧烈,咳嗽,喘息,舌黯红,脉数。用六军散加减:

蜈蚣30g 全蝎30g 蝉蜕30g 僵蚕30g 穿山甲30g 蛤蚧1对 白参50g 五灵脂30g 蒲黄30g 乳香30g 没药30g 三七60g

1剂,为水丸,每天2次,每次6g。

9月16日二诊:在长沙某医院住院,予以抗炎、化痰、补液等对症支持治疗,住至9月4日出院。诊断为:①右肺癌根治术后复发;②左肺、纵隔淋巴结、右锁骨上淋巴结、心脏多发转移;③右肺阻塞性肺不张;④右侧胸腔积液。察之右肺部疼痛不止,剧烈咳嗽,喉咙嘶哑,完全不能发声。舌黯红,有津液,脉弦数。用抗癌单刀剑方加减(常敏毅创制方,转载自《朱良春医集》第190页):

白花蛇舌草60g 半枝莲30g 仙鹤草30g 茜草30g 龙葵30g 白英30g 半夏15g 7剂

9月24日三诊:上方未效,仍然咳嗽,胸部疼痛不止,舌黯红无苔,脉弦数。用七星剑方合止痉散:

白花蛇舌草60g 半夏15g 半枝莲30g 仙鹤草30g 茜草30g 龙葵30g 白英30g 苏子30g 白芥子10g 蜈蚣1条 全蝎10g 乳香10g 没药10g 7剂

另外,六军散药物已经吃完,改用缩癌消肿丸,每天2次,每次6克。吃3个月。

10月20日四诊:服上方后,症状没有减轻,也未加剧,咳嗽,气喘,右肺部疼痛,舌暗红无苔,脉弦数。仍然用上方加减:

白花蛇舌草60g 半夏15g 半枝莲30g 仙鹤草30g 茜草30g 龙葵30g 白英30g 苏子30g 蜈蚣1条 全蝎10g 新鲜铁树叶15g(切碎) 14剂

11月15日五诊:服上方3剂后,感觉中药难吃,即停药1天,咳嗽则加剧,恢复吃药后,咳嗽减轻。前几天咳嗽,痰中有少量血,这几天早上4、5点有燥热感,右胸部疼痛仍然剧烈,止痛片每天3次,呼吸困难,小便不畅。患者诉:"不求救命,但求减少痛苦"。

遂处方：

柴胡 15g　半夏 15g　白参 10g　黄芩 10g　生姜 30g　干姜 10g　五味子 10g　细辛 5g　苏子 30g　全蝎 10g　蜈蚣 2 条　白花蛇舌草 60g　半枝莲 30g　7 剂

11 月 22 日六诊：服上方后，燥热感觉减轻，咳嗽时轻时重，痰清稀，夹有小块硬痰，痰中有时带血，容易咳出，胸闷，气喘，右胸痛没有减轻。处方：

厚朴 10g　炙麻黄 8g　半夏 10g　炮姜 10g　细辛 5g　石膏 30g　五味子 10g　茯苓 10g　苏子 30g　蜈蚣 2 条　全蝎 10g　7 剂

另外，白花蛇舌草 60g，半枝莲 30g，新鲜铁树叶 15g(切碎)，大红枣 8 个，小红枣 10 个，用 15 碗水，煎 2 个小时，取汁，煎煮上方，每天 2 次，每次 1 碗。

11 月 29 日七诊：服上方后咳嗽减轻，痰中白泡沫减少许多，呼吸困难也感觉好一些，喉咙嘶哑，但能够发出一点声音，痰中带血点，右胸仍然疼痛，小便不畅，大便正常。处方：

柴胡 15g　半夏 10g　黄芩 10g　枳实 10g　虎杖 30g　干姜 10g　五味子 10g　白参 10g　石膏 30g　蜈蚣 1 条　全蝎 10g　苏子 30g　葶苈子 30g　7 剂

另外，仙鹤草 50g，白花蛇舌草 60g，半枝莲 30g，新鲜铁树叶 15g(切碎)，大红枣 8 个，小红枣 10 个，用 15 碗水，煎 2 个小时，取汁，煎煮上方，每天 2 次，每次 1 碗。

12 月 6 日八诊：服上方后症状显著缓解，但痰内仍然有土灰色或土红色小片块，约衬衣纽扣大小，右胸胀闷不舒，小便量少，次数多，解而不畅。前 5 天大便拉稀，这两天好了。止痛片每天减为 1 片。处方：

柴胡 25g　半夏 10g　黄芩 10g　枳实 10g　虎杖 30g　干姜 10g　五味子 10g　白参 10g　石膏 30g　蜈蚣 1 条　全蝎 10g　苏子 30g　葶苈子 30g　7 剂

另外，仙鹤草 50g，白花蛇舌草 60g，半枝莲 30g，新鲜铁树叶 15g(切碎)，大红枣 8 个，小红枣 10 个，用 15 碗水，煎 2 个小时，取汁，煎煮上方，得两碗，每天 2 次，每次 1 碗。

12 月 13 日九诊：服上方后整体改善，但怕冷，右胸疼痛有所加重，小便量少，早上醒来有时燥热出汗。用柴胡桂枝干姜汤合五苓散加减：

柴胡 15g　桂枝 10g　干姜 10g　花粉 10g　牡蛎 30g　黄芩 10g　五味子 10g　茯苓 30g　白术 10g　猪苓 10g　白参 10g　延胡索 15g　蜈蚣 1 条　全蝎 10g　30 剂

另外，仙鹤草 50g，白花蛇舌草 60g，半枝莲 30g，新鲜铁树叶 15g(切碎)，大红枣 8 个，小红枣 10 个，用 15 碗水，煎 2 个小时，取汁，煎煮上方，得 2 碗，每天 2 次，每次 1 碗。

治疗心得：

患者为肺癌手术后复发、广泛转移，最主要的症状是剧烈疼痛、咳嗽，对于这种晚期癌症，痊愈几乎不可能，医生只能设法减轻患者的痛苦。从 8 月 18 日初诊到 11 月 15 日四诊，近 3 个月内，我所使用的基本方，是 20 世纪 80 年代流行的一首治疗癌症普遍使用的验方："单刃剑"。平时，我将此方用于肺癌患者，止咳、化痰、止血、消除胸腔积液，都有一定疗效，再配合止痉散，则止痛效果颇佳。但用到这个患者身上，痛苦没有减轻，病情还在缓慢发展。到第五诊时，我终于改弦更张，随证用方，选择大、小柴胡汤、柴胡桂枝汤、厚朴麻黄汤为主，整体调节，再加入验方"铁树叶方"，局部治疗，采用经方合验方的思维，减轻了患者的痛苦。目前，患者仍然在治疗之中。

用方心得：

在本案治疗快 3 个月时，11 月 22 日，我使用了一首验方"铁树叶方"，似乎起到了扭转病情的作用。铁树叶方由新鲜铁树叶1枝、白花蛇舌草60g、半枝莲30g、大红枣8个、小红枣10个组成。此方来自于网络，云其治疗各种癌症均有疗效。作为治疗癌症有一定经验的医生，我对于各种夸大其词的说法并不相信，何况方中的几味药物我都用过，并没有出现过什么奇迹。唯独方中8个大红枣、10个小红枣同用，剂量特大，并且要求用15碗水，将药物煎煮两个小时，使我联想到《伤寒论》中的"十枣汤"用10个红枣，"大青龙汤"中用9升水煎至3升所包含的深意，于是采用了这首验方。在后来的若干例晚期癌症患者、特别是晚期肺癌患者的处方中，我用这首验方先煎煮，取药汁，再煎煮对证的药方，患者的反映尚好。

案例八：宫颈癌手术后淋巴结转移

王某，女，48岁，江苏南通市人，2011年9月14日初诊。

患者2006年11月，患宫颈腺癌、鳞癌，将宫颈管及附件切除，并进行全程化疗。术后每年体检两次，均无问题。2010年10月，感觉上腹部不适，诊断为"腹膜后淋巴结肿块"，宫颈及淋巴结未见癌转移。经南通市肿瘤医院化疗3个疗程（紫杉醇＋阿霉素）；放疗DT64GY/32次，肿块消失。时隔3个月，2011年5月，PET/CT检查：左侧锁骨区2.6cm×1.8cm淋巴结块，诊断为淋巴结转移。5月23日开始，左锁骨上淋巴结行三维适形放疗DT64GY/32次，淋巴结消失。5月底到上海龙华医院、岳阳医院等寻求名中医治疗，但因中药数量、剂量众多，且服后感觉全身乏力，食欲及睡眠不佳而停服。8月底，通过邮件与我沟通，制作"缩癌消肿药丸"加减一剂，配合"人参养荣汤"，经过半个月的调理，于本日赴长沙就诊。察之面容憔悴，身体瘦弱，胃口不好，睡眠欠佳，脉沉细弱。用人参养荣汤加减：

白参15g　黄芪30g　炙甘草10g　白术15g　茯神30g　枣仁30g　五味子10g　陈皮10g　当归10g　白芍10g　上桂3g　炙远志10g　桂圆肉30g　刺五加30g　鸡血藤30g　补骨脂10g　砂仁10g　广木香5g

15剂。继续服用缩癌消肿药丸。

2011年11月18日二诊：患者通过邮件告知，11月13日化验，白细胞计数2.8，与标准差1.2；血红蛋白为76，与标准差37，癌胚抗原结果0.88，参考值为小于5，各项指标均比上月略有上升。并请当地两位中医把脉：舌淡红，边有齿印，无瘀斑、瘀点，苔薄白，脉寸、关弦细，尺脉细弱，双侧寸脉均应指有力。精神尚可，易疲劳，胃纳欠香，口不臭、略干，大便每日1次，便软，小便正常，常常失眠多梦，易醒，睡不踏实。每天上午9点吃中药后，感觉胃中饱胀、作响，排气、放屁后即好，一般上午感觉疲劳，在床上躺躺，下午精神及食欲尚可，能玩玩牌。近日，不知是否天气转阴的原因，个人感觉左锁骨处原肿瘤的部位，有些疼痛，肩周牵连手臂沿着经络疼痛，但并未发现红肿和其他症状，加之心有余悸，睡眠质量下降。11月17日进行了第四次放疗，放疗2天后，背痛，反胃，呕吐，胸口燥热，胃口更差。用小柴胡汤加减：

柴胡15g　法夏10g　黄芩10g　炙甘草10g　天花粉10g　麦冬15g　西洋参10g　葛根30g　砂仁10g　木香5g　耳环石斛10g

2011年11月25日三诊：患者通过邮件告知，服上方后，反胃、呕吐、胸口燥热有所减轻，但放疗后导致严重失眠，口干舌燥。仍然用人参养荣汤加减：

西洋参15g　黄芪30g　白术10g　炙甘草10g　麦冬15g　五味子10g　丹参15g　酸枣仁30g　茯神30g　陈皮5g　炙远志10g　白芍10g　当归10g　鸡血藤

30g 补骨脂10g

　　15剂,同时,在放疗期间每天用枸杞子15g,耳环石斛5g,煎汤代茶。

　　2011年12月10日四诊:通过邮件告知,前两天感冒,现在已经好了,继续进行放疗,感觉胃口不好,想吐,白细胞低,睡眠不好,夜不能寝。用上方加半夏10g,继续服药。

　　2011年12月21日四诊:通过邮件告知,睡眠十分关键,昨天一夜不能寝。仍然用上方加减:

　　西洋参10g　炙甘草10g　黄芪30g　法夏10g　茯神30g　枣仁30g　麦冬15g　陈皮5g　五味子10g　柏子仁10g　石菖蒲10g　炙远志10g　合欢皮10g　百合30g

　　2012年1月9日五诊:患者发来信息告知,放疗的左锁骨部位有硬块且疼痛,用仙方活命饮加减:

　　金银花30g　甘草10g　穿山甲10g　乳香10g　没药10g　天花粉10g　当归10g　赤芍10g　白芷10g　陈皮10g　皂角刺10g　五味子10g　炙远志10g　蜈蚣1条　全蝎10g　黄芪30g　鸡血藤30g　7剂

　　2012年3月14日十诊:两个月来医患之间多次用短信联系并开方。这次锁骨放疗未完,发现左上肺叶有结节肿大,少量胸腔积液。医生决定改用化疗,化疗期间,中药方用柴苓汤加减:

　　桂枝10g　白芍10g　炙甘草10g　白参10g　法夏10g　黄芩10g　茯苓15g　泽泻10g　白术10g　猪苓10g　木香5g　砂仁10g　姜枣各10g　7剂

　　2012年3月26日十一诊:化疗后便秘,原方再加胡麻仁30g、郁李仁10g。

　　2012年4月4日十二诊:化疗间隙,用桂枝茯苓丸合柴苓汤、参蛤散加减,以理气、活血、利水、补虚:

　　桂枝10g　茯苓15g　丹皮10g　桃仁10g　赤芍10g　泽泻10g　猪苓10g　白术10g　柴胡10g　法夏10g　炙甘草10g　西洋参10g　蛤蚧1对　五灵脂10g　黄芪30g　生姜10g　红枣10g　15剂

　　2012年6月23日十三诊:从本日开始,改用大剂温阳之品,以附桂理中汤合吴茱萸汤、香砂六君子汤加减:

　　黑制附片60g　干姜45g　肉桂15g　甘草30g　西洋参15g　炒白术15g　茯苓25g　半夏15g　吴茱萸10g　砂仁15g　木香10g　香附15g

　　以后每半月黑制附片加15g,即75g、90g、105g、120g、135g,干姜由45g增至60g、75g,西洋参由15g增至30g。

　　从8月初开始服六军煎合缩癌消肿丸:

　　蝉蜕30g,僵蚕30g,蜈蚣30g,全蝎30g,天龙60g,土鳖30g,炮甲30g,夜明砂30g,缩癌消肿粉180g,为水丸。一日2次,每次6g。

　　2012年9月1日十四诊:患者发来短信告知,吃上方已两个多月了。经磁共振检查,左锁骨原肿瘤未见,皮面见因照光引起纤维化和水肿,平时后背及手臂膊疼痛,尤其是下雨天特别疼。建议:

　　(1)煎剂处方:黑制附片135g,干姜75g,党参30g,炒白术15g,肉桂15g,茯神25g,吴茱萸10g,砂仁15g,木香10g,香附15g,甘草30g,加炙远志10g,枣仁30g,桂圆肉30g以健脾养胃,改善体质,改善睡眠,提高全身免疫力。

（2）止痛外用：全蝎 10g，丁香 10g，肉桂 10g，细辛 10g，樟脑 15g，冰片 10g。研末，用白酒、白醋、蜂蜜、麻油各 30g，小火熬，一边搅动，15 分钟后，稍微冷却，把药粉调入，稍微稀一点，能够揸在纱布上，贴在患部，用胶布固定好，每天 1 次。其他收在瓶子中密封，可以用很多天。

（3）止痛内服：全蝎 30g，蜈蚣 30g，乳香 15g，没药 15g，研末，装胶囊，每次 4 粒，药汁送服，大约可以吃 15 天。个人认为：这是最好的止痛中药，只是煎服气味太重，胃气弱者，服之受不了，但装胶囊服不会有反应。

（4）继续长期服六军煎合缩癌消肿丸剂，以防止复发，前面的煎剂可以提高全身免疫力，但还是要控制好复发这个环节。

2013 年 1 月 30 日十五诊：肩臂仍然疼痛，主要集中在肩俞、肩井、手三里所循行的部位，尤其在晚上 8—10 点时加剧。用柴胡桂枝干姜汤加减：

柴胡 15g　桂枝 30g　干姜 30g　黄芩 10g　牡蛎 30g　天花粉 10g　赤芍 10g　白参 10g　附子 30g　蜈蚣 2 条　全蝎 10g　细辛 5g　青风藤 30g　活血藤 30g　鸡血藤 30g　15 剂

2013 年 6 月 19 日：患者发短信告知，几个月来，遵循以下治疗方案：内服煎剂，以附桂理中汤合吴茱萸汤、香砂六君子汤加减。药丸，以六军煎合缩癌消肿丸。外治，每天用艾条沿经络灸肩俞、肩井、手三里所循行的部位。食疗，每三天服"牛蹄筋汤"1 次，即新鲜牛蹄筋半斤，加几粒山楂，慢火煲 12 小时以上，全部融化，变成浓汤。目前，患者情况稳定，身体状况良好。2013 年 12 月初，患者终于病重不幸去世。

治疗心得：

本案属于宫颈癌手术后淋巴转移，患者体质较弱，气血不足，我在放化疗阶段用小柴胡汤、柴苓汤、桂枝茯苓丸进行调节，用六军煎合缩癌消肿丸软坚散结、控制复发，用人参养荣汤补益气血，升高血象，这都是常规的方法。然而，用人参养荣汤多剂，仍然无法使损伤的气血得以恢复。于是，患者的丈夫宋先生得到一个处方，提出用超大剂量的附子、干姜治疗，他把处方发给我，征求我的意见。我告之："用温阳的方法治疗癌症，只要方证相符，是可行的，治疗癌症的中医名家孙秉严先生就是专用温阳的方法治疗癌症，他的两首主方'胃阳虚温补心阳方'、'脾阳虚温补肾阳方'，即收载在本书中。您发给我的这个处方是所谓'火神派'的代表方，用于温阳散寒和胃，其中大剂量附子是关键。您夫人属于'虚寒之体'，如果以前用人参养荣汤疗效不理想的话，可以试试，一剂一剂来，但一定要严格遵守煎煮法。据我的经验，附子剂量再大，用压力锅加阀压 2 个小时以上，就没有什么副作用，最好是附子、干姜、人参、甘草同煎，则疗效更好，煎煮不到位会产生很多副作用。关于'火神派'，您可以在网上搜索一下，正反两面的评价很多，如果用了效果不好，则不要勉强，及时同我联系"。然而，在现实的中医临床，使用大剂量附子治病，实施起来困难很大。宋先生把处方拿给许多中医名家征求意见，无不嗤之以鼻；拿到所有药店抓药，无不拒之门外，理由是药典规定：一剂药附子最多只能用 15 克。在超大量服附子制剂期间，患者可能产生一些副作用，如本案患者即出现额角起水泡，眼皮上卷等莫名其妙的反应。宋先生仔细评估后认为：夫人服后体质改善，精神好转，手脚及额头已经不冷，胃口、睡眠也一度好些，病情比较稳定，故坚持服用了 8 个多月。我参考了刘秉严先生的"胃阳虚温补心阳方"的组方原理，建议在原方中加远志、枣仁、桂圆肉等温养心阳的药物。患者询问是否可以吃羊肉？我告之不必忌讳，可以经常吃《金匮要略》中的当归生姜羊肉汤。癌症患者一般有许多助热的"发物"不能吃,但本例属于虚寒之体,用当归生姜羊肉汤反而可以起到温补的辅助治疗作用。虽然患者目前情况尚属稳定,但肩臂的疼痛始终没有缓解,考虑到疼痛发生在少阳、太阳经络所循行的部位,总是在晚间定时加剧,患者又属于虚寒之体,故我建议暂停原方,改用柴胡桂枝干姜汤加藤类药,以温经通络止痛。近几个月,患者除了仍然服用超大剂量的附子、干姜等温阳剂,外用艾灸止痛之外,还配合了所谓"刘太医"的牛蹄筋汤作为食疗方。目前,病情稳定,身体状况良好。

至 2013 年 11 月份,本案的治疗还没有结束,但给我的教育和触动是很大的。我应该感谢宋先生,他为我们提供了一个患者家属的范例。许多人认为治病是医院和医生的工作,把患者交给可以信赖的医院和医生,就可以万事大吉,家人只要照顾好患者的饮食起居就行了,至于最后的结果,则只能听天由命。而宋先生不是这样,面临中、西医都认为的绝症,他在完成一个部门的领导工作之余,把所有业余时间都放在潜心研究中、西医,探索挽救夫人生命的治疗方法上。他相信医生,但并不一味依赖医生,尽量弄清楚医生治疗的思路,细心观察患者服药后的反应,主动把亲人的健康掌握在自己手中,处事有主见,有魄力,敢作为。更为难得的是,他能够充分理解当前中医临床医生的处境和无奈,在使用某些药物需要冒风险时,他主动提出由自己承担,但又不忘及时同医生沟通、交流,争取得到医生的指导。最明显不过的是在治疗过程中使用超大剂量的附子,药典不合法,医生不敢开,药店不给抓,宋先生居然自己开车到中药材最大的批发市场安徽亳州,一次性购买了 50kg 附子!如果不是出自对亲人的挚爱,如果没有很高的情商、智商,普通人是难以做到的!从宋先生身上我学到了很多。

案例九:肺癌化疗后

张某,男,73 岁,2002 年 10 月 11 日初诊。

患者因为右侧胸部胀痛难忍,反射到背部,到某医院就诊。经 CT 检查,初步诊断为右肺下叶转移性癌,肿块大约 6cm×7cm,右侧胸膜转移性病变,少量积水。医院不主张手术,经化疗一次后,疼痛有所减轻,咳嗽,痰清稀,呼吸有些困难,怕冷,口干,疲乏无力,小便短少,舌淡、苔薄白,脉弦细滑。用柴胡桂枝干姜汤加减:

柴胡 10g 桂枝 10g 干姜 10g 五味子 10g 细辛 3g 牡蛎 30g 天花粉 10g 黄芩 10g 炙甘草 10g 法夏 10g 白术 10g 茯苓 15g 泽泻 10g 猪苓 10g 葶苈子 30g 红枣 10 个 蜈蚣 1 条 全蝎 10g 7 剂

10 月 17 日二诊:服上方后,疼痛、咳嗽、气喘均减轻,加白参 15g,继续服 15 剂。化疗期间不停服。

患者经过 6 次化疗,不间断服中药,肿块显著缩小,病情基本稳定。所有症状都已经减轻或消失。建议其长期服用散结丸,每天 2 次,每次 5g。

用方心得:

癌症化疗后,往往出现一系列身体紊乱现象,不宜用补药,应着重于调节。本案胸部疼痛,部位在少阳,偏于寒饮内停,故咳嗽,气喘,咳痰清稀,有少量积水。属于少阳枢机不利,水饮停积于上焦,正是柴胡桂枝干姜汤所主之证。原方加五味子、细辛、配干姜,这三味是张仲景温化寒饮治疗咳喘的主药。再加半夏降逆平喘,合五苓散温阳利尿,是上病下取,帮助肺部通调水道,下输膀胱,改善水液代谢功能。加蜈蚣、全蝎,缓解疼痛。重用葶苈子、大枣,以消除胸水。这是我治疗肺癌患者化疗期间常用的配方组合,适合于水饮内停，寒热错杂而偏于寒证的患者。

案例十：结肠癌化疗后失调

胡某，男，65岁，湖南衡阳市人，2009年8月17日初诊：

患者半个月前进行结肠癌腺癌手术，昨天刚做完第二次化疗。第一次化疗时，反应不大，本次化疗时，出现强烈恶心、呕吐，不想吃饭，大便稀溏，一天四五次，头目昏沉，心烦心悸，睡卧不安，白细胞计数下降至 $2.0 \times 10^9/L$。察之面色灰黄，神情倦怠，口苦，口渴，不欲饮，舌胖淡，苔黄白相间，尚有津液，脉弦滑数，手足尖微冷。拟用小柴胡汤、五苓散、桂枝茯苓丸三方合方：

柴胡15g　法夏15g　黄芩10g　高丽参15g　炙甘草10g　枳实10g　白术15g　泽泻10g　猪苓15g　茯神30g　桂枝10g　丹皮10g　桃仁10g　赤芍10g　生姜10g　大枣10g　10剂

8月28日二诊：服药后症状得以改善，唯精神倦怠，白细胞计数仍然不到 $3.0 \times 10^9/L$，准备注射升白制剂，2天后进行第三次化疗，察之面色好转，舌淡苔薄白，脉弦细，仍用原方加砂仁、藿香治之：

柴胡15g　法夏15g　黄芩10g　高丽参15g　炙甘草10g　生姜10g　大枣10g　枳实10g　白术15g　泽泻10g　猪苓10g　茯神30g　桂枝10g　丹皮10g　桃仁10g　赤芍10g　砂仁10g　藿香10g　14剂

嘱咐化疗期间，仍然可以服上方，服完后，续服人参养荣汤加减10剂：

高丽参15g　黄芪30g　炙甘草10g　肉桂末5g（冲服）　茯苓10g　白术15g　陈皮5g　熟地10g　当归10g　白芍10g　远志10g　五味子6g　鸡血藤30g　补骨脂10g　穿山甲5g

11月6日三诊：患者按照上面两张处方，在化疗期间和化疗后轮流服用，在进行第四次化疗前的检查时，白细胞计数升至 $5.0 \times 10^9/L$，已经不需要注射"升白针"，身体一般状况尚可，并顺利完成了六次化疗。

用方心得：

大小柴胡汤、五苓散、桂枝茯苓丸，是经方中十分平和而又使用频率极高的方剂，我认为：这几首经方之所以运用广泛，是因其对身体有特殊的调节作用。大、小柴胡汤的作用是侧重于调节气机升降，五苓散的作用是侧重调节水液代谢，桂枝茯苓丸的作用是侧重调节血液循环。许多疾病，无论证候表现如何错综复杂，但证候后面潜在的病机，无非是气机郁结、水湿停留、血行不畅，只要洞察了病机所在，灵活运用以上三方合方，就掌握了治疗多种复杂疾病的有效手段。特别是癌症的治疗，在用过化疗药之后，人为地使身体出现一系列严重的紊乱，患者十分痛苦。我认为中医药在这个环节上的优势，在于"扶正祛邪"、"调节平衡"的思维方法，辨证准确，用药得当，就能够使紊乱的身体恢复到有序的状态，有助于克服西医放、化疗药物所产生的副作用。我在临床实践中发现：放疗多伤阴，化疗多伤阳，故一般选择古方琼玉膏、人参养荣汤作为克服放化疗副作用的两首对方。继而发现：伤阴证候表现较轻，患者整体状况较好，容易纠正；伤阳证候表现较重，患者整体状况较差，不易恢复。我刚开始用人参养荣汤、琼玉膏时，有的患者达不到预期效果。经反复观察后领悟到：放、化疗之后对人体的伤害，除了损伤阳气阴血之外，最先导致的是身体的各种紊乱和失调，患者出现一系列恶心、呕吐、胸闷、烧心、腹泻、食欲下降、心悸、头晕、乏力、失眠、心烦、舌暗苔白腻或者舌红无苔，脉涩、脉数等证候,其背后的病机,都是气机升降、水液代谢、血液运行失常所致。只有先进行调节,使身体失序的状态恢复到初步平衡,扶正的方药才能发挥作用。近年来,对于进行化疗的癌症患者,我经常在化疗前后,先用大小柴胡汤、五苓散、桂枝茯苓丸三方合方予以调节,后用人参养荣汤加减益气养血温阳,使化疗的副作用大为减轻,骨髓抑制和白细胞减少的情况也得以改善,从而帮助许多患者顺利完成了整个化疗的疗程,取得较为满意的效果。

此外,琼玉膏对于伤阴的癌症患者,疗效也是确定的。2008年9月,我在外地给湖南民达药业公司组织的基层中医临床提高班讲课时,一位湖南郴州的女性患者罗英子,特地赶到现场,在课后找我看病。她当时大约35岁,患有慢性粒细胞性白血病5年,血小板和其他血象很低,曾经到过北京、上海、南京、天津等地,遍访著名中、西医名家治疗,几年来,血象指标始终上不去。我根据其证候表现,处以琼玉膏加减,服药半年后,这位患者的全部血液检查指标均达到正常,气色、精神、睡眠、饮食等都良好。2009年4月,罗英子亲自绣了一幅彩色金鱼图,送到长沙我的讲课现场,以表达谢意。我当时给她开的处方是:西洋参10g,麦冬10g,茯苓10g,生地15g,地骨皮15g,黄芪30g,补骨脂10g,鸡血藤30g,刺五加30g,仙鹤草30g,穿山甲5g。

案例十一:乳腺癌溃疡

周某,女,65岁,深圳市人。2012年7月15日初诊。

患者于1994年发现左乳房腺癌,进行根治术并放、化疗后,于2011年8月复发。切口尾端出现皮肤结节,约2cm×2cm,质硬,切口内侧皮肤溃疡半年,约0.8cm×1cm。2012年2月切除结节,切片检查为乳腺腺癌,化疗一周,在新的切口处又出现溃疡。新旧两处溃疡时间长达15个月和9个月,天天上药,服过各种抗生素,始终不见愈合。最近创口处又感染,察之左乳房手术切口处,有上下两个溃疡点,皮肤表面红肿,有脓液排出,舌暗红,脉弦细。煎剂用五味消毒饮加减,丸剂用仙方活命饮加减:

处方一:金银花30g 蒲公英30g 野菊花30g 紫花地丁30g 天葵子10g 浙贝15g 生甘草10g 7剂

处方二:金银花60g 土贝母60g 穿山甲30g 皂角刺30g 甘草30g 乳香30g 没药30g 天花粉30g 当归30g 赤芍30g 白芷30g 蒲公英60g 露蜂房30g 天龙90g

1剂,为水丸,每天2次,每次9g,饭后开水送服。忌黄花菜、狗肉、牛肉、羊肉、鲫鱼、猪脚等发物。

8月13日二诊:服上方后,新出的溃疡点已经愈合,表面干燥,旧的溃疡点仍然没有愈合,但分泌物减少,表皮微红,舌暗红,脉沉细。仍然用仙方活命饮加减:

金银花60g 土贝母60g 穿山甲30g 皂角刺30g 甘草30g 乳香30g 没药30g 天花粉30g 当归30g 赤芍30g 白芷30g 蒲公英60g 露蜂房30g 天龙90g 五倍子30g 白蔹30g 熊胆5g

1剂,为水丸,每天2次,每次9g,饭后开水送服。仍然忌黄花菜、狗肉、牛肉、羊肉、鲫鱼、猪脚等发物。

11月15日短信告知:溃疡面已经完全愈合,不再流脓流水,按之不痛,也没有硬块,身体无其他不适。

用方心得：

五味消毒饮与仙方活命饮是中医治疗外科痈疽毒疮的两首效方，前者长于清热解毒，多用于急性感染，表现为红、肿、热、痛，药物用量须重；后者长于排脓解毒，软坚散结，凡急、慢性感染属于阳热证者都可以用。因为本案患者溃疡处新见感染，故先用五味消毒饮煎服，加生甘草，既可改善煎剂口感，本身又有清热解毒作用，再加浙贝化痰排脓。接着用仙方活命饮作为药丸，以备长期服用。伯父常说："凡是属于阳性的痈疽毒疮，仙方活命饮一概可以用。已经发生红肿热痛、靠近皮肤表面、将要穿透的，服之能够破皮外透，一直要服至脓血流干净，脓头出来了，按之患处没有硬块，才可以停服，不能停药太早，否则容易复发。可以适当用鱼石脂膏之类的外用药，每天敷贴，帮助排脓解毒。痈疽长在内，不能通过皮肤溃破排出的，服之也可以内消。"根据我的经验体会，此方如果要长期服用，最好做成药丸，一则穿山甲属于介类药物，不溶于水，煎服有效成分低，且价格昂贵，徒增患者负担；二则乳香、没药属于树胶，既难溶于水，煎煮时又气味太浓，患者闻之易呕，长期煎服容易败胃。本案患者创口不愈长达几个月，因此，做药丸长期服用最为合适。

用药心得：

《汤头歌诀》云："仙方活命治痈疽，未溃能消溃长肌"。伯父说："第二句话须活看，此方软坚散结、排脓解毒作用强大，疮疡已溃后，可以借此将脓血排干净，这是生肌长肉的基础，但此方没有生肌长肉的药物，需要增加"。我在方中加常加露蜂房、五倍子、白蔹，这三种药物既可敛疮生肌，据现代研究，又具有很好的抗菌作用，加到此方中，敛疮而不敛邪，可谓一举两得。方中还重用天龙，朱良春老在《虫类药的应用》中指出："天龙有排脓生肌，促进组织生长的作用，对于疮疡久不收口而形成瘘管者，具有良好疗效。"

第六类

妇科内分泌失调及功能性疾病

一、不规则出血

功能失调性子宫出血

一般而言,适龄妇女每 28 天左右来一次月经,颜色红,量中等,四五天干净。如果在非月经期间出血,或者月经期延长两周以上,检查并无子宫肌瘤等器质性病变者,称为功能失调性子宫出血,简称功血症,多为青春期黄体不健全或青春期、围绝经期激素水平大幅度波动所致。出现在青春期的,多与下丘脑发育成熟不全有关,出现在围绝经期的,多与卵巢功能减退有关。中医将这种不规则出血称为崩漏,以来势急、血量多为崩,来势缓、血量少、淋漓不尽为漏。

此外,如果月经周期基本正常,但月经量明显增多,失血量超过 80ml,基础体温(BBT)双向,又无器质性病变,月经到时能自止的,中医称为"经水过多",西医一般认为与子宫局部前列腺素平衡失调有关,可以按照功血症的原则治疗。如果月经量多,而又伴随着周期的紊乱,则应当从周期紊乱的角度考虑治疗方法。

西医治疗功血症,主要采取激素疗法,出血不止时,则注射止血针或用手术刮宫,虽然简便快捷,但容易复发,使用不当,其副作用也显而易见。

中医自古以来治疗功血症积累了丰富经验,古人有"塞流、澄源、复旧",分初、中、末三期治疗之说,体现了"急则治其标,缓则治其本"的思想,但临床不必拘泥,当视情况灵活处置。

功血症临床最常见的情况大致可分两大类,一类为实证、热证,如血热妄行;一类为虚证、寒证,如气不摄血。但都要观察有无瘀血,考虑是否参以活血化瘀的治疗方法。治疗功血症在用药方面最难处理的是止血与活血的矛盾,因为"血得寒则凝,得温则行",故用凉药不可过寒,过寒则血流缓慢、增加瘀血;用温药不可过热,过热则血流加快,加重出血。炭类药止血效果很好,但强力收涩容易致瘀;活血药可以化瘀,但开破之品易动血。故必须谨慎从事,才能取得很好的疗效。同时,功血症的善后治疗也不可忽视,是防止复发的一个重要环节。

属于实证、热证的,患者在非月经期突然出血,血量多,血色鲜红;或出血虽不多,但缠绵不已,达 1 周以上;或崩与漏交替进行;或虽属月经期出血,但月经量超出正常。患者一般面色红润,精神如常,口渴,大便干结,舌红,脉数者,当用加减固经丸[1],如果仍然不止,可合四生丸[2]。

属于虚证、寒证的,患者崩漏,出血量多或连绵不已,血色淡,色白或萎黄,头晕,倦

425

妇科内分泌失调及功能性疾病

第六类

怠乏力,口不渴,舌淡,脉沉细无力,或浮大无力,为气血虚寒之证。如果出血盈盆,仍然未止,病人脉细微或浮大无伦,面色白,气喘,汗出,有元气欲脱之势者,宜用独参汤[3];如果兼见四肢厥逆,面色苍白,冷汗淋漓者,用四逆加人参汤[4]。

如果出血虽较多,头晕眼花,面色无华,脉弱无力,但情况尚不危急者,用固本止崩汤[5];如果兼见食少便溏,失眠多梦,用归脾养心汤。

各种虚寒型崩漏症,小腹疼痛,血中夹有瘀块时,均可用煎剂送服震灵丹[6]。

崩漏血止后,为防止再度不规则出血,善后非常重要。崩漏的根本原因主要与肾虚冲任不固和肝脾两虚,即肝不藏血、脾不统血两大因素有关。属于实热证的崩漏,善后多以滋肾养阴清虚热为主,可用六味地黄加减[7]。属于虚寒证的崩漏,如果以脾虚为主要证候,可用归脾汤善后;以血虚为主要证候,可用胶艾四物汤[8]善后。

此外,妇女绝经之后多年,忽然阴道流血,傅青主称作"年老血崩",可用加减当归补血汤止血[9],一般的功能性子宫出血几剂药即可止血,但必须做进一步的检查,以排除妇科肿瘤、息肉或其他器质性疾病。妇女同房时经常出血,不能见血止血,也必须进行详细的妇科检查,以免有其他严重妇科疾病没有及时发现。

附方

1. 固经丸加减(彭坚经验方)

龟甲 10g 黄柏 15g 黄芩 10g 椿根皮 15g 白芍 10g 香附 5g 生地 10g 牡丹皮 10g 地骨皮 15g 赤芍 10g 生地榆 30g 小蓟 10g

用方心得:

《医学入门》固经丸,为明代以来治疗血热崩漏的有效方,共六味药。方中龟甲益肾而滋阴降火,白芍柔肝而敛阴益血,黄柏、黄芩清热泻火以止血,椿根皮性寒收涩,燥湿清热,固经止带,香附疏肝解郁。诸药合用,使血热得清,阴虚得养,肝郁得舒,而崩漏得止。

从我的临床经验来看,本方对于血热妄行的崩漏有效,但凉血、止血的作用尚嫌不够,我在方中常加生地黄、牡丹皮、赤芍,取犀角地黄汤之意;加地骨皮大能补肾养阴、清虚热而不滋腻,配生地、丹皮效果尤显,傅青主方中用得最多;加地榆配椿根皮,则凉血、固经、收涩之力更大,加小蓟凉血止血。这样,原方中的几个重要环节,或得以补充,或得以加强,更适合临床应用。

血中夹有瘀块者,加生蒲黄 10g、血竭 5g;用药三五剂后血仍不止,加棕榈炭 10g、荆芥炭 10g,血止后,去掉炭类药,仍可服原方善后。

2.《妇人大全良方》四生饮

生侧柏叶 12g 生艾叶 10g 生荷叶 10g 生地黄 15g 捣汁,生服或煎水服。

用方心得:

本方是从《金匮要略》的柏叶汤化出,去掉原方的干姜,加荷叶、生地,全部用生鲜药,一改原方的温寒止血法为清凉止血法。方中侧柏叶凉血止血,为君药;生地黄清热凉血,并能养阴生津,为臣药;生荷叶、生艾叶止血散瘀,为佐使药。合而为治疗血热妄行所致的吐血、咳血、尿血、崩漏、皮下出血等各种出血症,见症当以血色鲜红、舌红或绛,脉数为指征。本方尚可合用犀角地黄汤,加鲜茅根、鲜藕节、鲜小蓟等,但须中病即止,不可久用。

3.《十药神书》独参汤

高丽参 30g~50g,浓煎,日 3~5 次,或多次频服,至出血渐停为止。

用方心得：

独参汤，为元代葛可久《十药神书》治疗肺痨吐血 10 首方的第一方，之所以列为第一，是为了告诫医家：在大量出血、全身状况不佳的危急关头，不能见血止血，应当以救脱为主，益气而摄血。"血脱益气"是中医治疗所有出血症的一项重要原则，独参汤是其代表方，用一味高丽参，大剂量、浓煎、频服，借其气雄力专之势，大力挽回将脱之元气，元气得以恢复，则血能自止，这就是"气为血之帅"、"气能摄血"理论的具体运用。无论是吐血、咳血、尿血、大便下血、宫血，只要是大量出血，不可遏止，全身机能衰退，出现阳气虚不能摄血时，独参汤都在必须考虑之列。如无高丽参，用吉林人参亦可，但剂量要更大一些。

目前临床所用的人参分两类，一类为高丽参，一类为西洋参。高丽参原产于韩国、朝鲜，我国东北吉林等省有大量种植，经过蒸晒、颜色呈红色的为红参；直接晒干、颜色较白的为白参，又称生晒参。两者性味均偏温，红参比白参更温而气雄。

西洋参原产于加拿大、美国，又称花旗参，明代以前没有传入中国，李时珍的《本草纲目》尚无记载，最早将其收入药书的是清代赵学敏的《本草纲目拾遗》(1765)。吴鞠通在 41 岁写《温病条辨》(1798) 时还未用西洋参，但我读到他晚年所著的《吴鞠通医案》，所用白虎加人参汤，已经改用西洋参了，可见医生也是与时俱进的。

据药理研究，西洋参所含成分与高丽参基本相同，有效成分主要为人参皂苷，但中医在临床使用时差别很大，必须辨证用药。高丽参或吉林参性温，可益气温阳，适合于阳虚有寒之人，这类人一般血压低、体温低、基础代谢低，合称"三低"，属于"寒体"，怕冷不怕热；西洋参性凉，可益气养阴，适合于阴虚有热之人，这类人一般体温高、基础代谢水平高，血压高或有高血压的家族遗传史，属于"火体"，怕热不怕冷。西洋参用于寒体之人尚无大碍，高丽参用于火体之人则可能引起血压升高、头昏、烦躁、失眠、咽喉疼痛、流鼻血等，所以从古到今，屡屡有医家提醒，人参不可乱用，乱用可以导致中毒，大部分是指阴虚有火而误用高丽参产生"火毒"这类情况。但崩漏或其他出血病，在大量出血、用止血针剂无效时，身体大部分处在阳气虚的"三低"状态，用西洋参则药不对证，用高丽参则往往可以很快扭转身体严重失调的状态，通过机体的自我调节达到止血的目的。

两类参的优劣虽然有各种经验识别的方法，但大致上以质地紧密、气香味浓、嚼之微苦，久久口中仍有回甘为佳品。

从我的用药经验来看，无论是高丽参还是西洋参，都宜高温、高压，才能最大限度地释放出有效成分。人参有提高体能（包括提高脑力）、提高免疫功能、保护心肌、预防癌症等作用，不少人也懂得人参的这些益处，每天嚼服或泡服几克人参，但感觉不到有何药效。我很长一段时间也曾感到纳闷。后来读朱丹溪传记时，见他救元气之脱，是用人参熬成膏滋，在等待膏成的过程中，唯恐救治不及，先用艾灸灸关元，以维系住元气，待膏成服下，终于使得患者脱离了危险。由此而悟出，人参须浓煎或久蒸才能充分发挥其药效。后来遇到需要用人参救治的危重病人，或需要人参及时发挥作用时，总是告诉患者家属，用压力锅炖，以便达到独参汤的真正效果。具体的操作方法是：高丽参或西洋参每次 250g 左右，加清水 3~5 饭碗，煮开后加压力阀，压 30 分钟，倒出药汁，加水再压 30 分钟，两次炖出的药汁，在火上收浓，即成独参汤原汁。为便于保存，可在浓汁中加 250g 蜂蜜，再煮开几分钟，即成人参膏，冷却后装瓶，收入冰箱冷藏层，可保存半年以上。作为日常保健,可每次取一二匙膏滋,用开水冲服,250g人参膏滋,可服1个月左右,用作救脱则须成倍加大剂量。

4. 四逆加人参汤

生附片 15g　炮姜 10g　炙甘草 10g　高丽参 10g

用方心得:

四逆汤为《伤寒论》救治少阴病四肢厥逆、下利清谷、脉微欲绝等阳气虚衰的名方,由附片、干姜、炙甘草3味药组成。方中以大辛大热之生附子为君药,通行十二经,走而不守,为温补先天命门真火第一要药;干姜温中焦之阳气而除里寒,守而不走,为臣药;炙甘草益气温中,既能解毒,又能缓姜、附辛烈之性,合而回阳救逆,又不至于有暴散之虞。加高丽参则更有益气固脱的作用。

从我的临床经验来看,本方确实具有强大的回阳救脱的作用,对于出现体温低、血压低、基础代谢低以及"三衰"的危急患者,有很好的治疗效果。挽救元气之脱不用人参,但必用生附片,这是张仲景的用药特点,仲景时代的人参,相当于现在的党参,药力不强,用以挽回元气,恐缓不济急,故仲景不用。现代临床上,如果在原方中加气雄味厚力大的高丽参,则回阳益气固脱的作用当更大。然而后人,尤其是现代人,畏惧生附片的毒性而改为熟附片,甚至绝大部分药房均慑于中药管理的某些不合理的规定而不备此药,使得中医治疗危急重症的疗效大打折扣,良为可叹。其实,生附片煎煮4小时以上,尝之口不麻,则毒性全消而药力仍在,如加蜂蜜同煎,则更加保险。我曾多次用生附片达50g,如法炮制,未见有毒副作用。四逆汤改干姜为干姜炒炭,即炮姜,可治虚寒出血症,干姜改用炮姜之后,既保留了温寒之性,又增加了炭类药止血的作用,再加高丽参,则温阳益气止血作用齐全,后世运用很多,各种出血均可应用。虚寒崩漏,尚可加艾叶10g、侧柏叶10g,即合用《金匮要略》的柏叶汤。柏叶汤原方为侧柏叶10g,干姜10g,艾叶10g,马尿1升(今用童便一杯代替),治疗"吐血不止",有极好的温阳止血作用。因为吐血是血从上逆,故须童便引火下走;崩漏是血从下行,故去掉童便。

5.《傅青主女科》固本止崩汤

熟地 30g　人参 10g　白术 30g　黄芪 10g　当归 15g　炮姜 5g

用方心得:

本方可看做是李东垣的"当归补血汤"、张景岳的"两仪膏"和张仲景的"理中汤"去炙甘草合方化裁而成。黄芪伍当归,谓之当归补血汤,以黄芪大补脾肺之气,以裕生血之源;当归养血和营,以使阳生阴长,是益气摄血、益气养血的代表方。傅青主治疗老年妇女崩漏,即以本方加三七、桑叶,谓之加减当归补血汤。熟地伍人参,谓之两仪膏,张景岳云:"人之所以有生者,气与血耳。气主阳而动,血主阴而静。补气以人参为主,而芪、术但可为之佐;补血以熟地为主,而芎、归但可为之佐。然在芪、术、芎、归则又有所当避,而人参、熟地则气血之必不可无。故凡诸经之阳气虚者,非人参不可;诸经之阴血虚者,非熟地不可。"理中汤中人参、白术、炮姜,有温中、益气、摄血的作用,目的不在健脾,故去炙甘草。根据临床实际情况,方中的黄芪可加大到30~60g,止血尚可加荆芥炭10g,消瘀尚可加蒲黄10g,三七5g。

从我的临床经验来看,此方重在固本而不在止血,情势较缓而尚不危急,意在防脱而非救脱,澄源为主兼以塞流。故重用熟地、白术,前者补肝肾养血,后者健脾胃益气,合参、芪、归,补气养血,加炮姜温中摄血,全方重点突出,目标明确,以补养固守为其特点,因此对崩漏日久不愈,出现头晕眼花之症,脉舌与神情均不甚危急时,适合运用。

6.《局方》震灵丹

赤石脂120g 禹余粮120g 代赭石120g 紫石英120g 五灵脂60g 乳香60g 没药60g 朱砂30g

研末以糯米粉打糊为丸,每服3~6g,日服2~3次,开水送下。

用方心得:

本方出自《和剂局方》,方中以煅制的赤石脂、禹余粮、代赭石、紫石英四味矿物药温宫固下、摄血止崩,以性皆辛温的五灵脂、乳香、没药活血理气止痛,朱砂镇惊安神,糯米甘温益中,以防上述石药、香药伤胃。用于治疗冲任虚寒,瘀阻胞宫,崩漏不止,血色紫红或紫黑,夹有血块,小腹疼痛拒按,血块排出则痛减,舌紫脉涩者。

从我的临床经验来看,崩漏出血之中出现大量血块并兼有疼痛者,不仅在功血症中有,而且在妇女痛经中也经常出现,特别是属于子宫内膜异位的膜性痛经,证属虚寒或寒实者,用本方确有佳效。但震灵丹成药经常缺货,而临床则经常用到,颇为不便。我在自制震灵丹时,往往去朱砂、代赭石,加花蕊石、三七、棕榈炭,研末装胶囊,每服4粒,日服2~3次,饭后服,疗效似比原方好。

元代葛可久《十药神书》治疗肺痨咳吐血的10首方,历来为临床家所称道,特别是前3首方:益气摄血的甲字独参汤,强力止血的乙字十灰散,止血化瘀的丙字花蕊石散,后世推崇为治疗各种出血证的通用方。其中花蕊石散仅一味药,即花蕊石,其味酸性涩,收敛止血,兼能化瘀。三七则是明清以来治疗血证的要药,味甘微苦性温,集止血、止痛、活血、消瘀于一身。张锡纯先生的《医学衷中参西录》有一首化血丹,即花蕊石、三七、血余炭,治疗上、下出血均有效,我取棕榈炭而不用血余炭,是因其治疗崩漏有其特长。我在原方中加此3味药,即基于以上理由。原方中朱砂,我查阅多种资料,均难以领会用在本方中的道理,而代赭石降胃气、平冲气,药性趋下,又不利于崩漏的固涩,故均去之。

7. 六味地黄汤加减(彭坚经验方)

生地15g 山药10g 山萸肉10g 茯苓10g 泽泻10g 牡丹皮10g 女贞子15g 旱莲草15g 地骨皮15g 龟甲10g

用方心得:

六味地黄丸为滋肾阴的祖方,配二至丸中的女贞子、旱莲草,加地骨皮,既增滋补肝肾之阴的力量,又能凉血、止血、清虚热,再加龟甲入奇经、补真阴、调补冲任、潜阳制火,全方滋而不腻,寒而不凝,适合于妇科一切阴虚有热之证。我常运用于崩漏、月经超前、绝经期综合征等病的调摄。

8.《金匮要略》胶艾汤

阿胶6g(加绍兴加饭酒或甜酒即醪糟酒蒸化,冲兑) 艾叶9g 生地黄12g 白芍12g 当归6g 川芎6g 甘草6g

用方心得:

本方出自《金匮要略》,治疗妇女漏下,小产后出血不止、怀孕后流血、腹中痛。方中的四物汤为补血的祖方,加阿胶则补血之力更增,加甘草和中,艾叶暖宫,确为治疗虚寒漏证和崩漏善后的良方。

我在临床运用时,常遇到有些患者服此方感到胃不消化,矢气多,甚至腹泻的,加神曲10g同煎即可,另外,腰痛可加杜仲10g、续断10g、桑寄生15g,气虚乏力加黄芪15g、党参 10g、白术 10g。

9.《傅青主女科》加减补血汤（岳美中经验方）

黄芪 30g　当归 30g　三七末 10g　桑叶 30g　白芍 30g　白术 12g

傅青主加减当归补血汤只有黄芪、当归、三七、桑叶四味。傅青主先生曰："夫补血汤乃气血双补之神剂，三七根乃止血之圣药，加入桑叶者所以滋肾之阴，又有收敛之妙耳，但老妇阴精既亏，用此方以止其暂时之漏，实有奇功而不可责其永远之绩者，以补精之味尚少也。服此方四剂后，再增入白术五钱、熟地一两、麦冬三钱、北五味子一钱，服百剂，则崩漏之根可尽除矣。"傅青主原方中的桑叶只有 14 片，岳美中先生加至 30g，并再加白芍 30g、白术 12g，说："用此方止血，关键在白芍、桑叶用量要大，据《止园医话》载，白芍止血力大，我加入方中，常用一两以上大量，治愈多人。"[86]

从我的临床经验来看，本方不仅对绝经期前后妇女的功能性子宫出血有效，而且对崩漏已久，虚象已显，但并无寒热之证可凭者，也卓然有效。

排卵期出血

两次月经之间，为排卵期，一般有少量透明的白色分泌物，基础体温比平时略微升高。如果白带中夹杂着血丝，红多于白，甚至完全是鲜血，量不多，可持续几天，并且呈周期性出现，则为排卵期出血。西医认为：可能是由于排卵时，卵泡破裂，血液内雌激素水平下降所致，当排卵后黄体形成，雌激素、孕激素分泌足够时，内膜又被修复而血止。中医则认为：主要病机是相火妄动，导致血海不宁而出血。分为两种情况，一为阴虚血热，一为肝经湿热。阴虚血热，则血色鲜红，兼见口干，舌红，脉细数，当滋阴凉血，用大补阴丸加减[1]。肝经湿热，则血中夹有白带，称为赤带或赤白带，兼见腰酸乏力，小便黄，舌苔黄腻，当清肝利湿，用刘奉五清肝利湿汤[2]。

附方

1. 大补阴丸加减（彭坚经验方）

龟甲 10g　黄柏 15g　知母 10g　生地 10g　女贞子 15g　旱莲草 15g　山萸肉 10g　山药 15g　牡丹皮 10g　赤芍 10g　地骨皮 15g　地榆 15g　小蓟 10g　侧柏叶 15g

月经周期的第 7 天开始服药，每次连服 7~10 天。

用方心得：

方中以龟甲、黄柏、知母、生地黄、地骨皮滋阴清热，牡丹皮、赤芍、地榆、小蓟、侧柏叶凉血止血，女贞子、旱莲草、山萸肉、山药滋肾养肝健脾。全方以养阴为主，止血为次，标本兼治。

从我的临床经验来看，排卵期出血的病机与治疗，不能够与功血症同等看待。月经过后的排卵期，古人称作"氤氲之候"，在生理上存在着阴阳消长，孕育生命的特殊机制。夏桂成先生认为："月经周期中的变化，是一个阴阳转化的过程，'经后期'以阴长为主，为氤氲期的到来奠定转化基础。'经间期'由于阴分增长到一定的程度而致重阴必阳，开始出现第一次转化。'经前期'以阳分增长为主，为孕育或排泄月经作第二次转化准备。由此推断'经后期'至'经间期'是一个以阴分增长为主的过程，'经间期'出血症的阴虚是主要的，而且也占较多的比例。这种阴虚只是阴分不足，不能达到重阴的程度，故与一般临床的阴虚有所不同。由于'经间期'气血活动显著加强而出现排卵，而排卵后阴分不足，不能重阴转阳，使血海失宁导致出血。"[87]

我认为:这种从阴阳消长的整体过程来认识妇女的生理周期及其疾病的见解,显然是高明的。

本方即依据这种观点,取大补阴丸、二至丸、六味地黄丸、犀角地黄汤四方加减而成。用药不过凉,不滞塞,不滋腻,以防助阴太过而妨碍了阳气的升发,影响到下次月经的生成,用于临床,效果确实。

此外,本病的服药时机非常重要,必须在月经来的第1天算起,7天后开始服药,这个时段正是走向"重阴"的阶段,以药力助其阴长,宁其血海,才能使血不妄动。但阴血不能骤生,故需要每服7~10剂,连服2~3个月经周期,才可基本治愈。

2. 清肝利湿汤(刘奉五经验方)

瞿麦12g　萹蓄12g　川木通3g　车前子10g　黄芩10g　柴胡5g　丹皮10g　川楝子10g　牛膝10g　荆芥穗5g

用方心得:

这首方是刘奉五先生用于治疗赤白带下属于肝经湿热的主方[88],既可用于慢性盆腔炎引起的不规则出血,又可用于卵巢慢性炎症引起的排卵期出血。这种炎性出血的特点是白带多,出血量少而不畅,或淋漓不止,伴有少腹痛、腰痛。而少腹一侧有压痛感,往往是卵巢有炎症导致排卵期出血的指征。

本方从龙胆泻肝汤与八正散中化出,以黄芩为主药,合瞿麦、萹蓄、木通、车前子,则清气分湿热;合牡丹皮、牛膝,则清血中伏热;合柴胡、川楝子、荆芥穗,则疏肝和血,止痛止血。取龙胆泻肝汤而不用龙胆草,是恐其苦寒太过,易于伤正,取八正散而不用大黄,是恐其泻下太过,终非慢性炎症所宜。

从我的临床经验来看,区别排卵期出血属于阴虚血热还是肝经湿热的辨证要点,在于白带的多少。血多带少的,大部分是阴虚血热;血少带多的,大部分是肝经湿热。刘奉五先生指出:少腹一侧有压痛感,往往是卵巢有炎症导致排卵期出血的指征,在临床上很有意义。此外,傅青主治疗排卵期出血有一首清肝止淋汤,由胶艾四物汤去艾叶、川芎,加牡丹皮、黄柏、香附子、牛膝、黑豆、大枣组成,我以前喜用该方治疗,疗效有时不佳,因为无论凉血止血或清热利湿,两方面的力量均嫌不够。后来得刘奉五先生方,常加败酱草、蒲公英两味药,用于妇科炎症引起的出血,包括排卵期出血,感觉良好。但属于阴虚血热的排卵期出血,仍然以加减大补阴丸为妥。

验案举隅

案例一:功能性子宫出血

胡某,女,32岁,已婚。1996年4月5日初诊。

患者一年来经水不断。每次月经来潮四五天,量特多,夹有血块,以后则淋漓不断,拖至20余天,1个月仅有几天干净。曾进行过两次刮宫术,效果不佳,反而出血更严重。现在月经已来两天,量多、色红、有大的黯色瘀块,腹痛,腰酸,头晕,失眠,面色无华,食欲及大小便均可,舌淡苔薄白,脉细滑。此属崩漏,当止血消瘀,用胶艾四物汤加减,处方:

阿胶10g　艾叶5g　生地黄15g　当归10g　川芎10g　白芍15g　续断15g　炮姜5g　侧柏叶10g　茜草15g　乌贼骨10g　花蕊石10g(布袋包)　琥珀10g(布袋包)　5剂

4月10日二诊:服完5剂后,血已渐止,腹痛、腰痛均减轻,但感到十分疲劳,食欲不佳,胃部饱胀,大便次数多,睡眠仍差。舌淡,脉细软。当补气养血,用归脾汤加减,处方:

黄芪 30g　红参 10g　白术 30g　炙甘草 10g　当归 10g　茯神 15g　远志 10g　枣仁 15g　桂圆肉 15g　广木香 5g　焦三仙各 10g(布袋包)　生姜 10g　红枣 10g　7 剂

4 月 20 日三诊：服上方精神好转，食欲恢复，大便正常，仍睡眠欠佳，腰酸，略有白带，舌淡红，脉缓。处方：

上方去焦三仙，加杜仲 10g、续断 10g、菟丝子 10g，再服 7 剂。

4 月 28 日四诊：服上方感到舒适，精神、脸色均如常人，离正常月经来潮已近，在上方基础上稍作加减，续服 7 剂，处方：

黄芪 30g　红参 10g　白术 30g　炙甘草 10g　当归 10g　白芍 10g　生地 10g　炮姜 5g　艾叶 5g　续断 15g　琥珀 10g(布袋包)　花蕊石 10g(布袋包)　生姜 10g　红枣 10g

5 月 10 日五诊：5 月 3 日月经来潮，基本准时，月经量仍较多，但 5 天即干净，只有少量血块。处方：

黄芪 30g　红参 30g　白术 30g　炙甘草 10g　当归 10g　白芍 10g　生地 10g　炮姜 5g　艾叶 5g　杜仲 15g　续断 15g　菟丝子 15g　山萸肉 20g　鸡血藤 30g　巴戟天 20g　琥珀 10g　花蕊石 10g　三七 10g　血竭 10g　3 剂

研末为蜜丸，每服 10g，早晚各 1 次，可服 2 个月。

服完 1 剂药丸后，再未复发。

治疗心得：

该患者病程已久，虚实夹杂，虚为血虚、阳虚，实为瘀血凝滞。故一诊处方用胶艾汤、柏叶汤、四乌贼骨一藘茹丸合方。将补虚、温寒、止血、消瘀融于一炉，不用炭类药强力止血，恐血止后造成更多的瘀滞，选用艾叶、炮姜、柏叶、茜草、乌贼骨、花蕊石、琥珀等，使温中有守，止中有消，再用四物汤加阿胶补血，5 剂药后血渐止。血止后，重要的是固本，因患者气血两虚之本相已露，故二诊用归脾汤加焦三仙，两调心脾，兼以和胃。三诊以原方加杜仲、续断、菟丝子，三调心肝脾，等待月经来潮。四诊潮期已近，须未雨绸缪，在原方补气血的基础上，加艾叶、炮姜、花蕊石、琥珀等温化瘀血之品。治疗一个月经周期基本对路，故五诊时综合前 4 次用方的思路，制成蜜丸，以巩固疗效。

案例二：老年血崩

姜某，女，82 岁，衡阳人，1986 年 4 月 21 日初诊。

患者自去年 12 月以来，阴道流血不断，必须天天打止血针才能减少出血，每个月不出血的时间只有几天。老人素来身体好，很少吃药。察之面色红润，略为消瘦，饮食如常，舌胖淡，脉结代，此病属于"老妇血崩"，处以加减当归补血汤，处方：

黄芪 50g　当归 10g　三七 10g(研末，冲服)　桑叶 30g　白芍 30g　棕榈炭 10g　荆芥炭 10g　5 剂

服上方后，3 剂血止，以后每月服 3~5 剂，可保基本不出血。

治疗心得：

本案患妇科肿瘤的可能性非常大，因为老人已年过八十，子宫萎缩，无法使用阴道窥测镜，又心脏不好，不宜进行手术，故患者及其家属也不打算进一步检查确诊，希望采取保守疗法。一诊处以加减当归补血汤，《傅青主女科》云其："三剂血止，五剂永不复发"，我告诉家属，本方止血有效，但永不复发是靠不住的，老人可能患的是妇科恶性肿瘤。于是患者每个月吃几剂，不再流血，半年之后，终因心力衰竭而去世。我在临床运

用本方很多,大部分是功血症。曾经治疗一例 37 岁的患者,因为功血症,在某医院住院 3 个月,花费七八千元,疗效不佳,服此方 5 剂,完全止住,3 年未复发。复发后,又服原方 5 剂,仍然有效。

用药心得:

该案有本人的一处用药心得,即用棕榈炭止血。旧本《傅青主女科》原来有很多"眉批",也不知是谁人所写,现在的版本删掉了所有眉批。这首方上面的眉批是:"加棕榈炭三钱,荆芥炭三钱",我在临床运用时,感到荆芥炭止血作用不大,而棕榈炭收涩之力很大,属于强力止血之品,适用于大量流血而血中没有血块者,如果夹有血块,须加蒲黄炭。然而,由于严重的妇科炎症引起的漏症,用棕榈炭强力止血效果欠佳。

案例三:排卵期出血

谢某,女,24 岁,大学生,1998 年 7 月 16 日初诊。

患者从 16 岁起,即月经不正常,每月来经时间长达 20 天以上,已无周期可言,经量时多时少,颜色有时鲜红,有时晦黯。现在月经已来 5 天,尚有不可遏止之势,经中夹有少量血块,面色白,精神略显疲惫,舌淡,有瘀斑,脉细缓,此属崩漏,当先止血塞流,宜用加减当归补血汤,处方:

黄芪 60g　当归 10g　桑叶 30g　三七 10g(捣碎)　白芍 30g　花蕊石 10g(布袋包)　蒲黄炭 10g(布袋包)　棕榈炭 10g(布袋包)　服 3 剂

7 月 21 日二诊:服药后,血渐止,精神好转,停药两天后,今早内裤上又呈现褐色,流出大量白带,杂有血丝,腹胀,腰酸,纳差,舌淡,脉缓。处方:

龟甲 10g　黄柏 15g　牡丹皮 10g　地骨皮 15g　旱莲草 15g　女贞子 15g　侧柏叶 10g　小蓟 10g　苍术 10g　萹蓄 12g　瞿麦 12g　败酱草 15g　地榆 10g　7 剂

8 月 1 日三诊:服药后,白带已消失,也未出血,偶尔感到身上一阵烘热,面色转润泽,仍胃口不佳,舌淡红,脉缓。处方:

龟甲 10g　黄柏 15g　生地 10g　女贞子 15g　旱莲草 15g　山萸肉 10g　山药 15g　丹皮 10g　地骨皮 15g　地榆 15g　白芍 10g　茯苓 15g　14 剂

8 月 16 日四诊:月经已来 3 天,颜色鲜红,量比原来少一些,但仍多,有少量血块,微感疲劳。处方:

生地 15g　白芍 10g　地骨皮 15g　黄柏 10g　茯苓 10g　牡丹皮 10g　女贞子 15g　旱莲草 15g　生蒲黄 10g(布袋包)　3 剂

8 月 19 日五诊:月经 6 天干净,其他感觉甚好,舌淡红,脉缓。处方:

龟甲 10g　黄柏 10g　牡丹皮 10g　地骨皮 15g　旱莲草 15g　女贞子 15g　车前子 10g　苍术 10g　萹蓄 12g　瞿麦 12g　败酱草 15g　地榆 10g　10 剂

8 月 30 日六诊:这次排卵期未见出血,也无白带,只有少量清稀透明的分泌物,除稍微疲倦外,无其他不适。处方:

龟甲 30g　黄柏 15g　生地黄 30g　女贞子 30g　旱莲草 20g　山萸肉 30g　山药 30g　牡丹皮 15g　地骨皮 30g　地榆 15g　白芍 10g　茯苓 15g　苍术 15g　萹蓄 15g　瞿麦 15g　车前子 20g　2 剂

制成蜜丸,每次服 10g,日 2 次,连服 2 个月,以巩固疗效。至今 7 年,未再发作。

治疗心得:

这一病例比较复杂,崩漏长达 8 年,已无正常的周期可言,患者也说不清有无白带。

初诊因为见到已大出血5天,尚不可遏止,故先以止血为要,选用了《傅青主女科》的加减当归补血汤为主治疗。二诊时,见血止未几天,又有少量出血,并伴随着大量白带,故设定为"经间期"的排卵期出血,考虑到患者有长期崩漏的历史,病机上阴虚血热与肝经湿热两种因素均有,故将加减大补阴丸与清肝利湿汤合为一方,滋阴、清热、利湿、止血熔铸一炉,因而血止带消。三诊时,根据设定,患者应处于"经前期",当着重于培补阴血,阴生则阳长,以准备下一次月经的到来,故用大补阴丸、二至丸、六味地黄丸、清经散四方合方加减。四诊时,患者的月经期安然度过,其中,仅服清经散、二至丸合方3剂。五诊时,患者又处于"经间期",仍然用二诊处方,因为不出血,故不用小蓟、侧柏叶止血,而加车前子滋阴利水,使湿热顺利排除。六诊时,患者完成一个月经周期的治疗,取得满意效果,故综合三诊、五诊的处方,制成丸剂,以巩固疗效。

长时间的月经周期紊乱,包括本例长达8年的崩漏,治疗的关键是需要为患者重新建立月经周期,必须找到一个切入点。本例的切入点在二诊时认定为排卵期出血,将这一点作为建立新的月经周期的起始,进行整体调节,历经一月多,终于获得成功。

案例四:少女血崩

刘某,女,长沙市人,1999年4月出生,今年13岁半,2012年7月12日初诊。

患者3年前即10岁半初潮,1年后月经失调。月经每次提前七八天,经期十多天,刚开始量多,有少许血块,后期拖拉,呈现咖啡色血。2011年7月在某医院妇科经B超诊断为双侧PCOS改变,接受该院"国家科技部'十一五'科技支撑计划中医治疗常见病研究",用协定处方不间断治疗整整一年多,花费五六万,没有任何疗效。本月1周前月经才干净,现在又来3天,量多,颜色鲜红,有少量血块,不痛。舌红,脉弦数。用犀角地黄汤合黄连解毒汤加减:

水牛角30g 生地15g 赤芍10g 丹皮10g 黄连10g 黄芩15g 黄柏30g 茜草30g 蒲黄10g

3剂,每剂加山西陈醋100g同煎。

7月19日二诊:服上方3剂,血即止住,没有拖拉,小腹微微隐痛。舌淡红,脉弦细。用上方加减为丸:

玳瑁50g 生地90g 赤芍30g 丹皮30g 黄芩60g 黄柏60g 黄连60g 茜草90g 乌贼骨30g 阿胶60g 艾叶炭30g 蒲黄炭60g 白术60g 乌梅90g

1剂,研末,加陈醋1瓶为丸。每天2次,每次5g。

11月10日三诊:服上方后,连续两个月稳定,月经按照正常时间来,量也不多。10月底因为参加运动,又提前来月经,仅3天止住。不到半个月又来月经,今天已经2天,量不多,色鲜红,无血块,舌淡无苔,脉弦细。用犀角地黄汤加减:

水牛角30g 生地15g 赤芍10g 丹皮10g 黄芩15g 茜草30g 蒲黄炭10g 枣皮30g 7剂

11月17日四诊:月经没有完全干净,有少量咖啡色,拖拉了2天。用不补补之方:
熟地30g 熟地炭30g 续断炭30g 黄连10g 白芍30g 枸杞子30g 5剂

11月25日五诊:服上方3天后,血完全止住,仍然用犀角地黄汤合黄连解毒汤加减为丸;

玳瑁50g 生地90g 赤芍30g 丹皮30g 黄芩60g 黄柏60g 黄连30g 茜草90g 乌贼骨30g 阿胶60g 艾叶炭30g 蒲黄炭60g 白术60g 乌梅90g 枣皮

60g　知母 30g　熟地 60g　熟地炭 30g　续断 30g

治疗心得：

本案少女患者 10 岁半即来月经，一直不规则出血。从生理来看，属于垂体和内分泌系统尚没有健全。某医院最初诊断为多囊卵巢综合征，后来又认为是功血症，按照科研协定处方治疗一年多，没有任何疗效。初诊时见月经来后又来，色红、量多、不痛，血块不多，显为血热，气分亦热，用犀角地黄汤合黄连解毒汤，加茜草、蒲黄止血，很快止住。二诊为图治本，采用一诊方，合《黄帝内经》"四乌贼骨一藘茹丸（茜草，阿胶，乌贼骨）"，加艾叶、白术、乌梅，在清凉之中，兼以温、补、涩，制为丸剂缓图，连续稳定了两个月。又因参加激烈运动再次血崩，再用一诊方仍然有效，但月经后几天，血量少，如咖啡色，用"不补补之方"收尾，并将此方合到前方中，使"截流，清源，固本"三者合一，制成药丸，继续服用。

用方心得：

妇科病经常可以看到月经淋漓不止，血如咖啡色，是为"漏症"，很不易治。我从《刘亚娴医论医话》中，获得妇科名医陈筱宝的一首治漏方，名"不补补之方"：熟地 30g，熟地炭 30g，枸杞子 15g，白芍 15g，黄连 10g，用来治疗本病有效。我常加茜草 30g，乌贼骨 10g，续断炭 15g。因为二地用量大，脾胃虚弱者，服后常有些腹泻，则加神曲。本案崩、漏二症均有，故根据不同情况施以犀角地黄汤合三黄汤治崩，不补补之方治漏，最后将三方合之为药丸长服。

用药心得：

我治疗血崩症，凡是大量出血，颜色鲜红，没有血块时，常在对证药方中，加山西陈醋 100g 同煎，有止血、散瘀作用，酸收而不留邪。有小量碎血块时，用之不妨，但血块大，腹部疼痛剧烈时，则宜慎用。古方犀角地黄汤中，因为犀牛角禁用，目前代之以水牛角，须用至 30g，气味很重。然而，即使在古代，犀角也是昂贵之品，在清代俞根初的《通俗伤寒论》中即代之以玳瑁，认为清热凉血的效果不比犀角差，我在临床，常以玳瑁代替犀角，每剂 10g 即够，做成药丸更好。

二、月经周期紊乱

妇女一般月经周期为 28 天左右，提前或推后 1 周以上，或者月经前后不定期，统称为月经周期紊乱。产生这类疾病的原因主要是由于内分泌失调，功能紊乱，慢性炎症，部分是上环和患有子宫肌瘤、卵巢囊肿等导致。中医治疗除了要注意月经周期之外，月经色泽、血块有无、白带多少、全身状态等，都必须综合考虑。

月经提前量少，色泽鲜红，黏稠，兼见口干，手脚心热，大便秘结，舌红无苔，脉细数者，宜用两地汤加减[1]。

月经提前量多，色泽鲜红或紫黯，或有血块，兼见舌红苔黄，口苦口渴，脉滑数，白带多，颜色黄者，宜用清经散加减[2]。

月经提前量多，色泽淡而清稀，兼见面色㿠白，头晕乏力，食欲不振，舌淡，脉弱者，宜用益胃升阳汤加减[3]。

月经推后量少，色泽紫黑，兼见小腹胀痛，舌淡紫，脉涩者，宜用过期饮加减[4]。

月经推后量多，色泽晦黯，或清稀，兼见小腹冷痛，腰胁不舒或疼痛，舌淡，脉弱者，宜用温经摄血汤[5]。

月经周期前后不定,如果月经来之前心烦易怒,乳房胀痛,月经量多时有血块,兼见口苦,舌红,脉弦数者,宜用丹栀逍遥散[6];如果月经来之前腰膝酸痛,头晕耳鸣,月经量少,兼见舌淡,脉细弱者,宜用定经汤加减[7];如果月经来时小腹痛,头晕乏力,漏下不止,有污块,兼见舌淡,脉细弱者,宜用益黄八珍散[8]。

附方

1.《傅青主女科》两地汤

地骨皮 30g　生地黄 30g(酒炒)　玄参 30g　麦冬 15g　白芍 10g　阿胶 10g

用方心得:

傅青主先生说:"有先期经来,只一二点者,人以为血热之极也,谁知肾中火旺而阴水亏之乎!夫同是先期之来,何以分虚实之异?""先期者,火气之冲,多寡者,水气之验。故先期而来多者,火热而水有余也;先期而来少者,火热而水不足也。""治之之法不必泻火,只专补水,水既足而火自消矣,亦既济之道也,方用两地汤。"两地汤中的君药为生地、地骨皮,傅青主说:"此方之用地骨、生地,能清骨中之热,骨中之热由于肾经之热,清其骨髓则肾气自清而又不损伤胃气,此治之巧也。"这两味药的配合的确非常巧妙,凡是病机为阴虚有热者,均可应用,不仅是月经先期、后期,量多、量少,也不仅限于妇科病。臣以玄参补肾水、降虚火,麦冬养胃阴、清心火,配合君药生地,《温病条辨》中命名为增液汤,治疗阴虚液枯,大便秘结,取"只专补水,水既足而火自消"之意,可谓善用傅青主方者。加上佐使药白芍和血,阿胶补血,以增加月经量,药仅六味,而丝丝入扣。

从我的临床经验来看,本方所适合的病机为阴虚血热、津液消灼。临床运用时,只要月经先期量少,色红,大便不稀溏,即可用原方。月经有血块者,加生蒲黄10g。但有的人胃气较薄弱,服后饮食减少,大便次数多,甚至溏泄,可加神曲以帮助消化,或减去玄参、阿胶,加女贞子、旱莲草、枸杞子、山萸肉等清润滋阴养血之品。围绝经期潮热症,老年人皮肤干燥瘙痒,但见舌红、口干、大便秘结者,用本方加减多有效。我常于方中去阿胶,增加北沙参、石斛两味药,一以养肺,一以养胃,广泛应用于内科、妇科疾病,感到与一贯煎有异曲同工之妙,而生津润燥之力尤过之。

2. 清经散加减(彭坚经验方)

地骨皮 30g　牡丹皮 10g　青蒿 6g　黄柏 15g　白芍 10g　生地黄 15g　茯苓 10g　生地榆 15g　蒲黄炭 10g

用方心得:

《傅青主女科》原方只有7味药,以地骨皮、牡丹皮、青蒿清热凉血,黄柏坚阴、清相火,生地黄、白芍滋肾养血,柔肝涵木,少佐茯苓淡渗,和脾宁心,以治月经先期量多。

从我的临床经验来看,月经提前7天以上,量多,色红,口苦口渴,舌红苔黄腻,脉滑数者,多为血热,古法用芩连四物汤有效。然而芩连四物汤中,黄芩、黄连苦燥,当归、川芎辛温,恐进一步伤阴助热,故傅青主创制清经散,既能清血热,又不伤阴,用药更为妥帖。但我在临床用此方时,往往改熟地10g为生地黄15g,加地榆、蒲黄炭。因为月经先期量既多,说明并非血虚,不如生地黄滋阴清热两擅其长。全方清热之力仍嫌不够,故加生地榆清血热兼能收敛,蒲黄炭凉血兼能止血。如果月经中有瘀块,再加生蒲黄10g以凉血化瘀。

3.《兰室秘藏》益胃升阳汤

黄芪 30g　党参 15g　炙甘草 10g　陈皮 5g　炒白术 30g　升麻 10g　柴胡 10g　当归 10g　神曲 10g　黄芩 10g

用方心得：

本方即补中益气汤加神曲、黄芩，用于治疗月经先期，量多，色淡，清稀，并有脾胃气虚等证候者。

从我的临床经验来看，由于脾胃气虚不能摄血，导致月经量多，色淡，超前，兼见口苦、舌苔浮黄等"虚火"之症的，宜用本方；无"虚火"之症的，宜用补中益气汤。李东垣的脾胃理论中有"火为元气之贼，火与元气不相立"，"元气下陷，则阴火上乘"之说，提倡"补元气，降阴火"，擅用甘温益气，反对苦寒伤脾。但是，观察他的制方，既有纯用甘温之品升阳益气的补中益气汤，更多的是甘温夹杂苦寒的清暑益气汤、益气聪明汤等。例如上述两方同治一病，就有这种区别，而后者，明显地与他提出的倡用甘温、忌讳苦寒的用药理论相矛盾，以至于很多人对其方剂产生怀疑。如果脱离了临床来分析他的理论，确实有其不严密之处，然而，临床所见到的疾病，许多属于寒热错杂、虚实夹杂，李氏的"用药不纯"，恰恰体现了其忠实于临床的高明之处。如果腹痛、血量过多，本方尚可加干姜炭、艾叶炭、阿胶等以温中摄血。

4.《医宗金鉴》过期饮

当归 10g　炒白芍 12g　生地黄 15g　川芎 10g　桃仁 10g　红花 10g　香附子 10g　木香 10g　莪术 10g　木通 5g　肉桂 5g　甘草 3g

用方心得：

本方以桃红四物汤养血活血，香附子、木香、莪术理气散结，肉桂温寒，木通导下，甘草调和诸药。

从我的临床经验来看，本方适合于月经后期属于寒实者，当有月经推后而又腹胀、腹痛、经色紫黯有血块等症。但宜在每次月经始来的第 3 周开始服药，每次 7 剂，经 2~3 个周期，即可调准。方中的木通，可用刘寄奴 10g 代替，效果更好；血块多，疼痛剧烈，可加蒲黄 10g、五灵脂 10g。

5.《傅青主女科》温经摄血汤

熟地 30g　白芍 30g（酒炒）　川芎 15g（酒洗）　续断 3g　五味子 1g　白术 30g（土炒）　肉桂 1.5g　柴胡 1.5g

用方心得：

原方注解云："此方大补肝肾脾之精与血，加肉桂以祛其寒，柴胡以解其郁，是补中有散，而散不耗气；补中有泻，而泻不损阴，所以，补之有益，而温之收功。此调经之妙药也，而摄血之仙丹也。凡经来后期者，俱可用。倘元气不足，加人参一、二钱。"

黄绳武先生在本方后评注道："月经后期不尽属寒证，即令属寒，亦有量多量少之分，量多者固多，量少者亦属常见。""此外，更有因气血两虚或阴虚水亏而血海不能按时充盈，以致后期量少者，则应审其脉证，分别以补养气血及滋阴壮水为治。""亦有肝气抑郁，血为气滞，致经期延后者，则又应从舒肝解郁着手。""总之，经期错后，只是现象，其病成因，有寒有热，有虚有实，若只取一点，不及其余，墨守一方，不知变化，则鲜有不铸成大错者。"[89]

从我的临床经验来看，黄先生的论述十分中肯，读古人书一定要有辩证的观点；用前人的方,一定要把握其运用的范围。此方对于肝肾脾虚寒而致月经后期者,无论量多、量少,均有效,但非傅青主所言"凡经来后期者,俱可用。"就我的临床所见,月经后期属于热证、湿热的不在少数,特别是有严重妇科炎症者。另外,本方的剂量须略作调整,续断、五味子用量偏少,均宜加至10g。月经量多而时间长,当加荆芥炭10g、棕榈炭10g以止血;月经量少时间短,尚可加菟丝子15g、补骨脂10g、鸡血藤15g以生血。

6.《内科摘要》丹栀逍遥散

牡丹皮 10g　栀子 10g　当归 10g　白芍 10g　柴胡 10g　白术 10g　茯苓 10g　炙甘草 10g　生姜 3 片　薄荷 3g

用方心得:

本方以逍遥散疏肝解郁,健脾养血,加牡丹皮泻热中伏火,栀子清三焦郁火,故对于肝郁脾虚、血虚有热的月经不调,可肝脾同治,清热调经。

从我的临床经验来看,本方是治疗肝郁脾虚,生热化火的总方,其临床运用几率高过于逍遥散,因为肝郁日久,很少有不从火化者。如果月经前后不定,尚可加香附子10g,乌药10g,即合用验方青囊丸,气血同调;如果月经以先期为主,可加生地15g、地骨皮15g,即合两地汤的主药;如果月经以后期为主,色红,有血块,可加桃仁10g、红花5g,即合桃红四物汤的主药;如果月经前乳房胀痛较甚,可加青皮10g、土贝母15g,即合《景岳全书》化肝煎的两味主药。灵活加减,效果甚佳。

7.《傅青主女科》定经汤

白芍 30g(酒炒)　当归 30g(酒洗)　熟地 15g(酒炒)　山药 15g(炒)　茯苓 10g　菟丝子 30g(酒炒)　柴胡 3g　荆芥穗(炒黑)6g

用方心得:

本方重用白芍、当归以养血柔肝,重用菟丝子,合熟地、山药,以补肾益精;又恐重用之药滋腻沉降,故皆用酒制,以利于升散条达;柴胡疏肝解郁,茯苓淡渗利湿;黑芥穗引血归经。

从我的临床经验来看,本方仍然是逍遥散的加减方,同样是调经,傅青主只是通过几味药的更迭,特别是剂量的调整,制作的讲究,使得以疏肝健脾为主的古方,一变为补益肝肾精血为主、舒展肝气为次的新方,适合于月经周期不定,以肝肾精血亏虚见证为主的患者。月经提前为主,加丹皮10g、地骨皮15g;月经推后为主,加肉桂3g、威灵仙15g;月经不畅,加红花10g、乌药10g。

此外,月经周期不定,常见于妇女围绝经期,故我常用本方治疗围绝经期综合征。如潮热、阵汗、面部烘热,加牡丹皮10g、地骨皮15g、山萸肉15g、龟甲10g,熟地改生地黄15g;失眠多梦,加丹参15g、首乌藤30g、白蒺藜15g;心情郁闷,悲伤欲哭,加淮小麦30g、大枣30g、炙甘草10g、石菖蒲15g、郁金10g。

8. 益黄八珍散(王渭川创制方)[90]

党参 24g　白术 9g　茯苓 12g　生地黄 12g　赤芍 9g　当归 9g　川芎 6g　蒲黄 9g　土鳖虫 9g　鸡血藤 18g　益母草 30g

用方心得:

本方以八珍汤补气养血,加蒲黄、土鳖活血化瘀,鸡血藤、益母草养血调经,去甘草,是因不欲取其甘缓,药仅 11 味,但将补、养、通、调诸法汇集一方,选药精当,药性平和,对于气血亏损而又内有瘀血,虚实夹杂而又寒热不显的病人十分切合。

从我的临床经验来看，妇科慢性疾病大半与血虚、血瘀有关，古方八珍汤是治疗妇科病的名方、通用方，功能补气养血，但行瘀活血之力不够。而本方以八珍汤为基础，增添了活血消瘀这个环节，所加的四味药物均经过精心选择，为妇科治疗瘀血的常用、专用药，性味平和而非峻猛，既能行消又不破伤，故本方堪称妇科补气养血、活血消瘀新的通用方，适合于长期服用。我在临床，大凡治疗痛经、崩漏、月经先期、月经后期、月经前后不定，只要符合以上虚、瘀病机者，常予考虑使用。特别是治疗月经不调而又脸上过早出现色素沉着的中年妇女，往往服几十剂，而能够使月经正常，面色光鲜，色斑消失。

验案举隅

案例一：月经提前

黄某，女，39岁，长沙市人，工程师，已婚已育，2005年7月15日初诊。

患者上环10余年，月经一直有些提前，近年来，月经每次提前七八天，量多，有血块，5天干净后，停一两天，又现一点，最后才完全干净，经前乳房胀痛，月经来时小腹胀痛，烦躁，平时白带较多，颜色偏黄，西医检查有慢性盆腔炎，2004年9月生化检查：卵泡刺激素8.470（正常值14~24），雌二醇572（348），孕酮0.247，催乳素27.4（正常值14~24），黄体生成素45.243（正常值1~181），睾酮34.241（正常值5~73）。上个月25日来月经，本月3日刚完，现在又开始乳房胀痛，白带增多，烦躁，失眠，口苦，察之面色红润，舌红，有薄黄苔，脉细数，此为肝郁血热，宜用丹栀逍遥散加减，处方：

牡丹皮10g　栀子10g　柴胡5g　白芍10g　当归10g　炙甘草10g　茯神15g　香附子10g　苍术10g　合欢皮10g　琥珀10g（布袋包煎）　蒲公英30g　蒲黄10g　五灵脂10g　7剂

7月26日二诊：服上方3剂时，即来月经，继续把药吃完，这次月经共来五天，月经量减少，血块减少，经净后也未回头，目前月经已干净3天，有白带，量不多，颜色淡黄，舌淡红，有薄黄苔，脉弦细，宜滋阴养血，兼清热，用清经散加减，处方：

生地15g　地骨皮15g　白芍10g　丹皮10g　黄柏10g　茯苓10g　地榆15g　刺五加15g　女贞子15g　旱莲草15g　蒲公英15g　茜草15g　10剂，两天1剂。

8月23日三诊：本月16日服完药，17日月经来，这次月经周期为30天，乳房胀、小腹疼痛几乎未感觉到，月经量和血块均有所减少，5天干净，其余均可，嘱按照二诊方再服10剂以巩固。

治疗心得：

本案属于明显的肝郁血热，一诊针对月经前的乳房胀痛等"经前期紧张综合征"，用丹栀逍遥散清肝解郁。由于每次来月经均夹有瘀块，本方有活血化瘀之药在内，故月经虽来仍可服用。二诊继续清热凉血，但宜缓而不宜急，选用清经散和二至丸加减，两天1剂，服至下次月经来潮。两次就诊即达到了预期目标，最后仍然守方，再服10剂而奏全功。

案例二：月经前后不定

周某，女，30岁，吉林市人，某大学研究生，已婚2年，未孕，2003年11月13日初诊。

患者近两年来月经周期紊乱，有时提前四五天，有时推后七八天，月经量不多，经常腰酸膝软，头晕，睡眠欠佳，胃口不好，白带较多，色白清稀，10月15日来的月经，现已28天，仍然没有将来的迹象。察之面色不华，舌淡苔薄白，脉沉缓，宜用定经汤加减，处方：

当归30g　白芍30g　熟地黄15g　菟丝子30g　柴胡10g　山药15g　茯神

15g　合欢皮 10g　香附子 10g　酸枣仁 30g　续断 10g　补骨脂 10g　7 剂

11 月 20 日二诊：服上方三剂后，月经即来，遵医嘱继续服完，这次月经量仍然不多，颜色偏淡，但睡眠改善，腰痛慢慢好转，服药时大便次数增多，胃口有所下降，舌淡，脉沉缓，仍用原方加减，处方：

当归 30g　白芍 30g　熟地黄 15g　菟丝子 30g　山药 30g　茯神 30g　柴胡 10g　酸枣仁 15g　合欢皮 10g　砂仁 10g　神曲 10g　10 剂，每两天 1 剂。

12 月 19 日三诊：昨天刚服完药，5 天前来月经，今天已经干净，这次周期较准，月经量增加，睡眠、食欲均可。要求继续服药，并希望怀孕。仍用定经汤加减，处方：

当归 30g　白芍 30g　熟地 15g　菟丝子 30g　山药 30g　茯神 30g　柴胡 10g　续断 15g　桑寄生 30g　阿胶 15g　山茱萸 30g　巴戟天 15g　酸枣仁 15g　砂仁 10g　神曲 10g　紫石英 30g　蛇床子 30g　3 剂

蜜丸，日 2 次，早晚各 1 次，每次 10g，饭后开水送服，一剂药大约可服 3 个月。

上药服完后，告知已经怀孕。

治疗心得：

本案月经周期紊乱，无明显的热象、寒象，而虚象突出，从月经量少、白带清稀、腰酸、头晕、舌淡、脉缓等证候来看，属于肝肾精血不足，冲任亏虚，兼以肝郁，故一诊用定经汤加减。服后诸证改善，但大便次数增多，胃口下降，是补益精血之药较为滋腻，而患者本身脾胃虚弱所致，二诊仍用定经汤加减，加砂仁、神曲醒脾和胃消食，两天一剂，观察下次月经来时的情况。三诊时，月经按时而来，患者已经有了可以受孕的基础，故仍然以定经汤加减为蜜丸缓图，3 个月后，已然受孕。

用药心得：

该案有本人的两处用药心得。其一，茯神、香附子、合欢皮合用，以调节心神。凡是属于肝郁而致心神不安、失眠的，我常以此 3 味药配合使用，非常有效。茯神合香附子，名交感丹，《杂病源流犀烛》和《串雅》有记载，合欢皮，晋人嵇康《养生论》有云："合欢蠲忿，萱草忘忧"，即具有活血与安神两重功用，这三者合用，香附子理气，合欢皮活血，茯神去湿，以疏达调节为主，极具流通之性，不同于一般的养血安神或重镇安神之品。其二，寿胎丸加蛇床子、紫石英等种子。寿胎丸为张锡纯先生所创，由续断、桑寄生、阿胶、菟丝子组成，用于习惯性流产，我加蛇床子、紫石英，用于治疗不孕症属于冲任亏虚者，常有佳效。用作煎剂时，每于月经干净后 3 天开始，服十几剂，往往一两个月经周期，即可受孕。

三、闭　经

闭经分为原发性闭经与继发性闭经两种：原发性闭经多为器质性疾病，继发性闭经则主要由于内分泌紊乱和功能紊乱所导致。本节所讨论的主要是继发性闭经，这是妇女的常见病、多发病，西医主要使用黄体酮之类的药物，疗效很快，但容易产生依赖性。青年女孩由于学习高度紧张，精神压力大，未生育妇女多次刮宫、人工流产使得子宫内膜变薄，中青年妇女的多囊卵巢综合征，未到绝经期的中年妇女卵巢萎缩早衰等，都是导致继发性闭经的主要原因。

此外，甲状腺、肾上腺功能紊乱，长期患有结核病，服用减肥药、避孕药不当，也可导致闭经。

中医治疗继发性闭经,最重要的是掌握虚实两大类。

属于实证的闭经,虽然月经数月不来,但身体呈现周期性的反应,即每月总有几天下腹坠胀,分泌物增多,烦躁失眠,或乳房胀痛,月经似来不来。属于气滞血瘀为主的,用血府逐瘀汤加减[1];明显是由于精神压力大而导致的,用三紫调心汤加减[2]。当出现周期性反应时,即对证服药,往往5~7剂之后,月经即来。

属于虚证的闭经,临床所见,大多数是属于肾虚,肾气不充,肝肾精血不足,则"天癸"不至,任脉不通,冲脉不盛,胞脉不充,以致闭经。

肾虚经闭的主要证候是月经历来不多,逐渐稀少而至闭止,带下极少,阴道干涩,性欲减退,腰膝酸疼。偏阳虚者可见面色晦黯、眼眶黑或面额有黯斑,小腹空冷,四肢不温,舌胖淡,脉沉细无力,用右归丸加减[3];如果面色潮红,五心烦热,身体消瘦,舌嫩红少苔,脉细数等,可用左归丸加减[4]。

此外,患有多囊卵巢综合征,也经常见到月经稀发、量少、推后,甚至闭经,治疗颇为不易。

属于痰湿凝聚者,一般体胖多毛,胸闷多痰,白带量多,倦怠食少,舌淡脉滑,可用苍附导痰丸加减[5]。

属于热盛阴伤者,一般体瘦多火,带下色黄,口干口苦,大便秘结,小便黄赤,舌红脉细数,可用瓜石汤加减[6]。

属于虚实夹杂或寒热错杂者,往往病程较长,既有怕冷、倦怠等阳虚之证,又有手心发热、舌红、口渴、烦躁等阴虚之证,可用黄绳武先生创制方加减[7]。

属于阳虚、寒凝血滞者,往往四肢冰冷,面色白,舌胖淡,脉沉细,可用李可先生固本培元散[8]。

附方

1. 血府逐瘀汤加减(彭坚经验方)

当归 30g　川芎 10g　赤芍 10g　桃仁 10g　红花 10g　柴胡 10g　枳壳 10g　炙甘草 5g　桔梗 10g　川牛膝 30g　莪术 10g　三棱 10g　泽兰 10g　牡丹皮 12g

加红糖 30g,黄酒 30g(同煎)

用方心得:

《医林改错》的血府逐瘀汤为四逆散与桃红四物汤的合方,加桔梗、牛膝,一则上行,一则下行,调节气血的升降出入,对各种脏腑气滞血瘀的病症均有疗效。

从我的临床经验来看,用本方治疗气滞血瘀引起的闭经,当去熟地加三棱、莪术、泽兰、丹皮以加强活血破瘀的作用,重用牛膝引血下行。煎服时,加黄酒、红糖行血、补血。闭经的时间过久,可再加水蛭 5g、穿山甲 5g,急性子 15g 以软坚散结。

2. 三紫调心汤(姚寓晨创制方)

紫石英 15g　紫丹参 15g　紫参(正式名称为石见穿)15g　琥珀末 5g　淮小麦 30g　合欢花 10g　柏子仁 12g　广郁金 12g　生卷柏 12g

用法:先将紫石英加水入煎,沸后 30 分钟,除琥珀末外,将其他药加入共煎,合欢花后下,两次煎液合并,分早晚温服,琥珀末亦分 2 次吞服,每日 1 剂。

用方心得:

本方的设计很有特色,原方的"方解"云:"方中紫丹参功能活血通经,凉血除烦,为心、肝二经之要药。紫参又名石见穿,专司活血止痛。紫石英功能镇心定惊,且能暖宫。三紫相伍,上能定志除烦,下能养血通经。柏子仁功专安神、润肠,为心、脾之要药;淮小麦养心安神,专疗神志不宁,两药相配,养心安神,润燥养营。广郁金具行气解郁,活血祛瘀之功,又系疗神志之恙的要药。生卷柏既能破血通经,又能止血,破血通经当用生药,《名医别录》谓卷柏能'强阴益精',《日华子本草》云卷柏'生用破血'。琥珀末为重镇安神之要药,合欢花功专解郁除烦,两药相合,镇惊安神,畅气破瘀,以收通补兼治之效。"[91]

从我的临床经验来看,本方适合于精神因素引起的闭经。由于工作、学习高度紧张的原因,突然闭经的青年女性很多,短则一两个月,长的可达一两年,患者并没有其他器质性的疾病,激素分泌也正常,亦无典型的虚证表现,部分患者刚开始有心烦、易怒、失眠等证候,时间一久也逐渐消失,治疗颇感棘手。我曾经用逍遥散、天王补心丹、温胆汤之类加减调摄,常久不见功,近年来,采用姚先生创制的本方用于临床,感到疗效明显。

3. 右归丸加减(彭坚经验方)

熟地黄 24g　山药 12g　山萸肉 12g　枸杞子 12g　菟丝子 12g　当归 9g　杜仲 12g　鹿角胶 12g　仙灵脾 10g　仙茅 10g　紫石英 15g　紫河车 12g　蛇床子 15g

3 剂药为蜜丸,早晚各 1 次,每次 9g,可服 1 月余。

用方心得:

本方以附子、肉桂、鹿角胶温肾阳,补肾精,益火之源;熟地、山药、山萸肉、枸杞子、菟丝子、杜仲、当归滋阴补肾,养肝益脾,以利于"阴中求阳"。共奏温阳补肾,填精养血的作用。

从我的临床经验来看,本方适合的病机为肝肾精血亏虚,阴损及阳,由此而生的病症在临床常见。我年轻时,赞同陈修园的见解,认为张景岳不懂得治病的辩证法,如金匮肾气丸、六味地黄丸,号称补肾阳、补肾阴的祖方,方中的三补三泻,刚柔相济,在扶正的同时,不忘记给邪气以出路,而经张景岳改成右归、左归之后,去掉了原方中的流通之药,加入大量填补之品,使得邪无出路,变成一潭死水,故治病不当有效。经过多年临床之后,才知临床确有大量的疑难病症属于虚多邪少,或纯虚无邪,需要大力培补元气,滋养阴血,而祛邪则须退居其次。在老年退行性疾病、小儿发育不良、妇女内分泌严重失调等许多病症中,需要大力补肾填精,本方能够起到金匮肾气丸所不能达到的作用。在治疗闭经时,我常去原方的附片、肉桂,代之以仙灵脾、仙茅、紫石英、紫河车、蛇床子,可以暖胞宫、增加雌激素,治疗更加有针对性。

4. 左归丸加减(彭坚经验方)

熟地 24g　山药 12g　山萸肉 12g　枸杞子 12g　菟丝子 12g　川牛膝 9g　鹿角胶 12g　龟甲胶 12g　女贞子 15g　旱莲草 15g　桑椹子 15g　哈士膜油 10g

3 剂药为蜜丸,早晚各 1 次,每次 9g,可服 1 月余。

用方心得:

原方重用熟地滋肾以填真阴,山萸肉、枸杞子柔肝而益精血,山药滋脾固肾;菟丝子、牛膝强腰膝,健筋骨;鹿角胶重在补阳,龟甲胶重在滋阴,合用则功擅通任督二脉,益精填髓。诸药协同,共奏填补肾阴、滋养精血的作用。方中虽然鹿角胶、菟丝子、枸杞子偏温,但温柔而不刚燥,且有"善补阴者,必于阳中求阴"之寓意。

从我的临床经验来看,左归丸稍偏温润而较为滋腻,典型的肾阴虚往往有内热而不完全适合,故我在临床运用左归丸治疗本病时,常合用二至丸加哈士膜油。二至丸仅女贞子、旱莲草、桑椹子3味药,却可治疗包括闭经在内的多种肝肾阴虚的疾病,方中药性偏于凉润,能滋阴退热而不滋腻,与左归丸合用,可补其不足而增其疗效。

此外,即使是肾虚引起的闭经,也不可一味用补法,补法中尚须稍佐活血流通之品,故服药1个月左右,如果患者出现阴道分泌物增多,乳房微胀等感觉,这是月经来潮的迹象,原方中宜适当加香附子、刘寄奴、泽兰、桃仁、红花、川牛膝、益母草等,加以疏导。

5.《叶氏女科证治》苍附导痰丸

苍术 10g　香附子 10g　陈皮 5g　半夏 10g　茯苓 10g　炙甘草 5g　枳壳 10g　胆南星 10g　神曲 10g

用方心得:

这是叶天士治疗痰湿闭经的常用方,并且往往兼用开郁二陈汤,即苍术、香附子、枳壳、川芎、青皮、木香、莪术、生姜,以理气化痰为主,对肥胖闭经、不孕等,确有疗效,但见效比较慢。

邱志济先生治疗多囊卵巢综合征所致闭经,形体肥胖者,认为大多为寒痰瘀血胶结,重用生半夏30g、生山楂30g、刘寄奴20g、鸡内金20g、白芥子15g,合用四物汤,取得疗效,并且认为:"生半夏既有消痰散结、分化痰瘀之效,又有护脾健胃、和胃降逆之功,和白芥子、刘寄奴等组成痰瘀同治之剂,对治疗多种妇科杂病,如闭经、带下、不孕、痛经、恶阻、妊娠水肿、子痫等均有特殊疗效。尤其是治疗多囊肾、多囊肝、多囊卵巢证,临床随证使用大剂量,每收令人满意的疗效,只要煎煮时间无误,确无中毒。"[92]这一观点,实属有胆识的经验之谈。

从我的临床经验来看,多囊卵巢综合征引起的闭经,多见于体胖和体瘦两种类型的患者中,根据古人的经验:"瘦人多火,胖人多痰",对于因火热内盛煎熬阴血,导致月经枯竭的,当滋阴清热,可用后方瓜石汤,由于痰湿内阻导致月经不行的,当化痰散结,用叶氏方或邱氏方。这类患者除了形体较胖之外,往往白带多,特别是每逢月经周期到来时,白带特多,连绵不绝,黏稠气腥,而月经仅见数点,遇到此证,我常用傅青主完带汤,重用苍术30g以上,加半夏、白芥子、急性子、鹿角霜、露蜂房等温寒化痰散结之品,数剂之后,如果患者白带减少、食欲增加,可适当加入当归、川芎、丹参、泽兰、桃仁、红花、鸡血藤、凌霄花之类以活血通经。一般需要反复多次,疗效才显。但属于肥胖闭经,又诊断为多囊卵巢综合征的患者,则十分难治,疗程很长,患者必须要有思想准备才可能治愈,这是医生需要向患者解释清楚的。

6. 瓜石汤（刘奉五创制方）

瓜蒌 15g　石斛 15g　玄参 10g　麦冬 15g　生地黄 12g　瞿麦 12g　车前子10g　益母草 12g　黄连 6g　川牛膝 12g

用方心得:

原方云:"本方主要治疗由于胃热灼伤津液所引起的月经稀发,后错,以及精血枯竭所引起的闭经。此类病人,平素多有阳气过盛,肝热上逆,导致胃中燥热,灼伤津液。阳明本为多气多血之经,下隶冲任二脉,若阳明津液充实,则冲任精血满盈,月经能以时下。若阳明燥热过盛,津液枯竭,不能化为月经,轻者月经稀发、后错,重者闭经数年不至。审其临床特点,虽为经闭,但无气血两虚之象,反而自觉口干舌燥,心胸烦闷,急躁多梦,甚者胸中发热,五心烦热,脉弦滑,沉取无力或滑数,一派阴虚血燥征象。古人曾用三合汤（四物汤、调胃承气汤、凉膈散）治疗本病。原方由当归、生地、白芍、大黄、玄明粉、甘草、连翘、栀子所组成。在临床实践中，刘老医生观察到多数病人，虽有上述症状，但大便不一定干燥。而且本病又系慢性病，非数剂药能以收功。如若长期服用三合汤，因其中有大黄、玄明粉等苦寒泻下之品，更易耗伤津液。而本方以瓜蒌、石斛为主药，瓜蒌甘寒润燥，宽胸利气，石斛甘淡微寒，益胃生津，滋阴除热，合用共奏宽胸润肠，利气和胃之效。另加玄参、麦冬养阴增液。因本病源于阴虚血燥，故在四物汤中去掉较为温燥的当归、川芎，用生地滋阴生血，瞿麦、车前子活血通经，益母草偏寒，通经活血之中又能生津液，马尾连（或栀子）清胃热，热去则津液能以自生，牛膝引血下行，以期经行血至之目的。

总之，全方以滋液清热，宽胸和胃之力，而达到活血通经的目的。由于药性平和，可以长期服用。在临床应用时若见大便燥结，也可先用三合汤，待阳明燥实已解，仍可改用本方作为后续治疗。"[93]

从我的临床经验来看，本方确能治疗多囊卵巢综合征、席汉氏综合征、泌乳闭经综合征等十分棘手的疑难病，但应当以体瘦、口渴、大便结、小便黄、舌红、脉数、月经量少甚至闭经，病机属于阴虚火旺者为主要用药指针。

7. 治多囊卵巢综合征方（黄绳武创制方）

鹿角霜 15g　菟丝子 15g　鳖甲 30g　浙贝母 15g　香附 12g　鸡血藤 15g　鸡内金 10g　薏仁 15g　柏子仁 10g　益母草 12g　泽兰 10g　川牛膝 10g

用方心得：

原方的方解云："鹿角霜咸温，用作温补强壮药，缪希雍《本草经疏》论鹿角曰：'能峻补肾家真阳之气'，'鹿之精气全在于角'；又曰：'角本下连督脉，故能补人身之督脉'。又配以菟丝子补肾精，菟丝子禀气中和，善补而不峻，益阴而固阳，且具有流动之性，与其他滋阴药之偏于腻滞迥异。患者表现出的突出症状是闭经，况闭经兼见舌红、苔黄、口干喜饮、烦躁，似有化热之象而投以寒凉，古人早有告诫：'医家多以为室女血热，故以凉药解之，殊不知血得热则行，冷则凝。'闭经之病，虚寒者多而实热者少，即使有火，多属虚火，血虚生热致成烦热，舌红，脉数。治宜补血制火，补宜通之，因势利导，使血海充，由满而溢，自有水到渠成之效。方中用柏子仁养心血，又可润肠通便，牛膝、泽兰活血调经，引血下行，此治室女闭经之柏子仁丸主药；又助以鸡血藤养血活血，多囊卵巢综合征就中医观点看，卵巢肿大、包膜增厚，属中医癥瘕范畴，故用鳖甲、浙贝母配鹿角霜软坚散结。其中鳖甲又能坚阴，补阴不足；浙贝母祛痰化湿，清热解毒。患者虽多毛但并不肥胖，缘何用祛湿化痰药？多囊卵巢属囊性肿块，聚湿生痰所致，故在浙贝母的基础上，更重用生薏苡仁利湿以解下焦之毒。香附行气开郁治其心情抑郁，又治闭经，治血以行气为先是也；鸡内金消腹胀又活血化滞，其用多途。全方辨证抓住重点，辨病符合情理，故取效迅速。"[94]

从我的临床经验来看，本方设计周全稳妥，可以久服而无弊病，如果检查卵巢肿大增厚较甚，尚须加三棱、莪术、急性子等以加强软坚散结的作用；阳虚较甚，可加仙灵脾、蛇床子。

8. 培元固本散（李可创制方）

紫河车 50g　坎炁 50g　鹿茸片 50g　蛤蚧 5 对　海马 30g　蛇床子 100g　三七 100g　红参 30g　五灵脂 30g　琥珀 30g　土鳖 30g　水蛭 30g　炮甲珠 30g　全蝎

30g　蜈蚣 30g　白芷 30g

共研细粉，每日 3g，热黄酒送下。

用方心得：

作者云：本方"仿古代河车大造丸，有再造先天之功。以血肉有情之品培补先天肾气以治本，虫类入络搜剔，温经化瘀涤痰以治标。"[95]

从我的临床经验来看，本方有两大特点，一是人参与五灵脂同用，突破了古代本草设置的"人参又忌五灵脂"的禁忌。古人有此一说，当然不会是毫无根据的，一定是观察到了两者之间能够产生某种相互激荡的作用，只是我们尚未解开这个谜团。当代许多医家经过临床运用和实验研究，发现两者同用并无毒副作用，反而具有特殊的功效，朱良春先生曾著文强调这一点。李可先生对于一些棘手的疑难病症，常用这一对药，借以取得意外的效果。二是方中运用了大量动物药，这类药我分为两大类，一为补药，即"血肉有情之品"，如方中的紫河车、坎炁、鹿茸片、蛤蚧、海马，用以温补肝肾精血；二为攻药，即"虫类搜剔之品"，如土鳖、水蛭、炮甲珠、全蝎、蜈蚣用以软坚散结。活血化瘀药，则选用了较为平和的三七、琥珀，不至于攻破太过。

在李可先生的书中，称作"培元固本散"的方剂不止一首，大致用以上的药物加减。至于用蛇床子以提高性激素水平，用白芷祛除寒湿，"治女人漏下赤白，血闭阴肿"（《神农本草经》），都是为久病入络，属于陈寒痼疾的多囊卵巢综合征而设，体现了作者用方的灵活。

验案举隅

案例一：闭经，多囊卵巢综合征

康某，女，34岁，安阳人，保险公司职员，已婚八年，未孕未育，2005年5月18日初诊。

患者月经稀发，每年仅来 9~10 次月经，近 3 年来经常闭经，吃黄体酮之类药则可来一次，平素工作压力较大，精神紧张，失眠多梦，最近已经连续 3 个月未来月经，每月有几天出现白带增多，小腹胀坠的感觉，似乎要来月经，又不见来，昨天又有这种感觉。去年经某医院 B 检查，左、右侧卵巢大小分别为 29cm×23mm，31cm×35mm，双侧卵巢内均扫及十多个小卵泡，位于包膜下，最大的一个位于左侧卵巢，大小约 6mm×7mm，提示双侧卵巢回声改变，卵巢壁增厚，考虑双侧卵巢多囊改变，多囊卵巢综合征。察之面色发黯，精神疲惫，舌淡青，苔薄白，舌下静脉色紫怒张，脉滑数，自诉比别人怕冷，从不"上火"，宜用三紫调心汤加减，处方：

紫石英 30g（布袋包煎）　丹参 30g　石见穿 15g　琥珀 10g（布袋包煎）　卷柏 10g　柏子仁 10g　泽兰 10g　合欢皮 20g　莪术 15g　急性子 15g　当归 30g　凌霄花 10g　7 剂

每剂药加红糖 30g，绍兴加饭酒 30g，同煎。

5月27日二诊：服上方后，已来月经，量不多，两天即干净，这几天睡眠有所改善，舌胖淡，仍然有青色，苔薄白，脉滑，拟用丸剂缓图，处方：

紫石英 30g　石见穿 15g　穿山甲 15g　急性子 10g　三棱 10g　莪术 15g　丹参 15g　琥珀 15g　合欢皮 15g　鸡血藤 30g　鹿角霜 15g　卷柏 10g　菟丝子 30g　蛇床子 15g　仙灵脾 15g　当归 30g　川芎 10g　刘寄奴 15g　红参 15g　五灵脂 15g　鸡内金 30g　鳖甲 30g　白芥子 15g　大海马 1 对　　3 剂

蜜丸，每日 2 次，每次 10g，早晚用开水送服，一剂药大约可服 3 个月。

9月18日三诊:上方实际吃了一百多天,期间来过3次月经,量一次比一次多,睡眠改善,精神也比以前好,察之面色较前光亮。舌胖淡,青色消失,舌下静脉颜色减退,脉弦缓,续用原方,再服用一剂药。

2006年6月来告,已经怀孕。

治疗心得:

多囊卵巢综合征目前在临床颇为常见,多见于未婚或已婚的青年妇女,以闭经和月经稀发作为主要表现形式,发病原因不明,B超检查可发现有多个未成熟的卵泡,病程较长者,常伴随双侧卵巢壁增厚。该病不同于一般的闭经,每个月服用黄体酮类西药虽然可以促使月经来,但无法从根本上治愈。很多患者因为并无太大的痛苦,有的甚至认为不来月经反而减少每个月出现的麻烦,未曾积极治疗,以至于对今后的生育造成很大的困难。本案患者也是在结婚8年之后,想要怀孕,才积极找中医治疗的。一诊时,正逢患者有小腹胀,白带增多等月经要来的感觉,用三紫调心汤加减以活血通经,月经即来。闭经的妇女,有的每个月总有几天出现这种感觉,但又不现月经,有这种感觉的,比没有这种感觉的好治,若能在感觉出现时服药通经,则比未出现这种感觉时服药,效果更好。二诊时仍然用三紫调心汤加减治疗,但着眼于标本兼治,以治本为主,即将温阳、补血、活血、软坚、散结融于一炉,蜜丸缓图。其后,月经逐月正常,半年后怀孕。

用药心得:

该案有本人的一处用药心得,即用合欢皮活血通经,兼以安神。三紫调心汤中原来用合欢花,与合欢皮虽然同可解郁宁神,但根据我在临床运用的体会,花性上扬,偏走气分,对于气郁引起的咽喉不适疼痛有效;皮则下行,偏走血分,含有收缩子宫的成分,对于治疗闭经更有利。故用此方时,我常改用合欢皮。因流产、刮宫引起的闭经,以合欢皮、凌霄花配鸡血藤、当归、菟丝子、桑寄生、阿胶等,也有很好的疗效。

案例二:闭经,多囊卵巢综合征

陈某,女,35岁,长沙市人,2011年1月3日初诊:

病人5年前患脑垂体瘤,做过手术,已愈。自诉两年前生小孩不久,发现患多囊卵巢综合征,经常月经不来,靠吃黄体酮来月经。目前闭经又已3个月。睡眠欠佳,大便干结多年,怕冷,舌淡红苔薄,脉沉细。用桂枝茯苓丸合三紫调心汤加减:

上桂15g　茯苓60g　丹皮30g　桃仁30g　赤芍30g　紫石英30g　丹参30g　石见穿30g　炮甲60g　大黄90g　水蛭60g　三棱30g　莪术30g　蜂房30g　蛇床子30g　肉苁蓉30g　菟丝子60g　急性子30g　当归30g　雪蛤60g

1剂,为蜜丸,每次9g,1天2次。

2011年3月10日二诊:病人自诉药后月经已来,连续两个月月经正常,多年之大便干结症状消失,经多家医院诊断:多囊卵巢已无,月经色暗,舌质暗红。药已对症,仍用原方加减:

上桂10g　丹皮30g　桃仁30g　赤芍30g　紫石英30g　丹参30g　石见穿30g　炮甲30g　当归60g　雪蛤30g　鹿角霜30g　肉苁蓉90g　仙灵脾30g　琥珀30g　郁金30g　卷柏30g　柏子仁30g

1剂,为蜜丸,早晚各1次,每次9g。

用方心得:

患者长期从事文艺演出,工作压力大,生活节奏紧张,加之有垂体瘤历史,可能是导致闭经的主要原因,三紫调心汤是治疗这一类功能性闭经的专方。桂枝茯苓丸有很好的活血通经作用,患者有手足冷、大便干结的症状时,我经常加大黄,用之通阳、通便,改善末梢循环。两者合用,治疗闭经效果更佳。再加仙灵脾、菟丝子、蛇床子、当归、肉苁蓉、雪蛤以温阳益精,穿山甲、鹿角霜以软坚散结通经,故疗效显著。至今已经两年多,再没有出现过闭经。

案例三:产后闭经

曾某,女,32岁,成都人,中学教师,已婚已育,2006年3月27日初诊。

患者去年6月生产,产后大出血,月经至今未来,生小孩以前,月经一直提前、量多,曾两次刮宫,做过多次检查,也无明确结论。察之体型较瘦,面色偏黄,有明显的黄褐斑,头晕,睡眠欠佳,胸闷,咽中有痰,手脚心发热,食欲好,口干,大便秘结,小便黄,有少许白带,颜色偏黄,舌红而干瘦,有薄黄苔,脉细数,此为阴虚血热,宜用瓜石汤合二至丸加减,处方:

栝楼皮25g　花粉10g　瓜蒌仁30g(捣破)　石斛30g　生地15g　玄参15g　麦冬15g　茵陈10g　丹皮10g　地骨皮15g　合欢皮15g　琥珀10g(布袋包煎)　女贞子15g　旱莲草15g　14剂

另外,雪蛤2g,每日早餐做甜品吃。

4月15日二诊:服上方后睡眠明显改善,大便通畅,头晕、胸闷、咽中有痰、口干、手脚心发热均有所好转,但仍未来月经。察之面上黄褐斑略微变淡,舌红,苔薄黄,脉弦细,仍用上方加凌霄花15g,服14剂。雪蛤照服,另外加藏红花2g,红糖15g,每天开水泡服。

4月30日三诊:服上方后,月经已来,量不多,3天即干净,颜色偏黑,感觉全身舒畅,察之面上黄褐斑明显消退,脉舌同前,建议停药,雪蛤及藏红花尚可吃一段时间。

治疗心得:

本案为产后出血导致阴血久久不能恢复而闭经,属于虚证而非实证,故用瓜石汤时,暂时减掉黄连之苦寒燥湿以免继续伤阴,减去瞿麦、川牛膝、益母草等通利药,合二至丸以加强滋阴清热的作用,同时配合服雪蛤,以待精血慢慢生成。二诊时,由于阴血得养,诸证改善,故在原方中加凌霄花通经,再配合藏红花服用,月经终于开始恢复正常。

用药心得:

该案有我的几处用药心得,其一,用瓜石汤时,常用全瓜蒌。即瓜蒌皮、瓜蒌仁、瓜蒌粉(即花粉)各15g同用,以瓜蒌皮宽胸理气化痰,瓜蒌仁润肠通便,瓜蒌粉生津止渴。方中石斛常用至30g,又得瓜蒌粉之助,则养胃阴之力大增。其二,用雪蛤增加雌激素。雪蛤又称哈士蟆油,为东北山林中一种蛤蟆的输卵管,含有天然雌激素,性凉润而味甘平,古代本草没有记载,现在也很少有医生用于临床治病,我将其用于治疗妇女非正常的月经量减少甚至闭经,属于雌激素水平降低者,多有疗效,可以增加月经量,减少黄褐斑。近年来餐馆中有一道"雪蛤木瓜羹",食之者众,但所用雪蛤多为山东、河北所产,质量较差,价格也便宜。正宗产于东北的雪蛤,如小孩手掌抓拢的形状,呈黄白色,膏脂丰腴,取一个大约2g,冷水浸泡七八个小时后,膨胀至很大,有如一团棉絮,清除掉夹杂在中间的黑膜,煮开即可服。此物男性不宜久服,阳虚者不能久用,我曾经用之治疗一老年男性患者,前列腺肥大,长年咯痰不爽,连服10天之后,已不咯痰,但夜尿频繁,甚至失禁。其三,用藏红花养血通经。一般红花性温,活血破血,闭经属于血寒实证者适宜;

藏红花性平味甘,开郁散结,闭经属于血热虚证者适宜。元代宫廷食谱《饮膳正要》中即用作食疗,明代宫廷本草《本草品汇精要》中云:"主散郁调血,宽胸膈,开胃进饮食,久服滋下元,悦颜色。"每次用一二克,开水泡服,加红糖一勺更好。凡体质较虚或有虚热,不宜温通破血,只宜养血柔润使之自然而通的,用之缓图最妥。

案例四:厌食症导致闭经

某女,18 岁,法国高中生。2012 年 6 月 29 日初诊。

患者青春期时,因为长期的精神性厌食,已经闭经 2 年。身体特别消瘦,易热出汗,大便干结,带下黄色,口干口渴,舌红苔薄白,脉细弦。此为热盛伤阴,用瓜石汤加减:

瓜蒌 15g　石斛 15g　麦门冬 15g　桃仁 10g　生地黄 15g　瞿麦 15g　车前子 10g　益母草 15g　丹参 15g　黄连 6g　川牛膝 15g　土鳖 15g　鸡血藤 10g　芡实 10g　15 剂

2012 年 7 月 19 日二诊:腹部有感觉,月经要来,可是没来。大便较易,带下减少。舌红苔薄白,脉细弦。仍然用上方 15 剂

2012 年 8 月:月经来,量少。继续服用上方。

用方心得:

这是法国医生余博通(法文名字是 Bertrand HURPY)治验的病案。余博通先生是针灸推拿医生,在法国治病兼中医教学,是我校内科博士毕业生。他利用在读期间每年两次、每次两个月从法国到我校集中学习的机会,在我身边跟诊。这次用学到的知识治疗了一例疑难病,感到很高兴,特意发邮件告诉我。因为厌食或服用减肥药导致闭经的青年女性不在少数,其中的一类,与这个法国女学生的情况类似。由于长期营养缺乏,身体消瘦,瘦人多火,灼伤津液,精血亏虚,乃至月经不来。一诊用瓜石汤原方,加鸡血藤养血,土鳖虫活血,芡实摄带,3 味药皆平和之品,加之得当,故服药后,灼伤的阴液开始恢复,已经有月经要来的征兆,白带也随之减少。二诊守方不变,水满自然舟行,果然20 天后来月经,只是量少,这是闭经两年之后,初次来月经必然的现象。三诊理当减少一半黄连,加女贞子、旱莲草、白芍、阿胶、地骨皮,即合用二至丸、两地汤等,则月经恢复得更快。余博通医生仍然守原方不变,说明尚欠灵活,但这已经是难能可贵的了。

案例五:流产导致闭经

吴某,女,38 岁,广东江门市人,已婚,生有一女,2009 年 5 月 7 日初诊。

患者于 25 岁结婚,婚前曾经有 3 次药物流产,近 3 年来,月经量逐渐减少,每次仅一两天,今年没有来过 1 次月经。用西药黄体酮、达英 35 等,效果不佳,昨天经妇科检查:子宫内膜偏薄,仅 0.4 厘米。睡眠欠佳,大便偏干,白带少,阴道干涩,口干口苦,舌偏红,无苔,脉弦细。此为阴虚、精血不足,用两地汤加减:

生地 90g　地骨皮 60g　玄参 60g　麦冬 60g　阿胶 60g　白芍 60g　熟地 30g　女贞子 60g　旱莲草 60g　柏子仁 30g　酸枣仁 50g　紫河车 90g　雪蛤 30g　穿山甲 15g　神曲 30g　山楂 90g

一剂,为蜜丸,每次 9g,1 日两次。

6 月 30 日二诊:服上方 1 个月后月经来,量不多,颜色较深,睡眠改善,阴道干涩也有好转,惟大便偏稀。仍然用原方加减:

生地 90g　地骨皮 60g　玄参 60g　麦冬 60g　阿胶 60g　白芍 60g　熟地 30g　女贞子 60g　旱莲草 60g　五味子 30g　柏子仁 30g　酸枣仁 50g　紫河车 90g　雪蛤

30g　穿山甲 15g　神曲 30g　鸡内金 30g　山楂 90g

一剂,为蜜丸,每天 2 次,每次 9g。

服完上方 1 剂后,月经连续 3 个月按时来,经量中等。

用方心得:

从我的经验来看,凡是进行过两次以上药流的妇女,不少人在若干年后出现月经量少,子宫内膜变薄,有的导致闭经、提早绝经。本案患者即由量少而逐渐闭经,并伴有失眠的,我常用两地汤合二至丸加减。两地汤是傅青主治疗月经提前、量少的名方,以滋养阴血为主,合二至丸以加强柔肝养阴的作用。再加柏子仁、酸枣仁养心安神,对于月经量少,或提前,或不提前,睡眠不佳,大便偏干,属于阴虚有虚热的妇女,非常适合。但方中一派滋腻养阴之品,不易消化吸收,有的人服后大便容易偏稀或腹泻,故加神曲以助运化。

用药心得:

临床上,单纯用两地汤合二至丸治疗子宫内膜变薄,往往力量不够,我经常加入紫河车、雪蛤。这两味"血肉有情之品",富含天然激素,对于不孕症、多囊卵巢综合征、子宫内膜变薄者,随证加入,均有佳效,但有乳腺增生、子宫肌瘤等增生性疾患的妇女,则宜慎重。

四、经前期紧张综合征

很多妇女在月经来之前 1 周、甚至 1 周以上,出现头痛,乳房胀痛,腰痛,腹痛,呕吐,水肿,失眠,全身瘙痒,脾气暴躁或情绪抑郁等一系列证候,西医对本病的发病原因不清楚,认为主要与机体组织对雌激素、孕激素敏感性有关,本病常出现于有排卵期的月经周期中,一般用对症治疗和精神疏导为主,但效果不理想。中医在病机上归结于肝郁脾虚,并影响到心、胆、肾等脏腑,临床可用逍遥散为主方进行灵活加减[1]。

附方

《局方》逍遥散

柴胡 10g　当归 10g　白芍 10g　茯苓 10g　白术 10g　生姜 10g　薄荷 5g

用方心得:

方中以柴胡疏肝解郁,当归、芍药养血柔肝,白术、茯苓健脾去湿,炙甘草益气补中,缓肝之急,生姜以其辛温而助苓、术和胃,薄荷以其辛凉而助柴胡散郁。这两味药很容易被人忽略不用,则疗效必然有所削弱。全方气血兼顾,肝脾并调,不温不寒,适应范围广。倘若血热有火,尚须加牡丹皮 10g、栀子 10g,即丹栀逍遥散。本方是女科调经的名方,其渊源来自于张仲景的当归芍药散与四逆散加减,运用得宜,可以治疗多种妇科疾病,号称"女科圣手"的傅山最善于用此方,《傅青主女科》多首方剂均从本方化出。

从我的临床经验来看,经前期紧张综合征,大部分可以用以上两首方加减治疗,我在临床常运用以下加减法:

(1)经前头痛,痛在两侧,加川芎 15g;痛在前额,加白芷 10g;痛在头顶,加藁本 10g;痛在后头,加葛根 15g、羌活 10g;胀痛而面红,加菊花 10g、白蒺藜 15g;头晕,加天麻 10g、钩藤 20g。

(2)经前乳房胀痛,加瓜蒌皮 15g、青皮 10g、土贝母 15g,也可加穿山甲 5g、王不留行 10g、海藻 15g、昆布 15g 等。

（3）经前腰痛，属于实证，则以胀痛、刺痛为主，加延胡索 15g、乳香、没药各 10g；属于虚证，则以酸痛、乏力为主，加续断 10g、补骨脂 10g、巴戟天 10g。

（4）经前小腹胀痛，加乌药 10g、香附子 10g；小腹连带外阴、乳房一起呈阵发性抽痛，班秀文先生谓之"吊痛"，再加延胡索 10g、川楝子 10g。

（5）经前呕吐，加半夏 10g、陈皮 10g；干呕、吐涎沫，甚至引起头痛，加吴茱萸 5g。

（6）经前水肿，尤其以眼睑明显，方中茯苓改茯苓皮 30g，加泽泻 15g、天仙藤 15g、香附子 10g、乌药 10g。

（7）经前失眠，加丹参 15g、首乌藤 30g、白蒺藜 30g、酸枣仁 15g，改茯苓为茯神 15g。

（8）经前全身瘙痒，属于血热的，常身上燥热，得凉则舒，夜间尤剧，搔之起红疹，用丹栀逍遥散加生地 15g、地骨皮 15g、白鲜皮 15g；属于血寒的，常遇风易发，得温则舒，白天尤剧，搔之不红，用逍遥散加桂枝 10g、黄芪 15g、羌活 10g、防风 10g。

（9）经前脾气暴躁，心烦，口苦，口渴，大便秘结，用丹栀逍遥散加土鳖 10g、桃仁 10g、大黄 10g，即合用《伤寒论》下瘀血汤。

（10）经前精神抑郁，情绪低落，胸闷不舒，用逍遥散加合欢皮 15g、郁金 10g、浮小麦 30g；咽中梗塞，如有梅核，吐之不出，咽之不下，加厚朴 10g、半夏 10g、苏梗 10g、陈皮 5g、白芥子 10g。

以上 10 种加减法，可根据具体情况灵活运用，但须在每次来月经前，提前几天服 5~7 剂药，调整几个月经周期之后，即可痊愈。

验案举隅

案例：月经前水肿

周某，女，24 岁，浏阳人，大学生，未婚，2003 年 4 月 15 日初诊。

患者 14 岁初潮，16 岁有一次来月经时，全身淋雨未及时处理，此后，每次来月经前四五天，即出现眼睑浮肿，严重时，感觉眼睛睁不开，身体不适，月经来之后，水肿逐渐消退，月经干净后，需要几天身体才完全恢复，做过多次检查，未发现有肾病和其他疾病，月经周期尚准，月经量不多，白带清稀。现在正值月经前 5 天，眼睑开始浮肿，腰酸，头晕，心悸，失眠，小腹胀，察之面色白，舌胖淡，津液多，脉弦滑，宜用逍遥散加减，处方：

当归 10g　白芍 15g　柴胡 10g　茯神 10g　苍术 15g　炙甘草 10g　生姜 10g　桂枝 10g　香附子 10g　乌药 10g　苏叶 10g　天仙藤 15g　茯苓皮 15g　陈皮 10g　7 剂

4 月 27 日二诊：服上方后，眼睑浮肿情况比以前大为好转，其他感觉也比以前要好，月经已经干净 3 天，有轻微腹痛，白带较多、色白清稀，舌淡，脉弦，宜用调肝汤加减，处方：

巴戟天 10g　白芍 15g　当归 10g　阿胶 10g　山萸肉 10g　炙甘草 10g　山药 10g　茯苓 10g　杜仲 10g　补骨脂 10g　续断 10g　露蜂房 10g　7 剂

嘱咐患者如果服上方感觉好的话，每次月经前服逍遥散加减 7 剂，月经后服本方 7 剂，连服 3 个月经周期。

3 个月后，经前水肿痊愈，至 2007 年生小孩之前，再未复发。

治疗心得：

本案属于经前紧张综合征之一，此类患者不少，病因不明，西医一般采取对症治疗的方法，患者长年周期性地服利尿药，恐其有副作用，又不能根治，故找中医求治者颇多。此病按照一般"水肿"的治法,用健脾利水之剂,效果不佳,重点当放在肝的疏达之上,故一诊用逍遥散、天仙藤散、苓桂术甘汤3方合方加减,予以疏肝、理气、活血、温寒、化饮为治,症状得以改善,二诊在月经过后,当以调肝养血为主,故用调肝汤加减。如此调理3个月经周期后,疾病得愈。

用药心得:

该案有本人的一处用药心得,即用天仙藤治疗妇科水肿。妇女出现水肿,大致上有四种情况,其一是月经前水肿,与月经周期有关。其二是黏液性水肿,与月经周期无关。两者水肿的部位都在眼睑,肿的程度不严重,前者会随着月经的干净而消退,后者经常早肿晚消。其三是手指小关节肿胀,多出现于40岁前后的妇女。其四是妊娠水肿。前三种水肿西医都无法确定具体的病因,情况严重时,只能采取对症治疗的方法。中医按照"脾主湿,肾主水"的理论,从脾肾论治,效果也不显著。我观察到这四种水肿都是妇女所独有,男子则无,当与女性的内分泌有关,不能当作一般水肿来看待,而妇女的内分泌失调与肝的关系最为密切,故考虑从肝论治。《妇人大全良方》有一首"天仙藤散",由天仙藤、香附子、乌药、陈皮、苏叶、木瓜、生姜、炙甘草组成,治疗妊娠水肿,肿自双脚开始,往上蔓延,趾间出水。李时珍告诫:"不可作水(即当作一般水肿)妄投汤药,宜天仙藤散主之。"天仙藤散原来是淮南名医陈景初的秘方,南宋陈自明称得自李伯时家。我分析全方的重点不在利水,而在理气,不在健脾,而在疏肝。特别是方中的主药天仙藤,苦温无毒,入肝脾,可行气化湿,活血止痛。我意识到本方大有用途,不必拘泥于妊娠水肿,可以广泛用于治疗妇女特有的各种水肿,我常以此方加减,治疗月经前水肿和黏液性水肿,疗效颇佳。《仁斋直指方》有一首"天仙散",治疗"痰注臂痛",其主药也是天仙藤,配羌活、姜黄、白芷、白术、半夏、生姜,我常改白术为苍术,治疗中年妇女不明原因的手指关节肿胀,疗效亦佳。

五、围绝经期综合征

妇女在绝经期前后,由于卵巢功能衰退,在月经紊乱的同时,可以出现一系列自主神经失调的症状,如面部、颈胸部潮红,易出汗,烦躁易怒,失眠多梦,头晕耳鸣,心悸乏力,肥胖等。国际公认的围绝经期是从41岁开始,有的50岁左右才进入围绝经期。有的妇女只有轻微的不适,有的症状表现严重,而且持续的时间很长,使生活质量下降。西医对于症状轻微者,主要以心理治疗,辅以维生素 B_1、谷维素等;精神症状严重者,适当给予镇静剂,同时主张长期服用性激素类药物。合理运用雌激素,长期效果好,但对某些患者,改善症状较慢。

中医治疗本病,大多数医家主张从肾入手,因为"肾为先天之本",围绝经期的所有证候,都是出自肾气衰而导致冲任失养、阴阳失调,并可波及他脏。也有的医家从治肝入手,或从治心入手,或从治痰瘀入手,都有其道理,要之,治本治标都必须根据患者的具体情况而定,方随证转,掌握好疾病的全过程。

属于肾虚的患者,往往时而畏寒,时而烘热,头晕耳鸣,腰酸乏力,舌淡脉沉细。宜用益肾菟地汤[1]。

属于肝旺的患者,突出表现为月经前后不定,心烦易怒,头痛,或血压升高,面红目赤,烘热汗出,手足心热,舌红,脉弦数。宜用清眩平肝汤[2]。

属于心阴虚的患者,突出表现为心悸怔忡,失眠健忘,焦虑忧郁,舌尖红,脉细数,宜用天王补心丹加减[3]。

属于心气郁结的患者,常喜怒无常,悲伤欲哭,沉默寡言,多思多虑,舌淡,脉沉涩,宜用甘麦大枣汤加减[4]。

属于阴阳失调,痰瘀互阻的患者,表现为形体逐渐肥胖臃肿,少动懒言,浮肿,四肢有蚂蚁爬行的感觉,面部色素沉着,舌苔腻,脉滑,可用痰瘀雪消饮[5]。

附方

1. 益肾菟地汤(姚寓晨经验方)

菟丝子 12g 生地 12g 熟地 12g 仙灵脾 12g 炒白芍 10g 炒知母 12g 炒黄柏 12g 巴戟天 12g 丹参 12g

用方心得:

本方是姚寓晨经验方,先生云:"方中菟丝子、仙灵脾、巴戟天温补肾阳,生熟地、肥知母、川黄柏滋益肾阴,白芍敛肝和营,紫丹参活血养血。如肝肾阴虚,偏于肝旺阳亢者,去仙灵脾、巴戟天,加女贞子 12g、墨旱莲 15g、生牡蛎 30g、甘枸菊各 12g、嫩钩藤 15g(后下)、紫草 30g,能滋阴潜阳,镇肝息风。如脾肾阳虚,偏于气不行水者,去知母、黄柏,加黄芪 20g、党参 15g、白术 12g、茯苓 12g、肉桂 6g、泽泻 12g,能益气运脾,温阳利水。如心阳偏盛,心阴日耗,心肾失于交泰,出现精神失常,悲伤欲哭不能自主者,去仙灵脾、巴戟天,加炙甘草 10g、淮小麦 30g、大枣 10g、熟枣仁 12g、麦冬 12g、龙牙齿 15g、菖蒲 6g、紫草 30g,能养心滋肾,镇惊安神。总之,本方系培益肾气,燮理阴阳的方剂,临床上可灵活掌握,加减应用。"[96]

从我的临床经验来看,妇女围绝经期综合征,总的病机为肾气衰退,冲任失调,抓住这个根本进行调节,才能最后治愈,不能拘泥于一病一症的消除。与本方相类似的名方有当代中医创制的"二仙汤",收录于《中医方剂临床手册》,由仙茅、仙灵脾、巴戟天、当归、黄柏、知母各 9g 组成,可用于温补肾阳,清泻肝火,调理冲任,广泛用于围绝经期综合征。我曾经长期使用此方,取得较好的效果。后来得到姚先生之方,仔细分析,其方有四味药与二仙汤相同,但去掉其中相对温燥的仙茅、当归,而代之以柔润的菟丝子、生熟地,并加白芍、丹参,在培补肾气、燮理阴阳的基础上,兼顾到肝与心,考虑更加周全。我在临床运用时,常常再加茯神 15g、石斛 10g,以健脾、养胃、宁神,感觉比早先用过的二仙汤,临床疗效更加满意。

2. 清眩平肝汤(刘奉五经验方)

黄芩 9g 生地 12g 当归 3g 白芍 12g 川芎 4.5g 旱莲草 9g 女贞子 9g 桑叶 9g 菊花 9g 红花 9g 牛膝 9g

用方心得:

本方实为芩连四物汤合二至丸加减。方中以四物汤加红花、牛膝养血、活血,引血下行;二至丸滋补肝肾以培本;黄芩、桑叶、菊花清解肝经郁热。合而能滋肾清肝解郁,养血活血调经,标本兼治。热重当去当归、川芎,加黄连 9g;肝阳亢盛加龙齿 30g。[97]

从我的临床经验来看,本方适合于围绝经期高血压的治疗,症见头晕,面赤,舌红,脉弦数等,属于肝阳上亢之证,尚可加天麻 10g、钩藤 20g、桑寄生 30g,不仅可以改善症状,而且降压效果好,能够坚持服药,有可能使其不转化为终身高血压。如果血压时高时低,头晕乏力,面色白,舌淡脉缓,则本方不适合,宜用半夏白术天麻汤。

3. 天王补心丹加减（彭坚经验方）

生地 24g　丹参 15g　玄参 10g　北沙参 10g　麦冬 10g　天冬 10g　柏子仁 10g　枣仁 10g　五味子 5g　茯神 15g　远志 10g　莲子心 10g　炙甘草 10g　合欢皮 10g　琥珀 10g（包煎）

用方心得：

天王补心丹出自《摄生众妙方》，是治疗心阴虚生内热，导致心悸、怔忡、失眠的名方。方中重用生地滋肾水以补阴，水盛则能制火，入血分以养血，血不燥则津自润，是为主药；玄参、天冬、麦冬甘寒滋润以清虚火，丹参、当归补血活血，五味子敛气生津，用以配合主药补心阴亏虚、心血不足之本；人参、茯苓益气宁心，柏子仁、酸枣仁、远志、朱砂补益心脾，安神定志，用以治虚烦少寐之标。标本并图，则所生诸症乃可自愈。方中桔梗，是取其载药上行之意。

从我的临床经验来看，本方所适合的病机为心阴虚有热，但组方尚有可商榷之处。方中滋阴之力有余，而清热之力不足；心悸脉数，宜甘以缓之，酸以收之，方中有酸药，却缺少甘药；虚火上炎，宜引火下行，反而只有桔梗载药上浮，并无沉降之品，虽然有朱砂，可视作潜镇药物，但属于汞化合物，终究不宜久用。我在临床运用时，常去原方中的桔梗、朱砂，加莲子心清热，炙甘草缓急，合欢皮解郁，琥珀镇心。莲子心能清心热，而苦不及黄连，燥不及苦参，用于心阴虚而有热时，是较为理想之品。炙甘草本来就是治疗心动悸、脉结代的主药，配五味子则可酸甘养阴。合欢皮为解郁之妙品，配远志、茯神、柏子仁、枣仁，则对围绝经期因为焦虑忧郁所致的失眠更加有效。琥珀入心经，镇静安神，比其他潜镇之品更为专一，可代替朱砂。经此加减，于本病更为切合。

453

4.《金匮要略》甘麦大枣汤

炙甘草 15g　淮小麦 30g　大枣 30g

用方心得：

本方出自《金匮要略》"妇人杂病脉证并治"，原文为："妇人脏燥，喜悲伤欲哭，像如神灵所作，数欠伸，甘麦大枣汤主之。"这首方从古到今广泛应用于情志抑郁的病证。叶天士说："本方药似平淡，可愈疑难大症。"唐容川说："甘麦大枣汤三药平和，养胃生津化血，津水血液下达于脏，则脏不躁，而悲伤太息诸证自去。"

从我的临床经验来看，本方适合于情志抑郁症，当以厌食、厌药、惶惑紧张，无法自我松弛为主要特征。故本方取"甘以悦脾"、"甘能缓之"为立方原则，药味简单，口感甘柔，毫无一般汤药的难闻气味，以近乎食疗的方法给药，这正是张仲景针对患者厌食、厌药等心理特征，因人制方的高明之处。《金匮要略》中治疗"狐惑病"的百合地黄汤也是如此立意，但只是对具有这类证候的抑郁症患者才有效。

临床上，大多数医生都在本方基础上适当加味广泛运用。如，蔡小荪先生常于方中加白芍、菖蒲、郁金、琥珀，并认为："甘麦大枣汤配白芍柔肝养血，与甘草伍，助缓急之功，菖蒲既能豁痰开窍，又能理气活血，治心气不宁，《重庆堂随笔》言其是舒心气，畅心神，怡心情，益心志之妙药也。五药相得益彰，用之颇验。疏肝解郁之品，蔡氏最喜郁金，认为其性轻扬，能散郁滞，顺逆气，上行而下达，对心肺肝肾火痰郁遏不行用之最佳。夜寐难安，甚至彻夜不眠者，增西珀末 1.2g 吞服，有显效。"[98]

黄绳武先生常于方中加百合、生地、五味子、琥珀、夜交藤、丹参、丹皮，认为："甘草、大枣缓急调中，小麦养心除烦，皆气分药，并非养脏阴、补精血之佳品，然调紊乱之气机，和动乱之阴阳,阴阳和、神气安则诸症自除;配五味子酸甘养脏阴,生地壮肾水,百合养心宁神,琥珀末、夜交藤镇心安神定魄,琥珀末、丹参又可活血治其胸闷,牡丹皮清血分伏火,合而用之,则阴足气调,热清血活,气机调达,经脉通畅则病证可除。"[99]

5. 痰瘀雪消饮(姚寓晨创制方)

茯苓 12g　泽泻 12g　海藻 15g　栝楼皮 15g　莪术 12g　川芎 10g　山楂 20g　穿山甲 12g　黄芪 15g

先将上药用水浸泡 30 分钟,煎煮 30 分钟,每剂煎两次,早晚服。

用方心得:

妇女围绝经期由于雌激素分泌减少,出现肥胖臃肿,面部色素沉着,倦怠乏力,是一种十分难以调治的疾病。姚先生责之为阴阳失调,痰瘀互结,虚实夹杂,立法气血并调,痰瘀同治,选药很有讲究。本方以莪术、川芎活血中之气,栝楼、海藻消痰散结,山楂、穿山甲活血散瘀,茯苓、泽泻利水化饮,黄芪益气扶正。一切大补大泻、温燥滋腻之品皆避之。[100]

从我的临床经验来看,本方与叶天士治疗肥胖闭经之苍附导痰丸的用药思路迥然不同,本方从气、血、痰、水四方面着手,以寻常之药缓消之,自有其特色。我在几年前开始注意此方,考虑到妇女围绝经期的生理特征,原方的针对性似乎有所不够,故在原方基础上加仙灵脾 10g 助阳、枸杞子 15g 养阴、威灵仙 10g 祛湿,3 味药均有延缓衰老的功用,再加凌霄花 10g,走头面以活血消斑,白芥子 10g,走全身以消皮里膜外之痰。试用于临床数例,患者能坚持以时日者,数月之后确有明显疗效。

验案举隅

案例:绝经期雌激素水平先高后低

孙某,女,53 岁,福州人,教师,2006 年 5 月 4 日初诊。

患者于 2005 年 7 月因患乳腺导管内乳头状瘤,进行手术切除,切片检查,尚未发现癌变,在此之前,因为患有多发性子宫肌瘤,进行剥离手术,另外尚有肾上腺结节、甲状腺结节,但无任何症状。目前,雌二醇水平高于正常值 3 倍,仍然每月来月经,考虑到雌激素水平过高对乳腺的刺激大,恐导管瘤复发,医生建议其进行卵巢切除,患者不同意,于是找中医治疗,曾经服海藻玉壶汤等中药百余剂无效,目前主要症状为:两侧乳房胀痛,月经前较严重,月经过后仍然不消失,经量中等,周期尚准,时间四天,睡眠欠佳,察之面容清瘦,面色偏黄,面部、手足皮肤有多处老年斑,舌红,舌体偏瘦,有薄黄苔,脉细数,宜用消瘰丸加减,处方:

浙贝 15g　玄参 15g　牡蛎 30g　王不留行 15g　穿山甲 5g　柴胡 10g　黄芩 10g　木鳖子 10g　夏枯草 15g　莪术 15g　蒲公英 15g　石见穿 15g　黄芪 30g　露蜂房 10g　花粉 15g　麦芽 30g　15 剂

5 月 21 日二诊:服上方后,乳房胀痛明显减轻,进行雌激素测定,各项指标开始下降,守方不变,续服 15 剂:

浙贝 15g　玄参 15g　牡蛎 30g　王不留行 15g　穿山甲 10g　柴胡 10g　黄芩 10g　木鳖子 10g　夏枯草 15g　莪术 15g　蒲公英 15g　石见穿 15g　黄芪 30g　漏芦 15g　露蜂房 10g　僵蚕 10g　花粉 15g　麦芽 30g

8 月 6 日二诊:因复诊不方便,未及时检查,连服上方 50 余剂后,检查结果显示:雌激素降至正常水平以下,出现潮热盗汗,失眠多梦,口干,舌红,苔薄黄,脉细数,宜用益

肾菟地汤合二至丸加减,处方:

　　生地 30g　熟地黄 10g　白芍 10g　丹参 15g　地骨皮 30g　知母 10g　黄柏 10g　女贞子 15g　旱莲草 15g　山萸肉 10g　龙齿 30g　菟丝子 10g　巴戟天 10g　15剂

　　另外,雪蛤每日 1 次,每次 2g,半个月后测定雌激素水平。

　　10月5日三诊:服上方后,潮热盗汗、失眠多梦等均大为好转,服药期间,来过一次月经,尚属正常,雌激素测定已在正常范围。宜用上方合消瘰丸加减,制为蜜丸缓图,以巩固疗效,处方:

　　生地 30g　熟地 50g　白芍 10g　丹参 15g　地骨皮 30g　知母 10g　黄柏 10g　女贞子 30g　旱莲草 30g　山萸肉 10g　龙齿 30g　菟丝子 10g　巴戟天 10g　仙灵脾 10g　浙贝母 10g　玄参 30g　牡蛎 30g　穿山甲 10g　柴胡 10g　露蜂房 10g　花粉 15g

　　3剂为蜜丸,每日 2 次,每次 10g,饭后开水送服。1 剂药大约可服 100 天。

　　2007 年 3 月电告:服上方后情况稳定,所有症状消除,月经未再来,老年斑似乎有所变淡,仍用原方制成蜜丸,服半年以善后。

治疗心得:

　　本案先后出现雌激素过高与雌激素过低两种情况,前者是自身内分泌紊乱所致,后者是服药过度所导致,治疗后得以恢复正常,说明用中药调整内分泌失调效果是显著的。妇女年过半百仍然有月经者,目前尚不在少数,但患者有乳腺导管瘤病史,雌激素过多,显然对乳腺病不利,西医主张手术切除卵巢,遭到患者拒绝,因此找中医诊治。一诊见其主要症状为乳房胀痛,当以软坚散结、疏肝达郁为主,以消瘰丸加减,服 15 剂后,经检查雌激素开始下降,续服 15 剂,应当再做检查,但患者未遵医嘱,连服 50 余剂中药,导致雌激素降至正常水平以下,出现潮热盗汗等一系列的围绝经期综合征症状,故三诊用菟地益肾汤合二至丸加减,并辅以雪蛤补充雌激素,服至雌激素正常后,改以丸剂缓图,终于治愈。本案有一处遗憾,即在原始病案中,未见到催乳素的检查结果,也不知道乳腺导管瘤手术前的催乳素是否高?从我的临床经验来看,催乳素过高的患者,容易产生乳腺增生类疾病,雌二醇过高的患者,容易产生子宫肌瘤类疾病,细胞增生与雌激素之间存在因果关系,在用中药辨证论治时,有时需要进一步追溯激素异常增高的原因,以排除脑垂体瘤,因为脑垂体肿瘤也可导致激素分泌异常。我曾治疗过一个类似的病例,患者 40 岁,患有乳腺增生、子宫肌瘤等,长期月经提前、量多,乳房胀痛,查催乳素、雌二醇均高出正常值数倍,我以神效栝楼散加减治疗乳房胀痛,以清经散治疗月经提前,治疗一个月经周期后,各项症状得以缓解,两项雌激素均降至正常水平以下很多,但做 CT 检查,发现有脑垂体瘤。本案虽已临床痊愈,但仍须密切观察,必要时还应做相应的检查,以免耽误病情。

六、不 孕 症

　　临床上,确定为不孕症的依据一般是:夫妻同居两年以上未孕,或者曾经怀孕,流产以后持续两年以上未再受孕者。作为女方,不孕症最常见的原因有两大类,一类即卵巢先天发育不良、黄体功能不全、无排卵等来自卵巢的因素;另一类为输卵管炎症、堵塞、发育不全等来自输卵管的因素。除此之外,妇女子宫、阴道的器质性疾病和免疫因素,以及身体其他原因都可导致不孕。并非所有的不孕症都能治愈,中医比较擅长的是通

第六类

妇科内分泌失调及功能性疾病

过调经、治带治疗以上这两类原因导致的不孕。临床上可分虚实寒热辨证论治。

属于气血虚弱,肝脾肾不足的患者,往往月经后期,量少色淡,少腹发冷,性欲减退,兼见面色㿠白,精神不济,食纳欠佳,腰酸膝软,舌淡脉弱等,宜用毓麟珠加减[1]。

属于血虚而胞宫有寒的患者,往往经行腹痛,受寒加剧,带下清稀量多,兼见面色萎黄,腰酸膝冷,舌胖淡,脉沉弦,宜用艾附暖宫丸加减[2]。

属于水亏火旺的患者,往往经血量少色红,形体消瘦,精神疲惫,舌红,脉细,宜用养精种玉汤合清骨滋肾汤加减[3]。

属于肝气郁结的患者,往往少腹两侧胀痛,白带多,色偏黄,兼见烦躁易怒,口苦尿黄,舌红苔黄腻,脉弦数,宜用宣郁通经汤加减[4]。

属于瘀血留滞下焦的患者,往往痛经,月经有血块,色紫黑,舌有瘀斑,或舌下静脉怒张、色青,脉沉涩,宜用少腹逐瘀汤加减[5]。

附方

1.《景岳全书》毓麟珠

熟地黄 12g　当归 12g　白芍 6g　川芎 3g　红参 6g　白术 6g　茯苓 6g　炙甘草 3g　菟丝子 12g　杜仲 6g　鹿角霜 6g　川椒 6g

用方心得:

本方是治疗因为气血虚弱,肝肾不足而致久不受孕的著名方剂,这是原方制成丸剂的剂量。方中以八珍汤补益气血,菟丝子、杜仲、鹿角霜温补肝肾,川椒暖胞宫,散下焦寒湿。制成丸剂缓图,久服即可怀孕。张景岳自赞曰"凡种子诸方,无以加此"。

从我的临床经验来看,本方对于子宫、卵巢发育不良,黄体功能不全,基础体温单向而导致不孕,属于气血不足,肝肾亏损者有效。古人曾经很看重方中的川椒,凡是男女下焦有寒、性激素水平低下者多用之。但据我考察,此物属于纯阳之品,散寒、止痛、逐邪之效大过其温养作用,在历代本草和方书中,很少见到其壮阳、暖宫的记载,即使有也是附带一提,且久服容易上火,故我往往去之,代之以蛇床子 10g、仙灵脾 10g、紫石英 30g。煎汤服用时,一般在月经干净后第 3 天开始服,连服 15~20 剂,无输卵管粘连、堵塞,以及严重的慢性炎症时,一般服两三个周期,即有可能怀孕。

据夏桂成先生介绍:南京中医药大学已故名老中医黄鹤秋所制四补三胶汤,用治奇经阴阳俱虚所致的子宫萎缩、月经闭止等,即毓麟珠去鹿角霜、川椒,加仙灵脾、紫河车、阿胶、龟甲胶、鳖甲胶。但凡先天不足而致子宫、卵巢发育不良,黄体功能不全,一般药物久治不效,均可借此血肉有情之品,制成膏滋服用为妥。[101]

2.《仁斋直指方》艾附暖宫丸

艾叶 10g　香附子 10g　当归 10g　白芍 10g　川芎 10g　熟地黄 10g　肉桂末 1.2g（冲服）　吴茱萸 5g　黄芪 10g　续断 10g

用方心得:

本方以艾叶理气活血,散寒祛湿,暖宫止痛;香附子疏肝解郁,行气止痛共为君药。吴茱萸、肉桂入肝经,走少腹,大温大热,助艾叶暖子宫、散寒邪,为臣药。四物汤为补血主方,得黄芪则益气而生血,得续断则补肝肾而养血,共为佐使之药。药方虽偏于温燥,但对于血虚有寒,尤其遇寒加剧,以少腹冷痛、白带清稀等为主要特征的不孕症,以及其他妇科病症,确有良效。

从我的临床经验来看,这类患者许多是月经期不注意禁忌,受寒、淋雨所致。少腹逐瘀汤证、五积散证以及本方证都可见痛经。少腹逐瘀汤证的痛经,疼痛剧烈,痛如刀割,伴有血块,白带不多,也可因痛经导致不孕症,故王清任说此方"种子如神"。五积散证的痛经,疼痛如绞,身冷恶寒,白带较多,但痛过后,一切如常。艾附暖宫丸证的痛经,以胀痛为主,疼痛过后,仍有腰酸膝冷,少腹隐痛,面色萎黄等血虚有寒证。用本方治疗不孕症,我的经验是:一般在月经前3~5天开始服药,至月经来时疼痛减轻停药,月经过后3天,原方减去吴茱萸、肉桂,加蛇床子10g,菟丝子10g,仙灵脾10g,续服10剂左右,连服2~3个月经周期。

3. 养精种玉汤加减(彭坚经验方)

熟地黄30g　当归15g　白芍15g　山萸肉15g　枸杞子15g　生地黄15g　牡丹皮10g　地骨皮30g　女贞子30g　旱莲草15g　桑椹子30g　五味子10g　车前子10g

用方心得:

《傅青主女科》养精种玉汤即前四味药,原书用治"身瘦不孕"。黄绳武先生认为:"养精种玉汤是由四物汤去川芎加山萸肉组成,一味药的变化改变了整个方义。四物汤本是养血活血之方,但去辛温香窜之川芎,加山萸肉温养精血,则成为纯养精血、肝肾同治之方。一般认为瘦人多火,而养精种玉汤偏温,这正是考虑到对不孕症患者应注重生发之阳气。如确属阴亏火旺者,宜酌加枸杞子、龟甲、牡丹皮等,使其滋水之力更强,受孕之机尤易。"[102]

从我的临床经验来看,黄先生所论不虚,如果身瘦而不孕,属于阴虚火旺,月经提前或推后,但量少色黑,兼见口苦口渴,舌红,脉细数者,此方有效,但宜加滋阴清热之药,我临床常合二至丸,即女贞子、旱莲草、桑椹子,此方本身滋阴润燥,就是一首治疗阴虚不孕的效方,再加生地黄、地骨皮、牡丹皮、五味子、车前子,取傅青主两地汤、王肯堂五子衍宗丸之意,即可用于调经,增加月经量,又可促孕,对于黄体功能不全,属于阴虚血热者有效。没有明显的血热,而月经量少者,去牡丹皮、地骨皮,加菟丝子15g,续断10g。服法同毓麟珠,一般月经干净后第三天开始服,连服15~20剂,2~3个月经周期。

4. 宣郁通经汤加减(彭坚经验方)

牡丹皮15g　栀子10g(炒)　柴胡5g　当归15g　白芍15g　生甘草3g　香附子5g(酒炒)　郁金5g(醋炒)　白芥子10g(炒研)　黄芩5g(酒炒)　蒲公英15g　败酱草15g　穿山甲5g　王不留行15g

用方心得:

本方是《傅青主女科》治疗痛经的首选方,以丹栀逍遥散去白术、茯苓,加黄芩清解郁火,香附子理气,郁金活血,白芥子化痰,后3味药均能止痛而性味平和,对于证属肝郁有火的痛经十分有效。

从我的临床经验来看,本方具有疏肝、理气、清热、化痰、活血、消瘀各种综合功能,不仅仅用于治疗痛经。凡妇科炎症引起的少腹疼痛,白带多而偏黄,病机同上者,均可运用。由于输卵管炎导致不孕的,加蒲公英30g,败酱草30g清热解毒,以消除炎症;输卵管不通的,加穿山甲、刘寄奴、王不留行软坚散结,以疏通输卵管。严重粘连的,尚可加浙贝母15g、皂角刺10g、急性子10g、莪术15g等。

5.《医林改错》少腹逐瘀汤

当归15g　赤芍10g　川芎10g　蒲黄10g　五灵脂10g　延胡索10g　肉桂2g　干姜5g　川椒3g

用方心得：

本方即四物汤去熟地之滋腻,合失笑散、延胡索活血止痛,加干姜温中,肉桂、川椒暖宫,共成温寒活血、逐瘀止痛的方剂,对于妇女痛经,疼痛拒按,月经有瘀块,色紫黑,形寒怕冷等有效。

从我的临床经验来看,本方适合的病机为少腹寒凝血瘀,王清任称"此方种子如神",主要是因为本方可以治疗少腹寒凝血瘀引起的输卵管堵塞、慢性炎症、粘连引起的不孕症。由于很多中医习惯于将西医所说的炎症与中医的热证、湿热证等同看待,故对于妇科慢性炎症,不敢大胆用温热药物。实际上,急性炎症属于热证、湿热证者多,而大部分慢性炎症属于寒证、寒湿证,特别是使用抗生素的时间过长、过滥的患者,往往体质下降、免疫功能下降,出现一派虚寒征象而炎症依然存在。这时,需要用温热药物提高人体免疫机制,促进血液循环,以利于炎症的吸收,改善组织器官的功能,少腹逐瘀汤即通过温阳活血达到消除输卵管炎症和疏通输卵管阻塞的作用。

我在运用本方时,如果患者处于月经期间并出现痛经,可加紫石英 30g、花蕊石 10g;非经期服用,可加蛇床子 10g、菟丝子 15g、韭菜子 10g;输卵管堵塞、粘连较甚,少腹按之疼痛,加鹿角霜 10g、刘寄奴 15g、白芥子 10g、急性子 15g、威灵仙 15g。

验案举隅

案例一:不明原因不孕症

黄某,女 32 岁,加拿大籍华人,2012 年 4 月 9 日初诊。

结婚 4 年不孕,没有采取任何避孕措施,检查也没有查出任何问题,特意来长沙就诊,经其他医生调治 2 个月,同时用中、西药治疗未怀孕。患者月经尚正常,时间准,月经量稍微偏少,白带不多,面色不华,饮食、大小便、精神尚可,舌淡,脉沉细。处以毓麟珠合寿胎丸加减,嘱月经干净后 3 天开始服:

杜仲 15g 续断 15g 菟丝子 15g 桑寄生 30g 阿胶 10g(蒸兑) 熟地 10g 当归 10g 川芎 10g 赤芍 10g 甘草 10g 仙灵脾 10g 紫石英 30g 穿山甲末 2g(冲服)雪蛤 2g(另外炖服)14 剂

11 月 6 日二诊:患者本人没有来,其母亲告知:服完 14 剂后,五月份月经未来,检查已经怀孕,今年年底为预产期,目前状况良好。2013 年 1 月从加拿大来电告知:顺产一女婴,重 3.5kg,母女平安。

用方心得：

本案病情其实不复杂,故使用最普通、最常用的促怀孕方:毓麟珠加减。少腹不冷,我常去方中的鹿角霜、川椒,代之以仙灵脾、紫石英,再合用寿胎丸(菟丝子、桑寄生、续断、阿胶),无气虚之证,则去人参、白术、茯苓。另外用雪蛤炖服,穿山甲研末冲服。在月经周期正常,查不出任何器质性原因,输卵管基本通畅的情况下,此方常常有效。

案例二:痛经,不孕症

王某,女,30 岁,湖南通道县人,农民,已婚四年未育,1998 年 3 月 6 日初诊:

每次月经来之前小腹绞痛,经色如茶汁,两三天后,正式来月经,色紫黑,有血块,量不多,4 天左右干净,经期一般推迟三五天。婚后四年未孕,西医查不出任何原因。视其面色黧黄,舌淡苔白腻。诊脉沉缓。询其小腹冰冷,腰部酸痛,食欲不佳,白带清稀量多。患病原因始于 3 年前 11 月份,正值来月经时,家中被洪水所淹,自身照顾不暇,故罹患此病。证属寒湿阻滞冲任,经脉不通,治宜温经化湿,通调冲任。目前距离本次月经之

来尚有四五天,身体已经开始有反应,方用温脐化湿汤加味:

白术 30g　云苓 10g　山药 15g　巴戟天 10g　扁豆 10g　白果仁 10g(捣碎)　莲子 10g(捣碎)　胡芦巴 10g　荜澄茄 10g　当归 30g　川芎 15g　蒲黄 10g　琥珀 10g(布包煎)　连服 7 剂,月经来时也服,等月经干净后再来就诊。

3 月 20 日二诊:服上方第四剂时来月经,遵医嘱服完 7 剂,已经停药两天。小腹绞痛大为减轻,茶色的经水和紫色的血块也大大减少,月经昨天已经干净,前后共 5 天。自我感觉是三年多来月经最好的一次,食欲正常,面色转红润,舌色胖淡,有薄白苔,脉缓。处方:

白术 30g　茯苓 10g　山药 15g　巴戟天 10g　扁豆 10g　白果仁 10g(捣碎)　莲子 10g(捣碎)　白芍 30g　当归 15g　川芎 10g　泽泻 10g　苍术 10g　续断 10g　连服 20 剂。

4 月 13 日三诊:服上方后,食欲增加,白带减少很多,腰部酸痛消失,精神、体力均恢复到得病前的情况。按正常周期计算,月经将来。拟仍用一诊方加减:

白术 30g　茯苓 10g　山药 15g　巴戟天 10g　扁豆 10g　白果仁 10g(捣碎)　莲子 10g(捣碎)　乌药 10g　沉香 5g　当归 30g　川芎 15g　蒲黄 10g　琥珀 5g(布包煎)　连服 5 剂。候月经干净后来诊。

4 月 20 日四诊:上方服到 3 剂时来月经,这次不仅未腹痛,而且基本没有血块,颜色也较鲜红,5 天干净。患者要求通过中药使其怀孕,察其面色红润,舌脉均可,继用二诊方加减:

白术 30g　云苓 10g　山药 15g　巴戟天 10g　扁豆 10g　白果仁 10g(捣碎)　莲子 10g(捣碎)　白芍 30g　当归 15g　川芎 10g　黑豆 30g　大枣 20g　枸杞子 30g　菟丝子 10g　续断 10g　连服 30 剂。

同年 6 月份,有人来告知,患者已经怀孕,第二年又有人告知,已经顺产,生一女婴。

治疗心得:

本案不仅月经前腹中绞痛,少腹冰凉,带下如茶水之色,而且月经中有紫色血块。询其原因,为多年前来月经时,不知禁忌,感受寒湿所致。既要治带,又要化瘀,还要温寒,幸好三者可以统一,而患者的脉舌又呈现一派寒象,药证相符,故选用温脐化湿汤为主方,加归芎通经,蒲黄、琥珀化瘀,而胡芦巴、荜澄茄气味雄厚,专走肝经,为温寒化湿的得力之品,故而一击中的,使得数年沉疴,始有起色。二诊仍用原方缓图,补益肝脾,体质改善。三诊仍然回到一诊的思路,去掉大辛大热的葫芦巴、荜澄茄,改用乌药、沉香理气,取所谓"病进则药进,病退则药退"之意,得到如意效果。四诊合佛手蛋之意,仅仅 30 余剂,患者已经种子怀胎。傅青主说此方"兼可种子",并非虚言。临床确实有不少西医查不出实质性病变,而通过调经、治带痊愈的患者,此为一例。本案所用的温脐化湿汤、佛手蛋,可参见"痛经"一节。

案例三:输卵管积水,不孕症

李某,女,32 岁,长沙市人,2012 年 4 月 15 日初诊。

患者结婚四年,因为两侧输卵管积水导致不孕,曾经在某生殖中心进行试管婴儿培植,连续 5 次没有成功。平时小腹隐痛,月经尚准时,量中等,经前乳房胀痛,白带不多。察之面色不华,舌淡红,脉弦细。用当归芍药散加减:

当归 60g　赤芍 30g　川芎 30g　泽泻 30g　茯苓 60g　白术 50g　红藤 180g　败酱

草 60g　牵牛子 30g　急性子 60g　三棱 30g　莪术 30g　九香虫 30g　蜂房 30g

1 剂,做水丸,每天 2 次,每次 6g。

2012 年 6 月 24 日二诊:服完上方 1 剂后,即已怀孕,现感腰痛乏力,舌淡红无苔,脉弦细数。用泰山磐石散加味:

黄芪 50g　白参 15g　炙甘草 10g　当归 10g　白芍 10g　生地 15g　川芎 5g　白术 30g　砂仁 20g　续断 30g　寄生 30g　菟丝子 15g　黄芩 15g　15 剂

用方心得:

当归芍药散是治疗妇科腹中疼痛的祖方。月经不调,多为血气不和;妇科炎症,多为内有水湿。而当归芍药散之当归、川芎、白芍(赤芍),柔肝和血;白术、茯苓、泽泻,健脾利湿。全方药味平和,善于流通而不滋腻、不燥烈,非常适合妇女的生理特征。但此方用于妇女慢性盆腔炎引起的腹痛,清热解毒的力量偏弱,故我在明确属于比较严重的盆腔炎时,往往加大剂量红藤、败酱草,能够显著提高疗效。

用药心得:

我在治疗输卵管积水时,除了用当归芍药散加红藤、败酱草消除盆腔炎症之外,往往借助于 3 个药对疏通输卵管,消除积水。第一个药对是急性子配牵牛子,前者走血分,软坚散结,后者走气分,化气利水。第二个药对是三棱配莪术,前者活血,后者理气,具有开破作用,却药性平和。第三个药对是九香虫配露蜂房,前者辛香走窜,后者咸平散结,盖输卵管堵塞,日久粘连,须赖虫类药入血络搜剔。严重者,九香虫改用麝香,并加穿山甲。我用此法治愈了多例输卵管堵塞导致不孕的患者。

案例四:多囊卵巢综合征,不孕症

付某,女,30 岁,长沙市人,2013 年 1 月 14 日初诊。

患者从 2005 年起,月经稀发,逐渐闭经,诊断为多囊卵巢综合征,吃了两年多西药,月经仍然不正常,身体变胖。2008 年改吃中药丸,月经逐渐正常,2010 年 1 月怀孕,9 月顺产。半年后,月经又不正常,检查仍然诊断为多囊卵巢综合征,再按照原来的药方制药丸服,不料服后又怀孕,鉴于西医说剖腹产不宜短期内生二胎,于是忍痛流产。目前孩子已经两岁半,依旧闭经,患者希望月经调治好之后,能够再生一胎。她保存了当年开的处方,提供给我参考:

血竭 30g　琥珀 30g　三七 50g　鹿角霜 30g　三棱 30g　莪术 30g　穿山甲 50g　皂角刺 30g　石见穿 30g　露蜂房 30g　白芥子 30g　牵牛子 30g　海藻 30g　甘草 30g　五灵脂 30g　蛇床子 30g　雪蛤 30g

为蜜丸,每天 2 次,每次 9g。

我要求患者把详细的病史发给我,以便建档,并让我斟酌 2 天,然后开方。

2013 年 1 月 17 日:新开处方如下:

血竭 30g　琥珀 30g　三七 50g　三棱 30g　莪术 30g　穿山甲 50g　皂角刺 30g　石见穿 30g　鹿角霜 30g　露蜂房 30g　白芥子 30g　牵牛子 30g　海藻 50g　生甘草 50g　白参 30g　五灵脂 30g　蛇床子 60g　雪蛤 50g　山楂 60g　苍术 60g　急性子 50g　紫河车 60g　仙灵脾 30g　菟丝子 50g

1 剂,为水丸,每天 2 次,每次 6g。

用方心得:

这首我多年以前开出的处方,是根据患者的病机而设计的个人经验方,并非古代成方。根据我的临床观察,多囊卵巢综合征多数属于虚实夹杂。虚为肝肾不足,实为痰瘀交阻。大凡雌性激素偏低的,以虚证为主,虚中夹实;雄性激素偏高的,以实证为主,实中夹虚。虚证宜调节冲任,大补精血,兼以活血化瘀;实证宜化痰消瘀,软坚散结,兼以补益肝肾。本案患者身高体胖,雄性激素高,家族有卵巢癌病史,可能还有卵巢壁增厚,从多方面分析当属实证。故遣方用药以化痰消瘀,软坚散结为重点,全方17味药,有15味药集中于此,仅有蛇床子、雪蛤补肝肾,益精血。由于方证相符,故能够取效。新开的处方,则在原方的基础上,加急性子软坚散结,苍术、山楂化痰消瘀,菟丝子、紫河车、仙灵脾温补冲任,驱邪扶正之力,均有所加强,当服之有效。

附:患者邮件

彭教授:您好!我是小付,是昨天到你那看病的病人,您要我把我的病史写上,您好开方子,今天我把我的病情写给您。

2001年高中毕业读大学,因为我高中时是篮球队的,当时非常瘦,身高173cm,体重只有45kg,高中毕业后没再训练,体重以每年5kg的速度增长。2004年达到65kg。

2005年,我母亲患卵巢癌病逝,2个月之后,我就开始月经不调,月经稀发,最后闭经。去医院检查,做B超,验了5项性激素检查,查出是高雄性多囊卵巢。按医嘱服用达英35,对于当时还是处女的我,服用避孕药是件非常难为情的事。而且那个药按周期吃了才来月经,确切地说不是月经,是撤退性出血。不吃就不来月经,我持续吃了2年,其后就断断续续吃,月经一直就不规律。让我最为痛苦的是,我的体重增加到80kg。对于20岁出头的姑娘来说,这是最为痛苦的。想当年我体重才45kg啊,在学校是号称校花的。

2008年,在朋友的介绍下认识了你,可以说这是我人生的转折点。当时您建议我先停掉西药,说激素类药副作用太大。然后给我开了7副煎药,说吃了就会来月经。之前,我是不太相信中医的,总觉得有些玄乎。吃了您给我开的药后,奇迹出现了,我久违的月经在吃药的第5天就来了。当时真的很开心,也被中医学的神奇彻底征服!后来彭教授给我开了一种粉状药,每天饭后吃一勺,连续服用了3个月,服药期间月经按时到访,后来您建议我停药一段时间,看月经还正常来不?停药后月经一直正常,直到2008年年底,月经又不正常了,这次你给我开了丸子,每次服40粒,每天2次。成分和你上次给我开的药差不多,说现在改进了,这种丸子比较方便服用。服药后我的月经又正常到访。三个月停药后月经正常,当时你提醒我要减肥,说正常的体重有助于我病情的好转,我在您的建议下努力减肥,体重从80kg减到65kg。

之前,因为一直月经不正常不能怀孕,我觉得我没资格谈婚论嫁,怕害了人家。也因为太胖极度自卑,现在体重降了,月经正常了,我觉得我有资格谈恋爱了。2009年8月,交了男朋友,也就是我现在的老公,有了正常的性生活,期间没有服药月经正常,也没避孕,性生活次数很频繁,基本上每天1~2次。一个多月后又开始月经不调,当时跟老公正处于热恋,我非常痛苦,很舍不得这段感情,但老公家是独生子,肯定希望要孩子的。好在老公对我不离不弃,陪我一起看医生,在您这又服用了那种丸子药。月经又恢复正常。

2010年1月16日,我很清楚地记得这一天。当时40多天没来月经了,我极度沮丧,估计多囊卵巢又复发了。我忍痛跟老公、当时的男朋友提出"分手"了,说真不想害了他。那一天,他买了99朵玫瑰向我求婚,说会陪我积极治疗,若以后即使没有宝宝、即使是领养一个孩子都要跟我结婚。我被这个善良的男人彻底打动了，当时同意了他的求婚。当天下午他陪我去找您，您给我把了脉，问了我情况后，让我做了个尿检。结果发现这次停经不是多囊卵巢，居然是怀孕了！这个病困扰了我这么多年，靠不开刀，不人工授精能自然怀孕真的很难得。当时我就抱着老公哭了，这是幸福的眼泪啊！就在这一天，上帝送给我两个好男人，一个是我老公，一个是我儿子。因为有了宝宝，我也彻底打消了跟老公结婚的疑虑，您给我开了保胎药。其后，我去医院做了个激素检查，发现孕激素不足，当时服用了黄体酮保胎。怀孕2个月时有点出血。医生说还好，当时是早期，没出血时就做了性激素检查，及时服用了黄体酮，要不孩子保不住的。我这种情况等出血时再保胎是很难的。

2010年9月2日，我顺利生下一健康的男孩。2010年11月，有了产后第一次月经。产后我体重达到90kg。2011年3月，月经又不正常了，去医院检查又是多囊卵巢。这次我又去找了您，服用那款丸子药后不到1个月，我发现又怀孕了。我跟爱人是独生子女，有二胎政策，可因为我是剖腹产，不能马上要孩子，所以忍痛流掉。流产后服用一种进口的避孕药忧思明，这个避孕药不发胖的。

2011年4月，我胆结石犯了，医生查出忧思明的副作用就是诱发胆结石。我就再不敢吃这药了，跟爱人采取避孕套避孕。之后没服药月经很正常。

2012年9月，月经没来，当时工作压力很大。10月21日正准备看医生的时候，月经又来了。11月3日，跟爱人同房后发现出血，之后几天尿尿都有些血，很少量。当时以为是接触性出血，现在想来可能是少量月经，直到今天月经都没来，11月底去照了B超，没发现卵巢多囊样改变。上星期五，我把B超单给您看过，您也说很正常。当时您给我开了7天催月经的药，服用后月经还是没来。

生完孩子后，我们夫妻的性生活次数明显下降。以前每天都有1~2次，现在1个月就2次左右，而且我阴道特别干涩，很紧。上次做阴道B超，医生花很大功夫才把探测头进入我体内。我都怀疑自己有卵巢早衰的嫌疑。还有，我有些阴吹，可能是脾虚。平时饮食口味很重，喜欢吃辛辣的。脾气暴躁，工作压力大，经常熬夜。越胖越不爱运动，体重有85kg。我爸爸、叔叔、姑姑都内分泌不好，有甲亢。母亲是患卵巢癌过世的。

感谢彭教授为我带来了宝宝，现在孩子两岁半了，活泼健康。本打算今年怀孕，明年生个马宝宝的。如今月经又不来了，我很着急，而且开的催月经的药没效果了，这是以前从来没有过的，以前只要是您开的方子，都有神奇的效果，立竿见影！在此拜托彭教授赐我一个良方，我真的还想要二胎，而且我今年才30岁，不想这么早就围绝经期啊。谢谢！小付。

案例五：宫外孕输卵管切除，多囊卵巢综合征，不孕症

唐某，女33岁，长沙人，民航地勤人员，2004年9月4日初诊。

患者结婚八年不孕，月经多年不正常，经期推后，量少，颜色鲜红，无血块，经期无特殊不适。去年1月因为宫外孕施行左侧输卵管切除术，今年3月份怀孕，但胚胎死于腹中。7月B超检查：左、右侧卵巢大小分别为27mm×21mm，33mm×25mm，双侧卵巢内均扫及十多个小卵泡，位于包膜下，最大的一个位于右侧卵巢，大小7mm×8mm，提示双侧卵巢回声改变，考虑双侧卵巢多囊改变。察其面色晦黯，体形较胖，自诉比别人怕冷，腰酸，精神欠佳，易紧张，睡眠不实，白带清稀，大便干结，已经半年未来月经，舌淡少苔，脉细滑，此为肾虚，气血不足，拟用毓麟珠加减：

熟地黄 12g　当归 12g　白芍 6g　川芎 3g　红参 6g　白术 6g　茯苓 6g　炙甘草 3g　菟丝子 12g　杜仲 6g　鹿角霜 6g　续断 15g　鸡血藤 30g　肉苁蓉 30g　巴戟天 15g　15~30 剂

10 月 18 日二诊：服上方 30 剂，腰酸、怕冷、精神欠佳、大便干结均改善，仍然精神紧张，睡眠欠佳，停药 1 周后来月经，量少，颜色淡红，3 天干净，察其面色开始转红润，舌淡红，脉弦细，拟用三紫调心汤加减：

紫石英 30g　丹参 30g　石见穿 20g　柏子仁 20g　大海马 1 对　蛤蚧 1 对　仙灵脾 30g　枸杞子 30g　菟丝子 30g　续断 20g　川芎 15g　肉苁蓉 30g　蛇床子 30g　当归 30g　熟地 30g　白芍 20g　鹿茸 10g　苏合香 20g

蜜丸，日 2 次，每次 10g，饭后开水送服。

2005 年 1 月 20 日三诊：已经怀孕 2 个月，食少，感觉口中发苦，头晕，腰酸，精神尚可，舌淡红，脉细滑，拟用泰山磐石散加减：

黄芪 30g　当归 10g　黄芩 10g　熟地黄 10g　白芍 10g　川芎 5g　砂仁 10g　白术 30g　炙甘草 10g　寄生 15g　续断 15g　党参 30g　菟丝子 10g　30 剂

10 月 27 日四诊：服上方 50 剂后停药，8 月 8 日顺产一女婴，重 3500g，现乳汁少，左侧乳房无乳胀，要求服"发奶"的药，大小便及睡眠均可。拟用通乳丹加减，处方：

黄芪 60g　党参 30g　当归 15g　麦冬 30g　桔梗 10g　王不留行 10g　穿山甲 10g
以上药炖猪蹄 1 个，喝汤，吃猪蹄，每周 1~2 次。

治疗心得：

本案患者一侧输卵管切除，两孕两流，又有多囊卵巢综合征，从西医的观点看，正常孕产的可能性几乎为零，但患者坚持不懈地找中医治疗，服中药近 4 年，最后几个月，终获疗效。一诊见其月经推后量少，但不痛，无血块，两孕而不育以及其他肾虚之象，当为冲任亏虚，气血不足，故选用毓麟珠加减，服药 30 剂，月经得来，取得初步效果。二诊用三紫调心汤合四物汤、五子衍宗丸加减，调心肾，养气血，再增添数味"血肉有情之品"，以加强填补冲任的作用，并制成蜜丸缓图。本来以为如此复杂的疾病，当治疗很长一段时间，不意前后仅 3 个月即怀孕，且以泰山磐石散"保驾护航"至最终顺产，这是医患两方面都始料未及的。

关于本案，还有一段饶有兴味的插曲，这年的 8 月 10 日周三上午，我在省中医附属二医院"湖湘名医馆"坐堂，病人不多，恰逢中国台湾的一位 38 岁的青年中医路过长沙，听完我的一堂课后，特地找到诊室来考察我看病的情况，此人曾通过台湾中医考试，并获得第二名，他声称自己平均每天看病一百余人，但大多数是普通疾病，遇到许多疑难病仍然束手无策，感到很郁闷。我请他举一个例子，他举了多囊卵巢综合征导致的闭经、不孕，认为这种病现代很多，西医无办法，中药也罔效。我抬头一望，正好这位患者的丈夫独自一人坐在候诊椅上，于是我告知这位中国台湾同行，其妻就是患多囊卵巢综合征，经中医药治疗后，已经怀孕。原来其妻前天顺产一女婴，重 3500g，他今天特地来给我送喜糖，聊表谢意。虽然事出凑巧，但对这位中国台湾的中医俊秀触动不小。当然，多囊卵巢综合征确实是中、西医都棘手的病症，但难治并非不治，关键在于医生的辨证准确，用药精当，更在于患者的坚持不懈。

案例六：胎儿发育不良导致流产

黄某，女，29 岁，衡阳县人，2012 年 7 月 10 日初诊。

患者结婚 3 年,一直采取避孕措施,2012 年 3 月怀孕后,到医院检测:HCG500,孕酮 9ng/ml,医生即开黄体酮让其口服。一星期后抽血检查,HCG 缓慢增加到 600 多,孕酮增加到 15ng/ml。医生即要求做 B 超,排除宫外孕,后 B 超发现宫内小液暗区。医生说基本排除宫外孕,但发育不好。即打针增加 HCG,同时继续口服黄体酮和维 E。一星期后,出现褐色分泌物,过两天后变成流血。又上医院检查,HCG 基本没增长。胚胎发育不好,建议清宫。患者要求先观察,医生增开了"固肾安胎丸"口服。几天后血流量减少,又上医院检查,HCG 基本没增长,B 超检查仍有液性暗区,5 月 19 日,怀孕 50 多天后进行了清宫。患者平时月经推后一周左右,察之面色不华,腰酸,长期怕冷,舌淡,脉沉细。用毓麟丸合寿胎丸加减:

杜仲 80g　黄芪 60g　寄生 90g　菟丝子 90g　当归 60g　阿胶 60g　紫河车 90g　续断 90g　鸡内金 30g　熟地 60g　白芍 60g　川芎 30g　鹿茸 10g　仙灵脾 30g

1 剂,制成水丸,每天 2 次,每次 9g,大约可以服 3 月左右。

9 月 20 日二诊:患者来短信告知,8 月 11 日怀孕,9 月 11 日早孕试纸测试出现水印,仍服用药丸。9 月 17 日上医院抽血检测:HCG 约 850,孕酮 18.53ng/ml;9 月 19 日再上医院抽血检测:HCG 约 2250,孕酮 19.58ng/ml,目前除食欲稍微减退,有轻微恶心的早孕反应外,没其他明显不适症状。察之面色红润,不怕冷,舌淡红,有薄白苔,脉小弦。方用泰山磐石散加减:

黄芪 30g　白术 15g　炙甘草 10g　党参 15g　当归 10g　白芍 10g　川芎 5g　熟地 10g　砂仁 15g　黄芩 6g　续断 15g　菟丝子 15g　仙灵脾 10g　生姜 10g　红枣 10g　30 剂

12 月 2 日患者短信告知,怀孕 3 个多月,胎儿发育良好,无其他不适,建议停药。

用药心得:

我用毓麟丸合寿胎丸治疗不孕,在输卵管通畅,月经规律基本正常时,一般都有效。怀孕之后,此方仍可服。本案第一次怀孕后,因为 HCG 与孕酮低,导致胎儿发育不良,故流产。故在一诊时,根据患者长期怕冷,舌淡,脉沉细的特点,在方中加鹿茸、仙灵脾温阳,做为药丸。患者再次怀孕后,HCG 与孕酮迅速升高,胎儿发育正常,说明鹿茸、仙灵脾对于阳虚不足而 HCG 与孕酮低下的患者,有促其迅速升高的作用。

案例七:高泌乳素导致流产

刘某,女,35 岁,珠海市人,2012 年 4 月中旬初诊。

患者 2008 年检查出泌乳素超高,达 1700,并伴有头痛,先用西药溴隐亭治疗大约 2 个月,然后用中药治疗(药方找不到了),2009 年泌乳素检查结果有改善,但仍然偏高,核磁共振检查:脑垂体正常。2010 年 2 月第一次怀孕,30 天左右自然流产干净。然后出国 2 年,今年年初回来后再次怀孕(最后一次月经 2 月 13 日)。37 天时检查孕酮正常,HCG 指数 423(标准下限 10 000)。42 天时再次检测 HCG1234,阴道流血住院,注射黄体酮保胎,2 天后再次检测 HCG 数值微降,放弃保胎。约 47 天胚胎自然流出。住院期间出现间歇性腹部剧疼,多次流血。孕囊流出约 1 周后才好。流出后,采用过中医按摩、针灸治疗。现月经不规则,时前时后,多提前四五天,月经量少,颜色偏黑,舌淡红,脉弦。用丹栀逍遥散合定经汤加减:

白术 10g　当归 10g　白芍 15g　山药 15g　柴胡 10g　黄芩 10g　五味子 10g　炙甘草 10g　牡丹皮 10g　荆芥 10g　栀子 10g　茯神 30g　枸杞子 30g　熟地黄 10g　香

附 10g　郁金 10g　菟丝子 30g　15 剂

5 月 15 日二诊:半月后进行泌乳素检查:37ng/ml(正常值为 5~25ng/ml,大于 35ng/ml 则为泌乳素升高),支原体阳性。月经过后白带多,偏黄,偶尔瘙痒,腰痛,腹部有压痛,月经量仍然不多,舌淡红,脉弦细。用丹栀逍遥散合二妙散、当归贝母苦参丸加减:

丹皮 10g　栀子 10g　柴胡 15g　蒲公英 30g　败酱草 30g　当归 10g　白芍 10g　生地 15g　茯苓 30g　炙甘草 10g　土贝母 10g　苦参 10g　黄芩 10g　黄柏 10g　萆薢 10g　苍术 10g　乌梅 15g　菟丝子 15g　15 剂

7 月 17 日三诊:上方服完后检查:泌乳素恢复正常,支原体未消失。4 月、5 月、6 月月经仍然有血块,7 月 9 日来月经,血块消失。白带减少,舌淡红,有薄黄苔,脉弦细。仍用上方加减:

丹皮 10g　栀子 10g　柴胡 15g　蒲公英 30g　败酱草 30g　当归 10g　赤芍 10g　生地 15g　茯苓 10g　炙甘草 10g　土贝母 10g　苦参 10g　黄芩 10g　黄柏 10g　萆薢 10g　苍术 10g　乌梅 10g　五倍子 10g　蜂房 10g　蜈蚣 1 条　15 剂

8 月 10 日四诊(网上会诊):服上方后,胃部不适,出现呕吐,胃疼。服用二剂后停药 4 天,23 日再次服用仍然出现汗出,头晕,胃痛,疲劳等症,嘱去蜈蚣、全蝎、五倍子,继续服药。8 月 3 日,用西药阿奇霉素 1000mg,4、5 日各用 250mg。6 日晚发现意外怀孕停药。用泰山磐石散加减:

生地 30g　白芍 15g　当归 10g　川芎 5g　黄芪 30g　白术 15g　炙甘草 10g　西洋参 10g　黄芩 10g　续断 15g　砂仁 10g　7 剂

8 月 17 日五诊(网上会诊):服药 1 周,感觉还好,但口苦,欲呕,轻微腹胀。原方加黄连 6g、苏叶 6g、厚朴 5g、枳壳 5g、木香 3g,继续服 15 剂。

11 月 18 日:家人来告,上方一共服用约 20 余剂。目前已经妊娠 3 个多月,检查一切正常。

用方心得:

泌乳素升高导致怀孕后流产并非少见,患者大多数表现为肝气郁结,兼有下焦湿热,我在临床主要以丹栀逍遥散合二妙散、当归贝母苦参丸加减,往往有效。一诊时见患者月经前后不定,量少,故先用丹栀逍遥散合定经汤,重在养血调经。二诊过后,泌乳素已经完全正常。三诊时见仍有白带,支原体没有消失,故在原方加五倍子、蜂房、蜈蚣等 3 味动物药以搜剔顽疾,不意患者服后出现胃部不适等强烈反应,主要是五倍子味涩、蜈蚣气腥所致,这对医者是一个值得吸取的教训:气味较重的虫类药不宜入煎剂。幸好影响不大,患者随即怀孕,继续用泰山磐石散养胎,安全度过了 3 个月的妊娠期。

第七类

老年性疾病

一、古代延年益寿之法

（一）长生久视的历史反思

没有人不渴望健康长寿。长寿并健康地活着，这是人类共同的美好理想，是古往今来一切从事生命科学研究的人梦寐以求的目标。中国古人很早就开始了探索延年益寿之道，两千多年以前就发明了气功、导引、按摩、房中、服食、药疗等养生方法，这些方法很多留传至今。

最早记载气功的实物是战国时代的一块玉佩，上面刻着 45 个字，称作"行气玉佩铭"："行气，吞则蓄，蓄则伸，伸则下，下则定，定则固，固则萌，萌则长，长则复，复则天，天其本在上，地其本在下，顺则生，逆则死。"这是一套最基本的气功功法，具体讲述了练气功的简单过程：深深地吸气，让所吸之气慢慢蓄满腹部，停顿一下，缓缓地呼出，使入腹之气自下而上，返出头部之外。简单地看，这是一种缓慢的腹式呼吸法，腹式呼吸的确被认为有利于健康。

老子被认为是研究养生之道的第一人，对他的《道德经》历来有不同的解读。北大教授梁北溟先生的一位博士生写过一本书，说老子本人就是一个气功大师。他的哲学观点是在练气功高度入静时，通过"冥想"而"顿悟"出来的，难怪老子的哲学超拔于现实之上，使人读不懂。特别是近代，老子动辄被中国哲学界戴上"唯心主义"帽子，弄得名誉扫地。但老子的养生学说对中医影响很大，在《黄帝内经》中占有很重要的位置。

也有人不满足于一般的延年益寿，他们追求的终极目标是"长生久视"，这些人在先秦称作"方士"，后来称作"神仙家"、"道士"、"丹道家"、"炼丹术士"，东汉以后，统称为道家，并且统一在"道教"的旗帜之下。道教中不少人是重要的医家，医家中也有不少人是著名的道士，例如葛洪、孙思邈等，因为养生与治病往往是一个事物的两个方面，难以截然分割。

成都中医药大学杨宇教授说过一句令我印象深刻的话："对生的渴望，对死的恐惧，是道教起源的动机之一。"道教是在中国本土诞生的宗教，尊老子为始祖，梦想通过炼丹服丹，达到长生不老、羽化成仙的境界。"丹"为何物？骤然问起现代人，可能还有些迷茫，其实，丹就是丹砂，即朱砂，寻常用来盖图章的红色印泥，化学成分为硫化汞。丹砂有一种奇特的性能，它是一种固体的矿物，同黄金一样，不会腐败，能永远保持鲜红的颜色，但烧过以后，却很快变成银色的流体，即水银，水银加入淡黄色的硫黄，又可以变回到红色的固体朱砂。古人通过这种实验，发现事物的变与不变是对立统一的，是可以通过人工的方法改变的。所以，我始终认为：中国先秦的哲学家，都懂得唯物辩证法，并没有西方意义上的形而上学者，这与《周易》的影响有关，也与古代很早就认识到丹砂的特性有关。丹砂留给中国古代哲学家、养生学家以无穷的启示与遐想："人生一世，草木一秋"，谁也逃脱不了这个自然规律，能不能通过长期服食丹砂，达到长生不老、像丹砂那样永不腐败、永远色泽鲜艳呢？从先秦开始，就有人尝试，这在上层贵族中很盛行，长沙马王堆汉墓的那位老太太辛追就是服食者之一。很多人在很长时间内试验过，发现此路不通。于是，炼丹家们设想将丹砂加入其他各种矿物、盐类等进行炼制，最后希望能够炼制出服之长生不老的仙丹来。著名的炼丹家、医学家葛洪在《抱朴子》这部古代早期化学著作中，提出要炼制出"九转回生丹"，就可以获得长生。在他的书中，这样的丹倒是有记载，但葛洪也只活了60多岁，最后死在广东罗浮山，他的弟子说他不是死了，是"羽化成仙"，所谓羽化，并不是像鸟一样长出了翅膀和羽毛，而是像蚕变成蛾一样，"春蚕到死丝方尽"，蚕将吐出来的丝织成茧，作茧自缚，蚕变成蛹，好像死了，但似乎并没有死亡，到了一定时候，又破茧而出，长出翅膀，化作飞蛾，死而复生。蚕蛾的这种奇妙变化，使得古人模糊了生死的概念，总认为死是可以通过另外一种形式转化为生的，马王堆汉墓的老太太辛追，死后以层层丝帛包裹，也是寄寓了羽化成仙的梦想。但经过上千年的探索，最终，许多炼丹家还是明白了，服食丹药不能达到长生不老的目的，化学物质或某种微量元素在体内长期积累，反而使身体中毒，产生疾病，甚至导致死亡。这种实践终于无声地宣告失败了。

然而，宗教信仰的精神力量是那样地大，服食取自大自然的药物炼制的丹药不成。于是，丹道家中的一部分，干脆用自己的身体来炼丹，即由炼外丹改为炼"内丹"，形成所谓"内丹派"。内丹术体系的形成，大约在唐代末年和五代时期，代表人物是在民间具有神话色彩的钟离汉与吕洞宾。吕洞宾生在唐代，确有其人，并有著作传世。钟离汉则是汉代的人，把他和唐代的吕洞宾扯在一起，在学问家的眼中，无异于"关公战秦琼"似的笑话，在老百姓的口中，演绎成了"八仙过海"的传说，但在虔诚的道教徒心目中，相信这是真的。汉代距离唐代不过300来年，而吕洞宾一口气活了800年，直到清代初期，还有人看见他在民间行走。钟离汉活过三四百岁，实在算不得是什么惊世骇俗的事。当然，这恐怕只能看做是养生学家的一种精神寄托，一种美好的愿望罢。

炼内丹不靠吃药，只需用意念将本身的精、气、神调集到丹田来炼制，这是外丹与内丹的根本区别，其实就是练气功。气功这个名词到明代以后才被普遍接受，古代称为吐纳、存想、食气、行气、胎息等，儒家、佛家也有各自的气功，内丹家的气功，不同之处就在于必须"意守丹田"，在练功的时候，要把意念集中在"丹田"这个地方，久而久之，丹田部位就会产生一丝热气，这是开始"生丹"了，长期坚持下去，练功的人自我感觉肚脐下的热气聚而成团，逐渐长大，就是"丹成"了，内丹可以转动，在意念的支配下，丹田中的内丹能通过会阴部，沿着人体的督脉、任脉运行，巡行一周，叫"小周天"。丹田有三个，下丹田在肚脐下三寸，中丹田在两乳之间，上丹田在前额正中，一般人只能在下丹田炼成丹，最高的境界只能达到"小周天"。在上丹田炼成丹的人，千古难寻，在丹道家的心目中，吕洞宾算是一个。

我认为，气功锻炼可以增寿延年、健脑益智、开发人体潜能、有益于身心健康，这是有一定科学道理的。因为人体得病，大部分原因出自机体的紊乱，特别是大脑皮层的紊乱。身体长期处于无序的状态，导致神经紧张、内分泌失调、免疫功能下降，进而产生各种疾病。而无论哪个派别、哪种门类的气功，无一例外地要求练功的人放松、入静，保持宁静平和的心态，配合均匀绵长的呼吸，这样，大脑皮层得到休息，呼吸系统得到调整，神经、肌肉、骨骼系统得以松弛，机体由无序走向有序，由紊乱转为正常。长期坚持这种锻炼，在紧张繁忙的工作中，每天都能做到张中有弛，对身心的好处是应当肯定的。然而，不可夸大气功对延年益寿的作用，特别是对于丹道家的"意守丹田"，不可痴迷，要避免它的副作用。

我年轻时爱好气功和保健按摩，曾经练过内丹10余年，练功阶段，感到精力充沛，气色红润，清心寡欲，身体强壮，小病小痛全无。但细心观察过一些年长的所谓气功大师，其容貌、精力并不见得高出于一般同龄人，又查阅各种长寿人群的统计资料，发现练气功的人很少名列其中，于是开始怀疑其中的原因。再仔细思考发现：三丹田的解剖位置，都有腺体分布。上丹田是松果体，中丹田是胸腺，特别是肚脐下三寸的下丹田，周围有胰腺、肾上腺、睾丸或卵巢，当意念集中到这个部位时，由于精神对机体的作用，各种腺体分泌的激素量大大超过正常水平，因此，在一段时间内，人就显得精力充沛、面色红润、性欲旺盛，甚至一些久治无效的病痛，也可不药而愈，于是恍然大悟，明白了中间的道理。有些人感到气功的作用很神奇，有些所谓"大师"也利用这点来宣传迷信，愚弄群众。其实，这是不正常分泌激素所致。面色红润不是真的健康，是虚阳外浮。病痛消失，是自身过量的激素治好的病，这是一种虚假的、不可持久的繁荣。因为激素分泌持续过旺，必然加重心脏负担，促使动脉硬化，腺体容易疲劳、萎缩，最终盛极而衰，不仅不能长寿，反而可能短命，有的人神经系统不健全，还会引发歇斯底里，即气功中常说的"走火入魔"，作出一些异于常人的行为来，值得练功的人深思。由于领悟到气功的本质，我自己早已放弃了这种"意守丹田"的功法，只练一般以放松为要领的气功，并坚持保健按摩。

气功与按摩、导引的结合，包括中国的太极拳、印度的瑜伽功等，符合古人提倡的身心并重、动静结合、以静为主的养生学道理。这是一种建立在"和谐"理念上的锻炼方法，可持续进行，到老仍可坚持，有治病、延年、益寿的作用，充分体现了东方文化的智慧，与西方重在肌肉锻炼、提倡耗氧运动、以计算卡路里消耗为主的锻炼方法不同。例如西方人喜欢的慢跑，打高尔夫球等，虽然对锻炼身体有好处，但跑到老年，往往造成半月板损伤、滑膜磨损，很多人不得不换膝关节。打球挥臂使用的是爆发力，姿势不对，容易造成肌腱、骨关节的扭伤。这是一种建立在"对抗"理念上的锻炼方法，很难坚持一辈子，不符合"可持续发展"原理。所以，很多西方人对气功、太极、瑜伽等古老的东方锻炼方法表现出浓厚的兴趣，不是偶然的。

（二）中医的养生治病观

中医自古以来就是极其重视养生保健的。1973年，长沙马王堆三号汉墓出土了14种中医现存最早的著作，这些著作撰写的年代至少不晚于公元前168年，书中有医学理论著作4种，治疗五十二病的经验方一种，而其中的《导引图》《却谷食气》《养生方》《合阴阳》等7种，则属于养生保健类著作，包括导引、气功、服食、药酒、房中术等。房中术属于性医学、性保健的内容，后世没有完全继承下来。从中可以看出：西汉以前所持有的医学观念，是把养生保健和治病结合在一起，这是一种非常可贵的"大医学"的观点，相对于那种只把消除病灶当作唯一目标的狭隘医学观点来说，古代的中医确实要高明得多。

华佗是古代著名的养生学家之一，他是一个很全面的医生，擅针灸，会用药，外科手术和全身麻醉只是他的一方面成就。《三国志》《后汉书》均记载他"晓养性之术，年且百岁而貌有壮容"。他主张适当运动与服药相结合："人体欲得劳动，但不使极耳。动摇则谷气得消，血脉得行。"他发明了"五禽戏"，以代替古代的导引，并教给了弟子吴普，这种锻炼方法通过梁代陶弘景《养性延命录》的记载，一直流传至今，不过，"五禽戏"招式比较复杂，体力消耗大，会做的人不多。他授给弟子樊阿一首养生长寿方："漆叶青黏散"，樊阿坚持服用，据《本草纲目》的考证，说他活到二百余岁。青黏即黄精，是古代有名的延年益寿的药物，现在还用。漆叶是漆树的叶子，后世已不入药。近代有人用刺五加或罗布麻叶配黄精，刺五加在《神农本草经》中别称"豺漆"，罗布麻叶别称"泽漆麻"，都借用一个漆字，也许有假冒之嫌，尚不算伪劣产品，因为刺五加有很好的强壮作用，罗布麻叶则降血压。我的师弟袁伟最早怀疑漆叶是罗布麻叶，受到他的启发，我常以罗布麻叶配黄精，作为高血压、动脉硬化患者的养生保健药，有一定的作用。

中医养生学的理论，集中体现在《黄帝内经》中。《黄帝内经·素问》的第一篇，叫"上古天真论"，就相当于一篇养生长寿的专论。其中说道："上古之人，知其道者，法于阴阳，和于术数，食饮有节，起居有常，不妄作劳，故能形与神俱，而尽终其天年，度百岁乃去。""夫上古圣人之教下也，皆谓虚邪贼风，避之有时，恬淡虚无，真气存之，精神内守，病安从来"。《内经》把人类的平均寿命定在100岁，认为要懂得自然规律，讲究方法，合理安排饮食、起居、劳逸，避免外邪的侵入，注重精神的修养，才能尽终其天年，度百岁乃去。这个观点，既实事求是，又全面科学。

《素问》的第二篇，叫"四气调神大论"，其中说道："夫四时阴阳者，万物之根本也。所以圣人春夏养阳，秋冬养阴，以从其根，故与万物沉浮于生长之门。"这是中医顺应四季气候特点养生的主要理论根据，现在中医时兴的"冬病夏治、夏病冬治"就是依据这个道理。又说："是故圣人不治已病治未病，不治已乱治未乱，此之谓也。夫病已成而后药之，乱已成而后治之，譬犹渴而穿井，斗而铸兵，不亦晚乎！"这里提出了中医的一个重大原则，即"不治已病治未病"，在疾病还没有形成之前，就应当积极预防和治疗，免得到了晚期再采取措施，就来不及了。预防的办法之一，就是要指导人们懂得根据四季阴阳的特点进行调养。中医看重疾病的过程，西医看重检测的结果，这种理念上的差别，可以说是源远流长了。

中医的另一部经典著作、最早的药物学专著《神农本草经》，把全部365种药按照其功效，分为上、中、下三品。上品："养命以应天，无毒，多服久服不伤人。欲轻身益气，不老延年者，本上经"。中品："养性以应人，无毒、有毒，斟酌其宜，欲遏病补羸者，本中经"。下品："治病以应地，多毒，不可久服。欲除寒热邪气，破积聚，愈疾者，本下经。"尽管作者对个别药物功效的认识和归类，并不完全准确，带有一定的时代局限性，但有两点是非常明确的，第一，把药物的延年益寿作用放在首位，调养身体放在其次，治疗疾病放在最后。人们所熟悉并经常服用的菊花、枸杞、人参、黄芪、麦冬、石斛、熟地、阿胶、白术、山药、薏苡仁、茯苓、杜仲、女贞子、麦冬、五味子、山萸肉、麝香等，都在上品之列。这种定位和取向是很高明的。第二，很清醒地注意到了药物的毒性问题，除了告诫用于"破积聚"这类治疗严重疾病的下品药物"多毒，不可久服"之外，还提出通过药物加工、炮制、配伍、组方、辨证用药的方法来缓和与消除某些药物对人体的副作用。中医的这种传统,从《神农本草经》一直延续至今,历经两千余年,受到历代医家的重视,在每味药的加工、组方用药方面,形成了一系列成熟的技术和方法,加上经历了长期的临床考验,因此,中医药的安全性是有可靠保障的。

从以上可以看出,中医药自古以来不只研究治病,它不仅是一门精于治疗的医学,更是一门擅长养生的医学,研究长寿的医学。这种医学观念,即使就今天的眼光来看,也是非常科学的、前卫的,由于当代很多国家已经进入老年社会、70%的人处于亚健康状态,人们对于健康长寿的期望值越来越高,以治疗为中心的现代医学,远远不能满足人们的要求,而中医学有自己独到的理论与实践,在医疗保健、延年益寿方面蕴藏着丰富内容,具有巨大的潜在价值,其引起世界瞩目是理所当然的。

(三)几首延年益寿的有效方剂

中医治病养生最重要的手段之一是方剂,而不是单纯的一、两味药,因为方剂有合理的组合,能照顾全面。历代益寿延年的名方不下千余首,要辨证地选择,才会有效。

中医无论治病养生,一旦用药,首先就要辨阴阳,分寒热。不要以为阴阳是抽象的哲学名词,一般人搞不懂,其实一旦结合临床,就很具体实在。《黄帝内经》说:"阳胜则身热,阴胜则身寒"。"阳虚生外寒,阴虚生内热"。阳虚的人怕冷,阴虚的人怕热,这是最典型的特征,就是俗话说的,有的人属于寒体,有的人属于火体。阳虚有寒的人除了怕冷之外,往往体温低,基础代谢低,心跳慢,精力不足,睡眠时间长。阴虚有热的人除了怕热之外,往往精力充沛,思维活跃,容易出现口苦、大便干结、咽喉疼痛等"上火"的现象。两种不同的体质主要来自于遗传,有的则是后天营养失衡或患病所致。人的一生,由于内分泌的原因,体质也可能要发生一些阶段性改变,并不是一成不变的。还有的人属于阴阳两虚,或寒热错杂,或外有寒、里有热,在用药养生的时候,要细心地剖析。

除了考虑阴虚、阳虚,寒体、火体之外,还要分先天、后天,这是治病养生的根本。"先天之本在于肾,后天之本在于脾胃"。中医的肾不是指西医的肾脏,而是指人体的三大功能,即泌尿功能,生殖功能,生长、发育、衰老的机能。中医的脾胃也不是指西医的脾脏、胃,而是指营养物质的消化、吸收、代谢的三大功能。必须根据每个人的不同情况,抓住这两个根本进行合理的调节,才能获得长寿。

现在中老年人很流行服六味地黄丸,用以延年益寿,经临床、实验研究,六味地黄丸确实有很好的抗动脉硬化作用,但它并非古代最好的延年益寿方,也并非人人都能服用。有的人吃了感觉还好,有的人吃了腹泻,胃不舒服,有的人吃了越来越怕冷,有的人吃了反而上火。六味地黄丸是中医广泛用于治疗肾阴虚的"祖方",共6味药:熟地补肾,山药补脾,山萸肉补肝,复又以泽泻利肾中之水,茯苓祛脾中之湿,丹皮清肝中之火,称作"三补三泻"。名曰补肾,实则肝、脾、肾兼顾,着眼于整体;虽是补剂,却补中有泻,给邪以出路。全方药味平和,刚柔相济,开合适度,非常符合中医"扶正祛邪"的根本原则,完美体现了中医的辩证法思想。由于整个药性偏凉,所以主要适合于肝肾脾的阴虚证。中老年人经常出现腰酸膝软、舌红口干、头晕耳鸣等症状时,用以养生是对证的,长期服用也不会有副作用。慢性肾炎、妇女围绝经期等属于肾阴虚的人也适合。然而,肾阳虚弱的人,会越服越怕冷;脾胃气虚的人,服了拉肚子;火气旺的人,服了咽喉疼痛,长痘疹。有些人根本不懂中医要辨证论治的道理,说要养生,统统开六味地黄丸,出现了不适,就把账算在中药"有毒副作用"的头上,岂不冤哉!

其实,六味地黄丸历来主要用于治疗疾病,并不用于养生,它原本出自宋代的《小儿药证直诀》,是用于儿科疾病的,主要治疗小儿发育不良,后来推广到治疗肾阴虚引起的各种疾病,但从来没有纳入到古代延年益寿的名方中。历来比较推崇的延年益寿方并非六味地黄丸,只是因为目前对这首方的现代研究比较多,而其他方剂"养在深闺人未识",几乎缺乏研究,人们才误以为六味地黄丸是中医抗衰老最好的药方。例如,清初《张氏医通》所载的"清金壮水丸",就比六味地黄丸养生效果好,它是在六味地黄丸的基础上加麦冬、五味子滋养心肺,这样一增添,使心、肝、脾、肺、肾五脏之阴均得到滋润,较之六味地黄丸更为全面,后人称之为"八仙长寿丸"。现在的成药叫八味地黄丸或麦味地黄丸,但也只能用于阴虚的人。

历来比较推崇的延年益寿方非常多,如青娥丸、琼玉膏(成药叫青春宝)、七宝美髯丹(成药叫乌须黑发丸)、人参固本丸、河车大造丸(有成药)、延生护宝丹(成药叫延生护宝液)、龟鹿二仙膏、龟龄集(有成药)、首乌延寿丹、还少丹等,各有其特色,适合于不同体质的人群。古人强调服延年益寿方宜缓补,不宜峻补,宜用寻常之药,不宜用贵重药品,宜持之以恒,不宜一曝三寒。

其中,属于肝肾阴虚、精血不足的,宜用首乌延寿丹[1];肝肾阳虚,心肾不交的,宜用还少丹[2];属于脾肾两虚的,宜用莘仙丸[3]。

附方

1. 首乌延寿丹(明清宫廷秘方)

何首乌 72g　菟丝子 16g　豨莶草 16g　冬桑叶 8g　女贞子 8g　金银花 4g　杜仲 8g　怀牛膝 8g　生地黄 4g

以上各药按 30 倍的分量称好,经制作后研末大约 4.5kg。再以金樱子、黑芝麻、旱莲草、桑椹子各 500g,浓煎成膏状约 2kg,兑入以上药末,加适量炼制过的熟蜜,制成蜜丸,每服 10g,一日 2 次。一料药大约 9kg,装瓶收好,冷藏,可服 1 年左右。

这首方的制作程序颇为复杂,何首乌须用黑豆汁浸泡,九蒸九晒,豨莶草、冬桑叶、金银花须用蜂蜜、白酒拌浸,蒸晒,女贞子、菟丝子、牛膝须用白酒拌浸,蒸晒,杜仲须用青盐、姜汁拌炒,炒断丝。

加减法:阴虚之人,加熟地 500g;阳虚之人,加附子 120g;脾虚之人,加人参、黄芪各 120g,去生地;头晕,加天麻、玄参各 240g;目昏,加菊花、枸杞各 120g;麻木加天麻、当归各 240g;肥人痰多,加半夏、陈皮各 240g。这是按以上 30 倍的分量确定的剂量,在加减以后,君药何首乌的重量,应是所有药物重量之和。

用方心得:

这个药方宜制成蜜丸,不宜煎服,若能如法炮制,又能坚持久服,不图速效,不因其药物平淡价廉而轻视之,对于阴虚火体之人,确有很好的延年益寿的作用。古今许多名医都用过它,并且高度赞赏其疗效。

我的导师周贻谋先生从清代康熙年间的《石成金长生秘诀》一书中考证出:最早服用延寿丹的,是明代著名的书法家董其昌,虽年至耄耋,服后须发白而复黑,精神衰而复旺,活到 80 多岁。董其昌将丹方传授给清初的陈逊斋,陈早年为官,晚年攻医,到 75 岁时,大病几危,须发全白,走路气喘,要人搀扶,服用延寿丹一年,头发变黑,胡须黑了一半,行步如飞,登南京雨花台时,竟然先友人而上,敬其神效,于是付梓广传。康熙年间,石成金从陈逊斋处得到此方,重新刊印。道光二十七年(1847),钱涛又一次刊刻。就我的阅历所见,最早读到此方的是在清末名医陆九芝《世补斋医书》卷八"老人治法"一文,文中极力赞扬此方,认为是老人滋补最好的方剂。他在写这篇文章时,年近 70 岁,双鬓不见二毛,灯下犹能写小字,将其归结于长期服用此方的效果。20 世纪 50 年代,秦伯未先生又撰长文推荐之。几年后,李聪甫先生再一次着力介绍,并且根据原方的精神,研制了一种延年养生的口服液"益龄精",由长沙九芝堂生产。

此方的特点是使用不寒不热的平和之药滋养阴精,通过长期的缓补,从而达到"阴平阳秘"的效果。秦伯未先生将其适应证归纳为 6 点:凡属年高,而稍有劳动即感疲乏者;用脑即觉头晕耳鸣者;脉搏和血压容易波动者;步履乏力,多立腰膝酸软者;四肢筋骨不舒,似风湿而非风湿者;无症状表现,经检查动脉硬化或心律不齐,强弱不匀者。这些多是老年人的常态,只要没有阳虚内寒的现象,也没有痰饮和便溏等宿疾,均可用首乌延寿丹治疗。

邹云翔先生在与秦伯未先生讨论时,提出:老人百病丛生,中风一证常常致命,而其先兆大都为血压高,头昏胀痛,手肢发麻,烦躁失眠,大便困难,不能用脑,如果再有性情急躁,精神紧张,疲劳过度,或嗜好烟酒,不禁房事,随时有卒中即脑出血的危险。长期服用首乌延寿丹,能滋肾养肝,调和气血,舒适经络,可以预防中风,故称延寿。秦伯未先生曾比较了首乌延寿丹与六味地黄汤、大补阴丸、左归丸、大造丸等几首著名的养阴方,认为后面的诸方中所用的牡丹皮、黄柏、知母等寒凉泻火药,显然不宜于老人久服,尤其方中多用地黄滋阴,阴寒凝滞,殊不适宜于老人肠胃薄弱者。只有首乌延寿丹,不蛮补,不滋腻,不寒凉,不刺激,堪称养阴平剂。[103]

伯父彭崇让先生也很赏识这首方,常施用于阴虚阳亢,面红脉滑,而又有血压高、血脂高、动脉硬化倾向的中老年人,疗效颇佳。

2.《杨氏家藏方》还少丹

熟地 30g　怀山药 45g　山萸肉 45g　茯苓 45g　杜仲 30g　牛膝 45g　肉苁蓉 30g　巴戟天 30g　楮实子 30g　枸杞子 30g　五味子 30g　小茴香 30g　远志 30g　石菖蒲 30g

研末,为蜜丸,每服 10g,日 2 次。

用方心得:

宋代的《杨氏家藏方》云本方:"大补本气虚损及脾胃怯弱,心忪恍惚,精神昏聩,气血凝滞,饮食无味,肌瘦体倦,目暗耳聋。五日有力,十日眼明,半月筋骨盛,二十日精神奕,一月夜思饮。此药无毒,平补性温,百无所忌,久服固齿,身轻目明难老,百病俱除,永无病疾,行步轻健。"据近代人谢观的《中国医学大辞典》介绍:"还少丹大补心肾脾胃四经虚损,治精血不足,精髓不固,饮食不进,发热盗汗,牙龈浮肿,神衰力弱,腰酸体倦,久服轻身还童,妇人服之,泽容颜,暖子宫,去一切病。"

明代的《摄生众妙方》在本方基础上再加一味续断,名"打老儿丸",据传出自华佗,显然是附会之言。称其:"治五劳七伤,阳事不举,真气衰弱,精神短少,不能行走,小便无度,眼目昏花,腰膝疼痛,两脚麻冷,不能行立。"

由于这两首方的名气很大,古代有好几种版本的"打老儿"之说,大概被打的老儿都在百岁以上。

3. 萃仙丸（验方）

莲子蕊 120g　莲子肉 90g　山药 60g　茯苓 60g　芡实 120g　续断 90g　补骨

脂 90g　核桃肉 60g　金樱子 90g　韭菜子 60g　枸杞子 120g　沙苑子 120g　菟丝子 60g　覆盆子 60g　何首乌 120g　龙骨 90g　黄鱼鳔 90g　人参 6g

以上药为蜜丸，每日 2 次，每次 9g。

据《清朝野史大观》记载，这是户部尚书山东王人崔呈献给康熙皇帝的养生秘方。康熙三十二年十月三日，王尚书上朝，康熙见他年已八十，仍然跪起轻捷，问他常服用什么药方养生。王回答说：长期服用陈调元介绍的萃仙丸。陈本人服后，八十尚生一子，书载其享年 96 岁。康熙得方后，当即命太医院依方修合备用。

用方心得：

我认为这首方设计得的确非常出色：原方从参苓白术散、金锁固精丸、水陆二仙丹、聚精丸、青娥丸、五子衍宗丸等名方化出，去掉其苦涩、滋腻碍胃之药，加上芳香醒脾而壮阳的韭菜子，全方滋脾阴，暖肾阳，脾肾双补，阴阳并调，不寒不热，口感亦佳，颇费了一番心思。清初名医张石顽的《张氏医通》载有"经进萃仙丸"，云："康熙癸酉，太常伯王人崔进。"《张氏医通》所载方共 9 味药，只取了上方的一半，再加山萸肉，共 10 味，即莲子蕊、续断、芡实、金樱子、枸杞子、沙苑子、菟丝子、覆盆子、山萸肉，治疗性功能减退，腰酸膝软，遗精早泄等，一改延年益寿之方为治病之方，说明临床家看重的是治病的疗效，但也证明《清朝野史大观》所载不虚。

清宫内府中有一首"八仙膏"，用人参、薏苡仁、莲子肉、芡实、山药、茯苓等做成糕点服用。有人观察其对脾虚患者和老年人的疗效，长期服后有明显的改善脾虚和衰老症状的作用，实验研究结果发现，本方能提高木糖排泄率及血清胡萝卜素浓度，提示其能加强小肠的吸收功能。"萃仙丸"的组成，除了包含"八仙膏"的健脾药物之外，在益肾方面进行了更大的拓展，而且选药非常精当，延年益寿的作用可能在"八仙膏"之上，但无人对此进行研究。

我用萃仙丸治疗老年人脾肾两虚、一般的补药吃了不吸收，或大病后不能恢复，做成散剂服用，有很好的疗效。

以上 3 首方，在延年益寿方面各有特色。首乌延寿丹与还少丹均以滋养肝肾为主，前者适合于肝肾阴虚、阳气偏亢之人，药性稍偏凉；后者适合于肝肾精血虚、心肾不交、而阳气亦不足之人，药性稍偏温。对于脾胃虚弱之人，两方均不适合，服后容易出现饱胀、腹泻之症。萃仙丸则脾肾兼顾，对于消化吸收功能不好，胃口欠佳，经常腹泻的老年人，最为适合。

延年益寿是一个极其漫长的过程，又必须看做是一个综合工程，与起居、饮食、环境、锻炼、情绪、性生活等密切相关，这一点在《黄帝内经》中讲得非常清楚，不能完全依赖药物。即使想通过服药养生长寿，也必须选择对证方剂，采用平和药物，根据自己的生理情况，分阶段地进行缓补、平补，细水长流，持之以恒，不图速效，终生相随。最难做到的是这点，一般人都缺乏耐心。特别是有的人喜欢听信某些养生保健品蛊惑人心的宣传，不辨寒热虚实，不分生理阶段，不能循序渐进，专用昂贵的药物一味进行峻补，其结果自然适得其反。

验案举隅

案例一：高血压，动脉硬化

胡某，男，61 岁，新疆人，军队离休干部，1972 年 12 月 14 日就诊。

患者经常头晕耳鸣，腰酸膝软，睡眠欠佳，大便微结，每到冬季，经常性皮肤瘙痒，屡治不愈,手指有时麻木,近两年来,检查有轻微动脉硬化,血压偏高,160/95mmHg,用西药可以控制,其余尚可。察其面色红润,身体壮实,舌红,脉洪大有力,当滋阴潜阳为治,处方:

天麻 10g　钩藤 20g　石决明 30g　黄芩 10g　怀牛膝 15g　杜仲 15g　桑寄生 30g　首乌藤 30g　丹参 15g　生地黄 30g　地骨皮 30g　黑芝麻 30g　桑叶 15g　14 剂

12 月 30 日二诊:服上方后,头晕、身痒明显好转,睡眠也有所改善,停服降压药五天,仍可保持在 140/90mmHg,仍然腰膝酸软,手指麻木。当调补肝肾,滋养精血,以丸剂缓图,处方:

首乌 240g　生地黄 30g　女贞子 30g　旱莲草 30g　黑芝麻 30g　冬桑叶 30g　怀牛膝 30g　杜仲 60g　忍冬藤 30g　豨莶草 30g　菟丝子 30g　桑寄生 30g　续断 30g　核桃肉 30g

炼蜜为丸,日 2 次,每次 10g,1 剂药大约可服 50 天。

2006 年 12 月,其家属特来告知,患者数十年中长期不懈地服用本方,身体始终健康,1 个月前,因到外地旅游,罹患肺炎,抢救未能及时而去世,享年 95 岁。

治疗心得:

本案是我伯父在世时治疗的一例病案,处方时我在场,30 多年后,由我看到了最终治疗结果。患者享有高寿,当然不能完全归功于吃药的结果,但首乌延寿丹具有延年益寿的作用,是确凿无疑的。2004 年 5 月,我曾经治疗过一例与我同龄的患者,当时的情况是:患者诉近年来工作繁忙,精神压力大,感到体质下降,常头晕,腰酸膝软,精力不足。每当劳累或睡眠不佳时,则牙齿松动酸软,不能咀嚼硬物,牙龈常渗血,一年之中,头发大部分变白。西医口腔科医生检查后认为是牙龈萎缩,须将牙齿全部拔除,配以义齿(假牙),患者不肯。察其面色红润,略显憔悴,形体偏胖,头发花白,口干,大便不畅,牙龈萎缩,牙根颜色黯红,牙根暴露于外,舌干红,脉弦数。体检血脂偏高,血压正常。一诊处以首乌延寿丹加骨碎补,14 剂。服药后,头晕、腰酸、牙齿松动均好转,再以首乌延寿丹加骨碎补、地榆、刺五加,做为蜜丸缓图,连续服药半年后,腰痛、牙齿松动、牙龈出血均未发,萎缩的牙龈已经充盈,颜色也由黯红转为淡红,其亲属意外发现,花白的头发大部分已经转青。总之,本方药性平和,价格低廉,见效甚慢,必须长年服药,才能达到益寿延年的效果。

案例二:脑萎缩,前列腺肥大

常某,男,65 岁,河北人,退休干部,2002 年 7 月 4 日就诊。

患者近年来,记忆力显著下降,以前的事尚能回忆起,刚做过的事情转眼即忘,腰酸腿疼,夜尿多,余沥不尽,睡眠不实,易早醒。西医检查:患脑动脉硬化,轻度脑萎缩,前列腺肥大。察其面色不华,精神萎靡,反应较迟钝,舌淡,脉沉缓,此为肾虚,心肾不交,处以还少丹加减:

熟地 30g　怀山药 45g　山萸肉 45g　茯神 45g　杜仲 30g　牛膝 30g　肉苁蓉 45g　巴戟天 30g　楮实子 30g　枸杞子 30g　五味子 30g　远志 30g　石菖蒲 30g　仙灵脾 30g　乌药 30g　益智仁 30g　大海马 1 对　鹿角霜 30g　麝香 1g

研末,为蜜丸,日 2 次,每次 10g,1 剂药大约可服一个半月。

9 月 2 日二诊:服上方后,腰酸、睡眠差、夜尿多、余沥不尽等显著好转,但胃口有所下降,原方加砂仁 30g,续服 1 剂。

12月15日三诊:服上方后,尚觉平稳,记忆力下降有所改善,因天气较冷,感觉比旁人怕冷,夜尿增多,精神仍倦怠,舌淡,脉沉缓,原方加鹿茸15g,红参30g。

2007年随访,患者情况稳定,生活起居及记忆力均属正常。

治疗心得:

本方治疗中老年人脑力下降有效,此类患者大多主诉:自我感觉身体开始衰弱,记忆力不如从前,做事力不从心,睡眠不实,醒后再也无法入睡,检查多有脑萎缩、早期老年性痴呆的倾向,用此方加减调治,有一定效果,但时间要长,3~5个月才见到效果。我一般在上方中去川椒,加仙灵脾助阳。因为近年来经临床研究发现,仙灵脾有预防和治疗冠心病的显著功效。我用此方治疗中老年人慢性前列腺炎、前列腺肥大引起的腰酸、夜尿多、尿等待,也有较好效果,但慢性前列腺炎宜合用缩泉丸,即加乌药、益智仁,以减少夜尿,前列腺肥大宜加鹿角霜软坚散结,并加大海马"暖水脏,兴阳道,消癥块",以改善增生的状况。

二、冠心病

冠心病的命名,出自18世纪意大利的病理解剖学家莫干尼,他从一个长期患有心绞痛的年轻少妇的尸体解剖中发现,其心脏冠状动脉内壁布满了粥样颗粒,故将此病命名为冠状动脉粥样硬化心脏病,简称冠心病。

目前,冠心病高居我国疾病谱之首,同中风一起,成为导致中老年人死亡的最主要原因。但此病并非现代才有的病种,而是古已有之。长沙马王堆汉墓的女主人辛追就曾患有冠心病,最后死于胆绞痛引发的心肌梗死。她的墓葬中出土的几味中药,如桂皮、川椒、白茅香等,可能是她平常使用的药物,均有缓解心绞痛的作用。张仲景的《金匮要略》将这个病称为"胸痹",发作时,"心痛彻背,背痛彻心",书中介绍的栝楼薤白半夏汤等系列方,至今还在临床使用,卓有成效。后世医家也有很多发展,围绕着气血痰瘀,研制了许多有效的方药。

冠心病的临床表现主要为心绞痛和心律失常。

心绞痛急性发作时,用煎剂或其他方法往往缓不济急,宜含服丹参滴丸,在病情相对稳定时,宜服参三散加减[1]。也可配合食疗方黑芝麻金橘饼[2]。

心绞痛的患者,属于阳气虚、痰湿凝滞、气滞血瘀者居多,但也有一些患者,伴有心胸部灼热,口干,面赤,大便秘结,舌红,脉数等,用温通之法治疗无效,用丹参滴丸等亦无效者,宜用四妙勇安汤加减[3]。

心律失常是冠心病的常见症状,心电图检查常有T波倒置、电轴位下移等,标示着心脏和冠状动脉发生了器质性改变,中医辨证大致上可分为气血虚弱,痰湿阻滞,阴虚阳亢3种类型。

属于气血虚的患者,往往心悸,气短,头晕,乏力,面色无华,舌淡,脉细,或脉弱无力,宜用炙甘草汤加减[4]。若食欲不佳,大便稀溏者,宜用养心汤加减[5]。

属于痰湿内阻的患者,往往心悸胸闷,恶心欲呕,舌苔白腻,脉滑,宜用温胆汤加减[6]。

属于阴虚阳亢的患者,往往心悸失眠,口苦心烦,面色潮红,舌红苔少或苔薄黄,脉细数或脉促,宜用天王补心丹加减[7]。若头胀头晕者,宜用三甲复脉汤加减[8]。

附方

1. 参三散加减（彭坚经验方）

西洋参 30g　三七 15g　丹参 15g　琥珀 5g　血竭 10g　远志 10g　枣仁 15g　茯神 15g　合欢皮 10g

用方心得：

验方参三散是前 3 味药，或前 4 味药，很多中医老前辈例如岳美中、邓铁涛等都喜用本方。岳美中先生说："老年人'心脉瘀阻'，心痛、心悸、胸闷，人参、三七、琥珀末有益心气，通络脉之效，可每日服三次，每次服二分，偏重化瘀者三七生用，偏重补虚者三七芝麻油拌，半干炒如虎皮色用。气阴不足者用洋参，喘者加蛤蚧尾研末。"[104]

我增添后 5 味药，以加强活血化痰，调心安神的作用。如血脂高，加水蛭 15g、没药 10g；肺气肿者，加蛤蚧 10g、紫河车 10g、红景天 10g；高血压者，加桑寄生 10g、天麻 10g。研末，每服 3g，日 3 次，饭后服。

其中的西洋参，可以根据病人的体质情况改为白参、红参。这 3 种参统称为人参，据现代研究，其主要成分都是人参皂苷。但西洋参清润，适合于偏阴虚的人；红参温热，白参微温，适合于偏阳虚的人。阴虚明显者，西洋参还须配麦冬、五味子，阳虚明显者，红参还须配附子、干姜，必须辨证加减。方中人参与三七、丹参的比例，是一个十分关键的环节，必须根据参的等级、患者的年龄阶段、身体状况来调配，才能达到最佳效果。

从我的临床经验来看，参三散加减的组方思路与丹参滴丸有较大的区别。丹参滴丸的构方思路，着眼于血管壁，着重在治疗，看重冠心病的结果，强调活血化瘀，改善血管壁的情况。其方由丹参、三七、冰片 3 味药组成，有活血化瘀、扩张血管的作用，但是，其中的冰片属于芳香走窜的化学合成药，开破之力很大，久服耗气伤阴，最终不利于身体。故诊断为冠心病的病人，如果胸前区不痛，或不经常痛、不剧痛者，不宜用作常规药物天天服用。而参三散加减的构方思路，着眼于心肌、血管壁、心脏神经三者的综合调节，有保健与治疗的双重功能，将结果与原因综合考虑，更看重原因和过程。

我经过多年的临床与思考认为：与任何事物一样，冠心病的形成有一个由量变到质变的过程。不能光看到血管壁硬化这一点，它的形成必定与心肌的劳损、缺血有关，也与心脏神经紊乱有关。心肌推动无力，血流也就缓慢，从而导致瘀滞。就是中医常说的气为血之帅，气行则血行。因此，这首方重用人参，以保护心肌，配以三七、丹参益气活血，辅以远志、枣仁、茯神、合欢皮调节神经，全方药性平和，适合久服常服，兼有预防和治疗冠心病的双重作用。《内经》强调"不治已病治未病"，是中医的宝贵思想。若能够在冠心病没有形成之前，就积极地预防，其中也包括药物预防，而在已经形成之后，则尽量延缓其发展，这是完全能做到的。

2. 黑芝麻金橘饼方（彭崇让经验方）

黑芝麻 30g（炒熟）　小金橘饼 3 个

每日临睡前嚼服。

这是我的家传食疗方，伯父常推荐给早期冠心病人长期使用，此食疗方既药性平和，又有益健康，口感亦佳。其中，黑芝麻补肾，含大量维生素 E，可软化血管，是中医有名的益寿药；金钱橘又称长寿果，入心经，含有大量维生素，传统用于宽胸理气，治疗心胃气痛。总之，这两味药，一宽上，一润下，交通心肾，一刚一柔，对于冠心病患者是一个很好的食疗方，可长期服用而无弊端。

3. **四妙勇安汤**（郑惠伯经验方）

金银花 90g　玄参 90g　当归 30g　甘草 15g

用方心得：

原方载于《验方新编》。方中重用金银花、玄参清热解毒凉血，当归活血散瘀，甘草解毒并和中，本为治疗脱疽（血栓闭塞性脉管炎）的效方，但药量须重，服用时间须久。从我的临床经验来看，心绞痛属于寒凝血滞者居多，因为根据中医理论，"血得寒则凝，得温则行"，但也间或有属于热闭者。属于寒凝者，治法颇多，属于热闭者，治法则较少。多年前，郑惠伯先生曾经介绍自己在心绞痛发作时，服四妙勇安汤有效[105]，引起了我的重视，由此悟到本方有改善血管堵塞的功能，故近年来，我经常用以之治疗冠心病心绞痛不宜用温通者，若改金银花为金银花藤，通络的效果更好。

4. 《**伤寒论**》**炙甘草汤**

炙甘草 12g　人参 10g　桂枝 10g　阿胶 10g（黄酒蒸兑）　枣仁 15g　麦冬 15g　生地黄 15g　生姜 10g　大枣 15g

用方心得：

本方以炙甘草、人参、大枣甘温益气，补养心脾；生地黄、麦冬、阿胶、枣仁养心补血，润燥生津；桂枝、生姜、清酒性味辛温，通阳复脉，与滋阴养血药物相配，则动静结合，温而不燥，共收益气复脉，滋阴补血之功。

从我的临床经验来看，长期的心律不齐患者，气血虚的居多，首选方当为张仲景的炙甘草汤，《伤寒论》云："心动悸，脉结代，炙甘草汤主之。"凡是病人面白神疲，舌淡脉细，或脉结代，无论心电图检查有没有器质性改变，服本方都有良效。其中，人参可根据情况用红参、白参、党参，或用西洋参代替，服药后即使病人有口渴等轻微上火的现象，也不可轻易减去桂枝，须借其温通血脉之功。原方本有麻仁、无枣仁，清代尤怡认为当用枣仁，改得甚好。原方的干地黄，即现今的生地。

5. **养心汤加减**（彭坚经验方）

黄芪 15g　人参 10g　炙甘草 10g　麦冬 10g　五味子 5g　丹参 15g　川芎 5g　半夏 10g　茯神 15g　茯苓 10g　远志 6g　枣仁 15g　柏子仁 10g　神曲 10g

用方心得：

养心汤出自《丹溪心法》，原方以黄芪、人参、炙甘草益气，当归、川芎养血，酸枣仁、柏子仁、五味子、远志、茯神安神，肉桂温通心阳，半夏曲、茯苓化痰利湿，和胃消滞，以防诸药碍胃，生姜、大枣调和营卫。诸药配伍，共奏补气养血，宁心安神之功。

从我的临床经验来看，炙甘草汤滋补作用较强，擅长于改善体质；补心汤调补效果较好，擅长于调节心脏神经。炙甘草汤之药偏于凝静，方中滋腻之品较多，不易吸收，气血虚而又脾胃弱的患者，有时不适合；养心汤的药物则较为灵动，补气养血之中，又兼消瘀化痰，更适合于虚实夹杂者。原方中的半夏曲，始创于明代的韩飞霞，其原意系以半夏末为主，根据不同性质的痰症，辅以各种不同的药物，制成各具特色的药曲，统名之半夏曲，多经发酵而成。方中用该药应当不是出自丹溪的手笔，因为丹溪所处年代早于飞霞，可能为后世所加，但颇符合朱丹溪重视气血痰火食湿"六郁"的思想。可惜的是，目前大部分药店都不备半夏曲，故我改以半夏 10g、神曲 10g 代之，借以化痰、消食。同时，我在原方中加丹参，以加强其活血安神的作用；加麦冬，合原方中的人参、五味子为生脉散，以顾护阴液，保护心肌；没有明显的阳虚，则减去原方的肉桂。经加减后，似乎更加全面,全方不寒不热,便于久服,有很好的调节神经的作用,适合于各种情况引起的心律失常、失眠,属于气血两虚,痰瘀夹杂,脉细舌淡,神情憔悴者。

6. 温胆汤加减(彭坚经验方)

陈皮 10g　半夏 12g　茯苓 15g　甘草 5g　枳实 10g　竹茹 10g　郁金 10g　石菖蒲 15g　瓜蒌皮 10g　白芥子 10g　丹参 15g　甘松 10g　石斛 10g　合欢皮 10g

用方心得:

原方出自《三因方》,方中以半夏为君药,降逆和胃,燥湿化痰;以竹茹、枳实为臣药,前者清热化痰,止呕除烦,后者行气消痰,使痰随气下;佐以陈皮理气燥湿,茯苓健脾渗湿;使以姜、枣、甘草益脾和胃,协调诸药。

从我的临床经验来看,本方适合的病机为冠心病心律失常,属于痰湿内阻者,患者有明显的胸闷,恶心,眩晕,苔腻,脉滑等证候。温胆汤本为胆胃不和,痰热内扰而设,见证有心悸,恶心,虚烦不眠等,病机、证候与其相似,故可适当加减,借用以治疗本病。原方加郁金、合欢皮以解郁,加栝楼皮、白芥子、石菖蒲以宽胸,化痰,开窍,加丹参、甘松活血,调整心率。在加强了通窍、化痰、行瘀的作用后,本方适合于冠心病初期,痰湿内阻,胸闷心悸者。

如果胸闷而胀痛,加薤白 10g,桂枝 10g;心悸、恶心、头晕,加苍术 30g,桂枝 10g,即合苓桂术甘汤;头晕胀痛,加川芎 15g,葛根 15g;口苦,心烦,苔黄腻,加黄连 5g,胆南星 10g。

7. 天王补心丹加减(彭坚经验方)

生地 30g　天冬 10g　麦冬 15g　北沙参 15g　丹参 15g　玄参 15g　苦参 15g　枣仁 15g　柏子仁 10g　当归 10g　远志 10g　茯神 15g　五味子 6g　桔梗 10g　枳壳 10g　炙甘草 10g　琥珀 10g(布袋包煎)

用方心得:

本方出自《摄生秘剖》,其方解和对本方不足的评介,见本书"第六类:妇科内分泌失调及功能性疾病"中的围绝经期综合征附方 3。我在原方基础上加苦参清热,炙甘草甘缓,枳壳下行。苦参虽苦燥伤阴,但在大队生地黄、麦冬、天冬、玄参等滋阴药中佐以此物,则不仅不伤阴,反而可通过其苦寒清热之功起到护阴、存阴的作用,这与一贯煎中用川楝子的道理是相同的。况且近年来有很多临床报道,证明苦参可降低心率;炙甘草本来就是治疗心悸、脉结代的主药,配五味子则达到酸甘养阴的效果;经临床证明,枳壳可调节心率,与桔梗一升一降,则使上浮之火得以沉降,心中郁热得以疏达。煎剂中不用朱砂,可改用琥珀 10g 布袋包煎,经过如此加减,临床治疗效果更好。

如果大便干结,加大生地、麦冬、玄参的剂量;如果有心绞痛,当归、玄参、丹参、炙甘草各用至 30g,并加金银花 30g,其他药剂量不变,浓煎频服;严重时,用汤药送服三七、血竭末各等份 5g。

8. 三甲复脉汤加减(彭坚经验方)

龟板 15g　鳖甲 15g　牡蛎 15g　生地 18g　白芍 18g　炙甘草 10g　麦冬 15g　阿胶 10g　枣仁 15g　西洋参 10g　五味子 5g

用方心得:

本方出自《温病条辨·下焦篇》,原文云:"下焦温病,热深厥深,脉细促,心中憺憺大动,甚则心中痛,脉细促者。"阴虚不能涵木,则肝风内动;不能济阳,则心动不止,故治宜滋阴潜阳并用。方中炙甘草甘温补中益气,缓急养心;生地、白芍、阿胶滋阴养血,以养液息风;麦冬、麻仁滋阴养液,牡蛎、鳖甲、龟板滋阴潜阳。

从我的临床经验来看,本方适合的病机为心律失常属于阴虚风动者,患者出现心中大悸,头晕,脉促等危症,无论有热无热均可运用。原文中用"脉细促"描述心律失常的程度,脉细促比脉细数跳动频率更快,一个"促"字表达出心气有外脱之象,类似于西医所说的房颤,因而西洋参、五味子在所必加,即合用生脉散,以期益气养阴,保护心脏,由原方的滋养肝肾之阴,变为心肝肾同治。同时,龟板入任脉,本身可治心痛;三甲同用,介类潜阳,有治肝风内动、血压升高引起的眩晕等证的作用,脉数浮大无根更加贴切。本方适宜于高血压、冠心病阴虚风动患者,尤其是制成蜜丸为佳。如胸闷痛,可加石菖蒲、郁金、丹参、三七等。

验案举隅

案例一:冠心病,心脏神经症?

潘某,女,34岁,哈尔滨人,干部,已婚已育,1987年3月6日初诊。

患者一年前突然昏倒,几分钟后苏醒,昏倒时,无抽搐、吐白沫等现象,以前也没有昏倒以及头晕的病史。查脑电图正常,心电图严重紊乱,多为二联率、三联率,有电轴位移、T波倒置,但胆固醇、甘油三酯等均不高。心血管、神经内科多次会诊,怀疑有冠心病?心脏神经症?始终无法确诊,医生告诫,夜晚睡觉不能离人,怕患者出危险。一年来,遍尝西药维生素B、谷维素、心律平、慢心率、黄杨宁等,以及中药温胆汤、十味温胆汤、天王补心丹、养心汤、炙甘草汤等,均罔效。患者每遇工作紧张、休息不好时易发作,发作多在夜间,出现心悸,口干,不能平卧,几个小时后,才勉强昏睡,近来发作频繁,几乎每天必发。察之面色白,舌胖淡,脉结代,询之小便清长,大便干结,经常几天不大便,饮食尚可,宜用炙甘草汤,处方:

生地60g 炙甘草15g 桂枝10g 党参15g 阿胶10g(甜酒蒸兑) 麦冬15g 枣仁15g 生姜10g 大枣15g 7剂

3月14日二诊:服上方后,当天即心悸好转,平卧如常,服药期间,大便畅快,食欲如常,偶尔心悸,但比以往任何发作的时候都要好。察之面色开始红润,舌胖淡,脉缓弱,续服30剂。

治疗心得:

本案患者每次发病时,不仅症状表现严重,心电图检查结果也很不理想,但发病之后,患者又能够恢复正常,并不妨碍学习和工作,心电图也无异常,得病20余年,始终未能确诊是冠心病还是心脏神经症,或是其他疾病,中西医均找不到对症的药物,故在初得病的那年,有西医根据心电图的结果建议患者安装起搏器,但遭到拒绝,因为患者认为自己还年轻,还有自我恢复的能力,何况疾病毕竟是阵发性的。一诊时,我也感到奇怪,明明以前的许多中医治疗方案是正确的,特别是炙甘草汤乃治疗"心动悸,脉结代"的经典方,完全符合患者的脉证,为什么没有疗效?思考良久,我仍然选择了炙甘草汤,不过在剂量上作了调整。患者连续服用炙甘草汤30余剂之后,即很少发病,每年发病平均不到一两次,每次发病时,适当休息即可缓解,有时服原方几剂,即保平安,维持了较高的生活质量,至今仍然未安装起搏器,也未确诊究竟是何病。

用药心得:

该案有本人的一处用药心得,即大剂量运用地黄。有关炙甘草汤中地黄的剂量问题,历来有不同见解,如岳美中先生提出:方中的生地当用48g,因为这个病是气血两亏所至,阴血不能速生,非大剂量不可,但阴又主静,无力自动,必借阳药催动。然而,阳药的剂量不能与阴药等同,否则"濡润不足而燥烈有余,如久旱之禾苗,仅得点滴之雨露,立见晒干,又怎能润枯泽燥呢?"岳老还提到叶天士经常用此方治疗荣卫亏损的全身、半身麻痹感,这很可能是心脏供血不足引起的[106]。此说对我很有启发。

本案的治疗我采用了岳美中先生的思路,炙甘草汤中的生地用到60g,当然,最主要的还不是岳先生的理论说服了我,而是见到患者经常大便干结而非稀溏,胃口尚佳而非纳呆,这就有了用大剂量生地的基础。通过这个病例,我不仅对炙甘草汤有了新的认识,而且对重用地黄的方剂有了新的认识。例如:张景岳的金水六君煎治疗咳嗽气喘,熟地用30g,陈士铎引火汤治疗咽喉疼痛,熟地用90g,临床只要辨证准确,往往疗效卓著。其辨证的关键,即在于大便秘结而食纳尚可,这是阴血亏虚,火浮于上的证候,用大剂量地黄,一方面滋养阴血,另一方面,是利用地黄的滋腻沉降之性,引火下行。本案患者心悸,脉结代,不能平卧,也可视为阴血亏虚,火浮于上所致。

案例二:糖尿病并发冠心病、神经麻痹

崔某,女,58岁,温州市人,经商,2007年4月18日初诊。

患者得糖尿病15年,一直口服二甲双胍、拜糖平等,近年来注射胰岛素,血糖基本能控制。去年发现有冠心病,高血脂,经常心胸闷痛,尤其在情绪不佳时严重,服硝酸甘油、丹参滴丸等效果不显,今年一月初出现双脚板麻痹,走路如同走在棉絮上,麻痹感有向上蔓延的趋势,心中恐惧,担心病入膏肓,乃找中医诊治。察之面容消瘦,情绪忧郁,舌红少苔,脉细,询之口干,大便秘结,宜用四妙勇安汤加减,处方:

豨莶草50g　忍冬藤30g　玄参45g　当归30g　甘草15g　丹参30g　石斛30g　茵陈10g　红花5g　川牛膝15g　穿山甲5g　鬼箭羽30g　14剂

5月5日二诊:服上方后,心胸闷痛消失,脚板麻痹感减轻大半,口干减轻,大便正常,患者心情好转,对治疗开始有信心。告之守方不变,续服100剂再来复诊。

治疗心得:

本案患者的冠心病是糖尿病的并发症。糖尿病之可怕,不在于血糖高本身,而在其并发症。血糖高通过合理饮食,积极锻炼,特别是西药,尚可有效地控制,但西药几乎无法阻止或预防糖尿病导致的血管、神经病变的发生。中风、冠心病、眼底病、肾病、肢端坏死、神经麻痹,即是糖尿病诸多并发症中的严重者。本案患者从未吃过中药,一直靠西药控制血糖,在心胸闷痛,服常规扩张心血管的药无效,继而出现脚板麻痹后,意识到并发症的到来,才下决心吃中药,不料一诊即取得疗效,信心大增,情绪也大为好转,虽然离治愈尚有一段距离,但只要坚持吃药,前景还是乐观的。平常在用煎剂取得疗效后,我往往给患者设计一个蜜丸方或散剂方,以便长期服用,但本案行不通,因为治疗肢端血管神经病变的药物需要较大的剂量,散剂、蜜丸的药物有效成分含量不高,目前只有煎剂才能够担当,故嘱咐患者续服100剂。如何既能照顾到医生的辨证论治用药,又能给患者提供一种方便的服药方法,实在是中药剂型改革的一项迫切任务。

用药心得:

该案有本人的一处用药心得,即在利用四妙勇安汤改善血管神经功能的基础上,加石斛、丹参、红花、川牛膝、穿山甲以增强活血化瘀作用,用以治疗各种血管神经方面的疾病。如手足神经麻痹,加豨莶草;血管神经性头痛,加白芍、川芎;痛风,加土茯苓、泽兰、萆薢、薏苡仁、威灵仙等。方中加入的石斛,举足轻重,因为石斛可濡润脉道,扩张血管,显著改善血瘀症状,其柔润之性,又可矫正全方的刚烈之弊。近年来,经实验研究和临床观察,发现石斛有降低全血黏度、血浆黏度和纤维蛋白原,降低血胆固醇和甘油三酯,提高高密度脂蛋白胆固醇水平,降低血糖,护肝利胆,降酶,抗肝纤维化,预防胆石新生和促进胆石溶解,增强胃黏膜屏障功能,抑制幽门螺旋杆菌等作用,这些都与历代医家运用石斛的临床疗效相吻合,更与本方借重石斛的目的一致。

案例三:冠心病,心绞痛,心肌梗死

邹某,男,64岁,湖南邵阳人,2011年9月17日上午11时初诊。

患者半年前检查,有心房扩大,冠心病,心绞痛,每次发作时,心痛如绞,放射到背部,持续一两个小时,怕冷,全身出汗,乏力,有恐惧感,欲解大便。服硝酸甘油、丹参滴丸等,不能及时缓解。近日来发作频繁,几乎每天三四次,今天早上8点多已经发作过一次,持续了两个小时,现在已有所减轻。察之面色青灰,疲乏无力,手指冰冷,嘴唇发绀,舌淡,有薄白苔,脉小紧。用乌头赤石脂丸加减:

制川乌 10g　附子 10g　干姜 10g　川椒 10g　赤石脂 30g　枣皮 30g　高丽参 10g(另蒸)　五灵脂 10g　3剂

9月19日二诊:服上方期间,心绞痛只发作过1次,疼痛程度减轻许多,只持续了10分钟,然后自动缓解,怕冷、乏力均好转,仍然有胸区闷痛。察之面色比原来清朗,舌淡红,苔薄白,脉缓。仍然用乌头赤石脂丸加减:

制川乌 30g　附子 30g　干姜 30g　川椒 15g　枣皮 50g　炙甘草 30g　高丽参 50g　五灵脂 30g　乳香 15g　没药 15g　为药丸,每天3次,每次5g。1剂

10月5日三诊:服上方后,心绞痛未发作,胸区仍然有不适感,不怕冷,口微渴,察之面色微红,舌淡红,脉数。用参三散合失笑散、蒲辅周双和散加减:

木香 30g　郁金 30g　蒲黄 30g　五灵脂 30g　丹参 30g　西洋参 60g　三七 60g　血竭 30g　琥珀 30g　乳香 30g　没药 30g　九香虫 50g　鸡血藤 80g　黄芪 60g　紫河车 80g　红景天 30g　土鳖 60g　水蛭 30g　苦参 50g

1剂,为水丸,每天2次,每次6g,饭后开水送服。

2012年1月5日四诊、4月14日五诊、7月28日六诊,均以上方去苦参、乳香、没药、加重水蛭为丸,胸闷逐渐消失,未再发作心绞痛。

9月24日七诊:患者病情稳定,精力充沛,感觉甚好。察之面色红润,舌淡红,脉弦缓。用参三散加减长期服。

西洋参 120g　三七 60g　丹参 60g　红景天 60g　天麻 60g　紫河车 90g　耳环石斛 60g　水蛭 180g

1剂,为水丸,每天2次,每次6g,饭后开水送服。

用方心得:

在本案中,我根据病情的缓急,先后采用了3组方剂。一诊、二诊处以《金匮要略》中的乌头赤石脂丸加减,此方出自《金匮要略》"胸痹心痛短气篇",原文为:"心痛彻背,背痛彻心,乌头赤石脂丸主之。"此方是用来救治心绞痛、心肌梗死极为有效的方剂,可惜当代医家用之甚少。患者在心绞痛发作时,疼痛剧烈,背部与心脏部位互相牵扯,身冷肢凉,甚至额头出冷汗,二便不禁,舌淡或淡紫,脉沉紧。方中除了乌头、附子、干姜、川椒并用,大辛大热,温阳散寒止痛之外,又用一味赤石脂收敛、固涩阳气,以防温散太

过。患者在剧烈发作时,往往有二便失禁的现象,这是阳气下脱的证候,赤石脂配干姜,又是《伤寒论》少阴病篇中治疗下利不止"桃花汤"的核心药物,用以温涩固脱。从赤石脂这一味药的加入可见,经方的组合不仅充满了"张弛有度"的辩证思维,而且与临床实际完全吻合。我在原方中再加人参、五灵脂,增加益气活血两个环节,以强化原方止痛的作用;加枣皮以帮助赤石脂固脱,赤石脂可以防止阳气下脱,枣皮则可以防止阳气上脱、外脱。二诊至六诊,阳气得温,寒邪已散,病情趋于平和,故处以蒲辅周的双和散(原方见书中"第一类慢性疼痛"的心胸疼痛一节)合失笑散、颠倒木金丸,益气、活血、理气、止痛。七诊处以参三散加减,侧重于保养,此方是我用之防治心脑血管病的保健方,除了取原方的西洋参、三七、丹参益气活血,改善心血管功能之外,尚加红景天益心养肺,以增加心脏的血流量、肺部的供氧能力,加天麻平肝息风,加紫河车补肾益精,加耳环石斛养胃健脾,使心、肺、肝、肾、脾五脏同治。更重用水蛭一味活血化瘀,疏通血管。多年来,我用这首参三散加减,治疗了多例心脑血管病,如冠心病、高血压、动脉硬化、颈动脉斑块,既安全,又有效,便于长服久服,在一定程度上,能够降压、降脂、保护心肌、软化血管,阻止和逆转心脑血管疾病的病情发展。

用药心得:

我在临床治疗心痛、胃脘疼痛,凡是表现为刺痛而又病程较长,且体质较弱的患者,经常用人参配五灵脂,益气活血止痛。然而《本草纲目》记载:五灵脂"恶人参,损人。"乃至于现在有些药店、医院药房不肯抓药,当代许多著名医家如朱良春先生曾撰文指出:"人参与五灵脂同用,不但没有毒副作用,而且止痛效果大增"。几十年来,我用之甚多,从未发生过不良反应。因此,对于中药中的"十八反"、"十九畏"、"相恶"、"相杀"等说法,应当活看:有此一说,说明古人确实认识到了某些药同用,相互激荡,能够使身体产生强烈的反应,然而这种强烈反应不一定都是毒副作用,有时,还需要充分利用。如十八反中说:甘遂反甘草,附子反半夏,海藻反甘草,而《金匮要略》中的甘遂半夏汤,甘遂与甘草同用;《伤寒论》小青龙汤的加减法中,附子与半夏同用;《医宗金鉴》中的海藻玉壶汤,海藻与甘草同用。这些名方历经千百年,并未出现因为违背了十八反导致的毒副作用。同样,人参与五灵脂同用,只要辨证准确,只会增加疗效,国家中医药管理局还曾专门组织科研人员进行了课题研究,证明其确实没有毒副作用,这就是"相反相成"的辩证思维。这个道理,不仅应该让每个临床医生明白,而且在中药教材中就应该讲清楚,做成铁案,让每个中药药剂师都明白,不能死守着陈腐的、已经证明是错误的观念不改,乃至于在抓药时让临床医生为难。

三、中 风

中风是中医的名称,因为起病急骤,突然倒地,中医将其比类取象为:风性善动,如矢中的,因此叫做中风。国内的西医沿用了中医的说法,也叫做中风或脑卒中,其实质是脑血管意外,分为出血性中风与缺血性中风两种。中风在古代属于风、痨、鼓、膈四大难证之首,死亡率极高,在现代,仍然是排在死亡原因的第一位。中医对这个病探索了两千余年,从预防到治疗中风,都积累了丰富的诊治经验,特别是在促使脑苏醒方面,留下了许多有效的方药。但是中医投药的途径单一,维持生命的措施不够,这两方面恰恰是西医的长处,中西医结合得好,可以大大提高中风病人的存活率和治愈率。

第一,中风危证

张仲景根据得病的深浅将中风分为中脏、中腑、在经、在络四大类,在经络尚浅,只是肌肤麻木不仁,肢重不能抬举,或口眼㖞斜,或半身不遂,没有神志障碍。在脏腑则神志不清,甚至昏迷不醒,舌謇难言,痰声如锯,出现生命危险。在中脏腑的危急阶段,中医要首先辨明是属于闭证还是脱证,闭证宜开,脱证宜固,也有内闭外脱的,则须两者兼顾。

(1)中风闭证:所谓闭,是指脑窍闭塞而人事不知,昏迷不醒,因此,醒脑开窍,促使病人苏醒是首当其要的事情。用开窍的方法治疗闭证,要分清患者是属于热闭还是寒闭,热闭宜凉开,寒闭宜温开。

热闭的患者除昏迷不醒,喉中痰鸣之外,一般面红赤,脉滑数,形体壮实,呼吸气粗,大便秘结,牙关紧闭。西医诊断多为出血性中风,即脑出血或蛛网膜下腔出血。脑出血病人在中风之前,多数有血脂高、血压高、胆固醇高等三高症,中风之后,血压也多居高不下,属于火体之人。

热闭宜凉开,最常用的方法是三化汤[1]送服成药安宫牛黄丸。一方面清心开窍,一方面降胃通腑,采用开上通下的方法,使逆行于上的气血下行。

寒闭的病人除了昏迷不醒,痰声漉漉之外,尚有面色㿠白,四肢不温,脉沉缓等证,西医诊断多为缺血性中风,如脑梗死,脑血栓形成等。中风之前,患者一般血压不高或偏低,但血液黏度大,属于寒体之人。

寒闭宜温开,宜用《局方》三生饮[2]送服成药苏合香丸。

(2)中风脱证:脱证病人,其神昏多迷惘深沉,情志多神思恍惚,面色多惨淡失神,气息多急促低微,肢体多松弛无力。曹永康先生说:脱证是正气散亡,此际芳香宣散如牛黄清心、至宝丹等品,每易加速正气耗散,务宜慎用为要。治脱证要掌握三大要旨:脉微,汗冷,肢厥者,主以参附龙牡汤[3]合四逆汤,重用附子以回肾阳;发绀,息微,心率加快,脉细欲绝者,主以参附龙牡汤合参麦散,重用人参以扶心阳;气急,鼻煽,脉散大,舌津干涸者,主以大剂参、麦、味、山萸,急救化源。惟当此危急存亡之际,辨证要把握关键,施治要果断有力,庶可挽狂澜于既倒。

(3)内闭外脱:除了闭证、脱证之外,还有内闭外脱证,患者出现口开,眼合,撒手,遗尿,汗出如珠,痰涎壅塞,神昏不知等,既要救其脱,又要开其闭,须两者参合,权衡取舍,如在参附龙牡合四逆汤中加生南星、生姜汁、苏合香丸,在参附龙牡合参麦散中加竹沥,安宫牛黄丸等。脱证与内闭外脱都十分凶险,经常出现心衰、呼吸功能衰竭、脑危象等情况,可选择李可先生的破格救心丹[4],中西医结合治疗,才能降低病死率。

此外,古代曾经在很长一段时间内,认为中风是感受了外界的风邪所致,留下了大量从外风立论的治疗中风方,如大、小"续命汤","大秦艽汤"等。到了宋代,开始转向从内风立论,明代张介宾明确提出"非风"论,清末民国时期的"三张",即张伯龙、张山雷、张锡纯从当时的西医知识中了解到中风是脑出血所致,从而彻底否定了外风之说,也否定了从外风立论的所有治疗中风方。迄今为止,仍有一些著名的中医临床家坚持认为:续命汤等治疗外风方临床有效。中医界也一直争论不休。

我认为,这种争论其实不难统一。在脑出血的出血阶段,用续命汤之类宜慎重,因为方中的麻黄、桂枝等辛温药能扩张血管,的确有升高血压、加重出血的倾向。但在脑出血完全止住,需要促使瘀块吸收时,祛外风的药不在当禁之列,因为辛温药有很好的活血化瘀作用。更何况脑梗死、脑血栓形成后,需要用扩张血管,行瘀活血的药,辛温药当属备选之品。在"三张"所处的时代,西医可能也只认识到中风是高血压引起的脑出血这个层次,"三张"发出禁用的大声疾呼,是未可厚非的,但我们讨论这个问题,不应当还停留在那个时代的认识层面而纠缠不休。总之,对待这种严重的疾病,不仅应当参考西医的诊断,更应当严格根据中医的脉舌证候,详细辨证,才可确保无虞。

第二,中风轻证

病人突然出现半身不遂,或者言语困难,但神志清醒,属于中风中的"中经络",病情相对轻浅。西医检查多半有轻微的脑出血或脑血栓形成。治疗主要有补气养血、祛风通络,柔肝息风、舒筋活络两大类。血压不高,面色无华,舌淡,脉弦细者,宜用大秦艽汤加减[5],血压较高,面色红润,舌红,脉弦数者,宜用天麻钩藤汤加减[6]。

第三,中风后遗症

中风患者苏醒过来,脱离了危险期之后,往往留有不同程度的后遗症,如语言謇塞,半身不遂等,如果不进行有针对性的治疗,不但语言与肢体的功能难以恢复,而且仍有再次中风的可能,必须高度重视。重者宜用补阳还五汤[7],轻者宜用大秦艽汤[5]。以饮食不佳,痰多为主者,宜用六君子汤加减[8]。

第四,预防中风

中风虽然事发突然,但是,它是身体隐藏的各种致病因素积累到一定程度,才整体暴发的。这是一个由量变到质变的过程,由健康、到亚健康、再到疾病的发展过程。这个过程,短的可能只有几年,长的可达数十年之久,有的有高血压、动脉硬化等家族遗传史,有的是晚期糖尿病的并发症。从我的临床经验来看,属于阴虚火体之人,到了老年容易罹患出血性中风,属于阳虚寒体之人,到了老年容易罹患缺血性中风,而且大部分都有征兆。如金代刘完素在《素问气宜保命集·中风论》中说:"故中风者,俱有先兆之证,凡人如觉大拇指及次指麻木或不仁,或手足不用,或肌肉蠕动者,三年内必有大风。"这是很准确的观察。了解了这个基本规律,中医有很多有效的方药可供使用,只要提前用药,持之以恒,完全可以阻止疾病发展到中风这个阶段,这是中医非常宝贵的"不治已病治未病"的思想,也是中医古代养生学的精华。当然,尽管中医自古以来有延缓衰老的许多措施和方药,但是常人也要有"为健康投资"的意识,才能达到最终的效果。现代人大部分是有病才找医生,检测指标异常才服药,服药又想图速效,指标正常了就停药,这既不符合中医治病养生的法则,也不符合生命的客观规律。在指导病人进行中风的预防时,应当把这个道理讲清楚。

用中医方药延缓衰老,预防中风,传统的方法是从补肝肾、健脾胃入手,如前面第二节所介绍的:肝肾阴虚,宜首乌延寿丹之类为佳;肝肾阳虚,宜还少丹之类为佳;脾肾两虚,宜萃仙丸之类为佳。此外,气虚夹瘀,可用补中益气汤加减[9],气虚夹痰,可用半夏白术天麻汤加减[10]。

附方

1.《素问气宜保命集》三化汤

大黄 10g 厚朴 10g 枳实 10g 羌活 5g

本方即小承气汤加羌活,以大黄泻热攻下,厚朴、枳实理气除满,加少量羌活祛风,在降泻之下,稍作升提,以调节气机升降,这是刘河间的治疗方法。任继学先生指出:"病发72小时以内者,必先投三化汤加生蒲黄、桃仁、煨皂角刺煎服之,得利停服。安宫牛黄丸日服3颗,8小时1颗。"[107]

从我的临床经验来看,中风闭证属于阳热者,如果用药及时准确,患者能够很快苏醒,用安宫牛黄丸醒脑开窍,当以北京同仁堂所生产的为佳,这是救命之药,药丸中的麝香、牛黄来不得半点虚假。北京同仁堂的安宫牛黄丸有两种类型,一种含有金箔,价格较贵,一种不含金箔,价格较便宜。患者昏迷并伴有抽搐的,当用含金箔的,借以重镇息风,无抽搐躁扰的,可用普通型。但并非所有的中风昏迷患者都可用安宫牛黄丸,属于寒闭、脱证者,用之反而加重病情。同时,颅内大量出血者,也不适合,因为麝香一类芳香走窜药物,可能加重出血。我用三化汤,有时加三七15g磨汁兑服,或研末冲服。三七既可止血,又可消瘀血,对于出血性中风的疗效是众所周知的。

2.《局方》三生饮

生南星20g　生川乌15g　生附子10g　广木香5g　生姜15片　另加高丽人参30g同煎。

用方心得:

本方以生南星祛风化痰,生附子、生川乌温阳散寒,3味均为生药,取其力峻而行速;木香理气,使气顺则痰行;生姜既能散寒,又能解三生之毒。诸药合用,有强力祛风化痰、散寒通络之效。根据赵锡武先生的经验,此方运用之要妙,在于加人参30g一同煎服。此方不仅适用于中风阴闭证,即使脱证亦有治愈之案例。

从我的临床经验来看,本方必须用生药,才能够救人于生命悬危之际。现代中医书籍介绍三生饮时,总是强调生南星、生附子有毒,宜改为制南星、熟附子,这是一个极大的错误,古人难道不知生南星、生半夏、生乌头、生附子有毒,用熟的安全?但显而易见,遇到这样的危急重证,只有生用才能立起沉疴。一个真正的医生应当考虑的是:如何发挥古方最好的疗效,如何设法尽量克服它的毒副作用,而不是为了逃避风险,一改了之,置危重病人的生死于不顾。西南一带许多名老中医以善用大剂量生乌头、生附子治病见长,据跟我坐堂的韩国中医博士宋治浩介绍,他在成都跟号称"火神"的唐步祺先生学到的经验是:煎附子时,只要半敞开盖子煎4个小时以上,中途干了,只加开水,不加凉水,就不会有毒副作用,屡试不爽。

除了三生饮的问题之外,很少有成药苏合香丸出售,也是临床一大难题。丸中的苏合香、安息香,药店也很难买到。我曾经自己设计过代苏合香丸,用细辛、白芷、辛夷、川芎代替苏合香、安息香,用玳瑁代替犀角,虽出于无奈,但确有一定疗效。方药组成为:麝香、冰片、朱砂、玳瑁、鱼脑石、丁香、檀香、广木香、荜茇、山柰、细辛、川芎、白芷、辛夷、诃子、乌梅,这个方子对过敏性鼻炎也颇有效。

临床见到中风属于寒闭的患者,如果病情较轻,神志尚清醒,未至于昏迷,手足逆冷,舌淡苔白,脉沉细无力者,我常用《伤寒论》茯苓四逆汤加味:茯苓60g,附子15g,干姜10g,炙甘草10g,人参15g,地龙30g,半夏15g。浓煎成3碗,每6小时服1碗,另三七5g,血竭5g,麝香0.2g研匀,分3次用汤药送服。如果有口眼歪斜,语言謇塞,上述散剂中再加全蝎5g,蜈蚣1条。此方对脑血栓形成效果最好。

另外,据我临床所见,热闭比寒闭证更加危急,但醒脑开窍之后,寒闭导致的后遗症却比热闭难以恢复。也就是说,脑出血只要止住了之后,其瘀血的吸收,往往比脑梗死的血栓消除得快。

3.《世医得效方》参附龙牡汤

高丽参 15~30g　生附子 30g　龙骨 30g　牡蛎 30g

用方心得：

本方是《校注妇人良方》的参附汤加味。参附汤以甘温力宏之高丽参,大补脾胃之元气,以固后天之本,配以大辛大热之附子,温壮元阳,大补先天之本,二药相须,可上助心阳,下补命门,中补脾土。加龙骨、牡蛎介类潜镇,使上越之浮阳摄纳于下,全方有回阳益气、敛汗救脱的作用。上方加干姜 30g,炙甘草 15g,为参附龙牡合四逆汤;加麦冬15g,五味子 10g,生附子改用制附子 10g,为参附龙牡合参麦散;加味参麦散即用西洋参30g,麦冬 30g,五味子 10g,加山萸肉 50g。

从我的临床经验来看,中风危急症的救治,首先必须仔细观察脑部神志的情况和全身的情况,由此而判断属于闭证或脱证。闭证的重点在脑,为脑窍内闭,表现为神志昏迷不醒,或兼有牙关紧闭,手足握拳等症,当醒脑开窍为主,热闭用安宫牛黄丸,寒闭用苏合香丸。脱证的重点在全身,分为阳气外脱与阴液外脱。阳气外脱表现为肢冷,脉微,舌淡,口不渴,面容惨淡,汗出清冷,轻者用参附龙牡汤,重者合用四逆汤;阴液外脱表现为肢暖,脉细数,舌红而干,口渴不喜饮,面色潮红,喘促,汗出黏稠,用加味参麦散;两种情况兼有的,用参附龙牡合参麦散。倘若出现更加严重的内闭外脱,则须将开窍与固脱结合起来,如参附龙牡合四逆汤配苏合香丸,加味参麦散配安宫牛黄丸等。

治疗脱证的以上 3 方,除了注意久煎、浓煎之外,尚须频服,使药力不间断,才有可能挽回生命。

4. 破格救心汤（李可创制方）

附子 30~100~200g　干姜 60g　炙甘草 60g　高丽参 10~30g（另煎浓汁兑服）　山萸肉 60~120g　生龙牡粉、活磁石粉各 30g　麝香 0.5g（分次冲服）

煎服方法：病势缓者,加冷水 2000ml,文火煮取 1000ml,5 次分服,2 小时 1 次,日夜连服 1~2 剂;病势危急者,开水武火急煎,随煎随喂,或鼻饲给药,24 小时内,不分昼夜,频频喂服 1~3 剂。

用方心得：

据李可先生介绍:本方始创于 20 世纪 60 年代初期,经 40 余年的临证实践,逐渐定型。本方脱胎于《伤寒论》四逆汤类方,四逆汤衍生方参附龙牡救逆汤及张锡纯氏来复汤,破格重用附子、山萸肉加麝香而成。方中四逆汤为中医学的强心主剂,临床应用1700 余年,救治心衰,疗效卓著。心衰病人,病情错综复杂,不但阳气衰微,而且阴液内竭,故加人参,成为四逆加人参汤,大补元气,滋阴和阳、益气生津,使本方更臻完善,但用于救治心衰垂危重症仍然生死参半。细究其因,不外两点:其一,历代用伤寒方,剂量过轻,主药附子,仅 10g 左右。考《伤寒论》四逆汤原方,用生附子 1 枚,按考古已有定论的汉代度量衡折算,附子 1 枚,约合今之 20g,假定生附子之毒性与药效为制附子的两倍以上,则伤寒论原方每剂所用附子相当于现代制附子 40~60g,而历代用四逆汤仅原方的1/6~1/4。以这样的轻量,要救生死于顷刻,诚然难矣! 其二,之所以不敢重用附子,乃因畏惧附子之毒性。古今本草已有定论,附子有大毒,但附子为强心主将,其毒性正是其起死回生药效之所在。当心衰垂危,病人全身功能衰竭,五脏六腑、表里三焦已被重重阴寒所困,生死存亡系于一发之际,阳回则生,阳去则死。非破格重用附子,以其纯阳之品,大辛大热之性,雷霆万钧之力,不能斩关夺门,破阴回阳,力挽垂绝之生命。1961 年

7月,当笔者救治一例60岁垂死老妇时,患者四肢冰冷,测不到血压,摸不到脉搏,仅心口微湿,呼吸、心跳未停,遂破格重用附子150g于四逆加人参汤中,武火急煎,随煎随喂,1小时后终于起死回生。按现代药理实验研究,附子武火急煎1小时内,正是其毒分解的高峰。由此悟出,对垂死的心衰病人而言,附子的剧毒正是救命的仙丹。我一生所用附子超过5吨之数,经治病人在万例以上,垂死病人有24小时用附子500g以上者,从无一例中毒。本方中炙甘草一味,更具神奇妙用。《伤寒论》四逆汤原方,炙甘草是生附子的两倍,足证仲景当时已充分认识到附子的毒性与解毒的措施,甘草既能解附子的剧毒,蜜炙之后,又具扶正作用(现代药理实验研究,炙甘草有类激素样作用,而无激素之弊)。而在破格重用附子100g以上时,炙甘草60g足以监制附子的毒性,不必多虑。经这样的改进之后,重症病人的治愈率可达十全。而垂死病人救活率,仅可达十之六七。由于个人学识浅薄,思路狭窄,只见局部,不见整体,但着眼于"心衰"一端,而忽视了垂死病人全身衰竭的全局、五脏六腑阴阳气血的散失,故本方的治愈率停滞在生死参半的水平,约10年之久。后读近贤张锡纯《医学衷中参西录》,书中"来复汤"一方(山萸肉60g,生龙牡粉各30g,生杭芍18g,野台参12g,炙甘草6g),可补四逆汤之不足。其论云:"……寒温外感诸症,大病瘥后不能自复(阴阳气血脱失过甚,全身功能衰竭状态),寒热往来,虚汗淋漓(大汗亡阳,气血将脱)……目睛上窜,势危欲脱(脑危象休克先兆);或喘逆(呼吸衰竭,气脱于上),或怔忡(早搏,心室纤颤,心跳骤停之先兆);或气虚不足以息(呼吸衰竭)。诸症只见一端,即宜急服。"张氏认为,"凡人元气之脱,皆脱在肝。故人虚极者,其肝风必先动。肝风动,即元气欲脱之兆也。"(古人论肝,皆与高级神经活动相关,亦即现代脑危象出现前兆,为全身功能衰竭之最后转归。)张氏盛赞:"萸肉救脱之功,较参、术、芪更佳。盖萸肉之性,不独补肝也。凡人身阴阳气不固将散者,皆能敛之",故"山萸肉为救脱第一要药"。余师其意,于破格人参四逆汤中重加山萸肉、生龙牡,更加活磁石、麝香,遂成破格救心汤方。方中山萸肉一味,"大能收敛元气,固涩滑脱。收涩之中,兼条畅之性,故又通利九窍,流通血脉,敛正气而不敛邪气。"(此点极为重要,为古今诸家本草未曾发现的特殊功效,可适应一切心衰病人,虚中夹实的特征,对冠心病尤为重要)。用之,可助附子固守已复之阳,挽五脏气血之脱失。而龙牡二药,为固肾摄精,收敛元气要药;活磁石吸纳下降,维系阴阳;麝香乃急救醒神要药,开中有补,对一切脑危象(痰厥昏迷)有斩关夺门、辟秽开窍之功。《中药大辞典》载:"现代药理实验研究证实,小量麝香对中枢神经、呼吸、循环系统等均有兴奋作用。对心衰,呼吸衰竭,血压下降,冠心病心绞痛发作,均有可靠疗效。"破格救心汤增强了古代四逆汤类方回阳救逆的功效。破格重用附子、山萸肉,使本方发生质变。麝香、龙牡、磁石的加入更使本方具备了扶正固脱,活血化瘀,开窍醒脑之功,可复苏高级神经功能,救治呼吸循环衰竭,纠正全身衰竭状态,确有起死回生的神奇功效。

本方可挽垂绝之阳,救暴脱之阴。凡内、外、妇、儿各科危重急症,或大吐大泻,或吐衄便血,妇女血崩,或外感寒温,大汗不止,或久病气血耗伤殆尽……导致阴竭阳亡,元气暴脱,心气暴脱,心衰休克,生命垂危(一切心源性、中毒性、失血性休克及急症导致的循环衰竭)。症见冷汗淋漓,四肢冰冷,面色㿠白或萎黄、灰败,唇、舌、指甲青紫,口鼻气冷,喘息抬肩,口开目闭,二便失禁,神志昏糊,气息奄奄。脉象沉微迟弱,一分钟50次以下,或散乱如丝,古代医籍所载的心、肝、脾、肺、肾五脏绝症,七怪脉、绝脉等必死之症;以及现代医学放弃抢救的垂死病人。凡心跳未停,一息尚存者,急投本方,1小时起死回生,3小时脱离险境,一昼夜转危为安。

李可先生进一步指出:应用本方,要严格遵循中医学的辨证论治法则,胆大心细,谨守病机,准确判断病势。脉证合参,诸证若见一端,即宜急服。凡亡阳竭阴之端倪初露,隐性心衰的典型症状出现(如动则喘急,胸闷,常于睡中憋醒,畏寒肢冷,时时思睡,夜尿频多,及无痛性心肌梗死之倦怠乏力,胸憋自汗等),急投本方平剂;亡阳竭阴之格局已成,急投本方中剂;垂死状态,急投本方大剂。服药方法:急症急治,不分昼夜,按时连服,以保证血液浓度,有效挽救病人生命。重症要24小时连服3剂。[108]

从我的临床经验来看,本方最大的贡献在于为中医治疗心衰、呼吸衰竭、全身功能衰竭以及脑危象等危急重症,提供了一种切实可行的、疗效卓著的方法。作者在继承古人治疗危急重症理论和经验的基础上,有自己的大胆创造和突破。这些突破,最明显地表现在用药剂量上的突破,煎药、服药方法上的突破。作者对组方原理进行了详细的解说,并附有大量成功治疗危急重症的病案,从理论到实践,都令人信服。可以看出作者是一位胆识过人、愿意为拯救患者性命而不惜承担风险的真正的临床医生,这种"苍生大医",在当代中国已经少见。客观地说,李可先生能够创制并总结出"破格救心汤",除了个人的因素之外,也与他从事中医临床实践的环境有关。他长期工作在较偏僻的县城、乡镇,那里对中医的限制相对宽松,群众对中医和李可本人的信赖度也相对较高,这给他的临床实践提供了其他中医不易得到的机会。如果是在城市,如此严重的危急重症患者,绝大部分是送西医院,由西医包揽,不可能让中医治疗,即使让中医介入治疗,由于药政管理、法律责任等方面的限制与警告,也绝不可能如此大胆用药。

因此,我始终认为最好的中医一定出自农村,出自西医技术比较薄弱的乡镇,出自缺医少药的地方,而不是出自大城市。大城市的中医,由于各种因素的掣肘,失去了运用中医药救治大部分危急重症的实践机会,这很大程度上限制了他们的学术、技术的发展与提高。而古代的名医,大部分是在治疗急性传染病和各种危急重症中创造发挥,奠定了自己学术地位的。

5.《素问病机气宜保命集》大秦艽汤

秦艽20g　石膏20g　生地黄15g　熟地黄10g　当归10g　川芎10g　白芍15g　白术15g　茯苓15g　炙甘草5g　羌活10g　独活10g　防风10g　白芷10g　细辛5g　黄芩10g

用方心得:

方中秦艽、羌活、防风、白芷、细辛、独活均可祛风散邪,通行经络,而秦艽更兼能养血,《本草微要》云:"秦艽,长于养血,故能退热舒筋。治风先治血,血行风自灭,故疗风无论新久"。本方以秦艽为君药,其他为臣药。生地黄、熟地黄、白芍养血柔筋;当归、川芎活血通络;白术、茯苓健脾益气,以助生化之源;细辛温寒,黄芩、石膏清热,以上均为佐药。甘草调和诸药,为使药。全方祛风养血,以治风邪初中经络,出现口眼歪斜、舌强语謇、手足不遂等症者。

从我的临床经验来看,这是一首偏重于从外风立论的治中风方,从八珍汤化出,去人参加生地,说明在补气养血之中,尤重在养血,所谓"治风先治血,血行风自灭";方中用秦艽等祛风之药,达五种之多,再加细辛温寒,黄芩、石膏清热,将补血、祛风、温通、清泄之品熔铸一炉,非常切合中风证的复杂病机。同样是从外风立论,历代医家对于用小续命汤治疗中风曾进行过激烈争论,但对本方很少批评。从药物分析,小续命汤类方多用麻黄、桂枝、附子、干姜等刚烈之品，一旦辨证有误，则易动血，加剧病情，而本方所用秦艽、羌活、防风等祛风药物，药性相对柔和，加上用八珍汤补气养血为治疗基础，照顾全面。当然，更重要的是，本方经过临床实践的检验，证明对中风轻证有疗效。本方既可治疗中风轻证的中经络，又可治疗中风后遗症的半身不遂，梁剑波先生用之喜欢加参、芪，岳美中先生直接用治疗风湿痹证的三痹汤，效果都很好。我习惯于在方中加豨莶草30g，以疏通经络，加白芥子10g、全蝎10g，以温化经络中的流痰瘀血，兼顾语言謇塞的治疗，再加黄芪，以加强补气的作用。

其他诸如华佗再造丸、大活络丹等，都是从外风立论，用养血息风的方法治疗中风偏瘫，临床运用广泛。

6.《杂病证治新义》天麻钩藤汤

天麻15g　钩藤30g　石决明30g（布包煎）　栀子10g　黄芩10g　川牛膝15g　杜仲15g　桑寄生30g　夜交藤30g　益母草30g　茯神15g

用方心得：

方中以天麻、钩藤、石决明平肝息风为君药；黄芩、栀子清解肝胆郁热、三焦浮游之火为臣药；益母草活血利水、川牛膝引血下行，杜仲、桑寄生补益肝肾，夜交藤、茯神安神定志，均为佐使药。用以治疗肝阳上亢、肝风内动所致的头痛眩晕，耳鸣眼花，肢摇震颤，半身不遂等。

从我的临床经验来看，本方对于肝阳上亢患者，不失为一首标本兼治的妙方，既能有效地改善头晕头痛、心烦失眠等症状，方中的数种药物，如杜仲、桑寄生、黄芩、钩藤等，又证实有较好的降压作用。如属轻微中风引起的偏瘫，可加络石藤、地龙、豨莶草凉润通络，加石斛益胃养阴，以上诸药，合而能养阴生津，濡润脉道，扩张血管，降低血脂和血液黏度，促进血液循环，如此更加符合高血压中风引起偏瘫的病机。大体上，用大秦艽汤所治疗的偏瘫，属于缺血性中风，天麻钩藤汤所治疗的偏瘫，则属于出血性中风。

临床上，很多中医喜用张锡纯的"镇肝熄风汤"治疗高血压中风，此方降压的效果快，降压的幅度大，对于身高体丰，脉浮滑数，形气俱实的病人，是比较适合的，但对于身体相对瘦弱，胃气薄弱，脉细数的病人，则不太适合。我曾用此方仅仅一剂，就因为降压太过，差点导致病人休克。张锡纯先生是河北人，他所创制的方子大多从临床实践中来，很有效，但张氏喜欢用生药、矿物药、香料药、大剂量药，胃气薄弱的南方人有时受不了，应当有所了解。天麻钩藤汤则相对缓和，既有降压作用，经加减之后，又善于通络，使偏瘫的肢体得到较快恢复。此外，叶天士先生提倡滋水涵木，柔肝息风治疗中风偏瘫，常喜用何首乌、熟地黄、枸杞、白芍柔肝，牡丹皮、秦皮、决明子凉肝，羚羊角、磁石、龟甲镇肝，天麻、白蒺藜、钩藤息风，胆南星、石菖蒲、化橘红化痰，并且每每以石斛养阴和胃，斡旋中州。虽然取效稍缓，但比较稳妥，可以酌情采用。

7.《医林改错》补阳还五汤

黄芪120g　当归尾6g　赤芍6g　地龙3g　川芎3g　桃仁3g　红花3g

用方心得：

方中重用黄芪补气以摄血，使其气旺血行，是为君药；当归尾活血祛瘀，为臣药；川芎、赤芍、桃仁、红花助归尾活血，地龙通经活络，均为佐使药，为治疗半身不遂常用的方剂。

从我的临床经验来看，本方堪称补气活血第一方。《医林改错》云："此方治半身不遂,口眼歪斜,语言謇塞,口角流涎,大便干燥,小便频数,遗尿不禁等。"从所载的文字来看,不单纯是治疗半身不遂,而是着眼于整个中风后遗症。现代医家除用其治疗中风后遗症之外,还拓展至治疗脑动脉硬化、面神经麻痹、小儿麻痹后遗症、脑震荡后遗症、坐骨神经痛、神经炎、冠心病、急性心肌梗死、肾病综合征等。有些医生畏惧方中的黄芪用量太重,恐怕升发太过,引起血压升高,导致血管再次破裂而出血,常常减量;有的医生加龙骨、牡蛎降压,并借此监制黄芪的升发。其实,这都是对原方没有全面理解所致。原方立意在补气以活血,中风偏枯,导致一边手足功能偏废,此为大病,不用超大剂量的黄芪补气,不足以推动血行。黄芪本身有双向调节的作用,30g 左右可以升压,100g 以上则可以降压;何况黄芪虽升、虽温,而地龙却凉、却降,组方的奥妙,就在此处,一切顾虑和蛇足,都是不必要的。

按照原书的加减法,偏瘫初起肢痛时,加防风 10g,意在祛风散邪,这其中含有深意。古人将防风、黄芪同用归于"十九畏"之一,认为用之宜慎。但在《名医类案》的"中风"第一案中,御医许胤宗治疗柳太后中风昏迷,以大剂量防风、黄芪浓煎取汤,熏蒸而醒;我的伯父彭崇让先生治疗徐特立夫人"癔症性昏厥症",师用其法,以黄芪 30g、防风 15g 煎汤,鼻饲而醒,都说明这两味药同用,相畏亦相使,能够起到相互激荡的显著效果,只是尚未明了其作用机理。

从临床运用的效果观察,方中地龙剂量偏小,我常用至 30g~50g,用其凉润降泻之性,才能有效地监制大剂量黄芪的温升,况且,中风患者最忌讳大便干结,大剂量地龙有润肠通便的作用,服后即使大便偏溏也无妨。如语言謇塞,加远志 10g,石菖蒲 10g,胆南星 10g 化痰开窍;口眼歪斜或抽动,加白附子 10g、全蝎 10g、蜈蚣 1 条息风止痉;头晕肢麻,加天麻 10g、豨莶草 30g 祛风通络;半身不遂,日久不复,加穿山甲 5g、水蛭 5g、土鳖 10g,以搜剔经络之中的死血。

临床上,同样是偏瘫,补阳还五汤证主要表现为肢体痿废无力,因此要借助超大剂量黄芪以补气行血而起废;大秦艽汤证则虽有肢体功能障碍,抬举活动不便,尚不至于完全痿废,且时有疼痛,这是与补阳还五汤证最大的区别,因此本方以养血为主,兼以祛风通络而止痛。

8. 加味六君子汤(王孟英创制方)

人参 10g　白术 10g　茯苓 10g　炙甘草 5g　陈皮 10g　半夏 10g　羚羊角 3g(另煎 1 小时)　全蝎 10g　竹沥口服液 1 支(30ml 兑入)　生姜汁 5~10ml(兑入)

用方心得:

程门雪曾评价:"这是临床很实用的一张好方子,内、外、气、火、痰并治,羚羊角泄内风,蝎尾治外风,益气健脾为主,化痰为辅,泄内风为佐,祛外风通经络为使。"[109]

从我的临床经验来看,中风后遗症的患者,很大一部分人有胃口不佳,大便溏泄,痰多,色白而牵丝不断。此时,健脾益气是治疗的关键,只有脾胃运化功能恢复正常,才有可能使治疗的药物发挥作用,否则,今后的一切治疗和恢复,均无从谈起。

这种治法渊源于朱丹溪,丹溪治疗中风偏瘫,左瘫属气虚,用四君子汤,右痪属血虚,用四物汤,均加姜汁、竹沥。虽然左气右血的分类法未必可靠,但用生姜汁、竹沥化痰,却是朱丹溪的发明。中风病人咯出的痰涎称为"风痰",常常颜色白,半透明,黏稠如胶水,牵丝不断,不易咯出。姜汁与竹沥都是寻常之品,前者温化,后者清化,既不伤人,又能滑利气道,使涎痰顺利排出,是化风痰最为理想的"治标"之品,其他如南星、贝母、皂荚等,均不及此。同时,既称"风痰",则不仅源于脾虚生痰,还关系到肝风内动,徒有六君子汤健脾化痰尚嫌不够,故又以羚羊角平肝泻内风,蝎尾行瘀治外风,才能使上涌的风痰得以平息。王孟英创制的六君子汤加味,对丹溪的治法有继承,又有发展,从而确立了从中焦入手,通过健脾、化痰、息风,标本兼顾治疗中风偏瘫的方法。

9. 补中益气汤加减(彭坚经验方)

黄芪 30g　人参须 10g　炙甘草 10g　陈皮 5g　白术 10g　升麻 10g　葛根 30g　当归 10g　川芎 10g　丹参 15g　麦冬 10g　五味子 10g　天麻 10g　茯神 10g

用方心得:

本方以补中益气汤益气健脾,改柴胡为葛根,因为除了二者同有升阳作用之外,葛根尚可活血,合川芎、丹参,可增加心脑血管的血流量;人参须、麦冬、五味子为生脉散,可益气养阴,保护心肌;天麻、茯神可健脑安神。全方以升阳益气为基础,兼以活血健脑、养心安神,有提高人体机能,增强消化吸收能力,改善心脑供血供氧等作用,对预防缺血性中风、脑萎缩、老年痴呆有一定疗效,是我临床常用的自拟方。

从我的临床经验来看,头晕乏力,精神倦怠,少气懒言,饮食减少,睡眠不佳,面色无华,舌淡脉软等,是中老年人临床常见症状。如果出现的时间不长,多为功能性疾病,通常用补中益气汤或归脾汤即可改善,倘若长期如此,则很难恢复,必将导致器质性的病变。盖气为血之帅,气行则血行,阳气不能充裕升提,推动无力,则血流缓慢,逐渐产生瘀滞、阻塞,从而导致心脑血管病,包括中风等。不要等到已经形成了瘀滞,出现了难以逆转的器质性病变之后,才去辨证用药,到时辨证虽准,用药已迟,积重难返。用药要有超前意识,一旦掌握了疾病发展的基本趋势,须抢先一步预防,灵活组方,才真正领会了《内经》中的"不治已病治未病"的宝贵思想。

如睡眠不好,加枣仁 15g、琥珀 10g;记忆力下降,加郁金 10g、石菖蒲 10g、益智仁 10g;手足麻木,加桃仁 15g、红花 15g、豨莶草 15g;口干口苦,这是李东垣说的"阴火上乘"之象,不可妄泻,只宜加石斛 10g、黄柏 10g;大便结,加大剂量生地、地龙即可。

10. 半夏白术天麻汤(《脾胃论》)

法半夏 15g　白术 15g　天麻 15g　人参 5g　黄芪 15g　茯苓 10g　泽泻 10g　苍术 15g　神曲 10g　麦芽 15g　山楂 15g　橘红 5g　黄芩 10g　干姜 5g　生姜 10g

用方心得:

本方以半夏燥湿化痰,降逆止呕,以天麻化痰息风而止头眩,二者合用,为治风痰眩晕、头痛之要药。李东垣云:"足太阴痰厥头痛,非半夏不能疗,眼黑头旋,虚风内作,非天麻不能除",故本方以此二味为君药;脾为生痰之源,故以白术、茯苓、人参、黄芪、干姜,健脾益气温中而治本,为臣药;痰湿困脾,必将导致脾胃运化失职,郁久生热,故以陈皮、神曲、麦芽、苍术、泽泻、黄柏理气消食、清热燥湿,为佐使药。全方合用,治疗脾胃气虚夹有痰湿、食积引起的眩晕头痛,胸闷呕恶,舌苔白腻或黄腻,脉弦滑等症。

同名为半夏白术天麻汤的有两首方剂,一首为程钟龄所制,即二陈汤加白术、天麻,一首为李杲所制,即本方,均用于治疗风痰上扰引起的头晕头痛等证。方剂学教材重点介绍的和一般医家习用的多为程氏方,很少有人用李氏方,因为嫌其用药杂乱。

从我的临床经验来看,程氏方善于治标,对于突发的眩晕症如梅尼埃病,初起、属实者效果较好,因为药少力专;李氏方则标本兼治,对于慢性眩晕症属于虚实夹杂、寒热错杂者,或梅尼埃病迁延较久、患者体质较弱者,效果较好。李东垣的许多方剂用药比较驳杂,有人讥讽他的用药,"如韩信用兵,多多益善",这种看法未免浅薄。此方药物的确较多,但正是为了对付复杂的病机,故而寒温并用,消补兼施。如生姜与干姜同用,散中有守,苍术与白术并施,发中有收,如此配伍,可固守中焦,斡旋上下。而黄柏与苍术相须,则可清湿中之热,同时,黄柏坚阴固下,又可防止"阴火上乘",带动风痰上扰。全方杂而不乱,饱含心思,极其符合老年人长期风痰上扰,最后可能导致中风的病机。多年前,我从陈可冀先生的著作中,读到岳美中先生常用此方治疗中老年人血压不稳,时高时低[110]。受此启发,我领悟到人进入中老年之后,体内发生紊乱,是最终导致中风的基础。此方能稳定血压,降脂消痰,其作用在于升清降浊,调节紊乱。男女更年期是身体容易发生紊乱的阶段,也是老年病发生的预备期。因此,凡是中老年人头晕头痛,胸闷纳减,面色不华,容易疲劳,适应能力降低,身体不断发胖者,不论血压是否波动,均可斟酌用之。

补中益气汤加减方重在补气以活血,半夏白术天麻汤重在补气以化痰,这是两者的主要区别。两者都是以中焦脾胃为治疗中心,人到中老年,摄入多而消耗小,运化功能减退,代谢产物在体内沉积,不易排出,因此抓住后天之本,加强脾胃的运化功能,是防治老年性疾病的一个重要途径,而不仅仅是控制血压而已。

验案举隅

案例一:出血性中风

戴某,女,57 岁,福建漳州人,干部,1996 年 8 月 15 日初诊。

患者长期有高血压,常头痛、头晕,5 天前,因为天气暴热,突然中风,送医院时,昏迷不醒,体温 38.6~39.2℃,血压反而正常,左半身偏瘫,病理反射阳性,医院诊断为脑出血,病位在内囊内侧,用抗生素、维生素 K、硫酸镁等止血及降低颅内压药物,同时用安宫牛黄丸,每日 2 次,每次 1 丸,效果不显,昏迷日益加深。察之面色潮红,昏迷不醒,呼吸气粗,痰声漉漉,牙关紧闭,手足躁扰不安,口眼歪斜,左上下肢偏瘫,小便失禁,大便五六天未解,脉洪滑数,宜用三化汤加减,处方:

大黄 15g(后下,煎 5 分钟)　厚朴 10g　枳实 10g　羌活 10g　芒硝 10g(冲兑)　土鳖 10g　穿山甲 10g　三七 10g(磨汁兑)　3 剂

另外,取活地龙 30 条,总量约 150g,清水漂洗几次,沥干,加白糖 1 勺,研化,以纱布滤汁,加研好的梅冰片、牛黄、朱砂各 0.3g,生姜汁 10ml,鲜竹沥口服液 1 支,温服或凉服,每日 1 次。

8 月 18 日二诊:患者服上方 1 剂后,拉出大量黑黄色大便,气味腥臭,体温下降至 36℃,手足躁扰平息,服 2 剂后,数次拉出黑黄色稀便,神智开始清醒,服 3 剂后,神智完全清醒,能够听懂家属的话,简单地说几个字,仍然有稀便拉出,气味减弱。察之面色微红,神志清醒,呼吸气匀,有痰声响动,左半身仍然不能抬举,诉右半边头痛,舌胖淡,苔白腻,脉弦细滑数,宜用加味六君子汤,处方:

党参 10g　白术 10g　茯苓 10g　炙甘草 5g　陈皮 10g　半夏 10g　羚羊角 3g(另煎 1 小时)　全蝎 10g　三七 10g(磨汁兑)　琥珀 10g(布袋包煎)　竹沥口服液 1 支(30ml 兑入)　生姜汁 5~10ml(兑入)　7 剂

9 月 5 日三诊:患者已经出院,服上方 14 剂后,恢复较好,目前仅左半边手脚麻木胀痛,抬举无力,活动局限,饮食、二便尚可,血压正常,舌淡苔净,脉弦缓,宜用补阳还五汤加减,处方:

黄芪 60g　当归尾 10g　赤芍 10g　地龙 30g　川芎 10g　桃仁 10g　红花 5g　豨莶
草 30g　天麻 10g　石斛 30g　土鳖虫 10g　穿山甲 10g　神曲 10g　14 剂

患者以上方加减,前后服药共 50 余剂,肢体功能完全恢复。

治疗心得:

本案属于出血性中风,中医从脉证来看,属于痰热内闭。根据任继学先生的经验,
"病发 72 小时以内者,必先投三化汤加生蒲黄、桃仁、煨皂角刺煎服之,得利停服。安宫
牛黄丸日服 3 颗,8 小时一颗。"这是非常宝贵的经验,但患者已经发病 5 天,未得到及
时正确的治疗,瘀热交阻导致疾病日益加重,此时,通便泻热是非常关键的一招,故在三
化汤中加土鳖、三七、穿山甲活血化瘀,更加芒硝以润燥泻热。因为患者家属告知,一直
在用安宫牛黄丸,并未见效,恐怕是由于未配合三化汤规范使用,反而因其芳香走窜,促
使其出血加重之故,于是改用三汁宁络饮加减,3 剂转危为安。二诊以恢复脾胃功能为
主,用加味六君子汤加减,三诊以恢复肢体功能为主,用补阳还五汤加减,都是遵循常规
的中风后续治疗方法,故能够完全康复。

用药心得:

该案有本人的一处用药心得,即重用地龙治疗脑血管意外。《中医杂志》曾组织专
栏讨论过地龙的临床疗效,将其归结为 7 大作用:其中可以止血,降压,通便,软化血管,
无论是治疗中风或中风后遗症的偏瘫,都十分有益。同时,地龙又是优质蛋白,对增强
患者的体质也有好处,因此,我常以之为治疗该病的必用、重用之品,有时用至 50g 之多。
脑出血病人不宜多用剧烈泻下药,但必须保持大便通畅,大剂量使用地龙时,大便常一
日多次稀便,这对疾病的治疗有益,但要事先告诉病人家属,以便其有思想准备。

我在一诊时开出的三汁宁络饮,得自温病大家俞根初的《通俗伤寒论》,是近代绍兴
名医何廉臣的先人何秀山的经验方。原方治疗温病痰热蒙蔽心窍,神志昏蒙,咯痰不爽,
痰热不能外达,而致狂乱不安,胸闷气急等症。方中的竹沥,本为薄荷汁,因为不是温病,
不需要透邪,所以我改薄荷汁为竹沥,与本病更加切合。此方治疗中风痰热内闭效果极
佳,其功效甚至超过安宫牛黄丸,但新鲜地龙不易得到,限制了该方的使用。

案例二:高血压,头痛

童某,男,47 岁,湖南湘阴人,2012 年 9 月 14 日初诊。

患者担任会计工作,头痛 20 余年,每天头痛,长期靠吃去痛片止痛。近 5 年来,血
压增高,服过多种降压药,仍然不够理想,目前服尼群地平片,能够维持在 135/90mmHg,
但工作紧张、头痛剧烈时,血压仍然控制不住,有时升高到 180/110mmHg。经多普勒检
查,双侧脑血管弹力减退,属于血管性头痛。颈椎片显示,有中度骨质增生。察之面色
红润,身体偏瘦,二便正常,睡眠欠佳,头脑昏沉,每天头痛,集中在后头部、头顶,舌红,
苔薄黄,脉小弦。用天麻钩藤汤加减:

天麻 15g　钩藤 20g　石决明 30g　栀子 10g　黄芩 15g　怀牛膝 15g　桑寄生
30g　杜仲 30g　龟板 15g　龙骨 30g　远志 10g　石菖蒲 15g　7 剂

9 月 22 日二诊:服上方后,睡眠稍微好一些,仍然头痛,颈部酸胀,特别是伏案工作
时加剧,血压高。脉舌同前。用葛根芩连汤加减:

葛根 90g　炙甘草 10g　黄芩 15g　黄连 5g　赤芍 25g　桃仁 10g　丹皮 10g　川芎
10g　首乌藤 30g　白蒺藜 30g　丹参 30g　合欢皮 10g　茺蔚子 10g　7 剂

9 月 30 日三诊:服上方后,1 周来最显著的改善在于,头痛没有出现过 1 次,睡眠

也改善许多,仍然服尼群地平片,但血压有所降低,为 130/87mmHg,舒张压没有上过 90mmHg,仍然服上方 14 剂。

10 月 17 日四诊:服上方后,头痛仍然没有出现过 1 次,睡眠进一步改善。患者打算服此方半年,逐步减少和最终停用降压药。

治疗心得:

高血压是一种综合征,有相当多一部分患者,用各种降压药效果都不理想,本案患者即是其中一例。他曾经多次到西医院看高血压专科门诊,用过多种治疗高血压的组合配方,都无法将舒张压降至 90mmHg 以下,并且随着每天出现的头痛,往上波动。一诊辨证为肝阳上亢,内有郁火,使用天麻钩藤汤合孔圣枕中丹,平肝息风,交通心肾,以期降血压,改善头脑昏痛、睡眠欠佳等症状。服后没有效果。二诊见头痛剧烈,颈部酸胀,伏案工作时间长则加剧,这是颈椎病的特征之一,故改用葛根芩连汤加减,取得显著疗效,除了头痛缓解之外,血压也呈现下降趋势。效方不改,嘱咐患者按照原方服用三个月,逐渐减少尼群地平片,最终摆脱了对西医降压药的依赖。高血压患者,大多数属于阴虚阳亢,用镇肝熄风汤、天麻钩藤汤之类有效。本案用常法未效,改从颈椎病的角度进行治疗,达到了降压的效果,说明中医不能为"病"所惑,应当把辨"证"放在第一位。更加重要的是,本案也提供了一种从改善颈动脉供血状态入手,治疗高血压的新途径。

用药心得:

根据我的临床经验来看,葛根制剂可以疏通颈动脉、改善头部供血状况,黄煌先生称之为"头脑清醒剂"。属于寒证者,可以选用桂枝加葛根汤加减,属于热证者,可以选用葛根芩连汤加减。但是,方中必须重用葛根,每剂至少 60g 以上,才能达到增加颈动脉血流量的作用,并且不会导致血压升高,可以放心大胆使用。在葛根芩连汤证中,凡有睡眠欠佳者,我常加首乌藤、白蒺藜、丹参、合欢皮。这 4 味药,在平肝息风之中,又有疏肝解郁的作用,不似石决明、龙骨、牡蛎之类,一味沉降,既可改善睡眠,又可治疗头痛,与本案病情十分合拍。

案例三:高血压,头晕

李某,女,56 岁,武汉市人,2011 年 12 月 4 日初诊。

患者头晕 10 余年,加重 10 天,血压高,下肢动脉硬化,于 5 天前住进某医院。经过 24 小时动态血压监测,呈勺型趋势图。白天收缩压负荷为 60%,异常增高;舒张压负荷为 60%,异常增高;夜间收缩压负荷为 33.3%,异常增高;舒张压负荷为 22.2%,正常。24 小时最高收缩压 159mmHg,发生在 19:00,最高舒张压 108mmHg,发生在 19:00;全天大部分时段脉压超过 40mmHg,大部分时间平均压超过 100mmHg,提示动脉弹性减退。诊断为:①颈椎病;②高血压 3 级,很高危。建议仍然服厄贝沙坦片、瑞舒伐他汀钙片,非洛地平。患者主诉经常头晕,特别是晚饭后明显,双腿酸胀,同为晚饭后突出。察之精神尚好,舌暗,脉弦,大小便正常。用四妙勇安汤加减:

玄参 60g　当归 30g　忍冬藤 30g　甘草 10g　川牛膝 30g　石斛 30g　神曲 10g　天麻 10g　水蛭粉 4g(分两次用药汁冲服)

7 剂,下午 2 点服 1 次,早上 8 点服 1 次,暂时不停用西药降压药。

11 月 11 日二诊:服上方后,头晕、下肢酸胀减轻,不腹泻。自己每天在家量血压,下午 7 点左右量 1 次,早上 8 点左右量 1 次。开始 5 天,两次血压仍然高,但这两天来,每天 2 次量血压的结果都为 120/80mmHg。暂时不停西药降压药,仍然用原方:

玄参 60g　当归 30g　忍冬藤 30g　甘草 10g　川牛膝 30g　石斛 30g　神曲 10g　天麻 10g　水蛭粉 4g（分两次用药汁冲服）

7 剂，下午 2 点服 1 次，早上 7 点半服 1 次，暂时不停用西药降压药。如果有效，持续服 1 个月后停服西药降压药。

治疗心得：

本案患者有双下肢动脉硬化，酸胀明显，时有水肿，长期无法改善，这可能是导致血压高的主要原因，故用四妙勇安汤加减，疏通下肢血管。四妙勇安汤的组成，并没有一味任何降压的药物，然而通过"上病下取"的方法，达到了血压下降的效果。我仔细分析了患者的 24 小时动态血压监测情况：下午 2 点半血压开始升高，为 154/90mmHg，最高在 19 点，血压波动一直持续到 22 点，趋于平稳，为 131/85mmHg。早上 8 点，收缩压又开始升高，为 124/91mmHg，到 11 点，趋于平稳，为 139/87mmHg，最高在 10 点，为 145/100mmHg。根据这个规律，选择在下午 2 点服 1 次，早上 7 点半服 1 次，提前预防血压增高，因此，一诊的 7 剂药，就取得了疗效。患者希望停服西药，我建议暂时不停，到连续服原方 1 个月之后再看情况。1 个月后，血压持续稳定在 120~130/80~85mmHg。患者停服降压西药，只服中药，血压不再上升。持续服中药半年后，停服中药，血压仍然不高，至今没有反弹。

案例四：颈动脉斑块

刘某，男，67 岁，广西梧州市人，2010 年 11 月 23 日初诊。

患者多年来心肌缺血，血脂高，血压高，服降压药尚能控制在 140/90mmHg 左右，上周检查有颈动脉斑块，左总动脉 6.1mm，IMT 0.8mm，颈内动脉 5.1mm，右总动脉 6.1mm，IMT 0.8mm，颈内动脉 5.0mm。经常头晕，容易疲劳，睡眠欠佳。察之舌淡暗红，脉弦细涩，偶尔有歇止。用桂枝葛根汤、参三散加减：

煎剂：葛根 90g　桂枝 10g　炙甘草 10g　赤芍 10g　丹皮 10g　桃仁 10g　茯神 30g　天麻 15g　黄芪 60g　生姜 10g　红枣 10g　15 剂

散剂：西洋参 90g　丹参 30g　三七 30g　红景天 60g　穿山甲 15g　水蛭 120g

研末，每天 2 次，每次 3g，饭后开水送服。

2011 年 1 月 3 日二诊：服上方后，头晕明显好转，睡眠得以改善，精力充沛许多。没有停服降压药，但血压稳定在低于 140/90mmHg 范围，察之舌淡红，脉弦细。患者服煎剂不方便，要求长期服散剂。用参三散加减：

西洋参 300g　三七 60g　丹参 60g　红景天 60g　琥珀 30g　天麻 60g　水蛭 300g　鸡血藤 100g　丹皮 30g　桃仁 30g　赤芍 30g　穿山甲 30g　葛根 90g　山楂 90g

研末，每天 2 次，每次 3g，服后开水送服。

2012 年 9 月 25 日三诊：患者服上方后，感觉舒适，因为没有机会到长沙来，即用原方反复研末服散剂，服药将近 1 年 8 个月，2012 年 9 月检查，颈动脉斑块已经消失，血脂正常，血压正常，已经停服降压药半年多。

治疗心得：

颈动脉斑块是一种对中老年患者威胁很大的疾病，不适合做手术，目前有效的西药很少。中医治疗当活血化瘀，软坚散结，但用平常之品，往往力量不够，投峻猛之药，则担心斑块脱落，形成栓子，造成更大的危害。近年来，我以参三散加减，采取缓消的方法，治疗了数十例此类患者，只要坚持数月、数年，最后都达到了消融的目的。不仅如此，有些患者还恢复了正常血压,不再需要服降压药。

用方心得:

葛根制剂有很好的增加颈动脉血流量的作用,大多数颈椎病患者由于颈动脉供血不足,经常出现头晕、乏力等症状。我在使用桂枝加葛根汤时,凡见到有颈动脉硬化,或手足冷、舌暗淡、脉细涩的患者,往往改用桂枝茯苓丸活血化瘀,加葛根、生姜、红枣、黄芪、天麻等,则效果更为显著。

用药心得:

近年来,我在使用参三散的过程中,经常加入红景天、水蛭两味药。红景天是藏药,产自青海、西藏,好的品种气味芬芳,质地致密。《中药大辞典》只是简单介绍其有活血止血的作用。凡到西藏旅游的人多要吃红景天,以缓解高原反应,可见此品有增加心肺供氧的能力,这是中药中是很少有的。三七、丹参也可以活血,疏通血管,但没有改善肺部功能的作用,所以在参三散中,我常加入这2味药。水蛭是虫类药中,最能够活血化瘀、疏通血管的药物,在动脉斑块形成之后,一般草木之品很难消除,非此品配合穿山甲,则不能担当软坚散结的作用。水蛭的药性貌似峻猛,但我亲自尝试了一年,每次 3-5g,没有发现任何不良反应。

四、中老年糖尿病

糖尿病是体内胰岛素缺乏所导致的疾病。如果胰腺内的胰岛细胞因感染病毒或其他原因受到破坏,完全不能分泌胰岛素,称为Ⅰ型糖尿病,患者以青少年为多;如果长期饮食摄入过度,胰岛细胞不堪重负,受到损伤后,所分泌的胰岛素减少,不能满足糖代谢的需要,称为Ⅱ型糖尿病,患者多为中老年人。Ⅱ型糖尿病有一定的遗传倾向,但饮食不合理是其中主要的原因。1927 年,加拿大的班丁发明胰岛素注射剂,挽救了很多糖尿病患者的生命,他因此而获得诺贝尔生理与医学奖。但后来发现,胰岛素并不能根治糖尿病,只能延缓患者的生命,这对Ⅰ型糖尿病患者来说,仍然是宝贵的救命药,而对Ⅱ型糖尿病患者来说,初、中期只需要用双胍类或脲类药物,刺激或帮助体内的胰岛素完成糖的代谢,只有到了其他药物都失效的情况下,才考虑用胰岛素注射剂或口服液,从体外补充胰岛素。但是近年来,国内很多医院一开始就给初期糖尿病患者上胰岛素,理论是让患者的胰腺得到充分的休息。然而,现有的治疗糖尿病的西药,无论哪一种,都只能在一定程度上控制血糖、尿糖,无法避免或减轻糖尿病的并发症。而糖尿病的麻烦之处,并不在于糖尿病本身,恰恰在于它能引起中风、冠心病、肾病、白内障、皮肤瘙痒、神经麻痹、疖疮等一系列并发症。中医药的优势,不仅在于能够降血糖,更重要的是体现在并发症的预防与治疗方面。

糖尿病在《黄帝内经》中称为"消瘅",瘅的意思是内热,又称"消渴",以消食、口渴作为主要证候特征。《素问·奇病论》认为:"此人必数食甘美而肥也,肥者令人内热,甘者令人中满,故其气上溢,转为消渴。"认识到此病与饮食过于甘美和肥胖有关,这与现代的认识是一致的。《金匮要略》列有"消渴"专篇,其中的金匮肾气丸、人参白虎汤等,至今在临床上治疗糖尿病仍卓有疗效。唐代孙思邈告诫患消渴者"百日以上,必备疮药",已经认识到生疖疮是糖尿病的并发症之一;他还提出:饮食控制重于药物治疗,"能慎此者,虽不服药而自可无他,不知此者,纵有金丹,亦不可救,深思慎之"。唐代王焘发现："消渴者,每发即小便至甜";金代刘完素在《三消论》则说:"消渴者,多变聋盲、疮癣、痤痱之类",对糖尿病的并发症有了相当全面的认识。中国古代医家积累了治疗糖尿病的丰富经验和大量有效方剂,至今仍在指导着中医临床。

中医经典的治法,主要是从中焦脾胃论治和从下焦肝肾论治两个途径。糖尿病的中晚期,患者尚能出现诸多的并发症,则需根据不同病情辨证论治。

阳明胃火旺盛的糖尿病患者,往往消谷善饥,口渴,汗多,面赤,脉洪,舌干。宜用人参白虎汤加减[1]。

如太阴脾虚不能运化水湿,糖尿病患者则面色㿠白,精神不佳,四肢乏力,食欲不振,大便稀溏,腹胀,口燥渴而舌淡苔白,脉细弱无力。宜用七味白术散加减[2]。

肝肾虚的患者,往往腰酸膝软,头晕,夜尿频繁,视物昏花,睡眠不佳,如果口渴,尿黄,舌红,脉细数,属于肝肾阴虚者,宜用三合六味地黄丸加减[3];如果手足冷,舌淡,口不渴,小便清长,脉沉细者,属于肝肾阳虚,宜用金匮肾气丸加减[4]。

糖尿病日久,全身有明显瘀血证候时,宜用降糖活血方加减[5]。用于防治糖尿病的并发症,可用石斛鬼箭羽方加减[6]。

附方

1.《伤寒论》人参白虎汤

人参 10g　生石膏 30g　知母 10g　粳米 15g　甘草 10g

用方心得:

白虎汤以石膏为君药,取其辛甘大寒,以制阳明气分之热;知母为臣药,其苦寒质润之性,既可助石膏清肺胃之热,又可润燥滋阴;粳米、炙甘草为佐使药,益胃护津,调和诸药,以防大寒伤中之弊。加人参益气养阴,恐热盛气耗津伤,合而清热除烦,益气生津止渴。此方无论从临床疗效统计还是从实验研究结果来看,都是一首降糖和改善症状俱佳的良方。在中老年糖尿病患者血糖、尿糖指标过高,用西药控制不好而证候与上述情况相符时,可以采用。

从我的临床经验来看,方中的人参可用党参 30g,或太子参 30g 或西洋参 10g,但慎用红参;粳米可改用怀山药 30g,则效果更好,这是借鉴了张锡纯先生的经验,实验研究也证明怀山药有降糖的作用;如果患者口苦,舌红,苔黄燥,加黄连 5~10g、石斛 15g、麦冬 15g、天花粉 10g,这是取意于王孟英的清暑益气汤,降糖的效果十分显著;汗多,口干,加麦冬 15g、五味子 10g;如果大便秘结,加大剂量生地 30g、玄参 30g、麦冬 30g、玉竹 30g,再不解,可加虎杖 30g。近年来,研究发现虎杖有降血糖作用,可用于治疗血糖、血尿酸、血脂、胆固醇的增高,虎杖并有调整胃肠、通利二便的功用,对于调整机体代谢紊乱有较好的疗效。

2.《小儿药证直诀》七味白术散

葛根 50g　人参 10g　白术 30g　茯苓 15g　炙甘草 10g　藿香 5g　木香 6g

用方心得:

此方也是古代治疗消渴的常用方,明代赵献可非常推崇本方,认为消渴病不能一概用白虎汤之类的寒凉药,而此方却可恣意多饮,复以八味地黄丸滋其化源,才是正确治法。《张氏医通》《医宗金鉴》都把它列为治疗消渴病的主方。

从我的临床经验来看,很多中老年糖尿病患者,并无口渴、舌红、面赤、便结、脉数等阳明胃热的证候,反而有脾胃虚弱之象,只要舌淡脉弱的,均可用此方治之。七味白术散原来是用于治疗小儿脾虚以致发热、泄泻、口渴的,若用治糖尿病,组方思想与剂量宜做调整。我将葛根列为君药,葛根微凉,可生津止渴,升腾脾胃清阳之气,又可降糖,但须重用,我每用至50g以上;四君子汤为臣药,健脾益气;木香调气,以助运化,为佐药;藿香化湿,以解脾困,为使药。这两味药用量均宜轻。经过如此调整,全方不寒不热,适合于糖尿病症状不典型而又血糖偏高的中老年患者,而又进退有余,回旋空间大,可根据不同情况灵活加减。如患者气虚明显,加黄芪;脾阴虚,加怀山、石斛、花粉;胃有寒,加干姜;夹有湿热,加黄连、白豆蔻、半夏、陈皮;小便多,加芡实、金樱子、鸡内金。

3. 三合地黄丸加减(彭坚经验方)

熟地 10g　山药 10g　山萸肉 10g　茯神 10g　泽泻 10g　丹皮 10g　麦冬 10g　五味子 10g　枸杞子 10g　菊花 5g　知母 10g　黄柏 10g

用方心得:

本方实为麦味、杞菊、知柏三个地黄丸的合方。方中以六味地黄丸之熟地、山药、山萸肉滋补肾、脾、肝之阴精而治本,复以泽泻、茯苓、丹皮清泄三脏之中的水、湿、火而治标,通过这三补三泻,使脏腑功能的调节达到平衡。麦味地黄丸则在六味地黄丸基础上,再加麦冬、五味子养心肺之阴,使五脏的阴精均得到滋养。杞菊地黄丸则再加枸杞子、菊花滋肝、清肝、明目,重点在保护视力。知柏地黄丸则加知母、黄柏滋肾坚阴,抑制过旺的相火。经过如此合方,则由原方的滋养肝肾之阴为主,一变为可滋养五脏之阴,并能清肝火、降肾火的方剂,更加适合糖尿病的病机。

从我的临床经验来看,本方所适合的病机为阴虚火旺。阴虚是本,火旺是标,病人往往腰酸膝软,头晕乏力,面色潮红,舌红干瘦,脉细数。用西药降糖药效果多数不理想,很难控制住疾病的发展,并发症也出现得较早,长期用中药的苦寒之品降泻,则精神更加疲乏,血糖容易反弹。对于这类患者当用本方,以滋养五脏之阴为主,慎用苦寒伤阴药物。本方有预防糖尿病引起的肾病、动脉硬化、白内障的作用。我在原方中,加地骨皮 30g,丹参 15g,白蒺藜 15g,豨莶草 15g,对治疗糖尿病引起的燥热、皮肤瘙痒、四肢麻木等神经末梢和皮肤疾患,效果更好。

4. 金匮肾气丸

附子 10g　肉桂末 2g(冲服)　熟地黄 10g　山药 10g　山萸肉 10g　茯苓 10g　泽泻 10g　丹皮 10g

用方心得:

本方是治疗糖尿病的祖方,在《金匮要略》"消渴小便利淋病篇"中说:"男子消渴,小便反多,以饮一斗,小便一斗,肾气丸主之。"方中以六味地黄丸补肾阴,以附子、肉桂温肾阳,促进膀胱气化。

从我的临床经验来看,早、中期糖尿病多表现为功能亢进或虚性兴奋,如口渴思饮,能食易饥,烦躁失眠等,为人参白虎汤、六味地黄丸等方所主。而本方所治的糖尿病患者,脏腑功能受到抑制和损害,呈现一派阳气不足的症状,如手足逆冷,小便清长,夜尿频繁,舌淡苔薄白,脉沉细等。糖尿病发展到肾气虚寒,为阴损及阳,虽然血糖可能比较稳定,但并发症会很快出现,必须高度警惕。肾气丸虽然有效,仍须适当加减,使之更加适合病情。如小便多,加桑螵蛸 30g、益智仁 10g;腰酸疼痛,加杜仲 15g、续断 10g、补骨脂 10g、菟丝子 10g、全蝎 5g;水肿,小便不利,加牛膝 15g、车前子 10g、泽兰 10g、益母草 30g、黄芪 30g。

5. 降糖活血方（祝谌予创制方）

当归 10g　赤芍 10g　川芎 10g　益母草 30g　丹参 15g　葛根 30g　苍术 15g　玄参 15g　生地黄 15g　生黄芪 30g　广木香 10g

用方心得：

方中用丹参、川芎、益母草活血化瘀；当归、赤芍养血通络；木香行气止痛，俾气畅血行，增强活血药的化瘀效果；葛根生津止渴，扩张血管；苍术、玄参、生地、黄芪益气养阴。祝先生治疗糖尿病，一般采用"降糖基础方"，即生脉散（党参、麦冬、五味子）合增液汤（生地黄、玄参、麦冬）合玉锁丹（五倍子、山药、龙骨、牡蛎），再加苍术配玄参和黄芪配山药两个对药。如尿糖不降，重用花粉、生地、或乌梅；血糖不降，合人参白虎汤；饥饿明显，加玉竹、生熟地；尿中出现酮体加黄芩、黄连，并随证加减。此方对降血糖、尿糖确有疗效。但通过多年研究发现：糖尿病发展到一定程度，尤其是合并有慢性血管、神经病变时，或者长期使用胰岛素治疗者，常常伴有瘀血表现，诸如面有瘀斑、肢体刺痛，痛处固定不移，心区疼痛，或肢体麻木，或半身不遂，或妇女月经量少，经期延后，闭经。舌质淡黯，舌边有瘀斑或瘀点，舌下络脉青紫、怒张等等，而且实验室检查可有微循环障碍和血黏度增高。对这种糖尿病瘀血证，祝先生最先提出应用活血化瘀法治疗，拟定"降糖活血方"。实践证明，对长期注射胰岛素治疗的胰岛素依赖型患者，或有慢性并发症的非胰岛素依赖型患者，应用本方治疗后常可使部分患者的胰岛素用量减少甚或停用，而病情仍控制满意。[111]

6. 石斛鬼箭羽方（彭坚经验方）

石斛 30g　鬼箭羽 30g　苍术 10g　玄参 15g　黄芪 30g　山药 15g　生地 15g　葛根 30g　丹参 10g　僵蚕 15g　花粉 10g　枸杞 10g　地骨皮 10g　乌梅 10g　豨莶草 10g

用方心得：

方中选择石斛、鬼箭羽为君药，石斛甘淡微凉，能够养胃阴、滋肝肾，清热润燥，濡润脉道，扩张血管，近年来发现有显著降低血糖作用，又能降低血胆固醇和甘油三酯，提高高密度脂蛋白胆固醇水平，用以防治心脑血管病。《原机启微》的石斛夜光丸，临床常用以防治多种眼科疾病，特别是老年白内障；《外科真诠》顾步汤，能够治疗糖尿病足，都是以石斛为主药，说明该药在防治糖尿病及其并发症中具有重要作用，故作为首选药。用鬼箭羽则是出自朱良春先生的经验，他认为：鬼箭羽"味苦善于坚阴，性寒入血，又擅清解阴分之燥热，对糖尿病之阴虚燥热者，每于辨治方中加用本品 30g，能止渴清火，降低血糖、尿糖，屡收佳效。因其具活血化瘀之功，对糖尿病并发心、脑血管和肾脏、眼底及神经系统等病变，有改善血液循环，增强机体代谢功能，既能治疗，又可预防，实为糖尿病之上选药品。据药理分析亦证实，其所含之草酰乙酸钠能刺激胰岛细胞，调整不正常的代谢过程，加强胰岛素的分泌，从而降低血糖，并有根治功效。"[112]

方中选择三个对药作为臣药，出自施今墨、祝谌予两位先生的经验。苍术与元参配对，用以降低血糖，系施今墨先生首创。许多人认为治糖尿病，不宜用辛燥之苍术，据施老云："用苍术治糖尿病以其有'敛脾精'的作用，苍术虽燥，但伍元参之润，可制其短而展其长。"祝谌予先生在辨证的基础上，单用苍术配元参治疗隐性糖尿病，获得降血糖的满意效果。黄芪与山药配对，亦系施老的临床经验所得，用于降低尿糖。意即取黄芪的补中益气、升阳、紧腠理之作用，与山药的益气阴、固肾精的功用相结合，益气生津，健脾补肾，涩精止遗，使尿糖转为阴性。祝先生认为糖尿病以气阴两虚的类型最为多见，当益气养阴兼以活血,并自创降糖对药方:生黄芪、生地、苍术、元参、葛根、丹参。其中,除苍术配元参降血糖系施今墨先生之经验外,用生黄芪配生地降尿糖,是取黄芪之补中益气、升阳固卫与生地之滋阴凉血、补肾固精协同作用,防止饮食精微漏泄,使尿糖转为阴性。葛根配丹参生津止渴,祛瘀生新,使气血流畅,可提高降糖效果。上述三组对药相伍,益气养阴治其本,活血化瘀治其标,且经药理研究证实六药均有降低血糖之功效,故名为降糖对药方。[113]

方中的佐使药僵蚕、花粉、枸杞子、地骨皮、乌梅、豨莶草为我所选。其中的僵蚕,单独服用,每天3次,每次2g,既可以用于治疗糖尿病,有很好的降糖作用,又能降血脂、抗过敏。花粉是治疗消渴的传统用药,可以缓解糖尿病的"三多"症状。张锡纯《医学衷中参西录》中治疗糖尿病的名方"玉液汤"(黄芪、山药、花粉、知母、葛根、五味子、鸡内金)就有此药;花粉还具有治疗疮疡的卓效,治疗皮肤病的名方"仙方活命饮",即以花粉清热、排脓、散结,可以用之防治糖尿病出现的皮肤疮疡一类并发症。枸杞子及其植物的根皮"地骨皮",都有降血糖的作用,枸杞子在《神农本草经》中列为上品,谓其"久服轻身延年",确有降脂减肥作用,又能补肝肾明目,配合方中同样可以明目的石斛、苍术,对防治糖尿病引起的视力损伤并发症,有极佳的保护作用。地骨皮清肝肾虚热而止汗,可以改善因糖尿病引起的自主神经失调而汗出的症状。乌梅生津止渴,也是传统的治疗糖尿病的药物,同时抗菌作用强,特别是抗皮肤真菌,又能抗过敏,与方中的生地、地骨皮、黄芪、僵蚕配合,就是一首治疗皮肤瘙痒的效方。豨莶草祛风湿,通经络,古代医家将其作为单味药用于临床,除了治疗风湿疼痛麻木之外,还可用于预防中风,治疗中风后遗症,以及延年益寿,是一味扶正祛邪两相兼顾的药物,经现代研究,又有降压、软化血管的作用。任应秋先生根据中风属于阳虚、阴虚的不同所创制的"豨莶至阳汤"与"豨莶至阴汤",每方重用稀莶草达50g,即利用其疏通经络、软化血管而又性味平和的作用[114]。此品虽然不见其用于治疗糖尿病,但与方中的鬼箭羽、丹参、葛根等活血药配合,对于防治糖尿病引起的中风、冠心病、糖尿病足、神经病变均有较好的作用。

加减:口苦,舌红,苔黄腻,血糖居高不下,加黄连,甚至加五倍子;口渴思冷饮,加石膏、知母;大便秘结,加大黄;皮肤瘙痒严重,加苦参、白鲜皮;视力明显减退,有白内障或其他眼底疾病趋向者,加楮实子、菟丝子、车前子、五味子;有冠心病倾向,加西洋参、三七;皮肤生疮疖,久治不愈,加鹿茸,每次0.3g,日2次,有较好的收口止痒功效,这是出自岳美中先生的亲身体会[115]。糖尿病导致的阳痿,用大海马配九香虫,确有疗效。此外,蛤蚧尚可降血糖;熊胆有很好的降血糖、尿糖的作用,同时降胆固醇和甘油三酯,有利于治疗糖尿病的并发症,均可适当加入。

从我的临床经验来看,目前临床用于降糖的多种西药,大部分是有效的,只是对控制糖尿病并发症的效果尚不够理想。基于这种考虑,我在临床治疗糖尿病时,重点不放在降糖上,而放在改善中老年内脏的功能与控制并发症的产生这两方面,认为只有这样才能体现中医药"治未病"的优势,补充西药治疗糖尿病在控制并发症方面的不足,石斛鬼箭羽方就是根据这样的思路设计的。近十年来,我用石斛鬼箭羽方化裁,治疗各种情况的Ⅱ型糖尿病患者达上百例,大部分能取得满意的疗效。有的患者不愿意服西药,服本方多年,能够有效控制血糖和尿糖,基本不出现并发症;有的患者服西药多年,能够控制血糖、尿糖,但出现诸多的并发症,加服本方后,并发症减轻或消失;有的患者用西药已经不能控制血糖、尿糖,加服本方后,达到了降糖的效果。几乎所有的患者服本方后,都感到症状减轻,精神好转,免疫力增强。但是,使用这首方必须明确以下几点:第一,无法制成中成药,像西药一样,广泛施用于所有类型的糖尿病患者,一定要根据患者的不同情况,精心辨证,在确定方中各种药物的剂量比例和加减变化时,须灵活处理,才有确切的疗效。一个中医水平的高低之处,往往体现在这里,这中间的学问很大。第二,在减少或停用西药时,一定要慎重,要循序渐进,否则容易出现反弹。第三,不是所有的Ⅱ型糖尿病患者这首方都能够治疗,例如,属于阳虚的患者,疗效就不好;当出现严重的并发症时,如糖尿病足、糖尿病性肾病,这首方就不能完全胜任,须另外用方。第四,治疗Ⅱ型糖尿病,应当遵循联合国卫生组织提出的"四驾马车"的防治原则,即:了解糖尿病知识、合理饮食、适当运动、药物治疗。其中的药物治疗,在我国还包括发挥中西药物配合的优势。不要单纯依赖药物,更不要轻易相信某些药品或保健品宣传的"不必终生服药,不必控制饮食"的谎言。

7. 加味黄连丸(彭坚创制方)

黄连 300g　五倍子 150g　水蛭 150g　西洋参 100g

用方心得:

黄连清火解毒,是中药中使用最普遍、总结治疗经验最多的药物之一。唐代《外台秘要》中收录的"黄连解毒汤",即以黄连作为方中主药,此方目前广泛运用于各种感染性疾病,效果非常好。据医学史家考证,其发明者是晋唐时期的一位军旅医生崔知悌,他以擅长治疗消渴病著称。消渴在晋唐时期发病率特别高,因为这个时期士大夫嗜好服"五石散",乃至成为一种社会时尚,五石散性味燥烈,常导致身体产生火毒,酿成消渴病,黄连则是清火解毒的良药。从南朝时期陶弘景的《名医别录》,到李时珍的《本草纲目》,在大量的中医古籍中,都有黄连治疗消渴的记载。《外台秘要》引述《近效方》中的记载云:"治消渴能饮水,小便甜,有如脂麸片,日夜六、七十起:冬瓜一枚,黄连十两。上截冬瓜头去瓤,入黄连末,火中煨之,候黄连熟,布绞取汁,一服一大盏,日再服,但服两三枚瓜,以瘥为度"。这则资料,是中外医学史上有关糖尿病小便甜而浑浊的最早记载,这种民间疗法也很有可取之处。五倍子在古代称作"文蛤",《金匮要略·消渴小便不利淋病脉证治》云:"渴欲饮水者,文蛤散主之",实验研究证明:五倍子除了有降低血糖作用之外,还可以消除蛋白尿,并有广谱抗菌作用,这对于防治糖尿病的并发症极具意义,只是口感不佳,不宜煎服。糖尿病最值得担心的是心血管的并发症,我最近几年用水蛭治疗心血管病甚多,感到效果好,副作用小。几年前我看到一例材料,介绍北京的全小林医生重用黄连治疗糖尿病,有一例重症患者,一剂药竟然用黄连达 90g,迅速达到降糖效果。他还提出:糖尿病患者用水蛭,可以使并发症晚出现 5 年。这个信息对我帮助很大。黄连苦燥,容易耗气伤阴,水蛭活血化瘀,又当以补气为先,故在方中加西洋参,则组方全面。我以此方治疗多例糖尿病患者,大多数是长期用胰岛素或其他降糖药效果渐差,开始出现并发症,而中医辨证属于"火体"者,疗效颇佳。

验案举隅

案例一:糖尿病并发中风后遗症

张某,女,78 岁,湖北武昌人,干部,2004 年 11 月 15 日初诊。

患者得糖尿病 25 年,主要服用西药二甲双胍、糖适平、拜糖平等,最后用胰岛素,基本能够控制。近 3 年来病情加剧,餐前血糖高达 18mmol/L,餐后血糖高达 31mmol/L,西药已经降不下来,陆续出现高血脂、中风、偏瘫、老年痴呆等。每两三个月因为"小中风"

住院 1 次,就诊前,因为"小中风"住院一月,刚刚出院。患者精神疲惫,情绪低落,语言謇涩,右半身瘫痪,皮肤瘙痒,大便秘结,小便失禁,口苦口渴,舌红,苔黄腻,脉弦滑。当用石斛鬼箭羽方加减,处方:

鬼箭羽 30g 黄芪 80g 乌梅 15g 黄连 10g 苦参 10g 五倍子 10g 僵蚕 20g 石斛 10g 苍术 10g 山药 15g 豨莶草 15g 枸杞 30g 西洋参 10g 地龙 50g 葛根 30g 生地黄 30g 地骨皮 30g 15 剂

另外,以上药汁送服安宫牛黄丸,早晚各 1 颗。

2005 年 5 月 11 日二诊:上方服完 15 剂,经检查,血糖已经开始下降,加服 15 剂,血糖基本正常,因为就诊不便,患者用通讯联络的方式,加减服用了上方半年,期间未再服任何西药,血糖得到有效控制,这是近年来几乎从未出现过的。"小中风"也未发作,头脑较以前清醒,精神好转,大便通畅,瘙痒大为减轻,但仍然偏瘫,小便失禁,舌苔薄黄。仍以前方加减,处方:

黄芪 80g 桑螵蛸 30g 益智仁 10g 山萸肉 15g 鸡血藤 30g 乌梅 15g 黄连 10g 僵蚕 20g 石斛 10g 鬼箭羽 30g 苍术 10g 山药 15g 豨莶草 15g 枸杞 30g 西洋参 10g 地龙 50g 葛根 50g 生地 30g 地骨皮 30g 服 30 剂

麝香 3g 牛黄 3g 熊胆 5g 梅冰片 3g 安息香 3g 苏合香 3g 朱砂 3g 琥珀 5g 黄连 10g 黄芩 6g 诃子 10g 石菖蒲 10g 远志 5g 郁金 5g 丹参 15g 天麻 15g 全蝎 15g 僵蚕 15g 胆南星 10g 补骨脂 10g 肉苁蓉 10g 巴戟天 10g 淫羊藿 10g 麦冬 10g 五味 10g 石斛 10g 茯神 10g 鹿茸 5g 大海马 1 对 蛤蚧 1 对

上药研末,装胶囊,日服 3 次,每次 5 粒,大约可服 50 天。

2005 年 6 月 25 日三诊:患者未来门诊,通过电话告知,血糖一直正常,患者目前能够在别人的搀扶下,每天行走几次,小便失禁有所改善,说话较以前流利,已经 8 个月未住院。效方不更,继续服用。2006 年 1 月电话随访,病情稳定,仍然在服药,但有早期老年痴呆症,近期记忆力减退,小便不禁仍然未能完全解决。处方:

小白花蛇 15 条 大海马 30g 全蝎 30g 西洋参 30g 僵蚕 30g 紫河车 30g 水蛭 15g 琥珀 20g 土鳖虫 15g 石菖蒲 30g 鹿茸 10g 远志 20g 补骨脂 20g

上药研末,装胶囊,日服 3 次,每次 5 粒,大约可服 40 天。

2006 年 3 月四诊:服上方尚稳定,早期老年痴呆症状、小便失禁情况未得到根本改善,原方加麝香 3g、五倍子 20g、丹参 15g、茯神 15g、益智仁 15g,僵蚕加至 45g,照原来的方法继续服。

2007 年 3 月 5 日五诊:患者一般情况尚可,未用中、西降糖药物,血糖、尿糖仍然保持在正常范围,很少住院,每天能够维持日常生活,但仍然有早期老年痴呆现象,近期记忆力较差,小便仍然不能控制。处方:

麝香 3g 牛黄 3g 梅冰片 3g 朱砂 3g 琥珀 30g 鹿茸 10g 小白花蛇 15 条 蛤蚧 2 对 大海马 30g 紫河车 30g 西洋参 30g 麦冬 15g 五味子 15g 穿山甲 30g 耳环石斛 20g 三七 20g 血竭 20g 全蝎 30g 僵蚕 30g 白附子 15g 胆南星 15g 丹参 25g 茯神 15g 益智仁 15g 水蛭 15g 地龙 30g 土鳖 15g 石菖蒲 30g 远志 15g

研末,装胶囊,每日 3 次,每次 5 粒,饭后开水送服。

我于 2007 年 4 月底到患者家乡出差时,才第一次见到其本人,老人面容清癯,气质高雅,穿着整洁,旁人介绍我时,微笑点头,问话时能简单回答,白天坐在轮椅上,听保姆读读报纸,偶尔下来走动几圈,诊之舌苔黄腻,胃气较重,脉弦细。

治疗心得:

本案患者糖尿病25年,一直用西药控制,情况尚属稳定,但近几年进入糖尿病晚期,不但血糖居高不下,而且中风、偏瘫、皮肤瘙痒、老年痴呆等一系列糖尿病并发症一起出现,每两三个月因为"小中风"住院1次,患者的生活质量之低,可想而知。一诊用鬼箭羽方煎剂降血糖,配合安宫牛黄丸醒脑开窍,控制"小中风",15剂后血糖开始下降,30剂时血糖降至正常,坚持服用半年,至今血糖未再上升,也没有再服西药,包括注射胰岛素等。二诊煎剂仍然以原方为主,针对小便失禁,药物有所增减,丸剂以安宫牛黄丸为基本方,增加了若干动物药,希望借以改善脑梗死、老年痴呆的状况,自三诊以后,停服煎剂,因为临床观察了半年多,血糖不再升高,故以服胶囊为主,重点在控制和减轻糖尿病并发症,虽然疾病进展很慢,但比服中药之前的情况好了很多。患者的亲属是西医教授,以前不大相信中医,从这个病例中切身感受到了中医药的疗效。

案例二:糖尿病并发糖尿病足,肢端坏死

张某,男,82岁,台北市人,2005年4月21日初诊。

患者患糖尿病30余年,用西药能够控制血糖,近年来,发现右下肢趾端发凉,麻木疼痛,行走困难,渐次发展到蹞趾、足背几处溃烂,流脓血,剧烈疼痛,日夜不止,西医诊断为糖尿病足,属于Ⅱ级,即感染病灶已经侵犯深部肌肉组织,形成多发性脓灶,用抗生素注射、内服,以及外用清创治疗,均无效,考虑到患者年事已高,又安有心脏起搏器,手术风险太大,建议找中医诊治。患者表情痛苦,大声呻吟,右脚发凉,足背及蹞趾颜色发紫,有三处创口,见到脓性分泌物,舌红苔黄腻,脉虚大。此为脱疽,气血大亏,治宜先补气活血,解毒止痛,用乳香散加减:

黄芪30g 高丽参10g 炙甘草10g 生甘草10g 熟地30g 当归15g 白芍15g 川芎10g 乳香10g 没药10g 罂粟壳10g 金银花30g 服10剂

外用九一丹拔毒生肌,每天清创、上药1次。九一丹:熟石膏9份,红升丹1份,研匀备用。

5月3日二诊:服药后疼痛大为减轻,足背皮肤颜色开始转红,仍然有脓性分泌物排出,口渴,咽喉微痛,舌红苔黄腻,脉洪数。治宜益气养阴活血,排脓解毒,用顾步汤加减:

石斛30g 黄芪30g 西洋参10g 川牛膝15g 薏苡仁30g 金银花30g 紫花地丁30g 穿山甲10g 玄参30g 甘草10g 红花5g 服15剂

另外,加服西黄丸(麝香、牛黄、乳香、没药),每日3次,每次3g,外用药照旧。

6月5日三诊:内服、外用上述药方已达1个月,疼痛去之八九,足部溃疡脓已排尽,只是尚未收口,舌脉依旧。仍然用顾步汤加减:

石斛30g 黄芪50g 西洋参10g 怀牛膝15g 金银花30g 土茯苓30g 玄参30g 甘草10g 麦冬15g 乌梅10g 白及10g 白蔹10g 服15剂

另外,每天先用甘草、五倍子煎水清洗创口,外涂生肌玉红膏。

《外科正宗》生肌玉红膏组成:

当归身60g 血竭12g 紫草6g 白芷15g 甘草36g 白蜡60g 轻粉12g 麻油500g

先用前四味药入油中浸泡3天,微火煎枯,滤渣,将药油煎滚后离火,先下血竭化尽,次下白蜡化匀,倾入瓷碗内,趁热将轻粉研极细搅拌匀,收瓶中冷冻两天退火,然后在常温下收藏备用。

7月2日四诊:足部溃疡已经全部愈合,行走、站立时间过长时,微感疼痛,无其他不适。改用石斛鬼箭羽方加减,制成散剂,长期当茶喝,以预防糖尿病的其他并发症:

石斛 30g 鬼箭羽 30g 苍术 10g 玄参 15g 黄芪 30g 薏苡仁 30g 甘草 10g 生地 15g 葛根 30g 丹参 10g 僵蚕 15g 花粉 10g 枸杞 10g 地骨皮 10g 乌梅 10g 鸡血藤 30g 金银花藤 30g

研末,每次 10g,一日 2 次,冲服。

2006 年 3 月接患者电话,告知至今血糖平稳,行走如常,能够站立练字两小时不觉得累。只是时值春天,恐又发作,询问能否服几剂汤药以预防之。

治疗心得:

本案属于糖尿病晚期的肢端坏死,西医只能截肢,但患者的年龄及健康状况又不允许,故患者晚年生活在精神与肉体的巨大创痛之中。一诊先要止痛,用乳香散(见癌症篇)加减,大补气血,兼以活血解毒止痛,外用九一丹拔毒生肌。二诊集中药力养阴活血、排脓解毒,采用汤、丸、丹并投,内外同治的方法,汤剂用顾步汤加减,这是治疗下肢肢端坏死的经典方,丸剂用西黄丸,此方被誉为治疗痈疽的"圣方",丹剂仍用九一丹,此方可提脓祛腐,主治一切溃疡流脓未尽者,治疗历时 1 个月余。三诊脓已排尽,须生肌合口,汤剂仍用顾步汤加减,只是药物有所调整,增加了白及、白蔹、乌梅等收敛之品,外用药选择生肌玉红膏,又经历了近一个月,创口才完全愈合。四诊以鬼箭羽方制成散剂冲服,防止糖尿病造成其他血管、神经的损害。

用药心得:

该案有本人的一处用药心得,即外科疮疡的综合治疗。我是一个比较典型的传统中医,以内、妇、儿科为主,外、伤、皮肤科只是兼顾,但遇到外科病症时不能不治,治疗必须掌握其中的要领。伯父传授给我一套外科疮疡内外兼治的简便方法,即内服煎剂用仙方活命饮,丸剂用西黄丸,两方均有清热解毒消疮的作用,主要适用于以红、肿、热、痛为辨证要点的阳性痈疽毒疮。如果疮疡已溃破流脓,则用九一丹排脓祛腐,用生肌玉红膏生肌合口,用五倍子、甘草煎水外洗疮口。本案属于肢端溃烂,中医称"脱疽",有专方顾步汤疗效确切,故不用仙方活命饮,其他方法则都用上了。可惜现在九一丹、生肌玉红膏都无成药,西黄丸也难以购到,医生只好自己动手给患者配药。

案例三:糖尿病并发胃肠功能紊乱

卢某,男,48 岁,湖南宁乡人,干部,2005 年 5 月 12 日初诊。

患者于三年前在进行体检时发现糖尿病,无任何"三消"体征,用过多种治疗糖尿病的西药,始终无法将血糖降下来,西医劝说他用胰岛素治疗,患者不同意。找过不少中医治疗,效果也不理想。就诊前,已经两个月未服中西医药物。目前,餐前血糖波动在 9~11mmol/L,餐后血糖波动在 23~28mmol/L,患者主要症状是:容易疲劳,易感冒,肠胃不适,腹中鸣响,有时大便干结,几天不解,有时腹泻,一天十几次,口渴,不苦,小便清长,舌苔白腻而浮黄,有津液,脉弦缓,形体偏瘦,平日能够严格控制饮食,曾有烟酒嗜好。此病重心在脾胃,属于寒热错杂,当用半夏泻心汤加减:

半夏 10g 黄连 12g 干姜 10g 黄芩 10g 党参 15g 甘草 10g 乌梅 10g 苍术 10g 玄参 10g 黄芪 15g 山药 15g 服 14 剂

5月18日二诊：服上方后，血糖仍然未能有效控制，口中乏味，疲劳感稍有好转，但腹中鸣响更剧，大便秘结与腹泻交替出现仍然未能改善。舌苔白，脉缓。治宜健脾化湿，改用七味白术散加减：

葛根30g　木香10g　藿香10g　红参10g　白术30g　茯苓15g　甘草10g　山药30g　黄芪30g　石斛15g　服14剂

8月15日七诊：患者服上方未效，其后又用过乌梅丸、苓桂术甘汤合补中益气汤、资生健脾丸、附子理中汤等，均不能达到降低血糖、改善症状的效果。时值天气大热，患者却衣着甚厚，面色白，舌苔仍然白腻浮黄，但有津液，脉沉缓，口不渴，从手掌到肘部冷汗黏手。此为少阴病，兼夹水饮，用大剂量人参四逆汤合己椒苈黄丸加减：

附片50g　干姜50g　甘草30g　红参30g　防己15g　椒目10g　葶苈子15g　酒蒸大黄10g　黄芪30g　白术30g　木香10g　7剂

前4味药宜先煎4小时，如果水干了，须添加开水，不可加冷水，尝之口不麻，然后将其他药加入，再煎半小时，煎成两碗，分作两次服，或加蜂蜜50g，在压力锅中加阀煮1小时以上亦可。煎煮的方法非常重要，必须向患者交代清楚，并在处方上写明白。

8月25日八诊：服上方后，胃肠功能紊乱的情况大为改善，腹中鸣响减少，精神颇佳，口不渴，也不"上火"，8月22日检查：餐前、餐后的血糖均已下降，餐前血糖为7.1mmol/L，餐后血糖为10mmol/L，开始接近正常值。效方不更，续服30剂。1个月后，血糖完全正常，疾病告愈。

治疗心得：

本案是糖尿病中非常特殊的一个案例。用一般的中西药物均无法使血糖降下来，只是没有尝试注射胰岛素，一则患者不愿意，二则医生也没有把握。患者以胃肠功能紊乱作为主要的表现形式，体质和一般情况尚好，中医辨证为脾胃阳虚夹有水饮。故一诊用半夏泻心汤加减，辛开苦降，调整胃肠，无效。二诊用七味白术散加减，健脾化湿，仍然无效。直到第八诊时，才断然用大剂量干姜、附子、人参等，从而取得突破性进展。

用药心得：

该案有本人一处用药心得，即大剂量使用附子、干姜。附子、干姜有振奋人体功能、激活人体免疫机能的作用，一般剂量在10g即可，遇到特殊情况，可用到50~100g不等。但大剂量使用，必须注意两点：其一，辨证一定要准确。古人云："有是病用是药"，须看准确实属于阳虚有寒者才能用。有的患者用过激素或抗生素之后，阳气被抑郁，出现"假寒真热"之象，最容易误认为是阳虚，如果错用，则可能造成很大的副作用。有人提出用大剂量附子、干姜时，须逐渐加量，一方面是每个人对药物的耐受量有所不同，另一方面，则是为了避免辨证错误可能导致的药源性损害，剂量越大，损害当然越大，这种谨慎态度是可取的。其二，煎煮一定要得法。生附子、生乌头、生南星、生半夏毒性很大，药物的效价也高，在必须使用时，只要煎煮得法，毒性会大大降低。我一般将以上药物与蜂蜜、甘草同煎4个小时，或用高压锅加阀煮1个小时以上，尝之不麻口即可。附子、干姜毒性小得多，但大剂量使用时，最好也加甘草，用高压锅同煎1个小时以上。我用大剂量附子、干姜以及生南星、生半夏治疗了不少疑难疾病，收入本书中的案例，除了本案外，有效的还有第五类恶性肿瘤的"乳腺癌骨转移"、"晚期中央型未分化肺腺癌"二案，失误的有第一类慢性疼痛之八——肢体疼痛，"红斑狼疮"一案，可供参考。

高温高压可以消除附子的毒性并保持其药效，早已得到实验研究证实。朱晟在《中药简史》中说:"20世纪50年代以来,日本的高桥真太郎等研究附子的强心成分后,在这一基础上提出可防止药性不足或太过的'解毒新炮制法',系将生乌均匀湿润后,在高压容器中以110~120℃的湿度加热40分钟,可使生乌头的毒性降低到0.5%。此法与我国传统的各种水火共制法,目的与效果相似。""1860年,法国人发现乌头碱以来,西方在多种生物碱的科研上成绩很大,但他们认为这些生物碱镇痛的有效剂量接近中毒量,乌头的'瞑眩疗法'正是如此。但是,通过传统的炮制降低毒性后,水落石出,就能发挥强心作用,是东方回阳救逆的主药,为西方所不及。炮制为我国医药特有的内容,西方医药中类似的事例还不多。"[116]

总之,用大剂量附子、干姜等治病,医生需要一定的胆识,同时也必须承担一定风险,这种胆识与风险主要不在于姜附剂量的多少,而在于辨证是否准确,用药的目的应当是为了解除患者的痛苦,切不可借此炫耀声名,作惊世骇俗之举!

近年来,以擅长用大剂量温阳药物为特点的"火神派"学说,在中医界受到推崇,有的人甚至以敢不敢用大剂量附子、干姜,作为衡量一个中医有没有本事的标准,这是走极端,这种观点是很危险的!特别是经验较少的中青年中医,如果在临床中执这样的观点治病,将要出人命,酿成大祸!

"火神派"传人强调阴阳之中,"阳为主,阴为从",应当重视阳气,将"扶阳"作为中医治病最重要的方法。总的来说,这确实没有错,这是中医的特点,也是中国哲学、中国传统文化的特点。"重阳"、"扶阳"确实是《伤寒论》《黄帝内经》乃至《周易》一以贯之的思想。阳气是什么?用现代人所能听懂的语言来说,就是机体的功能。"扶阳"的作用机制是什么?就是提高和激活机体的免疫功能、自然疗能。很多疾病,可以导致人体功能受到损伤,由于功能低下或受损,又可以导致很多疾病久久不愈。例如,患有急性炎症者,一般用抗生素治疗,但抗生素对急性炎症,只能起到控制作用,容易转为慢性炎症,抗生素用多了,往往失效,甚至导致真菌的产生。同时,造成机体的免疫功能受到抑制,抵抗力减弱,即阳气受损。机体功能受损的结果,又会导致慢性炎症长期不能吸收,并反复发作,转为急性炎症。在辨证为阳虚的情况下"扶阳",即用温药大力振奋机体的功能,就成为消除急、慢性炎症最好的选择。如急、慢性支气管炎,特别是用抗生素多日后仍然咳嗽不止,辨证为阳虚有水饮者,用小青龙汤、苓甘五味姜辛夏汤,往往一、二剂药即可痊愈。此外,小孩发育不良、中青年妇女闭经、卵巢功能减退、中老年人退行性疾病等,很多都与阳气即机体功能的不足、衰减有关。特别是许多急危重症到最后的阶段,总是出现心力衰竭、肾衰竭、呼吸衰竭、脑危象和全身功能衰竭的征象,大部分时候应当用温药回阳救逆固脱,才有可能救危难于万一。重视"扶阳"是对的,让每一个中医认识到这一点,有利于医生在治疗中思考如何用药物调动、激活人体的免疫功能、自然疗能。但"扶阳"不是绝对的,必须辨证准确,不能把大方向搞错!倘若人体处于阳气旺盛或阴虚阳亢的情况下,"扶阳"无异于火上加油,祸不旋踵!中医总的治疗原则是强调要"阴阳平衡",辨证为阳虚时,需要扶阳、抑阴,辨证为阴虚时,需要扶阴、抑阳,辨证为阴阳两虚或寒热错杂或虚实夹杂时,则更需要全面考虑,斟酌取舍。"扶阳"不能代替中医所有的治法,治病不能走极端,辨证论治才是中医临床的灵魂和最高原则。

案例四:糖尿病,血糖高

周某,男,30岁,浙江杭州市人,34岁。2012年8月23日初诊

患者24岁检查出来糖尿病,但之前血糖是否异常未知。已经注射胰岛素3年,目

前注射胰岛素 15U,并口服二甲双胍,餐前血糖维持在 9~11mmol/L,大便稀薄且次数较多。口干舌燥,嘴唇干裂,带紫色,舌红而干,苔薄黄,脉弦细数。用黄连解毒汤加减:

黄连 300g　黄芩 100g　水蛭 300g　苦参 100g　蜈蚣 100 条

1 剂,为水丸,每天 2 次,每次 6g,大约 250 粒。

11 月 20 日通过网络会诊:患者开始吃中药丸时,停用二甲双胍,大便立即正常。最初以为每次药丸吃 9 粒,未见明显药效,后来按照每次 9g 即 250 粒服用,第一次吃时觉得头晕、低血糖,胰岛素注射降低至 9 单位,继续吃,未见头晕,药丸一直维持服用至今,血糖为餐前 7~8mmol/L。口干舌燥消失,口中有津液,嘴唇红润不干裂。仍用黄连解毒汤加减:

黄连 300g　黄芩 120g　苦参 90g　耳环石斛 90g　天花粉 60g　黄芪 90g　五倍子 60g　水蛭 300g

一剂,做水丸,每天 2 次,每次 9g,仍然注射胰岛素,每天 9U。

用方心得:

糖尿病并非现代才有的疾病,中国古代即有,属于"消渴"范畴。黄连解毒汤出自唐代王焘的《外台秘要》,由黄连、黄芩、黄柏、栀子 4 味药构成,乃唐代著名军旅医生崔知悌治疗糖尿病的常用方。目前,黄连解毒汤仍然广泛运用于临床,治疗多种急性感染性疾病,但很少有人将其用于治疗糖尿病。2012 年我从网络上看到北京著名糖尿病专家仝小林的一则病案,每剂用黄连 90g、黄芩 60g、石膏 60g 治疗糖尿病急性发作,血糖居高不下者,他还提出用水蛭粉预防糖尿病并发症。这条信息对我启发很大,今年以来,我以黄连解毒汤加减治疗多例糖尿病均取得了较好疗效。这两个案例虽然还没有看到最终效果,但在用西药降糖不理想时,加用黄连解毒汤加减治疗,发挥了联合效用,值得深入研究。

案例五:糖尿病,多种并发症

王某,女,63 岁,广西柳州人,2012 年 4 月 13 日初诊

患者 2003 年患糖尿病,至今已经 9 年,服二甲双胍等降糖西药,血糖始终控制不好,餐前血糖高达 12~15mmol/L。现双下肢麻木,脚趾尖麻痛,大便几天一次,偏稀,口干口苦,舌红,苔薄黄,脉弦细。用四妙勇安汤加减:

当归 15g　玄参 50g　忍冬藤 30g　甘草 15g　黄芪 50g　川牛膝 30g　石斛 30g　苍术 10g　黄柏 15g　穿山甲末 3g(冲服)鬼箭羽 30g　稀莶草 30g　鹿衔草 30g　14 剂

5 月 26 日二诊:服上方后,双脚麻木、疼痛显著减轻,现仍然血糖高,疲乏无力,大便溏,口苦口渴,舌红,苔薄黄,脉弦细。用黄连解毒汤加减:

黄连 180g　黄芩 120g　黄柏 60g　苦参 60g　玄参 60g　苍术 50g　乌梅 100g　耳环石斛 50g　黄芪 90g　西洋参 60g　五倍子 60g　水蛭 300g

1 剂,做水丸,每天 2 次,每次 9g。

8 月 25 日三诊:服上方 3 个月后,血糖明显下降,由原来餐前 11.5mmol/L 降至 7.2mmol/L。精神好转,口苦口干、大便溏均有改善。现仍有头昏,颈椎不适,睡眠较差。舌淡红,脉弦细。用上方合葛根芩连汤加减:

葛根 90g　黄芩 90g　黄连 150g　苦参 90g　苍术 30g　玄参 60g　黄芪 90g　西洋参 50g　天麻 60g　远志 30g　石菖蒲 30g　紫河车 90g　耳环石斛 50g　乌梅 60g　五倍子 60g　水蛭 150g

1剂,做水丸,每天2次,每次9g。建议停服二甲双胍,改用柚子皮,每天10g,煎水代茶。

治疗心得:

糖尿病的严重之处,不在于血糖高,而在于其并发症的危害性。患者得糖尿病多年,可能因为并无显著的症状,没有积极地寻找合理的西药治疗方法,以至于血糖居高不下,直到出现了血管神经方面的糖尿病并发症,才找中医治疗。故一诊先针对并发症,选用四妙勇安汤合二妙散加减,凉血活血,清热燥湿,疏通血管,改善下肢血液循环状况,消除脚趾和腿部的麻木疼痛。二诊在煎剂取效的情况下,选择黄连解毒汤为主,因为大便溏,去栀子,改苦参,合二妙散、四妙勇安汤加减,做为药丸,期望降糖方面取得突破。三诊时见患者有颈椎不适、睡眠欠佳等症,故再合用葛根芩连汤加西洋参、天麻、远志、石菖蒲等,仍然做为药丸,以巩固疗效。

用方心得:

四妙勇安汤是我用以疏通血管、改善血液循环最常用的方剂,此方出自《验方新编》,近代多用于治疗"脱疽",即血栓闭塞性脉管炎。根据我的临床经验,凡是冠心病、下肢动脉硬化、血管阻塞,属于血热瘀阻的,均可加减使用。我常加黄芪、石斛、穿山甲,以益气养阴、软坚散结,往往有意想不到的疗效。

用药心得:

2011年,长沙某银行行长告诉我一个验方:每天早上空腹吃8粒柚子核中的仁,可以起到降血糖的效果,他一位同事的父亲吃了3年,已经停服二甲双胍,现在血糖一直稳定。尔后,我在几次养生保健讲座上,都提到这个验方。有一次,在讲座现场,一位听众当场举手发言,说她每年给患糖尿病的父亲收集柚子皮,晒干后切碎,每天10克,泡水当茶喝,现在已经多年不吃降糖药物,血糖一直维持稳定。我把这两个验方告诉广西的这位患者,她说也曾听说柚子核仁可以降糖,但吃过一次,拉肚子,故不敢再吃。柚子一直被认为是糖尿病患者最适合的水果,尤其是广西的沙田柚,如果柚子的皮、核仁能够替代二甲双胍,未尝不是好事。广大糖尿病患者若有条件,不妨试试。

案例六:糖尿病,多种并发症

金某,男,56岁,干部,2009年9月17日初诊:

患者有10余年的糖尿病史,近年来检查有"糖尿病肾病"、"糖尿病视网膜变性"、"糖尿病酮症"、"冠心病"、"高血压"、"高脂血症"、"期前收缩"、"脑梗死"等,长期靠注射胰岛素控制糖尿病,服用常规治疗心血管病的药物。刻诊:心悸,胸闷,咳嗽,有痰难以咯出,眼睛朦胧,视力显著下降,头晕乏力。纳可,大便溏泻,夜尿频繁,手足发凉,皮肤瘙痒,口不干。察之面色㿠白,眼睑微肿,舌淡紫苔白,脉弦细。拟用栝楼薤白半夏汤、苓桂术甘汤、理中汤、五苓散、桂枝茯苓丸等方加减:

瓜蒌皮15g　薤白10g　半夏10g　茯神30g　桂枝10g　苍术15g　炙甘草10g　车前子15g　白参10g　丹皮10g　赤芍10g　桃仁10g　泽泻10g　猪苓10g　干姜5g　7剂

2009年10月5日二诊:上方连服14剂,感觉颇佳,胸闷、心悸、气短、咳嗽、腹泻、夜尿多等均有好转,特别感到眼睛明亮了很多,夜尿仍然频繁,手足凉、皮肤痒、头晕乏力未改善,察之面色已有光泽,眼睑肿消,舌紫苔薄白,脉弦细。拟用上方加减,做为水丸:

瓜蒌皮10g　薤白10g　法夏10g　茯神30g　肉桂5g　苍术15g　炙甘草10g　车

前子 15g　红参 10g　丹皮 10g　赤芍 10g　桃仁 10g　泽泻 10g　猪苓 10g　干姜 5g　附子 10g　鹿茸 5g　海马 5g　虫草花 10g

3 剂,研末,水泛为丸,每天 3 次,每次 6g。

2009 年 12 月 25 日三诊:患者服上方两个月,感觉身体状况改善了许多,各种症状均已减轻,脉舌大致如前,继续吃水丸,以巩固疗效,西药暂时不减。

治疗心得:

本案属于糖尿病中晚期,证候繁多,病情复杂。从整体观察,患者是阳虚有寒,夹有痰饮、瘀血,波及全身上中下三焦,故用五首经方合用,应对不同的病机。针对其胸闷、心痛、咳嗽、气短,以瓜蒌薤白半夏汤宽胸化痰,疏达上焦气机;针对其心悸、头眩、大便溏泻,以苓桂术甘汤、理中汤健脾和胃,温化中焦水湿;针对其夜尿频繁、口不渴、眼睑微肿,以五苓散温阳利水,促进膀胱气化;针对其四肢凉、皮肤痒、舌紫暗,以桂枝茯苓丸通阳活血,改善全身血液循环。由于方、证、病机三者吻合,故一诊即有明显疗效。为了患者长期方便服用,二诊改为水丸,并加附片以及鹿茸、海马、蛹虫草等。岳美中先生以鹿茸为末,治疗糖尿病并发症皮肤长疖疮有效;我根据《本草纲目》中海马"暖水脏,壮阳道,消瘕块,治疗疮肿毒"的记载,用其治疗糖尿病中晚期并发的肾病、皮肤疖疮;冬虫夏草的草即"蛹虫草",经多年的临床实践证实,有保护肾脏和降低肌酐、尿素氮的作用。将这些血肉有情之品加入丸剂中,可以提高经方的疗效。此外,方中苓桂术甘汤加车前子,前辈医家认为有显著的明目效果,在本案糖尿病并发眼病中得到证实,这个信息值得重视。

五、老 年 脑 病

老年脑病包括脑萎缩,老年痴呆,震颤性麻痹等。人到老年,脑力减退,记忆力下降,思维欠灵活,睡眠减少,大多是一种自然现象,属于功能性的改变,一旦出现脑萎缩、老年痴呆,震颤性麻痹等,则是脑部的器质性病变,多因脑细胞减少、变性、坏死所致。这些病的证候表现十分复杂,发病机制也各不相同,西医至今仍未完全弄清楚。中医从整体上进行分析,认为三者的病机有共同之处。肝肾不足,则虚风上扰;心肾不交,则肾水不上潮,心火不下降,从而出现头晕,心烦,失眠,多梦,记忆力下降,震颤等各种症状。日久必夹痰夹瘀,且日趋严重;痰瘀阻塞脑窍,智力则逐渐减退,不辨亲疏,表情呆板,行为怪异,最终形成一种虚实夹杂、寒热错杂的复杂局面。总之,肾虚而夹痰瘀是本病的主要病机,治疗大法须补肾、健脑、通窍、益气、活血、化瘀、消痰、息风、潜阳等多法结合,全面考虑,长期服药,才能取得稳定的疗效。我在临床治疗此类疾病,多用地黄饮子[1]配合健脑散[2]。此外,秘方定振丸[3]对于帕金森氏病也有一定疗效。

患者得病前,多有脑动脉硬化,或多发性脑梗死,或中风的病史,临床常见头晕,耳鸣,嗜睡,精力不足,记忆力减退,脑力下降,走路不稳等症。当老年人有这类发病趋向时,可试用牛黄清心丸预防[3]。古代名方,如益气聪明汤、还少丹、左归丸、右归丸、通窍活血汤、桃红四物汤、涤痰汤、十味温胆汤等,用之得当,都有改善症状,延缓疾病发展的效果。

附方

1. 地黄饮子加减(彭坚经验方)

熟地 10g　山萸肉 10g　肉苁蓉 10g　巴戟天 10g　石斛 15g　麦冬 10g　五味

子 5g　茯神 15g　远志 10g　石菖蒲 15g　丹参 10g　郁金 10g　紫河车 10g　胆南星 10g　天麻 10g　全蝎 6g　生姜汁 5ml　竹沥口服液 1 支（30ml）小白花蛇 1 条　附子 10g　上桂末 2g（冲服）

用方心得：

地黄饮子出自刘完素的《宣明论方》，方中以熟地、山萸肉滋肾阴，肉苁蓉、巴戟天温肾阳为君药；以麦冬、石斛、五味子滋阴敛液，附子、肉桂温摄浮阳为臣药；以远志、菖蒲、茯苓交通心肾，开窍化痰为使药；少用生姜、大枣、薄荷为引，和其营卫为使药。诸药合用，可滋肾阴，补肾阳，化痰开窍，使水火既济，痰浊得除，则瘖痱可愈。

从我的临床经验来看，刘完素所说的"瘖痱"证，即"舌强不能言，足废不能行"，显然是一种脑部的退行性病变，而并非脑血管意外。脑血管意外即中风，无论是脑出血或脑血栓形成，所出现的肢体运动障碍为半身不遂，即偏瘫，一侧的手足失去运动功能；而脑部退行性病变所出现的肢体运动障碍，为"足废不能行"，即双足行走困难，或者无力，或者走不稳，或者走不成直线，加上语言障碍，恰为许多脑部退行性疾病的特有症状。更何况脑血管意外一般发病急促，脑部退行性病变一般发病缓慢，应当不难区别。古代对于中风的发病机理讨论较多，治疗的方药也相当丰富，但对于"瘖痱"的研究甚少，比较成熟的治疗方剂，据我的阅历所知，大约也只有这一首，因此十分珍贵。本方的设计，以补养先天，交通心肾，调节阴阳，化痰开窍作为主要治疗原则，基本符合老年人脑部退行性疾病的机理，但在补肾健脑、活血化痰、息风通窍等方面，仍可进一步加强。我常去原方的薄荷、生姜、大枣，加生姜汁、竹沥、胆南星以化痰，加丹参、郁金以活血，加紫河车、小白花蛇以补肾健脑，加全蝎、天麻以息风，用之治疗脑萎缩，早期老年性痴呆，帕金森病以及小儿脑白质营养不良，小儿脑瘫等，有一定疗效。比较严重的老年痴呆，尚须加用麝香、牛黄等，帕金森病还须加琥珀、羚羊角等，在用汤剂取得疗效后，仍须制成丸剂以巩固疗效。

此外，何炎燊先生在治疗中风后遗症时，也借用地黄饮子加减，并说：中风"厥回神苏之后，标症虽平，而阴亏之本质不变，肾阴不上荣舌本，故语言謇塞；肝肾精血不足濡养筋骨，故肢痿无力。更兼眩晕头痛，耳中鸣响，目昏流泪，咽干舌燥，心悸怔忡，虚烦少寐，脉多细数，或弦而劲，或小而坚，舌干红苔燥，皆阴虚之证。然虚阳尚伏于肝，故投剂不宜过温。刘河间又有地黄饮子一方，治舌謇不能言，足废不能行，名曰'风痱'，与此证有相似之处，可资借鉴。吾临证师其法而不泥其方，去桂附之归于右者，加龟甲、鳖甲之归于左者，变温热刚燥为温养柔和之剂，方中以杜仲代巴戟，酌用性质平和之丹参、三七以活血，为之佐使，更通而不滞。屡奏育阴潜阳，滋液息风，濡养筋脉之效。"[117]老年性脑病，若属于阴虚阳亢者，何炎燊先生的加减法颇为得当。

2. 健脑散（朱良春创制方）

人参　鹿茸　炙马钱子　地龙　天麻　全蝎　鸡内金　地鳖虫　当归　川芎　郁金　红花　枸杞子　益智仁　紫河车　甘草

研末，每服 5g，日 2 次，早晚空腹蜜水送下，加水蛭则不用蜜水。每日炙马钱子的总量不超过 0.6g，有心脏病、肝病、肾病者忌服，服药前一天开始，忌服海藻、蛋类、虾蟹类及含碱、矾的食物，如油条、粉丝等。原方取得疗效后，去掉马钱子，长期坚持服用。

加减法：大便秘结，加大黄、水蛭；痰多加胆南星、石菖蒲；头痛肢麻，加桃仁、赤芍；潮热烦躁，舌红少苔，用六味地黄丸加柏子仁、枣仁煎汤送下。

用方心得:

此方最早是治疗脑震荡后遗症的效方,后来用治脑痴呆等,亦有疗效。朱良春先生认为:"老年痴呆症,临床上主要有两类,一为老年性痴呆,一为血管性痴呆,而后者居多数。两者之间病理进程虽有所不同,但其结局均为脑细胞萎缩则一,其病变之症结中心则为肾虚"。

朱先生的门人邱志济等医生对组方作了很精彩的解析:人参、鹿茸为对,一以大补元神,一则大补元阳,健脑益肾当不可少;炙马钱子、地龙为对,一以逐恶血,溶血栓,健脾胃,提脏器,通死肌,一以泻热定惊,行水解毒,平喘通络,尤能镇肝降压;天麻、全蝎为对,一以息风镇痉,善治头目眩晕,一以祛风定痉,善化风痰,窜经走骨,蠲痹通络,开气血凝滞,降血压;鸡内金、地鳖虫为对,当归、川芎为对,郁金、红花为对,化瘀通络,消癥散结;枸杞子、益智仁为对,一以润而滋补,兼有益气,补肾,润肺,生津,退热等多种功效,益智仁和中益气,又能温脾,缓肾,固气,摄精;紫河车、甘草为对,一以大补气血,有返本还原之功,且治诸虚百损,一以解百毒,且调诸药之性。

从我的临床经验来看,老年脑病虽然是一种严重的退行性疾病,从西医的角度来说,至今发病机理不明,更缺少有效的治疗药物,但只要掌握好补肾、健脑、活血、化痰、息风、通窍等几个重要环节,中医药的治疗是有效的。李可先生创制有一首治疗"诸虚百损"的"培元固本散",由红参、鹿茸、紫河车、三七、琥珀、全蝎、蜈蚣、羚羊角、麝香、朱砂、熊胆等组成,其构方立意与健脑散颇多相似之处,并说:"脑为髓海,补肾即是健脑,本方有添精益髓之功,对各类脑系疾患、老年性退化性脑萎缩导致之痴呆,服药百日以上,即见明显改善。"[118]

我的临床治疗经验证明:此言不虚,老年脑病严重者,须用到麝香、牛黄、马钱子等大药,这类药物可进入血脑屏障,有醒脑开窍,振奋中枢神经的强大作用,少此则不足以挽狂澜于既倒。

3.《证治准绳》秘方定振丸

生地60g 熟地60g 当归60g 白芍60g 川芎60g 黄芪45g 白术45g 防风21g 秦艽30g 细辛30g 威灵仙15g 天麻30g 全蝎30g

用方心得:

颜德馨先生云:"本方以二地、白芍、当归、川芎养血和营,寓有'治风先治血,血行风自灭'之义;天麻、全蝎平肝息风;荆芥、防风、细辛、秦艽、威灵仙搜风通络;黄芪、白术益气健脾。诸药合用,共奏益气养血,搜风通络之功。老人震颤,多因气血不足及风气所致,故本方在益气养血的同时,搜风通络,近人用本方治疗帕金森氏病有效。"[119]

从我的临床经验来看,治疗心脑血管疾病表现出的"风证",无论从内风立论或是从外风立论都有历史渊源,都有临床疗效作为立论的基础,不能一概用滋补肝肾,潜阳息风的方法治疗。特别是帕金森病,用寻常的潜阳息风方法,如三甲复脉汤、羚羊钩藤汤等,有时效果不理想,而用地黄饮子、补阳还五汤之类方药多有效,用从外风立论的方药,如大秦艽汤、大活络丸等也有效。本方与大秦艽汤立意相似,都是从外风立论,以祛风养血为治,但加天麻、全蝎息风,则平肝风、定震颤的效果更好。老年人手足震颤,有时长期不能确诊为震颤性麻痹,又无明显的肝阳上亢或肝肾两虚的患者,最为适合,但需要坚持服用半年以上,才能显著改善症状。

我最初是从梁剑波先生的著作中见到定振丸的,其名为"家传秘方定振丸",据梁先生所称,此方为世代相传,先生不愿藏一己之私,公之于众,并申明其治疗帕金森病之效,但原方中的药物无剂量。后来我又从颜德馨先生编著的《医方囊秘》中看到另外一首"秘方定振丸",出自明代王肯堂的《证治准绳》,与梁氏方相比,方中有生地,无炙甘草,其他药则完全相同,更可贵的是标明了药物的剂量。《医方囊秘》原为颜先生家藏的一卷手抄本,据颜先生介绍:抄本"字迹挺秀,选方皆出自大家手笔,估计作者为大儒而隐于医者。内容收集验方 386 张,颇多失传,涉及历代名医百余人,均选自各家学术思想精髓。"并称自己:"多年来验之于临床,皆有殊功。"[120]

从以上情况来看,本方在明代万历以前就作为"秘方"在民间流行,名医王肯堂收载在《证治准绳》中,并将之公之于众,造福医林。梁剑波先生的祖上通过读书、临床证实了其疗效,并对方中的药物进行了稍许调整,作为家传方承递下来。颜德馨先生则通过近代无名医生的抄本得到本方。由此可见,中医的很多所谓"祖传秘方",其实并不一定是出自本家族的创制,而是上辈先人通过读书从古代医家的著作中继承的。我接触过许多视为神圣的所谓"祖传秘方",大多数是古书早已有记载。作为当代中医,有这种家传经验者固然可贵,但不应据为私有,秘而不传,应当学习上述古今名医,无私地将其公开出来,传授给后来的学医者,这样中医事业才能够发扬光大。

4.《局方》牛黄清心丸

山药 30g　人参 10g　白术 10g　茯苓 10g　炙甘草 10g　生地 15g　白芍 10g　当归 10g　川芎 12g　麦冬 10g　阿胶 10g　神曲 10g　豆卷 10g　大枣 10g　柴胡 5g　桂枝 5g　干姜 5g　防风 5g　白蔹 5g　杏仁 10g　枳壳 10g　麝香 3g　牛黄 3g　梅冰片 3g　朱砂 3g　雄黄 2g　羚羊角 5g

按上述剂量制作 1 剂蜜丸,大约重 400g,一日 2 次,每次服 6g,大约可服 1 个月。

用方心得:

这首处方的组成非常奇特,前 21 味药为"薯蓣丸",出自张仲景《金匮要略·血痹虚劳病脉证并治》,后 6 味药为"牛黄丸",出自宋代的《太平惠民和剂局方》,两者组合在一起后,称为"牛黄清心丸"。

薯蓣丸是一首非常特殊的方剂,《金匮要略》云其治疗:"虚劳诸不足,风气百疾",原文仅 9 个字,缺乏对证候的描述,全方多达 21 味药,似乎杂乱无章,以致很多人不大相信是仲景原方。方中的主药"薯蓣",更失于疏考,不知为何物,直到南宋的寇宗奭经多方考证后指出:这是山药的本名,因为避唐代宗李豫、宋英宗赵曙之名讳,才改成了山药。《千金方》收载的薯蓣丸,阿胶改为鹿胶,多一味黄芩,用治虚劳常见的眩晕之证。

宋代的《太平惠民和剂局方》载有"牛黄清心丸",实为薯蓣丸加麝香、牛黄、冰片、朱砂、雄黄、羚羊角而成。其后,岳飞的孙子岳珂在《桯史》一书中,对《局方》进行了批评,认为此书收载药方欠严谨,以至于将牛黄丸与薯蓣丸混淆在一起,元代医学大家朱丹溪更是全面抨击了当时滥用《局方》成药的风气。后人不能辩证地看待岳、朱的观点,从而影响了《局方》中许多有效方剂的合理应用。

由于疑窦丛生,千百年来,后人很少用"薯蓣丸"治病,直到蒲辅周、岳美中先生大力推荐,本方防治老年性疾病的作用才彰显出来。1978 年,陈可冀先生在整理出版《岳美中老中医治疗老年病经验》时,岳老在书的扉页有诗云:"《内经》岁露嫌迷路,宋代《局方》待洗尘。"《局方》因何而蒙尘? 等待后人为之洗去哪些尘埃? 书中语焉不详,据我揣测,岳老至少是要为"牛黄清心丸"洗尘,我们可以通过下面两段文字的介绍看出一些端倪。

岳老指出：薯蓣丸很适用于老年人，因高年气血虚亏，常有周身不适，头眩，肢痛，麻木诸证，所谓"风眩"、"风痹"或"五劳七伤"者。此方以山药为君，调理脾胃，内有四君、四物，气血双补；干姜补阳，而山药滋阴，则阴阳兼顾；方中并有阿胶滋养阴血，但量较少，与补气药相伍，起到气血双调，气旺血生作用。方中有桂枝、柴胡、防风、白蔹等动药，升阳达表，驱除"风气"。杏仁、桔梗升降气机，补而不滞，不是"呆补"。方中的大豆黄卷是黑豆，不是黄豆，有生发之气，可以补肾。此方补中有行，不偏阴，不偏阳，不偏气，不偏血，配伍很好；调理脾胃，气血双补，内外并治，故可常服无弊。曾分别给一例肾虚的老年病人及一例脑动脉硬化病人服用此方数年，效果良好，后者则以薯蓣丸加鹿角胶、黄芩、冬虫夏草施治。

岳老又说：清嘉乾时，官员中服用牛黄清心丸者甚伙，因平素饮食中吃荤的多，用此清凉药后，心腹舒适。另有回天再造丸或回生再造丸为验方，可治"痰火内发"，共有58味药，基本上还是薯蓣丸。[121]

从我的临床经验来看，薯蓣丸对于常年精神疲惫，体力下降，消化机能减弱，易患感冒的老年病人，其疗效比玉屏风散效果要好，但以《千金方》所载者为最佳，岳美中先生选择的就是《千金方》所载之方。方中以补肾的鹿胶代替补血的阿胶，更适合老年人的生理特点，增添一味黄芩，可平衡方中的寒热，使之更适合虚劳病寒热错杂的病机，这味药的加入有点睛之妙。受其启发，我认为宜再加一味半夏，根据我的经验，老人虚劳证多夹有痰湿，加半夏一味，不单是为了化痰，而且楔进了小柴胡汤、麦门冬汤等方，符合仲景用方的特点，可使原方更加灵动。对于因脑动脉硬化、中风后遗症、脑萎缩、老年痴呆等引起的全身机能衰退患者，单纯用薯蓣丸则力量不够，尚须清心健脑，从源头上着手，这就是《局方》将薯蓣丸与牛黄丸合方，重新命名为"牛黄清心丸"的目的，这实在是一种十分高明的举措，奈何被后人误解而蒙尘。岳老没有直接为《局方》牛黄清心丸洗尘，只是指出两点事实：一是清朝官吏服牛黄清心丸的人多（我联想到他们可能是属于古代的高血脂一族），二是治疗中风后，半身不遂，口眼歪斜诸症的回生再造丸，实则由牛黄清心丸变化而成。这就启发了我选择牛黄清心丸作为防治脑部退行性病变的主方之一。

验案举隅

案例一：多发性腔隙性脑梗死，轻度脑萎缩

任某，女，56岁，长沙市人，2011年11月5日初诊。

患者长期头晕，抬头、睡下时加剧，睡眠差，疲乏无力，近年来，记忆力显著下降，手足冷。2011年9月5日经省某医院CT检查：双侧大脑内囊-基底节区、侧脑室旁多发性腔隙性脑梗死，轻度脑萎缩。察之面容憔悴，情绪焦虑，口不渴，二便可，舌暗淡无苔，脉沉细。治用桂枝茯苓丸合葛根汤加减：

桂枝15g　茯苓15g　丹皮10g　桃仁10g　赤芍10g　葛根80g　生姜10g　红枣10g　麻黄5g　黄芪60g　天麻15g　7剂

2011年11月19日二诊：服上方后，症状有所改善，头晕减轻，脉舌同前。仍然用原方加减为药丸：

桂枝60g　茯苓60g　丹皮30g　桃仁30g　赤芍30g　葛根90g　麻黄30g　天麻120g　黄芪120g　水蛭180g　土鳖90g　西洋参80g

为水丸,每天 2 次,每次 6g。

2012 年 1 月 14 日三诊:服上方后,头已不晕,睡眠较好,手足变暖,记忆力显著改善。察之面色红润,情绪开朗,舌黯淡无苔,脉弦细,口不渴,二便可。仍然用原方加减:

桂枝 60g　茯苓 60g　丹皮 30g　桃仁 30g　赤芍 30g　葛根 90g　天麻 120g　黄芪 120g　水蛭 180g　土鳖 90g　西洋参 80g　紫河车 90g　鹿茸 15g　仙灵脾 30g

1 剂,为水丸,每天 2 次,每次 6g。

治疗心得:

由于目前检测的仪器越来越先进,对于多发性腔隙性脑梗死、脑萎缩,经常能够早期发现,诊断清楚。本案尚处在病变的早期,患者年纪不大,治疗及时,故疗效较为显著。我认为:脑梗、脑萎缩的发病原因虽然复杂,但与颈动脉长期供血不足,导致脑部缺氧、血流缓慢有关,在治疗时,我经常选用桂枝茯苓丸合葛根汤,加大量黄芪、天麻,以改善血行,增加颈椎动脉血流量,往往能够迅速改善症状。但毕竟这是一种难治的中老年退行性疾病,取效之后,仍须治本。故二诊、三诊时,我分别在原方基础上,加紫河车、鹿茸、仙灵脾等温阳、补肾、健脑,西洋参益气,水蛭、土鳖活血化瘀,制成药丸,便于长期服用。同时需要指出的是:脑梗和脑萎缩是一种常见的中老年慢性病,发展缓慢,有的患者一见到诊断书上"脑梗死"字样,即忧心忡忡,背上很重的思想包袱。其实,不必过于焦虑,只要坚持治疗,仍然能够改善症状,阻止和延缓其病变进程。

案例二:脑萎缩合并早期老年痴呆

董某,女,64 岁,沈阳人,退休教师,2003 年 5 月 17 日初诊。

患者过去体质素好,血压也正常,去年十月在东南亚旅游时,洗海水浴,罹患感冒,低热十多天,此后半年多来,记忆力显著下降,经常丢三落四,有时外出不知归途,有时叫不出亲友的姓名。感觉神志如蒙,阵寒阵热,莫名烦躁,惊悸不安,半夜常忽然坐起,呼唤之才如梦初醒,血压时高时低,西医诊断为:高血压,脑萎缩,早期老年性痴呆症。察之患者形体肥胖,面色晦暗,口渴,不能多饮水,大便黏滞不畅,小便少,舌苔灰厚,脉沉滑。宜用柴芩温胆汤合宣清导浊汤加减,处方:

柴胡 10g　黄芩 10g　半夏 15g　陈皮 10g　茯神 15g　枳实 10g　竹茹 10g　猪苓 10g　石菖蒲 30g　蚕沙 10g　皂荚 5g　寒水石 30g　3 剂

5 月 21 日二诊:服上方后,大便每天三四次,泻后反而舒服,腻苔减退,胃口比以前稍差,精神稍好,其他症状差不多,脉细滑,仍用上方加减,处方:

柴胡 10g　黄芩 10g　半夏 15g　陈皮 10g　茯神 15g　枳实 10g　竹茹 10g　香附子 15g　石菖蒲 30g　远志 10g　砂仁 10g　西洋参 5g　麦冬 10g　五味子 5g　7 剂

8 月 10 日十诊:3 个月来,患者前后共用过不下 10 余首处方,如十味温胆汤、清暑益气汤、半夏白术天麻汤、孔圣枕中丹、益气聪明汤、地黄饮子等,总是开始服药时有效,过几天又恢复原样,头部昏蒙时重时轻,舌苔白腻时厚时薄,血压时高时低,大便时硬时溏,仍然黏滞不畅,胃口尚好,察之表情淡漠,舌胖淡,苔薄白,脉细滑,宜蜜丸缓图,拟用三甲散加减,处方:

穿山甲 15g　龟甲 15g　鳖甲 15g　牡蛎 15g　土鳖虫 10g　僵蚕 10g　蝉蜕 10g　当归 10g　白芍 10g　远志 10g　石菖蒲 15g　茯神 15g　郁金 10g　白矾 5g　丹参 10g　天麻 10g　胆南星 10g　天竺黄 10g　全蝎 10g　小白花蛇 3 条　地龙 30g　精制马钱子 10g　琥珀 15g　朱砂 5g　麝香 2g

蜜丸,每日 2 次,每次 6g,饭后开水送服。1 剂大约可服一个多月。

上方服完后,病情有显著好转,感觉头部轻松很多,血压也趋于平稳,但大便黏滞仍然未改善,察之面色比以前明朗,舌脉无大变化,仍用上方,加山药 30g、白术 15g、豆卷 10g 为蜜丸,续服 1 剂。

以上蜜丸,患者一直服至 2006 年 10 月,病情稳定,血压正常,除了记忆力不如从前之外,其他均可,这年年底移民国外,近一年未曾联系。

治疗心得:

本案脑萎缩、早期老年性痴呆,中西医均属难治之病,所幸患病时间只有半年。从病因来看,是半年前感受了湿热之邪,治疗不彻底,以至于湿热流连,困扰脑窍,出现一系列精神症状。故一诊以柴芩温胆汤为主,疏肝清胆和胃,理气化痰安神。方中合用了宣清导浊汤,其理由是该方出自《温病条辨》,原治"湿温久羁,三焦弥漫,神昏窍阻,少腹硬满,大便不下。"虽然本案证候与原方所治不完全相同,但病因相同,神昏一证相同,舌苔灰厚,大便黏滞不畅,小便少等,则全为湿温致病的症状表现。服药后,大便畅快,湿热消退,但宣清导浊汤毕竟是攻利之品,只可暂用而不可久用,故二诊用柴芩温胆汤加砂仁、西洋参、麦冬、五味子,以暖胃、益气、养阴。三诊到十诊之间,时间长达 3 个月,用方多达十余首,患者病情总是起伏不定,令我有黔驴技穷之感。思虑之余,忽然回忆起《蒲辅周医案》中先生治疗"自汗出"一案,虽时在冬春,蒲老认为是患者几个月前感受了暑湿之邪,发汗不彻所致,用香薷饮加减而愈。故蒲老告诫:治病一定要遵循《黄帝内经》所说的:"必伏其所主而先其所因"。本案如欲治愈,仍须追溯原始的病因,即从"湿温病"中寻找治疗方药。读温病名著,见吴又可有一首"三甲散",治温病邪入厥阴,面晦肢冷,舌卷囊缩,神志如寐,默默不思饮食,脉微如丝。薛生白《湿热病篇》第 34 条云:"湿热证,七八日,口不渴,声不出,与饮食亦不却,默默不语,神志昏迷,进辛香凉泻,芳香逐秽,俱不效,此邪入厥阴,主客浑受,宜仿吴又可三甲散。"又云:"暑湿先伤阳分,然病久不解者,必及于阴,阴阳两困,气钝血滞,而暑湿不得外泄,遂深入厥阴,络脉凝瘀,使一阳不能萌动,生气有降无升,心主阻遏,灵气不通,所以神不清而昏迷默默也。破滞通瘀,斯络脉通而邪得解矣。"薛生白对"神之如寐"病因、病机、治法的解释非常明确,故我决定用三甲散为主治疗,该方由鳖甲、龟甲、穿山甲、牡蛎、土鳖、蝉蜕、僵蚕、当归、白芍、甘草组成。但原方单纯"破滞通瘀",尚嫌不够,因为时间太久,瘀久必生痰,形成痰瘀交阻,故我酌加白矾、胆南星、远志、石菖蒲、天竺黄、麝香、朱砂等化痰、醒脑、开窍之品,终于取得疗效。本案并未非使用前面所介绍的方剂取效,而是追溯患者具体的病因,才找到最为切合本案的治疗方剂,三甲散对于治疗脑萎缩和早期老年痴呆,无疑也具有普遍的价值。通过该案说明了中医辨证论治的重要性,以及多读名著、多掌握中医有效方剂的必要性。

案例三:帕金森病

杨某,女,74 岁,长沙市人,2010 年 8 月 23 日初诊。

患者于 2008 年 3 月发病,最初症状是左手发抖,嘴唇轻微颤动,某医院确诊为帕金森氏病,服美多巴,每次半粒,一天 3 次。现在发展到全身发抖,手指并不拢,美多巴加量至每天 3 次,每次两粒,仍然不见症状改善。察之面色萎黄,头晕疲乏,提气不上,精神萎靡,肌肉紧张,全身微微颤抖,沉默寡言,说话嘴唇微颤,口齿不清楚,行走无力,大便偏干,胃口不佳,舌黯无苔,脉沉细。用秘方定振丸加减:

熟地 15g　当归 10g　白芍 10g　川芎 10g　黄芪 30g　白术 10g　西洋参 10g　天麻 15g　全蝎 10g　秦艽 10g　防风 10g　威灵仙 10g　细辛 5g　7 剂

8 月 30 日二诊：服上方后，精神好很多，全身颤抖也有所减轻，能够下地走走。仍然胃口不好，腹部微胀，大便不畅。察之气色比原来好，舌暗淡，有薄白苔，脉沉细。用上方加减为丸：

熟地 30g　当归 30g　白芍 90g　川芎 15g　黄芪 90g　白术 60g　高丽参 50g　天麻 90g　全蝎 50g　秦艽 15g　防风 15g　威灵仙 30g　细辛 10g　砂仁 30g　木香 30g　鸡血藤 60g　刺五加 90g

1 剂，为蜜丸，每天 2 次，每次 9g。并嘱咐每次减少美多巴 1 粒，即每天 3 次，每次 1 粒。

10 月 15 日三诊：服上方后症状显著好转，全身颤抖基本平息，胃口转佳，疲劳减轻，手足仍然有微微颤抖，睡眠不安。仍然用上方加减：

熟地 30g　当归 30g　白芍 90g　川芎 15g　黄芪 90g　白术 60g　高丽参 50g　天麻 90g　全蝎 50g　秦艽 15g　防风 15g　威灵仙 30g　细辛 10g　鸡血藤 60g　刺五加 90g　紫河车 90g　灵芝 30g　炙远志 30g　石菖蒲 30g

1 剂，为蜜丸，每天 2 次，每次 9g。并嘱咐每次减少美多巴半粒，即每天 3 次，每次半粒。

2012 年 9 月 15 日来诊：患者用上方加减已经服药近两年，美多巴降至每天 2 次，每次半粒。所有症状都很轻微，能够胜任日常生活，做家务，并能运动。家属希望维持现状，继续吃中药丸和少量美多巴。

用方心得：

帕金森病是一种老年人的常见病，至今没有特效的治疗方法，美多巴是治疗本病的常用药，副作用不大，但难以阻止疾病继续发展。本案在两年中由每天 3 次，每次半粒美多巴增加到每次 2 粒，达到不能再增加药量，而症状日趋严重时，才找中医治疗。我曾经试用过地黄饮子治疗帕金森病，没有看出显著疗效，于是治疗本案选用了秘方定振丸。岂知仅 7 剂药，患者的症状就得以改善，疾病发展的趋势得到阻止，再以丸剂缓图，终于在两年之中，使患者恢复了正常人的生活，美多巴也减少到了维持剂量。因为担心再次复发，患者家属不愿意完全停服美多巴。虽然没有看到完全不用西药，只用定振丸治疗帕金森病的疗效，确是一种遗憾，但这首处方对本病的作用，或者协同美多巴发挥的作用，是值得肯定和深入探讨的。

附案一则：脑白质营养不良

陈某，男，现年 4 岁半，湖南望城县人，2004 年 8 月 30 日初诊。

患儿一岁以前发育正常，左右手可以互动抓物，做手势，一岁六个月时开始喜欢用左手，右手弛缓，不能抓物，11 个月时能够独立走路，行走时，右下肢拖行，步态不稳，只能喊"爸爸"、"妈妈"等二字复音，发音欠清。患儿足月平产，无创伤，父母非近亲结婚。2000 年 9 月 17 日，湖南某儿童医院进行脑电图、脑电地形图检查，发现"右中央额颞区尖波非对称波发放，纺锤左额中央颞高幅尖化，背景节律左右不对称，有异常睡眠脑电图。"中南大学湘雅某医院放射科当天进行颅脑 CT 扫描，结论为"脑白质密度减低，考虑为脑白质营养不良性疾病，建议作 MRI 检查。"9 月 19 日出示的 MRI 检查报告单结论为："双侧脑白质内弥漫混杂信号病灶，考虑为先天性变性疾病或脑白质发育不良性疾病，建议行脑穿刺活检。"患者家属不同意。9 月 20 日到浏阳市中医院住院，9 月 29

日转到武汉空军医院脑中医科住院。11月3日转到华中科技大学同济医学院附属同济医院住院，又查出尿皮质醇低（尿-17酮类固醇5.6UMOL，尿-17羟类固醇5.6UMOL），而血皮质醇高（10AM 353.6UG，10PM 249.6UG），医生感到互相矛盾，治疗颇为棘手。这样，经过五家医院诊断及治疗，最后确诊为脑白质营养不良，视神经萎缩，用去检查及药费4万多元，无任何疗效，家属基本放弃了治疗。

患儿二岁以后，突然发作癫痫，经常半夜抽搐，语言謇涩，走路跛行，视力急剧下降，接近失明，于是来百草堂找我诊视。

察之患儿面色红润，神志清醒，但视物不见，用手指在其眼前晃动也无反应，爱活动，走路一瘸一拐，食欲尚可，口渴，大便干结，汗出多，舌尖红，舌体润而少苔，脉数。此为肝肾虚，肝风内动，痰瘀阻塞脑络，当补肝肾、化痰瘀、通脑络，用地黄饮子、安宫牛黄丸、加减驻景丸、解语丹四方合用加减，处方：

麝香1g　牛黄1g　梅冰片3g　朱砂5g　雄黄3g　黄连5g　黄芩10g　栀子10g　郁金10g　羚羊角5g　精制马钱子5g　全蝎15g　蜈蚣3条　僵蚕10g　三七5g　楮实子10g　枸杞10g　天麻15g　紫河车15g　远志5g　石菖蒲30g　山萸肉10g　生地黄15g　肉苁蓉10g　巴戟10g　麦冬10g　五味5g　石斛10g　茯苓10g　1剂

以上药研末，每服2g，日3次，开水送服。

2004年10月23日二诊：一剂药服完，近两个月来再未出现抽搐，走路亦不跛行，讲话逐渐清楚，视力开始好转，能看清一米以内的东西。汗出减少，大便通畅，但精神略差，胃口下降，服药期间感冒过3次。察患儿面色略白，舌淡，脉弦缓。肝风已经内敛，当在原方基础上，减少部分寒凉药，并合用玉屏风散，以顾护脾肺。二诊处方：

上方去黄连、黄柏，加西洋参10g、黄芪10g、防风10g、白术10g、紫河车10g，研末，每服2g，日3次。

2004年12月28日三诊，患儿情况较为稳定，也未感冒，除了说话稍慢以外，智力发育与同龄人相同，但视力仍然差，近距离只能看清核桃大的字。此病为先天不足，当大补肝肾，促进脑部及视神经发育，用驻景丸加减。处方：

楮实子40g　菟丝子40g　枸杞子20g　五味子10g　车前子10g　三七10g　寒水石10g　木瓜10g　紫河车10g　石斛20g　茵陈10g　木贼草10g　蛴螬15g　远志10g　石菖蒲15g　益智仁10g　茯苓10g　鹿茸5g　高丽参10g　熊胆3g　大海马1对　蛤蚧1对

以上药炼蜜为丸，每日2次，每次服6g。

2005年5月17日四诊：上料药按理应当只能服2个月，但患者前后服了半年，其中的原因是每服至1周左右就"上火"，大便干结，咽喉感到疼痛，只好停几天药。半年来，除了这个不良反应之外，其他尚好。此为方中温补之药比例过大，当适当调整，仍然以一诊治疗方案为主：

麝香1g　牛黄1g　梅冰片3g　琥珀5g　珍珠10g　合欢花10g　黄连5g　黄芩5g　黄柏5g　郁金10g　羚羊角5g　全蝎10g　僵蚕10g　三七5g　楮实子10g　枸杞10g　天麻15g　紫河车15g　远志5g　石菖蒲30g　山萸肉10g　生地黄15g　肉苁蓉10g　巴戟10g　西洋参10g　麦冬10g　五味子5g　石斛10g　茯苓10g　大海马1对　蛤蚧1对

以上药炼蜜为丸，每日2次，每次服6g。

517

2006年2月26日:患儿因为感冒来就诊,现发育良好,行走活动自如,语言流利,智力与正常小孩无差别,除了左右眼视力均只有0.1之外,一切尚可。舌淡,脉弦。由于患者家庭困难,已经近半年未服药,余告诫其父母该病非同寻常,绝不能掉以轻心,仍然要服药,在用药时,会尽量考虑患者家长的经济承受能力,仍然用驻景丸加减。处方:

楮实子40g　菟丝子40g　枸杞子20g　五味子10g　车前子10g　三七10g　寒水石10g　木瓜10g　紫河车10g　石斛20g　茵陈10g　木贼草10g　蛴螬15g　远志10g　石菖蒲15g　益智仁10g　茯神10g　紫河车10g　蛤蚧1对　蛏干50g

以上药2剂,炼蜜为丸,每服6g,日2次。

2006年4月5日五诊:患儿服完药物,情况尚稳定,但3月中旬曾突然感冒发高热,浏阳市人民医院诊断为病毒性脑炎,住院治疗一周后出院,住院期间作脑部CT检查,未见脑白质异常。最近食欲较差,今天早上突然说不出话来,迈不开步,大约有5秒,以后就正常了,因此赶快来复诊。观察患儿,面色㿠白,精神尚好,说话清晰,活动自如,舌淡,有薄白苔。此为阳气不足,脾为湿困,用香砂六君子汤加减:

藿香5g　砂仁5g　党参10g　白术10g　茯苓10g　炙甘草10g　石菖蒲10g　甘松5g　郁金5g　黄芪15g　当归10g　生姜10g　大枣10g　服5剂

丸剂仍然用2月26日方。同时嘱咐家长:长沙春天潮湿,小孩抵抗力差,若遇食欲不振,每天可服藿香正气丸2~3包。

此后,患儿每2个月来复诊1次,基本以2006年2月26日处方为主,制成蜜丸服用,情况一直平稳,最近的一次复诊是2007年6月9日,患儿发育良好,智力健全,口齿伶俐,行动敏捷,饮食、睡眠都正常,除了视力较差之外,与健康儿童无任何区别。

治疗心得:

小儿脑白质营养不良病临床罕见,据我的研究生吴娅娜当时从网上查到的资料来看,全世界不超过100例,西医缺乏有效的治疗方法,没有一例患者活过8岁,而且一旦呈进行性发展,几乎不可逆转,迅速走向死亡。我在接手治疗本案之前,对此病不仅见所未见,而且闻所未闻,即使事后查阅资料,也无任何有价值的信息,更没有见到国内外用中医治疗获得成功的报道。一诊时,我不是根据西医的诊断,而是根据中医的辨证予以治疗。患者的主要症状是语言謇塞,足不能行,视物不见,夜半抽搐,呈火热之证。病机为肝肾不足,虚风内动,痰瘀阻塞脑窍。由于病情复杂,没有一个现成的古方完全符合治疗的要求,故我选择了四个处方作为组方的基础。选择地黄饮子(见本节附方)以之交通心肾,治疗"舌謇不能言,足废不能行";选择解语丹(《医学心悟》方:白附子,远志,石菖蒲,胆南星,天麻,全蝎,羌活,广木香),以之息风开窍,化痰通络;选择安宫牛黄丸(麝香、牛黄、犀角、朱砂、雄黄、梅冰片、珍珠、郁金、栀子、黄芩、黄连),以之清热化痰,醒脑开窍;选择加减驻景丸(陈达夫方:楮实子、菟丝子、枸杞子、五味子、车前子、茺蔚子、三七、紫河车、寒水石、木瓜等[122])以之补肝明目,营养视神经;再加精制马钱子、羚羊角、蜈蚣、僵蚕,以加强息风止痉的作用,研末为散剂服用。两个月后,视力、语言、行走均趋于好转,未再出现抽搐,情况有了根本性的改善。二诊减去黄芩、黄连等苦寒药,恐久之太久斫伤阳气,三诊加鹿茸、高丽参等以促进其大脑发育。但三诊处方过于偏温,患儿服后上火,故四诊时仍然回归一诊的治疗方案。患儿服药一年多后,发育健全,病情稳定,只是视力未完全恢复,故治疗方案确定在补肝明目上,以加减驻景丸为主,服药至今,无任何异常,患儿已经7岁。在治疗过程中,学生吴娅娜无意中见到一个帖子:衡阳市政府一位干部的一对男性双胞胎孩子同时患有脑白质营养不良症，发病不到半年，西医告之无药可治，他向全国医学界发出求救的信息，但我根据网上公布的电话与其联系时，得知已经在几周前分别死亡。

用药心得：

该案有本人的一处用药心得，即用精制马钱子治疗脑病。炙马钱子用于治疗脑病，在本节朱良春先生的健脑散中即有记载，但据我的临床体会，对于脑部的退行性病变，需要用特殊方法炮制的马钱子，即精制马钱子，才有卓越的疗效。现代药典中马钱子的炮制法有数种，如用小便浸泡之后，或用麻油炸，或用石灰煮，或用烫沙炒，或用绿豆同煮，或用甘草同煮，然后刮去皮研末即可（有的不去皮，嫌其麻烦），目的是破坏其中的马钱子碱，控制其士的宁的含量。我始终怀疑这类制作方法没有得到古法的精髓，过于粗浅。读清代赵学敏的《串雅》，书中记载马钱子治疗的病证多达 160 余种，江湖郎中称其为"黄金顶"，是治疗许多疑难杂病的重要"丹头"，难道就没有其独到的制作诀窍？我想，连赵学敏先生可能都没有得到真传。后来在四川遇到一个炼丹家张觉人，听他一讲，得知丹道家将马钱子称作"毒龙丹"，属于玄门四大丹之一。丹道家的制作方法非常考究，先以五石、童便浸泡，夏日 14 天，冬日 49 天，后以赤、黄、黑、白、绿五豆拌浸，待豆芽依稀长至半寸，将马钱子剖开，中心呈落霞色，刮去毛，用甘草水煮 3 小时，干燥后研末，制作一料，费时须一个多月。一席长谈，引起我心灵的巨大震撼，我不是欣赏制作过程中流淌的诗意，不是思索古人对生命的敬畏，而是注意到中国古代文化中早已销声匿迹的"五石散"，居然重现人间，在道家手中化腐朽为神奇，融入药物的制作中。用来炮制马钱子的"五石"，就是制作"五石散"的基本原料。"五石散"在中国历史上流传了一千多年，服石之人不计其数，有的是为了治病，有的是为了追求感官的刺激，据说服石之后，面色红润，皮肤娇嫩，性欲旺盛，精力充沛，特别是思维敏捷，但毒性很大，容易成瘾，并且造成痈疽、发狂等许多药源性疾病，其中的"发狂"，明显是神经中毒。大医家兼丹道家、养生学家孙思邈曾说："宁食野葛，不服五石"，野葛又称断肠草，有此危言，可见五石散的毒性是极大的，但偏偏在《备急千金要方》中，又保留了几首不同配方的五石散，如"五石更生散"等，我仔细查看核对后，见其所治疗的多为老年性疾病。五石散终因危害太大，到明代嘉靖以后，再也无人服石，这一股在中国文化史上刮起的千年服石之风终于平息。在回溯这段往事时，近现代历史学家余嘉锡、医史学家何爱华等都是持全盘否定态度的，但五石在我心中荡起的涟漪，引发的疑团，始终未曾平息。此事不仅牵涉到孙思邈，还牵涉到张仲景，在《金匮要略》中，有一首"风引汤"，治"热瘫痫"，很可能具有治疗脑病的潜质，但因有"五石"之嫌，研究者寡，甚至有人否定是张仲景的方剂，认为医圣不可能卷入进服五石之风，有些版本的《金匮要略》，径直删掉了此方。如今我看到，服石之风实际上只是表面上的平息，文化的东西是很难断然切割的，炼丹家一直潜在地试图继承和发掘五石散的治疗作用。此处用五石来炮制马钱子，先强化其毒性，炮制过后，又用五种豆类来解毒，削减其毒性，其中的哲学思维，现代人无法理喻，其中的化学原理和化学成分，恐怕更是目前的化学研究方法所无法弄清楚的。致命之毒在医生手中可以成为救命之药，这在古今中外都是一样的，西医强调通过精确的计算，严格控制用药的剂量，以避免中毒。中医则除此之外，还专有一门"中药炮制学"，通过各种特殊的加工方法，以减轻药物的毒性，增强其药效，是保障中药疗效和减轻中药毒副作用的重要措施之一。正如《中药简史》所说："炮制为我国医药特有的内容，西方医药中类似的事例还不多。"[116]从上述制备马钱子的特殊方法来看,中药炮制学并非一门简单的学问,值得深入发掘。我第一次亲自制作和尝试用这种"精制马钱子"是在 1989 年,依法制成之后,灌进胶囊,每粒大约 0.4g。第一次只尝 1 粒,身体毫无动静,第二天增加 1 粒,上午 10 点 15 分吃药,半小时后药性发作,背部发紧,口内流涎,舌头变大,十几分钟后,药性开始减弱,两小时后,药性完全消失,在两个小时中,头脑异常清醒。由此我亲身体验到:通过这种方法精制的马钱子,其毒性并未减弱,但对中枢神经的兴奋作用可能比按照一般方法制作的要强大得多,这就是我选择精制马钱子作为治疗早期老年性痴呆药物的重要依据之一。用炙马钱子治疗疑难疾病,只要剂量控制精确,配伍得当,不会引起急慢性中毒,也不会损伤肝肾,有关防止马钱子急性中毒和慢性中毒的方法,我在第一篇的慢性疼痛、第七节腰腿疼痛的案例一:类风湿性脊柱炎的治疗心得中,有详细的解说。

六、其他老年性疾病

皮肤瘙痒

老年性皮肤瘙痒症非常多,特别是在秋冬气候干燥的季节,容易发生。中医把皮肤瘙痒的病症大多数归结于"风",因为风性"善行而数变",皮肤瘙痒往往痒无定处,时好时发,符合风邪的特点。风有两种,一种是外风,即外来之风。有的人每当天气变化的时候,或者出门一遇冷空气,皮肤即起疙瘩而瘙痒,西医称作荨麻疹或皮肤过敏,中医当作外风治疗。一种是内风,即由内在的因素而生之风,老年性皮肤瘙痒,中医一般归结于"血虚生风,血热生风",与老年人阴血虚,津液不足有关,这两者不能截然分开。血虚、血热引起皮肤瘙痒的特点是:遇热即痒,夜间比白天痒,越搔越痒,搔之起小红点或一条条血痕,不出水,不起大疙瘩。

血虚之人,常头晕,面色白或萎黄,舌淡,脉细弱,宜用当归饮子[1]。

血热之人,常面色红润,怕热,或手足心热,舌红,脉细数,宜用两地汤加减[2]。秋冬季可服龟鹿胶以养肤润肤[3]。

附方

1.《医宗金鉴》当归饮子

生地 15g　当归 10g　川芎 5g　赤芍 10g　黄芪 10g　何首乌 15g　甘草 10g　荆芥 10g　防风 10g　白蒺藜 15g

用方心得:

本方是在养血名方四物汤的基础上,加何首乌滋养肝肾之阴,黄芪益肺气、润肌肤,荆芥、防风、白蒺藜祛风止痒,甘草和中,偏于血虚者适合使用。若瘙痒时间较久,或皮肤上留有暗红色印痕,加红花 5g、桃仁 10g;头晕,加天麻 10g、鸡血藤 15g。

从我的临床经验来看,本方治疗老年皮肤瘙痒有卓效,但一般需要服 7 剂以上才能完全治愈。中医有句名言:"治风先治血,血行风自灭",本方即以养血、活血为主要治疗宗旨,但血不能骤生,故服用时间较长。

2. 两地汤加减(彭坚经验方)

生地 30g　地骨皮 30g　麦冬 15g　玄参 15g　白芍 15g　黄柏 10g　阿胶 10g　茜

草 15g　豨莶草 15g　鹿衔草 15g　白鲜皮 15g　地肤子 15g

用方心得：

两地汤原是《傅青主女科》中治疗阴虚血热月经提前而量少的主方,有养血凉血的功效,我加三草(茜草,豨莶草,鹿衔草)、二皮(丹皮,白鲜皮)、一子(地肤子),以凉血、息风、止痒。本方对偏于血热者适合使用。若老年妇女阴痒,可加苦参 10g,贯众 10g。

从我的临床经验来看,外风与内风的区别在于:外风引起的皮肤瘙痒多遇风而起,来得急,消得快,风疹疙瘩大而很少连结成片,属风寒证居多;内风引起的皮肤瘙痒多遇热而起,晚上尤剧,风疹疙瘩小而连片,有时搔之甚至不起疙瘩,或只有条状印痕,皮肤比较干燥,属热证居多。血虚者,搔之多印痕不明显或淡,血热者,搔之多印痕如血样鲜红醒目。

3. 龟鹿驴胶（民间经验方）

龟甲胶 10g　阿胶 10g　鹿胶 5g　蒸化,分作 10 天服,每天 2.5g。也可根据血虚、阴虚、阳虚的不同偏重,调整三者的分量比例。

用方心得：

这三种胶,有很好的润肤止痒作用,尤其适合于秋冬季服用,对于中老年人皮肤干燥、瘙痒、开裂,均有保养治疗效果,但需小剂量服、久服。如果每年冬天能服一个月,则第二年皮肤光滑细嫩。龟甲胶与阿胶、鹿胶的主要成分均为胶原蛋白,有提高免疫功能的作用,但尿酸高、血脂高、胃纳差的人不适合。

从我的临床经验来看,中老年皮肤瘙痒症有时非常顽固,服药需 7~14 剂才见效,服胶则须 1 个月以上。同时,必须向患者讲清楚,不要中途放弃。患病期间,要注意饮食禁忌,不吃或少吃狗肉、羊肉、鲫鱼、鲤鱼、笋子、黄花菜、辣椒、葱蒜等"发物",不喝酒。同时,要注意检查血糖,防止隐匿性糖尿病。

手足麻木

手足麻木,是许多疾病过程中经常出现的症状之一,例如:风湿病、类风湿关节炎、糖尿病、甲状腺功能减退、急慢性周围神经炎、颈椎病等,都可能出现,应当根据疾病的根源进行治疗,才能取得好的效果。对于中老年人来说,手足麻木有时是一种血管神经出毛病的信号,某些有中风倾向的人,尽管血脂、血液黏度等检测指标不一定超标,但可能出现较长时间的手足麻木的现象。古人对此曾有很精确的观察,宋代的《太平圣惠方》说:"凡人未中风时,一两个月内,或三五个月前,非时足胫上忽发酸重顽痹,良久方解,此乃将中风之候也。"金元时期的刘完素在《素问病机气宜保命集》中说:"中风者,俱有先兆之证,凡人如觉大拇指及次指麻木不仁,或手足不用,或肌肉蠕动者,三年之内,必有大风将至。"这对于中老年人预防中风,有着很大的警示作用。

中医一般认为:气虚则麻,血虚则木,而严重的麻木,则归结于经络中有顽痰死血。治疗时,常须标本兼顾,可选用加减益气聪明汤[1],或用加味老鹳草膏[2]长期服用。

附方

1. 益气聪明汤加减（彭坚经验方）

黄芪 30g　党参 15g　炙甘草 10g　葛根 30g　升麻 10g　白芍 10g　蔓荆子 10g　黄柏 10g　石斛 15g　红花 5g　穿山甲 5g　鸡血藤 30g　忍冬藤 15g　豨莶草

15g　鹿衔草 15g。

舌红苔黄腻,加苍术 10g,薏苡仁 15g。舌淡苔白腻,去黄柏,加桂枝 10g,苍术 10g,半夏 10g,茯苓 10g。下肢麻木,去葛根、升麻,加川牛膝 15g,苍术 15g,薏苡仁 30g,木瓜 15g。

用方心得:

本方是金元时期名医张元素的益气聪明汤,我原方基础上加石斛养阴、红花活血、白芥子化痰、穿山甲软坚散结,两藤(鸡血藤、忍冬藤)、二草(豨莶草、鹿衔草),疏通经络,标本兼顾,是我用于治疗各种原因引起的手足麻木的主方。对于颈椎病、高血压、周围神经血管疾病引起的肢端麻木,适当加减,均有一定疗效。

2. 加味老鹳草膏(彭坚经验方)

豨莶草 400g　老鹳草 200g　鹿衔草 100g　桑枝 100g　山楂 100g　威灵仙 100g

以上药物是 1 个月的量,加冷水 2kg,绍兴黄酒 0.5kg,蜂蜜 200g,用高压锅煮 1 小时,去渣,取汁,浓缩至 500g 左右,加蜂蜜 500g,煮开几分钟后,冷却收瓶,放入冰箱中。日服 2 次,每次 1 匙,约 9~10g,饭后开水服。

用方心得:

这是一首膏滋方,从唐代起,豨莶草就作为单味药用于临床,除了治疗风湿麻木疼痛之外,还用于预防中风,治疗中风后遗症,以及延年益寿,是一味扶正祛邪两相兼顾的药,《本草纲目》中有详细介绍。经现代研究,豨莶草也有降压、软化血管的作用。但加工炮制时,非常讲究,须用酒、蜜九蒸九晒,自己制作则难以完全做到,只能采取简易的方法。臣药老鹳草,活血祛风湿,对于肢体麻木有特殊疗效,古人习惯用此一味熬膏服用。鹿衔草补虚益肾,桑枝疏通经络,为佐药。威灵仙祛风湿而化痰,山楂消肉食而活血,为使药,全方药性平和,又以膏剂缓图,对于任何原因引起的麻木,服完一料后,均有较好的作用,特别是对于老年人血脂、血压偏高者,疗效尤显。

腿脚无力

人的衰老往往是从腿脚开始的。老年人一旦腿脚无力,行走困难,运动量减少,则开始机能衰退,生活质量下降。大多数人认为这是一种自然规律,其实是可以预防的。古代有一种叫脚气的慢性病,患者逐渐腿脚无力,或者干瘦,或者浮肿,乃至"脚气冲心"而死亡,困扰了人类上千年,直到 20 世纪初,才知道是缺乏营养所致,主要是缺乏维生素 B_1。这种病现在已经很少,但不排除一些老年人营养不均衡或吸收障碍可以导致。缺钙也是中老年人腿脚无力、腿脚转筋的原因之一,很多人选择了药物补钙,但有的人效果不好,因为吸收不进去。其他,如糖尿病、早期老年性痴呆、小脑共济失调、脑萎缩等病都可能有腿脚无力的症状,需要针对具体病症治疗。

一般的腿脚无力,中医责之于下焦湿热或肝肾精血亏虚。属于湿热的,多舌苔黄腻,小便偏黄,兼有肌肉酸胀疼痛等,宜用二妙散加减[1]。属于肝肾虚的,多舌淡苔少,腰酸膝软,小便清长,宜用金刚丸加减[2]。

附方

1. 二妙散加减(彭坚经验方)

苍术 10g　黄柏 10g　怀牛膝 15g　防己 10g　木瓜 15g　龟甲 10g　石斛 30g　威灵仙 10g　刺五加 15g　豨莶草 15g

用方心得：

朱丹溪的二妙散是治疗下焦湿热的总方，只有苍术、黄柏两味药物，后人有诸多加减法，如加牛膝、防己、木瓜、当归、龟甲等。我在方中加大量石斛滋养胃阴，以防久服清热燥湿药，苦寒败胃，苦温伤阴，而威灵仙、刺五加、豨莶草等，则是古代常用于治疗老年人风湿疼痛、腿脚无力之药，既能舒筋活络，又能延年益寿。

2.《张氏医通》改定金刚丸

萆薢 10g　肉苁蓉 15g　巴戟天 10g　杜仲 10g　菟丝子 10g　山萸肉 10g　红参 5g　山药 10g　紫河车 10g　鹿胎 10g

用方心得：

原方治疗"肾虚骨痿，不能起于床"。老年人查不到具体的病因，逐渐腿脚无力，舌淡，小便清长，表现为肾阳虚的，均可使用。方中的鹿胎不易得，改成鹿角胶或鹿筋均可，同时有肾阴虚的，再加龟胶 10g。本方宜作丸剂缓图，每天 2 次，每次 10g，一两个月后才有明显疗效。

3. 骨豆汤（周佑仙经验方）

猪臀子骨 1 具，药黑豆 30g，煲汤服，可放盐和葱花等，每周两三次。

4. 治腿肚转筋方（彭崇让经验方）

鸡鸭肠子洗净，切碎，加盐，蒸豆豉，作菜吃，每周两三次。

用方心得：

这是两首食疗的方子，作为日常保健品，平常人都可以做到。第一首方出自老中医周佑仙的传授，方中黑豆需入药的黑豆，比普通的黑大豆小一点，破开后，颜色发绿，有稍许药味。我校原图书馆馆长沈某，85 岁高龄时，腿脚无力，须坐轮椅，服药无效。我授以此方，他沉思良久，认为有道理：黑豆色黑入肾，臀子骨以骨补骨，虽然有人研究说：喝骨头汤不能补钙，因为骨头中的钙不溶于水，但不可全信，很多经生活实践证实有效的东西，不是实验能说清楚的。他爱喝汤，从此，每天以此汤佐饭，3 个月后，去掉了轮椅，且步履轻健。

第二首方出自家传，治疗腿脚转筋，即腓肠肌痉挛。伯父经常推荐给病人，并说：鸡鸭每天生蛋，对钙的消化、吸收、转换能力，什么东西能比得上？这是最好的天然钙剂。鸡鸭肠子的内壁上有一层膜，含有消化酶，不宜洗刮太过。黑豆豉经过发酵，含有多种氨基酸，营养价值很高。近年来，日本人研究：经常吃豆豉可以预防早期老年性痴呆症。因此，常服这个食疗方，对于老年人补钙健脑是有益的。

夜尿频数

老年人夜尿频数，大部分与肾气不固有关，这其中又可分为肾阳虚、肾阴虚两种情况。阳虚者，夜尿次数多而色白清长，形寒怕冷，舌胖淡，口不渴，宜用桑螵蛸散加减[1]。阴虚者，夜尿次数多而色黄短少，咽干口苦，容易上火，宜用八仙长寿丸[2]，单方可用金樱子膏[3]，或芡实白果粥[4]。

附方

1. 加减桑螵蛸散（彭坚经验方）

桑螵蛸 30g　龙骨 30g　龟甲 10g　茯神 15g　远志 10g　菖蒲 10g　红参 10g　当归 10g　乌药 10g　益智仁 10g　山药 15g　山萸肉 10g　覆盆子 10g

用方心得：

名为桑螵蛸散的古方有多首,均以治疗夜尿多为主,本方选择的是宋代寇氏《本草衍义》所载方加味,原方共 8 味药。方中桑螵蛸补肾益精,缩尿止遗,为君药;龙骨、龟甲潜阳育阴,并为臣药;远志、菖蒲、茯神交通心肾,安神定志,为佐药;人参补气,当归养血,为使药,组方相当严谨。这首方的高明之处,在于以唐代孙思邈治疗失眠的名方"孔圣枕中丹"(龙骨、龟甲、远志、菖蒲)作为组方的基础,老年人夜尿多与失眠往往是相伴而来的,镇静安神,显然对减少夜尿次数有益。方中唯一的不足之处,是缩尿止遗的药物仅桑螵蛸一味,略嫌单薄,故我合用缩泉丸,再加山萸肉、覆盆子补肝益肾,效果更佳。

2.《丹溪心法》八仙长寿丸

生地黄 15g 山药 10g 山萸肉 10g 茯神 10g 牡丹皮 10g 麦冬 10g 五味子 6g 益智仁 6g

用方心得：

这首方即麦味地黄丸去泽泻,加益智仁而成。在滋养五脏之阴的基础上,去掉泽泻的渗利,加上味辛性温的益智仁以温脾暖肾、固气摄津、缩尿摄涎,对于五脏阴虚而又小便多、涎唾多、消化功能不好的老年人,是合适的。本方还可加龟甲、黄柏、地骨皮、女贞子、旱莲草等滋阴清热之药。

3. 金樱子膏(民间经验方)

金樱子 1000g,加水 2000g,用高压锅加阀煎煮 2 次,每次半小时,取汁浓缩,至 500g 左右,加蜂蜜 500g,冷却后收瓶,放冰箱冷藏层。每天 2 次,早晚各一,每次 1 匙,可服 1 个月。方中也可加芡实,加芡实名为水陆二仙膏,原是益肾固精止遗的名方。

4. 芡实白果粥(民间经验方)

白果 5~8 个 芡实 30g 枸杞子 15g 煮粥,可加糖,作甜点食。

用方心得：

生白果含有氰苷,必须煮熟吃,并且一次服食量不宜过大,最好不要超过 10 个,以免中毒。带壳的生白果有如板栗,有很硬的外壳,可先用刀将每粒砍开一条裂缝,放高压锅中,加阀在火上摇动,几分钟后即会膨胀裂开,剥去壳后备用。白果缩小便的功能是强大的,古代读书人参加科举考试时,因为考试时间长,平素小便多的人,每每在考前食数枚白果,以防遗尿。《本草纲目》说:"白果熟食温肺益气,定喘嗽,缩小便,止白浊"。尤其是咳喘伴有夜尿多的老年人,可常服。

大便秘结

大便秘结是许多老年人的一大烦恼。西医认为,老年人胃肠蠕动能力减弱,肠道水分减少,是其主要原因。主张养成定时排便的习惯,多吃粗纤维食物,多运动,这些措施固然很重要,但很多老年人仍然不能解决"如厕"的难题。中医认为,脾主升清,胃主降浊,肾为水脏,为胃之关,一旦脾胃升降失常,水亏火旺,都可能引起大便秘结。其中又有虚秘、实秘、冷秘、热秘、气秘、痰秘之分,准确的辨证论治非常重要。有的老人一见便秘,概用番泻叶、大黄、牛黄上清丸等,以通为快,时间一长,往往失效,甚至对身体造成伤害。因此,必须弄清楚寒热虚实,才能有的放矢地用药。

属于实秘者,患者多身体壮实,精神尚佳,胃口甚好,别无他病,宜用成药麻仁丸(药店有售)。

属于虚秘者，素来脾虚气弱，饮食减少，倦怠乏力，大便一次，往往气喘吁吁，全身出汗，而所解的大便并不硬结，甚至稀溏，解之不净。宜用补中益气汤加蜂蜜、麻油[1]。

属于热秘者，患者经常喉干舌燥，小便短赤，宜用增液汤[2]加蜂蜜。

属于寒秘者，患者常肢冷畏寒，腰酸膝冷，小便清长，舌淡苔白，脉沉迟，宜用济川煎[3]。

属于气秘者，患者常腹胀，腹痛，嗳气，宜用成药四磨汤口服液（药店有售）。

属于痰秘者，有慢性支气管炎或肺气肿的老年人，咳嗽，吐痰，气喘，因为肺气上逆而不降导致大便秘结，宜用三子养亲汤加减[4]。

此外，可以采用自我保健按摩中的"摩腹法"治疗便秘，长期坚持，不但通便，而且对全身健康大有好处[5]。

附方

1.《张氏医通》补中益气汤加蜂蜜、麻油

黄芪 15g　党参 15g　炙甘草 10g　升麻 10g　柴胡 10g　当归 30g　陈皮 10g　白术 15g　蜂蜜 1 匙，麻油半匙。

如果有效，又不便于天天煎药，可以用蜂蜜、麻油送服成药补中益气丸。

2.《温病条辨》增液汤

生地 30g　玄参 30g　麦冬 30g　蜂蜜 1 匙煎服，或切碎，头一天晚上用开水冲泡，第二天早上一次冷服。如果大便仍然不畅，可以加大黄 5~10g，即增液承气汤，或加虎杖 15~30g，仍然用泡服法。亦可单服芦荟胶囊，古代有治疗热秘的名方"当归龙荟丸"和"更衣丸"，都是以芦荟作为主药。

3.《景岳全书》济川煎

肉苁蓉 30g　当归身 30g　怀牛膝 30g　枳壳 10g　泽泻 10g　升麻 10g

4.《韩氏医通》三子养亲汤加味

苏子 10g　白芥子 10g　莱菔子 10g　杏仁 10g　桃仁 10g　郁李仁 10g　沉香 3g

用方心得：

实秘，可用中成药麻仁丸，这里的"实"，是指正气不虚，身体没有其他疾病，仅有大便秘结者，长期服用，最为适合。此方出自《伤寒论》，使用了 1800 余年，是常用的润肠通便药物，既安全，又无副作用，也很少产生耐药性，寒热虚实都可用，如寒证以济川煎送服，虚证以补中益气汤送服。

虚秘，用补中益气汤加白蜜、麻油，是出自《张氏医通》的经验。虚秘的病机为清阳不升，浊阴不降，当以补元气、升清阳为主，万万不可肆意用大黄之类药物攻泻，加白蜜、麻油能润滑肠道，帮助大便解出。我常加枳壳，与升麻相配，一降一升，以调节脾胃的气机升降，效果更好。

热秘，用增液汤或增液承气汤，不可一味用攻下泻热之药，以免耗气伤阴，热秘的食疗方法可用胖大海 5~10 个，加蜂蜜开水泡，去皮、核，连果肉一起服，有清热润肠通便的作用。食补的方法可用"雪羹汤"，即新鲜荸荠半斤，去皮，海蜇皮半斤，煨汤，作甜食当早餐，可分 2 天服。

寒秘，在临床并非少见，济川煎也是古代非常推崇的用于治疗老年便秘的方子，方中君药肉苁蓉，臣药当归身、怀牛膝，均能补肝肾、养精血、润肠通便，但剂量宜重；佐药泽泻降浊利水，枳壳宽肠理气，妙在使药升麻，善于升清气，不使降泻太过。全方以补为主,补中兼通,降中有升,暗合辩证法,符合老年人的生理特征。如果虚寒较甚,还可加白术、干姜、红参、附片等。古方治疗寒秘尚有"半硫丸",由半夏、精制硫黄二味药组成,治疗阳气虚极不能推动肠道运行而致大便秘结,但今人畏惧硫黄,废除此方不用。

气秘,古代用四磨汤有效。即槟榔 1 枚,枳壳 1 个,广木香 1 根,乌药 1 个,准备陶制的磨盘 1 个,每味药加水,磨 100 次左右,取药汁生服,如大便仍然不通,加大黄磨,名五磨汤。用成药四磨汤口服液虽然省事,但有时疗效不如自磨。

痰秘的原因是痰气上逆而不降,肺与大肠相表里,痰气得降,则大便自通,故以三子化痰,沉香降气,三仁降气、活血、利水兼能润肠。如头晕、体虚,可合用金水六君煎,即加当归 30g、熟地黄 30g、陈皮 10g、半夏 10g、茯苓 10g、炙甘草 10g、生姜 15g。

从我的临床经验来看,中老年的习惯性便秘,有时极其顽固难治,最好的办法是自我保健按摩中的"摩腹",其次是食疗,再次是药物,三者可以结合,不要长期依赖药物。以上无论哪种类型的便秘,在服药的同时,都可以配合摩腹法,长年坚持,不仅能够保持每天大便通畅,而且可以达到防病治病、延年益寿的效果。

5. 摩腹法

早在魏晋时期,古代养生学家就发现了摩腹的好处,名医陶弘景在《养性延命录》中、孙思邈在《备急千金要方》中,都介绍了摩腹的功效,陆游爱好保健按摩,特别是晚年痴迷摩腹,这三人都活到 80 岁以上,孙思邈甚至活到 130 岁(一种观点)。北京故宫博物院有一幅属于国家一级文物的书法作品,即五代时期著名书法家杨凝式的"神仙起居法",上书:"行住坐卧处,手摩胁与肚,心腹通快时,两手腹下踞。踞之彻膀腰,背拳摩肾部。才觉力倦来,即使家人助。行之不厌烦,昼夜无穷数,岁久积功成,渐入神仙路。"这首五言诗,讲述了摩腹的基本程序和部位,因为是诗,语焉不详,我结合自己的多年经验,作一下简单的介绍:

摩腹先从上腹部开始:左手在下,拇指指向胸骨下剑突部位,右手按在左手上,逆时针方向摩腹 150 次,接着,右手在下,左手按在右手上,顺时针方向摩腹 150 次。再按摩两胁:两手四指在下,拇指在上,扣住两胁,在原位按摩 50 次,然后,右手掌食指沿着左肋骨上下摩擦十次,左手掌食指沿着右肋骨摩擦 10 次。再按摩小腹:按摩方法同按摩上腹部一样。摸到小腹左侧有条形硬块时,多为结粪,用右手三个指头弹拨,使之松开。最后按摩腰部:双手握拳,反手上下摩擦两侧腰肌 50 下,或叩击 50 下,整套功法结束。

摩腹的姿势不拘,坐卧站均可。时间不拘,以晚上睡前、早上起床前、午睡时最好。遍数不拘,每次 50、100、150 均可,要根据自己的体力和时间决定。但用力须均匀,速度宜缓慢,使掌力透到腹腔内,带动内脏蠕动。如果在摩腹之前,能够配合叩齿、鼓漱、咽津;摩腹之后,又能够调息、放松、入静,则养生效果更好。摩腹不仅对通便有好处,而且通过对腹腔内各种脏器进行的有序的、柔和的、良性的刺激,可以达到促进消化吸收,改善血液循环,消除慢性炎症,防止结石形成,减少腹腰部脂肪沉积,保持脏器功能正常的作用。这些益处,远远不是吃药所能做到的。摩腹不要用按摩器,最好不要借助他人,要自己以手按摩。一方面,对于体力、手力和手指的灵活性是一种很好的锻炼,另一方面,可以培养自己的保健意识。保持健康长寿,主要应当依靠自己,而不能依赖医生和药物,中国古人的这方面意识很强,现代人也要有这种理念上的更新。

参考文献

［1］薛伯寿．蒲辅周学术医疗经验——继承心悟．北京：人民卫生出版社，2000：233.

［2］沈绍功，叶成亮，叶成鹄．中医临床家叶心清．北京：中国中医药出版社，2001：143.

［3］朱良春．朱良春医集．长沙：中南大学出版社，2006：145.

［4］邱志济，朱建平，马璇卿．朱良春杂病廉验特色发挥．北京：中医古籍出版社，2004：246.

［5］傅明波．傅魁选临证秘要．上海：上海科学技术出版社，2002：30.

［6］颜德馨，方春阳．医方囊秘．昆明：云南科学技术出版社，1986：290.

［7］石仰山，邱德华．中医临床家石仰山石筱山．北京：中国中医药出版社，2004：224.

［8］李可．李可老中医危急重症疑难病经验专集．太原：山西科技出版社，2002：224.

［9］马凤彬．中医临床家何炎燊．北京：中国中医药出版社，2001：57.

［10］中医研究院．蒲辅周医疗经验．北京：人民卫生出版社，1976：104.

［11］薛伯寿．蒲辅周学术医疗经验——继承心悟．北京：人民卫生出版社，2000：214.

［12］薛秦．顾兆农医案选．太原：山西科技出版社，1988：124.

［13］李宝顺．名医名方录·第二辑．北京：中医古籍出版社，1991：60.

［14］中医研究院．岳美中医案集．北京：人民卫生出版社，1986：114.

［15］中医研究院．蒲辅周医疗经验．北京：人民卫生出版社，1976：141.

［16］中医研究院．蒲辅周医疗经验．北京：人民卫生出版社，1976：135.

［17］朱良春．朱良春医集．长沙：中南大学出版社，2006：268.

［18］薛伯寿．蒲辅周学术医疗经验——继承心悟．北京：人民卫生出版社，2000：185.

［19］中医研究院．蒲辅周医疗经验．北京：人民卫生出版社，1976：137.

［20］陈可冀．岳美中老中医治疗老年病的经验．北京：科技文献出版社，1978：34.

［21］朱良春．朱良春医集．长沙：中南大学出版社，2006：113.

［22］单书健，陈子华．古今名医临证金鉴·痹证卷（下）．北京：中国中医药出版社，2001：273.

［23］朱良春．中医临床家朱良春．北京：中国中医药出版社 2001：49.

［24］胡天雄．中医临床家胡天雄．北京：中国中医药出版社，2001：121.

［25］谢孟志．傅青主女科发挥．北京：中国中医药出版社，1994：51.

［26］单书健，陈子华．古今名医临证金鉴·妇科卷（下）．北京：中国中医药出版社，2000：97.

［27］颜德馨，方春阳．医方囊秘．昆明：云南科技出版社，1986：232.

［28］焦树德．用药心得十讲．北京：人民卫生出版社，1986：19.

［29］朱良春．朱良春医集．长沙：中南大学出版社，2006：336.

［30］巫君玉．名老中医带教录．北京：人民卫生出版社，2000：26.

［31］朱良春．朱良春医集．长沙：中南大学出版社，2006：248.

［32］单书健，陈子华．古今名医临床金鉴·外感热病卷（上）．北京：中国中医药出版社，1999：91.

［33］单书健，陈子华．古今名医临床金鉴·外感热病卷（下）．北京：中国中医药出版社，1999：68.

［34］薛伯寿.蒲辅周学术医疗经验——继承心悟.北京:人民卫生出版社,2000:185.

［35］吴艳华,郭桃美.专科专病名医临证经验丛书·呼吸病.北京:人民卫生出版社,2002:44.

［36］刘盛斯.景岳新方八阵浅解与应用.北京:人民卫生出版社,1999:119.

［37］单书健,陈子华.古今名医临证金鉴·咳喘肺胀卷(下).北京:中国中医药出版社,2001:93.

［38］陈克正.叶天士诊治大全.北京:中国中医药出版社,1994:244.

［39］朱良春.朱良春医集.长沙:中南大学出版社,2006:314.

［40］史宇广,单书健.当代名医临证精华·咳喘专辑.北京:中医古籍出版社,1988:67.

［41］耿引循.中医临床家耿鉴庭.北京:中国中医药出版社,2001:167.

［42］卢祥之.名中医治病绝招.北京:中国医药科技出版社,1990:74.

［43］李保顺.名医名方录(二).北京:中医古籍出版社,1991:350.

［44］焦树德.方剂心得十讲.北京:人民卫生出版社,2000:240.

［45］颜德馨,方春阳.医方囊秘.昆明:云南科技出版社,1986:91.

［46］颜德馨,方春阳.医方囊秘.昆明:云南科技出版社,1986:51.

［47］张声生.专科专病名医临证经验丛书·脾胃病.北京:人民卫生出版社,2002:87.

［48］张声生.专科专病名医临证经验丛书·脾胃病.北京:人民卫生出版社,2002:84.

［49］邱志济,朱建平,马璇卿.朱良春杂病廉验特色发挥.北京:中医古籍出版社,2002:159.

［50］刘光宪.刘炳凡临证秘诀.长沙:湖南科技出版社,2002:329-332.

［51］张声生.专科专病名医临证经验丛书·脾胃病.北京:人民卫生出版社,2002:69.

［52］朱良春.中医临床家朱良春.北京:中国中医药出版社,2001:104.

［53］北京中医医院等.刘奉五妇科经验.北京:人民卫生出版社,1982:293.

［54］朱良春.中医临床家朱良春.北京:中国中医药出版社 2001:28.

［55］黄瑛,达美君.专科专病名医临证经验丛书·妇科病.北京:人民卫生出版社,2002:435.

［56］单书健,陈子华.古今名医临证金鉴·外感热病卷(下).北京:中国中医药出版社,1999:68.

［57］中医研究院.蒲辅周医疗经验.北京:人民卫生出版社,1976:44.

［58］单书健,陈子华.今名医临证金鉴·咳喘专辑.北京:中医古籍出版社,1988:65.

［59］马凤彬.中医临床家何炎燊.北京:中国中医药出版社,2001:51.

［60］张镐京等点校.种杏仙方·内府药方·药性分类.海口:海南出版社,2002:321

［61］中医研究院.蒲辅周医案.北京:人民卫生出版社,2005:37.

［62］陈克正.叶天士诊治大全.北京:中国中医药出版社,1994:244.

［63］马继松,刘燕玲,马璇卿等.闻过喜医辑.香港:天马图书有限公司,2000:94.

［64］梅国强.乙型肝炎的中医治疗.北京:科学技术文献出版社,1997:386.

［65］高允旺.偏方治大病.太原:山西科教出版社,1988:56.

［66］朱清时.中医是一门复杂性科学.北京:中国中医药报,2004-08-16.

［67］陈少春,吕直.何子淮女科经验集.杭州:浙江科技出版社,1982:51.

［68］高允旺.偏方治大病.太原:山西科教出版社,1988:76.

［69］邱志济,朱建平,马璇卿.朱良春杂病廉验特色发挥.北京:中医古籍出版社,2004:114.

［70］黄瑛,达美君.专科专病名医临证经验丛书·妇科病.北京:人民卫生出版社,2002:426.

［71］黄瑛,达美君.专科专病名医临证经验丛书·妇科病.北京:人民卫生出版社,2002:470.

［72］黄瑛,达美君.专科专病名医临证经验丛书·妇科病.北京:人民卫生出版社,2002:472.

［73］黄瑛,达美君.专科专病名医临证经验丛书·妇科病.北京:人民卫生出版社,2002:403.

［74］黄瑛，达美君.专科专病名医临证经验丛书·妇科病.北京:人民卫生出版社,2002:404.

［75］单书健，陈子华.古今名医临证金鉴·肿瘤卷.北京:中国中医药出版社,1999:387.

［76］朱良春.朱良春医集.长沙:中南大学出版社,2006:284.

［77］朱良春.朱良春医集.长沙:中南大学出版社,2006:290.

［78］何绍奇.读书析疑与临证得失.北京:人民卫生出版社,2005:130.

［79］张炬，冯世伦，李敏秀.古今延年益寿方汇粹.北京:北京出版社,1988:319.

［80］王绵之.方剂学讲稿.北京:人民卫生出版社,2005:428.

［81］焦树德.方剂心得十讲.北京:人民卫生出版社,2000:38.

［82］王绵之.方剂学讲稿.北京:人民卫生出版社,2005:298.

［83］单书健，陈子华.古今名医临证金鉴·肿瘤卷.北京:中国中医药出版社,2001:121.

［84］单书健，陈子华.古今名医临证金鉴·肿瘤卷.北京:中国中医药出版社,2001:188.

［85］谷言芳等整理.谷铭山治疗肿瘤经验集.上海:上海科技出版社,2002:210.

［86］陈可冀，江幼李，李春生.岳美中医话集.北京:人民卫生出版社,1981:28.

［87］黄瑛，达美君.专科专病名医临证经验丛书·妇科病.北京:人民卫生出版社,2002:60.

［88］北京中医医院等.刘奉五妇科经验.北京:人民卫生出版社,1982:283.

［89］梅乾茵.黄绳武妇科经验集.北京:人民卫生出版社,2004:312.

［90］王渭川.王渭川临床经验选.西安:陕西人民出版社,1979:81.

［91］黄瑛，达美君.专科专病名医临证经验丛书·妇科病.北京:人民卫生出版社,2002:535.

［92］邱志济，朱建平，马旋卿.朱良春杂病廉验特色发挥.北京:中医古籍出版社,2004:132.

［93］北京中医医院等.刘奉五妇科经验.北京:人民卫生出版社,1982:280.

［94］梅乾茵.黄绳武妇科经验集.北京:人民卫生出版社,2004:100.

［95］李可.李可老中医危急重症疑难病经验专集.太原:山西科技出版社,2002:104.

［96］单书健，陈子华.古今名医临证金鉴·妇科卷(下).北京:中国中医药出版社,2001:364.

［97］北京中医医院等.刘奉五妇科经验.北京:人民卫生出版社,1982:283.

［98］黄瑛，达美君.专科专病名医临证经验丛书·妇科病.北京:人民卫生出版社,2002:151.

［99］梅乾茵.黄绳武妇科经验集.北京:人民卫生出版社,2004:217.

［100］黄瑛，达美君.专科专病名医临证经验丛书·妇科病.北京:人民卫生出版社,2002:556.

［101］单书健，陈子华.古今名医临证金鉴·妇科卷(下).北京:中国中医药出版社,2001:180.

［102］梅乾茵.黄绳武妇科经验集.北京:人民卫生出版社,2004:332.

［103］秦伯未.秦伯未医文集.长沙:湖南科技出版社,1983:50.

［104］陈可冀.岳美中老中医治疗老年病的经验.北京:科技文献出版社,1978:27.

［105］杨蕴祥，刘翠荣，解发良.奇效良方集成.长沙:湖南科技出版社,1991:396.

［106］中医研究院.岳美中医案集.北京:人民卫生出版社,1986:66.

［107］任继学.任继学经验集.北京:人民卫生出版社,2000:101.

［108］李可.李可老中医危急重症疑难病经验专集.太原:山西科技出版社,2002:1.

［109］单书健，陈子华.古今名医临证金鉴·中风卷.北京:中国中医药出版社,1999:149.

［110］陈可冀.岳美中老中医治疗老年病的经验.北京:科技文献出版社,1978:28.

［111］董振华，季元，范爱平.祝谌予临证验案精选.北京:学苑出版社,2003:115.

［112］朱良春.朱良春医集.长沙:中南大学出版社,2006:313.

［113］吕景山.施今墨对药临床经验集.太原:山西人民出版社,1985:118-119.

529

参考文献

[114] 单书健,陈子华.古今名医临证金鉴·中风卷.北京:中国中医药出版社,1999:177.

[115] 陈可冀.岳美中老中医治疗老年病的经验.北京:科技文献出版社,1978:30.

[116] 朱晟,何端生.中药简史.桂林:广西师范大学出版社,2007:40.

[117] 马凤彬.中医临床家何炎燊.北京:中国中医药出版社,2001:57.

[118] 李可.李可老中医危急重症疑难病经验专集.太原:山西科技出版社,2002:396.

[119] 颜德馨,方阳春.医方囊秘.昆明:云南科技出版社,1986:210.

[120] 颜德馨,方阳春.医方囊秘.昆明:云南科技出版社,1986:1.

[121] 陈可冀.岳美中老中医治疗老年病的经验.北京:科技文献出版社,1978:7.

[122] 罗国芬.陈达夫中医眼科临床经验.成都:四川科技出版社,1985:191.

后 记

　　我害怕写书，原因有两个，一是懒，二是怯，对自己没有信心。我属于"眼高手低、志大才疏"之辈，既瞧不起靠滥出书而博取名利的人，自己又不肯为写书而吃苦，坐冷板凳。心想：当一个医生，能看好病，对得起患者；当一个老师，能讲好课，对得起学生，也就不虚此生了。文章千古事，何况是写医书，关乎人的生命与健康，尤宜慎重，我没有这种能耐，何必勉强去做呢？这当然是自我宽心罢了，却因此轻松潇洒了大半辈子。贾岛的"僧敲月下门"，杜甫的"语不惊人死不休"，多少文人墨客煎熬于辞章之中，品尝着冰火两重天的苦与乐，这般情景，此生大概不会出现在我面前了。

　　未曾想到，我仍然会有"作茧自缚"的一天！那是 2002 年年底，为了给研究生讲一点有关临床的课，我编了一本内部教材，题为《中医内科八大疑难病证治》，说实话，这是一本取巧的书，我先确定了一个体例，按照源流、文献、方药、证治四大篇章，把这八种病的有关资料裁剪罗列于下，内容还算丰富，也比较适合于临床，但并没有我个人的体会和经验在内。说得雅一点，是学孔夫子的"述而不作"，说得俗一点，是剪刀加糨糊的玩意儿，当时我还不会用电脑和上网，否则，连这点本钱都省了。书中完全出自本人手笔的文字，是我在淅沥嗒啦的潇湘夜雨中，写下的一篇《前言》，既然是内部资料，不准备发表，我也就打破一般科技论文要求严谨、精练的枷锁，天马行空，忘情驰骋，在烛光灯影的摇曳中，与幻境中的学生们一起，共剪西窗烛，把酒话文章，痛快淋漓地神聊胡侃，不觉东方之既白。

　　几个月后，忽然接到人民卫生出版社的一份来函，说打算将这本内部教材公开出版，征求我的意见。当时，两种感觉油然而生：一是受宠若惊，二是问心有愧。我历来长于形象思维而短于逻辑思维，慑于自己的这个弱点，很少在医学刊物上发表论文，即使已经发表的论文，经编辑加工后，在我看来，活脱脱像一只拔光了毛的鸡，不忍卒读，收载于本书上卷的几篇公开发表的论文，还能看到这种"白条鸡"的形象。这次我特意为读者安排了一个称为"背景材料"的栏目，用几种不同风格的文字，倾诉了自己在行文前后的喜怒哀乐，增添了几分情感的色彩，文章也许好看一些了。在中国，严谨的学术刊物和著作，似乎总是排斥形象思维的，不大允许有个人的风格和情感在内，这使我行文的信心大失。人民卫生出版社向来以学术严谨著称，在中国医学界有口皆碑，多少人认为能够在该社出版学术著作，是一个医生终生的荣耀。如今这样一本不成气候的东西，竟然能被人民卫生出版社看中了么？我在深受感动之余，心中却忐忑不安，因为这是编出来的书，不是呕心沥血写出的著作。我迅速回电张编辑：这本书不够出版资格，要出版，就要出版我自己写出来的书，专门介绍中医治疗有优势的疾病，其中要有我自己独到的经验、心得、体会。就是这么一句话，我把自己关进了精神牢笼，苦熬了差不多 5 年。

　　本书的上卷《学术篇》比较好写，因为这些问题我思考过多年，并且每年还要在医史课中向学生灌输，学生们反响热烈，至少说明我的观点是有几分道理的。难写的是下卷

《临床篇》，必须完全建立在自己临床实践的基础上，要从大量门诊病例中，归纳出中医有优势而我又擅长治疗的几大类疾病，还要对每种疾病谈出自己的临床心得，这是一件天大的难事。我是过来人，深知对一个临床医生或中医后辈真正有帮助的，不是一般化的辨证用药，而是在其背后深藏的智慧与悟性。这些深层次的、个性化的思考，最适合于以心得体会的形式表达出来，但不容易领悟到，不容易捕捉到，不容总结出来，却能充分体现一个中医的临床水平，这是十分宝贵的。我收集的当代名医临床著作不下百本，有很多买回来一看，大失所望，但哪怕发现其中有一点是出自个人的独到心得体会，即欣欣然面有喜色，觉得物有所值；倘若发现大量独到的心得体会，则喜不自禁，感到快慰生平了。如今不仅自己要谈心得，而且还专门开辟了3个栏目，要谈用方心得、治疗心得、用药心得，整本书若没有几百处鲜活灵动的、细节化的独到心得，无论如何也支撑不起来。这几乎把自己逼上了险径，没有平地可走，必须拼命攀登，毕竟我的经验和履历有限，毕竟要到更老一点才有资格做好这种事。这不是文学创作，不允许虚构，文字、意境之美倒在其次，内容的真实和临床有效才是第一位的。几年来，我在门诊治疗中，借助学生之手，系统收集材料，反复深入思考，不断提取升华，一刻也不敢懈怠，并且时时告诫自己：这是一个集腋成裘、水滴石穿的过程，不能掺水，不要性急。当然，更不可能作假，因为大部分原始病案是学生如实记录提供的。

2004年，张编辑听说我在北京中国中医研究院开会，特意在最后一天会餐时赶来与我见面，眼见坐在就餐席上东张西望的她，我急急忙忙卷起行李溜了，因为我正在打腹稿，构架体例，根本没有动手写。2005年，张编辑到长沙来组稿，点名要见我，我借口在外地出差，又躲开了，因为我还在准备材料，反复酝酿，仍旧没有动手写。2006年，我终于交上了一份样稿，大约十来万字，内容以上卷为多，下卷仍然只是几则样稿。张编辑给了我三条答复：第一，充分相信你的能力，觉得该采用什么体例，该怎么表达，都由你自己决定，自己把好关。第二，不限篇幅，以表达清楚，能使读者真正有收获为度。第三，不限时间，以写好为止，不急，注意保重身体。2007年5月中旬，张编辑来长沙参加衡阳会议25周年纪念大会，又一次约我见面，这次我总算没有逃之夭夭，因为已有本钱还债了。我们约定在6月份交稿，会面结束时，我告诉张编辑：还有一件事暂时对您保密，到交稿时自然会"真相大白"。

真相大白的是书名，说来惭愧，我前后改动了5次。本书最初定的名称为《二十八种疾病的中医治疗优势》，后来考虑到28种病带有随意性，又不成系统，故第二次改为《八类疾病的中医治疗优势》，但在整理材料的过程中，我感到自己对于第八类"脑病"，治疗的病案不多，经验有限，不能勉强凑数，最终删掉了，只剩下七类。"七"这个数字，据说西方人认为吉祥，可是中国人读来，心里老觉着别扭。继而想到，近年来中医的科学性受到一些人的怀疑，而本书的核心恰好谈的是中医的科学性和优势的问题，于是，第三次决定将书名改为《中医的科学性和治疗优势》，保留副标题，以免读者误会这是一本纯理论著作。改过后，还是觉得不妥：标题与副标题都这么长，并列连词"与"同"和"，一个不能少，哪还有文字的美感可言？犹豫再三，第四次改用了《解读中医》作为书名的正标题，然而，心里总是发虚，似觉有步《思考中医》的后尘之嫌。不久前，居然发现中国中医药出版社已经捷足先登，出版了一本题名《解读中医》的书，这好比某公司不仅注册了商标，并且把货物也摆上柜台了，而我的产品却还躺在车间里，相同的书名岂能再用？进一步了解后得知，除了"思考中医"、"解读中医"之外，尚有"回归中医"、"走近中医"、"把脉中医"、"捍卫中医"、"感悟中医"等等,一系列名称高雅、似为"一母所生"的中医著作,已经或即将问世。如此看来,求雅不成,只好从俗了。于是,采用了现在这个书名。

从俗倒未尝不可,因为我本来就是一个俗人,并不自认高雅,何况世间俗人还是占多数。学生们早几年前就叫我"铁杆中医",这个称呼比起"教授"来说,当然俗得多了,我听了并没有感到不自在。再仔细推敲,这些书名雅致的著作,多数是站在高处俯瞰中医,进行冷静的哲理分析,而我却是把自己融入了中医,又从临床中走出来,视角自有高低的不同。最重要的是:本书是以第一人称形式写的,从献词开始,到导论,到各篇,处处充斥了"我"的痕迹:我的家传、经历、感悟、经验、心得等,力图拉近与读者的距离,凸现其真实性,同时,以我为例,也是为了说明:中医是独立的医学体系,即使像我这样未学西医,用纯中医的思维和方法也能够治好病,并且治好了许多西医疗效不好的病。既然如此,书名何不干脆就叫"我是铁杆中医"呢!这样一来,书名与内容、语言、写作体例、表达方式就完全吻合,融为一体了,这是真正的名副其实。这个书名虽俗,但旗帜鲜明,清新响亮,颇似电视屏幕上的"真情告白"栏目。那些怀疑中医、贬斥中医、热爱中医,以及种种想了解中医的人,不必拐弯子,可以直接通过阅读这个敢于称呼自己是"铁杆中医"的人,看看中医到底是怎么回事,这不就是本书要达到的目的吗?诸君爱唱"阳春白雪",我就来首"下里巴人"吧!

如此频繁的改动,自知犯了出版社的大忌,给编辑工作带来诸多不便,故在长沙与张编辑见面时,我不敢把最后确定的书名讲出来,怕几句话说不清楚,被她当面一口否定。于是我故作神秘,等到交付电子文稿时,才特意做了以上说明,试图说服她同意。

其实,雅俗之分,意义并不大,我力主采用这个书名,更重要的原因在于当前中医受到置疑,处于是非莫辨之际,一切坐而论道、纸上谈兵都无济于事,需要有人站出来,斩钉截铁地告诉世人:"我就是铁杆中医"!我能讲清中医是科学的,我能道出中医的优势,我能用自己亲手治愈的病例说明中医能看好病。这个振臂一呼、给中医以信心的人本不该是我,不该是一贯低调做人的我,只是中医兴亡,匹夫有责!我不能不发出自己的呐喊,尽管可能从此被人误解,背上妄自尊大、爱出风头的骂名。《论语》说:"当仁不让于师",对于一个与世无争、崇尚虚无恬淡的人来说,选择这样锋芒毕露的书名,实在是迫于形势,并非心甘情愿……。

下笔千言,意犹未尽,这篇超长的后记,早该收尾了。按照惯例,后记写到结尾,作者总要借此感谢很多支持帮助自己的人,我更无法忘却这一点:

首先应当感谢的是张同君编辑,没有她无条件的信任、理解、宽容和鼓励,五年前播下的种子,今年未必会开花结果,因为我惰性很强,又缺乏自信心,并不是块做学问的材料,她不计较我一溜、二躲、三逃的行径,耐心守候,最终帮助我成就了此书。

其次要感谢的是我的许多领导、朋友和亲属,如刘正、黄道奇、蒋建国、马如俊、钟叔河、王一方、于磊焰、蒋祖烜、汤延娟、韩少功、韩德强、张新奇、贝兴亚、贺梦凡、凌锡森、吴子明、胡乃长、马继松、毛以林、黄智贤等,他们对于本书的写作给予了极大的关注和支持,资深出版家蔡浪涯、杨永源先生,以及我的学生张德炎、刘余、王芳,就初稿的文字和内容提出了许多宝贵意见,孙梅飞帮我校对了清样,耗费了不少心血,我学医的亲属郭先岱、彭尚武、郭恕、郭健、杨军晖、谢细保、彭坷平等审核了书中的有关医学内容,我的研究生吴娅娜、赵正孝做了大量辅助性工作。

533

　　最对不起的是张碧金大姐,她是原湖南科技出版社副社长,我们交往几十年,友谊深厚,她非常了解我"眼高手低"的特点,遇到一些不好处理的中医文稿,经常叫我过一下目,因为我"眼高",结果拿了审稿费,大多数稿件却被我枪毙了,总是败事有余,成事不足。她也从来不主动提出让我写书,因为知道我"手低",达不到理想标准,不肯随便写,而要做到尽善尽美,又缺乏这种能力,她并不在乎我的"手低",而是怕我为文所累。然而,当我在5年前最早告诉她,想专门就中医有优势的疾病,写一本介绍自己治疗经验的著作时,她马上举手赞成,希望做我未来著作的编辑,没有想到,我在与张编辑通电话的刹那间,一时激动,忘记了先前对她的许诺,"转换门庭,投靠三爷",答应了人民卫生出版社,而此刻正当她即将退休,准备加盟到另外一家出版社的关头。她原谅了我的背叛,尊重了我的选择,对我仍一如既往。

　　特别要感谢的是跟我坐堂的学生们。五年多来,跟随我在"百草堂"坐诊的学生多达30余人,包括博士生、硕士生、留学生、本科生、在职医生等,他们为我撰写病历,抄录方药,整理医案,做了大量基础性工作,几年中整理的医案高达一尺多,累计200多万字,这为本书的完成提供了丰富的原始资料。我无法将他们的姓名一一列举,只好在本书出版后,以赠书的方式,感谢他们对我的帮助,祝愿他们一个个成为铁杆中医!同时,感谢以上所有的领导和朋友们,希望他们永远做中医事业和铁杆中医的坚强后盾!

彭　坚

2007年7月下旬于湖南中医药大学

一、大道不孤，德必有邻

——评《我是铁杆中医》

河北中医药研究院　曹东义
原载《中国中医药报》2008 年 2 月 22 日

"铁杆中医"是邓铁涛先生"创造"的新名词，也是他"别有用心"的一种期盼。几年前，他认为中医界"自我从属"于西医的人不少。人们在思想观念、方法论和评价标准方面，以西医的观念为标准，中医成了失去自我主体意识，表面繁荣而核心内涵不断萎缩的"泡沫中医"。

2006 年，邓铁涛先生对"铁杆中医"的具体内涵，进行了详细阐释。他说："立足于中华文化深厚的基础之上，既善于继承又勇于创新的人才。他们是有深厚的中医理论，熟练掌握辨证论治，能运用中医各种治疗方法为病人解除疾苦的医生。他们有科学的头脑，有广博的知识，能与 21 世纪最新的科学技术相结合，以创新发展中医药的优秀人才，乃铁杆中医也。"为了中国和世界人民的卫生事业，邓铁涛先生呼吁，要培养"百万铁杆中医"。

近日，读到人民卫生出版社 2007 年出版的《我是铁杆中医》一书，湖南中医药大学彭坚教授被邓老维护中医事业的拳拳之心强烈感染，在邓老的感召下，以他个人的具体经历、学术主张、临床心得，勇敢地站了出来，大声疾呼："我是铁杆中医！"这种敢为天下先的作风，让人精神为之一振，也让人觉得"大道不孤，德必有邻"。

彭坚教授出身于中医世家，学医之路从经典起步，把张仲景《伤寒论》当作第一个阶梯，先难后易学中医，走的是很多人望而却步的一条"险路"。彭坚竟然靠着顽强的毅力，在"不许看注家解释，只许读白文"的严格要求下，硬是"啃"下来了。靠什么？靠的是对于中医药坚定的信念。这坚定的信念，来源于他曾祖父学医的神奇经历，来源于其伯祖父、大二伯父治病救人的精神熏陶，年深日久，耳濡目染，逐渐积累，植根心田。

年轻的中医学子彭坚，在诵读《伤寒论》的同时，也是利用一切机会，广搜博采，勤学诸家，既学古人组织方剂的原则技巧，也学当今临床大家如朱良春先生等人的用药经验；一边抄方，一边思索，并把伯父传授给他的经验，牢记在心，细心体悟；把间接的知识不断转化为自己的体会，逐渐把自己修炼成了一个意志坚定、疗效上乘的中医。在 5 年跟师学习的最后阶段，他经历了难以忘记的"最后一课"：病危的二伯，让他把手伸到自己的背上，让他体会一下什么叫做"绝汗"。这样的言传身教，怎能培养不出"铁杆中医"？

彭坚在没有读过大学的背景之下，以"同等学历"的身份，考取了硕士研究生。毕

535

业之后留校任教,当起了医学史的教授。也许正是医学史专业的要求,使其对于中国医学的历史,以及西方医学的历史,有了很深的研究。邓铁涛先生曾经提倡过"临床史观",他说搞医学史的人,应该利用机会上临床,不要做"空头理论家";搞临床的人,应该利用时间了解医学史,这样才能丰富自己的学识。邓老的"临床史观",就是唯物史观在中医领域的创造性运用。彭坚先生正好符合"临床史观",他在论述各种病证诊治经验的时候,总是强调要充分借鉴古人的经验,先吸纳古人成方,然后才是自己的发挥。

彭坚教授认为,中医的优势首先体现在科学方法上,《伤寒论》使用的就是信息论的方法,《黄帝内经》里有许多模型研究法,有阴阳二分模型、五行星圆模型、天地人三才模型、藏象模型、经络网络模型等等,这些都是现代复杂性科学可以借鉴的方法。中医的治疗优势,除了有内服与外用的许多治疗方法之外,主要是在治疗思想上,中医不限于对抗的思想,更重要的是扶正祛邪、重视调整机体功能状态。中医的方药整体配合优势,是西药单一化学成分药物所难于比拟的。

彭坚教授认为,中医学近代以来的困境,主要是由于近代科学"对中医的误读"引起的。他说:"问题出在我们始终没有认识到中医的本质,没有认识到中医是一门古代科学,与近代科学有着完全不同的规律。几十年来,我们一直沿用'近代科学'的方法即西医的方法进行中医的科研、教学、临床,违背了中医自身的规律。""甚至直到前几年,还没有认识到失误的根源,还在继续这种失误,还无法得到根本扭转,怎能不导致中医事业出现乏人、乏术、乏成果的严重危机呢?"

彭教授认为,用宏观的、动态的、联系的、直观的、形象的、领悟的中医研究方法,研究人体这个复杂体系,在模糊中得到清晰,在动态中把握静止,在整体中掌握局部,重在信息的把握,重视经验的积累,注重个人体验,以实用、解决问题为主要目的,是发展中医的方法,而不要拘泥于所谓的"本质研究"。

彭坚教授的《我是铁杆中医》一书,共约 60 万字,分上、下两卷,上卷为学术篇,就当前中医的各种重大问题进行了深入探讨;下卷为临床篇,系统记载了自己治疗七大类 30 多种疾病的治疗心得、用方心得、用药心得,此书将作者大半生心血熔于一炉,将东西方文化、哲学、历史、科学、医学等反复比较,细心琢磨,纵横联系,畅想古今,遥望未来,既是一部深厚的学术大著,也是一桌丰盛的文化大餐。他示范了一个"铁杆中医"的模板,朝着"回归中医"、发展中医、创新中医的目标,披荆斩棘,勇往直前,是一个当之无愧的"铁杆中医"!

二、时代呼唤铁杆中医
——评《我是铁杆中医》

江厚万　马继松

原载《中医药导报》2008 年第 12 期

针对目前中医西化与异化,"泡沫中医"泛滥的严峻现实,中医大家邓铁涛先生提出了"铁杆中医"的命题,彭坚教授在《我是铁杆中医》(人民卫生出版社 2007 年版)中,对这一命题给出了精彩的答案。该书一扫过去理论脱离实际、坐而论道的浮泛陈言,从中医当代发展的客观实际出发,结合长期的教学实践与临床感悟,对中医的得失成败进行反思,揭秘中医的科学本质以及中医的成才规律,探索中医的前进方向。观点鲜明,见解独到,立意新颖,值得每一位关爱中医事业的学人一读。

1. 对当代中医的理性反思　该书首先对当代中医进行了理性反思。作者指出:半个多世纪以来,我国政府为保护与发展中医,不遗余力,中医事业所取得的成就,有目共睹。然而,直面现实,我们又不能不思考,为什么 20 世纪 60 年代会发生北京中医学院的"五老上书"事件,表达对中医教育工作的不满?为什么 1982 年的衡阳全国中医工作会议,还会发出"中医事业乏人、乏术的警讯"?为什么时至今日,还会有许多著名老中医药专家上书中央,表示对中医事业的极度忧虑?为什么以举国之力,历 50 年之久,至今仍未能拿出多少具有国际影响的中医科研成果?为什么偌大一个中国,偌大一支中医队伍,却难以找到几个凭中医的真本领看好病的中医?症结何在?该书认为:"问题出在我们始终没有认识到中医的本质,没有认识到中医是一门古代科学,与近代科学有着完全不同的规律。几十年来,我们一直沿用'近代科学'的方法即西医的方法,进行中医的科研、教学、临床,违背了中医的自身规律。""甚至直到前几年,还没有认识到失误的根源,还在继续这种失误,局面还无法得到根本扭转,怎能不导致中医事业出现乏人、乏术、乏成果的严重危机呢?"

2. 中医的本质究竟是什么?　作者从东西方文化、哲学、历史、科学史、医学史的角度,进行了深刻的阐发。他认为"中医是中国古代自然科学仅存的活化石,具有古代自然科学的全部本质特征。"中医"把人看做是天地滋生孕育的一种生灵,强调天地人应当和谐统一,人必须尊重和顺应大自然的规律,才能生存发展,健康长寿。""天人合一"的哲学理念决定中医必须采取整体联系、动态观察的"不打开黑箱"方法来探求生命的规律,采取"司外揣内"的信息方法来辨析千变万化的病症,采取"促自和"的"和谐"方法来驱邪扶正,而不允许采取"还原论"方法将生命的整体分解来寻觅局部的病灶,不允许用"对抗疗法"杀菌抗毒而造成邪正的两败俱伤。也许,这正是"被化学合成药物折腾得早已失去耐性的西方人"越来越青睐中医的真谛之所在。

3. 中医成才之路　作者出身于中医世家,师承二伯父、湖南著名中医临床家彭崇让教授,跟师临诊 5 年后,又以"同等学历"的身份考取医史专业研究生,毕业后留校执教医学史兼授世界科技史,并始终躬身临床。特殊的经历使作者对中医的领悟与中医成才规律的体察,与众不同。作者体会到:"中医的理论和临床水乳交融,""脱离了临床,理论就很难讲通,甚至'破绽百出'"。作者始终铭记并努力践行二伯父的教诲:"学中医要从一家之言,取百家之长……切切不可博览群书而终无依托,泛舟学海而流散无穷";"学中医要善于'夺人之长',古今名医的间接经验有时比自己的直接经验还重要。"作者认为,若要成为一名"铁杆中医",只有"多读书,勤实践",别无他途。同时指出,中医典籍浩如烟海,因此,读书"要有计划地读,有选择地读,分阶段读。"尤其要熟读"经典",夯实基础。该书用了 2/3 以上的篇幅,系统记录了作者对 7 大类 30 多种病症的诊疗经验和治疗心得、用方心得、用药心得等。这既是作者读书与临床双丰收的见证,更是作者对中医成才规律的诠释。

4. 中医走向何方　在新的时代背景下,经历了"百年困惑"的中医该向何处去?这是该书所要重点探讨的一个话题。作者认为,《国家中长期科技发展规划纲要》提出的中医药现代化发展的总体思路——"以中医药理论传承和发展为基础,通过技术创新和多学科融合,丰富和发展中医药理论,构建适合中医药特点的研究方法体系,提高临

537

床疗效,促进中医药产业可持续发展",为中医指明了前进的方向。作者以一个医史文化学者特有的洞察力,敏锐地指出:所谓"构建适合中医药特点的研究方法体系",换言之,就是"几十年来,我们始终没有找到一种适合中医药特点的研究方法体系。我们过去沿袭西医的研究方法基本上是错误的。""有关中医的科研、教育、临床、管理,一切都应当颠倒过来,重新认识,重新开始。"中医的科研主旨应该是运用中医药理论,研究临床所需、人类所求,而不应该将"中医研究"变为"研究中医";中医的科研设计必须符合中医药学的基本原理,而不要听从"小白鼠"的摆布;中医院校的首要任务应该是培养懂理论、会临床的合格中医——也就是邓铁涛先生所言的"立足于深厚的中华文化基础之上,既善于继承又勇于创新,有坚实的中医理论,熟练掌握辨证论治,能运用中医各种治疗方法为病人解除疾苦,有科学的头脑,有广博的知识,能与 21 世纪最新的科学技术相结合,以创新发展中医药的铁杆中医。"为了中国和世界人民的健康,邓铁涛先生呼吁要培养"百万铁杆中医"。

彭坚教授以一个"天然的"、"当然的"、"必然的"铁杆中医的自信,发表了有关中医问题的系列观点,无论是引起中医界的关注与共鸣,还是遭到批评或反对,都能起到促进中医发展,繁荣学术的作用。唯感美中不足的是:作者在援引现代科学方法论解析中医学的科学原理方面略显不足,对中西医结合问题的阐述尚缺乏应有的深度,但并不影响其主题思想的表达。

三、才怀隋和,德润苍生
——读《我是铁杆中医》

刘晓林
（湖南商学院　文学院）

一直认为自己是个喜欢阅读的人,可我竟然没读过《我是铁杆中医》这么一本好书。此书出版已有五年,作者与我同居一市,而且该书的内容又是我平生至爱,有此三点,我竟然没有读到过这本书,实在深感自己才疏学浅,孤陋寡闻。一个偶然的机会,得到湖南中医药大学彭坚教授所著的《我是铁杆中医》一书,未曾拜读,就被这独特的书名所震撼,"我是铁杆中医",语言通俗直白,但感情质朴深沉。在今天这样一个举国浮躁的时代,中医是一个绝对不能浮躁的伟业,居然还有人率直地宣称自己是铁杆中医,其胸襟胆识,其才智风范,自是人中之龙,绝非凡品。

中医药学是伟大的,是中华民族的瑰宝,但是,在今天这样特殊的文化转型时期,人们大多是急功近利,哗众取宠,良知、道德贬值,狂妄、无知泛滥。不要说中医这样一门高深的"阳春白雪"的理论,就是许多民族文化中"下里巴人"的优秀遗产,因为人们不能藉之以牟暴利,都被"利欲熏心"之众所鄙弃。"医为仁术",其道德旨归是治病救人,而非沽名饵利,尤其是中医治病,需要一个符合事物发展的历程,大多不能立竿见影,更不可饮鸩止渴,它不是"快餐"式的垃圾食品,而是"论道"式的品茗啜香,所以,常为一些急功近利的人所不取。于是,一二无聊之众,却可借之发端,信口雌黄,攻讦中医,冀图以此让自己"知名"。的确,今天社会,光怪陆离,无知小丑立马成家。当今成名成家真不能靠发愤、靠智慧,如袁隆平之伟大贡献,于公众语境之中,可能还不若超男超女。

今天的"名",靠的是做作、炒作,更重要的是下作。无论在什么行业,只要你肯抛弃羞耻之心,肆意下作,你便立马成名成家。所以,在这样一个举国浮躁、全民逐利的文化语境之下,彭坚先生公然宣称自己是"铁杆中医",其才其德令人景仰。

于是,我一口气读完了这一本大头部的著作,拜读再三,不忍释卷,反复玩味,感慨良多。昔贤云:"言不取苟合,行不取苟容"(《战国策·秦策三》),又曰:"才者,德之资也;德者,才之帅也。"(《资治通鉴·周纪》)以二语谓彭坚先生其人其作,诚不谬也。古人臧否人物,常以"德才兼备"以副时俊,盖德者,立身之本;才者,济世之资,德才兼备者,乃可为中流砥柱,时代翘楚。读《我是铁杆中医》,深感作者其人诚为才德兼备是也。

彭坚先生出生于中医世家,自其曾祖父起,便悬壶济世于长沙。祖父辈竟有五人行医,尤以大伯祖父彭韵伯为冠,其专攻叶天士温病学说,医才医德,"饮誉三湘"。彭坚先生随伯父彭崇让学习中医,苦读《伤寒论》诸经典,临床辨证甚得伯父之赏识。1979年,彭坚先生不满足于自己一家之学,毅然报考研究生,从中医传统的父子师徒相授的学习转入现代正统的教育深造,毕业之后,一直从事于中医的临床与研究。几十年的岁月风雨,让彭坚先生真正成为了学贯中西的当代名医,而《我是铁杆中医》一书,应该是他几十年临床研究的一个总结。

综观全书,最突出的一个特点便是作者崇高的品德,这种品德不仅是局限于处事做人、治病行医所需要的平常品德,而是具有一种高瞻远瞩、力挽狂澜的苍生大德。这种大德,有如孔圣之立儒学,史迁之撰《史记》;有如秦州绝响李贽的倡扬心学,力反程朱;戊戌六君子谭嗣同的"我自横刀向天笑"的慷慨赴义,是站在历史高度,为整个民族的中医这一神圣事业而振臂高呼,甚至是"知其不可奈何而安之若命,德之至也"(《庄子·天地》)的伟大与悲凉。

中医是中华民族优秀的文化遗产,也是全人类的宝贵财富,其博大精深,非常人而能望其项背,非常质而能窥其堂奥,这一点是毫无疑义的,也并不是一二无知愚妄而能予以否认的。桀犬吠尧,无损尧之伟大;吴牛喘月,倍见牛之无知。20世纪初,西风东渐,西方科学传入中国,毫无疑问,西方发达的科学技术,是足以让国人震撼而趋同的,于是就有了"打倒孔家店"倡扬新文学的五四新文化运动。在那场声势浩大的运动中,既传播了西方的科技与文明,但又有着民族虚无主义的幼稚与狂妄。当我们今天对"五四运动"重新进行理性思考时,不难发现,其中有着许多矫枉过正的偏激。当然,这也是一切革命的必然需要,以陈独秀和鲁迅为例,这是我们一致公认的两位新文化运动的伟大先驱,一是革命领袖,一是文化旗手。但是,恰恰是这两位伟人对中国的传统文化研究最深、继承最优。也正是在那样特定的文化环境下,祖国传统的中医被肆意的攻讦,包括鲁迅、郭沫若在内的许多文化名人,都充当了取缔中医的急先锋。但是,当一时的狂热过去之后,人们充分认识到了中西医各有其文化的本原,治病疗疾各有优劣,于是,中西并重两条腿走路的方针,既为当政者所重视,亦为亿万国民所认可。今天,我们审视当时的中西医之争,乃是人类科学发展的正常现象,也无须因此去责备苛求鲁迅诸辈的错误认识。但问题是:时过一个世纪,在今天科技高度发达的时代,竟然又有三五所谓的"学者",泛起百年前早被人们唾弃的沉渣,无知而又愚妄的叫嚣"取缔中医",且其文品、人品与鲁迅诸前贤辈隔之霄壤,直不堪同年而语,其所论不据事实,诸说词自相矛盾,甚至丝毫不顾科学,一派胡诌乱侃。举一个简单的例子,有人公开于网上发文,指责中医用药要求药物的产地与炮制,真是无知到了可怜的地步,地有南北,天有寒暑,气候不同,土地有异,所产物种,异彩纷呈,这种常识,不识一字的老农都清楚,什么地种的萝卜最甜,结的瓜最香,"桔生淮北为枳",千古之理也,然而这样一些最浅显的道理,如何这些所谓的"学者"都不懂? 再比如说中医连"伪科学"都不是,只要有小学二年级的语文水平,就不会说出这样有悖逻辑的话。科学与伪科学是一对非此即彼的概念,不同于黑与白,其间还有青、绿、红等许多概念,不是伪科学,那就当然是科学了,二者必居其一,如此无知与浅薄,也敢发文,也敢接受记者采访,我真佩服这些人的胆量! 我总认为,说这些人无知,不可能无知到如此地步,之所以这么做,是做作、炒作、下作的当代文化环境使然。身无长技、胸无点墨,又垂涎于名与利的诱惑,了无他法,就取此下作之法,肆意攻讦中医,哗愚取宠,称狂立异。就如同个别学人,卿本无才,便来个彻底否定鲁迅,也能发上几篇文章,博得一个浪名,混上一个职称,此类学术界的败类与小丑,这些年所见太多,倒也无足为怪。

彭坚先生的大德,就是敢于在这样的文化背景下,坚定地捍卫中医中药,这种精神的可贵,绝非因为他是一名中医,不怕被人端了饭碗,事实上,彭坚先生手里是只金饭碗,他是站在历史文化的制高点,为了整个人类的健康与幸福,誓死捍卫具有普世价值的中医药,所以,他的功德是一种参合天地、造福苍生的大功德。《老子》曰:"是以万物莫不尊道而贵德。"而决人生死的医业,更是如此。医师治病,病人生死安危全寄托于医,昔范仲淹称己之志"不为良相治国,则为良医救民,"故为医者,自古谓之"国手"。"国手"之道与德,自非常人可比,彭坚先生这种以救生民疾苦为己任的精神品德,是值得任何一个国民所敬仰的。

在《我是铁杆中医》一书中,作者以较大的篇幅论述了中医之道,其实这也是从理论上正面阐释了自己为什么是铁杆中医的重要原因。作者对一个世纪以前掀起的那场"废除中医"的风波进行了文化上的分析,对"废除中医"的百年风云做了鸟瞰式的回顾,作者认为,尽管半个多世纪以来,以毛泽东首倡要重视中医到党和政府大力支持中医,但现实中的中医专业都是举步维艰,甚至于到了今天,还依然有人全盘否定中医,其原因是复杂的,但是,对中医本质认识不清楚是主要症结所在。可以说,如果不对中华民族文化有较深刻的了解,就根本无法认识中医的本质属性,长期以来,人们总是用西医的科学体系去评价中医、规范中医,甚至去改造中医,这是极端的违背科学。因为,中医是属于中华传统文化的范畴,它的理论直接来源于古老的《易经》,是以传统哲学为指导思想的一种医学理论,而西医的理论则完全不相同。这是不同道上的两辆车,说要用西医的理论来规范改造中医,就如同要用湘菜的标准去规范肯德基般荒谬可笑! 之所以会有如此荒谬的理念,就是基于对中医的不了解。医之为业,至精至微,医道宏深,学无止境,非皓首穷经,潜心揣摩,不可窥其堂奥。对于一般人而言,不可能真正了解中医,所以才有了无数"不问因果乱说医"的现象,就连杨振宁这样的科学家,也认为中医要"代之以近代科学化的方法",杨氏作如是语,无它,不懂中医是也。近代科学是科学,但绝不是完美的科学。人类更是不断发现新的东西,不断进步的,现代航天技术是近代科学化的技术,但能用现代航天技术来代替其他学科吗? 回答是否定的。七十二行,各有特点,剃头的技术也许能指导杀猪去毛,但绝不可指导漂流登山,如此浅显的道理,缘何都不能为人们所认识。彭坚先生通过深入的调查与研究,认为产生这种现象的原因固然复杂,但中医自身的原因却常为人们所忽视,这种原因,不只是存在于个别中医工作者或存在于中医药院校,而是存在于自上而下的整个中医药系统之中的痼疾。由于受上述因素的影响,中医药研究、教学与临床各个部门,对中医的发展与创新,有着太多的认识误区。比如评价体系,这是当今中国社会中一根威力无比的"金箍棒",以课程、论文、著作来衡量中医的教学与研究工作,这是非常错误的。西医可以这样来评价系统,中医不行,为什么,两者科学特质截然不同。中医的成果主要体现在临床上,"病万变而药亦万变",如何临床辨证,处方用药,所谓"加减临时在变通",就是中医的创新,所以,中医的医案是最为宝贵的财富。比如,彭坚先生在书中介绍"七味白术散"治糖尿病的经验,"七味白术散"乃《小儿药证直诀》的成方,其立方之本意,是用于治疗小儿脾虚以致发热、腹泻、口渴诸症。彭先生对处方稍作调整,以葛根为主来治疗血糖偏高的老年患者,收到较好的疗效,其中用药的加减与调整,就是中医的创新! 正是基于这样一种对中医本质的不了解、不认识,导致对中医的评价的许多不科学,极大地阻碍了中医的发展与创新。

其次,正如彭先生在书中阐述的,今天的许多中医,不是依靠传统中医理论来指导辨证疗疾,往往是多借助西医的现代化检验手段,固然,现代医学的检验手段是非常进步科学的,中医治病,借助现代科技了解病情病机是完全必要的,但是,在辨证施治上决不能忘了根本。也就是说,中医看病疗疾,一定要遵循中医的理论,对症下药,了无旁骛。如果以现代西医理论来干预中医处方,则完全不应该用中药,干脆采取西医治疗的方法。因为中医、西医是两种截然不同的文化本原,有着本质上的理论差异。所谓的中西结合,是指对某一种疾病同时运用中药西药治疗,是并驾齐驱,绝不是互相干预。比如,夏天小儿常患口渴、厌食、消瘦、低烧等疾病,西医名之曰"小儿夏季热",常用消炎退烧之法,中医谓之曰"小儿消渴症",处以"白茯苓丸"之剂,二者可以同时进行,用输液的现代技术退烧以治其标,以花粉、胡连诸药以治其本,标本同治,自有奇功,这才是真正意义上的中西结合。同样,西医治病,只能按西医的理论系统,而不能以中医理论干预之。譬之,今天有一个最为普遍的现象,就是"柴胡注射液"与"小柴胡颗粒"的滥用,按二药均为中药制剂,"小柴胡颗粒"为口服剂,其成分是柴胡、黄芩、半夏(姜制)、党参、生姜、甘草、大枣,功能解表散热,疏肝和胃,用于外感病,邪犯少阳证,适用于症见寒热往来、胸胁苦满、食欲不振、心烦喜呕、口苦咽干。柴胡注射液以柴胡一味提炼而成,功能清热解表,用于治疗感冒、流行性感冒及疟疾等的发热,上海中医药大学附属曙光医院,曾用本品对 64 例感冒发热急性上呼吸道感染的患者进行临床疗效观察,结果表明本品的总有效率为 75%~80%,并能减轻其伴随症状,无明显副作用,结论是退热平稳,降温后无回升现象,病后病人恢复较快。二药的滥用,在于人们不了解柴胡是少阳药,外邪入侵,邪在半表半里之时,柴胡方可用之,服之较早,是开门揖盗,引邪入里;服之较迟,则是关门而不打狗,禁邪毋使外出也。而临床上诸多西医,一见感冒发热,便投以二药,殊不知有时不仅不能奏效,反而误治而使疾病迁延时久。出现这样的情况,也不可苛责于医生,实际是两种完全不同的理论系统无法交通的文化现象,先圣有言:"医者可以生人,可以杀人",为医者,可不慎乎!

近半个世纪以来,尤其是"文化大革命"的十年,中华民族优秀传统文化几乎被摧残殆尽,唯一保存完整的中华民族优秀传统文化应该就是中医文化了,但中医一直又遭受着太多的偏见与责难,其健康发展,其为全社会重视,倒反不如邻国日本,这不能不说是中医的耻辱,也是我们民族文化的悲剧。在这样的情况之下,需要一大批的有志之士、有识之士为之振臂疾呼,潜心研究,弘扬祖国传统医学,造福全人类! 彭坚先生就是这样的有识之士,这不仅仅是需要学养、心性、品德、才智,更重要的是能耐得住寂寞的淡泊与清高。唐人韩愈《原道》云:"博爱之谓仁,行而宜之之谓义,由是而之焉之谓道,足乎己而无待于外之谓德。"彭坚先生终身孜孜以求的,不就是"仁、义、道、德"的崇高美德吗? 时代需要铁杆中医,民族更需要铁杆中医,我们应该向彭坚先生及千万个从事中医业的有识之士致敬。

愿做铁杆中医是一回事,能不能做个好中医又是另作一回事。读彭坚先生《我是铁杆中医》一书,深知彭坚先生良医也。是书下篇临床篇七章,分别论述各类疾病辨证施治,其重要的学术价值是在于作者不是中医理论的重复阐释,而是自己几十年的临床心得,这是一笔丰富的财富,完全是中医学的创新。我们完全可以肯定,积几十年临床的经验,加之他的刻苦钻研与天资聪颖,彭坚先生有着太多的经验良方,而书中所选,完全是他的得意之作。这一部分内容有两个极为重要的学术价值,一是彭坚先生所用之方,有相当一部分是其集传统之方与自己独创之剂,即使沿用各类方书的成分;也有着随症加减的运用之妙。其二是他于每病每方之后所撰写的自己的"用方心得",这是最有学术价值的内容,是对祖国传统中医学的巨大贡献。这些"用方心得"从理论角度分析方药,运用得当,详分缕析,令人信服,有时一则用方心得多达千余言,且彭坚先生文字功底扎实,语言流畅,精炼简洁,了无赘语,逻辑严谨,论述缜密,其实,一则"用方心得"就是一篇小论文。

古人云:文如其人。读《我是铁杆中医》,深感彭坚先生乃仁厚君子,才藻卓绝,博学多闻,古道可风。其励志桑弧蓬矢,其处世时雨春风,其临床剖决如流,其治学精益求精,才怀隋和,德润苍生,三湘有医人若此,幸哉幸哉!

方剂索引

545

方剂索引